암 면역치료의 이해

Immunological Treatment of Cancer

김영진

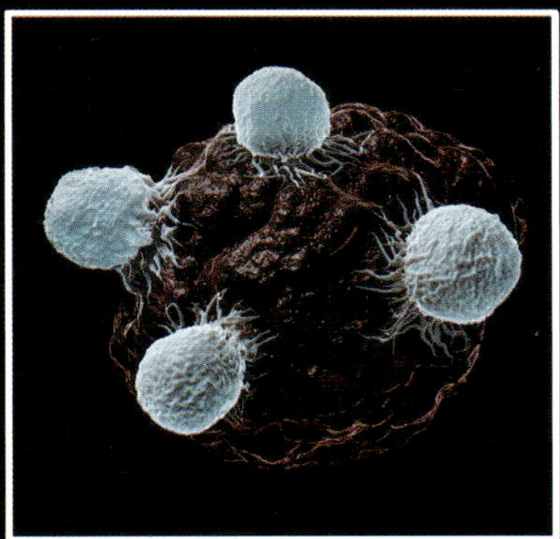

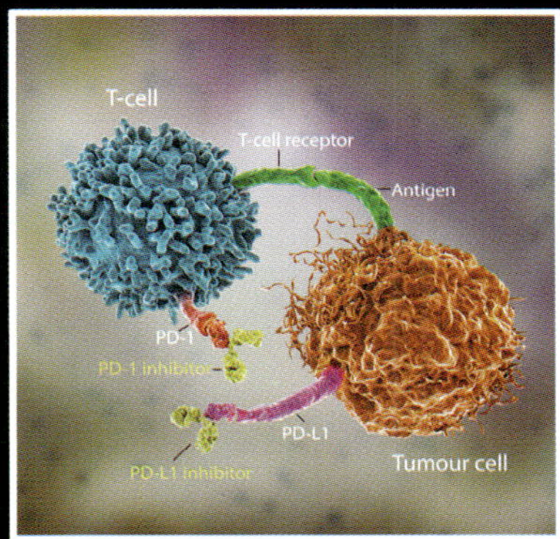

바이오메디북

암 면역치료의 이해

IMMUNOLOGICAL TREATMENT OF CANCER

인　　쇄　2023년 5월 1일
발　　행　2023년 5월 5일
지 은 이　김영진
펴 낸 이　주필체
펴 낸 곳　바이오메디북
등　　록　제 300-28호(2004)
주　　소　서울시 강서구 공항대로 168
마곡747 타워 1303호
전　　화　(02) 763-9188
팩　　스　(02) 763-5490
E-mail　biomedbook@naver.com
홈페이지　www.biomedbook.co.kr

정가 80,000원

ISBN　979-11-85375-35-9　93510

※잘못된 책이나 파본은 교환해 드립니다.

암 면역치료의 이해
Immunological Treatment of Cancer

저 자 약 력

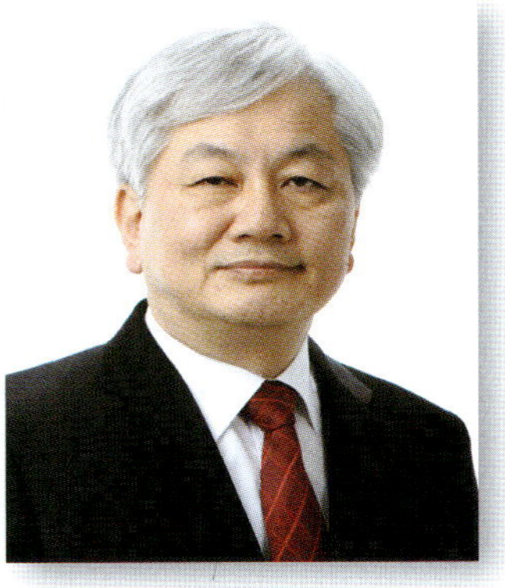

학 력

1979 전남대학교 의과대학졸업 학사
1989 전북대학교 의과대학 박사

경 력

전남대학교 의과대학 명예교수
화순전남대학교병원장
전남대학교병원장
미국 코넬 의과대학 펠로우
석정웰파크병원
현 성가롤로병원 의무원장

학회 활동

2015 대한외과학회 회장
2010 대한대장항문병학회 회장
2012 대한암학회 부회장
1993 미국대장항문병 학회 회원(ASCRS)
1994 대한위암학회 이사
1994 미국 외과학술원 회원(FACS)
1998 미국 종양외과학회 회원(SSO)
2000 미국 임상 종양학회 회원(ASCO)

사회 활동

2001 대한 암협회 광주전남 지부장 및 이사
2004 전남지역 암센터 소장

학술 연구

312편의 암관련 논문과 25권의 저서

암 면역치료의 이해
Immunological Treatment of Cancer

나는 지난 40여 년 동안 암 환자를 수술하고 암에 대한 연구를 하며 지냈는데, 나에게 가장 큰 의문은 '왜 암세포는 자신도 죽게 되는데 자신의 숙주인 환자를 죽도록 만들까?' 하는 것이었다. 물론 진화론적으로는 다세포 생물이 하나의 세포나 장기가 망가지면 전체를 죽이는 하나의 방법으로써 암을 활용한다는 진화론적인 이론이 있기는 하지만 아직도 잘 이해하기 힘든 부분이다.

후배인 외과의사로부터 섬진강 강변을 거닐면서 쓴 편지를 읽는다. 내가 직장암으로 수술하고 재발하여 방사선요법과 천추절제, 그리고 회장뇨루 등의 수술을 하고 결국은 재발하여 돌아가신 대학 선배 의사의 치료에 대한 자신의 소회와 다른 방법을 찾기 위해 독일, 인도 등에서 통합의학적인 암치료에 대해서 공부한 배경과 그리고 자신이 암에 대해서 갖게 된 생각들을 정리한 편지이다.

히포크라테스는 인간에게 생긴 질병을 치료하기보다 병에 걸린 인간을 치료하라고 하였다. 그리고 헬렌타우시그는 '전자 현미경에서 고개를 들어 환자의 간청하는 눈빛을 바라보라'하였다. 내가 근무하는 병원에는 '先愛治患'이라는 액자가 있다. 먼저 환자를 사랑하고 질병을 치료하라는 말이다.

근대의학은 기계론적인 세계관에 입각하여 인간의 생리적 법칙을 기계의 작동 원리로 치환시켰다. 인간의 병리적 상태는 곧잘 비정상적인 기계의 고장이나 오작동으로 묘사되었으며, 나아가 정상적인 구조와 기능을 되찾기 위해 수리가 필요한 대상으로 규정한다. 환자의 생활, 병의 배경, 영혼이 부서지는 듯한 고통, 가족들의 고뇌, 회복에 대한 희망, 이 모든 것이 혈액의 나트륨 수치에 대한 지식만큼 치료의 일부이다.

내가 그동안 시행하고 암 환자들에게 권유했던 수술, 항암화학요법, 방사선요법 등의 표준치료와 최근에 새로이 암의 요법으로 각광을 받는 면역요법에서 암의 다양한 입양세포치료 방법과 면역억제 세포에 대한 표적치료, 미국의 카터 전대통령의 악성흑색종의 뇌전이 치료에 사용된 면역관문억제제 치료에 대한 관심과 함께 암의 미세환경과 이에 대한 다양한 암의 치료 방법에 대해서 공부하고 그 지식을 나누고자 하였다. 30년전 뉴욕의 코넬대에서 수술장에서 전이된 대장암의 조직을 배양액에 담아 실험실로 보내서 면역세포치료를 시행하던 DeCosse교수가 생각난다. 특히 열심히 치료하고 노력하였음에도 점차 전이되고 진행되어 죽음에 이르는 환자들을 보면서 그들에게 무엇이 필요하고 무엇을 해 줄 수 있을지를 고민하였다. 그리고 통합의학적인 방법으로 광범위하게 시행하고 있는 많은 치료 방법들과 약제들

그리고 한동안 암 환자들에게 유행한 구충제 등 다양한 치료 방법들이 과연 무엇인가? 그리고 어떤 기전에 의해서 이들이 암치료에 사용되었고, 왜 환자들에게 어필하고 사용하는지도 의문이었다. 또 암의 교과서에서 다루어지고 있는 미국의 엠디 엔더슨 암센터에서 시행하고 있는 통합적인 암치료는 무엇인가?하는 의문들이 나에게 다양한 연구들에 대한 문헌을 찾아 공부하고 정리하는 동기가 되었다.

암은 우리가 임상적으로 발견 가능한 1gm의 종괴가 10억 개의 암세포로 이루어져 있다. 암의 미세환경을 보면 혹시나 이러한 수많은 세포들의 집단 지성이 이들을 공격하는 숙주와 의사들의 노력에 반해서 생존에 관여하고 있지는 않는지 우문을 해본다.

암은 성장함에 따라서 미세환경이 변하고, 암세포는 정상세포와 그 대사작용이 서로 다르며, 공생하고 있는 미생물, 암과 숙주인 환자의 면역환경과 면역세포가 변하게 된다. 그리고 이러한 변화와 함께 환자가 섭취하는 영양과 음식물, 환자의 심적인 상태와 환자의 정신적인 의지, 환자의 운동 등이 암의 발생, 성장과 전이 그리고 치료에 관여한다. 그래서 나는 암은 하나의 치료 방법이나 한 가지 약 혹은 방법으로 치료될 수는 없다는 생각을 갖고 있다. 미래에는 이러한 세포와 세포 주위의 환경들에 대한 자세한 작용기전이나 이러한 지식을 이용한 치료에 대한 임상 결과가 밝혀지리라 생각되지만, 현재로서는 여러 가지 방법을 잘 알아서 이들에서 가장 좋은 조합을 찾아 병용하여 치료하는 것이 가장 좋은 방법이라 생각된다. 물론 이들 방법에 대한 객관적인 임상연구가 필요하고 그 결과에 의한 근거가 중심에 있어야 되겠다.

이 책은 정통적인 암치료법에서 표준요법으로 시행되고 있는 수술, 방사선요법이나 항암화학요법에 대해서는 생략하거나 간략하게 그 원칙만 기술하였으며, 각 장기에서 발생하는 암에 대해서도 잘 알려져 있고 또한 너무 방대하여 언급하지 않았다. 그리고 암의 면역요법이나 대사, 식이, 온열요법, 운동요법, 심신요법 등의 다른 치료에 대해서도 이 책의 부족한 점이 많아서 다른 견해와 방법이 있을 수 있다. 그러나 암의 표준치료를 시행하고 있는 암 전문가와 암에 관심이 있는 많은 사람들, 그리고 통합의학적 방법으로 암 환자들을 치료하고 있는 의사들에게 환자를 이해하고 치료하는데 도움이 되고 참고가 되었으면 한다. 그리고 암 환자들이나 그의 가족들에게 참고가 되었으면 하는 바램을 갖고 있다.

21세기에는 암이 정복되리라고 많은 과학자들은 생각하지만 암의 완치는 아직 갈 길이 멀다. 내가 2년 전 고창 석정웰파크병원에 근무하기 시작하면서 집사람과 밤에 산책을 나갔는데, 높은 곳에 밝은 빛이 보여서 나는 당연히 별인 줄 알았고 별이라고 우겼다. 나중에 방장산의 높은 곳에 미소사의 한 스님이 암자에 기거하고 거기에 켜놓은 전등불이라는 것을 알았지만 말이다. 여기 기술한 내용이나 치료 방법이 암치료의 극히 일부분이고, 또한 아직 과학적으로 증명되지 않은 치료 방법도 있다. 그리고 내가 치료에 경험하지 않은 방법도 참고로 기술하였으며 과학적인 논거를 찾기 위해서 노력하였다. 그러나 알고 선택하는 것과 전혀 모르면서 어떤 치료 방법을 선택하는 것은 다르다. 여기 기술한 기전이나 원리, 이러한 방법을 이용한 임상결과들이 암 환자 치료에 도움을 주고 여러분의 고민에 참고가 되기를 바란다. 그리고 후에 훌륭한 후학이 암의 치료 방법들을 종합해서 암을 완치할 수 있는 전략을 만드는데 조그마한 도움이라도 되었으면 한다.

이 책을 쓰면서 나의 암에 대한 근본적인 질문에 해답을 찾는데 동기를 부여하고 격려해 주신 송도병원의 이종균 이사장님께 감사를 드린다. 그리고 표준치료와 면역치료 등 다양한 치료를 하였음에도 폐암이 늑막에 전이되어 찾아온 환자, 담도암이 경부림프절까지 전이된 환자와 그 밖의 수많은 암 환자들이 완치되는 기적이 일어나기를 빌어본다.

2023년 3월

김 영 진

목 차

목 차

목 차

목 차

1 암 면역시스템(Cancer Immune System)

암 면역계는 암세포의 발생과 함께 암의 확산과 감소에 중요한 역할을 한다. 면역계는 선천성면역과 획득면역계로 구분할 수 있는데, 선천성면역은 상피보호막, 과립구, 대식세포, 자연살해(NK)세포와 수지상세포로 되어 있다. 획득면역계는 선천성면역계를 피한 여러 가지 위험 요소의 제거에 관여하는데, 이는 체액성면역 즉 B세포의 항체반응과 T림프구에 의존하는 세포면역이 있다.

발암 과정의 초기에는 면역학적으로 취약한 종양세포가 포함되어 있는데, 면역감시를 통해서 면역세포에 탐지된 종양세포는 제거된다. 면역성이 있는 종양의 제거로 면역 회피와 생존에 대한 기전을 획득한 비면역성인 암세포 클론의 증식을 초래하게 되어서 역설적으로 종양에 대한 면역감시 과정이 면역성이 약한 변종 암세포의 면역학적인 선택을 촉진한다. 이러한 암 면역계에 저항성을 갖는 변종 암의 지속적인 면역선택은 종양연관항원(TAA)의 발현감소나 MHC의 소실과 같은 여러 가지 기전을 통해서 종양이 면역회피를 하도록 한다. 그리고 종양세포는 증식이 증가하고 세포고사를 감소시키는 암세포의 생존에 유리한 기전을 도입한다. 이러한 과정을 '면역편집(immunoediting)'이라 한다.

암 세포의 발생, 생존과 전파는 암세포와 종양 친화적이거나 혹은 항종양적인 역할을 하는 면역세포의 복합적인 상호 관계에 의해 조절되는 종양의 미세환경 내에 존재하는 다양한 면역환경의 변화 때문이다.

우리 몸에서 면역력이란 말은 없다. 단지 각 개인에 따라 서로 다른 면역계를 갖고 있고, 이 면역계는 우리 몸의 모든 것들과 연관되어 있다. 그리고 이러한 면역계는 우리 몸에 생긴 암과도 발생 초기부터 진행 과정, 그리고 암에 의한 사망 단계에 이르기까지 모든 과정에 관여하고 또한 영향을 받는다. 많은 생물학적인 과정들은 하나의 분자나 세포 등 각 개개의 인자를 분석하여서는 알 수가 없고, 신호네트워크, 이질적인 세포와 세포사이의 상호작용, 각 장기간의 생리학적인 관계 등의 전체 네트워크나 계통에 의해서 전체적인 이해를 할 수 있다 (Reticker-Flynn NE, 2020).

1-1 암 면역계

암은 환자의 면역능이 저하된 경우에 발생할 수 있고, 암이 있는 환자는 면역능이 감소되어 있다. 그러나 종양세포는 약하지만 항원성이 있어서 암에 대한 면역요법의 가능성과 실용성이 의학의 발달과 함께 증가하리라 여겨진다. 현재까지는 암의 면역요법은 항암요법과 병행해서 저하된 환자의 면역능력을 회복하거나, 환자의 저항성을 비특이적으로 증강시키는 방법으로 암의 보조요법의 일종으로 시도되어왔다. 최근에는 암의 면역요법은 자연적인 방어계로 신체의 암세포를 파괴할 수 있도록 하는 시도로 여겨지고 있으며, 지난 20여 년 동안에 면역요법은 전이된 암이 있는 일부의 환자에서 효과적인 치료 방법의 하나로 대두되었다.

암 면역에서 선천면역에 관여하는 세포는 자연살해세포, 호산구, 호염기성세포, 비만세포를 포함한 탐식세포, 단핵구, 대식세포와 수지상세포가 있고, 이는 직접 종양세포를 죽이거나 획득면역반응을 촉발한다. 획득 혹은 경험면역계는 B세포와 T세포를 포함하는 림프구가 관여하는데, B세포는 골수에서 분화되어 체액성면역반응의 주된 역할을 하고, T세포는 세포 중계 면역반응의 역할을 한다.

항종양면역 과정은 암에 존재하는 종양연관항원(TAA)을 인식하고, 체액 또는 T세포유래 면역을 통해서 직접 세포독성 반응을 유발하는 것이다. T세포는 표적세포 표면의 I형과 II형 MHC 분자에 의해 발현되는 작은 펩타이드로 나타나는 항원을 인식한다.

T세포는 골수에서 조혈줄기세포에서 형성되고, 이러한 다양한 세포로 분화 가능한 간세포(progenitor cell)는 골수를 떠나서 흉선으로 가서 팽창한다. 이 중 90%는 분화과정에서 사멸하고, 10%가 살아남아서 흉선의 상피세포의 MHC I과 접촉하면 CD8+T세포가 되고, MHC II수용체와 접하면 CD4+T세포 즉 도움T세포가 된다. 그리고 도움T세포는 Th1, Th2, Th17과 Treg세포로 분화가 된다.

암세포는 변이에 의한 신항원, 유전자의 과발현, 단백번역 후의 변형, 특정 분화표지자의 발현 등에 의해서 생긴 특정 항원의 발현으로 종양의 면역계가 종양을 인지하게 된다. 혈액 내의 항원은 비장에서 인지되고, 림프관의 항원은 림프절과 점막연관림프조직(MALT; mucosa-associated lymphatic tissue), 피부연관림프조직(SALT), 장관연관림프조직(GALT), 비강연관림프조직(NALT)와 기관지연관림프조직(BALT)에서 암의 발생이나, 자가면역질환을 일으키게 되는 변이, 손상된 세포나 노화 세포를 알아차리게 된다. 수지상세포는 탐식작용, 음세포작용(pinocytosis) 및 수용체 매개 세포내섭취(endocytosis) 등의 과정을 통해서 암세포에서 항원을 얻어서 항원제시세포로서 주변의 배액 림프절로 이동을 하게 된다. 림프절 안에서는 CCR7과 림프절 기질의 유도로 수지상세포와 원시 T세포가 림프절의 피질주위(paracortex)로 가게 되고, 이 부위에 수지상세포와 T세포가 모이게 된다. 항원을 가진 수지상세포는 피질 주위부의 CD4+T세포를 활성화시키고, 이 CD4+T세포를 동원하여 XCR1+수지상세포가 피질 깊은 부위의 CD8+T세포로 이동하도록 촉진한다. 수지상세포에 의한 T세포의 작동은 3단계를 거치는데, 첫째, 원시 T세포가 짧은 시간에 수지상세포를 만나게 하고, 둘째, T세포가 지속적으로 수지상세포와 접촉하여 기억 CD8+T세포를 만들고 활성화 시킨다. 셋째, T세포가 수지상세포와 일시적인 재접촉을 통해서 증식을 시작한다. 이 과정은 수일이 걸리기 때문에 획득(경험)면역반응의 발현이 그만큼 지연 된다(Saxena M, 2018).

암 면역계는 암의 미세환경에서 염증이 없는 상태일 때에는 세포살해 T세포 등 암세포를 죽이는 세포가 종양에 도달하기가 힘든데, 이러한 이유는 혈관표지자(vascular marker), 대식세포와 섬유아세포 등의 발현이 높고 염증반응과 케모카인의 발현이 낮고 림프구가 적기 때문이다(Gajewski TF, 2011). 반면에 염증성 종양인 경우에는 선천면역신호가 높고, 케모카인의 발현이 높아서 T세포가 이동하여 종양주위에 많은데 반해, PD-L1 등과 같은 면역억제수용체, 조절T세포와 골수유래억제세포 등과 같은 면역억제세포들, 그리고 IDO, 알기나제(arginase) 등과 같은 억제효소들이 많아짐에 따라 면역을 억제하게 된다(Spranger S, 2013).

암에 대한 면역계를 해석하는 데는 면역반응을 유발

[그림1-1] 암 면역회로

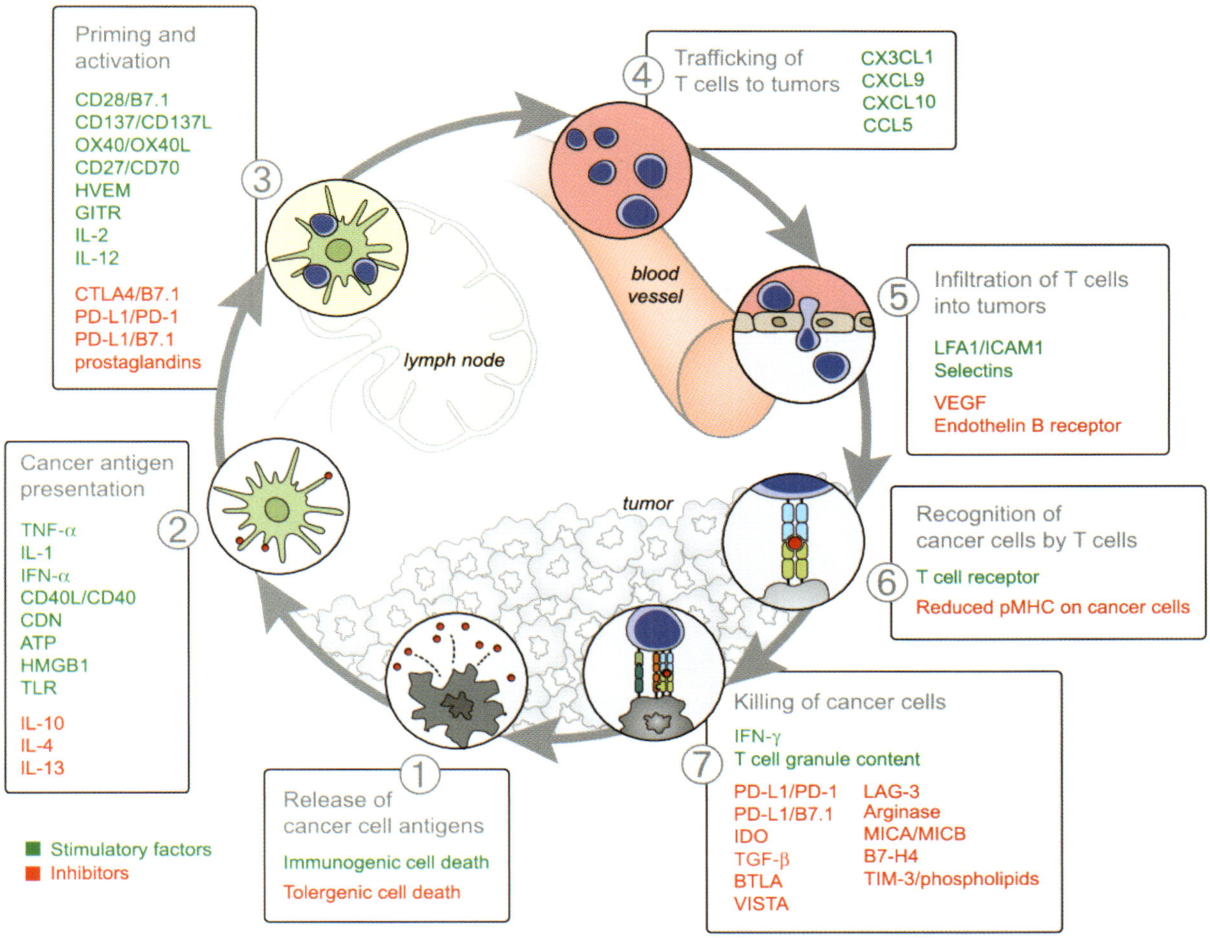

(Chen DS, Mellman I: Oncology meets immunology: the cancer-immunity cycle. Immunity. 2013 Jul 25;39(1):1-10.)

하는 다양한 세포형, 면역 수용체와 사이토카인 사이의 상호작용을 이해하는 것이 필요하다. 암의 면역요법에 사용되는 여러 가지 면역부활제나 조절제는 세포독성 T세포, 대식세포, 자연살해세포 등의 암세포 살해세포의 기능을 활성화시키고 생체 방어기구의 암세포 파괴기능 체계를 활성화시킴이 알려져 있다. 암의 면역계에서 종양세포를 죽이는 것은 선천적인 면역계와 획득면역계가 관여하는데 이는 1) 자연살해세포(NK cell), 2) 세포살해 T세포(MHC 의존) 3) B세포로부터 분비되는 항체, 4) 양측특이성을 가진 항체와 양측특이성이 있는 T세포 연결자(Bispecific T cell engager: BiTE)와 같은 조작된 항체, 5) 종양특이 항원을 표적으로 하는 유전자 조작 T세포(CAR-T; MHC 비의존)와 6) 대식세포 매개 식세포작용이 있다(그림1-1, Chen DS, 2013).

1-2 종양항원과 면역인지

세포의 사멸은 세포고사(apoptosis), 자가탐식(autophage), 프로그램화된 세포괴사(necroptosis)와 괴사(necrosis)에 의한다. 그리고 최근에는 세포내 철분에 의한 세포사(ferroptosis)와 항염증반응에 의해 유발되는 세포사(pyroptosis)의 기전이 암세포의 사멸 기전으로 등장하고 있다. 종양 세포의 사멸의 형태는 종양특이 항원의 존재 여부를 조절할 뿐 아니라 면역억제부터 항종양면역까지 전반적인 면역반응을 결정한다. 더욱이 치료에서도 펩타이드를 분해하는 oligopeptidases나 단백질은 분해하는 복합체인 프로테아솜(proteasome)과 같이 어떤 특정분자기전을 표적으로 함으로써 항종양면역을 촉진할 수 있는 가능성이 있다(Gamrekelashvili J, 2015).

종양 세포의 사멸은 면역학적인 반응을 유발하는데, 세포사멸의 형태, 사멸종양 세포의 위치와 국소의 세포환경이 항종양면역에 영향을 준다.

세포고사(apoptosis)는 프로그램 된 생리적으로 조절된 형태의 세포사멸로서 세포막이 완전하게 남아 있고 염증이나 손상을 유도하지 않는다. 세포고사는 세포내부 혹은 세포외부로부터 유발되는 신호에 의해서 FAS(CD95)수용체와 같은 사멸수용체의 활성화를 통한, 세포살해세포에 의해 유리되는 퍼포린(perforin)과 그랜자임(granzyme)에 의해 일어난다. 세포 내에서 고사의 유발은 핵산의 손상, 유리기(free radical)의 유리, 미토콘드리아의 싸이토크롬(cytochrome)의 유리나 Bcl족이나 p53 단백의 유리에 의한다. 세포고사 과정 중에는 세포가 온전히 유지되고 세포소기관이 유지되며 원형질막이 기포형성이 되고 세포내 물질이 주위조직에 유리되지 않는다. 결국 세포는 쭈그러들어서 세포고사체를 형성하고 대식세포에 의해서 탐식되어 없어진다.

자가탐식(autophage)에 의한 세포사는 형태학적으로 세포질의 기포화와 자가탐식 소낭과 자가탐식낭(autophagosome)을 형성하고, 이들은 리소좀 가수분해효소에 의해서 분해된다. 자가탐식은 MHC-II나 MHC-I의 발현에 중요한 역할을 하고, 종양 세포관련 항원의 교차프라이밍에 관여 한다(Joubert PE, 2012). 최근 연구에서 자가탐식이 I형 IFN과 ATP나 HMGB1과 같은 DAMPs(손상관련분자양상; damage associated molecular pattern)와 같은 친염증 사이토카인의 발현에 도움을 준다고 알려져 있다. HMGB1(high mobility group box 1)은 핵산결합 핵단백인데 사이토카인 자극이나 세포사에 의해서 유리된다. HMGB1이 수지상세포의 TLR(toll like receptor 4)와 작용하는 데는 종양항원의 교차발현과 세포독성T림프구의 종양특이 반응이 필요하다. HMGB1은 사이토카인 분비, 항원제시세포(APC)의 이동과 성숙을 유발하여 획득면역반응을 시작하도록 한다. 면역성은 항원성과 보조성에 달려 있는데 외부나 변이된 항원은 획득면역반응을 일으키게 되는데, 세포의 스트레스나 세포사의 결과에 따라 세포들은 보조적인 신호를 보낸다(Galluzzi L, 2017).

괴사(necrosis)는 열, 동결과 해동, 기계적인 스트레스나 삼투압의 차이와 쇽과 같은 외부의 혹독한 물리적이나 화학적 자극에 의해 촉발된 돌발적이고 강력하고 병리학적인 형태의 세포사이다. 괴사의 세포생태학적인 특징은 세포가 부풀고, 핵이 소실되고 세포질의 온전성이 소실되며 세포막의 파열, 세포내 물질이 세포 밖으로 유리되는 현상이 나타난다. 이는 면역계의 세포를 동원하게 되고 염증을 촉발한다. 괴사는 대부분 종양괴사와 같이 허혈성괴사를 유발하거나 중독과정에서 일어난다.

파이로토시스(Pyroptosis)는 그리스어의 pyro+ptosis=fever+falling이다. 즉 염증을 일으키며 세포가 죽는 것을 말한다. 새로운 절차적으로 이루어지는 염증성 세포사를 말하는데 이는 세포고사와 같이 핵의 압축, 염색질핵산의 파쇄와 TUNEL염색의 양성소견을 보이고, 괴사와 같이 세포막의 구멍으로 양측 이온의 변화로 균형이 파괴되고, 수분이 세포 내로 들어가서 세포가 붓고, 세포막이 터져서 IL-1β, IL-18, ATP 및 HMGB1와 같은 염증 친화적인 중간물질들이 유리되고 염증반응이 나타나게 되어서 세포사가 일어난다. 일면 염증성 괴사로 알려져 있다(Bergsbaken T, 2009). 파이로토시스는 종양의 발생을 억제하지만 반면에 이러한 친염증적인 세포사는 종양 세포의 성장과 촉진에 적절한 미세환경을 만든다(Xia

X, 2019).

세포막에 불포화지방산이 과다하게 분포하는 현상인 지질 과산화에 의해 발생하는 세포사멸 기전인 **철촉매 괴사**(Ferroptosis)가 암을 치료할 새로운 경로로 제시되었다. 페롭토시스는 세포가 지질 과산화 환경에서 철분을 이용해 활성산소를 만듦으로써 스스로 사멸을 유도하는 기전이다. 지질대사체 분석 결과 중간엽형 세포들은 페롭토시스에 필요한 인지질을 과량 함유하여 한 것으로 나타났다

면역적인 세포사(immunogenic cell death; IDC)는 죽거나 죽어가는 종양 세포가 염증만을 유발하지 않고, CD8+T세포 중계 획득면역반응을 유발하는 특이 항원을 표현하기 시작하는 것을 말한다. 과거에는 세포괴사가 calreticulin(CRT), 열충격단백(HSP70, HSP90)과 HMGB1과 같은 DAMPs(Damage-associated molecular patterns)를 유리하여 항원제시세포(APC)를 성숙시켜서 선천(내재)면역세포의 활성화를 시킨다는 '위험이론'이 었는데, 괴사가 모두 면역적이지는 않고 반대로 세포고사가 모두 면역회피적이거나 면역이 없는 것은 아니어서 현재는 일반적으로 면역적인 세포사(ICD)는 소포체(endoplasmic reticulum; ER) 스트레스, ATP와 같은 "find-me"신호의 유리, calreticulin(CRT)과 phosphatidylserine과 같은 "eat-me"신호에 노출, HMGB1(high mobility group box 1)과 F-actin과 같은 DAMPs와의 상호작용으로 동시에 혹은 결과적인 과정의 결과로 일어나는 일로 인식된다. 이러한 분자의 변화는 세포고사나 괴사가 일어나는 세포 내에서 일어난다고 여겨지지만 아직 세포고사에 의한 면역성에 대해서는 의문이 있다.

괴사된 세포에서 유리되는 find-me, eat-me와 위험신호(DAMPs)는 세포의 사멸과 이들 신호와 소포체스트레스가 함께하는 상태가 이루어 내는 면역성에 절대적으로 필요하다. 이러한 위험신호는 수지상세포의 항원발현을 자극하고, 세포독성 T림프구를 증식하여, 암에 대한 면역계를 활성화시킨다.

세포의 사멸이나 죽어가는 세포는 면역반응을 일으키는데 중요한 역할을 하는데, 이들은 항원제시세포(APC)에 항원을 제공하고, 이러한 항원이 면역을 활성화 시킬지(Albert ML, 1998), 혹은 면역회피에 대한 신호를 줄지를 결정한다(Liu K, 2002).

칼레티큐린(calreticulin: CRT)이 위치하고 있는 소포체(ER)는 세포내 신호전달, 칼슘 항상성의 유지, 단백합성과 가공에 중요한 역할을 한다. 소포체(ER) 스트레스와 활성산소의 생성은 면역적인 세포사를 관장하는 세포 내의 신호경로를 활성화시키는데 결정적으로 중요하다.

시험관 내에서의 동결과 해동, 세포가열 등은 일정한 세포사를 유발한다. 그런데 체내에서는 방사선조사나 항암화학요법제의 투여 등으로 효율적인 세포사를 유발하지만 이들은 살아있는 세포, 초기 세포고사 상태나 후기 세포고사 상태와 같이 여러 상태가 같이 혼재되어 있어서 세포의 면역성을 측정하는 데는 여러 상태들이 혼재되어 있다고 생각된다. 그래서 암백신을 만들 때는 시험관에서의 세포사를 유도하는 것이 안전하다.

백신을 만드는데 실패하는 것은 부적절한 세포사, 면역억제의 발생, 효과(세포독성)세포의 탈진, 적정수준 이하의 종양항원, 종양 세포의 낮은 면역성이 문제가 되기 때문에 이들을 주의 깊게 관찰하고 고려할 필요가 있다.

유전자변이와 면역작용

암세포의 유전자 변이는 새로운 항원을 만들게 되고, 이러한 새로운 항원은 항원제시세포에 발현되고, 결국 T세포의 종양에 대한 활성을 촉진하고, 면역관문억제제와 같은 면역요법의 효과를 촉진한다. 그래서 유전자의 변이가 많을수록, 그리고 핵산의 변이를 교정하는 기전이 부족할수록, 암세포에 높은 변이부하를 주어서 면역반응을 좋게 한다. 그러나 변이교정기전이 약화된 dMMR/MSI-H 종양은 위암에서 6-22%(Kim JY, 2013), 췌장암에서 1%, 간암에서 3%, 대장암에서 14-16%에

불과하여, 면역관문억제제 등을 이용한 암의 면역요법에서 그 효과를 기대하기에 미흡하다.

특정 변이에 의해 발현되는 단백은 종양에 의해서 정상조직보다 과도하게 발현되고, 이는 정상세포에 비해서 면역계가 더 잘 인지하게 된다. 그러나 암항원은 암세포 뿐만 아니라 정상세포에서도 일부 발현이 중복되기 때문에 정상세포에 대한 공격을 피하기 위한 면역내성(immune tolerance)를 유발하게 된다. 이러한 것이 암항원을 인지하여 치료하는 면역요법의 장애가 된다.

유방암에서는 유방암에 특이한 변이된 유전자 항원으로 p53이 있고, 흑색종의 항원으로는 MAGE(melanoma associated Antigen), BAGE(B melanoma antigen)과 NY-ESO-1이 있다. 정상유방 세포와 공유하는 종양관련 자가항원(tumor associated self Ags)으로는 HER-2, Mucin-1, Mamogrolin, CEA, hTERT(human telomerase reverse transcriptase), Mesothelin 등이 있어서, 이러한 정상세포와 공유하는 자가항원이 늘어나면 면역회피가 일어난다.

종양의 면역원성(immunogenicity)이 약화된 경우

종양의 면역원성의 약화는 다양한 원인이 있는데, HLA calss I분자의 저하나 상실, 암세포 표면의 항원결정부의 발현에 관여하는 유전적, 후성적 및 염색체적인 변화, PD-1, TGFβ와 아데노신과 같은 면역억제 인자들의 발현과 분비, 그리고 표면에 새로운 항원결정부를 암세포가 생성하지 못할 때 종양의 면역원성에 장애를 초래한다(Pradeu T, 2006).

면역노화(immunosenescence)

고령자에게 나타나는 면역의 저하현상을 면역노화라 하는데, 이를 조절하는 유전자로 최근 CRELD1유전자가 관여함이 알려져 있다. 이 유전자가 T세포의 수와 방어력을 좌우함이 알려졌다. 면역노화가 온 경우에는 바이러스 등의 감염질환이나 암 등의 노화질환에 취약하게 된다.

1-3 수지상세포(Dendritic cell)의 세포독성 T세포와 교차감작

수지상세포는 획득면역을 준비하고, 자가 내성을 유도하는 중요한 기능을 갖고 있다. 수지상세포가 항원을 고르고 이동하여 원시T세포가 항원과 접촉하도록 하고, 주변의 환경을 감지하여 이러한 항원에 반응을 한 T세포를 조절한다.

수지상세포의 성숙(DC maturation)

수지상세포는 항원과 접하게 되면 성숙하게 되는데, 미성숙 수지상세포는 항원의 포집과 항원처리를 하고, 성숙 수지상세포는 항원제시와 T세포의 자극을 같이 시행한다. 면역내성은 미성숙 때 높고 면역성은 성숙한 경우에 높다. 성숙신호를 받으면 항원을 포집하여 항원을 처리하는 능력이 올라가고, 수지상세포가 보조T(Th)세포로 부터 인증(licensing)을 받으면서 Th의존성 세포독성T세포(CTL)의 반응이 유도되고, CTL이 프라이밍(priming)이 되고, 면역성이 높아진다.

성숙된 수지상세포는 항상 T세포의 면역을 촉진하는 것은 아니고, 면역내성을 유발할 수도 있다. 성숙수지상세포는 항원반응은 낮아져 있고, T세포의 프라이밍의 기능은 강력하다. 수지상세포의 성숙은 항원과의 접촉이 없더라도 TNF와 같은 염증성 사이토카인, 미생물 산물인 지질다당류(lipopolysaccharide: LPS)나 CD40리간드(CD40L)에 의해 유도될 수 있다.

수지상세포와 같은 항원제시세포(APC)에 의한 신호는 3가지로 나타난다. 첫째, 펩타이드-MHCII복합체가 관여할 때 TCR(T cell receptor)을 통해서 나오는 시그널 1만으로는 원시 T세포의 비활성화를 촉진하여, 면역불능이나 T세포의 고갈이나 조절T세포로 가도록 하여 면역내성을 유도한다. 둘째, 시그널2는 시그널1과 CTLA4/CD28과 CD80/CD86가 동시에 자극할 때 생기는데 이는 면역을 유도한다. 이러한 신호는 T세포의 클론을 확장시키고, 세포독성세포로 분화하도록 하고 기억T세포(Tmem)를 만든다. 셋째, IL12와 같은 사이토카인의 자

[그림1-2] T세포 활성화에 대한 수지상세포의 작용

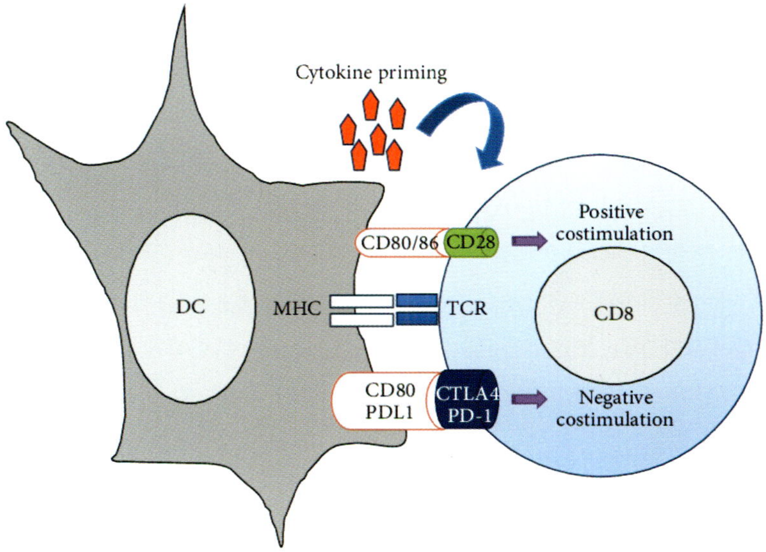

(Escors D, Tumour immunogenicity, antigen presentation and immunological barriers in cancer immunotherapy. New J Sci. 2014 Jan 5; 2014: 734515.)

극은 시그널3을 유도하는데, 이는 Th1이나 세포독성T 림프구를 생성한다. 이런 방법으로 수지상세포는 원시T 세포에서 CTL, Th1, Th2, Th17, Treg를 유도한다.

수지상세포에 의한 항원제시가 일정하게 만성적으로 지속되는 상태에서는 면역내성을 유발한다. 그리고 수지상세포가 성숙되는 신호가 없는 미성숙상태로 지속될 때는 말초 CD4+와 CD8+T세포에서 면역내성을 유발하여 면역무반응 상태를 만들거나 면역통제를 한다. 암의 발암과정에서 B, C형 간염바이러스에 의한 간암의 발암과정이나, HIV에 의한 육종, 인유두종바이러스(HPV)에 의한 항문암과 자궁경부암의 발병에서 왜 치유되지 않고 해결되지 않은 만성 바이러스의 감염이 암의 발암과정에 관여하고 이렇게 발생한 암이 면역회피에 대한 설명이 가능하다.

수지상세포가 기능을 하기 위해서는 수지상세포의 성숙(DC maturation)이 필요하고, 성숙이 되면 MHC분자, CD40, CD80, CD83, CD86의 발현이 높다. 수지상세포에 의한 CD80과 CD86의 발현은 T세포의 활성화를 촉진하는 CD28을 통해서 동시에 자극하는 신호를 보내는데 필수적이다. 하지만 이들은 CTLA-4와와 관계를 맺어서 T세포의 활성화에 역행하기 때문에 이들이 반드시 면역성 수지상세포를 뜻하지는 않는다. 현재까지는 면역성 수지상세포를 나타내는 특별한 표지자는 아직 없다(그림1-2, Escors D, 2014).

Batf3 수지상세포와 STING 경로가 항종양 T세포의 반응을 조율하는데 중심적인 역할을 한다. T세포 염증 표현형의 종양 세포가 CCL4와 같은 케모카인를 분비하는데, 이는 Batf3 수지상세포를 동원한다. 그리고 종양세포가 죽으면 핵산과 다른 DAMPs를 유리하고, 이들이 종양에 침윤되어 있는 수지상세포를 포함한 항원제시세포(APC)에 도달한다. 항원제시세포 내의 세포질 핵산이 STING경로를 활성화하여 I형 IFN과 케모카인 CXCL9과 CXCL10을 분비한다. 종양의 혈관내피세포는 I형 IFN의 생성이 기여한다. I형 IFN은 종양에 침윤된 Batf3 수지상세포를 활성화하고, 이는 종양연관 항원을 취하여 림프관을 통해 종양 관류 림프절로 이동한다. 림프절에서 종양특이 CD8+T세포와 교차 감작된다. 활성화된 CD8+T세포는 림프절 내에서 클론복제를 통해서 증폭되고 혈액을 통해 이동한다(Corrales L, 2017).

면역성 수지상세포(immunogenic DC)

수지상세포가 면역성을 갖는가? 혹은 면역내성을 유발하는지를 아는 것이 중요하고, 과연 어떻게 수지상세포의 면역성을 유발할지가 중요하다. 혹자는 수지상세포를 면역성수지상세포와 면역내성수지상세포로 분류하기도 한다. 그리고 혹자는 수지상세포를 DC1, DC2, DCreg로 구분하여 수지상세포가 Th1, Th2, Treg를 유도하는가에 따라 분류하기도 한다. 결국 Th1, Th2, CTL을 프라이밍하는 수지상세포를 구분할 수 있고, 나아가 말초의 면역내성을 유발하거나 Treg를 유도하는 수지상세포를 구분할 수 있을 것이다.

CD8+T세포의 아형에 따른 면역반응

활성화된 CD8+T세포는 항원세포를 공격하여 죽이게 된다. 항원이 없어지고 염증이 해결되면 대부분의 활성화된 T세포는 죽게 되고, 소량이 지속되어 기억 T세포(Tmem)로 분화하게 된다. Tmem은 세포독성은 감소하고 줄기세포와 같은 생존능을 갖고 항원과 관련 없이 오

[그림1-3] 항원을 인지한 후 T세포의 활성화 모델

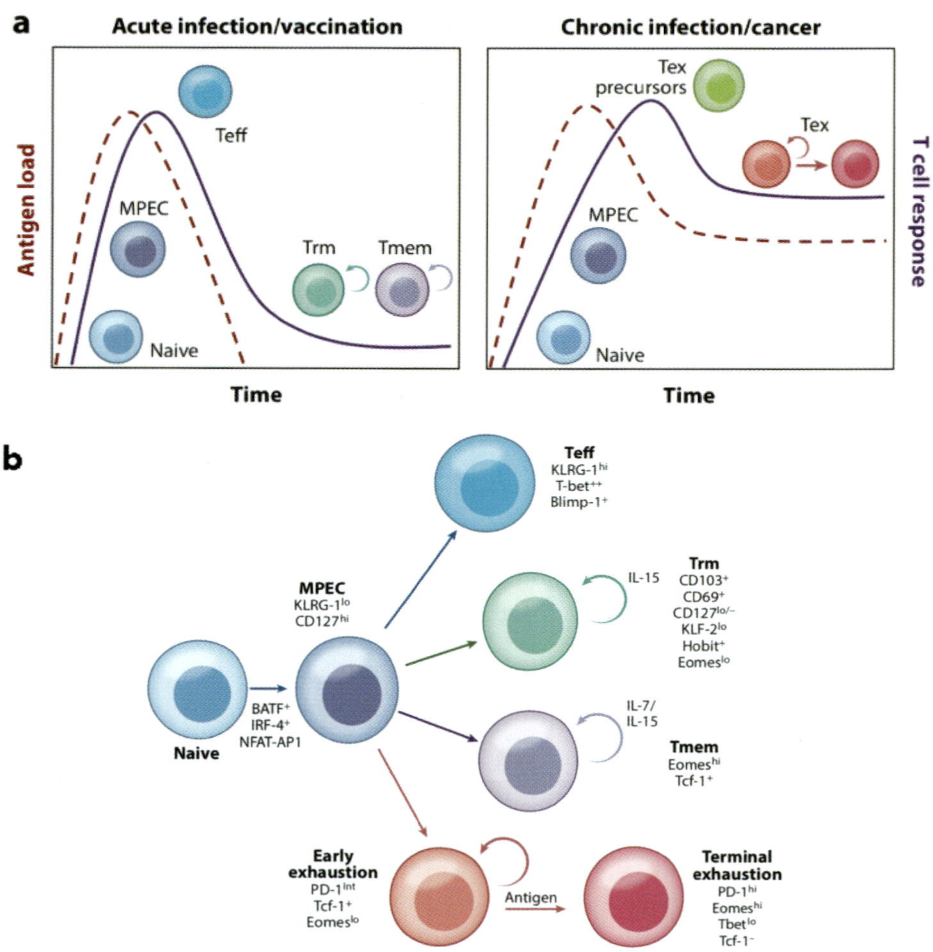

(McLane LM, Abdel-Hakeem MS, Wherry EJ: CD8 T Cell Exhaustion During Chronic Viral Infection and Cancer. Annu Rev Immunol. 2019 Apr 26; 37():457-495)

랜 기간 동안 살게 되고, IL-7과 IL-15에 의해서 자기재생을 하게 된다(그림1-3, McLane LM, 2019).

암 공격에 특화된 T세포가 만들어질 때 무작위 핵산 재조합에 의한 CD8+T세포의 유형에 따라 신생항원과 일치하느냐에 따라 면역반응이 달라진다. 각각 다른 수용체(TCR)를 가진 T세포는 신생항원에도 특이적으로 반응하고 신생항원 전부 또는 다수에 특이하게 반응하는 T세포를 가졌다면 양호한 항암면역반응을 보일 수 있다. 결국 신생항원을 인지할 수 있는 T세포가 없다면 효율적인 항암면역반응을 기대하기는 어렵다.

T세포 탈진(exhaustion)과 탈진T세포(Tex)

T세포의 탈진은 만성적인 항원의 자극에 대한 T세포의 반응인데, 이들에 대한 경로를 아는 것이 면역관문억제제나 T세포 주입치료의 성공에 중요하다. T세포의 탈진은 효과T세포가 사이토카인의 분비하는 능력이 감소하고, 억제수용체의 발현이 증가하는 상태를 말한다(그림1-4, Blank CU, 2019). 탈진T세포(Tex)의 특징은 첫째, 점진적으로 세포독성의 기능과 증식능이 소실되고, 둘째, 억제수용체가 지속적이고 높은 발현을 보이고, 셋째, 기억T세포(Tmem)를 유지하는데 관여하는 항상성 사이토카인에 대한 반응이 약하거나 변화된다. 넷째, 대사작용이 왜곡되고, 다섯째, 기능이 가능한 Teff와 Tmem 세포에 비해서 발현이 변하거나 변형된 전사인자들을 활용하고, 여섯째, Teff나 Tmem에 비해서 서로 다른 후생성 프로그램을 사용하는 것이다(Paley MA, 2012). 그리고 탈진T세포에서는 이러한 것들이 복합적으로 작용하기 때문에 이중 어느 하나 만으로는 Tex를 설명할 수 없다.

T세포의 탈진을 촉진하는 사이토카인은 IL-10와

[그림1-4] 만성과 급성 항원의 자극에 대한 탈진T세포의 발생

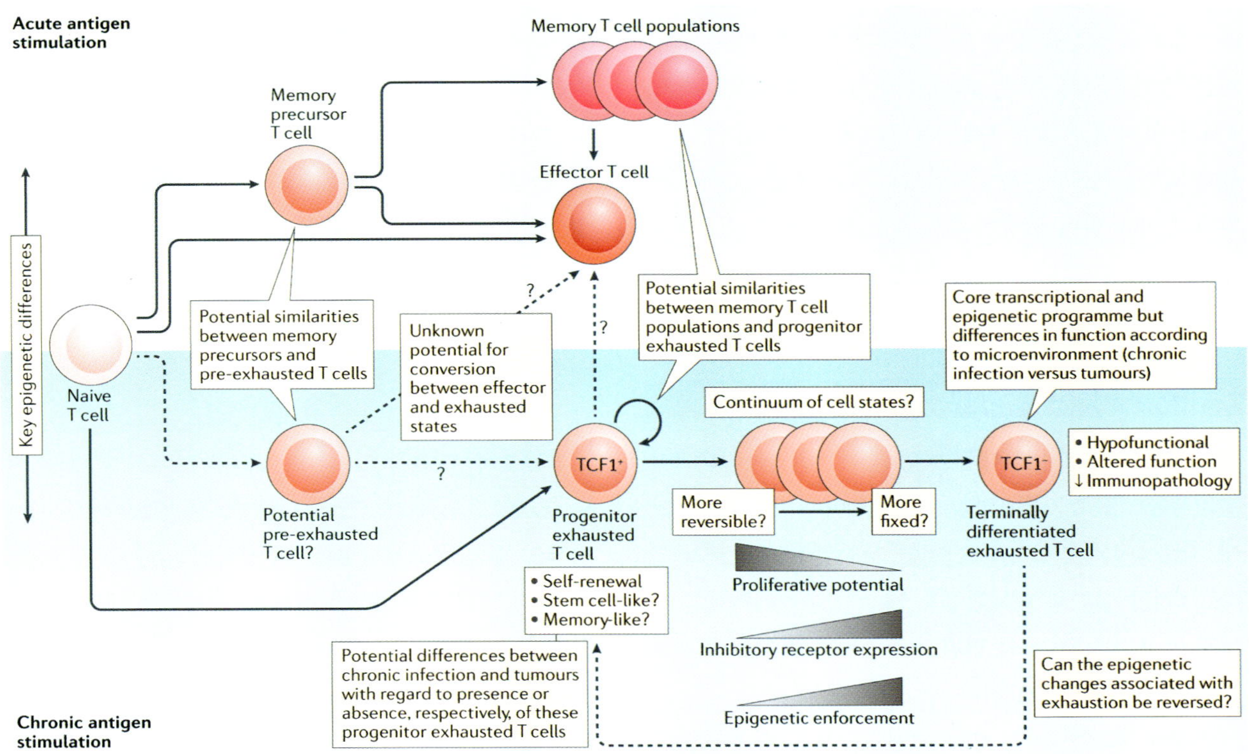

(Blank CU, Haining WN, Held W, et al: Defining 'T cell exhaustion. Nat Rev Immunol. 2019 Nov;19(11): 665–674.)

TGFβ가 있고, Prostaglandin E2(PGE2)와 아데노신(adenosine) 등의 수용성 물질이 있다. 그 외에 T세포의 탈진에 관여하는 것은 IFN-α/β, IL-6, TNF, IL-27, IL-35 등의 면역조절 사이토카인과 CXCL9/10과 CXCL13 등의 케모카인 등이 있다. 면역조절 세포로는 CD4+Treg, MDSC, CD8+Treg, NK세포들도 CD8+T세포의 탈진에 관여한다. 종양침윤 림프구에서 탈진T세포(Tex)의 표지자로는 CD39를 활용할 수 있다.

T세포의 탈진에 관여하는 억제수용체(IRs)는 PD-1과 PD-L1이 관여하고, 그 외에 TIGIT, Lag-3, Tim-3 등이 탈진T세포에서 증가되어 있다(Turnis ME, 2015). 탈진을 억제하는 작용을 하는 사이토카인은 IL-2와 IL-21이 있고, 면역세포로는 CD4+T세포가 T세포의 탈진에 반대작용을 한다(그림1-4, McLane LM, 2019).

탈진한 T세포의 역전시켜서 Tex세포를 재활성화시킬 수 있는데 면역관문억제제 등이 대표적인 방법이다. 만성 항원자극에 의한 탈진을 막을 수 있는 다양한 방법이 사용되고 있는데, T세포의 유전자를 조작하든지, 혹은 T세포의 탈진을 유발하는 경로의 전사인자들을 차단하는 방법을 사용한다. 그리고 면역관문억제제나 입양T세포 치료에 이러한 T세포의 탈진을 막을 수 있는 방법을 같이 사용하는 복합요법으로 탈진이 없는 T세포를 암의 면역요법에 활용하고자 하는 연구들이 진행되고 있다.

1-4 암 면역세포의 종양 내로의 이동

종양에 대한 면역상태는 종양의 미세환경에서의 T세포의 침윤 정도가 중요하다. 그리고 이는 면역관문억제제 치료에서의 반응에 대한 생물학적인 예후인자가 된다. 그러나 종양의 미세환경은 자체가 분리되어서 존재하지 않고 전체와 항상 연결되고 소통하고 있어서 환자의 면역상태 역시 중요하다.

항종양 효과를 갖는 CD8+T세포, Th1, 다기능Th17 세포와 자연살해세포(NK)는 종양의 미세환경으로 동원되는데, 이는 다양한 케모카인과 케모카인수용체의 신호경로를 통해서 이루어진다(그림1-5, Tokunaga R, 2019). 이중 CXCR3(케모카인수용체3)와 이의 리간드인 CXC케모카인리간드 9(CXCL 9)와 CXCL 10이 Th1, CD8+ T세포와 NK세포를 종양의 미세환경으로의 이동을 일으키는데 주요한 역할을 한다. 반면에 CC케모카인리간드 20(CCL20) 신호는 CCR6(CC-케모카인 수용체6)를 통해서 Th17세포를 동원한다.

면역세포 중 과립구, 단핵구 MDSCs, Treg, IL-22+ CD4+ T helper 22(Th22), IL-22+ 원시 림프구양 세포(ILCs)와 형질세포양 수지상세포(pDCs)는 종양의 성장을 촉진한다. 친종양적인 면역세포는 항종양 면역반응을 억제하고 암세포의 줄기세포화와 혈관신생을 유지하고 촉진하는 역할을 한다.

케모카인은 8−15kD에 이르는 작은 단백으로 G단백연결수용체의 아형과 상호작용을 한다. 케모카인은 림프구가 어디로 갈 것인지의 주화성, 분화와 증식을 유도하고, 혈관 밖으로의 유출에 주된 역할을 한다. CXCL9, −10, −11/CXCR3축이 원시T세포를 도움T세포로 분화시키는데 이를 조절하고 면역세포들을 특정 장소로 이동시키는데 필수적이다. 이 축은 면역세포의 이동, 분화와 활성화를 조절하고, 면역반응은 이 축을 통해 세포독성 T세포, NK세포, NKT세포와 대식세포 등의 면역세포 동원에 의해 일어난다. Th1으로의 극화는 IFN-γ에 대한 반응으로 면역세포를 활성화 시킨다. 그러나 생체 내에서의 연구결과 이 축은 종양발생에 역할을 하기도 하는데 종양의 증식과 전이를 증가시킨다.

CXCL9, −10, −11은 CXCR3의 선택적인 리간드이다. CXCL9, −10, −11은 단핵구, 혈관내피세포, 섬유아세포 및 암세포에서 INF-γ의 자극에 의해서 분비된다. CXCR3는 단핵구, T세포, NK세포, 수지상세포와 암세포의 표면에 발현되는 수용체이다. CXC케모카인은 ELR(Glu-Leu-Arg) 모티프(motif)의 존재여부에 따라서 두 가지로 나누는데 ELR motif가 있으면 중성구의 이동과 혈관신생의 효과가 있다. CXCL9, −10, −11은 ELR 음성 CXC케모카인으로 혈관신생을 완화시키고 항종양효과가 있다.

진행성 암에도 노화종양세포가 존재하는 것으로 알려져 있다. 노화종양세포는 증식은 활발하지 않지만 대사적으로 활발하게 여러 가지 사이토카인을 분비하고 면역치료의 내성에 관여한다. 진행성 대장암의 경우 수술 후 재발 우려가 높으며, 특히 면역 항암제에 저항성을 보이는 사례가 많다. 면역 항암제가 치료 효과를 내기 위해서는 '세포 독성 T세포'가 종양 조직 내에 효과적으로 침투할 수 있어야 한다. 노화종양세포가 많이 분포한 대장암 조직일수록 세포 독성 T세포가 종양 내부로 침투하지 못하고 주변에 존재한다는 것을 확인했다. 노화종양세포는 케모카인의 하나인 'CXCL12'와 'CSF1'이라는 물질을 이용하여 각각 세포 독성 T세포의 종양 내 침투를 억제하고, 면역세포인 M2 대식세포의 분화를 촉진해 결과적으로 세포 독성 T세포의 기능을 떨어뜨리는 것으로 나타났다. 대장암 조직에 노화종양세포의 빈도가 높을수록 세포독성 T세포의 종양 내 침윤이 감소함을 확인했으며, 이를 매개하는 노화관련분비표현형(SASP: Senescence Associated Secretary Phenotype)중 사이토카인인 CXCL12과 CSF1이 그 역할을 함을 확인했다.

CXCL12과 CSF1이 각각 세포독성 T세포의 이동과 기능을 억제하고, 이러한 사이토카인을 억제하였을 경우 세포독성 T세포의 종양 내 침윤이 증가하고, 활성이

[그림1-5] CXCL9, −10,−11/CXCR3축

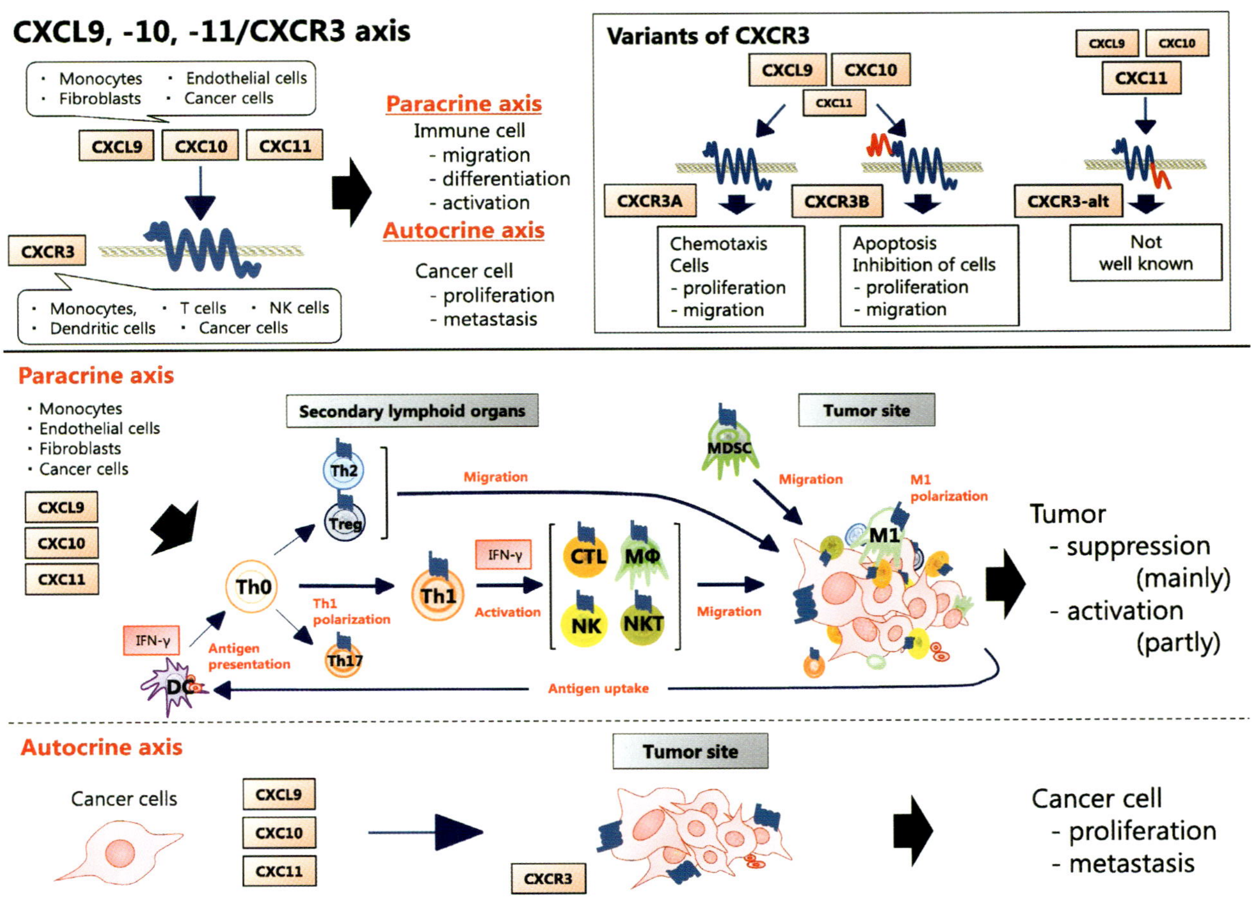

(Tokunaga R, Zhang W, Naseem M, et al.: CXCL9, CXCL10, CXCL11/CXCR3 axis for immune activation - A target for novel cancer therapy. Cancer Treat Rev. 2018 Feb;63:40-47)

높아져 면역관문억제제의 저항성을 극복하고 종양을 억제할 수 있다.

암의 위치에 따른 면역세포의 양상

암의 침윤과 전이과정에서 대장암의 전이병소 즉 간전이 부위의 면역세포(CD3, CD4, CD8)는 원발병소에 비해서 감소되어 있고, 비만세포의 표지자인 CD68은 증가되어 있다. 대장암의 원발병소에서는 유전자의 변이가 많은 MSI-H인 경우에 MSS에 비해서 면역세포가 증가되어 있다. 면역세포(CD3, CD8)는 전이병소이건 원발병소이든지 종양의 중앙부 보다는 암의 침윤을 보이는 변연에서 증가되어 있고, 간전이 부위에서의 PD-1의 발현이 원발 병소에 비해서 낮고, PD-L1의 발현은 MSI-H에서 MSS보다 높고, 전이부위 보다 높다(Reilley M, 2016 ASCO). 결국 대장암에서는 전이 병소와 원발병소에서의 면역계의 양상이 서로 다름을 보여준다.

1-5 암 면역과 염증반응

염증 반응은 종양의 발생, 진행과 악성전환, 침윤과 전이의 모든 단계에서 결정적인 역할을 한다. 또한 염증은 면역감시와 치료에 대한 반응에도 영향을 미친다. 종양 내에 백혈구가 존재함은 19세기 Rudolf Virchow에 의해 관찰된 이래 최근에야 염증이 종양의 발생에 결정적인 역할을 하고 있음과 그 분자적인 기전이 밝혀졌다.

암의 일부에서는 생식세포의 변이에 의하지만 90%에 이르는 대부분의 암은 체세포변이와 환경적인 인자에 의한다. 20%의 암은 만성감염에 의하고, 30%는 흡연과 실리카나 아스베스토스와 같은 오염물질에 의한다. 그리고 35%는 식이인자 특히 이중 20%는 비만에 의한다. 하지만 흡연이나 오염불질 그리고 비만까지도 만성염증을 자극하는 방법으로 암을 유발한다(그림1-6, Grivennikov SI, 2010). 30년 전 미국 유학 중에 '암은 염증이다'라고 주장하는 뉴욕대의 병리학자와 논쟁을 했던 기억이 난다.

암에 특징적인 유전적 그리고 세포적인 변화는 면역계에 암세포를 인지하고 제거하는 T세포 반응을 유발하는데, 이는 암 면역회로에서 한가지 단계에 불과하다. 암 발생의 초기의 급성염증반응이 진행하면 종양 중 변형된 세포가 나타나게 되고 이러한 면역반응을 회피하게 된다. 이러한 면역편집상황이 되면 암은 평형을 유지하거나 잠복하게 된다.

염증세포는 발암과정의 초기에 나타나고 종양의 미세환경에 중요한 역할을 한다. 암 발생의 초기에 급성염증반응이 일어나서 IL-12와 INF-γ를 생성하게 되고 이는 종양부위에 도움T세포형의 환경을 만든다. 이 기간에 수지상세포가 성숙하게 되고 종양관련항원을 가공하고, 종양의 관류 림프절로 가게 된다. 여기에서 항원을 원시 CD4+CD8+T세포로 주게 되고 면역반응을 유발하여 암세포가 용해되게 된다. 초기의 이런 면역반응은 완전히 종양을 제거하게 된다.

도움T세포1(Th1)이 분비하는 사이토카인은 INF-γ, TNF-α, IL-2, IL-12, IL-15, IL-18 등이 있고, 이들은 염증반응을 촉진하고, B세포를 자극하고 대식세포를 활성화하며, 세포독성 T세포의 발생을 촉진한다. 도움T세포2(Th2)가 분비하는 사이토카인은 IL-4, IL-5, IL-6, IL-9, IL10과 IL-13을 분비하여, IgE의 생산을 자극하고 호산구를 만든다. 단핵구와 대식세포에 의해 생성되는 IL-1은 염증과 면역반응의 중요한 역할을 한다.

염증세포는 백혈구(중핵구, 단핵구, 호산구, 호염기구)와 림프구(T세포, B세포, 자연살세포)를 포함하고, 종양의 진행에 중요한 혈관내피세포 성장인자(VEGF), matrix metalloproteinase(MMPs), TNFα, TGF-β를 분비한다. VEGF는 종양세포, 대식세포, 섬유아세포, 혈관내피세포 및 기질세포에서 분비되는데, VEGF는 혈관내피세포의 증식과 이동을 유발하여 강력한 혈관신생 유발물질이다. VEGF는 혈관의 투과를 증가시켜서 조절T세포(Treg)를 모이게 한다. 종양세포는 VEGF의 수용체를 갖고 또한 종양세포 자체에서 분비되고, 또 종양세포의 역분화와 종양의 확산에 기여한다. MMPs는 섬유아세포와 같은 염증세포와 기질세포에서 분비되는데, 세포외기질을 파괴해서 혈관신생을 유발하고 염증세포를 모이게 한다.

종양세포의 파괴는 자연살해(NK)세포와 세포독성T림프구(CTL)는 퍼포린(perforin), 그랜자임B(granzyme B), TRAIL, FasL에 의존하는 기전으로 종양세포를 죽인다. 반면에 IFNγ를 생성하는 Th1과 IL-17A를 생성하는 Th17가 이러한 세포독성에 도움을 준다. 반면에 Treg는 항종양 면역반응을 억제하여 종양의 발생을 유발한다. NKT세포 역시 혈액종양과 화학물질에 의해 유발된 종양의 감시에 관여하게 된다. 수지상세포와 대식세포는 항원을 공급하고, I형 IFN, IFNγ, FasL, TRAIL, GM-CSF와 IL-12와 같은 면역조절에 관여하고 세포독성을 갖는 사이토카인을 분비한다.

대식세포는 두 개의 아형으로 분류된다. 전통적인 개념으로 INF-γ와 TLR(toll like receptor)리간드에 의해 자극된 활성화된 대식세포(M1)는 친염증적이고 식세포작용을 하여 항원을 발현하고, Th1을 활성화시키는 사이토카인을 생산하여, 항종양효과를 유발한다. 반면에 IL-4와 IL-10에 의해서 자극되어서 다른 방향으로 활성화된 대식세포(M2)는 혈관신생, 기질의 재구조화와 면역관용(immunetolerance)를 유발하여 종양의 진행을 자극한다(Aras S, 2017). 대식세포는 M1 아니면 M2로 활성화 되느냐에 따라 서로 다른 대사작용이 필요하게 되고 이러한 결과로 M1혹은 M로의 방행이 결정된다.

암은 다양한 유전적인 변화와 정상 세포의 많은 조절과정의 소실이 축적됨으로써 특별한 성상을 갖게 된다. 이러한 과정들은 암세포 표면에 있는 MHC1분자와 결합한 펩타이드로 나타나는 신항원(neoantigen)의 발현을 가져온다. 이러한 암특이펩타이드-MHC1복합체는 암 환자에서 자연히 생성되는 $CD8^{+}$ T세포에 의해 인지된다(Boon K, 2002).

[그림1-6] 면역감시, 종양촉진 및 치료에 의한 염증반응

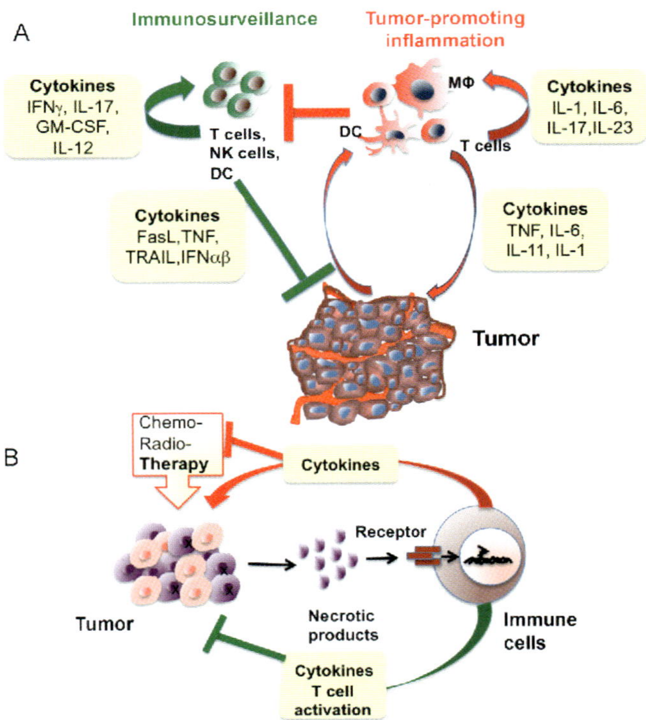

A) 종양의 미세환경은 면역감시와 종양촉진 염증 사이에 균형을 맞추고 있다. 그런데 종양촉진 사이토카인이 면역과 악성세포사이에서 종양의 촉진을 하는 방향으로 기울면 종양촉진면역이 면역감시의 기를 꺾도록 만든다.

B) 여러 가지 치료는 악성종양 세포를 괴사시켜 많은 괴사산물과 손상과 관련된 분자(damage-associated molecular patterns; DAMPs)를 생성하여 사이토카인을 생성하는 염증세포들을 활성화시킨다. 이러한 사이토카인은 남은 암세포 내의 원생존 유전자를 활성화하여 다음의 치료에 저항하게 만든다. 하지만 치료 유발 염증은 종양항원이 나타나게 하고 항종양 면역반응을 자극하여 치료효과를 향상시킨다(Grivennikov SI, 2010).

(Grivennikov SI, Greten FR, Karin M: Immunity, Inflammation, and Cancer. Cell. 2010 Mar 19; 140(6): 883–899.)

종양부위의 염증이 만성염증으로 되면 종양의 미세환경이 종양세포, 면역세포와 간질세포 사이에 도움T세포 2형의 환경을 만든다. 여기에는 M2 대식세포, MDSC, Treg, Breg, TAF, IL-4, IL-6, IL-10, TGF-β와 함께 PD-L1이 증가하고, 그 결과 인체의 면역계를 피하여 전이가 일어나게 되고, 이 전이를 면역계가 인지하지 못한다(Emens LA, 2018). IL-6는 B세포 분화인자로 알려져 있었는데, IL-6는 두 가지 분자 즉 IL-6R, gp130을 통해서 염증과 자가면역질환을 유발한다.

T세포가 암세포의 사멸에 영향을 미치지 못하는 경우는, 암세포의 표면에 의미 있는 종양에 특이한 항원이 없는 경우, 섬유아세포와 세포외기질에 의해 물리적인 방어벽이 생긴 경우, 암세포나 암의 미세환경에 면역회피의 기전이 작동하는 경우이다.

암 면역회피의 기전 중 면역관문수용체와 리간드 사이의 작용에 의해서 면역세포의 작용이 차단되는 경우가 있는데 이를 면역관문이라 한다. 면역관문 중에는 PD-L1/PD-1, galectin-9/TIM-3, IDO1, lymphocyte-activation gene-3(LAG-3), 및 cytotoxic T-lymphocyte-associated protein 4(CTLA-4) 등이 있다. 면역반응의 초기에 T세포가 활성화된 직 후 CTLA-4가 상승하고, CD80/CD86과 결합하여, CD28의 보조자극에 대한 역피드백과 T세포의 활성화를 제한하게 된다. 그래서 조절되지 않는 과도한 면역반응을 방지하게 되고 자가세포에 대한 공격을 하지 않게 된다.

치료에서의 응용은 면역검사(IHS)결과 세포독성T세포가 늘어나면 Treg세포가 같은 비율로 늘어나는 것을 볼 수 있는데, 치료에서는 비염증성 암(cold tumor)을 온열요법, 방사선요법 등으로 염증성 암(hot tumor)으로 만들어서 T세포의 이동을 조장할 수 있다, 또한 염증성 암에서는 면역관문억제제나 Treg등을 차단하는 방법을 고안하면 좋겠다. 최근 운동이 cold tumor를 hot tumor로 바꾼다는 보고가 있다.

1-6 암 면역에서 호중구의 역할

암에서 호중구의 역할은 직접 세포독성을 갖고 항체의존세포독성(ADCC)을 갖고 있어서 항종양효과를 보이는 N1 TAN(종양연관호중구)과, 반면에 종양의 미세환경에서 다양한 사이토카인과 케모카인을 분비하여 종양의 성장을 촉진하고 다른 종양을 돕는 세포들의 동원을 하는 역할(N2 TAN)을 수행하는 호중구가 있다고 알려져 있다.

종양연관호중구(TAN)는 종양의 혈관신생을 촉진하고, 세포주위기질을 분해하고 바꾸는 효소를 분비하여, 종양세포의 운동성, 이동과 침윤을 촉진하는 역할을 한다. 호중구에서 배출하는 과립에 포함된 세린(serine)단백분해효소는 elastase, cathepsin과 proteinase-3이고, 이는 종양의 침윤과 증식을 촉진한다(Tan GJ, 2013). TAN은 전이와 관계되는데 이는 종양세포와 혈관의 내피세포와의 유착을 촉진하고, 원발종양에서의 NK세포의 세포독성작용을 억제하여, 전이를 촉진한다고 한다(Spiegel A, 2016).

호중구에서 종양 친화적인 역할을 보이는 표현형은 N2-TAN이고, 이러한 호중구(N2 TAN)를 없애면 종양의 성장을 억제하고 종양 내의 면역억제가 감소된다. 또한 N2 TAN은 발암작용, 혈관신생과 혈관외 유출 등을 통하여 종양의 신생과 성장에 관여한다. 또한 최근 연구에서는 nertrophils extracellular traps(NETs)가 순환 종양세포를 잡아서 새로운 장소로 이동할 수 있게 한다는 연구결과를 보고하고 있는데, 호중구로부터 HMGB1의 분비를 NET가 유발하고 결국 암세포에서의 TLR9경로의 활성화를 통해서 종양세포의 이동, 유착과 침윤을 유발한다고 한다(Tohme S, 2016).

호중구는 면역억제에 관여하여 종양의 성장과 전이를 일으킨다. INFγ로 자극된 호중구는 PD-L1의 발현을 높이고 T세포의 증식을 억제한다(Shaul ME, 2018). TAN은 TNFα를 유리하여 수지상세포의 성숙을 촉발하고, TAN은 말초혈액에서 순환하는 종양세포를 없앨 수 있는 NK세포를 무력화시켜서 전이를 촉진한다. 종양침윤

TAN에서의 MPO의 높은 발현은 종양 성장의 초기에 백혈구와 대식세포의 침윤을 허용하여 종양내의 면역세포의 침윤의 조성을 변화시킨다.

N1 TAN의 종양세포를 죽이고 성장을 억제하는데 그 항종양효과는 TGFβ억제 치료, INFβ치료나 면역요법 중에 더 강력한 세포독성을 유발한다. 이러한 치료 중에 TAN을 제거하면 종양성장을 촉진한다든지 면역치료의 항종양효과를 무디게 한다. 호중구의 세포독성은 반응산소족(ROS), 단백분해효소, 세포막천공물질과 TNFα, IFN과 IL1β 등과 같은 수용성 사이토카인의 복합적인 분비에 의한다. 많은 연구에서 호중구는 항전이 특성을 보이는데, 이 성질은 TAN보다는 순환 호중구에서 잘 나타난다.

호중구의 종양 내로의 동원은 CXCL1, CXCL2, CXCL6와 같은 케모카인이나 TNFα나 IFNγ와 같은 사이토카인에 대한 반응으로 종양의 미세환경으로 들어오게 된다. 이러한 케모카인이나 사이토카인 뿐 아니라 G-CSF와 GM-CSF와 같은 성장인자도 호중구의 종양내로의 이동에 역할을 한다. TAN의 표면의 CD11b와 같은 세포유착분자가 호중구의 표면에 존재하고, 혈관내피세포의 표면에 유착분자인 selectin, ICAM-1, PECAM-1이 호중구가 혈액에서 종양 내로 들어오는데 중요한 역할을 한다. 종양관련 T세포가 GM-CSF, CXCL1, CXCL2를 분비할 수 있고, TNFα와 IFNγ를 분비하는데 이는 조직 내에서의 호중구의 동원과 활성을 증가시킬 수 있다. 역으로 FoxP3+ Treg는 종양 내 호중구의 동원을 억제한다.

암 면역에서의 골수유래억제세포(MDSC)의 역할

암의 경력이 있는 취약한 노인에서는 MDSC세포가 팽창되어 있고, 이러한 MDSC의 과다는 종양을 유지하는 염증과 혈관신생 및 항종양효과를 보이는 면역반응을 조절함으로써 암 환자의 예후가 불량하게 된다. MDSC는 산화질소(NO), 활성산소(ROS), 과산화수소(H_2O_2), 퍼옥시나이트리트와 같은 면역조절인자를 생산하여, CTL(CD8+)세포의 활성도를 억제한다. MDSC는 FoxP3(+) Treg세포의 생산을 유도하여 면역반응을 조절한다.

최근 지방대사가 촉진되면 종양관련 MDSC의 기능상 재프로그램을 유도하는데, 지방축적을 촉진함으로써 G-CSF/GM-CSF가 산화대사를 활성화하고 종양침윤 MDSC의 면역억제기능을 유도한다(Al-Khami AA, 2017).

1-7 암 면역에서 NK세포의 역할

NK세포는 인체의 전체 림프구에서 2-18% 정도의 적은 부분 차지하고 2주 정도의 기간에 새로운 세포로 교환된다. 인체의 NK세포는 CD56dim과 CD56bright의 아형이 있는데, 말초혈액과 비장의 NK세포의 90%가 CD56dimCD16+이고 퍼포린(perforin)을 분비한다. 이러한 CD56dim NK세포는 퍼포린에 의한 세포독성을 갖고 IFN-γ를 생산한다. 반면에 림프절과 편도선의 NK세포는 CD56bright CD16-이며 퍼포린이 없다. 이 세포들은 IL-21, IL-15, IL-18의 자극에 대한 반응으로 IFN-γ를 생산한다(그림1-7, Guillerey C, 2016).

역학조사에서 NK세포의 활성도가 낮은 경우에 암 발생의 위험이 높다. 현재 암의 치료방법으로 NK세포를 증폭하여 입양요법을 시행하는 방법, NK세포의 활성화에 적합하도록 종양의 미세환경을 재조정하는 방법과 NK세포의 기능을 제한하는 억제신호를 해제하는 방법이 연구되고 있다(Guillerey C, 2016).

종양에서 동원되고 증식 확장되는 면역억제 세포들은 Treg, MDSC, 미성숙 수지상세포(iDC)와 종양관련대식세포(TAMs)가 있고, 이들은 종양의 미세환경에서 NK세포에 작용하여 NK의 효과를 억제할 수 있다. 종양 미세환경에서의 NK세포의 표면에 T세포의 억제수용체인 PD-1, CTLA-4, LAG-3, CD160과 Tim-3의 발현이 말초혈액에 비해서 증가되어 있다. 특히 종양에서 유래한 IL-18은 NK세포에서의 PD-1발현을 유도한다. CTLA-4는 T세포와 NK세포의 기능을 억제하고, LAG-3는 T세포를 억제하고 NK세포를 활성화시키는 역할을 한다.

[그림1-7] NK 세포에 의한 면역반응의 조절

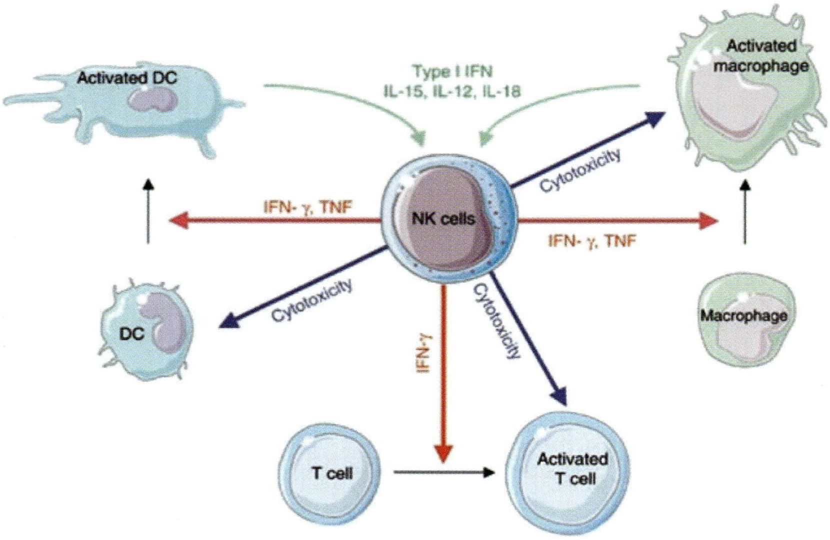

NK세포는 IL-15, type I IFN, IL-12, IL-18등과 같은 인자를 통해 활성화되고, NK세포는 IFNγ, TNF를 분비하여 수지상세포(DC), 대식세포와 T세포를 성숙시키거나 활성화하고, 반면에 NK세포는 미성숙수지상세포(iDC), 활성화된 CD4+ T세포와 과활성화된 대식세포를 죽이는 역할을 한다.

(Guillerey C, Huntington ND, Smyth MJ: Targeting natural killer cells in cancer immunotherapy. Nature Immunology volume 17, pages1025–1036(2016)

[그림1-8] NK 세포의 기능을 억제하는 종양의 미세환경

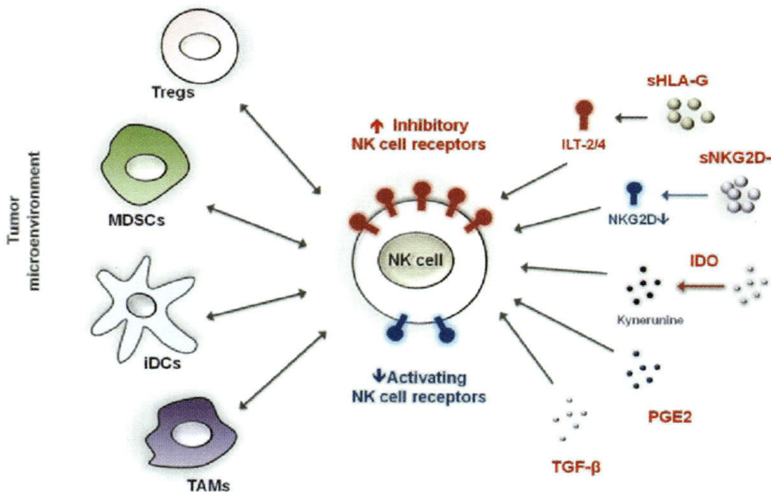

(Stojanovic A , Correia MP, Cerwenka A: Shaping of NK Cell Responses by the Tumor Microenvironment. Cancer Microenviron, 2013 Aug;6(2):135-46.)

NK세포에서 CD160은 세포독성을 촉발하고, IFN-γ, TNF-α, IL-6, IL-8 및 MIP1-β의 분비를 유발한다(Le Bouteiller P, 2011).

종양 내에서의 NK세포 반응의 장애는 세포수용체 복합체의 신호 체계의 변화에 의하는데, 이는 CD3ζ, FcεRIγ와 tyrosine kinases Lck의 발현의 감소에 기인하고, 난소암 환자에서 복수에 존재하는 NK세포에서 말초혈액의 NK세포에 비해서 이들이 감소되어 있다. 이는 IL-2의 자극에 대한 IFN-γ의 생산의 감소를 의미한다. 그래서 말초혈액의 NK세포에 비해서 종양내의 NK세포는 IFN-γ, IL-2와 IL-4의 생산이 감소되고, IL-10의 생성은 증가한다. NK세포는 이러한 종양세포에 의한 영향에 부가하여 iDC, TAMs, MDSCs와 Treg와 같은 종양 내의 면역세포에 의해서도 그 작용이 억제되어 있다. 미성숙수지상세포(iDC)는 면역내성을 유발한다. MDSC는 NK세포의 반응을 촉진하거나 억제하는데, 종양조직에 많은 Treg는 NK세포의 일정한 상태의 증식과 항종양면역반응을 조절한다. TGF-β는 종양세포와 면역세포에서 분비되는 중요한 면역억제인자이다(그림1-8, Stojanovic A, 2013).

NK세포의 세포독성반응과 사이토카인 생산의 활성화를 통해서 iDC와 mMDSC를 제거하거나, TAM의 IFN-γ의 중계를 통한 M1극성화를 도모함으로서, 이러한 면역억제세포들이 모이는 것을 방지할 수 있다(Stojanovic A, 2013).

1-8 암 면역에서 B세포의 역할

B세포는 세포표면에 뿌리박고 있는 면역글로블린과 보조수용체분자로 되어있는 B세포수용체(BCR)에서 항원을 인지하게 되고, 원시 성숙 B세포는 활성화된 B세포로 변하여 증식하고, 형질세포로 분화하여 항체를 생산하고 유리하게 된다. 성숙된 B세포는 3개의 아형이 있는데 복강과 흉강에 있는 B1 B세포, 가장 많고 림프절의 B세포구역과 페이어페치(Payer's patch), 비장에 있는 B2 혹은 여포상(follicular) B세포, 비장의 변연의 동(sinus)에 존재하는 MZ B세포가 있다.

다당류와 지방질의 항원에 대해서는 B1과 MZ B세포가 관여하여 T세포와 상관없는 T세포 비의존성 반응을 유발하고, 이는 단기간 생존하는 형질세포를 만든다. T세포 의존성 반응은 여포상B세포(FO B)와 일부 MZ B세포가 관여하고, MHC class II를 통해서 여포상 보조T세포(follicular T helper cell: Tfh)에 항원을 공급한다. Tfh는 CD40, IL-21, IL-4를 생산하여 B세포를 활성화시키고 성숙시켜서 단기간 생존하는 형질세포로 만든다. 여포상B세포는 배중심(germinal center)에서 더욱 성숙하고 장기간 생존하는 형질세포 즉 기억B세포가 된다. 여포상 B세포는 한 가지 항원에 매우 특이한 고친화력의 항체를 생산한다. B세포는 항체 생산기능과 상관없이 다양한 사이토카인의 분비를 통해서 T세포, 수지상세포, 림프양조직의 생산과 재구성에 관여한다.

암 면역에서 B세포는 3가지 역할을 하는데 첫째, 암의 진행을 촉진하고 또한 억제하는 역할, 둘째, 저산소 등과 같은 정상과는 다른 종양의 미세환경에서의 B세포의 기능과 분화에 미치는 영향, 셋째, 치료에 대한 B세포의 반응과 암치료의 표적으로서의 가능성이 있다.

종양억제기능

B세포는 T세포를 조절하고 선천면역반응, 항원의 인지, 항원처리와 발현을 조절한다. 종양의 미세환경에서 B세포는 종양특이 항원의 인지와 항체생산 항원제시세포(APC)의 기능 조절이나 암세포의 직접적인 살해를 통해서 항종양효과를 보인다. B세포는 항체를 생성하여 보체연쇄활성화와 대식세포의 탐식작용과 NK세포의 종양살해를 활성화하여 종양세포를 죽인다. 특히 종양의 발생초기에 B세포에서 생성된 항체는 수지상세포를 활성화시켜서 종양성장을 조절하는 세포독성T림프구(CTL)를 자극한다고 알려져 있다(그림1-9, Largeot A, 2019). 또한 B세포는 FASL을 발현하고 FAS를 발현하는 유방암세포의 고사를 유발한다고 알려져 있고, CpG활성

[그림1-9] B세포의 TME에서의 역할

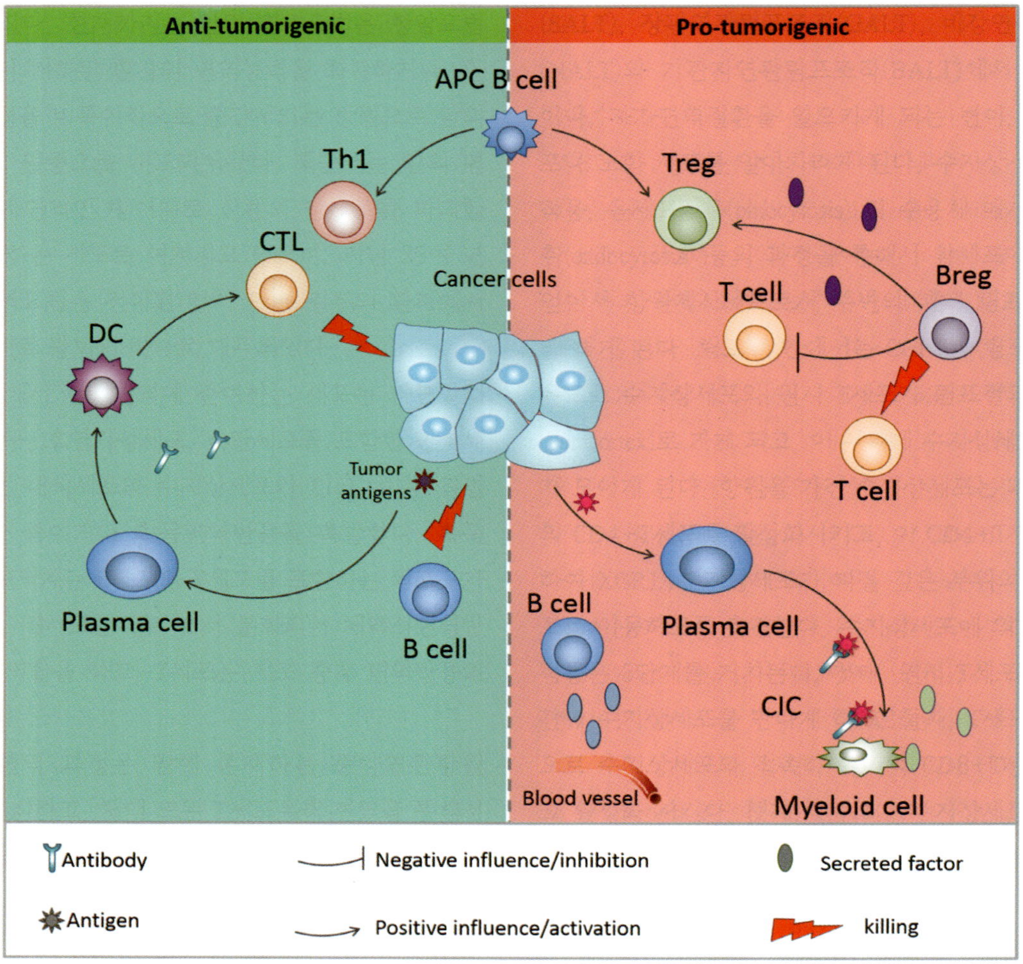

(Largeot A1, Pagano G2, Gonder S3, Moussay E4, Paggetti J5: The B-side of Cancer Immunity: The Underrated Tune. Cells. 2019 May 13;8(5). pii: E449.)

화 B세포가 TRAIL/Apo-2L관련 경로를 통해서 암세포를 죽인다. 그리고 특정한 B세포의 아형(CD220, CD19, CD11c)은 항원제시세포(APC)로서의 역할을 한다.

종양친화적인 기능

반면에 B세포는 MDSC의 활성화, 친종양활성화 사이토카인의 생산과 면역억제 Treg의 활성화를 통해 친종양 활동을 한다. 수용성 항원에 대한 항체로 구성되어있는 순환면역복합체(circulating immune complex: CIC)는 염증 반응을 유발하여 발암과정에 관여하고 골수세포의 활성화를 유발한다. 이러한 친종양 효과는 주로 Breg에 의한다(그림1-9, 표1-1, Largeot A, 2019).

조절B세포(Breg: CD5+ CD24hi CD27+ CD38hi)는 T세포 유발 면역을 억제하는 기능이 있는데, 면역억제 사이토카인인 IL-10, IL-35나 TGF-β를 생산한다(Sarvaria A, 2017). 또한 특정한 Breg의 아형(CD19+ CD38+ CD1d+ IgM+ CD147+ granzyme B-expressing B cells)은 CD4+ T세포의 증식을 억제하고, IL-10와 TGF-β의 분비를 통해서 Treg에서 Foxp3발현을 유발한다. PD-1 발현이 높은 Breg(PD-1hi Breg) 세포는 IL-10신호을 통해서 T

[표1-1] B세포에서 생성되는 분자의 종양면역에 미치는 영향

효과 분자/기전	기능	
	종양친화적	항종양효과
항체	MDSC의 Fcγ수용체활성화, 혈관신생 촉진	종양항원에 대한 항체, 보체의존 세포용해, ADCC, FcR 중계 탐식세포, DC에 의한 항원발현
Fas/FasL	CD4+T세포고사유발(Breg)	종양세포살해
TRAIL/Apo2L		종양세포살해
IL-10	Breg가 생산, 암성장촉진, CD4+T세포억제	
TGF-β	원시T세포를 Treg로 전환, MDSC내의 ROS, NO증가	
Granzyme B	T세포의 수용체의 체인 파괴	B-CML세포고사유도
Lymphotoxin	NF-κB신호와 STAT3활성화, B세포억제, 종양세포생존 증가	
IL-35	종양성장 자극	
IFN-γ		NK세포에 의한 종양세포사의 촉진, Th1이나 Th2의 반응에 T세포 반응

(Sarvaria A, Madrigal JA; Saudemont, A: B cell regulation in cancer and anti-tumor immunity. Cell Mol. Immunol. 2017, 14, 662–674.)

세포특이 항종양반응을 억제하여 종양을 성장시킨다.

종양의 미세환경 내의 세포가 B세포의 기능에 영향을 미치는데, Treg세포는 CD19+ B세포를 Breg로 분화시켜서 IL-10, IDO1, Granzyme B(GrB)를 발현하도록 한다. GrB는 T세포로 가서 TCR을 분해하여 T세포의 증식을 차단한다. 또한 Treg가 활성화되면 그랜자임(granzyme)의존성 세포사를 유발하여 B세포의 증식을 억제한다. MDSC도 IL-7을 분비하여 B세포의 기능의 장애를 초래한다. 종양침윤 T세포는 IL-17을 분비하여 B세포의 이동과 B세포의 FAS/FASL 연관된 종양 세포사를 유발한다.

종양세포 자체에서 B세포에 영향을 미치는 여러 가지 인자, 사이토카인이나 대사산물을 생산하는데, leukotriene B4(LTB4)와 같은 arachidonate 5-lipoxygenase(ALOX5) 효소는 B세포의 PPARα를 활성화시켜서 B세포가 Breg로 분화하도록 한다. 악성흑색종 세포는 FGF2를 생산하여 종양 틈새에 있는 B세포에 의해서 종양보조인자인 IGF-1을 생산하도록 한다. 종양세포주에서 분비되는 세포밖소포체(extracellular vesicles; EVs)는 mRNA와 단백의 이동 경로로 이용되는데, 이들은 T세포 면역글로블린과 mucin-domain containing 1(TIM-1)을 발현하는 Breg의 확장을 촉진하기도 한다. 생체 내에서는 종양에서 유래한 EVs는 관류되는 림프절 내의 CD19-CD38+ 형질세포에서 항체의 생산을 증가시키고 이는 종양의 성장을 촉진한다(Pucci F, 2016).

종양에 의한 면역억제는 면역관문분자의 발현에 의하는데, 이는 PD-L1/PD-1, galectin-9/TIM-3, IDO1, lymphocyte-activation gene 3(LAG-3) 및 cytotoxic T-lymphocyte-associated protein 4(CTLA-4) 등이 있다. B세포에도 이러한 면역관문 수용체와 리간드가 있는데, B세포에도 PD-1이 있어서 PD-1이 활성화되면 B세포의 활성화가 억제되고, B1-b세포에서의 항원특이 증식을 억제하고 T세포와 연관이 없는 면역반응 도중의 항체생성을 억제한다(Haas KM, 2011).

저산소증은 암의 특징 중의 하나인데, 종양에서는 세포의 수가 증가하고 면역세포가 침윤되며 혈관이 체계적이지 못하게 되어 저산소증이 일어나게 된다. 이때 생성되는 저산소유도인자(hypoxia inducible factor; HIFs)는 면역세포의 동원을 조절하여 종양세포의 성장을 돕

[표1-2] 주요 사이토카인의 특성

사이토카인	분비세포	표적세포	면역작용
IL-1α, β	대식세포, 대과립성 림프구, B세포, 섬유아세포, 수지상세포	T, B 세포, 대식세포, 내피세포, 조직세포	IL-2수용체수 증가, 보조T세포활성, B세포증식증가, 조혈인자의 생성유도 및 조혈반응촉진, 프로스타그란딘, 콜라겐분해효소 분비촉진, 급성기단백 분해 촉진, 연골분해
IL-2	보조T세포, NK세포	T세포	T세포활성, IFN증가, B세포증식자극, IL-2수용체증가, 단핵구활성, NK세포독성자극
IL-3	T세포	stem cell	과립구 및 단핵구 분화, 간세포성장 분화 촉진
IL-4	보조T세포	B, T세포	T세포성장자극, B세포분화, IgG, E생성
IL-5	보조T세포, 비만세포	B세포	B세포성장 및 분화, IgA, M의 생성, 독성T세포분화, 호산구의 전구체의 성장 분화
IL-6	T세포 섬유아세포, 대식세포,	B세포, 줄기세포	IgM, G생성, 독성T세포분화 활성증가, 급성기단백유리, IL-2생성 촉진
IL-7	섬유아세포, 골수	전구B세포, T세포	B세포 및 흉선세포 증식, 조혈과정에 작용
IL-8	단핵구	호중구, 호산구	T세포, 호중구의 화학유주 촉진, 혈관신생 촉진
IL-9	T세포		T세포 및 비만세포 성장, 거핵아세포 성장
IL-10	T세포	대식세포, 비만세포	사이토카인 합성억제
TNF-αβ	단핵구, T, B, NK세포, 흉선세포	호중구, 호산구, T, B세포, 섬유아세포 활막	대식세포, 과립구 및 세포독성세포활성 상피세포 부착증가, 항바이러스활동 화학유주 식작용 및 탈과립촉진, 악액질, 발열, 급성기 단백질 자극유도, 혈관생성자국, MHCI생성증가, 종양세포살해 증진
INFα β	단핵구, 섬유아세포	T, B, NK, 대식세포	MHCII발현증가, IL-2수용체발현증가, 항바이러스효과, NK 및 대식세포자극
INFγ	보조T세포, NK	백혈구, 조직세포, 2세포	MHCI & II유도, 대식세포활성, NK살해자극, 내피세포 림프구유도, 싸이토카인합성 저하
M-CSF	단핵구, 섬유아세포, 내피세포	단핵구, 대식세포	단핵구의 증식과 분화, 대식세포의 세포독성유도
G-CSF	대식세포, 섬유아세포, T세포	과립구	과립구의 분화, 항체의존성세포성면역 촉진
GM-CSF	T세포, 대식세포, 섬유아세포, 내피세포	줄기세포, 대식세포, 호중구, 호산구	식세포작용 유도, MHCII 항원항체매개성세포독성 증가, 과산화물 생성
TGF αβ	태반, 각막세포, 대식세포, 혈소판, 뼈	대식세포, T세포, 호중구, NK, 섬유아세포, 조골세포	과산화물과 사이토카인 생성억제, T세포증식 및 분화억제, B세포증식억제, 면역글로블린 분비억제, 호중구의 혈관내피세포부착저지, NK세포독성증강, 섬유아세포와 조골세포 증식저지 혹은 유도

게 된다. 그리고 B세포의 증식과 항체생산을 억제하게 된다. 또한 HIFs는 IL-10의 생성을 증가시키고, Breg와 Treg의 면역억제기능을 유지하게 한다(Meng X, 2018).

1-9 암 면역에서 대식세포의 역할

조직의 대식세포는 배아나 성인에서의 미분화 줄기세포로부터 유래하고 조직에 따라 분포가 다르다. 단핵구로부터 유래된 세포는 특정 조직에서 대식세포로 되는

[그림1-10] TAMs에 의한 종양면역의 직접 혹은 간접적인 조절

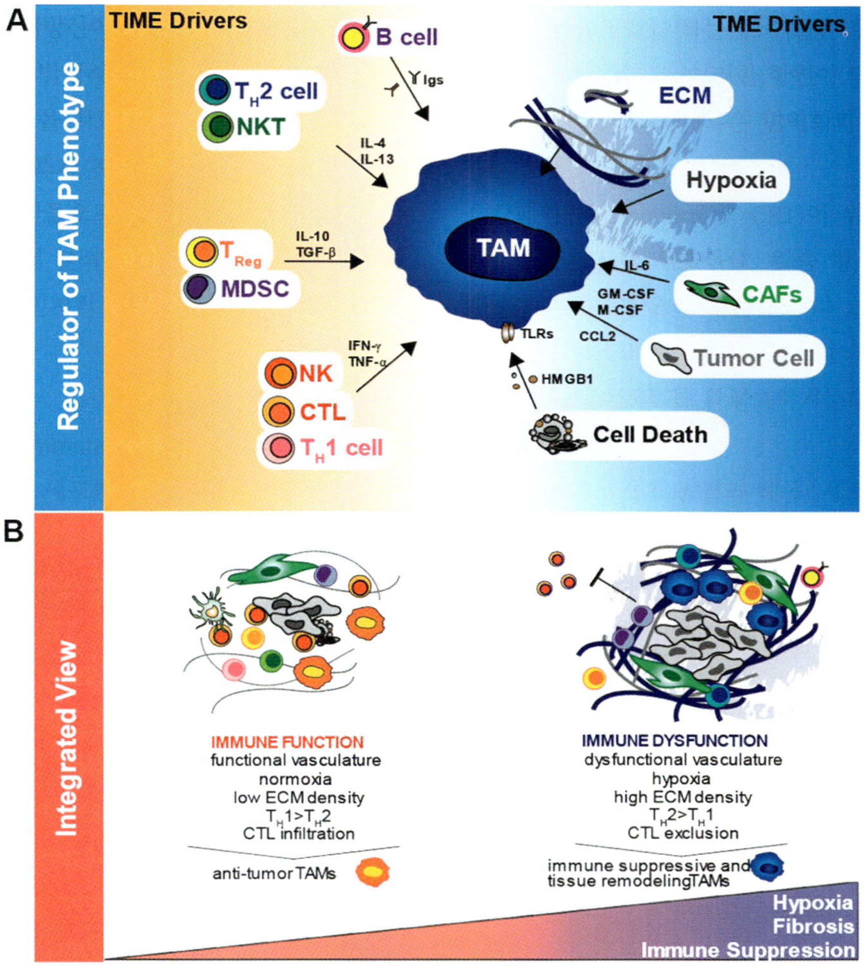

(DeNardo DG, Ruffell B.: Macrophages as regulators of tumour immunity and immunotherapy. Nat Rev Immunol. 2019 Jun;19(6):369-382)

데, 이는 대부분 암을 포함한 염증반응에 대한 반응으로 생긴다. 이러한 기원과 조직에서의 존재는 극화(polarizing)자극에 의한다.

대식세포 기능의 결정인자

대식세포의 종양의 성장에 대한 조절은 종양자체의 특성에 관련되어 있다. 우선 종양에서 나오는 CSF1과 CCL2는 대식세포의 동원을 촉진하지만, 섬유화, 저산소증, 영양소와 림프구에서 유래한 여러 인자들 등 종양의 미세환경(TME)과 종양의 면역미세환경(TIME)은 대식세포의 표현형을 바꾼다. 항종양적인 '세포사멸형' M1은 TNF, iNOS와 MHC II분자의 발현이 높고, 친종양형인 '치유형' M2는 arginase-1(ARG1), IL-10, CD163, CD204나 CD206의 발현이 높다.

종양연관대식세포(TAMs)와 암 면역

TAM의 표현형은 종양의 미세환경(TME)과 종양면역미세환경(TIME)에 의하는데, 종양의 면역미세환경에서는 획득과 선천면역세포들이 대식세포의 생물학적인 활성을 조절하는 사이토카인과 여러 인자들을 공급한다.

종양의 미세환경은 저산소증, 섬유화와 세포 스트레스와 같은 종양의 미세환경이 TAMs의 표현형을 바꾼다. 이러한 면역과 비면역적인 인자들이 종합적으로 정상적인 혹은 비정상적인 항종양면역을 초래한다. 그림1-10에서의 좌측은 획득면역반응이 일어나는 것이고, 우측은 종양의 저산소증과 섬유화가 높은 종양연관섬유아세포(CAF)와 면역억제세포의 침윤을 초래하고, 대식세포가 면역억제의 방향으로 조직을 리모델링하고 CTL을 배제하고 억제한다(그림1-10, DeNardo DG, 2019).

임상적으로 비소세포폐암에서 M1형 TAMs의 침윤이 많으면 예후가 좋고, M2형 TAMs의 침윤이 많으면 예후가 불량하다. 식도암에서 CD163과 CD206의 발현이 높으면 전체생존기간이 짧고, 삼중음성 유방암 환자에서도 CD163치에 따라서 높을 때 5년 생존율이 73%로 낮을 때의 82.5%에 비해서 짧다(Zhou J, 2018).

TAMs의 면역억제

TAMs는 3가지 방법으로 직접 T세포의 반응을 억제한다. 이는 PD-L1과 같은 분자의 발현을 통한 면역관문의 조절을 통해서, IL-10과 같은 면역억제 사이토카인의

[그림1-11] 세포형과 TAMs 표현형의 결정

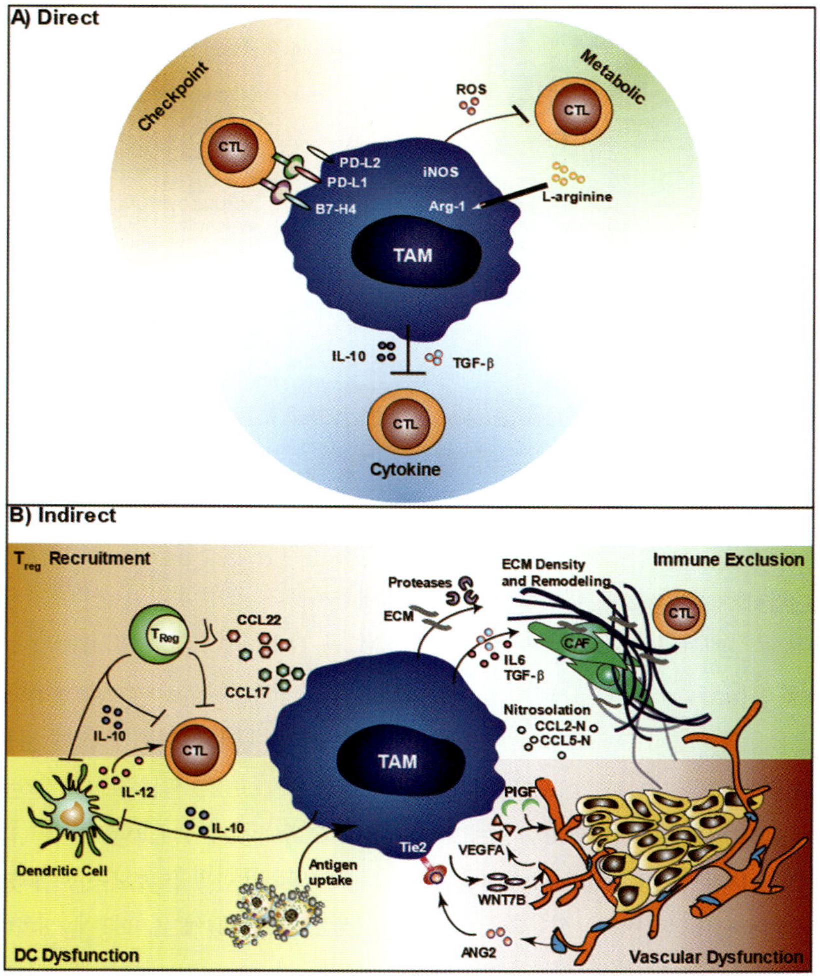

(DeNardo DG, Ruffell B.: Macrophages as regulators of tumour immunity and immunotherapy. Nat Rev Immunol. 2019 Jun;19(6):369-382)

생산, 대사물질의 제거와 ROS의 생산을 통한 대사활동을 통해서 조절한다. TAMs는 면역 미세환경을 조절하는 간접적인 방법으로 T세포 반응을 억제하는데, Treg 등의 면역억제 세포들의 동원이나 cDC 등의 자극세포의 억제를 통해서 억제한다. TAMs는 T세포 동원을 어렵게 만드는 형태로 혈관구조를 조절하고, 세포외기질과 케모카인 환경을 조절하여 종양내의 T세포를 배제한다(그림 1-11, DeNardo DG, 2019).

1-10 면역내성(Immune Tolerance)

종양의 면역감시 회피는 종양에서 분비되는 TGF-β, 사이토카인 억제인자(CSIF), PGE2 등의 다양한 물질에 의해서 이루어진다. IL-10은 항염증 사이토카인으로서 친염증적인 사이토카인인 IFN-γ, IL-2, IL-3, TNF-α나 GM-CSF의 생성을 억제한다. 신장암에서는 말초의 단핵구에서 IL-2의 분비를 억제하는 면역억제 중계자인 PGE-2를 분비하게 된다.

종양에서 유래한 면역의 억제는 종양이 오랜 기간 동안의 과정을 거쳐서 면역반응을 회피하는 것이다. 면역반응에 대항하기 위해서 암이 채택하고 있는 다양한 면역회피의 기전은 면역억제 사이토카인인 TGF-β, IL-4, IL-6, IL-10을 분비하고, 면역억제 면역세포인 Treg, 대식세포가 동원되고, 면역활성화 신호의 차단인데 이에는 MHC수용체의 소실, IDO생산과 같은 방법이 있다. 이러한 항종양 면역반응을 억제기전으로부터 해방시키는 것이 면역치료의 목표이다(Weiner LM, 2008).

폐에서의 면역내성은 폐포의 대식세포와 수지상세포의 아형에 의한다. 이들은 Treg를 생성하고, prostaglandin E2(PGE2), TGFβ, IL-10을 유리하여 면역내성을 유발한다(Hussell T, 2014).

HLA-G는 태아를 자가면역으로부터 보호하기 위해서 태반에 발현되는 것으로 면역세포의 회피기능이 있다. NK세포, T세포, B세포, 수지상세포 및 중성구에는 ILT2와 ILT4 억제 수용체가 있는데, 이는 면역활성화에 반대되는 신호를 중계하게 됨으로써 숙주의 면역계를 피하게 된다. HLA-G는 종양세포와 전이 그리고 악성 복수와 흉수에서 발견되고, HLA-G는 종양세포 뿐 아니라 종양침윤세포에서도 발현된다. HLA-G의 발현은 악성종양과 관련이 있고 태반, 흉선, 췌장, 각막 등을 제외한 주위의 정상조직에서는 발현되지 않고, HLA-G는 종양의 악성도가 높을수록 그리고 진행된 경우에 발현되고, 이의 발현은 예후인자로서 나쁜 예후를 나타낸다.

암과 면역의 관계에서 암의 제거단계, 평형상태 그리고 암의 면역회피기에 HLA-G가 관여할 수 있는데, 암의 제거(elimination) 단계에서 HLA-G가 ILT2와 ILT4신호를 통해서 T, B세포의 증식 억제, NK세포와 세포독성T세포의 세포독성억제, 중성구의 탐식작용을 억제하고 수지상세포의 기능을 저하함으로써 종양의 제거를 억제시킬 수 있다. INFγ와 같은 염증의 전단계 물질 사이토카인을 다량 분비하면 HLA-G의 발현이 상승된다. 또한 평형상태에서도 수지상세포에서 II형 HLA분자의 발현을 조절함으로써 영향을 줄 수 있다. 면역회피기에는 암세포가 면역인지에 필요한 분자를 소실하고, 세포표면에 HLA-G만 발현되어 면역세포들을 피할 수 있다. 그러면 종양이 신속하게 크게 되고 저산소의 미세환경이 되어 혈관신생, 침윤과 전이를 촉진하고 종양세포에서 HLA-G의 발현을 유도하게 된다. 또한 이 시기에 종양세포와 종양침윤 림프구에서 다량 분비되는 IL-10은 HLA-G의 발현을 증가시킨다. 최종적으로 HLA-G는 조절T세포(Treg)를 유도하게 되고 면역회피를 더욱 확대한다(Rouas-Freiss N, 2014).

고형종양에서 HLA-G의 면역회피 특성으로 아의 발현과 기능을 차단함으로써 항암요법의 표적으로서의 가능성이 있다. 반면에 악성 B세포 종양에서는 HLA-G는 종양의 증식을 억제하는 기능을 갖고 있다.

면역의 억제와 암의 발생

면역억제로 암의 발생이 증가하는 것은 면역감시의 장애에 의한다. 장기이식 후 스웨덴에서의 연구에서 표준화된 빈도율(Standardized Incidence rate: SIR)이 4배의 증가를 보였고, 그중 가장 흔한 것은 비흑색종 피부암(SIR; 56.2), 구순암(53.3), 외음부 및 질암(20/9), 상피세포암(10.2), 비호지킨스림프종(6.0)이었고, 이식환자에서 암 발생의 누적위험도는 10년에 13.6%, 20년에 31.8%였다. 면역이 저하된 후천성면역결핍증환자(AIDS) 환자와 이식환자에서 암의 발생이 증가하였고, 대부분이 헤르페스 바이러스, EB바이러스, 인유두종바이러스, 간염 바이러스와 관계된 암이었다.

이식으로 인한 면역의 인위적인 억제나 면역회피, 그리고 HIV감염에 의한 면역억제가 암의 발생과 연관성을 보면 신장이식 후 암이 발생은 다음과 같은데 고형종양 6.2%, 이식후 림프증식성 이상이 1.2%, 비흑색종 피부암 6%를 보이고 암발생의 위험인자는 환자의 나이와 이식 후 기간이 관계가 있다. 고형종양으로는 신장암 16.6%, 결장 11%, 방광암 10%, 유방암 10%, 전립선암 10%, 폐암 8.8%를 보인다(Pendon-Ruiz de Mier V, 2015).

폐이식 후에는 고형장기종양(7.5%-이중 피부암 44%, 폐암 22.2%, 유방암 22.2%, 대장암 11.2%)을 보이나 이식전의 상태나, 면역억제요법이나 감염인자는 상관관계가 없다고 한다(Bennett D, 2016).

암 면역계(Cancer Immune system)의 결론

암의 생물학에서는 유전체학과 단백질체학적인 접근으로 악성종양의 발생과 진행에 대한 신호네트워크의 결손과 그 효과를 인지할 수 있게 되고(Sanchez-Vega F, 2018), 차세대염기서열분석(NGS)을 통한 종양의 이질성과 클론진화를 이해할 수 있게 되었다(Jacoby MA, 2015). 암의 면역학적인 분야에서는 효과적인 면역반응을 위한 수많은 세포형, 면역 수용체와 사이토카인 사이의 상호작용에 대한 이해가 필요하다. 결국 암의 계통 면역학을 통하여 종양의 발생, 진행과 치료과정에서 어떻게 면역계가 종양 상호작용을 하는가에 대한 이해가 필요하고 이를 이용한 생물정보학적인 분석을 통해서 암의 이질적인 세포군과 면역세포와의 상관관계 등에 대해서 종합적으로 알아야 한다.

암 면역계는 인간과 면역세포 그리고 암의 미세환경과 세포들 상호간의 작용에 의해서 이루어지는 계통생물학적인 관점이 요구되고 있다. 최근 암생물학과 면역학의 발전에 힘입어 이러한 계통면역학적인 검사와 상호작용을 이해할 수 있고, 이를 활용한 치료방법의 개발이 가능하여 졌고, 이를 활용한 시뮬레이션으로 치료후의 결과까지도 알 수 있게 되었다(Reticker-Flynn NE, 2020). 그럼으로써 각각의 암과 암 환자에 대한 CAR-T나 새로운 항원백신과 같은 정밀한 개인 맞춤형 면역치료 약물이 개발되어, 진행암을 가진 환자 개개인에 대한 개인 맞춤형 치료를 할 수 있을 것이다.

참고문헌

Chen DS, Mellman I: Oncology meets immunology: the cancer-immunity cycle. Immunity. 2013 Jul 25;39(1):1-10.

Corrales L, Matson V, Flood B, Spranger S, Gajewski TF.: Innate immune signaling and regulation in cancer immunotherapy. Cell Res. 2017 Jan;27(1):96-108.

Gajewski TF, et al. Curr Opin Immunol. 2011;23:286-292.

Reticker-Flynn NE, EnglemanEG: Cancer systems immunology. eLife. 2020; 9: e53839.

Saxena M, Bhardwaj1 N: Re-emergence of Dendritic Cell Vaccines for Cancer Treatment. Trends Cancer. 2018 Feb; 4(2): 119–137

Spranger S, Gajewski T. J Immunother Cancer. 2013;1:16.

Albert ML, Pearce SFA, Francisco LM, Sauter B, Roy P, Silverstein RL, Bhardwaj N: Immature Dendritic Cells Phagocytose Apoptotic Cells via αvβ5 and CD36, and Cross-present Antigens to Cytotoxic T Lymphocytes. J Exp Med. 1998 Oct 5; 188(7): 1359–1368

Bergsbaken T, Fink SL, Cookson BT: Pyroptosis: host cell death and inflammation. Nat Rev Microbiol. 2009 Feb; 7(2):99-109

Galluzzi L, Pedro JMB, Levine B, Green DR, Kroemer G: Pharmacological modulation of autophagy: therapeutic potential and persisting obstacles. Nat Rev Drug Discov. 2017 Jul; 16(7): 487–511

Gamrekelashvili J, Greten TF, Korangy F: Immunogenicity of necrotic cell death. Cell Mol Life Sci. 2015 Jan; 72(2): 273–2

Kim JY, Shin NR, Kim A, Lee HJ, Park WY, Kim JY, Lee CH, Huh GY, Park DY: Microsatellite instability status in gastric cancer: a reappraisal of its clinical significance and relationship with mucin phenotypes. Korean J Pathol. 2013 Feb; 47(1):28-35.

Joubert PE, Albert ML: Antigen Cross-Priming of Cell-Associated Proteins is Enhanced by Macroautophagy within the Antigen Donor Cell. Front Immunol. 2012; 3: 61.

Liu K, Iyoda T et al. (2002) Immune tolerance after delivery of dying cells to dendritic cells in situ. J Exp Med 196(8):1091–1097

Pradeu T, Carosella ED: On the definition of a criterion of immunogenicity. Proc Natl Acad Sci U S A. 2006 Nov 21; 103(47):17858-61.

Xia X, Wang X, Cheng Z, Qin W, Lei L, Jiang J, Hu J.: The role of pyroptosis in cancer: pro-cancer or pro-"host"? Cell Death Dis. 2019 Sep 9;10(9):650.

Corrales L, Matson V, Flood B, Spranger S, Gajewski TF: Innate immune signaling and regulation in cancer immunotherapy. Cell Res. 2017 Jan; 27(1): 96–108.

Escors D: Tumour immunogenicity, antigen presentation and immunological barriers in cancer immunotherapy. New J Sci. 2014 Jan 5; 2014: 734515.

Tokunaga R, Zhang W, Naseem M, Puccini A, Berger MD, Soni S, McSkane M, Baba H, Lenz HJ.: CXCL9, CXCL10, CXCL11/CXCR3 axis for immune activation - A target for novel cancer therapy. Cancer Treat Rev. 2018 Feb;63:40-47

Blank CU, Haining WN, Held W, Hogan PG, Kallies A, Lugli E, Lynn RC, Philip M, Rao A et al: Defining 'T cell exhaustion. Nat Rev Immunol. 2019 Nov; 19(11): 665–674.

McLane LM, Abdel-Hakeem MS, Wherry EJ: CD8 T Cell Exhaustion During Chronic Viral Infection and Cancer. Annu Rev Immunol. 2019 Apr 26; 37():457-495

Paley MA, Kroy DC, Odorizzi PM, Johnnidis JB, Dolfi DV, et al. 2012. Progenitor and terminal subsets of CD8+ T cells cooperate to contain chronic viral infection. Science 338: 1220–25

Turnis ME, Andrews LP, Vignali DA. 2015. Inhibitory receptors as targets for cancer immunotherapy. Eur. J. Immunol. 45: 1892–905

Reilley M, et al. ASCO 2016. Abstract 3520

Tokunaga R, Zhang W, Naseem M, Puccini A, Berger MD, Soni S, McSkane M, Baba H, Lenz HJ.: CXCL9, CXCL10, CXCL11/CXCR3 axis for immune activation - A target for novel cancer therapy. Cancer Treat Rev. 2018 Feb;63:40-47

Aras S, Zaidi MR: TAMeless traitors: macrophages in cancer progression and metastasis. Br J Cancer. 2017 Nov 21; 117(11): 1583–1591Aras S, 2017

Boon K, Osório EC, Greenhut SF, Schaefer CF, Shoemaker J, Polyak K, Morin PJ, Buetow KH, Strausberg RL, de Souza SJ, Riggins GJ: An anatomy of normal and malignant gene expression. Proc Natl Acad Sci U S A. 2002 Aug 20; 99(17): 11287–11292

Emens LA: Breast Cancer Immunotherapy: Facts and Hopes. Clin Cancer Res. 2018 Feb 1; 24(3): 511–520

Grivennikov SI, Greten FR, Karin M: Immunity, Inflammation, and Cancer. Cell. 2010 Mar 19; 140(6): 883–899.

Al-Khami AA, Zheng L, Del Valle L, Hossain F, Wyczechowska D, Zabaleta J, Sanchez MD, Dean MJ, Rodriguez PC & Ochoa AC: Exogenous lipid uptake induces metabolic and functional reprogramming of tumor-associated myeloid-derived suppressor cells. Oncoimmunology 6, e1344804. 2017

Shaul ME, Fridlender ZG.: Cancer-related circulating and tumor-associated neutrophils - subtypes, sources and function. FEBS J. 2018 Dec;285(23):4316-4342

Spiegel A, Brooks MW, Houshyar S, Reinhardt F, Ardolino M, Fessler E, Chen MB, Krall JA, DeCock J, Zervantonakis IK et al. (2016) Neutrophils suppress intraluminal NK cell-mediated tumor cell clearance and enhance extravasation of disseminated carcinoma cells. Cancer Discov 6, 630–649.

Tan GJ, Peng ZK, Lu JP & Tang FQ (2013) Cathepsins mediate tumor metastasis. World J Biol Chem 4, 91–101

Tohme S, Yazdani HO, Al-Khafaji AB, Chidi AP, Loughran P, Mowen K, Wang Y, Simmons RL, Huang H & Tsung A (2016) Neutrophil extracellular traps promote the development and progression of liver metastases after surgical stress. Cancer Res 76, 1367–1380.

Guillerey C, Huntington ND, Smyth MJ: Targeting natural killer cells in cancer immunotherapy. Nature Immunology volume 17, pages1025–1036(2016)

Le Bouteiller P, Tabiasco J, Polgar B, Kozma N, Giustiniani J, Siewiera J, Berrebi A, Aguerre-Girr M, Bensussan A, Jabrane-Ferrat N : CD160: a unique activating NK cell receptor. Immunol Lett. 2011 Aug 30; 138(2):93-6.

Stojanovic A , Correia MP, Cerwenka A: Shaping of NK Cell Responses by the Tumor Microenvironment. Cancer Microenviron, 2013 Aug;6(2):135-46.

Grivennikov SI, Greten FR, Karin M: Immunity, Inflammation, and Cancer. Cell. 2010 Mar 19; 140(6): 883–899.

Haas, KM. Programmed cell death 1 suppresses B-1b cell expansion and long-lived IgG production in response to T cell-independent type 2 antigens. J. Immunol. 2011, 187, 5183–5195

Largeot A1, Pagano G2, Gonder S3, Moussay E4, Paggetti J5: The B-side of Cancer Immunity: The Underrated Tune. Cells. 2019 May 13;8(5). pii: E449.

Meng X. Grotsch B. Luo Y. Knaup KX Wiesener MS. Chen XX. Jantsch J. Fillatreau S. Schett G. Bozec A. Hypoxia-inducible factor-1alpha is a critical transcription factor for IL-10-producing B cells in autoimmune disease. Nat. Commun. 2018, 9, 251

Pucci F. Garris C. Lai CP. Newton A. Pfirschke C. Engblom C. Alvarez D. Sprachman M. Evavold C. Magnuson A. et al. SCS macrophages suppress melanoma by restricting tumor-derived vesicle-B cell interactions. Science 2016, 352, 242–246

Sarvaria A, Madrigal JA; Saudemont, A. B cell regulation in cancer and anti-tumor immunity. Cell Mol. Immunol. 2017, 14, 662–674.

DeNardo DG, Ruffell B.: Macrophages as regulators of tumour immunity and immunotherapy. Nat Rev Immunol. 2019 Jun;19(6):369-382

Wang N, Wang S, Wang X, Zheng Y, Yang B, Zhang J, Pan B, Gao J, Wang Z: Research trends in pharmacological modulation of tumor-associated macrophages. Clin Transl Med. 2021 Jan; 11(1): e288.

Zhou J, Wang XH, Zhao YX, et al. Cancer-associated fibroblasts correlate with tumor-associated macrophages infiltration and lymphatic metastasis in triple negative breast cancer patients. J Cancer. 2018;9(24):4635-4641.

Bennett D, Fossi A, Refini RM, Gentili F, Luzzi L, Voltolini L, Paladini P, Mazzei MA, Rottoli P. Posttransplant solid organ malignancies in lung transplant recipients: a single-center experience and review of the literature. Tumori. 2016 Dec 1;102(6):574-581

Hussell T, Bell TJ: Alveolar macrophages: plasticity in a tissue-specific context. Nat Rev Immunol. 2014 Feb; 14(2):81-93

Pendón-Ruiz de Mier V, Navarro Cabello MD, Martínez Vaquera S, Lopez-Andreu M, Aguera Morales ML, Rodriguez-Benot A, Aljama Garcia P.:Incidence and Long-Term Prognosis of Cancer After Kidney Transplantation. Transplant Proc. 2015 Nov;47(9):2618-21

Rouas-Freiss N, Moreau P, LeMaoult J, Carosella ED. The dual role of HLA-G in cancer. J Immunol Res. 2014

Weiner LM. N Engl J Med. 2008;358:2664-2665

Jacoby MA, Duncavage EJ, Walter MJ: Implications of Tumor Clonal Heterogeneity in the Era of Next-Generation Sequencing. Trends Cancer. 2015 Dec; 1(4):231-241.

Reticker-Flynn NE, EnglemanEG: Cancer systems immunology. eLife. 2020; 9: e53839.

Sanchez-Vega F, Mina M, Armenia J, Chatila WK, Luna A, La KC, Dimitriadoy S, et al: Oncogenic Signaling Pathways in The Cancer Genome Atlas. Cell. 2018 Apr 5; 173(2):321-337.e10.

2 암 면역시스템 검사 (Test for Cancer Immune System)

2-1 암조직에서 면역상태(Cancer Immunogram)의 검사

종양의 면역상태를 나타내는 암의 면역상태는 7개의 파라메터로 이루어져 있다.

1) 종양의 타자성(tumor foreignness)

주로 neoantigen(신항원)을 만들어 낼 수 있는가? 여부가 중요한데 여기에는 종양의 변이부하(tumor mutational burden : TMB)가 중요하고, 미세부수체불안정(MSI) 등도 이에 해당된다. 차세대 염기서열분석(NGS)의 방법들에 의해 측정가능하다.

2) 일반적인 면역상태

말초혈액에서의 림프구, 호산구, 골수유래억제세포(MDSC), 자연살해세포(NK cell), 조절T세포(Tregs), 세포독성T세포(CD8+T) 등을 검사할 수 있는데, 현재 일반적인 검사 결과 림프구와 호산구의 수는 CTLA-4차단제의 사용 시의 반응과 관계가 있고, 호중구와 림프구의 비율이 면역치료의 불량한 결과와 관계가 있다.

3) 면역세포의 침윤 상태 (Immune cell infiltration status)

Treg, CD3+ T, CD8+ T세포 등의 침윤 상태를 보는 것이다.

종양 내로의 T세포의 침윤의 감소는 T세포 프라이밍의 결함, 암 관련 섬유증과 혈관구조와 같은 기계적 물리적 장벽의 존재, 또는 T세포를 유인할 수 있는 케모카인의 부재에 의한다.

4) 면역관문 검사(check point)

말초혈액에서의 면역관문 PD-1과 CTLA4 및 암조직 면역염색에서의 PD-L1과 기타 면역관문으로 Rho 등에 대한 검사를 시행한다.

PD-L1과 같은 면역관문의 존재는 이의 차단제의 효과를 예측할 수 있는 지표가 된다. 그리고 INFα와 INFγ에 의해 PD-L1의 발현이 유도될 수 있다. 또한 CAR-T세포 치료의 결과 PD-L1의 발현이 증가한다. 그러므로 면역관문검사는 다른 INFγ나 T세포의 침윤 등과 같이 검사하여 이를 조합하여 사용하는 것이 타당하다.

5) 용해성 면역억제인자(soluble inhibitor)의 유무

IL-1, IL-6, IL-10, IL-17, VEGFA, CSF, GM-CSF, TGFβ, prostaglandin E2, CRP, ESR 등을 검사한다.

염증성 종양에서는 VEGFA, CSF, GM-CSF, IL-1, IL-6, 등의 염증친화인자를 분비하는데 이를 검사하여 면역의 상태를 파악한다.

6) 종양대사의 억제인자의 검사: LDH, IDO, Arginase

저산소 상태에서의 피루베이트(pyruvate)가 젖산탈수소효소(LDH)에 의해 젖산으로 변하는데, 암세포는 산소가 충분한 상태에서도 크렙사이클(Kreb cycle)로 가지 않고 피루베이트가 바로 젖산으로 분해될 수 있다. 혈중 LDH의 상승은 면역관문억제제의 사용 시 불량한 결과와 관계가 있다.

7) 면역효과에 대한 종양의 민감성(effector mechanism) 검사

MHC, IFNγ, 그란자임(granzyme), 퍼포린(perforin) 등의 세포독성을 나타내는 인자들의 존재 여부가 중요하다.

종양의 암 면역상태(cancer immunogram)는 정해진 것이 아니고 암의 진행 정도에 따라 변하고 암세포의 면역상태도 면역치료나 다른 항암치료에 따라 다양하게 변화될 수 있다. 예를 들면 세포독성 T세포의 공격을 받은 암세포는 면역관문이 생겨나고, 이러한 공격을 피할 수 있는 상태로 변한다. 내 생각에는 각 개체의 면역상태나 암의 미세환경 내의 여러 가지 면역상태나 지표들이 균형을 이루고 있는데, 이러한 균형이 무너질 때 암이 진행하거나 면역을 피해가는 기전을 작동시키지 않는가 생각한다. 그래서 암과 인체의 면역은 끊임없이 역동적으로 변화하는 균형상태이지 고정된 상태는 아니다. 그래서 면역상태에 대한 면역검사를 하거나 이에 대한 연구를 할 때는 동일한 상황에서의 검사나 연구가 필요하고 이를 비교할 수 있다. 그리고 연속적인 검사를 통하여 암의 진행이나 치료에 따른 그 경향을 보는 것이 중요하다.

2-1-1 선천성면역(Innate Immune)의 검사

선천성면역계에 관계되어서 종양의 미세환경에 침윤하는 세포는 선천성림프양세포, NK세포, NK-T세포, γδ T세포, 대식세포, 호중구, 호산구와 비만세포가 있다. 선천성면역 검사 방법은 자연살해세포(NK)와 형질세포양 수지상세포(plasmacytoid DC)의 수와 그 기능을 본다. 침윤된 NK세포의 수가 종양의 미세환경에서 많고, NK세포의 수용체가 활성화되어 있으며, NK의 세포용해능력이 높으면 장기생존율과 좋은 예후를 나타낸다(Muntasell A, 2019). 조기에 NKp30+NK세포의 증가는 면역능력의 증가를 의미하고, 미성숙 자연살세포(NK; CD56bight)와 초기와 1개월 만에 측정값의 변화가 심한 mDC(PDL1+)의 결과는 재발의 위험이 높다.

■ NK 세포 검사

NK세포는 CD56brightNK세포와 같이 사이토카인의 분비 기능을 하여 면역을 조절하고 염증친화성반응을 보이는 것과 CD56dim으로 NK세포의 세포독성을 나타내는 세포가 있다.

악성흑색종에서 종양침윤 NK세포는 CD56dim CD16-NK세포이고, 이의 상승은 좋은 임상반응을 보인다. 말초에서의 NK세포의 반응은 수지상세포 백신으로 영향이 없다(Vujanovic L, 2019). 대장암에서는 우측 결장암이 면역세포의 침윤이 많고 높은 세포독성을 보인다. 좌측 결장암에서는 CD56bright NK 세포의 침윤이 높고 이의 정도는 생존과 관계가 있다(Zhang L, 2019).

NK세포의 기능과 관련해서 표적으로 하여 암 치료에 응용되는 조절 가능한 것은 CD56dim NK세포를 억제하는 KIR, TIGIT와 4-1BB가 있는데 이들에 대한 억제제를 사용하여 암의 치료에 이용할 수 있다(Mandal R, 2016).

■ NK Vue 검사

NK세포의 기능을 측정하는 것으로써 NK세포에서 INFγ의 생성 정도를 측정한다.

■ RhoA

RhoA는 소형 GTPase에 속하는 흔한 세포질 단백이다. RhoA는 여러 가지 케모카인, 사이토카인과 성장인자들과 결합하고 반응하여 활성화되는 분자 스위치 역할을 한다. 이는 mDia와 ROCK 신호의 연쇄작용을 통해서 세포골격 단백과 다른 인자들을 활성화 한다. RhoA는 면역세포의 분화와 기능에 주된 조절작용을 한다. RhoA의 중성구, 대식세포와 일반적인 수지상세포로 되어 있는 선천성면역세포에 대한 일차적인 기능에 관여한다.

2-1-2 획득면역(Adaptive Immune)검사

획득면역에 관계되는 세포는 T세포, B세포, 수지상세포가 있다. 획득면역의 기능을 보는 방법은 CD8+ 중앙기억과 CD28CD8 중앙기억을 관찰한다.

■ 원시(naive)CD8+ T세포 검사

원시T세포는 종양 내로 들어가서 종양의 미세환경에서 효과 세포로 분화하는 세포이다. 림프관과 유사한 혈관구조를 통하여 원시 T세포가 종양 내로 잘 들어가서 내부적인 효과 림프구가 모이게 된다(Peske JD, 2015).

■ 기억 T세포(CD45R0)검사

폐암 세포주를 배양할 때와 말초 단핵구(PBMC)를 24와 48시간에 첨가할 때, IL-2를 같이 첨가한 경우에 PBMC의 침윤이 저명하였는데, 이는 IL-2의 첨가로 CD3+CD8+ 및 CD3+CD8+CD45R0+CD28+세포는 증가하나 CD3+CD8+CD45R0-CD28 PBMC는 IL-2를 첨가 여부에 관계없이 증가하지 않았다(Koeck S, 2016).

검사실 결과: 암 환자에 비해서 건강인에서 높게 나타난다.

■ 보조 T세포(Th) 검사

STAT1 IRF1/IFNγ-SG pathway검사

■ 세포독성T림프구(CTL)검사

종양에서 세포독성T림프구(CTL)의 침윤이 많으면 생존기간이 길어지고, 면역관문억제제와 같은 다른 면역치료에 반응율이 높다. 종양 내 세포독성T림프구 친화력을 갖는 케모카인은 CICL9/MIG, CXCL10/IP10, CXCL11/I-TAC와 CCL5/RANTES가 있다.

■ Toll like receptor(TLR)검사

TLR리간드는 전신면역과 종양조직 내로의 T세포의 침투를 용이하게 하는데, TLR3(poly I: C 및 그 유도체와 같은 double stranded RNA), TLR4(LPS와 그 유사체인 MPLA), TLR7/8(imiquimod), TLR9이 있고 이의 영향에 대해서는 임상적으로 현재 연구되고 있다.

■ 조절T(Tregs) 세포검사

Treg와 MDSC의 침윤이 높을 경우 치료에 저항하고 암의 진행이 촉발된다. 종양 내 Treg와 MDSC에 친화력을 갖는 케모카인은 CCL22/MDC, CXCL12/SDF-1이 있다(Obemajor N, 2011).

• CD4+ Fox3+ CD25+ T regulatory cells(Tregs)

대장암의 복막전이를 보이는 종양 내에서는 CD4+ T세포 중 Treg(FoxP3+)가 82%인데 반해서 비장에서는 7%이다.

Treg세포는 IL-2를 적게 생성하는데, Treg세포에 있는 IL-2수용체가 IL-2에 대한 친화력이 높기 때문에 주위의 IL-2가 고갈이 되어서 세포살해 T세포에서 사용할 수 없게 된다.

Treg세포는 CTLA-4를 지속적으로 발현하게 되고, CTLA-4는 항원이 있는 세포 즉 암세포에 의해 발현되는 CD80/CD86을 억제하게 되고, 이는 세포살해 T세포에 대한 자극신호를 억제한다. 그럼으로써 TCR에 높은 친화력을 갖는 세포살해 T세포가 세포고사로 죽게 되고, 중등도의 친화력을 보이는 세포살해 T세포는 무력하게 되고, 친화력이 낮은 T세포가 우세하게 된다. Treg

세포는 면역억제 사이토카인인 IL-10을 생성하고, 이는 APC(항원표시세포)의 기능을 억제한다. Treg의 면역억제 기전은 IL-2/IL-2수용체와 CTLA-4에 의한 기전으로 이루어진다(Tanaka A, 2017).

■ 림프구기능관련 항원(LFA: Lymphocyte function associated Ag)검사

인체의 일정한 면역 감시와 효과적인 양자면역반응을 위해서는 병원체 청소와 면역기억의 생성을 위한 정밀한 림프구의 이동이 필요하다. 림프구의 활성화와 이동의 조절이 잘되지 않을 경우에는 양자면역이 불완전하게 되고 감염이 재발하며, 자가 T세포의 모집에는 유착신호를 전달하며 이동을 조절하는 세포표면수용체인 인테그린이 중심역할을 한다. 몇 몇 백혈구 특이 인테그린 중 LFA-1(αLβ2, CD11a/CD18)이 T세포의 활성과 이동에 관여하는 결정적인 T세포 인테그린이다. LFA의 리간드에 부착하면 ICAM(intracellular adhesion receptor)-1이 내피에 단단히 붙게하고 항원표현세포와 지속적으로 접촉하도록 하여 목표세포를 죽도록 한다(Walling BL, 2018). 그래서 면역질환과 만성염증 등을 유발하게 된다. 림프구의 이동이 인체의 PBMC나 CD4(+) T세포 내에서 ICAM-1과 밀접하게 링크 되어 있는 인테그린인 LFA-1(Leukocyte functional Ag)은 INFγ의 분비와 T-bet의 발현을 증가시켜서 Th1이 모이도록 한다(Verma NK, 2016).

■ T세포수용체 클론(T cell receptor(TCR) clonality) 검사

검사는 TCR Vß CDR3 염기서열을 차세대염기서열분석(NGS)을 이용하여 말초혈액과 환자의 전립선암 내의 T세포들을 분석하여 sipuleucel-T(PAP: prostate associated protein에 대한 항체)로 4주 동안 치료받은 환자의 말초혈액에서 TCR의 다양성이 줄어드는 것을 보고하였고, 암종 내의 TCR의 다양성은 치료군에서 높았다(McNeel DG, 2016). 그 이유는 말초혈액에서 항원특이 T세포의 팽창에 의한다고 생각하나 종양 내의 다양성의 확대에 대해서는 아직 의문이 해결되지 않고 있다. 말초혈액을 이용한 이 검사를 통해서 암의 재발과 예후, 그리고 치료의 적합성 등을 볼 수 있는 생물표지자로 사용할 수 있다(McNeel DG, 2016).

항원친화성에 기반한 세포살해 T세포의 세포군 사이의 경쟁에서 CD8+ T세포의 형성과 활성화를 위해서는 우선 TCR에 의한 항원의 인지가 필요하고, 자극과 사이토카인의 3가지 신호가 필요하다. 이러한 신호로부터 다른 T세포군과 경쟁하기 위해서는 "경쟁적합성"이 필요하다. 친화력이 높은 세포독성T세포는 이러한 신호를 받는데 친화력이 낮은 세포에 비해서 경쟁우위를 갖고 있다. 또한 높은 친화력을 갖는 세포는 IL-2을 더 많이 섭취하여 생존을 용이하게 한다(Kavazović I, 2018).

■ 암조직에서의 B세포의 기능 검사

유방암, 난소암, 흑색종, 비소세포성 폐암과 신세포암 등 특정 암에서 종양침윤 세포 중 상당부분이 B세포인데, B세포는 T세포와 함께 원시 T세포가 활성화되는 장소로 알려진 종양 내에서 삼차원적인 림프양 구조를 만든다. 대부분의 암에서 B세포의 침윤은 T세포와 마찬가지로 좋은 예후를 보인다.

2-1-3 선천성과 획득면역검사

■ NKT세포

자연살해T세포(Natural Killer T)는 인간에서 Vα-24Jα18라는 단일한 항원 수용체에 코드화되어 있는 림프구로서 세포독성 T세포가 MHC 양성 종양세포를 죽이고 자연살세포가 MHC 음성 종양세포를 죽이는데 보조적인 역할을 한다. 그래서 NKT 세포표적치료는 어떤 개체에서나 또는 어떤 형의 종양에서나 적용될 수 있다(Taniguchi M et al, 2015). NKT세포치료는 양면성이 있어서 면역에 해가 될 수도 있다. 즉 Treg자극을 통해서 면역내성을 유발할 수 있다.

■ Indoleamine 2,3 dioxygenase(IDO) 검사

IDO는 염증반응을 유발하는데 종양, 기질과 면역세포에서 종양항원에 대한 면역내성을 초래한다. 암에서 IDO의 활성화는 T와 NK세포를 억제하고 Treg와 MDSC의 생성과 활성화를 초래하며 종양의 혈관신생을 촉진한다. IDO의 작용기전은 arylhydrocarb on receptor(AhR), mTORC1, stress kinase GEN2를 통해서 효과를 나타낸다(Prendergast G, 2014).

IDO억제제를 이용한 암의 치료는 면역요법, 방사선요법이나 항암화학요법 등과 같이 시행할 경우 다른 치료에 저항이 있는 공격적인 종양에서 항종양효과가 있다.

2-2 암 미세환경(TME)의 면역상태(Immunity)에 대한 검사

한 장의 사진은 수천 마디의 말보다 가치가 있다. 전통적으로 암의 예후나 치료방침을 정하는데 임상이나 병리학적인 검사는 TNM암병기 외에 여러 가지 다양한 방법으로 분류하여 이를 보완하기 위해서 노력하고 있는데, 세포의 형태와 그 기원, 분자적인 경로, 변이상태와 유전자의 발현에 따라 분류를 하고 있다. 그러나 이들은 종양세포의 특징에 기반을 두는 방법이다. 그러나 암에 대한 환자의 면역반응이 중요하고 종양 자체에 대한 면역세포의 침윤이 예후와 관계가 있음이 밝혀졌다.

암의 발생에는 환자의 면역계가 영향을 주고 이러한 면역계는 중요한 예후인자일 뿐 아니라 전신요법을 결정하는데 중요하다. 그래서 암의 미세환경에서의 면역상태에 따라 암을 분류하는 노력을 기울여왔다(Galon J, 2014). 항종양 면역반응에는 CD3+, CD8+ 및 CD45RO+세포가 중요하다. 일반적으로 세포살해T세포, 기억T세포 및 Th1세포는 암 환자의 장기생존과 관계가 있고, 그에 반해 B세포, NK세포, MDSC와 대식세포와 T세포 중 Th2, Th17, Treg세포 등의 다른 면역세포는 암의 종류에 따라 그리고 암병기에 따라 다르다(그림 2-1, Galon J, 2014).

2-2-1 면역점수(Immunoscore) 검사

인체 대장암에서 침윤된 종양면역 세포의 수, 형과 위치가 암 환자의 종양배제생존기간과 전체생존율에서 예후 인자로 알려져 있고, 이러한 결과는 예후를 예측하는데 있어서 AJCC/UICC의 TNM암병기 보다 더 나은 결과를 보였다. 대장암에서 획득면역에 관여하는 CD8+, CD45RO+, FOXP3세포의 침윤과 면역반응은 의미 있는 예후인자이고, 암의 재발을 예방하는데 중요하다.

대장암에서 두 개군 간의 림프구의 수(CD3/CD45RO, CD3/CD8, CD8/CD45RO)와 종양의 중앙부(CT)와 침윤을 일으키는 변연(IM)인지 여부가 대장암에서 중요한 예후인자이다. 면역점수(immunoscore) 0(I0)는 세포침윤 정도가 양쪽 다 낮은 경우이고, 면역점수4(I4)는 양쪽 다 높은 경우이다(그림2-2, Galon J, 2014). 이 면역점수는 조기 대장암에서 종양배제생존기간과 전체생존율에 대한 중요한 예후인자이고, 종양에 대한 획득면역의 정도를 알려 줄 수 있다. 그리고 면역관문억제제를 사용하는 것과 같은 면역요법에 대한 방법이나 표적을 알려줄 수 있다. 대장암 환자에서 면역점수4(I4) 환자에서 4.8%의 재발율을 보이고 86.2%의 5년생존율을 보이는데 반해, 면역점수0(I0)와 1인 환자에서는 72%의 재발과 27.5%의 5년 생존율을 보여, 이 환자에서 이러한 면역점수를 TNM암병기에 같이 도입하였다면 보조적인 치료를 시행할 수 있었을 것이다(Pages F,2009). 그래서 최근 TNM-I라는 면역점수를 보강한 암병기를 사용하기도 한다. 특히 면역이 활성화 되어 있는 미세환경을 보이는 종양은 면역관문억제제에 대한 반응이 좋음이 보고되고 있다.

위암 2기와 3기의 환자를 CD3 침윤연(IM), CD3 중앙부(CT), CD8IM, CD45ROCT와 CD66bIM의 5가지 유형으로 구분하여 검사한 결과 면역점수가 높은 군이 5년 무병생존율이 45.0%로 낮은 면역점수를 가진 환자 4.4%에 비해서 높았다(Jiang Y, 2018).

대장암의 전이병소에서의 면역점수와 T와 B세포의 정도는 DFS과 OS의 예측에 중요한 인자이다(Mlecnik

[그림2-1] 종양의 미세환경에 따른 지표(Immunoscore)에 따른 암의 분류

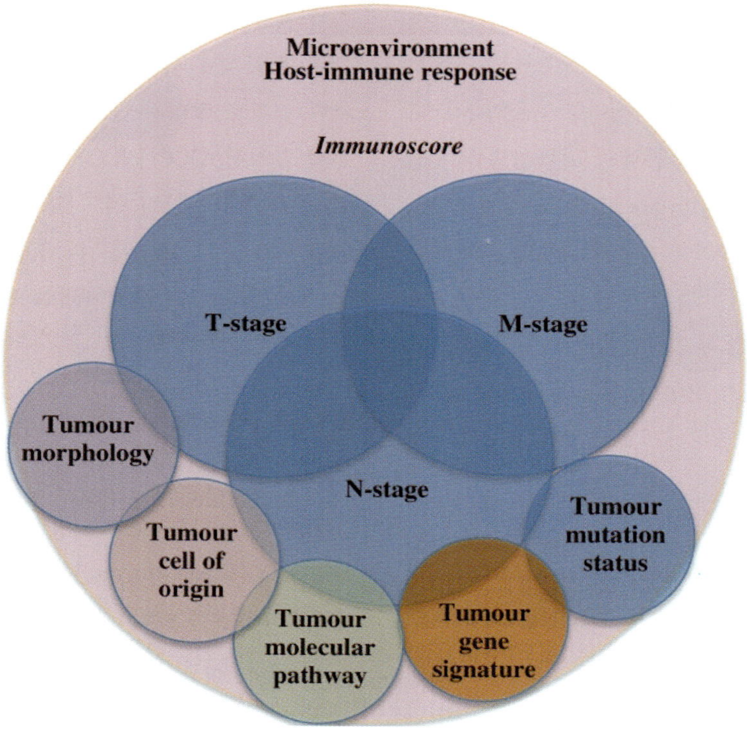

(Galon J, Mlecnik B, Bindea G, et al: Towards the introduction of the 'Immunoscore' in the classification of malignant tumours. J Pathol. 2014 Jan; 232(2):199–209)

[그림2-2] 면역점수(Immunoscore)

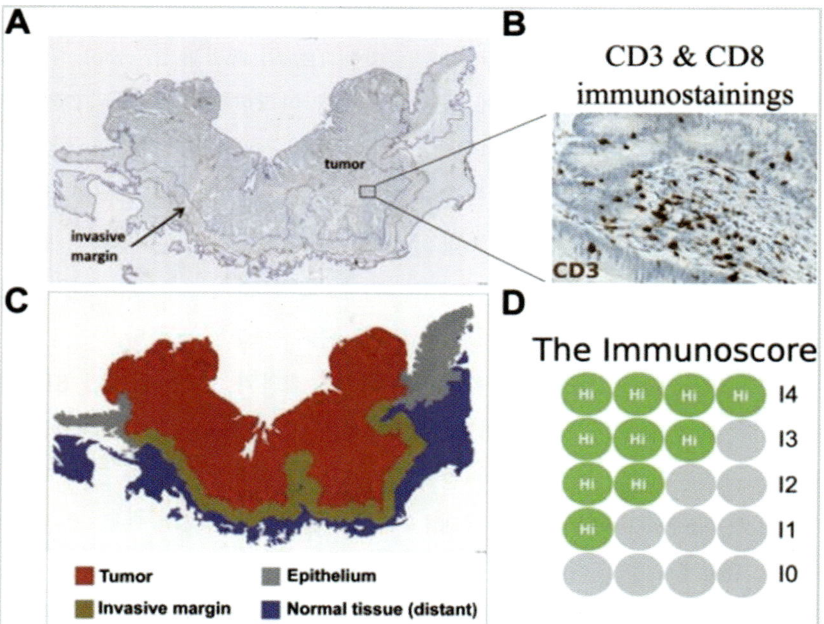

(Galon J, Mlecnik B, Bindea G, et al: Towards the introduction of the 'Immunoscore' in the classification of malignant tumours. J Pathol. 2014 Jan; 232(2):199–209.)

[그림2-3] 면역(immune contexture)과 면역점수(Immunoscore)

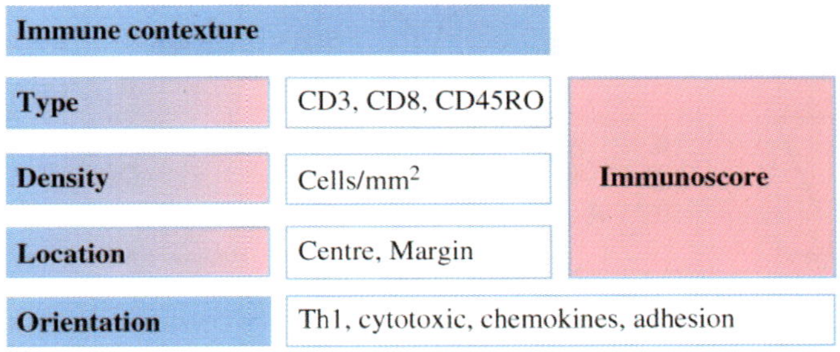

(Galon J, Mlecnik B, Bindea G, et al: Towards the introduction of the 'Immunoscore' in the classification of malignant tumours. J Pathol. 2014 Jan; 232(2):199–209.)

B, 2018). 간암조직에서 CD3+세포와 세포독성 CD8+ T세포의 침윤여부를 종양의 내부와 변연에서 측정하여 예후를 비교한 결과 PD-L1의 염색이 양성인 경우 높은 CD3와 CD8밀도를 보였고, 면역점수가 높은 경우에 재발율이 낮고 무병생존기간이 길었다(Gabrielson A, 2016).

임상적으로 발견되는 암에서는 획득면역반응이 종양의 재발을 방지하는데 중요하다. 항원에 노출된 기억 T세포의 항종양 효과는 장기간 지속되고 이러한 면역은 암 환자의 장기간 면역에 관여하게 되어 재발을 방지한다. 수술 전 결장경을 시행하여 조직검사를 통한 대장암의 종양미세환경을 검사 즉 종양내의 CD3+ T세포와 종양기질의 분획을 검사하여서 암의 예후와 비교한 결과, 수술 후 조직과 관련이 높았다. 이는 암특이 생존과 잘 부합되어서 조직검사를 통한 검사도 종양의 미세환경을 측정하는데 도움이 되었다(Park JH, 2020).

면역점수(immunescore)는 암 환자의 예후를 더 정확히 알 수 있고, 종양의 재발위험도가 높은 환자를 더 잘 알아낼 수 있어서 치료에 도움을 받을 수 있는 환자를 예측하는데 도움을 줄 수 있어서 암으로부터 환자의 생명을 지켜낼 수 있게 될 것이다(그림2-3, Galon J, 2014). 그리고 이러한 면역점수는 암의 원발부위(유방, 결장, 폐, 두경부, 신장, 방관, 난소, 전립선, 위 등)나 세포형(선암, 편평상피세포암, 거대세포암, 악성흑색종 등)에 관계없이 의미 있는 가치를 갖는다.

2-2-2 암 미세환경의 면역검사 방법

암 환자 샘플에 따라 면역검사의 문제점이 있는데 우선 보관된 샘플과 신선샘플, 조직의 양, 한 번의 정해진 시기의 단발성 샘플인지 혹은 각 시기에 따른 변화 샘플인지 여부와 종양의 종류에 따른 원래 '뜨거운(hot)' 종양인지 '찬(cold)' 종양인지에 따른 차이에 따라 면역검사의 원칙과 그 검사의 장단점이 달라진다.

1) 보관된 샘플과 신선 샘플 인지의 여부에서는 동결보관인 경우 면역세포의 아형과 사이토카인과 유전자 발현 양상이 달라진다. 또한 전체 액손 염기서열분석(WES)에서 파라핀 보관인 경우 유전적인 차이가 사라진다.

2) **조직의 양:** 코어조직검사 등 조직의 양이 제한되어 있는 경우 종양의 변연과 중앙부의 차이를 알기 어렵다.

3) **한 번의 정해진 시기의 단발성 샘플인지 혹은 각 시기에 따른 변화 샘플인지 여부:** PD-L1은 T세포 침윤과 IFN-γ에 의해 상승된다. 즉 PD-L1이 음성이었더라도 면역 촉진요법의 결과 양성이 되어서 PD-1/PD-L1축에 대한 치료에 효과적일 수 있다. 그래서 더 나은 검사를 위해서는 지속적인 조직과 혈액의 검사가 필요하다.(그림 2-4, Wargo JA, 2016)

[그림2-4] 암환자 샘플에 따른 장단점

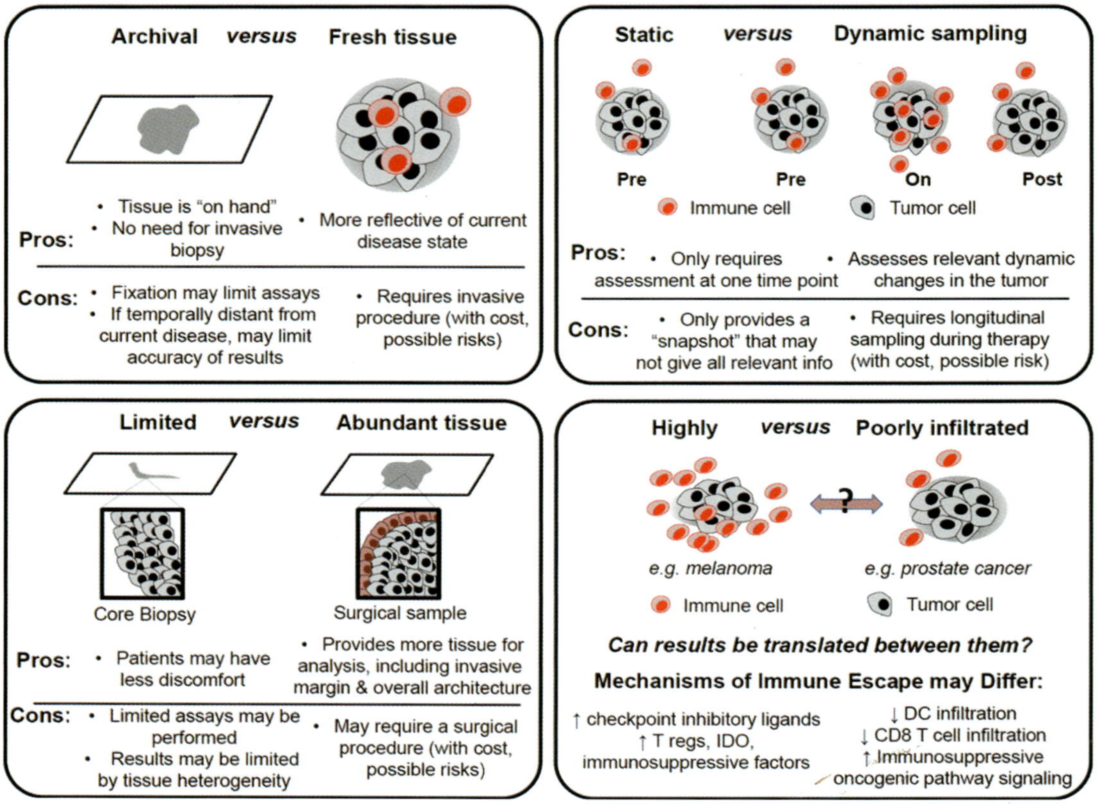

(Wargo JA, Reddy SM, Reuben A, Sharma P.: Monitoring immune responses in the tumor microenvironment. Curr Opin Immunol. 2016 Aug;41:23-31)

[그림2-5] 암 면역감시의 가능한 표현

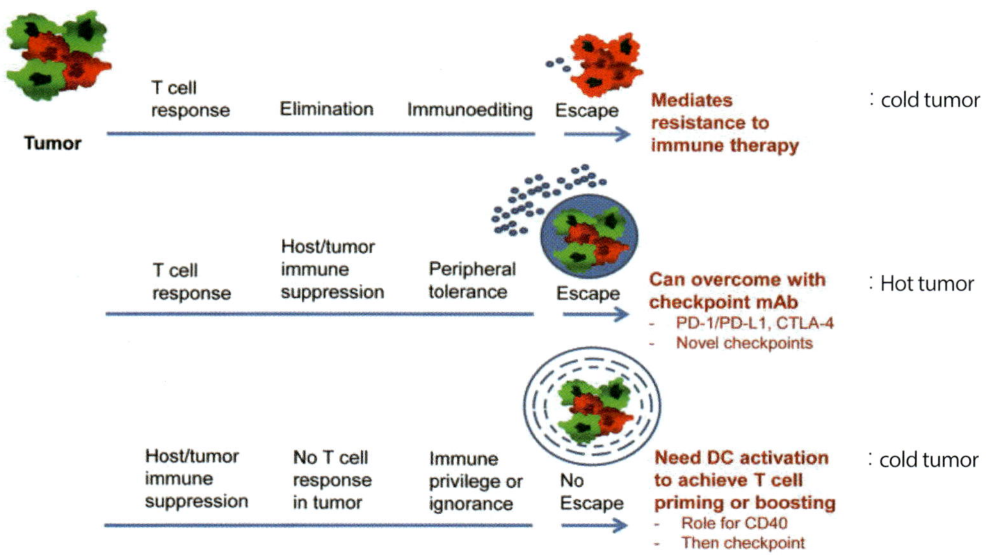

(Vonderheide RH: The Immune Revolution: A Case for Priming, Not Checkpoint. Cancer Cell. 2018 Apr 9;33(4):563-569)

4) **종양의 종류에 따른 원래 'hot'한 종양인지 'cold'한 종양인지에 따른 차이**: 악성흑색종과 같은 'hot'종양인 경우에는 면역관문 기능의 상승과 면역억제 기능을 갖는 Treg와 IDO 등의 기전으로 면역회피를 하고, 전립선암과 같은 'cold'종양에서는 수지상세포의 동원이 장애가 있고 T세포의 동원이 안 되어서 면역회피가 일어난다(그림2-5, Vonderheide RH, 2018).

■ 종양면역 상태에 대한 검사 방법

1) 면역조직화학염색법(immunohistochemistry: IHC)

CD3, CD8, PD-L1 등을 면역조직화학방법으로 염색하여 면역점수(immunoscore) 등을 검사한다.

아산병원에서 직장의 악성흑색종의 면역조직화학검사를 CD3, CD8, Foxp3, CD146, 를 염색하여 분석한 결과 다변량분석 상 종양의 변연에서 CD3의 발현이 높은 경우에 예후가 좋음을 보고하였다(2020, 대한대장항문학회 포스터).

암 면역요법을 전문으로 하는 병원에서 시행되는 암 조직의 면역조직화학검사의 종류는 다음과 같다.

▷**면역세포 검사(8)**: CD3, CD8, CD56(NK), CD20(B세포), CD45RO(TRM), CD68(대식세포), CD1a(미성숙 수지상세포: iDC), CD208(LAMP3: 성숙 수지상세포)

▷**면역억제세포 검사(3)**: Foxp3(Treg), CD163(M2 대식세포), CD33(골수세포)

▷**면역세포 활성인자(4)**: HLA class I, MICA/B(NK세포: NKG2 ligand), IFNγ(선천면역활성화)

▷**면역세포 기능검사(2)**: Granzyme B, Perforin

▷**유전자변이 부하검사(4)**: mismatch repair gene mutation검사 – MLH1, MSH2, MSH6, PMS2

▷**면역관문검사(5)**: PD-L1, PD-1, CTLA-4, TIM3, LAG3

▷**면역억제 및 암진행 활성화 및 전이관련 인자(6)**: TGF-β1, IDO, Arginase-1, Galectin-1, Galectin-3, Vimentin(EMT관련)

▷**성장인자(6)**: EGFR, C-erbB2(Herceptin marker), PDGF(혈소판유래 성장인자), VEGF, HIF-1α, CAFs

2) 멀티플렉스 면역조직화학법(multiplex IHC)

종양의 면역관계를 복합적으로 이해하는 것이 환자의 선택, 임상시험의 디자인, 복합요법과 환자의 치료에 중요한데, 멀티플렉스 형광 면역조직화학법과 딥러닝 기술에 기반한 양적인 이미지 분석방법이 개발되어 적용됨으로써 종양의 미세환경으로부터 복합적인 정보를 연구할 수 있게 되었고 치료의 반응을 예측할 수 있게 되었다.

세포의 이미지는 인간의 눈으로 찾아낼 수 있는 것보다 더 많은 정보를 갖고 있다. 컴퓨터를 이용한 이미지의 분석은 복합적인 형태학적인 정보를 얻을 수 있는데, 인공지능은 분자의 양상에 기반한 질병의 분류를 위한 컴퓨터를 이용한 병리의 가능성을 이루었다. 이미지 분석 기술은 복합적이고 반복적으로 생물학적인 표지자의 분석을 고도의 정밀성과 탁월한 재현성을 갖게 되었고 개인 맞춤형 치료를 위한 임상적인, 형태학적인 그리고 분자적인 정보를 통합하는 결정적인 역할을 할 수 있게 되었다. 21세기의 병리학에서는 디지털 이미지와 데이터마이닝이 유용한 기술이 될 것이다(Webb S, 2018).

최근 단일 조직슬라이드에서 여러 개의 표지자를 염색할 수 있는 멀티플렉스 면역조직화학염색법(multiplex IHC)이 종양 미세환경에서의 세포들의 상호 관계와 면역세포의 기능을 보는데 활용되고 있고(Stack EC, 2014), 순차적인 multiplex IHC가 개발되어 염색사이의 교차반응과 색의 결합에 의한 판독의 어려움이 해결되었고, 최근 대량분광측정법(mass spectrometry)으로 동시에 32개의 서로 다른 단백을 검사할 수 있게 되었다. 즉 전립선암에서 면역세포를 알아낼 수 있고, T세포의 아형을 종양의 서로 다른 부위에서 분석할 수 있으며, 상피세포를 암세포와 정상세포를 분리해 낼 수 있으며, 동시에 안드로겐 수용체와 α-methylacyl-CoA(AMACR)발현 여부를 세포 레벨에서 분석할 수 있다(Blom S, 2017).

멀티플렉스 면역조직화학염색법으로 침윤된 면역세포의 형, 수 및 질적인 특징과 종양의 진행과 예후에 따른 종양세포나 기질세포와의 상호작용을 알 수 있게 되었다. 그래서 보관된 샘플과 임상 전의 모델로부터 종양과 숙주의 상호작용, 면역관문분자의 발현과 치료의 효과를 더 잘 이해할 수 있게 되었고, 이러한 기술을 이용하여 치료과정 중의 면역세포의 침윤을 기록할 수 있어서 환자의 특성, 임상적인 반응, 유전자 표지자를 이용하여 예측이 가능한 새로운 지표로 사용할 수 있다. 기계학습과 인공지능이 종양면역에 광범위하게 적용되리라 생각한다(Koelzer VH, 2019).

멀티플렉스 면역조직화학염색법은 하나의 조직 샘플에서 면역과 종양관련경로를 동시에 나타내는데, 디지털 이미지는 생물학적인 표지자의 발현정도, 상대적 위치와 서로 영향을 주지 않도록 구분하여 복합적인 정보를 얻을 수 있다. 기술적으로는 컴퓨터를 이용한 방법으로 가상의 다발성 염색, 단일 슬라이드의 다양한 표지자의 동시염색과 그리고 순차적 염색과 담금질과 같은 녹이는 방법을 사용한다. 그러나 항체가 교차반응이 있거나, 불완전한 특이성이 있거나, 특정항원에 대한 동시발현이 되는 경우에는 정확한 해석이 곤란하다. 그리고 그 한계는 많은 조직 절편이 필요하고, 피할 수 없는 절단시의 인위적인 결함과 복합적인 이미지 변환을 해야 한다는 것이다(그림2-6, Shakya R, 2020).

위암조직에서 복합적인 면역표현형을 갖는 다양한 면역세포를 정확하게 볼 수 있음으로써 종양의 미세환경의 특징을 알 수 있고, 종양 내와 종양주변의 미세환경을 사이토케라틴(cytokeratin)의 염색을 통한 이미지를 기반으로 하여 디지털로 나누어서 공간적인 이미지를 보여줄 수 있었다(Koh J, 2020).

3) 하이페리온(Hyperion) Imaging Mass Cytometry(IMC)

면역종양학 분야가 성장하려면 표준화된 멀티플렉스 면역조직화학염색법(mfIHC)이 필요한데, 하이페리온은 정확하고 재현성이 있는 이미지 분석을 통해서 개인 맞춤형 면역요법이 가능하게 된다(그림2-7, Shakya R, 2020)

4) 사이버소트(Cibersort)를 이용한 면역점수(immune score)검사

종양에 침윤한 림프구를 측정하는 면역조직화학적인 방법이나 유세포분석기를 통한 방법은 다양한 면역세포들을 구분하기가 어렵고 그 수를 측정하는 것도 매우 어렵다. 고형종양은 매우 이질적이어서 다양한 세포형에 대한 명확한 표지자가 없는 문제가 있다. 그래서 종양의 RNA transcriptome을 활용하여 유전자의 발현자료를 컴퓨터기반 분석알고리즘인 CIBERSORT를 이용하면 많은 환자에서 높은 정확도로 면역세포의 분획을 산출할 수 있고 면역세포의 분포를 알 수 있다(그림2-9,10 Newman AM, 2015).

5) 유세포분석기/CyTOF

유세포 분석기(flow cytometry)가 침윤면역세포의 표현형과 말초혈액에서의 연구를 가능하게 하였다. 말초혈액에 대한 전통적인 표지자의 표현형의 분석은 종양의 면역 미세환경에 대한 충분한 정보를 제공하지 못한다. 그래서 종양과 혈액에서 면역반응을 특정할 수 있는 새로운 방법으로 Cytometry by Time-of-Flight(CyTOF)이 개발되었고, 이는 단일세포에 희귀금속을 표지한 항체를 이용하여 40개까지 표지자를 표시하는 대량분광측정법(mass spectrometry)을 시행하는 것이다(Ornatsky O, 2010). 그리고 이를 이용하여 면역세포의 조혈과 성숙 과정, 항원특이반응과 백신반응, 암에 대한 면역반응 등의 복합적인 과정을 검사할 수 있게 되었다(그림2-8, Liu SY, 2019)(그림2-11, Mistry AM, 2019).

[그림2-6] Vectra quantitative digital pathology system을 이용한 멀티플렉스 이미지 분석의 업무개요

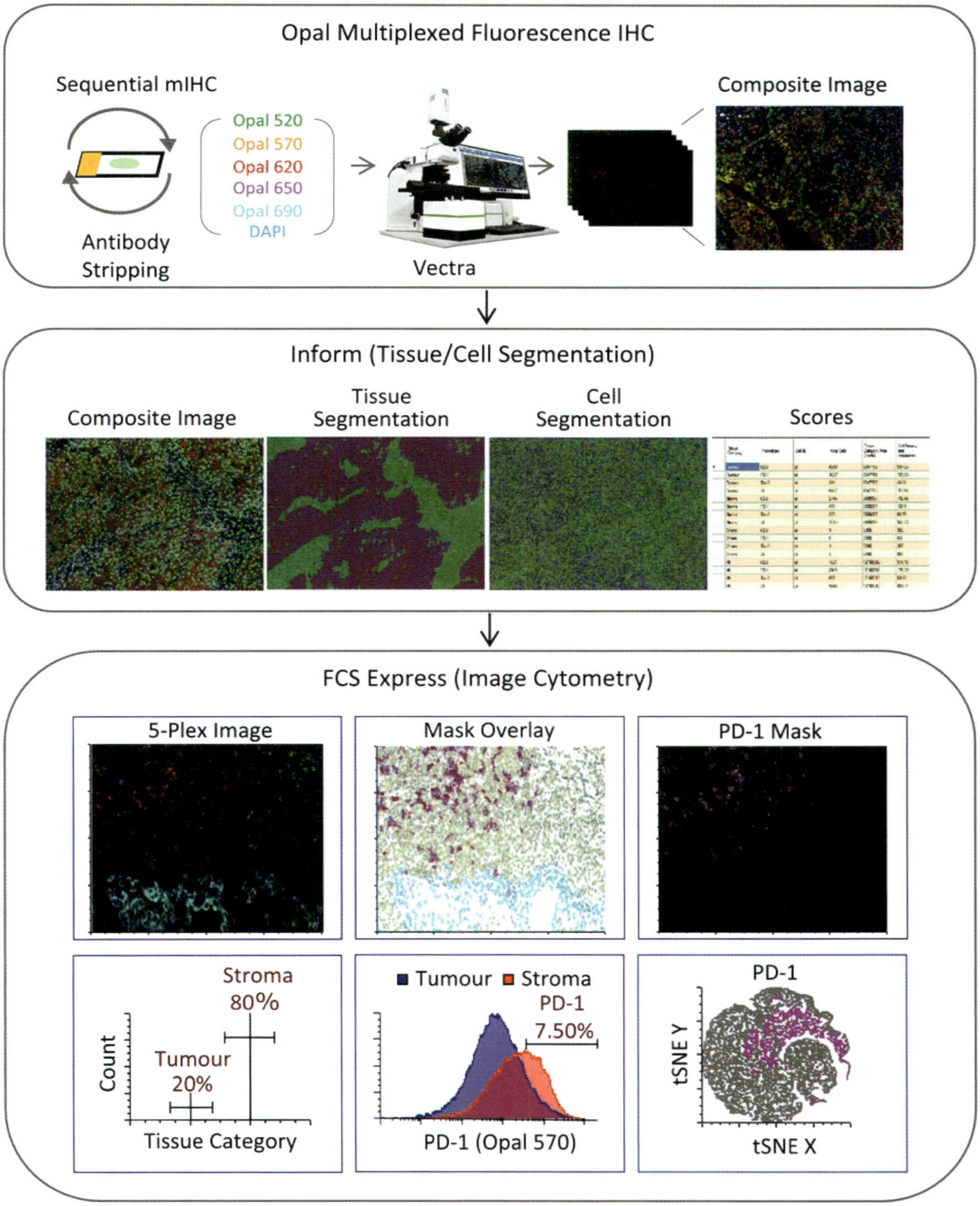

(Shakya R, Nguyen TH, Waterhouse N, Khanna R: Immune contexture analysis in immuno-oncology: applications and challenges of multiplex fluorescent immunohistochemistry. Clin Transl Immunology. 2020; 9(10): e1183)

[그림2-7] HD-SCA(Hyperion) 업무흐름도

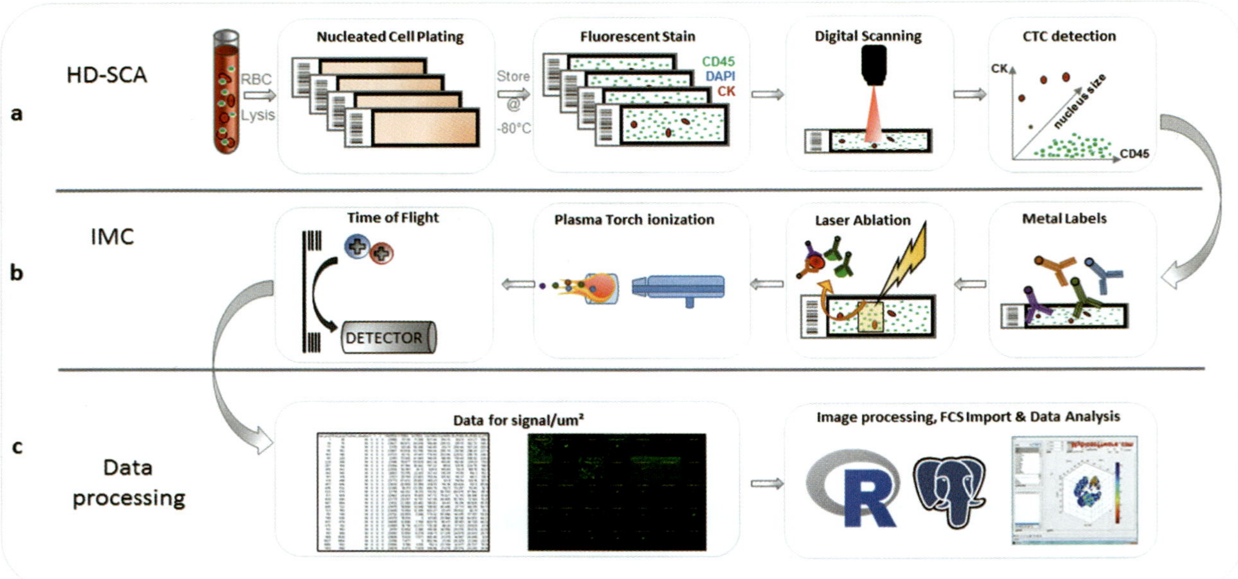

a) 시료를 준비하고 형광이미지를 얻는다. b) IMC 염색과 정보를 얻는다. c) 정보의 가공.

(Shakya R, Nguyen TH, Waterhouse N, Khanna R: Immune contexture analysis in immuno-oncology: applications and challenges of multiplex fluorescent immunohistochemistry. Clin Transl Immunology. 2020; 9(10): e1183)

[그림2-8] 인공지능으로 환자에 따른 면역특성을 알고 면역요법에 따른 반응여부를 판단

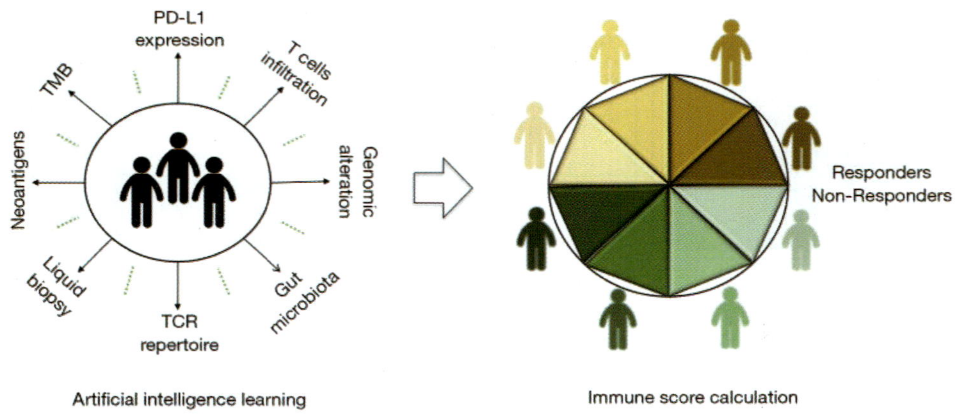

TMB, tumor mutation burden; TILs, tumor infiltrating lymphocytes; TCR, T-cell antigen receptor; CPB, checkpoint blockade.

(Liu SY, Wu YL:Biomarker for personalized immunotherapy. Transl Lung Cancer Res. 2019 Nov; 8(Suppl 3): S308–S317)

[그림2-9] CIBERSORT방법

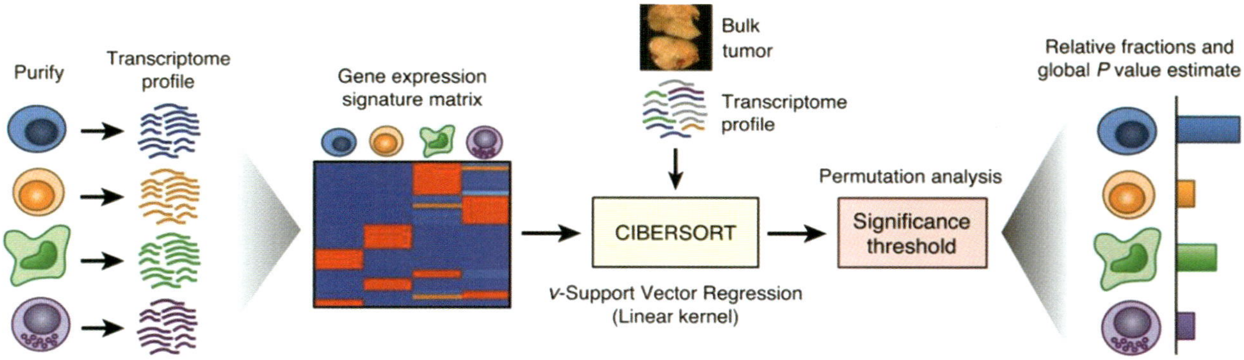

(Newman AM, Liu CL, Green MR, Gentles AJ, et al: Robust enumeration of cell subsets from tissue expression profiles. Nat Methods. 2015 May;12(5):453-7.)

[그림2-10] Cibersort를 이용한 LM22에서의 백혈구아형의 검증

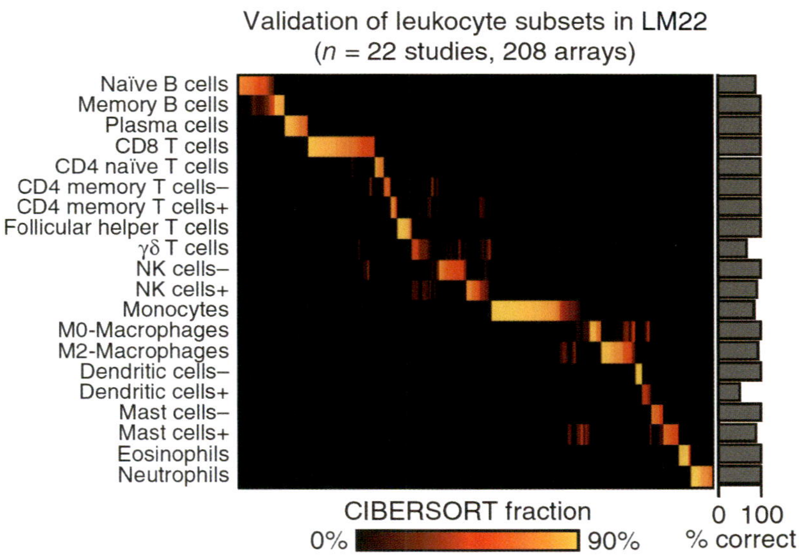

(Newman AM, Liu CL, Green MR, Gentles AJ, et al: Robust enumeration of cell subsets from tissue expression profiles. Nat Methods. 2015 May;12(5):453-7)

[그림2-11] Capecitabine을 사용한 후의 cyTOF검사 사진

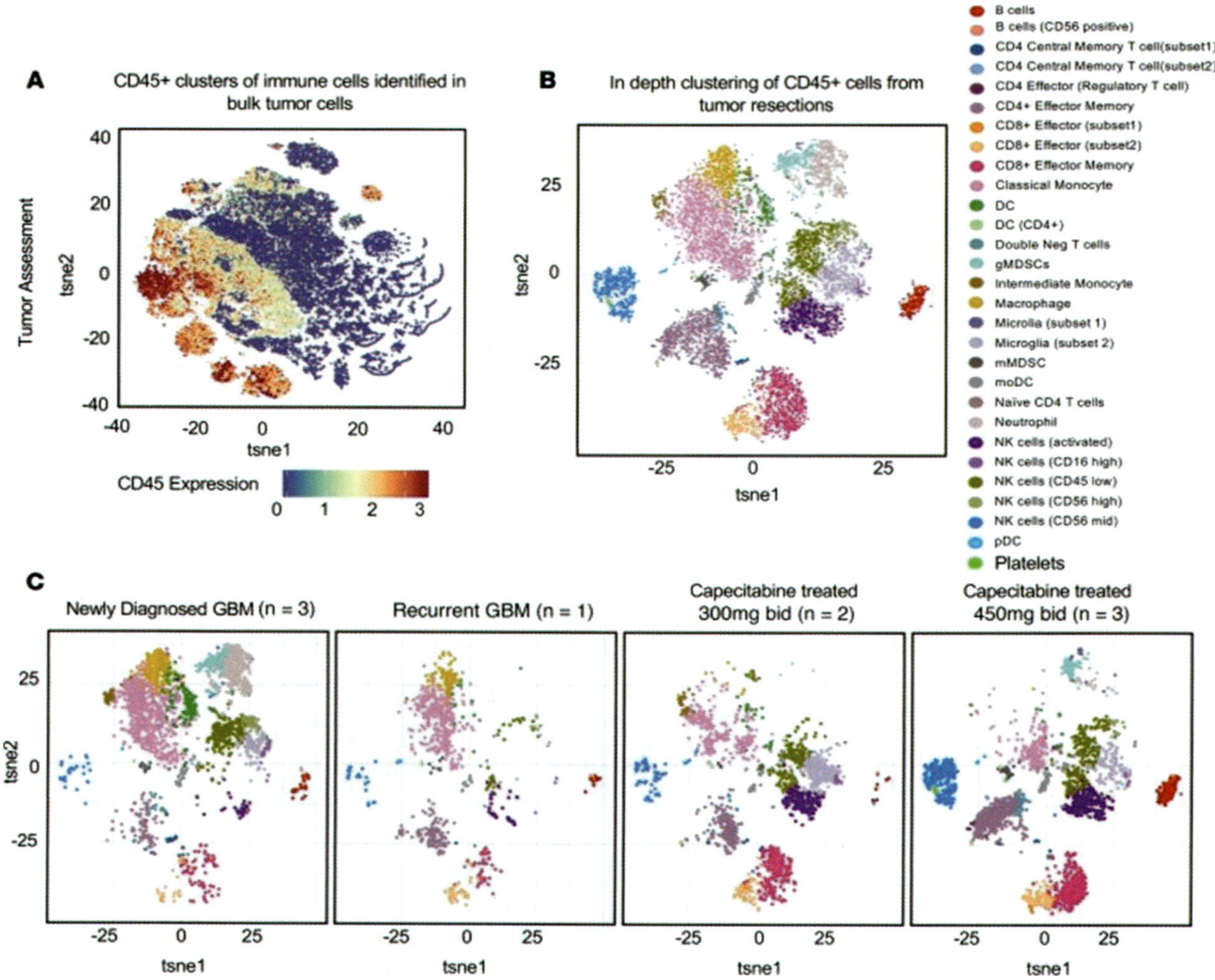

(Mistry AM, Greenplate AR, Ihrie RA, Irish JM: Beyond the message: advantages of snapshot proteomics with single-cell mass cytometry in solid tumors. FEBS J. 2019 Apr; 286(8):1523-1539)

2-2-3 종양의 침윤림프구와 암의 예후

암의 예후에 긍정적인 결과를 보이는 경우는 종양에 CD4+ 및 CD8+, T세포의 침윤이 있는 경우, 골수세포의 침윤이 적은 경우 전이율이 낮고, Langerhans세포의 침윤은 예후가 좋다. 암의 예후에 부정적인 결과를 보이는 경우는 Tregs세포의 침윤은 전이율이 높고 예후가 불량하며, 종양관련 대식세포(TAMs)가 존재하면 혈관신생이나 종양의 진행과 관계가 있다.

제2기 대장암에서 종양의 미세환경에서 기억B세포(−3.39), 기억T세포(2.33), 보조T세포(−0.11), 조절T세포(6.77), δγT세포(−18.58) 활성화된 NK세포(0.25), M1(−4.44)과 M2대식세포(4.89), 활성화된 수지상세포(−1.25), 활성화된 비만세포(mast cell)(1.84), 호산구(−7.02)와 호중구(−5.69) 등 12종류의 면역세포에 대한 검사결과를 검증하고 이를 도식화하여 이들의 합을 구하여(각 면역세포의 분획 X coefficiency를 한 후 그것의 총합) 검사한 결과 대장암면역스코어(ISCRC)가 기준치보다 높은 환자에서 무병생존율이 의미 있게 낮았고, 대장

암면역 스코어가 낮은 환자에서 보조적인 항암화학요법을 시행한 군에서 의미 있게 무병생존율이 낮았다(그림 2-13, Tian X, 2020). 즉 종양의 미세환경에서의 면역세포의 침윤에 대한 연구 결과로 환자의 예후를 예측할 수 있고 보조적인 항암치료를 결정할 수 있다. ISCRC가 낮은 예후가 좋은 군은 M1대식세포와 기억B세포의 발현이 높았고 M2대식세포는 낮은 발현을 보였다.

종양의 미세환경에서 CD3을 발현하는 T세포 즉 CD8과 CD4를 발현하는 세포들과 CD45R0+ 기억T세포의 침윤으로 좋은 예후를 보이는 암은 난소암, 두경부암, 방광암, 유방암, 간암, 전립선암, 악성흑색종, 폐암, 식도암과 대장암이 있다. 하지만 clear cell 신세포암, 호지킨스 림프종과 포도막흑색종은 불일치한 결과를 보인다.

Th1세포는 선천면역과 획득면역사이에 중요한 연결고리역할을 하는데 Th1세포가 수지상세포에서 발현되는 MHC class I의 펩타이드를 교차발현하여 종양특이 세포독성 T세포를 유도한다. Th1세포가 IFNγ를 분비하여 종양세포를 증식을 억제하고 세포고사에 쉽게 빠지게 하며 종양세포의 항원성을 올리고 대식세포로 하여금 산화질소(NO)와 과산화물과 같은 세포독성분자를 생성하도록 촉진하고 NK세포가 종양세포를 죽일 수 있도록 한다. Th1유전자 표지를 보이는 경우 대장암, 유방암, 난소암과 악성흑색종에서 좋은 예후를 보인다. 그리고 전사체분석을 보면 CD8+ T세포, 기억T세포, Th1과 관계되는 전사체가 밀접한 관계가 있음을 보여준다.

종양침윤 림프구는 3가지 음성인 유방암과 HER-2 양성유방암에서 수술전 항암화학요법의 반응을 예측하는데 도움을 준다. HER2 음성 유방암에서 수술전 항암화학요법에 의한 병리학적인 완전관해는 종양침윤림프구(TIL)가 낮은 경우 6%, 중등도가 11%, 높은 경우에 28%를 보였고, HER2양성인 유방암에서는 TIL이 낮은 경우 32%, 중등도 39%, 높은 경우에는 48%를 보였다. 3가지 음성인 유방암에서는 TIL이 낮거나 중등도인 경우 38%, 높은 경우 50%의 완전관해를 보였다. TIL의 밀도의 증가는 수술전 항암요법의 반응을 예측할 수 있고, HER2양성이거나, 3가지 음성인 유방암 환자에서 생존상의 효과가 있었다(Denkert C, 2018).

■ 면역의 과잉신호에 따른 예후

3기 대장암에서 다중면역조직화학방법에 따른 조직내 CD8, PD-1, CD274(PD-L1), KRT20(CK20)과 DAPI on FFPE를 검사한 결과 높은 CD8+ T세포의 침윤을 보인 10%의 대장암 환자에서 예후가 불량함을 알 수 있었는데 이 환자들은 MSI high와 MSS가 공히 있었는데 이들은 TAMs의 밀도가 높았고, PD-L1의 발현이 되고 있었으며, TGF-β가 활성화 되어 있었다. 이 종양들은 면역반응이 과발현 되고 면역관문 유전자가 과발현 되어 있었다. 즉 'hot tumor'일지라도 PD-L1과 TGF-β가 발현되고 종양 미세환경에서의 면역이 억제되면 예후는 불량하게 된다(Fakih M, 2019).

2-2-4 면역관련 유전자의 특징에 따른 암의 예후

과거의 연구에서 종양에서 면역세포의 침윤은 유방암, 난소암과 흑색종에서 환자의 임상적인 예후와 관계가 있다고 밝혀져 있다. 그러나 많은 환자에 대한 분석이 어렵기 때문에 면역관련 유전자의 발현을 분석하여 효과적으로 알 수 있다.

암의 면역관련 유전자는 각 암에 따라 발현이 서로 다른데, 유방암에서 TCGA dataset를 이용하여 면역관련 유전자의 발현을 조사함으로써 재발의 위험이 높은 군과 낮은 군을 구분할 수 있고, 고위험군에서는 면역세포의 침윤이 낮고, 저위험군에서 원시B세포, 형질세포, CD8 T세포, CD4기억활성 T세포, 여포성 도움T세포, 조절T세포(Tregs), γδ T세포, 유지NK세포, 단핵구와 M1대식세포가 높았다. 그리고 고위험군에서는 M0와 M2 대식세포의 유전자가 많음을 밝혀냈다(Zhao Y, 2020).

간세포암에서도 면역세포의 특징을 계통적으로 분석하여 생존을 더 잘 예측할 수 있게 되었는데, 중성백혈구, M0와 M2 대식세포의 침윤이 많은 경우에 예후가 좋지 않았고, CD4기억 T세포와 원시B세포의 침윤이 많은 경우에 예후가 좋았다(Wang X, 2020).

2-2-5 면역검사에서 유전체검사

1) 조직 DNA기반 분석

전체 액손 염기서열분석(WES)이나 표적유전자의 염기서열분석을 통해서, 총변이부하가 항종양면역에서 어떠한 영향을 미치는가에 대한 많은 연구들이 있었고, 이는 면역치료의 반응이 향상되는 것과 관계가 있었다. 그 외에 MMR 결핍이 PD-1기반 치료의 유전체적인 표지자로 활용되었고, 이제는 종양세포나 면역세포에서의 후성유전학적인 변화가 면역요법의 반응과 관계된다고 한다. MMR상태에 대한 검사는 면역조직화학적인 방법이나 pentaplex PCR기법을 통해서 변이여부를 검사할 수 있다. 그 외에 TCRseq과 FFPE 등이 활용되고 있다.

2) 신생항원의 예측

신생항원결정기를 검사하여 입양세포치료나 개인별 암백신을 만들 때 면역의 표적으로 활용할 수 있고, 면역치료 중 면역반응을 모니터하는데 활용된다.

3) RNA기반 검사

RNA기반 검사는 종양의 미세환경에서의 전사물질분석에 활용되고, 이는 암세포 뿐 아니라 침윤된 면역세포를 포함한 기질을 검사할 수 있다. NanoString nCounter는 anti-CTLA4와 anti-PD1치료에 대한 면역세포의 유전자발현과 기능에 대해서 검사할 수 있다(Das R, 2015).

4) 단일세포 분석

암세포와 면역세포의 아형들은 서로 간에 이질적이기 때문에 단일세포에 대한 염기서열분석과 단일세포 전체 엑손염기서열분석(WES), 전체 mRNA 전사물질 염기서열분석은 종양세포 자체뿐만 아니라 주위의 침윤된 면역세포에 대한 염기서열분석을 할 수 있다. 그래서 특정 T세포 아형의 TCR 염기서열분석을 하여 항원에 특이하게 면역반응을 일으키지 못하는 무력한 T세포를 알아낼 수 있다.

종양침윤 림프구(TIL)의 단일세포면역분석은 살아있는 세포가 80%가 넘는 세포파괴물질이 없는 단세포부유물을 만들어서 사용하는데, 조직의 보관, 종양의 분리, 죽은 세포의 제거와 세포분리를 통해서 살아있는 T세포와 B세포군을 만들어서 사용한다. 일반적으로 종양에서 백혈구는 생존세포 중 14%이고, 이는 T세포(CD4+ 3%, CD8+ 1.5%), B세포(1.5%), 중성구(1%), 호산구와 NK세포(1%)이다. 이중 사멸세포를 제거하면 T세포가 80% 이상이 된다. RNA염기서열분석을 통해서 종양침윤림프구(TIL)의 단일세포수용체의 염기서열을 분석한다(Richiter A, 2019).

5) 엑조솜(Exosome) 분석

종양과 면역세포는 50-100nm 크기의 소포인 엑조솜을 분비하는데, 이는 치료의 반응과 저항 기전에 있어서 중요한 역할을 한다. 엑조솜은 DNA, RNA, miRNA와 단백질을 포함하는데, 최근 순환 엑조솜 내의 RNA 발현의 양상을 시기별로 검사하면 면역요법 중 면역경로유전자의 변화를 알 수 있다고 한다(Hurley J, 2015). 국내에서는 성모병원에서 항암요법 중에 ctDNA를 검사하여 변화를 관찰한 결과를 보고하였다.

암의 미세환경은 정상세포와 악성세포로 만들어지는데 이는 환자에 따라 달라서 이질적이다. 원발 종양으로부터 혈액으로 세포의 군집이나 단일세포로 떨어져 나오는데, 암의 진행과 치료의 반응 등에 대한 단서를 제공한다. 멀티플렉스 영상기술이 인체 암의 단일 세포에서의 프로테옴, 유전적인 그리고 대사적인 모습을 보여준다. 이러한 공간적인 다양한 모습을 알게 됨으로써 인공지능을 통해서 정밀 종양학에 적합하고 개인 맞춤형 의료가 가능하게 되었다(그림2-12,13, Tian X, 2020).

2-2-6 암조직의 계통면역학적(Cancer System Immunology) 검사방법

최근 종양과 면역계 사이의 상호관계에 대한 정확한

[그림2-12] 유전자를 이용한 종양 내 면역세포 검사

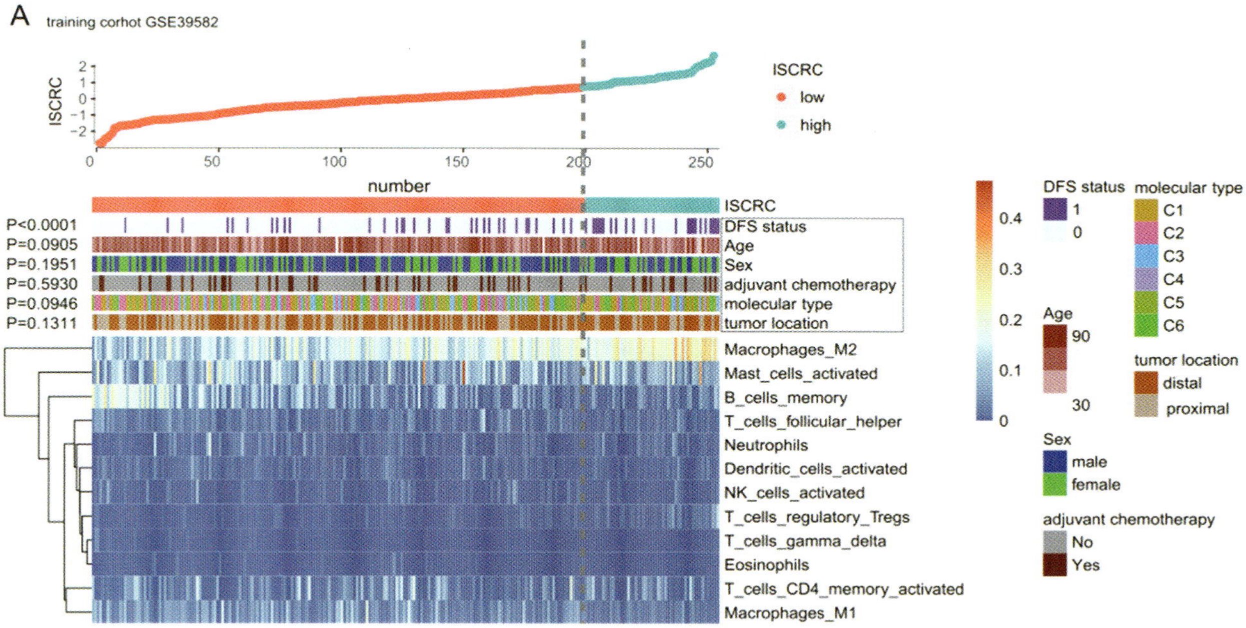

(immune risk score(ISCRC model) and other clinicopathological characteristics in GSE39583 (Tian X, Zhu X, Meng W, et al: A 12-immune cell signature to predict relapse and guide chemotherapy for stage II colorectal cancer. Aging (Albany NY). 2020 Aug 27;12(18):18363-18383)

[그림2-13] 종양 내 면역검사와 생존율과 항암요법 결과

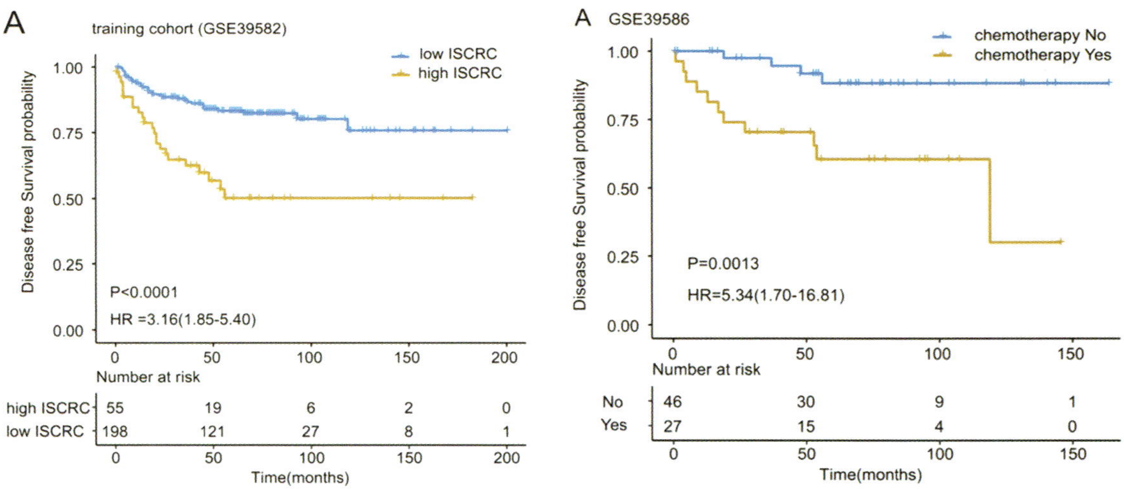

(Tian X, Zhu X, Meng W, et al: A 12-immune cell signature to predict relapse and guide chemotherapy for stage II colorectal cancer. Aging (Albany NY). 2020 Aug 27;12(18):18363-18383)

[그림2-14] 암의 계통면역학적인 분석 방법

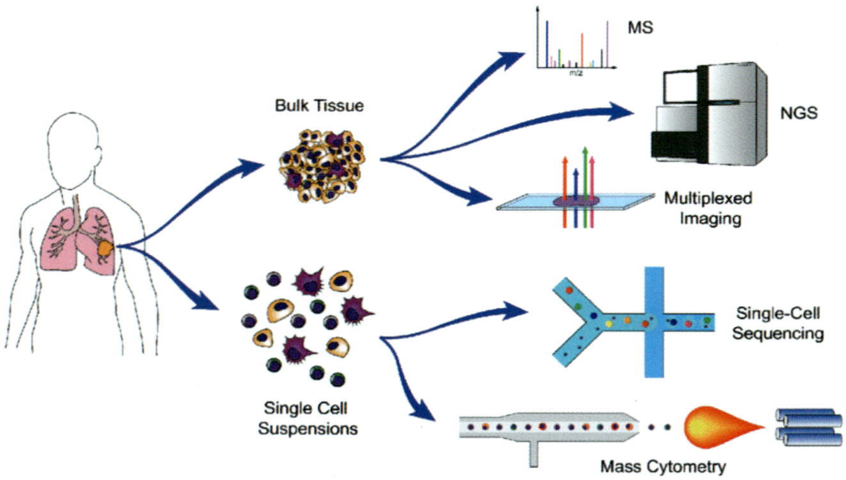

(Reticker-Flynn NE, EnglemanEG: Cancer systems immunology. eLife. 2020; 9:e53839.).

이해에 대한 관심이 높아지고 있다. 그러한 상호관계는 많은 변수가 있고, 많은 시간과 다양한 주기에 따른 시간이 소요되고, 세포형이나 장기에 따라 서로 달라서 단일 검사보다는 계통생물학적인 관점이 요구된다. 그래서 단일 분자나 세포 등의 개개의 성분을 분석하기 보다는 신호네트워크, 이질적인 세포와 세포의 상호작용, 장기간의 생리학적인 상호작용 등 전체 네트워크나 계통을 전체론적인 인식을 통해서 얻음으로써 많은 생물학적인 과정을 이해할 수 있다.

계통생물학의 다변적인 성상을 알기 위해서는 유전체, 전사체, 단백질체학적인 물질 등과 같은 계통수준의 매개변수에 대한 정량적인 분석이 필요하다(그림2-14, Reticker-Flynn NE, 2020).

■ 암조직기반 분석

전통적인 질량분석법(Mass spectrometry; MS), 차세대 염기서열분석(NGS)과 영상플렛폼은 조직을 그대로 사용한다. 그러나 수천에서 수백만 세포를 포함한 샘플 내의 특정한 속성 전체를 알기 위해서는 genomics, transcriptomics, epigenomics, proteomics, metabolomics, lipidomics, glycomics에 국한되지 않고, 이러한 물질들의 발현 상태를 실시간으로 알기위한 차세대염기서열분석(NGS)과 대량분광측정법(MS)를 이용하여 그 차이를 규명하여야 한다.

암의 계통생물학과 계통면역학적 발전에 기여한 결정적인 기술은 전체 게놈 염기서열분석(whole genome sequencing; WGS)과 전체 진유전체 염기서열분석(whole exome sequencing; WES) 등의 유전체 염기서열분석과 전사체 염기서열분석(RNA 염기서열분석: RNA-seq)이다. 암은 유전적인 질환이고 악성변화는 종양억제유전자나 암유전자의 변이의 결과이다. WGS나 WES는 다발성 변이나 그러한 유전자에서의 카피 수의 차이의 영향을 알 수 있고, RNA의 염기서열분석은 종양의 진행과정에서의 경로와 나타나는 신호네트워크를 나타낸다.

백혈구의 유전체는 그 다양성이 적으나, 암세포 상의 정상단백의 변화된 과발현, 항원과 배아단백의 발현, 변이된 단백 즉 새로운 항원의 발현에 대해서 B와 T세포에서의 수용체인 BCR과 TCR의 유전체적인 장소가 항원을 인지하는 도메인의 다양성을 얻기 위해 재조정되어, BCR과 TCR이 이들을 인지하게 되고 면역계에 의해서 항종양 반응을 일으키게 된다.

전체 진유전체 염기서열분석(WES)를 이용하여 RNA-seq를 알게 됨으로서, 종양세포에 의해 발현되는 항원으로서의 가능성이 있는 새로운 항원을 알게 된다. 그리고 RNA-seq를 통해서 항종양면역을 회피하는 종양의 유전자의 네트워크와 전사프로그램을 알게 된다.

차세대 염기서열분석(NGS)을 통해서 유전자조절의 후성적인 조절을 알 수 있게 되었다(Jones PA, 2001). 유전자의 메틸화는 가장 흔한 전사를 일으키지 않도록 하는 기전인데 Whole Genome Bisulfite Sequencing(WGBS)이나 Reduced Representation Bisulfite Sequencing(RRBS)를 이용하여 검사할 수 있다(Suvà ML, 2013). 전사인자와 같은 특정 단백이 어떻게 핵산과 상호작용을 하는지를 알기 위해서는 Chromatin Immunoprecipitation(ChIP)을 이용하여 검사할 수 있다. 면역학적으로는 ChIP와 NGS를 결합하는 방법으로 관심있는 핵산과 단백이 결합하는 지도를 만들 수 있다. 면역학적으로는 Bisulfite-Seq와 ChIP-seq를 이용하여 백혈구의 운명을 결정하고 활성상태를 유도하는 후성적인 변화를 알 수 있다(Henning AN, 2018).

DNAse-seq와 ATAC-seq(Assay for Transposase Accessible Chromatin)를 이용하여, 특정유전자에 대한 chromatin의 개방성과 폐쇄여부 즉 크로마틴의 접근성 여부를 알 수 있고, 전사인자의 결합부위를 알 수 있다(Buenrostro JD, 2013). 그래서 암세포, 백혈구와 종양면역 연구에 활용할 수 있어서 암의 진행과 전이에서의 전사에 크로마틴의 접근성 등에 대해서 알 수 있게 되었다.

■ 암의 단일세포기반 분석

단일세포 유전자서열검사나 대량세포분석(mass cytometry)은 단일세포로의 부유물이 필요하다. 단일세포 기술의 발전에는 형광활성화세포분류기(fluorescence activated cell sorting: FACS)의 발명이 지대한 영향을 미쳤고 면역계에 대한 세포를 인지하는 기본적인 기구가 되었다. 최근에는 암이 있는 환자에서 다양한 면역세포들의 빈도를 관찰하고 임상적인 진단을 하는데 혈액에서 악성세포들을 특정하는 데도 활용된다. 최근에는 40개 이상의 마커를 다중복합법을 이용하여 초당 수천 개의 세포의 표지자를 동시에 측정할 수 있게 되었다(Bendall SC, 2012).

단일세포에 대한 RNA염기서열 분석(scRNA-seq), 유전체와 엑솜 염기서열분석, RNA나 DNA에 대한 핵산염기서열분석(scNuc-seq), WGBS나 RRBS(scBS-seq), ChIP-seq(scChIP-seq), ATAC-seq(scATAC-seq), Hi-C(scHi-C) 등이 가능하게 되었다.

단일세포의 단백질의 분석은 공초점 면역형광법(confocal immunofluorescence: IF)를 통해서 시행하여, 12,000여종의 단백을 특정할 수 있고, 단일 세포 내에서의 세포 내 위치를 이미지로 알아낼 수 있다. 전내면반사현미경(total internal refraction microscopy: TIRF)를 통해서 10의 −21승몰 정도의 미세 단백질 분자를 발견하고 증명할 수 있다(Swaminathan J, 2018). 그리고 단일세포분석을 통해서 항원특이 T세포에서 분비되는 분비물체, 사이토카인 반응을 실시간으로 알아낼 수 있게 되었다.

■ 암의 생물정보학적(Bioinformatics)인 분석

현재 Immunological Genome Project(ImmGen), InnateDB, ImmuneXpresso, the Human Immunology Project Consortium 등이 면역발현의 양상과 상호작용의 네트워크를 제공한다. the Cancer Genome Atlas(TCGA)도 수천 명의 환자에 대한 -omics(체학) 자료를 제공한다.

2-2-7 종양의 미세환경의 면역상태에 의한 암의 분류

암과 그 주위에 침윤된 면역세포의 수, 종류와 위치에 따라 암의 예후가 달라지고, 이러한 암의 면역상태를 파악하여 암을 면역적으로 '뜨거운(Hot)' 암인지 '찬(Cold)' 암인지를 분류하고, 이에 따라서 어떠한 면역요법으로 치료하는 것이 좋은지를 검사하는 면역조직화학적인 방법이 도입되었고, 이들이 자동화되면서 쉽게 치료의 방법이나 암치료의 표적으로 활용할 수 있게 되었다.

[그림2-15] 암의 immunogram 양상에 따른 치료전략

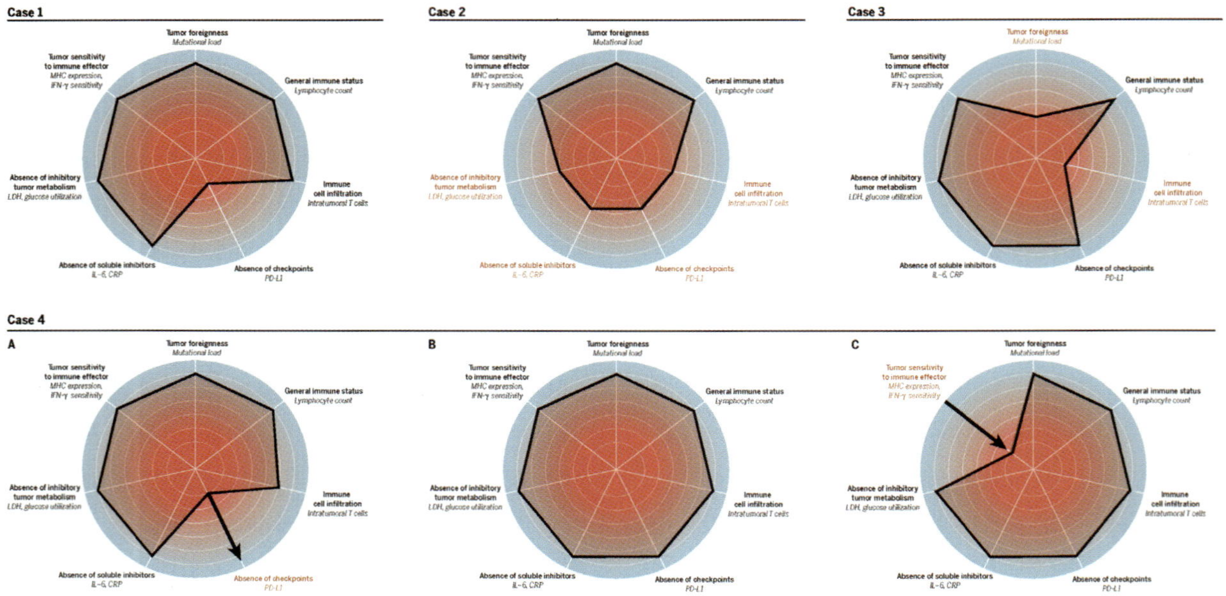

case 1: 종양 내 높은 PD-L1: PD-1차단제 단독 사용

case 2: 억제인자(용해성, 면역관문과 종양의 대사)가 불량(BRAF변이, PD-L1양성, 높은 CRP/ESR, 혈청 LDH 높음 - 먼저 BRAF 및 MEK억제제 사용 후 PD-1차단제 사용

case 3: 종양변이부하가 낮아서 CD8+세포의 침윤이 불량 - TCR-이나 CAR-T세포 치료

case 4: PD-1이나 PD-L1차단제에 효과적일 것임 그러나 이러한 치료에 재발할 수 있고 그러면 T세포에 효과가 없을 것임

(Blank CU, Haanen JB, Ribas A, Schumacher TN: CANCER IMMUNOLOGY. The "cancer immunogram". Science. 2016 May 6;352(6286):658-60).

특히 최근 암세포와 암 주위의 미세환경을 멀티플렉스 면역조직화학방법으로 염색하고, 그 이미지를 스캔해서 분석하는 자동화된 기계들이 국내의 일부 병원에 도입되었고, 이러한 면역프로파일에 따라서 전통적인 항암화학요법, 방사선요법과 더불어 적절한 면역관문억제제, 면역강화제 등의 면역치료를 하는 맞춤형 암환자 치료법이 대두되게 되었다(그림2-15. Blank CU, 2016).

암의 발생과정에서 면역감시의 관점에서 보면 T세포가 종양항원을 인지하고 암을 제거할 수 있는데, 이때 종양이 MHC나 항원을 상실하게 되는 면역편집(immunoediting)이 일어나거나, PD-L1과 같은 T세포의 활성을 약화시키는 면역억제경로가 생기는 경우가 있는데, 이는 T세포의 인지 후에 발생하는 면역억제의 상태이다. 하지만 '찬 종양(cold tumor)'에서는 면역억제가 조기에 발생하여 T세포 활성이 일어나지 않음으로써 T세포의 기폭작용(priming)이 안 된 상태가 된다(그림2-5, Vonderheide RH, 2018).

■ 암의 면역학적인 표현형과 생물학적인 표현형의 관계

'찬종양(cold tumor)'은 생물학적으로 후생유전 발현이 억제된 상태이고, β-카테닌 신호의 활성화, 간엽양 세포, 줄기세포양 세포와 미분화된 세포로 되어 있고, 면역학적으로는 면역억제 사이토카인이 많고, Treg와 MDSC세포, 대식세포가 많고, Th1, NK, CD8+ T세포의 수가 거의 없고 기능을 하는 항원제시세포(APC)가 거의 없다. 유전적으로 보면 유적적인 변이부하가 낮고, 새로운 항원결정기(neo-epitope)로 규정된 항원결정기가 거의 없

다. 또한 주변의 결합조직의 증식이 심하다.

'뜨거운 종양(Hot tumor)'은 후생유전적인 재프로그램이 된 상태이고, β-카테닌 신호의 억제, 상피세포, 잘 분화된 세포이고 PD-L1의 발현이 높다. 면역학적으로는 Th1형의 케모카인이 많고, Th1, NK, CD8+T세포 등 종양에 효과적인 세포가 많고, 기능을 하는 항원제시세포(APC)가 많다(Kirilovsky A, 2016).

■ 찬종양(cold tumor)

PD-1이나 PD-L1에 대한 면역관문억제제 단독요법에 반응이 없다. '찬종양(cold tumor)'의 종류로는 췌장암(1% 미만인 MSI high인 경우 제외)에서 흔하다. 그러나 일부 췌장암에서는 항원 결정기로 새로운 펩타이드를 갖는 경우가 있는데, 이 경우 높은 differential agretopicity index(DAI)를 보이고 장기생존을 보인다.

- **찬종양(cold tumor)을 뜨거운 종양(hot tumor)으로 바꾸는 법:** T세포 면역의 활성화를 위해서는 CD40의 활성화가 필요하고, CD40의 길항제를 사용하면 T세포 기반 항암면역작용을 보인다. CD40는 TNF수용체 상과(superfamily)의 세포표면부분인데, T세포면역을 조절한다. 주로 수지상세포, B세포, 골수양세포에 발현된다. CD40리간드는 활성화된 T세포에서 발현되고 항원제시세포(APC)의 CD40와 상호작용하여 인증된 항원제시세포로 만든다. 인증된 수지상세포는 IL-12와 같은 사이토카인, MHC와 같은 항원표현형분자, CD80와 CD86와 같은 동시자극분자, ICAM-1과 같은 유착분자 및 다른 TNF수용체과 리간드를 상승시켜서 T세포의 TNF상과의 수용체와 관계를 맺는다. 특히 항암제, 면역관문억제제와 다른 면역조절 물질과의 병용요법으로 T세포의 활성화를 유도할 수 있다(그림 2-5, Vonderheide RH, 2018).

■ 암의 종류에 따른 미세환경면역학적인 표현형과 치료효과

위암 환자에서 종양의 면역학적인 미세환경과 항암제에 대한 감수성의 모델을 만들어서 임상시험을 하고 있다(Jiang Y, 2019).

2-2-8 종양 미세환경에서 면역관문(Check point) 검사

종양의 발생과정에서 면역회피를 위한 다양한 면역조절 기전이 있지만, 종양이 진행할수록 종양의 미세환경에서의 면역은 억제되게 된다. 종양의 미세환경은 종양관련섬유아세포(CAF), 혈관내피세포, 골수단핵구, 골수유래억제세포(MDSC), 종양침윤 림프구(TIL), 세포외기질(ECM)과 혈관분포를 포함한다. 그리고 종양의 미세환경의 다양한 인자들이 상호작용을 하여 종양의 생성, 악성으로의 진행, 전이 그리고 치료의 효과까지 막대한 영향을 미친다. 면역억제에 작용하는 세포들은 조절T세포(Treg), 수지상세포(DCs), 골수유래억제세포(MDSCs)와 조절 B세포(Breg) 등이 있다.

면역관문은 종양의 미세환경에서 T세포 기능을 조절하는 필수적인 분자이다. 현재까지의 중요한 면역관문은 PD-1, PD-L1, CTLA-4이 있는데 이들에 대한 면역관문억제제가 많은 성과를 기록함에도 종양의 내적인 저항으로 인하여 고형종양에서 그 효과가 제한적이다. 그래서 종양 미세환경 내의 새로운 면역관문을 표적으로 한 면역요법이 대두되게 되었다. 이들은 LAG-3(lymphocyte activation gene-3), T cell immunoglobulin and mucin domain 3(TIM-3), V-domain immynoglobulin containing suppressor of T-cell activation(VISTA), human endogenous retorvirus-H long terminal repeat associating protein 2(HHLA2) 등이 있다.

■ PD-L1검사

종양에서의 PD-L1 발현은 전체 종양 부위의 5-10% 이상에서 염색이 될 때 양성이라고 하는데, 종양에서의

CD68+FoxP3+세포의 침윤과 관계가 있다. 췌장암에서 PD-L1 음성과 HLA class I 발현을 보이는 경우에는 종양 미세환경에서 CD8+ T세포의 침윤이 증가하고 환자의 예후가 좋고 PD-1/PD-L1면역관문억제제 치료의 적응이 된다(Imai D, 2017).

대장암 환자에서 PD-L1이 양성인 경우에는 음성인 경우보다 나이가 많았고, EMAST+암이 많았다. PD-L1+면역세포가 있는 암에서 재발없는 생존기간이 더 길었고, 면역점수가 높은 경우에 예후가 좋았다(Watson MM, 2020).

혈청에서의 sPD-L1은 0.8ng/mL(범위, 0.06에서 6.06ng/mL)를 보이는데, 항암치료 전의 위암 환자에서 진행없는 생존율과 전체생존율에서 높은 군에서 예후가 좋지 않은 예후인자로서의 가치가 있었다(Park WC, 2021).

- **면역관문억제제의 치료에 대한 반응을 예측할 수 있는 생물학적인 표지자:** 면역관문차단제의 치료에 반응여부를 알 수 있는 생물학적인 표지자는 종양세포에서의 1) PD-L1의 발현정도, 2) CD4+와 CD8+ T세포의 침윤 여부, 3) IDO 등과 같이 Treg나 MDSC 세포를 팽창시키고 활성화하는 분자의 발현 여부, 4) 유전자의 변이 정도와 MMRD에 의한 MSI, 염증유전자의 발현, 5) 장내미생물과 관계가 있다(Havel JJ, 2019, Maleki Vareki S, 2017). 이들을 검사하여 면역관문억제제의 치료 전략을 마련할 수 있다.

■ 종양의 변이부하(TMB) 검사

변이부하는 차세대염기서열분석을 통해서 암종과 정상조직을 검사하거나, 이전에 알려진 암 유전자를 검사하기도 한다(Chalmers ZR, 2017). 현재 미국의 FDA가 인증한 NGS패널을 활용한다. 특히 흑색종은 자외선에 의한 변이, 비소세포폐암은 흡연에 의한 변이효과 때문에 면역요법의 표적이 되기 쉽다. 유전자에서 100변이 이상을 보이는 경우에는 면역요법에 의한 생존율이 의미 있게 증가한다. 이전에 면역치료를 받지 않은 환자에서 면역치료 전의 종양변이부하(TMB)가 항 PD-1치료의 효과와 관련이 있다.

종양에서 클론의 변이는 면역치료에 반응이 좋으나, 종양 내에 아클론의 변이가 생겨서 신항원이 이질성이 있을 때는 반응이 좋지 않다. 핵산의 손상을 일으키는 항암화학요법 후에는 종양의 변이부하가 증가하여 면역관문억제제의 치료 효과가 좋을 것으로 여겨지나 실제적으로는 비슷한데, 이는 아클론 변이나 종양 내의 이질성의 빈도가 증가하기 때문에 면역치료에 대한 결과가 기대한 만큼 좋지 않다.

MMRD(mismatch repair gene deficiency)에 의한 MSI에 대한 면역치료의 효과는 종양의 종류와 상관없이 반응이 좋다. MMRD에 의한 변이는 유전자의 삽입과 결손이 일어나서 이로 인해 생긴 새로운 항원은 면역성이 더 높다. 하지만 MMRD에 의한 변이는 주로 아클론성이고 이질성이 높은 종양을 형성한다. 그래서 종양을 없애는 데는 덜 효과적이다. MSI양성인 대장암에서는 PD1, PDL1, CTLA4, LAG3, IFNγ유도 억제효소, IDO1(indoleamine 2,3-dioxygenase 1)과 같은 많은 면역관문분자의 발현이 높은데(Llosa NJ, 2015), 이는 종양의 미세환경이 면역치료에 대한 반응이 좋을 것임을 반영하고 있다. MMR유전자 외에 변이를 유발하는 변이는 핵산의 중합에 관여하는 POLE과 POLD의 변이가 있다.

특정유전자의 변이가 면역관문억제제의 치료의 결과를 예측할 수 있는데, BRAF의 변이는 뇨로암에서 anti-PDL1에 반응이 좋고, 비소세포암 환자에서 KRAS와 LKB1(STK11)의 변이를 보이는 경우에 anti-PD1치료에 반응과 생존이 좋지 않다. PTEN유전자의 비활성화는 흑색종 환자와 자궁평활근육종 환자에서 면역관문억제 치료에 저항성이 있고 반응이 좋지 않다.

암 염색체가 이수성(aneuploidy)을 보이는 경우 TP53 변이와 밀접한 관계를 보이나, 면역신호유전자의 발현과는 역상관 관계이다. 높은 이수성(aneuploid) 종양에서는 백혈구의 침윤이 적고 면역치료에 효과가 적다. 즉 이수성은 암의 면역회피로 면역치료의 효과가 적을 것으로 생각된다(Davoli T et al, 2017).

■ 종양의 미세환경(TME)에서의 면역관문검사

많은 암에서 PD-L1의 발현 여부가 anti-PDL1이나 anti-PD1치료의 반응과 생존에 밀접한 관계가 있다. 그리고 흑색종과 뇨로세포암에서 종양침윤림프구(TIL)에서의 PDL1의 발현이 anti-PD1이나 anti-PDL1의 치료에 대한 반응과 관련이 있다고 알려져 있다(그림2-16, Paulsen EE, 2017).

위암환자에서 면역세포의 PD-L1+와 PD-1이 높은 경우 예후가 불량하고, 종양세포에서 PD-L1+인 경우에는 CD8+ T세포의 침윤이 많고 예후가 좋다.

비소세포 폐암(NSCLC)에서 기질의 면역세포에서 PD-L1과 종양침윤 림프구에서의 PD-1이 짙게 염색될 때 종양특이 생존이 좋았고, 낮게 염색된 경우에는 예후가 좋지 않았다(Paulsen EE, 2017).

■ 종양의 미세환경에서의 면역억제 세포검사

기질세포(stromal cells), 종양연관대식세포(tumor-associated macrophages: TAMs), 골수유래억제세포(myeloid-derived suppressive cells: MDSCs)와 Tregs가 있고 이를 검사할 수 있다.

■ 호중구 검사(TAN 검사-종양연관호중구검사)

호중구의 암에서 역할은 직접 세포독성을 갖고 항체관련세포독성(ADCC)을 가져서 항종양 효과를 보이고, 반면에 종양의 미세환경에서 호중구는 다양한 사이토카인과 케모카인을 분비하여 종양의 성장을 촉진하고, 종양을 돕는 세포들을 동원하는 역할을 수행한다고 알려져 있다(Uribe-Querol E, 2015). 또한 TAN은 종양의 혈관신생을 촉진하고 세포주위 기질을 분해하고 바꾸는 효소를 분비하여 종양세포의 운동성, 이동과 침윤을 촉진하는 역할을 한다. 또한 호중구는 면역억제에 관여하여 종양의 성장과 전이를 일으킨다. INFγ로 자극된 호중

[그림2-16] 종양의 미세환경(TME)과 면역관문

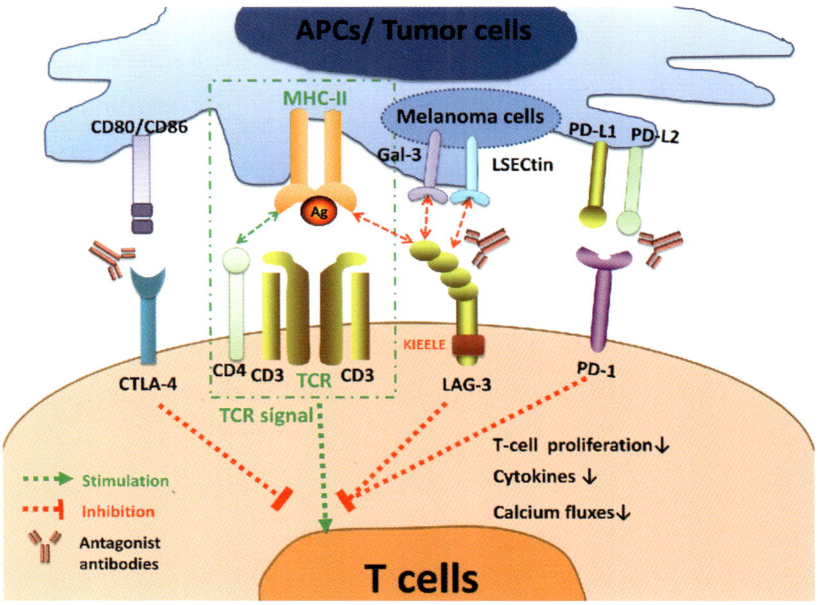

CAF(cancer associated fibrobalst), MDSC(myeloid drived suppressor cell)

(Paulsen EE, Kilvaer TK, Khanehkenari MR, et al: Assessing PDL-1 and PD-1 in Non-Small Cell Lung Cancer: A Novel Immunoscore Approach. Clin Lung Cancer. 2017 Mar;18(2):220-233.e8)

구는 PD-L1의 발현을 높이고 T세포의 증식을 억제한다(Shaul ME, 2018).

■ 골수유래면역억제세포(MDSC) 검사

MDSC는 이질적인데 크게 호중구와 유사한 다형핵(polymorphonuclear; PMN) -MDSC와 단핵구와 유사한 단핵구(monocytic; M)의 MDSC 두 가지로 구분할 수 있다. 호중구는 종양 내 저산소증으로 CXCL1, CXCL2, CXCL5의 발현을 유도하고 호중구가 모이게 되는데 항종양 효과가 있다(Finisguerra V, 2015). 그러나 호중구가 항종양효과를 보이지만 대부분의 연구에서는 호중구가 암의 촉진에 역할을 한다고 생각하고 PMN-MDSC는 친종양효과가 있다고 여겨진다(Zhou J, 2018).

유방암에서 PMN-MDSC는 골전이와 폐전이를 증가시킨다. 그리고 골수에서의 PMN-MDSC의 분화를 억제하면 전이를 억제한다(Wei WC, 2016). 최근 PMN-MDSC가 종양세포의 EMT와 줄기세포화에 관여한다고 알려졌다(Cui TX, 2013).

골수유래면역억제세포(MDSCs)의 작용 기전은 1) 산화질소(nitric oxide: NO)를 생성하고 주위에서 알기닌(arginine)을 없애서 T세포를 고사에 이르게 한다. 2) PD-1/PD-L1 axis 및 IDO를 통해서 면역을 억제한다.

암의 미세환경과 말초혈액에서의 수가 서로 상관관계를 갖고 있으나, 암이 아닌 폐혈증, 세균과 바이러스 그리고 기생충감염, 자가면역 환자와 노인에서 증가한다.

백혈구 감소증에 대한 치료로서 granulocyte macrophage colony stimulating factor(GM-CSF)를 사용하는데, 이는 oncogenic Kras allele를 가져서 Gr-1+ CD11b+ MDSC를 모이게 하고 이들을 증식시키거나 성숙을 시키는 문제를 갖고 있다.

■ 종양의 미세환경에서의 NK세포 억제물질의 검사

Transforming growth factor-β(TGF-β), IL-10, prostaglandin E2(PEG2)와 indoleamine 2,3-dioxygenase(IDO)가 면

[그림2-17] LAG-3 와 다른 면역관문의 존재

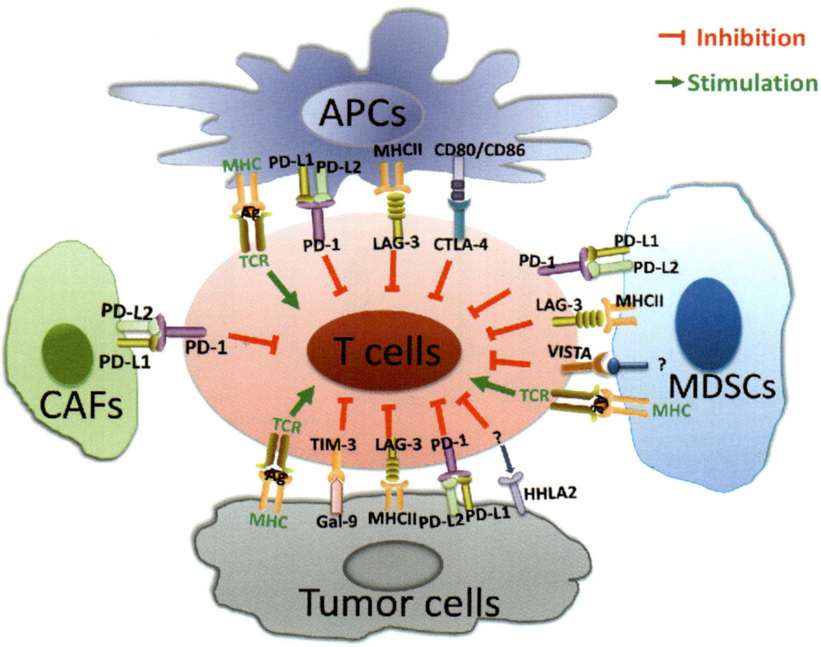

(Long L, Zhang X, Chen F, et al: The promising immune checkpoint LAG-3: from tumor microenvironment to cancer immunotherapy. Genes Cancer. 2018 May; 9(5-6): 176–189

역세포를 억제한다.

■ LAG(lymphocyte activation gene)-3 검사

LAG-3는 T세포의 증식과 사이토카인 분비를 억제한다. LAG-3는 종양침윤 림프구, 활성화된 CD4+CD8+세포, Treg세포와 NK세포, B세포와 DC의 세포막에 존재한다. LAG-3는 Treg의 면역억제 기능에 필수적이고, Treg의 분화를 촉진한다. 종양침윤 Foxp3+LAG-3+Treg는 면역억제 사이토카인인 IL-10과 TGF-β를 분비하여 Treg의 활성도를 증폭시킨다. LAG-3는 NKT세포가 세포주기의 S기에 정지시켜서 NKT를 억제한다. Treg의 LAG-3는 수지상세포의 증식과 성숙을 억제하여 수지상세포의 작용을 억제한다(그림2-17, Long L, 2018).

IL-2, IL-7과 IL-12가 T세포의 LAG-3의 발현을 증가시킨다. IL-2는 CD4+ T세포의 빈도와 Treg 억제에 대한 감수성을 증가시킨다. IL-12는 가장 강력한 INFγ 유발인자로서 LAG-3의 발현을 증가시키고, LAG-3 양성 T세포와 자연살해세포의 빈도를 올린다. LAG-3를 표적으로 하는 면역요법은 임상시험을 하고 있고, 특히 PD-1과 협동기능이 있기 때문에 항 LAG-3와 항 PD-1의 병합요법은 놀랄만한 성과를 보여주고 있다(Long L, 2018).

■ **TIM3(T cell immunoglobulin and mucin domain containing 3)**/galectin9경로는 T세포의 탈진을 유도하고, 많은 종류의 면역세포에서 TIM3가 발현된다. TIM3는 많은 리간드를 갖고 있는데 galectin 9과 결합하면 T세포의 세포사를 초래하고, CEACAM1과 결합하면 면역내성을 촉진한다. phosphatidylserine(PtdSer)과 HMGB1 리간드는 수지상세포에 의한 항원의 감지와 표현에 관여한다. TIL에서의 TIM3의 발현은 예후가 좋지 않다.

2-2-9 종양 미세환경에서의 면역억제검사

종양의 미세환경에는 다양한 대사조절 물질, 면역감시 기전과 면역세포의 기능을 조절하는데 관여하는 물질들이 있는데, 이를 검사하여 암의 미세환경에서의 면역상태를 파악할 수 있다.

■ BTLA 검사

수지상세포(DC)가 면역을 시작하고 자극하는데 수지상세포는 면역회피 기전에도 관여한다. BTLA는 미성숙 수지상세포를 나타내는데 감염이나 외부의 물질이 없을 때도 미성숙 수지상세포는 자가항원을 T세포에 보내게 되는데 이런 과정이 면역반응을 회피하게 만드는 과정이다. 여기에는 특정 수지상세포 아형과 조절 T(Treg)세포가 관여한다(Lange C, et al, 2007).

T세포의 반응에 내성을 갖게 만드는데 BTLA와 CD5 연관 기전이 관여한다. 만약 BTLA가 양성이면 이 T세포는 85%가 PD-1 양성이다(Jones A, et al, 2016).

■ MICA/B 검사

MHC class I chain related-prtein A(MICA) 및 B(MICB)는 종양의 면역감시를 중계하는 자연살해그룹 2D 리간드(NKG2D)이며 암세포의 표면에 있는 분자이다. MICA/B는 유방암, 폐암, 대장암, 난소암, 신장암, 전립선암, 흑색종, 신경교종과 백혈병에서 흔히 발현된다. MICA/B와 NKG2D의 상호작용은 NKG2D이 중계하는 숙주의 암에 대한 거부반응을 억제한다. 혈청에서 MICA/B가 낮은 경우에 특히 위장관암 환자에서 전체 생존기간이 길다(Xhao Y, 2017).

■ IDO 검사

면역억제에 관여하는 분자 중 하나인 IDO는 트립토판(Tryptophan)의 분해 작용의 주요한 역할을 하는데, IDO에 의한 트립토판의 고갈은 직접 T세포를 억제하고, Treg와 MDSC을 증폭, 활성화하고 모이게 하여, 항종양 T세포의 억제를 더욱 심하게 한다. IDO는 항CTLA-4치료의 반응에 저항하게 하고, 면역조절 작용과는 무관하게 항암화학요법제에 대한 내성을 갖게 한다.

■ **Arginase-1 검사**

종양세포나 MDSC에 의한 아르기닌의 분해는 arginase-1의 증가에 의하고, 이는 CD3ζ 체인의 발현을 감소하고, 세포주기의 정지와 항원특이 T세포 반응에 장애를 준다.

2-2-10 종양 미세환경에서의 암 줄기세포화(Stemness) 검사

■ **암세포의 줄기세포화검사**

종양세포의 β 카테닌, EZH2, DNMTs 치가 높으면 암세포의 줄기세포화에 기여한다고 생각하고, 이는 친종양적인 면역세포를 촉진하고 유지하는데 관여한다. 그래서 종양의 면역학적인 표현형을 보기 위한 검사로 이들을 검사하면 된다.

■ **갈렉틴(Galectin)-3 검사**

단백결합 탄수화물인 Galectin-3는 종양의 진행과 전이에 관여한다고 알려져 있고, 이의 발현은 상피간질전환(EMT; epithelial mesenchymal transition)과 암줄기세포(CSC)와 관련이 많다. galectin-3는 대식세포와 종양세포에서 분비되는데 세포외기질과 상호작용을 하고 간질의 단백분해효소인 MMP에 의해서 파괴된다. 세포 밖의 galectin 3는 세포표면의 EGFR, TGF-β수용체와 인테그린(integrin)과 결합하여, 이들의 세포내 섭취와 분해를 방지하여, 이들이 다음 단계의 기능을 할 수 있도록 하고 Notch-1을 활성화 한다. 그럼으로써 galactin-3는 상피간질전환과 줄기세포화에 결정적인 신호전달 체계를 활성화한다. galactin-3는 MDR유전자를 활성화하여 암의 항암제에 대한 저항성을 유발한다. 암이 침윤하고 전이하는 것은 이러한 상피간질전환과 암의 줄기세포화의 경향에 중요한 역할을 한다. 암줄기세포는 자가재생, 분화와 장기간의 배양과 약물에 대한 저항성의 특징을 갖는다(Nangia-Makker P, 2018).

galactin-3에 대한 연구는 이의 암줄기세포의 기능을 억제함으로써 암의 치료에 활용될 수도 있다.

■ **비멘틴(Vimentin) 검사**

vimentin은 필라멘트로 세포골격의 주된 성분인데, 암의 발생과 암에서의 상피간질전화과 전이에 중요한 역할을 한다. vimentin은 세포의 이동에서 중요한 역할을 하기 때문에 침윤성 암에서 그 발현이 높다(Battaglia RA, 2018).

■ **CD133 검사**

CD133은 97 kDa의 pentaspan transmembrane glycoprotein인데 뇌, 대장, 췌장, 전립선, 폐 및 간암 등에서 암줄기세포(CSC)의 표지자로 사용되고 있으나 그 역할에 대해서는 아직도 의문이 제시되고 있다. CD133이 발현되면 대부분의 암에서 예후가 나쁘다.

치료에서의 응용은 CD133을 표적으로 하는 치료에 독소를 융합한 항CD133 단클론항체는 CD133 양성 두경부편평상피암에서 증식을 억제할 수 있었다. 그리고 CD133dp 대한 양방향 특이성을 갖는 항체를 가진 활성화된 T세포와 NK세포도 항종양 효과를 볼 수 있었다(Glumac PM, 2018).

■ **STAT(Signal Transducer and Activator of Transcription)3 및 STAT5 검사**

STAT3/5는 많은 암에서 암유전자와 암억제유전자로 작용한다. STAT3 활성화는 폐암, 간암, 신세포암과 뇌의 교종에서 예후가 나쁘다(Igelmann S, 2019). STAT3와 STAT5는 종양의 진행을 촉진하고 미토콘드리아의 기능을 조절하고 대사와 세포의 줄기세포화를 조절한다. 최근 STAT3와 STAT5의 억제제(Tyrosine Kinase, PIAS; protein inhibitor of activated STAT3, E3 ligase 등)로 세포의 고사와 노화를 일으키는 연구를 시행하고 있다.

2-2-11 암의 미세환경에서의 전이관련 검사

■ **MACC1 검사**

MACC1은 β카테닌경로를 통해서 암의 발병과 진행에 중요한 역할을 하고, 예후와도 관계가 깊다. 이는 세포의 증식, 침윤과 이동에 관여하고 예후와도 밀접하다. MACCI의 발현은 암조직과 전이조직에서 정상조직이나 선종에 비해서 높다(Kopczyńska EK, 2016).

2-3 말초혈액에서 면역검사

암 환자에서 말초혈액의 면역세포의 수와 분포, 그리고 면역관련 사이토카인이나 케모카인의 분석은 환자의 면역상태를 반영할 뿐 아니라, 암의 미세환경에서의 면역분획들을 반영한다(Marelli G, 2017). 혈액과 종양 조직 부위에서의 면역관련 세포는 상관관계가 있는데, 순환 혈액의 MDSC와 조직 MDSC가 관계가 있음이 알려져 있고(Diaz-Montero CM, 2014), 말초혈액에서의 '말초혈액 면역점수(peripheral immunoscore)'라는 개념이 대두되고 있고, 이를 이용하여 백신과 같은 암의 면역요법에서 치료 후 예후와의 관계를 연구하고 있다(Farsacu B, 2016). 최근 순환 말초 림프구에서 PD-1의 발현이 종양의 부하와 관계가 있고 면역요법의 반응에 대한 바이오표지자로 활용되고 있다(MacFarlane AW 4th, 2014).

암 환자에서의 말초혈액검사를 통한 면역세포의 검사는 그 결과를 보고한 내용이 서로 다양한데, 이때 주의할 것이 환자는 이전에 수술, 항암제 및 방사선요법을 시행하지 않아야 되고, 또한 NK세포 활성화수용체에 관여하는 CMV, C형간염, EB바이러스 등과 NK세포 억제수용체에 관여하는 바이러스나 그람음성 세균의 지질다당류(lipopolysaccharide)는 TLR을 활성화하기 때문에 이러한 세균의 감염을 배제하여야 한다(Cui F, 2019). 그런데 암에 대한 표준치료를 시행한 경우 표준치료 후 말초혈액의 체취에 얼마 정도의 휴지기간이 필요한지 여부는 더 많은 연구가 필요하다.

2-3-1 호중구와 림프구

■ 암 환자에서의 변화

호중구는 순환 백혈구의 50-70%를 차지하고 그 수명이 매우 짧다. 암 환자에서 순환 호중구는 일반적으로 증가되어 있는데, 이는 골수와 비장에서 암이 진행하면서 증가하는 종양분비 사이토카인인 IL-8, granulocyte colony-stimulating factor(G-CSF), PDGF와 MIP1의 반응으로 호중구의 유리가 증가되어서 나타난다.

호중구의 아형은 성숙 HD(high density)N, 성숙 LD(low density)N, 미성숙 LDN의 세 가지가 있다. 암 환자에서 순환 호중구의 기능은 낮은 반응산소족(ROS) 생산, 자발적인 세포고사의 감소와 사이토카인 생산이 변한다. 암 환자에서 각 아형에 따른 기능은 순환 HDN은 ROS를 생성하여 세포독성을 가져서 종양세포의 사망을 촉진하고, 반면에 LDN은 종양미세환경에서 종양세포의 사망을 억제하고 CD8+ T세포의 기능을 강력하게 억제함으로써 종양생성을 촉진하는데 도움이 된다. LDN은 CXCL1, CXCL2, CXCL10, CCL2, CCL3, CCR5, CXCR2과 CD62L의 발현을 억제하여 염증상태의 감소를 나타낸다. 전이된 췌장, 결장 및 유방암 환자에서 LDN이 증가하는데, 이는 T세포에서 IFNγ와 TNF-α의 생산이 감소함과 연관성이 있다.

■ 암 환자의 예후와의 관계

절대호중구수(ANC: absolute neutrophil counts)와 호중구 대 림프구 비율(dNLR: derived neutrophil to lymphocyte ratio) 검사에서 호중구의 절대적인 수의 증가(7,500이상)나 호중구 대 림프구 비율(dNLR)이 3 이상인 경우에는 이필리무맙(ipilimumab: 여보이)의 치료 환자에서 전체생존율(OS)과 진행없는생존율(PFS)의 감소를 보였다(Ferrucci PF, 2016). NLR이 증가된 경우에는 정상인 경우에 비해서 PD-1양성 T세포의 비율이 높고 IFN-γ-양성 T세포도 적다(Lin et al, 2016, Shaul ME, 2018)

림프구수(ALC: absolute lymphocyte count)의 증가도 흑색종환자에서 이필리무맙 치료에서 전체생존율(OS)과 진행없는생존율(PFS)의 증가를 보였다.

2-3-2 말초혈액에서 면역검사

말초혈액에서의 일반적인 면역능의 검사는 유세포분

석기를 이용한 면역세포의 분석과 oxidative burst assy, CTL과 NK세포에 대한 세포독성분석, 림프구증식검사가 있고, 면역세포의 다른 표지자에 대한 검사는 백혈구수, 감염을 나타내는 호중구검사, NK세포수, 림프구수, CD4/CD8비율, 호중구/림프구의 비율, 사이토카인과 사이토카인수용체 검사, 만성반응단백(CRP) 등이 활용되고 있다.

대장암 환자에서 T세포(CD3+CD56-), CD56dim NK세포(CD3-CD56dim), CD56bright NK세포(CD3-CD-56bright)와 NKT-like(CD3+CD56+)세포를 측정한 결과 건강한 사람에 비해서 대장암을 갖고 있는 환자에서 Treg의 비율이 많고, 자연세포살해수용체인 NKp44와 NKp46이 CD56dim NK세포와 NKT-like세포에서 공히 감소되었다. 그리고 다변량분석에서 CD16+NKT like세포의 평균이 높은 군에서는 무병생존기간이 짧았다(Krijgsman D, 2019). 또한 대장암 환자에서 CD16+CD56+ NK세포의 비가 높으면 재발위험이 많았다(Cui F, 2019).

NK세포 활성도가 낮을수록 백혈구와 호중구 수는 급격히 증가한 반면 림프구 수는 서서히 감소한다. 또 염증 지표인 ESR(적혈구침강속도), CRP(급성단백수치)가 증가했고 호중구 대 림프구의 비율(Neutrophil-to-lymphocyte ratio, NLR)은 수치가 증가하는 경향을 보인다.

2-3-3 말초혈액소견과 면역치료 효과

말초혈액에서 MDSC의 증가된 경우에는 흑색종 환자에서 anti-CTLA치료의 결과가 좋지 않다(Sade-Feidman M, 2016). 하지만 말초혈액의 Treg는 논란이 있는데 진행성 악성흑색종 환자에서 치료 6주째에 Tregs가 증가한 경우에 진행없는생존기간의 증가를 보였고, 반면에 다른 연구에서는 12주째에 말초 Tregs가 감소한 경우에 면역관문억제제에 의한 질병의 치료와 연관이 있었다. 이는 초기의 Tregs의 증가와 나중의 감소가 면역치료의 임상 반응의 좋은 징표가 될 수 있다고 예측할 수 있다(Tai D, 2019).

말초혈액에서의 호중구와 림프구의 비가 5 이상일 때 여러 암에서 anti-CTLA4와 anti-PD1치료에 대한 진행 없는 생존기간(PFS)과 전체생존기간(OS)이 감소함을 보여주고 있다(Jiang T, 2018). 말초혈액에서 그 외에 면역요법의 반응과 관계있는 것은 T세포의 클론형성능(clonality), 단핵백혈구(monocyte)수, 순환 Treg수, IL-6, IL-8 및 IL-10과 같은 사이토카인치, 호산구수, 순환단핵구나 MDSC의 수, LDH 활성도 등이 면역관문억제제의 치료 반응과 관계가 있다(Buder-Bakhaya K, 2018, Voong KR, 2017).

면역관문억제제의 치료 전 T세포수용체(TCR)레파토리의 다양성이 치료의 반응을 알아내는 중요한 생물학적인 표지자이다. 종양의 부하에 비해서 활성화된 CD8+T세포의 비가 높거나, CD4+와 CD8+ T세포가 활성화된 상태에서는 악성흑색종 환자에서 면역관문억제제의 반응율이 높다(Krieg C, 2018).

혈청 IL-6가 낮은 경우 항CTLA4항체 치료에 대한 흑색종의 생존율이 높다. 흑색종 환자에서 순환 VEGF치가 anti-CTLA4와 anti-PD1의 병합치료에 대한 진행없는 생존기간(PFS)이 향상과 관계가 있다(Fankhauser M, 2017).

2-3-4 액체생검(Liquid Biopsy)의 소견과 면역치료 효과

말초 혈액으로 액소좀(exosome)이 유리되게 되는데, 흑색종 환자에서 anti-CTLA4치료 중 순환하는 액소좀의 PDL1과 CD28이 증가하면 진행없는생존기간(PFS)이 향상된다(Tucci M, 2018). 23종류의 암 환자에서 순환하는 cfDNA분석을 통해서 종양변이부하(TMB)가 높을수록 anti-PDL1치료에 반응이 좋다.(Gandara DR, 2018).

암병기 1-3사이의 대장암에서 개별화된 멀티플렉스 PCR분석을 통한 종양특이 SNVs(Signatera, bespoke mPCR NGS분석)인 ctDNA를 확인하는 것은 CEA측정보다 더 재발 여부를 잘 판단하고, 영상의학적인 진단 전에 알아낼 수 있는 좋은 방법이다(Henriksen TV, 2021).

■ **LDH(Lactate dehydrogenase)**

LDH는 빨리 자라는 종양, 종양의 크기가 클 때, 종양의 저산소증, 혈관신생과 관련이 있는데, 순환 LDH가 낮으면 면역관문억제제의 치료에 예후가 좋다(Waide B, 2016). 그리고 치료 중 LDH가 낮아지면 진행성 흑색종에서 이필리무맙(ipilirumab)의 치료에 더 잘 반응함을 보여준다(Dick J, 2016).

2-3-5 종양항원 특이 항체와 항원반응성 T세포

1) SOX2 반응성 T세포

SOX2(Sex-determining region Y-box 2)는 인간의 배아 줄기세포의 재생능에 필수적인데 일부 폐암 환자에서 이것이 발현되면 33%에서 니볼루맙(nivolumab; 옵디보)에 반응을 보인다(Dhodapkar KM, 2013).

2) NY-ESO-1에 대한 T세포 반응

T세포 반응이 있는 경우 치료에 반응한다(Yuan, 2011).

2-3-6 기타 말초혈액소견

1) **상대적인 림프구수(relative lymphocyte count; RLC):** 4기 흑색종 환자에서 상대적인 림프구수가 10.5% 미만인 경우 1년 생존기간이 낮다.

2) Lin-CD14+HLA-DR-/low myeloid-derived suppressor cells(MDSCs)가 낮을 경우에 이필리무맙치료에서 장기생존의 가능성이 높다.

3) 단핵구의 수(AMC; absolute monocyte count)가 650/ml미만인 경우에 결과가 좋다. 절대적인 호산구(AEC; absolute eosinophil count)가 1.5% 이상인 경우에 치료에 반응이 좋다. 정상 LDH, RLC<10.5%, AMC<650/ul, AEC>50/ul인 경우에 예후가 좋다(Martens et al, 2016).

4) CD3/CD28자극에 의한 말초 림프구에서 생성된 IFN-γ는 항PD-1과 항CTLA-4의 병합치료의 결과를 아는데 좋다.

5) T세포의 클론형성능(clonality), 순환 Treg수, 면역관문억제제로 치료 후 활기찬T세포(Ki67+ GrzB+ PD-1+ CD8+ T cells)의 수가 많고 탈진T세포(PD-1+ Eomes+ CD8+ T cells)의 수가 낮으면 완전관해의 가능성을 예측 가능하다.

6) **IL-6, IL-8 및 IL-10과 같은 사이토카인 치를 측정:** 순환 바이오표지자로서 1형 면역과 세포독성 세포의 활성도를 증가시키는 것과 생존의 향상과 관계가 있는데, 이는 IFNγ, IL-12, IL-2과 같은 사이토카인과 CXCR3과 CCR5리간드와 같은 케모카인은 종양 내로의 이동, IFNγ경로의 촉진과 세포독성기능을 자극한다.

7) **MDSC수:** 말초혈액 내의 MDSC는 종양의 미세환경 내의 MDSC와 상관관계가 있고 치료에 반응하지 않을 가능성이 높다.

2-4 면역세포 세포살해력 검사 (Immune Cell Killing Assay)

면역세포 매개 세포살해의 효율을 측정하기 위해서 다양한 검사 방법들이 개발되었는데, 대부분이 면역세포가 표적세포의 세포막을 파괴하여 세포질이 배양액으로 유출되는 것을 측정하는 것이었다. 즉 lactate dehydrogenase(LDH)와 같은 생분자나 51Cr과 같은 동위원소와 같이 외부에서 표지한 물질들이 배양액에 나와서 이를 측정함으로써 표적세포가 손상됨을 간접적으로 밝히는 것이었다. 다른 방법으로는 유세포분석(flow cytometry), ELISA기반 그란자임(granzyme)측정과 현미경으로 형태학적인 분석을 통해서 하기도 하였다. 그러나 이러한 측정치는 생체 내에서의 반응과는 상관관계가 없는 경우가 많다.

최근 각 well의 바닥에 있는 바이오센서가 인피던스(impedance)를 이용하여 종양세포와 면역세포의 세포수와 세포 크기 그리고 부착 여부까지 측정하는 방법이 개발되었다(xCELLigence RTCA).

■ 퍼포린(Perforin; Pore forming protein)검사

세포독성 림프구에서 분비하는 독소 중의 하나로서 표적세포의 세포막에 구멍을 만드는 단백이다. 이는 세린 단백분해효소 그란자임(granzyme)과 동시에 세포독성 림프구에서 분비되어 암 등의 표적세포 표면에 구멍을 내어서 세포를 죽이는 역할을 한다. 이의 결핍은 면역결핍증을 일으킨다(Voskoboinik, et al, 2015).

■ 그란자임(Granzyme) B검사

그란자임은 세린 단백효소의 일종인데 세포살해 T림프구와 흉선내의 미성숙 T세포, 장관 내의 γδT세포, 자연살해세포에서만 발현된다. T세포에서의 그란자임의 발현은 항원에 노출되거나 자극을 받았을 때만 나타난다. 이 그란자임을 갖고있는 세포살해세포들이 수용체 매개의 방법으로 감염되거나 변형된 표적세포와 결합하게 되면 그란자임은 표적세포 안으로 세포내섭취작용으로 들어가서 caspase를 활성화시키거나 미토콘드리아를 파괴하여 세포고사를 일으킨다. 그란자임 중에서 그란자임 B가 가장 강력하다(Trapani JA, 2001). 최근 그란자임에 68Ga 동위원소를 부착하여 양성자방출단층촬영(PET)검사를 시행하여 68Ga-NOTA-GZP의 흡착이 그란자임 B의 발현과 상관관계가 있고 면역요법의 효과와 반응여부를 반영한다고 보고한다(Larimer BM, 2017).

세포독성T림프구와 NK세포는 잘못 분류되거나 만들어진 그란자임을 중화시키는 억제물질을 합성하는데 이것이 serpins이다.

■ 기타 방법

그 외에 Fas/FasL cytotoxicity 검사, TRAIL/Apo2L: cytotoxicity 검사 등도 세포독성을 검사하는 방법으로 활용되고 있다.

■ 영상의학적인 면역검사

암 환자에서 암의 치료 반응이나 저항에 관여하는 면역세포, 면역관문분자나 대사과정의 산물에 대한 분자를 표지자로 하는 양성자방출단층촬영(PET)검사 등을 시행하여 임상반응을 보면서 환자에 적합한 치료를 시행할 수 있다.

2-5 종양의 면역학적인 분류와 검사 결과에 따른 암의 치료 방침

암의 면역치료의 가능성을 알기 위해서는 종양의 미세환경과 말초의 기본적인 면역에 대해서 알아야 한다(Gnjatic S, 2017). 결국 이러한 면역검사를 하는 이유는 암에 대한 치료에 더 나은 결과를 얻고자 함이다. 그러나 암의 면역상태나 말초에서의 숙주의 면역상태가 어떤 영향을 미치고, 이를 어떻게 암의 치료에 활용해야 하는지에 대해서는 논란과 함께 많은 연구가 더 필요한 실정이다.

현재 암의 미세환경과 암세포 그리고 침윤된 림프구나 면역세포에 대한 유전자검사와 면역검사가 시행되고 있으며, 암에서 분비되는 여러 사이토카인이나 케모카인에 대한 연구가 진행되고 있고, 또한 말초혈액에서의 면역세포의 변화나 다양한 엑조솜에 대한 검사를 시행하고 있음에도 이를 통합적으로 이용하여 암치료의 전략을 만드는데 어떻게 활용하는지에 대한 연구는 미흡한 형편이다.

1) 종양의 미세환경(TME)

환자의 미세환경은 종양 내 세포, 혈관, 사이토카인과 케모카인을 포함하는데, 조직학적으로 대식세포, 수지상세포, 다형핵세포, 자연살세포, B세포와 T세포 등 종양 면역세포의 분석을 한다. 이중 종양침윤림프구(TIL)의 밀도가 높으면 예후가 좋은 암은 흑색종, 난소암, 두경부암, 유방암, 요로암, 대장암, 폐암, 간세포암, 식도암과 뇌전이이다(Friedmann WH, 2012). 많은 연구에서 CD3+ T세포, CD8+세포독성T세포와 CD45RO+ 기억T세포가 높은 밀도로 침윤된 경우에 더 나은 생존을 보였다.

면역점수(immunoscore)가 활용되기 시작되었는데 조기암 뿐 아니라 전이가 있는 환자에서도 예후를 예측하는데 가치가 있다. 면역점수(immunoscore)는 면역요법을 비롯한 새로운 치료 방법에 대한 도구가 되었고 암의 분류에서 TNM-I(TNM-Immune)과 같은 새로운 구성요소가 되었다(Galon J, 2014).

2) 종양의 유전자발현

면역과 관계된 유전자가 발현되면 생존에 좋다고 알려져 있는데 특히 공격적인 형태의 유방암 환자에서 항종양에 관여하는 T세포(CTL, Th)와 B세포를 반영하는 유전자 양상을 보이면 예후가 좋다는 보고가 있다. 대장암에서도 면역세포와 관계되는 유전자가 발현되면 재발 없는생존기간이 길다. 면역유전자 검사에서 T세포 표면 표지자(CD8A, CD3, CD2, CD277, CD27, CD38) 와 세포독성인자(퍼포린1, 그란자임B), 조직의 거부반응에 관련된 사이토카인과 케모카인(CXCL9, CXCL10, CXCL11, CCL4, CCL5)이 예후와 치료를 예측할 수 있는 면역유전자 표시이다.

In Vitro Diagnostic Multivariate Index Assay(IVDMIA)를 통한 검사로 치료 방법을 결정하고(Győrffy B, 2015), 실시간 정량 PCR(Oncotype DX test)을 이용한 mRNA를 검사한다. 그 외에 expression microarrays(MammaPrint test)와 NanoString n-Counter platform(Prosigna test) 등이 있다.

새로운 컴퓨터 기반 방법으로는 ESTIMATE와 CIBERSORT가 있는데 이는 전체 유전자발현표지 중 면역세포와 간질세포의 비교분석을 위해 특정유전자 발현표지를 보는 방법이다(그림2-6,7,8,9, Gentles AJ, 2015).

3) 종양항원

종양의 변이부하가 새로운 항원의 발현과 종양의 면역성과 종양의 파괴가 늘어난다. 암 항원의 종류는 변이나 바이러스 항원과 같은 새로운 항원, 과발현되거나 성인에서 발현되지 않는 자가단백(cancer-testis항원), 조직특이유전자산물 등이 있다.

4) 말초혈액 표지자

현재까지 암환자에서 FDA에서 인증된 순환 면역 바이오표지자는 없다. 그러나 종양특이 T세포의 기능, CD8+ T세포로의 분화와 세포고사에 대한 민감도, 면역학적인 매개물질의 정도, miRNA와 엑소솜 등의 활용 가능성이 연구되고 있다.

5) T세포수용체의 다양성

6) 혈청표지자와 B세포 등을 암의 치료전략의 수립에 활용할 수 있다.

면역조절의 원칙은 기본적인 면역반응의 존재와 이미 존재하고 있는 면역력을 촉발시키는지 여부에 달려 있다. 그래서 '뜨거운(hot), '변형된(altered)' 및 '찬(cold)' 종양인지의 여부와 종양의 미세환경의 복잡성, 면역점수(immunoscore)와 종양 내 면역의 구성에 대한 이해를 바탕으로 면역학적으로 '찬' 종양을 어떻게 '뜨거운'한 종양으로 전화시킬 수 있는 복합면역요법에 대한 고찰이 필요하다(Galon J, 2019)(그림2-15, Blank CU, 2016).

HLA class I 발현

많은 인체 암에서 HLA-1의 발현이 없거나 저하되어 있어서 T림프구의 반응을 피해 가는데, HLA-1양성인 상피에서 유래한 많은 종류의 암에서 HLA-A, B, C 전체 혹은 일부가 소실됨이 보고되고 있다. 이러한 HLA-1의 소실이 가역적이라면 HLA-1분자가 종양미세환경 내의 Th1형의 사이토카인에 의해서 회복되어 종양은 CTL에 의해서 소멸된다. 하지만 HLA-1의 소실이 불가역적이면 종양은 지속적으로 성장하게 된다.

폐암에서는 HLA-A, B, C의 전체가 소실이나 감소되어 있는 경우가 55%이고, 양성인 경우가 37.5%였는데 이중 음성세포가 10−25%가 존재한다. HLA-1 발현이 양성인 경우에는 종양침윤림프구(TIL)가 존재하였고, HLA-1 전체가 소실된 경우에는 간질과 같은 양상을 보인다. HLA-1양성인 경우에 기억T세포(CD45R0)의 침윤이 많다. NK세포는 HLA-1과 관계없이 없거나 극히 소수이다. 이는 면역억제 상태의 종양미세환경으로 인하여 NK활성도가 변하고 NK세포의 동원이 제한된 것으로 생각된다. 대식세포에서 M2가 M1에 비해 더 많아지게 되는데, M2세포는 창상의 치유와 조직의 회복, 종양의 진행과 기질의 침착을 유발하고, 획득면역을 억제하게 된다(Perea F, 2017).

결국 HLA-1의 소실은 종양이 면역반응이 없는 '찬 종양(cold tumor)'로 여겨지게 된다. 그리고 HLA class I이 감소하면 면역감시를 피하게 되는데 HLA class I 분자가 NK세포에 대해서 억제신호이고 NK세포의 세포 용해를 방해하기 때문에 HLA class I이 감소하면 종양세포는 NK세포로 치료하는 것이 타당하다(Imai D, 2017).

암의 면역검사에 대한 결론

암의 면역검사의 결과를 통해서 암 환자의 예후를 판정하고, 그때의 말초혈액의 변화를 알아서 이 결핍된 부분을 보완하는 방법으로 면역요법을 실시하는 기준으로 삼는다.

면역검사를 크게 분류하였으면 좋겠다. 첫째 이 검사가 무엇에 관한 검사인지에 따라서 염증관련검사, 항산화검사, 환자의 면역상태검사, 암세포의 신항원 인지검사, 면역세포수의 장애 검사, 면역세포의 기능장애 검사, 면역감시의 회피 검사와 예후와 연관이 있는 면역 검사를 구분하여, 이의 검사 결과를 기반으로 계통면역학적인 치료 계획을 만들고, 이를 복합적으로 시행하면 좋겠다는 생각이다. 그리고 암의 표준치료와 면역치료 중에도 조직이나 말초혈액에서의 면역학적인 양상이 변할 수 있기 때문에 치료의 경과 중에도 가능하다면 종양과 말초의 면역학적인 검사를 시행하여 그 결과를 치료에 반영하는 노력이 필요하다고 생각한다. 미래에는 암조직의 면역상태나 말초혈액에서의 환자의 면역상태에 따라서 개인 맞춤형 암 면역치료가 가능하리라 생각된다.

참고문헌

Mandal R, Şenbabaoğlu Y, Desrichard A, Havel JJ, Dalin MG, Riaz N, Lee KW, Ganly I, Hakimi AA, Chan TA, Morris LG.: The head and neck cancer immune landscape and its immunotherapeutic implications. JCI Insight. 2016 Oct 20;1(17):e89829

Muntasell A, Rojo F, Servitja S, Rubio-Perez C, Cabo M, Tamborero D, et al. . NK cell infiltrates and HLA class I expression in primary HER2 breast cancer predict and uncouple pathological response and disease-free survival. Clin Cancer Res. (2019) 25:1535–45.

Vujanovic L, Chuckran C, Lin Y, Ding F, Sander CA, Santos PM, Lohr J, Mashadi-Hossein A, Warren S, White A, Huang A, Kirkwood JM, Butterfield LH.: CD56(dim) CD16(-) Natural Killer Cell Profiling in Melanoma Patients Receiving a Cancer Vaccine and Interferon-α. Front Immunol. 2019 Jan 29;10:14

Zhang L, Zhao Y, Dai Y, Cheng JN, Gong Z, Feng Y, Sun C, Jia Q, Zhu B.: Immune Landscape of Colorectal Cancer Tumor Microenvironment from Different Primary Tumor Location. Front Immunol. 2018 Jul 10;9:1578.

Kavazović I, Polić B, Wensveen1 FM: Cheating the Hunger Games; Mechanisms Controlling Clonal Diversity of CD8 Effector and Memory Populations. Front. Immunol., 29 November 2018

Koeck S, Zwierzina M, Huber JM Bitsche M, Lorenz E, Gamerith G, Dudas J, Kelm JM, Zwierzina H, Amann A.:Infiltration of lymphocyte subpopulations into cancer microtissues as a tool for the exploration of immunomodulatory agents and biomarkers. Immunobiology. 2016 May;221(5):604-17.

McNeel DG: TCR diversity - a universal cancer immunotherapy biomarker? J Immunother Cancer. 2016 Nov 15;4:69

Obermajer N, Muthuswamy R, Odunsi K, Edwards RP, Kalinski P: PGE(2)-induced CXCL12 production and CXCR4 expression controls the accumulation of human MDSCs in ovarian cancer environment.Cancer Res. 2011 Dec 15; 71(24):7463-70.

Peske JD, Thompson ED, Gemta L, Baylis RA, Fu YX, Engelhard VH:Effector lymphocyte-induced lymph node-like vasculature enables naive T-cell entry into tumours and enhanced anti-tumour immunity. Nat Commun. 2015 May 13;6:7114.

Prendergast GC, Smith C, Thomas S, Mandik-Nayak L, Laury-Kleintop L, Metz R, Muller AJ: Indoleamine 2,3-dioxygenase pathways of pathgenic inflammation and immune escape in cancer. Cancer Immunol Immunother. 2014 Jul; 63(7):721–735.

Verma NK, Fazil MH, Ong ST, Chalasani ML, Low JH, Kottaiswamy A, P P, Kizhakeyil A, Kumar S, Panda AK, Freeley M, Smith SM, Boehm BO, Kelleher D: LFA-1/ICAM-1 Ligation in Human T Cells Promotes Th1 Polarization through a GSK3β Signaling-Dependent Notch Pathway.J Immunol. 2016 Jul 1;197(1):108-18

Walling BL1, Kim M1:LFA-1 in T Cell Migration and Differentiation. Front Immunol. 2018 May 3;9:952.

Blank CU, Haanen JB, Ribas A, Schumacher TN: CANCER IMMUNOLOGY. The "cancer immunogram". Science. 2016 May 6;352(6286):658-60

Blom S, Paavolainen L, Bychkov D, Turkki R, Mäki-Teeri P, Hemmes A, Välimäki K, Lundin J, Kallioniemi O, Pellinen T.: Systems pathology by multiplexed immunohistochemistry and whole-slide digital image analysis Sci Rep. 2017 Nov 14;7(1):15580.

Denkert C, von Minckwitz G, Darb-Esfahani S, Lederer B, Heppner BI, Weber KE, Budczies J, et al: Tumour-infiltrating lymphocytes and prognosis in different subtypes of breast cancer: a pooled analysis of 3771 patients treated with neoadjuvant therapy. Lancet Oncol. 2018 Jan;19(1):40-50.

Fakih M, Ouyang C, Wang C, Tu TY, Gozo MC, Cho M, Sy M, Longmate JA, Lee PP, : Immune Overdrive Signature in Colorectal Tumor Subset Predicts Poor Clinical Outcome. J Clin Invest. 2019 Oct 1;129(10):4464-4476.

Fassler DJ, Abousamra S, Gupta R, Chen C, Zhao M, Paredes D, Batool SA, Knudsen BS, Escobar-Hoyos L, Shroyer KR, Samaras D, Kurc T, Saltz J.: Deep learning-based image analysis methods for brightfield-acquired multiplex immunohistochemistry images. Diagn Pathol. 2020 Jul 28;15(1):100.

Gabrielson A, Wu Y, Wang H, Jiang J, Kallakury B, Gatalica Z, Reddy S, Kleiner D, Fishbein T, Johnson L, Island E, Satoskar R, Banovac F, Jha R, Kachhela J, Feng P, Zhang T, Tesfaye A, Prins P, Loffredo C, Marshall J, Weiner L, Atkins M, He AR.: Intratumoral CD3 and CD8 T-cell Densities Associated with Relapse-Free Survival in HCC. Cancer Immunol Res. 2016 May;4(5):419-30

Galon J, Pagès F, Marincola FM, Thurin M, Trinchieri G, Fox BA, Gajewski TF, Ascierto PA.: The immune score as a new possible approach for the classification of cancer. J Transl Med. 2012 Jan 3;10:1

Galon J, Fox BA, Bifulco CB, Masucci G, Rau T, Botti G, Marincola FM, Ciliberto G, Pages F, Ascierto PA, Capone M.: Immunoscore and Immunoprofiling in Cancer: An Update From the Melanoma and Immunotherapy Bridge 2015 J Transl Med . 2016 Sep 20;14:273

Galon J, Bruni D.: Approaches to treat immune hot, altered and cold tumours with combination immunotherapies. Nat Rev Drug Discov. 2019 Mar;18(3):197-218

Galon J, Mlecnik B, Bindea G, et al: Towards the introduction of the 'Immunoscore' in the classification of malignant tumours. J Pathol. 2014 Jan; 232(2): 199–209.

Gerdtsson E, Pore M, Thiele JA, Gerdtsson AS, Malihi PD, Nevarez R, Kolatkar A, Velasco CR, Wix S, Singh M, Carlsson A, Zurita AJ, Logothetis C, Merchant AA, Hicks J, Kuhn P.:Multiplex protein detection on circulating tumor cells from liquid biopsies using imaging mass cytometry. Converg Sci Phys Oncol. 2018 Mar;4(1):015002.

Jiang Y, Zhang Q, Hu Y, Li T, Yu J, Zhao L, Ye G, Deng H, Mou T, Cai S, Zhou Z, Liu H, Chen G, Li G, Qi X. ImmunoScore Signature: A Prognostic and Predictive Tool in Gastric Cancer. Ann Surg. 2018 Mar;267(3):504-513

Koelzer VH, Sirinukunwattana K, Rittscher J, Mertz KD: Precision immunoprofiling by image analysis and artificial intelligence. Virchows Arch . 2019 Apr;474(4):511-522

Koh J, Kwak Y, Kim J, Kim WH.: High-Throughput Multiplex Immunohistochemical Imaging of the Tumor and Its Microenvironment. Cancer Res Treat. 2020 Jan;52(1):98-108

Mlecnik B, Tosolini M, Kirilovsky A, Berger A, Bindea G, Meatchi T, Bruneval P, Trajanoski Z, Fridman WH, Pagès F, Galon J : Histopathologic-based prognostic factors of colorectal cancers are associated with the state of the local immune reaction. J Clin Oncol. 2011 Feb 20; 29(6):610-8

Mlecnik B, Van den Eynde M, Bindea G, Church SE, Vasaturo A, Fredriksen T, Lafontaine L, Haicheur N, Marliot F, Debetancourt D, Pairet G, Jouret-Mourin A, Gigot JF, Hubert C, Danse E, Dragean C, Carrasco J, Humblet Y, Valge-Archer V, Berger A, Pagès F, Machiels JP, Galon J. Comprehensive Intrametastatic Immune Quantification and Major Impact of Immunoscore on Survival. J Natl Cancer Inst. 2018 Jan 1;110(1).

Newman AM, Liu CL, Green MR, Gentles AJ, Feng W, Xu Y, Hoang CD, Diehn M, Alizadeh AA: Robust enumeration of cell subsets from tissue expression profiles. Nat Methods. 2015 May;12(5):453-7.

Pages F, Kirilovsky A, Mlecnik B, et al. In situ cytotoxic and memory T cells predict outcome in patients with early-stage colorectal cancer. J Clin Oncol. 2009;27::5944–5951

Park JH, van Wyk H, McMillan DC, Edwards J, Orange C, Horgan PG, Roxburgh CS: Preoperative, biopsy-based assessment of the tumour microenvironment in patients with primary operable colorectal cancer. J Pathol Clin Res. 2020 Jan;6(1):30-39.

Shakya R, Nguyen TH, Waterhouse N, Khanna R: Immune contexture analysis in immuno-oncology: applications and challenges of multiplex fluorescent immunohistochemistry. Clin Transl Immunology. 2020; 9(10): e1183

Stack EC, Wang C, Roman KA, Hoyt CC:Multiplexed immunohistochemistry, imaging, and quantitation: a review, with an assessment of Tyramide signal amplification, multispectral imaging and multiplex analysis. Methods. 2014 Nov; 70(1):46-58.

Tian X, Zhu X, Meng W, Bai S, Shi M, Xiang S, Zhao C, Wang Y: A 12-immune cell signature to predict relapse and guide chemotherapy for stage II colorectal cancer. Aging (Albany NY). 2020 Aug 27;12(18):18363-18383

Wang X, Wu Y, Wen D, Wu LY, Zhao Y, He Y, Yang H: An Individualized Immune Prognostic Index is a Superior Predictor of Survival of Hepatocellular Carcinoma. Med Sci Monit. 2020; 26: e921786-1–e921786-10

Wargo JA, Reddy SM, Reuben A, Sharma P: Monitoring immune responses in the tumor microenvironment. Curr Opin Immunol. 2016 Aug;41:23-31

Webb S: Deep learning for biology. Nature. 2018 Feb 22; 554(7693):555-557

Zhao Y, Pu C, Liu Z: Exploration the Significance of a Novel Immune-Related Gene Signature in Prognosis and Immune Microenvironment of Breast Cancer. Front Oncol. 2020; 10: 1211.

Das R, Verma R, Sznol M, et al. Combination therapy with anti-CTLA-4 and anti-PD-1 leads to distinct immunologic changes in vivo. J Immunol. 2015;194:950–959.

Gerdtsson E, Pore M, Thiele JA, Gerdtsson AS, Malihi PD, Nevarez R, Kolatkar A, Velasco CR, Wix S, Singh M, Carlsson A, Zurita AJ, Logothetis C, Merchant AA, Hicks J, Kuhn P: Multiplex protein detection on circulating tumor cells from liquid biopsies using imaging mass cytometry. Converg Sci Phys Oncol. 2018 Mar; 4(1): 015002

Hurley J, Hu L, Brock G, et al. Profiling exosomal mRNAs in patients undergoing immunotherapy for malignant melanoma. J Clin Oncol. 2015;33(suppl) abstr e22159.

Liu SY, Wu YL:Biomarker for personalized immunotherapy. Transl Lung Cancer Res. 2019 Nov; 8(Suppl 3): S308–S317.

Mistry AM, Greenplate AR, Ihrie RA, Irish JM: Beyond the message: advantages of snapshot proteomics with single-cell mass cytometry in solid tumors. FEBS J. 2019 Apr; 286(8):1523-1539

Ornatsky O, Bandura D, Baranov V, Nitz M, Winnik MA, Tanner S: Highly multiparametric analysis by mass cytometry. J Immunol Methods. 2010 Sep 30; 361(1-2):1-20.

Richter, A. et al.: "Complete work flows allow comprehensive tumor microenvironment analysis and culture of cell subsets of limited tumor patient samples." In: Proceedings of the AACR Mar 29–Apr 3, 2019, 79(13 Suppl): Abstract nr LB-138. Philadelphia, Cancer Res, 2019.

Bendall SC, Nolan GP, Roederer M, Chattopadhyay PK. A deep profiler's guide to cytometry. Trends in Immunology. 2012;33:323–332.

Blank CU, Haanen JB, Ribas A, Schumacher TN: CANCER IMMUNOLOGY. The "cancer immunogram". Science. 2016 May 6;352(6286):658-60

Buenrostro JD, Giresi PG, Zaba LC, Chang HY, Greenleaf WJ: Transposition of native chromatin for fast and sensitive epigenomic profiling of open chromatin, DNA-binding proteins and nucleosome position. Nat Methods. 2013 Dec; 10(12):1213-8.

Henning AN, Roychoudhuri R, Restifo NP: Epigenetic control of CD8+ T cell differentiation. Nat Rev Immunol. 2018 May; 18(5):340-356

Jones PA, Takai D: The role of DNA methylation in mammalian epigenetics. Science. 2001 Aug 10; 293(5532):1068-70

Reticker-Flynn NE, EnglemanEG: Cancer systems immunology. eLife. 2020; 9: e53839.

Suvà ML, Riggi N, Bernstein BE: Epigenetic reprogramming in cancer. Science. 2013 Mar 29; 339(6127):1567-70

Swaminathan J, Boulgakov AA, Hernandez ET, Bardo AM, Bachman JL, Marotta J, Johnson AM, Anslyn EV, Marcotte EM: Highly parallel single-molecule identification of proteins in zeptomole-scale mixtures. Nat Biotechnol. 2018 Oct 22; ():.

Allam M, Cai S, Coskun AF.: Multiplex bioimaging of single-cell spatial profiles for precision cancer diagnostics and therapeutics. NPJ Precis Oncol. 2020 May 1;4:11.

Galon J, Bruni D. : Approaches to treat immune hot, altered and cold tumours with combination immunotherapies. Nat Rev Drug Discov. 2019 Mar;18(3):197-218

Jiang Y, Xie J, Huang W, Chen H, Xi S, Han Z, Huang L, Lin T, Zhao LY, Hu YF, Yu J, Cai SR, Li T, Li G : Tumor Immune Microenvironment and Chemosensitivity Signature for Predicting Response to Chemotherapy in Gastric Cancer. Cancer Immunol Res. 2019 Dec; 7(12):2065-2073.

Kirilovsky A, Marliot F, El Sissy C, Haicheur N, Galon J, Pagès F.: Rational bases for the use of the Immunoscore in routine clinical settings as a prognostic and predictive biomarker in cancer patients. Int Immunol. 2016 Aug;28(8):373-82.

Park JH, van Wyk H, McMillan DC, Edwards J, Orange C, Horgan PG, Roxburgh CS. : Preoperative, biopsy-based assessment of the tumour microenvironment in patients with primary operable colorectal cancer. J Pathol Clin Res. 2020 Jan;6(1):30-39.

Reticker-Flynn NE, EnglemanEG: Cancer systems immunology. eLife. 2020; 9: e53839.

Rodallec A, Sicard G, Fanciullino R, Benzekry S, Lacarelle B, Milano G, Ciccolini J. : Turning cold tumors into hot tumors: harnessing the potential of tumor immunity using nanoparticles. Expert Opin Drug Metab Toxicol. 2018 Nov;14(11):1139-1147

Vonderheide RH: The Immune Revolution: A Case for Priming, Not Checkpoint. Cancer Cell. 2018 Apr 9;33(4):563-569

Chalmers ZR, Connelly CF, Fabrizio D, Gay L, Ali SM, Ennis R, Schrock A, Campbell B, Shlien A, Chmielecki J, Huang F, He Y, Sun J, Tabori U, Kennedy M, Lieber DS, Roels S, White J, Otto GA, Ross JS, Garraway L, Miller VA, Stephens PJ, Frampton GM: Analysis of 100,000 human cancer genomes reveals the landscape of tumor mutational burden. Genome Med. 2017

Cui TX, Kryczek I, Zhao L, Zhao E, Kuick R, Roh MH, Vatan L, Szeliga W, Mao Y, Thomas DG, Kotarski J, Tarkowski R, Wicha M, Cho K, Giordano T, Liu R, Zou W: Myeloid-derived suppressor cells enhance stemness of cancer cells by inducing microRNA101 and suppressing the corepressor CtBP2. Immunity. 2013 Sep 19; 39(3):611-21.

Davoli T, Uno H, Wooten EC, Elledge SJ.: Tumor aneuploidy correlates with markers of immune evasion and with reduced response to immunotherapy.Science. 2017 Jan 20; 355(6322):.

Finisguerra V, Di Conza G, Di Matteo M, Serneels J, Costa S, Thompson AA, Wauters E, Walmsley S, Prenen H, Granot Z, Casazza A, Mazzone M : MET is required for the recruitment of anti-tumoural neutrophils. Nature. 2015 Jun 18; 522(7556):349-53

Havel JJ, Chowell D, Chan TA.:The evolving landscape of biomarkers for checkpoint inhibitor immunotherapy. Nat Rev Cancer. 2019 Mar;19(3):133-150

Llosa NJ, Cruise M, Tam A, Wicks EC, Hechenbleikner EM, Taube JM, Blosser RL, Fan H, Wang H, Luber BS, Zhang M, Papadopoulos N, Kinzler KW, Vogelstein B, Sears CL, Anders RA, Pardoll DM, Housseau F: The vigorous immune microenvironment of microsatellite instable colon cancer is balanced by multiple counter-inhibitory checkpoints. Cancer Discov. 2015 Jan; 5(1):43-51.

Long L, Zhang X, Chen F, Pan Q, Phiphatwatchara P,Zeng Y, Chen H: The promising immune checkpoint LAG-3: from tumor microenvironment to cancer immunotherapy. Genes Cancer. 2018 May; 9(5-6): 176–189.

Mistry AM, Greenplate AR, Ihrie RA, Irish JM: Beyond the message: advantages of snapshot proteomics with single-cell mass cytometry in solid tumors. FEBS J. 2019 Apr; 286(8):1523-1539

Park WC, Bang JH, Nam AR, Jin MH, Seo H, Kim JM, Oh KS, Kim TY, Oh DY: Prognostic Value of Serum Soluble Programmed Death-Ligand 1 and Dynamics During Chemotherapy in Advanced Gastric Cancer Patients. Cancer Res Treat, 53(1), January 2021)

Paulsen EE, Kilvaer TK, Khanehkenari MR, Al-Saad S, Hald SM, Andersen S, Richardsen E, Ness N, Busund LT, Bremnes RM, Donnem T.: Assessing PDL-1 and PD-1 in Non-Small Cell Lung Cancer: A Novel Immunoscore Approach. Clin Lung Cancer. 2017 Mar;18(2):220-233.e8

Shaul ME, Fridlender ZG.: Cancer-related circulating and tumor-associated neutrophils - subtypes, sources and function. FEBS J. 2018 Dec;285(23):4316-4342

Uribe-Querol E, Rosales C.: Neutrophils in Cancer: Two Sides of the Same Coin. J Immunol Res. 2015;2015:983698

Watson MM, Lea D, Gudlaugsson E, Skaland I, Hagland HR, Søreide K.: Prevalence of PD-L1 expression is associated with EMAST, density of peritumoral T-cells and recurrence-free survival in operable non-metastatic colorectal cancer. Cancer Immunol Immunother. 2020 Apr 20. doi: 10.1007/s00262-020-02573-0

Wei WC, Lin SY, Lan CW, Huang YC, Lin CY, Hsiao PW, Chen YR, Yang WC, Yang NS: Inhibiting MDSC differentiation from bone marrow with phytochemical polyacetylenes drastically impairs tumor metastasis. Sci Rep. 2016 Nov 18; 6():36663.

Zhou J, Nefedova Y, Lei A, Gabrilovich D.: Neutrophils and PMN-MDSC: Their biological role and interaction with stromal cells. Semin Immunol. 2018 Feb;35:19-28

Battaglia RA, Delic S, Herrmann H, Snider N: Vimentin on the move: new developments in cell migration. F1000Res. 2018; 7: F1000 Faculty Rev-1796.

Cui F, Qu D, Sun R, Tao H, Si J, Xu Y. : The Role of Circulating CD16+CD56+ Natural Killer Cells in the Screening, Diagnosis, and Staging of Colorectal Cancer before Initial Treatment. Dis Markers. 2019 Sep 17;2019:7152183.

Diaz-Montero CM, Finke J, Montero AJ: Myeloid-derived suppressor cells in cancer: therapeutic, predictive, and prognostic implications. Semin Oncol. 2014 Apr; 41(2):174-84.

Dick J, Lang N, Slynko A, Kopp-Schneider A, Schulz C, Dimitrakopoulou-Strauss A, Enk AH, Hassel JC: Use of LDH and autoimmune side effects to predict response to ipilimumab treatment. Immunotherapy. 2016;8:1033–1044.

Fankhauser M, Broggi MAS, Potin L, Bordry N, Jeanbart L, Lund AW, Da Costa E, Hauert S, Rincon-Restrepo M, Tremblay C, Cabello E, Homicsko K, Michielin O, Hanahan D, Speiser DE, Swartz MA: Tumor lymphangiogenesis promotes T cell infiltration and potentiates immunotherapy in melanoma.. Sci Transl Med. 2017 Sep 13; 9(407):

Farsaci B, Donahue RN, Grenga I, Lepone LM, Kim PS, Dempsey B, Siebert JC, Ibrahim NK, Madan RA, Heery CR, Gulley JL, Schlom J: Analyses of Pretherapy Peripheral Immunoscore and Response to Vaccine Therapy. Cancer Immunol Res. 2016 Sep 2; 4(9):755-65

Glumac PM, LeBeau AM: The role of CD133 in cancer: a concise review. Clin Transl Med. 2018; 7: 18.

Henriksen TV, et al: ctDNA Emerges As an Early Harbinger of Postsurgical Recurrence in Patients With Stage I-III CRC. J Clin Oncol 39, 2021 (suppl 3; abstr 11)

Igelmann S, Neubauer HA, Ferbeyre G: STAT3 and STAT5 Activation in Solid Cancers. Cancers 2019, 11(10), 1428

Jones A, Bourque J, Kuehm L, Opejin A, Teague RM, Gross C, Hawiger D: Immunomodulatory Functions of BTLA and HVEM Govern Induction of Extrathymic Regulatory T Cells and Tolerance by Dendritic Cells. Immunity. 2016 Nov 15;45(5):1066-1077.

Kopczyńska EK:The potential therapeutic applications and prognostic significance of metastasis-associated in colon cancer-1 (MACC1) in cancers. Contemp Oncol (Pozn) 2016; 20(4): 273–280

Krieg C, Nowicka M, Guglietta S, Schindler S, Hartmann FJ, Weber LM, Dummer R, Robinson MD, Levesque MP, Becher B:

High-dimensional single-cell analysis predicts response to anti-PD-1 immunotherapy. Nat. Med. 2018;24:144–153

Krijgsman D, de Vries NL, Skovbo A, Andersen MN, Swets M, Bastiaannet E, Vahrmeijer AL, van de Velde CJH, Heemskerk MHM, Hokland M, Kuppen PJK.: Characterization of circulating T-, NK-, and NKT cell subsets in patients with colorectal cancer: the peripheral blood immune cell profile. Cancer Immunol Immunother. 2019 Jun;68(6):1011-1024

Lange C, Dürr M, Doster H, Melms A, Bischof F.: Dendritic cell-regulatory T-cell interactions control self-directed immunity. Immunol Cell Biol. 2007 85(8):575-81

MacFarlane AW 4th, Jillab M, Plimack ER, Hudes GR, Uzzo RG, Litwin S, Dulaimi E, Al-Saleem T, Campbell KS: PD-1 expression on peripheral blood cells increases with stage in renal cell carcinoma patients and is rapidly reduced after surgical tumor resection. Cancer Immunol Res. 2014 Apr; 2(4):320-31

Marelli G, Sica A, Vannucci L, Allavena P. Inflammation as target in cancer therapy. Curr Opin Pharmacol. 2017;35:57–65.

Maecker HT, Harari A: Immune monitoring technology primer: flow and mass cytometry. J Immunother Cancer. 2015; 3():44.

Nangia-Makker P, Hogan V, Raz A: Galectin-3 and cancer stemness. Glycobiology. 2018 Apr; 28(4): 172–181.

Shaul ME, Fridlender ZG.: Cancer-related circulating and tumor-associated neutrophils - subtypes, sources and function. FEBS J. 2018 Dec;285(23):4316-4342

Tai D, Choo SP, Chew V.: Rationale of Immunotherapy in Hepatocellular Carcinoma and Its Potential Biomarkers. Cancers (Basel). 2019 Dec 3;11(12):1926.

Larimer BM, Wehrenberg-Klee E, Dubois F, Mehta A, Kalomeris T, Flaherty K, Boland G, Mahmood U: Granzyme B PET Imaging as a Predictive Biomarker of Immunotherapy Response. Cancer Res. 2017 May 1; 77(9): 2318–2327

McCracken MN, Tavaré R, Witte ON, Wu AM: Advances in PET Detection of the Antitumor T Cell Response. Adv Immunol. 2016; 131():187-231

Trapani JA: Granzymes: a family of lymphocyte granule serine proteases. Genome Biol. 2001; 2(12): reviews3014.1–reviews3014.7.

Fridman WH, Pagès F, Sautès-Fridman C, Galon J: The immune contexture in human tumours: impact on clinical outcome. Nat Rev Cancer. 2012 Mar 15; 12(4):298-306.

Galon J, Mlecnik B, Bindea G, Angell HK, Berger A, Lagorce C, Lugli A, Zlobec I, et al. : Towards the introduction of the 'Immunoscore' in the classification of malignant tumours. J Pathol. 2014 Jan; 232(2):199-209.

Gentles AJ, Newman AM, Liu CL, Bratman SV, Feng W, Kim D, Nair VS, Xu Y, Khuong A, Hoang CD, Diehn M, West RB, Plevritis SK, Alizadeh AA: The prognostic landscape of genes and infiltrating immune cells across human cancers. Nat Med. 2015 Aug; 21(8):938-945

Gnjatic S, Bronte V, Brunet LR, Butler MO, Disis ML, Galon J, Hakansson LG, Hanks BA, Karanikas V, Khleif SN, Kirkwood JM, Miller LD, Schendel DJ, Tanneau I, Wigginton JM, Butterfield LH. Identifying baseline immune-related biomarkers to predict clinical outcome of immunotherapy. J Immunother Cancer. 2017 May 16;5:44

Győrffy B, Hatzis C, Sanft T, Hofstatter E, Aktas B, Pusztai L: Multigene prognostic tests in breast cancer: past, present, future. Breast Cancer Res. 2015 Jan 27; 17():11.

Imai D, Yoshizumi T, Okano S, Uchiyama H, Ikegami T, Harimoto N, Itoh S, Soejima Y, Aishima S, Oda Y, Maehara Y.: The prognostic impact of programmed cell death ligand 1 and human leukocyte antigen class I in pancreatic cancer. Cancer Med. 2017 Jul;6(7):1614-1626.

Perea F, Bernal M, Sánchez-Palencia A, Carretero J, Torres C, Bayarri C, Gómez-Morales M, Garrido F, Ruiz-Cabello F.: The absence of HLA class I expression in non-small cell lung cancer correlates with the tumor tissue structure and the pattern of T cell infiltration. Int J Cancer. 2017 Feb 15;140(4):888-899

3 암의 면역요법

지난 50년간 암연구의 결과로 암에 대한 다양한 치료 방법이 개발되었다. 현재 수술, 방사선치료와 항암화학요법은 단독 혹은 복합적으로 암의 일차적인 치료방법이고, 종양의 형태, 병기, 악성도 및 접근에 대한 종양의 특성과 환자의 증상과 건강상태 등에 따라서 환자 맞춤형의 치료를 시행한다. 대부분의 항암치료는 암조직과 정상조직 간의 증식력의 차이를 이용하여 빨리 분열하는 세포를 목표로 하였다. 이러한 치료방법은 암환자의 생존율에는 효과적이었으나 정상조직의 세포 중 일부는 빠른 증식을 보이기 때문에 독성이 심하였다. 악성전환은 복합적이어서 단순히 세포의 증식의 증가와 정상적인 조절의 장애 뿐 아니라 유전자 발현의 변화와 세포와 세포간질 상호작용의 변화를 유발한다. 이러한 변화는 분화의 소실, 주위조직에의 침윤, 고정의 소실, 혈관신생, 전이형성과 숙주의 면역계로부터의 회피를 유발한다. 최근 암의 표현형 중에서 이러한 비증식적인 면에 대한 표적치료를 시도함으로써 더욱 특이적이고 독성이 적은 치료방법을 개발하려는 희망을 갖게 되었다.

암의 치료를 위한 면역요법은 암세포가 정상세포와는 다른 항원을 갖고 있으며, 면역계가 이를 구별하고 인지할 수 있다는 이론에 기초를 두고 있으며, 인체의 면역계가 암세포를 인지할 수 없거나 공격할 수 없는 경우 그 기전을 규명하고 이를 해결하는 방안들을 마련하는 방법으로 발전하여 왔다. 그러나 면역계에 대한 지식의 발전으로 여러 가지 항암치료의 방법들이 시도되었으나 현재까지는 진행성 암에 대한 수술, 방사선요법, 항암화학요법과 표적치료의 보조적인 치료방법으로 생각되어져 왔다. 그러나 암은 발생에서부터 진행과 전이 그리고 치료 후 재발까지 인체 면역계의 영향 하에서 이루어지는 과정으로 생각할 때 면역계에 영향을 미치는 다양한 인자들이 암의 치료와 관리에 고려되어야 한다. 그리고 암의 예방과 치료에서 면역치료의 역할은 중요하기 때문에 암의 전체 진행 단계에서 고려되어야 하고 이를 이용한 치료가 향후 암치료의 주된 치료방법이 될 것이라 생각한다.

3-1 암의 면역요법(Cancer Immunotherapy)

3-1-1 면역요법의 목표

면역요법의 목표는 암세포를 파괴시킬 수 있는 항종양 면역을 유발하거나 증강하는 것이다. 즉 암 면역요법은 환자의 면역계로 하여금 암과 싸우게 하는 치료법

[그림3-1] 암 면역요법의 역사

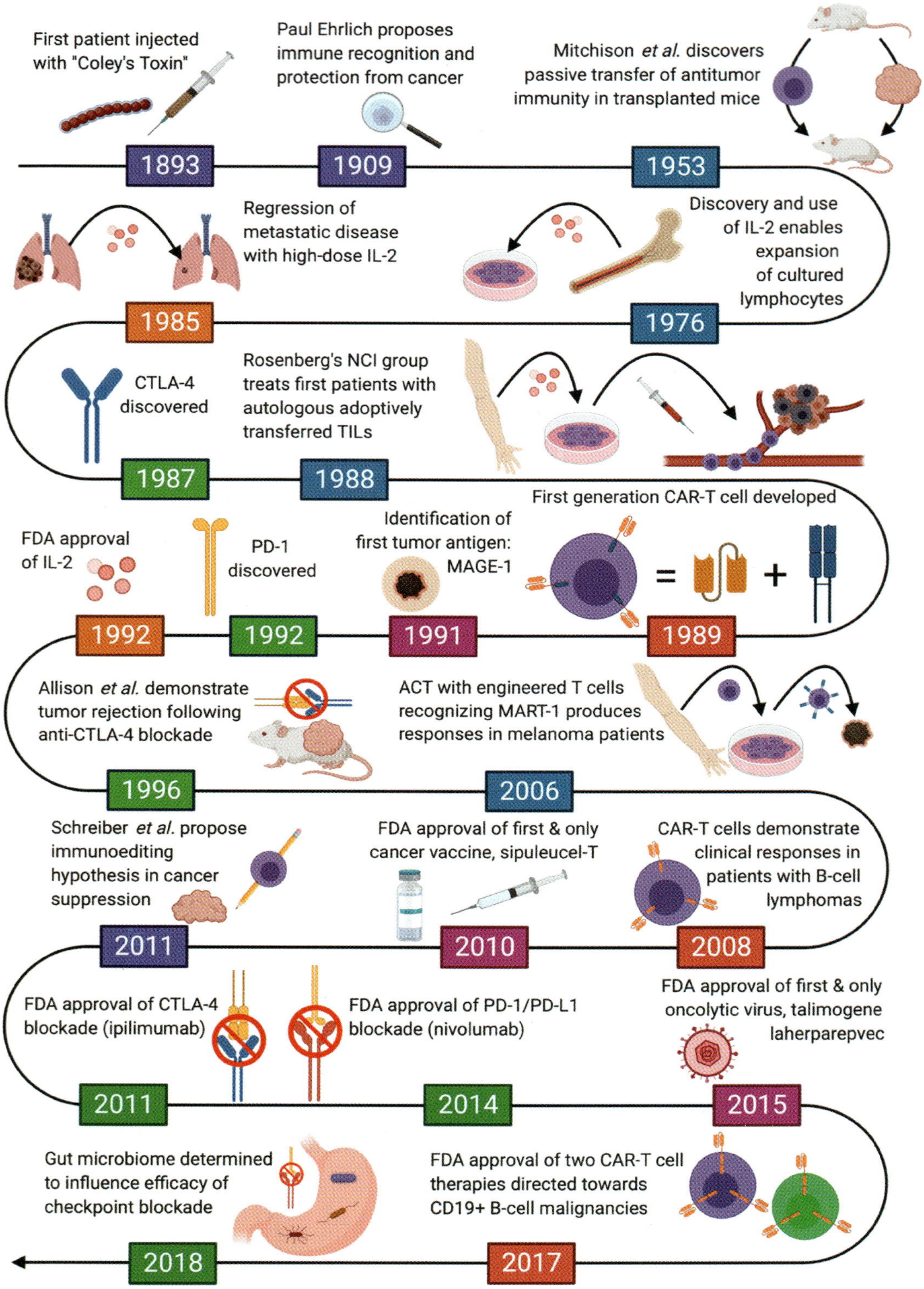

(Carlson RD, Flickinger JC Jr, Snook AE: Talkin' Toxins: From Coley's to Modern Cancer Immunotherapy. Toxins (Basel). 2020 Apr 9;12(4):241)

인데 더 효과적이고 영리하게 암세포를 공격하도록 자신의 면역계를 자극하거나 면역계에서 효능을 나타내는 단백질이나 세포를 만들어 주입해줌으로써 암 억제 효과를 유발하는 생리적인 치료방법이다.

3-1-2 암 면역요법의 역사

암에 대한 면역에 관한 역사를 보면 1863년 Virchow가 종양침습 면역세포를 보고하였고, 1891년 Coley에 의해서 세균산물인 종양괴사인자를 이용해서 최초로 암 치료를 시도하였으며, 1957년 Bumet와 Thomas에 의해 암 면역감시 가설이 제기되었고, 1976년 BCG를 이용한 방광암의 치료, 1983년 IL-2를 이용한 최초의 치료와 1985년 암 환자에서 양자적인 세포이식 치료를 시도하였고, 악성흑색종에서 IFNα치료가 시도 되었다. 1992년 악성흑색종환자에서 TNF를 이용한 독립된 사지혈액관류가 시행되었고 2009년에는 자궁경부암에 대한 예방을 위해 인유두종바이러스에 대한 예방접종이 시행되었다.

2010년 4월 미국 식약청에 의해 전립선암에서 수지상세포 백신인 프로벤지(Provenge)가 인증되었고, 2011년 악성흑색종에서 항CTLA4 면역관문억제제인 이필리아맙(여보이 Yervoy)가 전이성 악성흑색종의 치료에 인증되었다. 2014년 면역관문인 PD-1을 표적으로하는 니볼루맙(옵디보 Opdivo)과 펩브로리주맙(키투루다 Kytruda)이 피부암을 대상으로 FDA의 허가를 받았다. 옵디보는 2015년 폐암, 2016년 두경부암, 2017년 방광암, 간암, 2018년 소세포폐암에서 승인을 얻었다. 키투루다는 피부암을 시작으로 비소세포폐암, 두경부암 소화기계암 등으로 적응증을 넓히고 있다. 2016년에 PD-L1을 차단하는 아테졸리주맙(티센트릭 Tecentriq)이 비소세포폐암을 대상으로 인증을 받았으며 2019년 삼중음성 유방암 환자에서 승인을 받았다. 2017년 유전자엔지니어링을 이용한 CAR-T 면역세포치료제인 킴리아(Kymriah)가 급성림프구성 백혈병에 사용허가되고 다양한 혈액암에 적용대상을 넓히고 있다. 또 다른 PD-L1치료제인 더발루맙(임핀지; Imfinzi)이 방광암을 시작으로 폐암의 치료에 활용되고 있다(그림3-1, Carlson RD, 2020, Dobosz P, 2019).

면역요법은 면역자극에서 사이토카인 치료를 시행하였고, 그 후 다양한 면역세포를 이용한 입양세포요법, 면역관문억제제, 암백신 등으로 치료방법을 확대해 나가고 있다.

3-1-3 암의 예방과 면역

임상적으로 암을 처음 발견하게 되는 조기암은 암세포가 30번 정도 분열하여 생긴 약 1gm정도인데, 이러한 크기의 종양을 만드는데 세포수가 10억 개에 이른다. 일반적으로 암세포가 분열하여 부피가 두 배가 되는 시기는 20일에서 120일 정도 걸리는데, 임상적으로 진료하는 암은 80일에서 100일이 걸린다. 즉 암은 처음에 발생한 이후 많은 시간이 지나고 또한 암세포 중에는 또다른 변이가 발생하여 한 종류의 세포가 아닌 생물학적으로 그리고 대사작용과 면역학적으로 이질적인 세포군으로 이루어져 있다. 그래서 우리가 임상적으로 암을 발견하고 치료하는 것은 암의 이질적인 변이 군을 치료하는 것이고 치료하는 도중에서 변이가 일어나고 또한 이러한 치료는 또 다른 변이를 가진 암세포의 증식을 조장한다. 암세포는 분열할 때 마다 빠르게 성장하고, 강해지고, 똑똑해지며 더 위험해지는 법을 배운다. 변이를 일으키는 암세포를 마지막까지 추적하여 치료하는 것 보다는 암이 처음 발생하였을 때 그 세포를 치료하는 것이 치료가 용이하고 중요하다.

아즈라 라자 박사의 '퍼스트 셀(first cell)'이론은 '예방이 치료보다 더 낫다'라는 의료의 근본적인 생각에서 기초한 이론이다. 전통적인 치료나 표적지표 그리고 정밀의학적인 치료는 최근 10년간에 사망률이 25%감소했는데, 이는 대부분 암의 조기발견 때문이지 치료방법의 개발이나 개선에 의한 것은 아니다. 즉 암이 환자를 죽이는 것은 뒤늦은 치료 때문이다. 그리고 진행암에 대한 이러한 치료방법들은 생존기간을 늘려주는 소수의 환자에게는 이득을 주지만 이를 위한 신체적, 정신적 그리고 재정적인 희생이 너무 커서 자신 뿐 아니라 가족에게도 많은 고통을 준다.

3-1-4 암 면역요법의 방법(Methods of Cancer Immunotherapy)

여러 가지 진행암 환자에서 다양한 면역요법이 임상적으로 의미 있는 효과가 있음이 밝혀졌지만, 성공적인 반응율을 올리기 위해서는 더 정교한 면역요법과 치료 후의 결과를 알 수 있는 예측인자가 필요하다.

현재까지 알려진 면역요법의 방법은 4가지로 대별할 수 있다. 첫째, 사이토카인 즉 면역조절 물질 투여하는 방법, 둘째, 단일클론 항체를 이용한 면역관문억제, 셋째 세포치료, 넷째 치료백신과 종양분해 바이러스로 구분할 수 있다. 단일클론 항체가 현재까지 상용화된 암 면역요법의 많은 부분을 차지하고 있지만, 세포기반치료가 점차 증가하고 있으며, 이러한 환자 특이요법은 면역세포를 암 환자에서 추출하여 유전자조작이나 펩타이드와 부가적인 자극으로 조작함으로써 암세포를 인지하고 죽일 수 있게 되었다(그림3-2, Galluzzi L, 2014).

면역계는 여러 가지 방법을 통해서 표적 종양의 세포를 공격할 수 있는데, 면역세포를 통한 종양세포의 사멸은 선천면역과 획득면역계가 관여한다. 그 종류는 NK세포, 세포독성 T세포(MHC 의존성), B림프구에서 분비되

[그림3-2] 항암면역요법

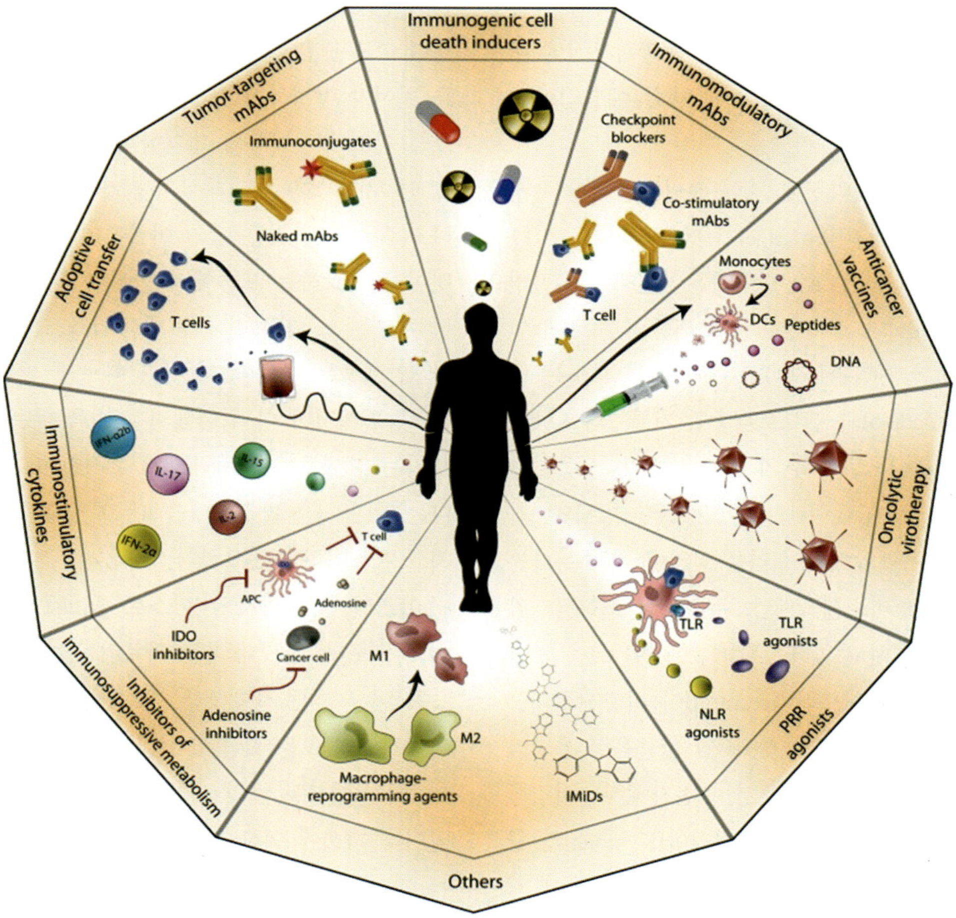

(Galluzzi L, Vacchelli E, Pedro JB, et al: Classification of current anticancer immunotherapies. Oncotarget. 2014 Dec;5(24): 12472–12508)

[그림3-3] 면역계를 통해서 표적종양세포을 공격하는 여러 가지 방법

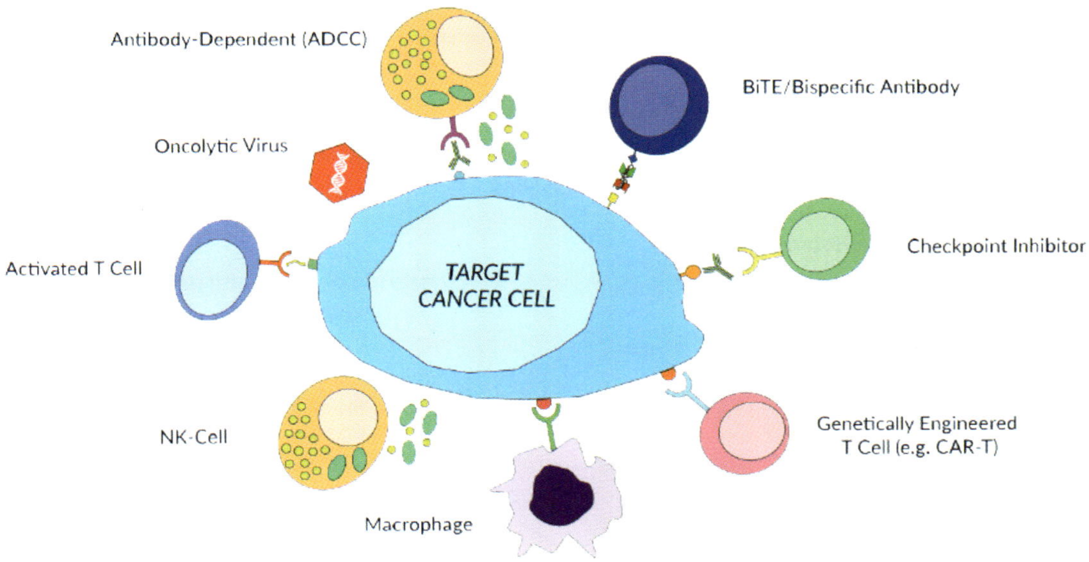

[표3-1] 암의 면역요법 방법

능동면역요법 (Active Immunotherapy)	비특이적	면역보조제(Immune adjuvants): BCG, C. parvum, levami sole
		Interferon, IL2
	특이적	종양항원백신을 통한 면역(tumor antigen vaccines)
		전세포백신
		종양항원기반: MAGEA3, MUC1
		종양용해 바이러스: T-VEC
수동면역요법 (Passive Immunotherapy)	항체	단일클론이나 다클론항체 단독이나 독성물질이나 방사선물질을 융합하여 사용
	세포	NK세포, NKT세포, CAR-NK세포
		T세포, 종양침윤림프구(TIL),
		림포카인활성화 살해세포(LAK)
		B세포
		CAR-T세포, VST(virus specific T cells)
면역관문억제제 (Check point inhibitor)	CTLA-4 억제제	이필리아맙(여보이 Yervoy)
	PD-1 억제제	니볼루맙(옵디보 Opdivo), 펩브로리주맙(키투루다 Kytruda)
	PD-L1 억제제	아테졸리주맙(티센트릭 Tecentriq), 더발루맙(임핀지; Imfinzi)
간접방법(Indirect)	차단인자의 제거	
	성장인자나 혈관신생인자의 억제	

[그림3-4] 암 면역회로와 항암면역요법

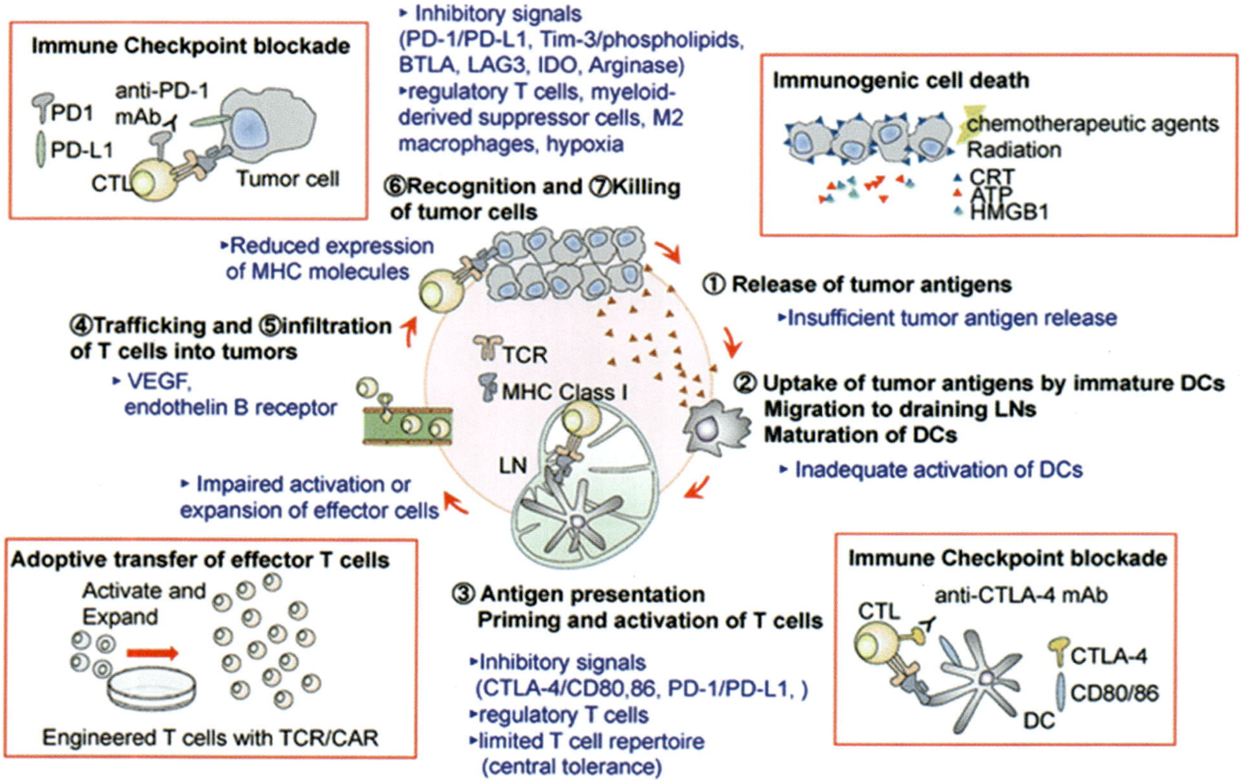

(Chen DS, Mellman I: Oncology meets immunology: the cancer-immunity cycle. Immunity. 2013, 25;39(1):1-10)

[그림3-5] 암 면역요법의 카테고리

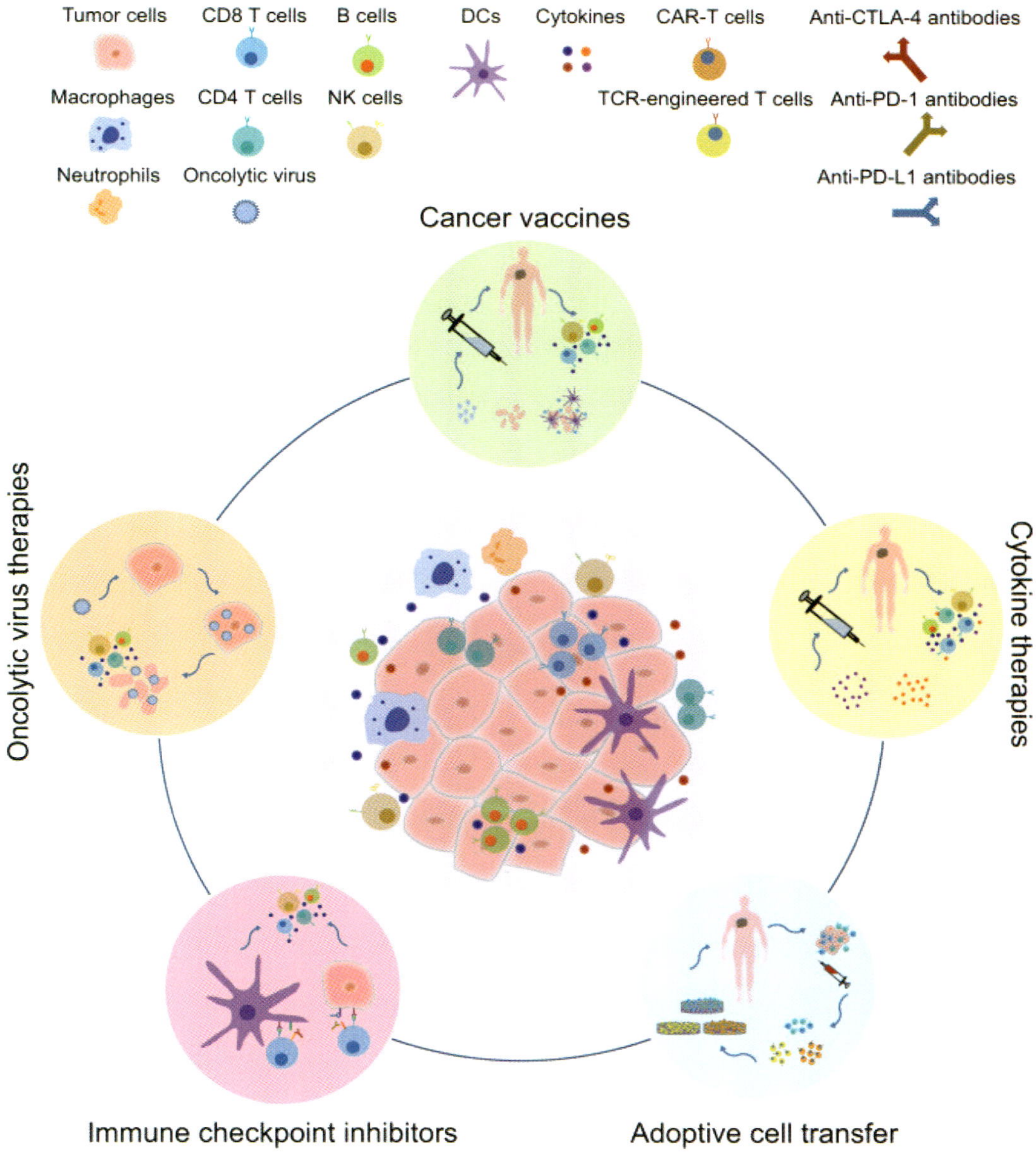

(Zhang Y, Schmidt-Wolf IGH: Ten-year update of the international registry on cytokine-induced killer cells in cancer immunotherapy. J Cell Physiol. 2020 Dec; 235(12):9291-9303)

는 항체, 재조합 항체(이중특이항체, 이중특이 결합 T세포(BiTEs)), 특이항원을 표적으로 한 유전적으로 재조합된 T세포(CAR-T, MHC 비의존성)와 대식세포 매개 세포탐식작용 등이 있다(그림3-3, 표3-1).

암의 미세환경(TME)에 침윤된 면역세포들은 종양의 발생과 암환자의 임상적인 예후에 많은 영향을 준다. 종양침윤 면역세포의 포괄적인 모습은 암에서의 면역회피의 기전을 알게 하여 새로운 치료전략의 개발에 기회를 제공한다. 하지만 암의 미세환경은 매우 이질적이고 역동적이어서 이를 정확히 알기가 힘들다(Zhang Y, 2020).

암의 치료에 응용되는 면역요법은 종양용해 바이러스 치료, 암백신, 사이토카인치료, 양자세포치료와 면역관문억제제로 구별할 수 있다(그림3-4, Chen DS, 2013, 그림3-5, Zhang Y, 2020).

3-1-4-1 능동적인 암 면역요법

면역요법의 방법으로는 능동면역요법, 수동 면역요법, 면역보강요법이 있는데 능동면역요법은 종양을 없애거나 종양의 성장을 억제할 수 있는 면역반응을 유발하는 물질로 환자를 치료하는 것이다.

능동면역요법으로 전형적인 면역조절물질은 전종양백신, 수지상세포백신, 종양항원펩타이드와 바이러스벡터, 신항원 등이 있다(Peng M, 2019). 그리고 최근에 진유전체(exome)와 RNA에 대한 차세대염기서열분석(NGS)과 유전정보학의 발달로 신항원을 알아내고 예측할 수 있게 됨으로써 KRAS, DNAJB1-PRKACA, IDH1R132H, AE37, K27M 등의 신항원에 대한 다양한 펩타이드 백신이 개발되었다.

가. 비특이적 능동면역요법 (Nonspecific Active Immunotherapy)

비특이적인 방법으로는 면역보조제를 사용하는 방법으로 BCG, Corynebacterium parvum, OK-432 등의 세균이나 그 추출물, 렌티난(lentinan), PSK와 같은 다당류, Poly IC, Poly Au 등과 같은 합성물과 레바미솔(levamisole), 베스타틴(Bestatin) 등의 화학적인 면역조절제를 사용하여 면역능을 증가시키는 비특이적인 방법을 사용하였는데, 이는 대식세포의 종양세포의 살해능을 증가시키고 자연살해(NK)세포와 다클론 림프구의 항종양반응의 효과를 활성화시킨다고 되어있다. 그러나 인체에서는 단독으로 투여한 경우 유효하다는 보고가 드물다.

다른 비특이적인 능동요법으로는 IL-2, interferon-α와 interferon-γ, 종양괴사인자 등의 재조합 사이토카인 등을 전신투여하는 방법이다. 이 방법은 세포독성 T세포를 증식시키고, NK세포가 림포카인 활성화 살해세포로 변화하는데 효과가 있어서 면역반응을 조절하는 효력이 높아서 비특이적 능동면역요법으로 이용되고 있다. 인터페론은 종양세포의 HLA class I발현을 촉진하여 종양세포의 증식을 억제하고, 대식세포, 수지상세포와 자연살해세포를 자극하여 항종양 효과를 나타낸다고 한다.

인터페론의 임상연구 결과는 백혈병, 카포시육종, 악성 림프종, 뇌종양, 악성흑색종, 신세포암 등에서 효과를 보고하고 있다. 대장암에서는 단독으로는 효과가 없고 IL-2와 IFN-α를 동시에 사용한 경우에 짧은 기간 동안의 부분적인 반응을 보고하고 있다.

IL-2는 세포살해성 림프구(CTL)의 유도 및 증식, 자연살해세포의 활성화, γ-IFN의 작용항진, 보조 T세포의 증식 등의 작용을 갖고 있다. IL-2를 대량 주입한 경우에 악성흑색종과 신세포암에서 20% 정도의 반응율을 보고하고 있다. 또한 IL-2를 이용하여 세포의 증식을 하여 이 세포를 환자의 체내에 이입시키는 입양 면역요법이 가능하게 되었다. 종양괴사인자(TNF)는 1975년 처음 보고 되었는데 대식세포에서 분비되고 대부분의 종양에서 종양의 억제 기능이 있다고 알려져 있다.

DNAX accessory molecule(DNAM-1)은 CD155와 CD112의 인지 후 넥틴(nectin)과 넥틴유사단백을 통해서 다양한 암종의 자연살세포(NK)를 통한 세포독성을 활성화하는 효과가 있다.

나. 특이적 능동면역요법(specific active immunotherapy)

특이적 능동면역요법은 항종양 백신을 의미하는 것으로 살아 있는 자가종양세포나 동종 종양세포를 배양한 후에 이를 이용한 방사선조사세포, 세포 용해물, 종양배양액으로부터 분리된 항체 등을 암백신으로 사용하였는데, 비활성화된 세포 혹은 세포 파편을 단독으로 사용하거나 또는 면역보조제인 BCG나 바이러스 등을 동시에 투여하는 방법들이 시도되었다.

특이적능동면역요법으로 자가종양백신을 사용하는 경우 각 개별적인 암환자의 항원을 가질 가능성이 높다는 장점이 있는 반면 이를 만들기 위해서는 많은 양의 종양조직이 필요하다는 단점이 있다. 그러나 억제인자가 국소 혹은 전신에 있거나, 종양항원이나 MHC 항원이 변조된 경우, 적절한 자극인자가 없는 경우에는 자가종양백신이 종양을 효과적으로 공격할 수 없다. 백신의 형태는 세포, 펩타이드나 단백, 바이러스나 DNA/RNA가 사용된다.

종양세포의 면역성을 향상시키는 방법으로는 사이토카인이나 케모카인을 표출하는 유전자를 도입하거나, 종양세포와 이종 MHC class II를 가진 세포를 융합하는 방법이 있다. 반면에 환자의 종양세포에서 유래한 HSP(heat shock protein: 열감작단백)을 이용하는 방법이 있는데, 그 이유는 열감작단백의 펩타이드는 수지상세포에 잘 포획되기 때문이다.

백신을 제조하는데 효율성을 높이는 방법으로는 종양을 바이러스에 감염시키거나, 합텐(hapten)을 종양의 표면항원에 결합시키고, 새로운 항원단백을 종양의 표면에 부착, 새로운 조직항원의 세포와 종양세포를 융합하거나, 생물학적 반응 조절제를 사용하여 면역기능을 항진시키는 방법이 있다. 이러한 방법을 통해서 항원특이 백신요법이 가능하게 되었다. 즉 특별한 항원은 CD8+ 세포독성T세포와 CD4+helper T세포에 공히 감지되는데 예를 들면 악성흑색종에서는 MART-1, gp100, MAGE1, tyrosinase, TRP-1, TRP-2, NY-ESO-1 등이 알려져 있다(Lizee S, et al, 2007). 대장암에서는 CEA단백으로 자극된 수지상세포를 이용하여 CEA특이 CTL을 만들어서 전이 암에 사용하고자 하는 시도가 되고 있다(Alter, 1997).

전립선 암에서는 PSA를 이용한 백신을 활용하고 있다. 거세에 반응하지 않는 전이된 전립선암에서 Sipuleucel-T를 사용하여 사용군에서 중앙생존기간이 25.8개월(HR:0.78, p=0.03)으로 의미 있는 결과를 보고하고 있다(Kantoff PW, 2010). 또한 암병기 IIIB와 IV인 악성흑색종 환자에서 T-VEC을 사용한 군에서 중앙생존값 23.3개월(HR:0.79)의 결과를 보고하고 있다(Kaufman HL, 2014).

전립선 암에서 항원특이 면역요법은 첫째 ProstVac VF 백신은 PSA와 같은 표적항원을 코드화한 DNA plasmid와 LFA3, CD80과 ICAM1 등의 3가지 자극분자로 이루어져 있다. 이 plasmid는 fowlpox 바이러스에 삽입되고 이 바이러스 백터는 환자의 상피세포에 감염되고, 세포가 죽게 되며 표적항원인 PSA를 갖는 세포잔해가 환자의 APC에 의해 감지되고 환자의 CD4+ 및 CD8+ T세포에 나타나게 된다. 전립선암에서 사용되는 Sipuleucel-T 면역요법은 수지상세포 백신과 유사한데 환자로부터 백혈구를 분리하여 사용한다. 여기에서 단핵구가 많은 세포들을 분리하여 특별한 결합단백을 포함한 GM-CSF와 함께 prostatic acid phosphatase(PAP)와 같은 표적항원에 36-44시간 접촉하게 하여 수지상세포를 성숙하게 하고, 배양 후 환자에게 정맥 주입을 하게 된다. 환자 안에서는 환자의 미성숙 단핵구가 APC로 성숙하게 되고 CD4+와 CD8+ T세포를 활성화시킨다. J591은 PSMA(-prostate-specific membrane antigen)에 특이화된 항체를 사용하는 방법으로 방사선 동위원소 177Lu가 표지된 J591을 사용하여 표적조직에 부착하게 되고 CDR과 TCR에 부착하여 방사선을 내게된다(Drake CG, 2010).

최근 인체 종양세포 항원의 분자구조가 알려지고 종양세포를 유전적으로 바꿀 수 있게 됨으로써 암백신의 개발에 새로운 가능성이 열리게 되었다. 여러 가지 종양항원에 대한 백신요법의 방법이 연구되고 있는데 종양세포기반 백신, 펩타이드기반 백신, 재조합 바이러스기반 백신, 핵산기반 백신, 수지상세포백신이 있다.

▷바이러스 연관 암의 면역요법

인유두종바이러스(HPV)는 두 가닥의 핵산바이러스로 180개의 종류가 있다. 인유두종바이러스는 피부와 편평상피점막의 다양한 양성 및 악성 증식을 유발한다. 인유두종바이러스는 사마귀와 같은 양성질환을 일으키는 저위험바이러스인 HPV6와 11이 있고, 고위험인 HPVs 16, 18, 31, 33, 35, 39, 45, 51, 52, 56과 58이 있어서 95%의 자궁경부암, 80%의 항문암, 질암의 60%, 외음부와 음경암의 40%에서의 원인균이 된다. 인체에서 발생하는 암의 5%가 인유두종바이러스에 의한다.

인유두종바이러스는 면역계에 의한 악성세포의 인지를 억제할 수 있어서 암발생이 된다. 새로운 HPV 단백발현 백신이 임상적으로 효과를 보이고, 전신적인 인유두종바이러스 특이 세포독성 T세포 반응을 보인다.

▷능동면역요법의 장벽

능동면역요법이 실패하는 것은 세포독성T림프구(CTL)가 암줄기세포(CSC)와 같은 종양세포를 인지할 수 없기 때문인데, 이는 TP52감소, HDAC(histone deacetylases)변이, 상피간질전환(EMT)신호에 의한 MHC의 소실 때문이다(Morrison BJ, 2018).

3-1-4-2 수동적인 면역요법

가. 항체를 이용하는 방법

최근 수동적인 면역요법에도 관심이 고조되어 감작된 세포나 항체를 종양 환자에 주입하여 직접 혹은 간접적으로 항암효과를 얻기 위한 방법이 시도되고 있다. 최근 분자생물학과 하이브리도마(hybridoma)기법의 발달로 여러 종류의 암세포에 대한 단일 클론 항체가 만들어져 치료에 이용하고 있는데 항체 단독으로는 보체 의존성이거나 항체 의존성 세포독성(antibody dependent cellular cytotoxicity)을 보인다. 독소루비신(doxorubicin) 등의 약제, 리신(ricin) 등의 독성물질이나 방사선 동위원소를 이러한 단일 클론 항체에 접합시켜 사용함으로써 항암효과를 증가시킨다. 그러나 단일 클론 항체가 비교적 선택적으로 종양세포에 모이고 독성이 적음에도 불구하고 종양의 파괴는 미미하다. 그 이유는 혈청 항원과 결합하여 종양에 이르는 양이 적고, 생쥐의 단일 클론 항체를 이용함으로써 발생한 인체 항생쥐 항체(human antimouse antibody)에 의해 주입된 항체가 비활성화되기 때문이다. 그래서 항체를 인체불변성부위(human constant region)로 만든 키메라 단일 클론 항체를 사용하고 있다.

나. 입양 면역요법(adoptive immunotherapy)

입양 면역요법은 종양에 대한 면역성을 갖는 세포를 환자에게 투여하는 방법으로 림프구나 대식세포 등이 활용되고 있다. 항원특이살해세포인 세포독성 T림프구나 항원 비특이적인 살해세포인 NK세포를 환자에 주입하는 방법인데, 살해세포를 종양침윤림프구 즉 종양으로부터 얻거나 말초혈액에서 얻게 된다.

▷세포치료의 발달

암에 대한 세포치료는 1980년대에 시작되었는데 LAK세포치료, T세포치료, NK세포치료, CIK세포치료 등이 있다(그림3-6, Wendel P, 2021).

1. **LAK 세포치료**: T세포 활성인자인 IL-2를 인체의 말초혈액의 림프구와 혼합하여 3-4일간 배양하면 비특이적으로 활성화가 되는 세포가 있는데 이를 림포카인 활성 살해세포(lymphokine activated killer cell: LAK)라 한다. 1980년대 초 Rosenberg가 처음 새로운 입양면역요법에 LAK세포를 이용하여 발표하였다(Grimm EA, 1982). 오늘날의 연구에서는 LAK세포에는 많은 수의 NK와 T세포를 포함하고 있다고 알려져 있다. 그 후의 보고에서는 IL-2 단독 치료와 IL-2 + LAK를 이용한 흑색종과 신세포암의 전향적인 연구에서 생존의 차이를 발견할 수 없었다(Law

[그림3-6] 입양세포의 생성과 치료의 방법

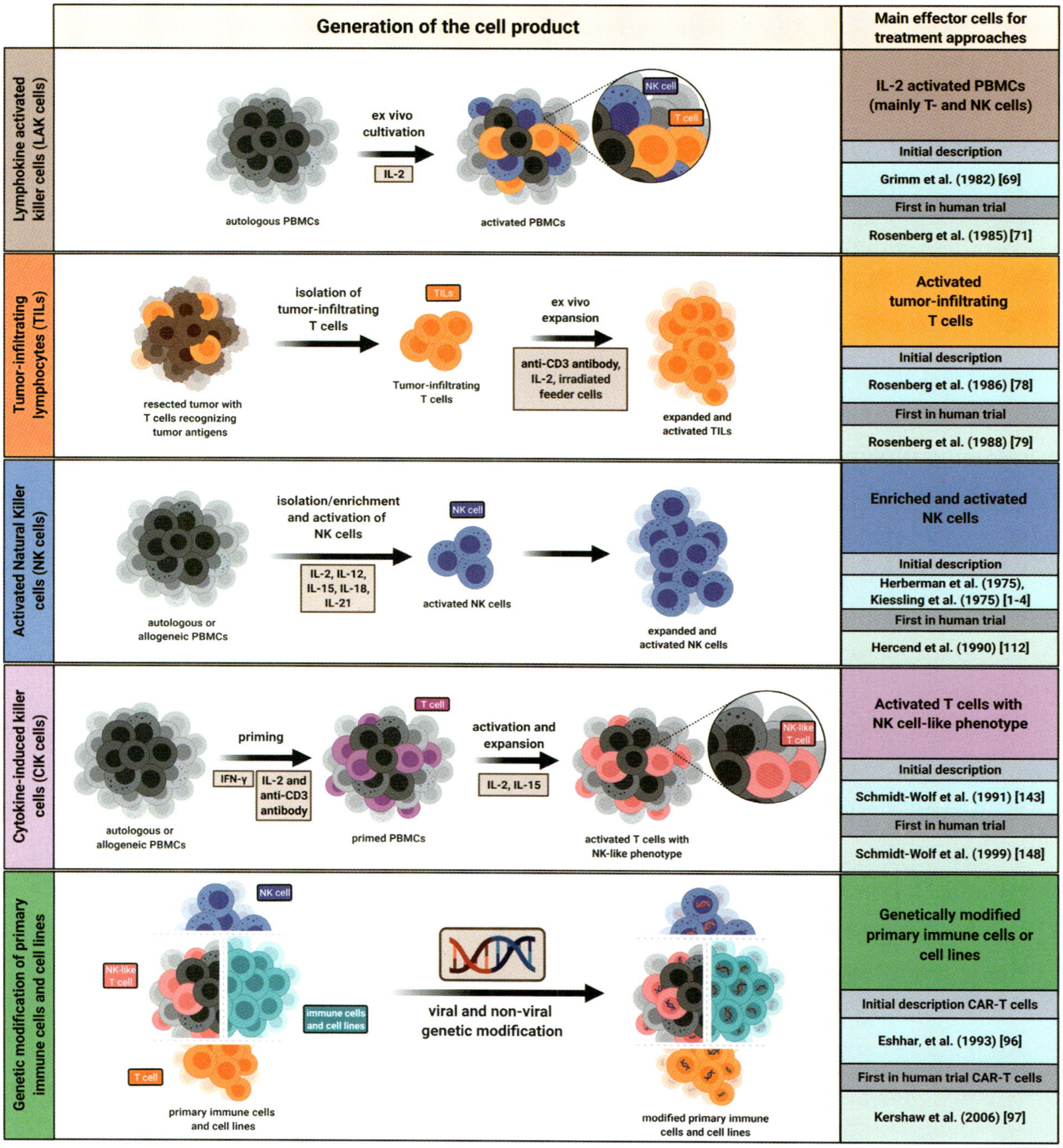

(Wendel P, Reindl LM, Bexte T, et al: Immune Cells for Battle: A Brief Journey through the Advancements of T and NK Cell Immunotherapy. Cancers (Basel) 2021 Mar; 13(6): 1481)

TM, 1995). 그 이유는 LAK세포의 낮은 세포독성으로 더 많은 세포가 필요하고, 또한 IL-2의 부작용이 심해서 더 이상 LAK세포 치료가 시행되지 않았다.

2. **TIL(종양침윤림프구)세포치료**: TIL은 성장하고 있는 종양에 침윤된 림프구인데 이를 IL-2의 존재 하에서 종양으로부터 분리 및 실험실에서 팽창 할 수 있었다. 실험결과 TIL은 수 개월간 암의 퇴행을 보였으나 IL-2의 부작용이 심하였다. TIL은 LAK에 비해서 미세전이의 억제율이 50−100배 강력하여 반응율은 30%가 약간 넘는다.

3. **CIK(사이토카인 유도 살해세포)세포치료**: CIK는 IL-2만을 사용하는 LAK와 달리 인터페론 감마(IFN-γ), 제조합 IL-2, CD3에 대한 단일클론항체와 IL-1α를 사용한다. 그 결과 CIK세포는 NK세포와 표현형이 비슷한 T세포를 유도한다. 그래서 다양한 종류의 암에서 높은 증식력을 갖춘 세포독성세포군을 만들어 낼 수 있다.

   임상적으로 진행위암환자에서 항암화학요법과 자가 CIK세포치료를 병행하였을 때 효과를 보였고(Jiang J, 2006), 그 외에 폐암과 진행성 고형암의 치료에 사용되었다. 그리고 IL-15를 배양 4일째 혹은 10일째에 사용함으로써 급성 골수성백혈병과 림프종세포주에서 더 향상된 세포독성을 보였다. 106개의 임상연구 중 9개의 연구에서 의미 있는 5년 생존율의 증가를 보였고, 27개의 연구에서 진행없는 생존의 중앙값, 그리고 전체생존율의 향상을 보였다(Zhang Y, 2020). 더욱이 이종 CIK세포는 T세포치료에 비해서 이식된 세포에 의한 인체의 면역질환(GvHD)의 위험을 감소시켰다.

▷면역세포치료의 임상연구 결과

입양NK와 T세포치료는 자가, 동종과 죽지 않는 세포를 이용한 세포치료 등으로 다양한 암에서 세계적으로 사용되고 있다.

▷입양세포치료(Adoptive Cellular Therapy)의 효과를 향상시키기 위한 전략

하나의 전략은 종양과 면역세포에 있는 억제수용체나 수용체리간드를 면역관문억제제와 같은 단일클론항체를 이용하여 차단하는 방법인데, NK와 T세포에 대한 면역관문억제제의 효과에 대해서는 아직 믿을 만한 결과를 보여주지 못하고 있다(Franks SE, 2020).

다른 방법으로는 입양면역세포치료와 병행해서 NK나 T세포 활성화 사이토카인을 병합해서 면역세포의 활성화, 세포독성과 세포 수의 팽창을 유도하는 방법이다. NK세포 기반 치료에 IL-2, IL-12, IL-15, IL-18, IL-21을 사용하면 NK세포의 증식과 세포독성을 증가시킬 수 있다.

세 번째 전략은 입양된 NK나 T세포의 효과를 증가시키는 방법으로 항암화학요법이나 방사선치료 등의 표준치료를 통해서 종양세포가 면역세포의 세포독성에 더 예민하게 만드는 방법이다. 이러한 방법은 항암화학요법, 내분비 차단요법, 아치사선량의 방사선요법, 다양한 세포독성 소분자 물질을 같이 사용할 수 있다.

고형암에서 입양세포 치료에서는 정맥으로 주입한 NK, T세포 등의 면역세포가 대체 암이 있는 부위로 이동하는가? 어느 정도 이동하는가? 얼마 동안 효력을 발휘하는가? 그리고 이러한 면역세포의 분포 양상은 어떻게 되는가? 라는 의문에 대한 조사 및 연구가 필요하고 이러한 난관들을 극복할 수 있는 전략들이 필요하다.

동물실험에서 형광물질을 내는 NK세포를 만들어서 쥐에 주입하고 시간 간격으로 형광영상을 얻으면 면역세포가 쥐의 장기에 분포하고 시간에 따른 이동을 볼 수 있다. 유방암의 폐 전이가 많이 진행된 경우 형광면역세포가 폐에 오랜 동안 머물고 원발암까지 오지 않는 반면 전이가 덜 진행된 경우 면역세포는 폐에 잠시 머물다가 처음 암이 발생한 원발암 부위로 모여든다. 그러나 원발암 부위의 면역세포도 고형암의 가장자리에 모여 있는 수준이다(Yoon MS, 2018). 결국 방사선요법이나 보조적인 치료로 주입된 면역세포가 면역의 억제작용 없이 고형종양의 미세환경(TME)에 도달하고 역할을 할 수 있는 전략이 필요하다.

▷B세포 치료

B세포는 암의 발생과 함께 암의 치료에도 관련이 있다. B세포에 대한 연구는 B세포의 치료의 반응을 예측하거나 면역관련부작용을 예측하는데 도움을 주고, B세포는 암치료의 효과에 직접적인 영향을 줄 수 있다.

– **암치료의 저항성과 반응**: 면역이 억제되어 있는 암에서의 항암화학요법은 면역반응을 유발한다. 항암화학요법제인 옥살리플라틴(oxaliplatin)의 치료에 저항성을 보인 전이된 전립선암 환자의 종양에서 IgA, IL-10, PD-L1이 발현되는 면역억제 B세포가 침윤하게 된다(Shalapour S, 2015). 편평상피암에서 백금과 탁솔기반 치료에 저항성을 보인 경우에 CD20양성B세포의 침윤이 보이고, 항CD20항체를 사용하면 이러한 저항성이 없어진다(Affara NI, 2014). 종양의 미세환경에서 손상된 암세포에서 유리된 항암요법유발 ATP가 B세포에서 유래한 세포외소포(EVs)에 의해

[그림3-7] B세포와 암치료의 관계

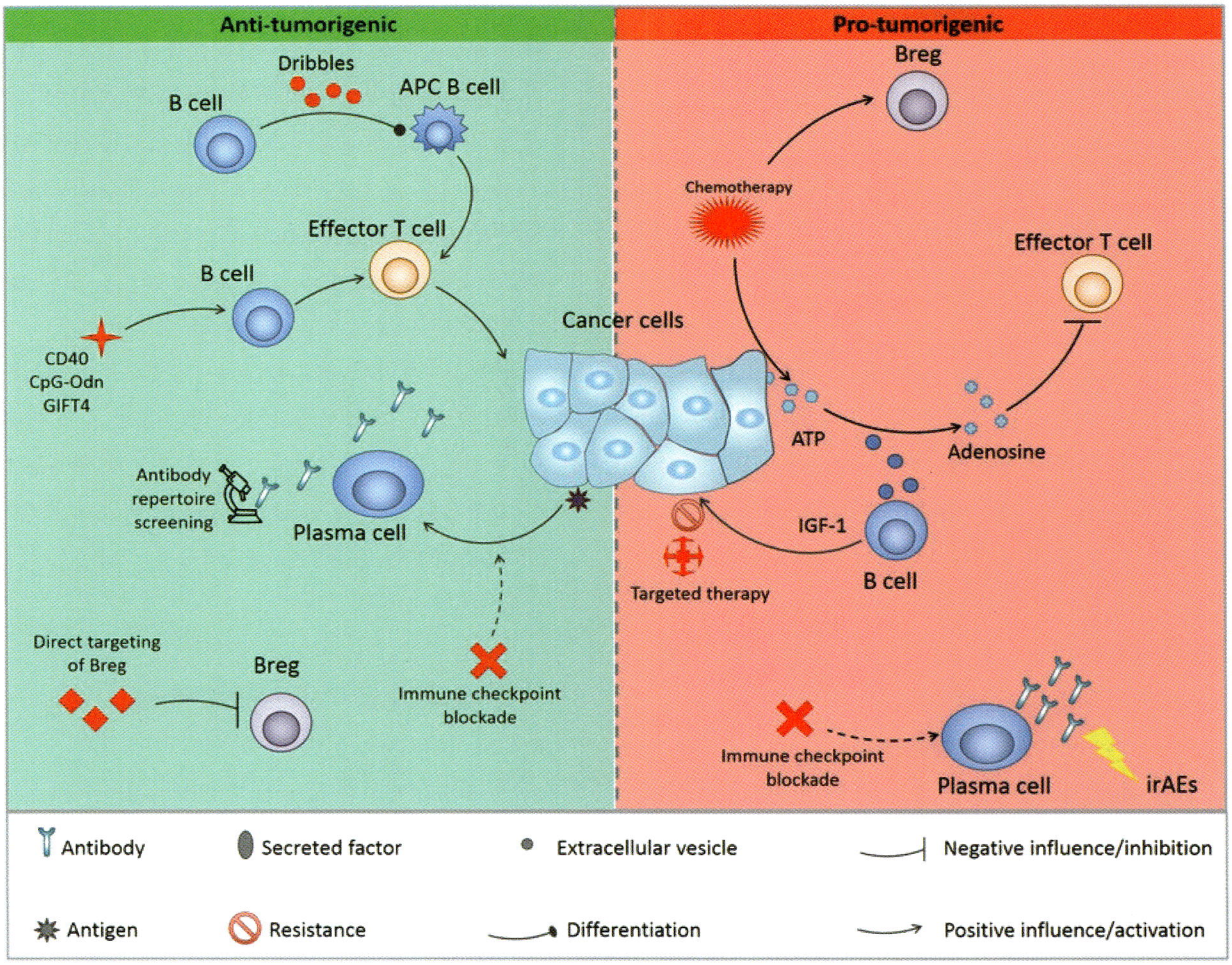

(Largeot A1, Pagano G2, Gonder S3, Moussay E4, Paggetti J5: The B-side of Cancer Immunity: The Underrated Tune.Cells. 2019 May 13;8(5). pii: E449.)

아데노신(adenosine)으로 분해됨을 보고하였다. 아데노신(adenosine)의 상승은 세포독성림프구(CTL)의 활성을 억제한다. 그래서 이러한 CD19+EVs는 불량한 예후와 관련이 있고 이는 항암화학요법제에 대한 저항성과 관련이 있다(Zhang F, 2019).

다양한 면역요법에서 종양항원에 대한 항체가 혈청 내에 존재할 때 항CTLA-4면역요법에 효과가 높았다. B세포의 활성화는 면역요법의 효용성을 높이는데 기여한다. 하지만 다양한 면역관문이 T세포 뿐 아니라 B세포에도 존재한다(그림3-7, Largeot AI, 2019).

면역치료의 부작용(irAEs)을 예측하는 데에도 특정 B세포(CD21lo B)의 발현이 중요한 관련이 있고 종양의 자가항체 레파토리가 부작용과 관련이 있다.

- **B세포 활성화를 통한 암치료:** B세포기반 암백신은 종양에 대한 CTL의 활성화를 위해서 B세포를 자극하는 방법이다. CD40로 활성화된 B세포는 원시 혹은 기억 T세포를 활성화시키는데, 이는 면역억제 종양미세환경에 의한 영향을 받지 않는다(Gonzalez NK, 2015). Cytosine guanine dinucleotide-oligodeoxynucleotides(CpG-ODN)는 Toll-like receptor 9(TLR9) 리간드인데 B세포를 활성화시키며, 전이를 퇴행시키고 면역억제환경을 약화시킨다(Sorrentino R, 2011). "fusiokine" GIFT4는 B세포의 Janus kinase(JAK)/STAT 경로를 활성화시켜서 B세포의 증식을 유도하고, B세포가 활성화된 보조 B세포로 분화하도록 하고, CD19, CD25, CD27, CD40, CD69, MHC class I & II, CD80, CD83 및 CD86의 발현을 증가시킨다. 이 활성화된 B세포는 항원제시세포(APC)로서의 역할을 하게 되고 T세포를 활성화시켜서 세포독성림프구(CTL)가 되도록 한다.

  B세포에서 생산되는 항체가 종양항원을 표적으로 작용하여 치료효과가 있는데, B세포와 연관이 있는 림프종이나 백혈병에 항CD20, 유방암에 항HER2와 면역관문억제제로 항CTLA4, 항PD-1/PDL-1, 항LAG 항체 등이 사용되고 있다. 실제적으로 B세포에서 생산되는 항체는 치료에 사용되기는 너무 약해서 종양침윤 B세포의 항체목록을 만들거나 차세대염기서열분석(NGS)을 통해서 활용 가능한 항체의 종류를 늘려서 임상적으로 사용할 수 있다(Zhang W, 2017).

  B세포 고갈이나 억제를 통한 암치료: B세포 중 일부는 종양친화적인 활동을 하는데 이러한 B세포를 고갈시키거나 억제하는 방법이 사용되고 있다. 자가면역질환과 B세포림프종의 치료를 목적으로 개발된 항CD20항체는 종양내의 B세포를 고갈시켜서 진행된 대장암, 흑색종, 피부의 T세포림프종에서 좋은 효과가 있으나, 오히려 해로운 결과나 효과가 없다고 보고되기도 한다. 이러한 결과는 CD20의 발현과 관계되어 있어서 이의 발현이 낮으면 치료에 효과가 없게 되고, Breg와 면역억제 환경으로 가게 된다(Bodogai M, 2013). Bruton's tyrosine kinase(BTK)억제제인 이브루티닙(ibrutinib)의 치료효과도 IgMloCD23+CD5- 여포상 B세포 및 IgMlo CD23- 기억 B세포의 고갈이나 감소에 기인한다고 생각된다.

  선택적으로 Breg을 억제하는 방법으로 남아있는 B세포가 CTL을 활성화시키는 방법이다. 이러한 치료 방법은 IL-10에 대한 차단 항체를 이용하는 방법이 활용되고 있다. total glucosides of paeony(TGP), Lipoxin A4(LXA4) 등 Breg을 억제하는 약물들은 앞으로 연구대상이다.

3-1-4-3 표적물질을 이용한 복합면역요법

• Glypican-3(GPC3)

Glypican-3(GPC3)는 heparan sulfate proteoglycan으로 세포막에 glycosyl phosphatidyl inositol에 의해 붙어 있다. 이 단백은 태아기에 간, 폐, 신장, 태반에서 발현되나, 태어난 후에는 핵산의 메칠레이션에 의한 후생적인 소실에 의해서 발현되지 않고 특히 성인에서는 발현되지

[그림3-8] GPC3를 표적으로한 암의 면역요법

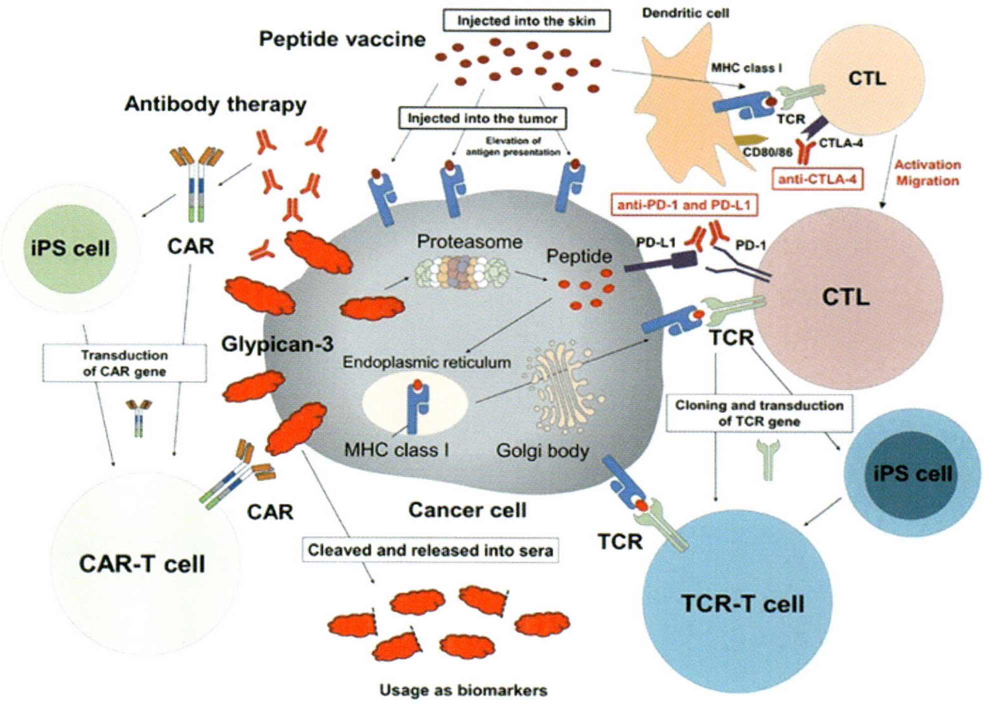

(Shimizu Y, Suzuki T, Yoshikawa T, et al:Next-Generation Cancer Immunotherapy Targeting Glypican-3. Front Oncol. 2019; 9: 248.)

않는다. GPC3는 Wnt, FGF와 IGF와 같은 성장인자에 결합하여 세포의 증식신호를 조절한다.

GPC3는 간세포암, 난소암, 악성흑색종, 폐의 편평상피세포암, 간모세포종(hepatoblastoma), 윌름스(Wilms)씨 종양, 난황종양과 몇 몇 소아암에서 발현되어서 발암과정에 관여하다고 생각된다.

그래서 GPC3는 공유항원으로서의 역할을 할 수 있고 이를 암백신으로 활용하여 자가면역 없이 세포독성림프구(CTL)를 유도하고, 이러한 CTL세포에서 얻은 T세포수용체(TCR)를 활용한 유전자요법으로 CAR-T세포를 만들어서 활용할 수 있다(그림3-8, Shimizu Y, 2019). 그리고 혈청 내에 GPC3를 이용하여 간암의 생물학적인 표지자로 활용하거나 면역요법의 효과를 측정하는 방법으로 사용할 수 있다.

임상시험결과 GPC3를 이용한 암백신으로 GPC3양성 간세포암의 재발이 줄어들었고, 간암환자 20명중 14명에서 CD4+ T세포의 반응이 보였고, 이러한 Th세포는 전체생존 기간의 연장효과가 있었다(Shimizu Y, 2019).

3-1-5 암의 면역치료에 대한 내성과 이의 극복방법

암세포의 면역작용에 대한 회피 방법은 내적이거나 외적인 여러 가지 인자들이 유전자, 효소와 세포 측면에서 관여하고 있다. 이러한 인자들은 종양의 미세환경에서의 효과 T세포의 존재 여부에 영향을 미치는데, 이는 항원의 발현이 안 되거나, 항원제시세포의 결핍과 T세포의 이동이나 침윤이 불량한 경우이다. 이러한 면역내성의 기전은 내적인자인 종양세포 자체에 관련이 있거나, 외적인자인 면역세포와 미세환경과 관계가 있다.

암세포의 변화에 의한 내적인 인자로는 1) MHC-1의 감소와 같이 항원 발현의 변화로 인해 면역인지의 과정이 변하거나, 2) mitogen-activated protein kinase(APK)와 INFγ에 영향을 미쳐서 세포신호의 변화가 일어난 경우,

[표3-2] 면역요법에 대한 저항의 기전 및 이의 극복방법

유형	저항의 기전	극복방법
면역억제세포	TAMs	면역관문억제제(ICI)+ CSF1R 차단
	Tregs	Anti-PD-1 + Anti-CD25
	MDSCs	Anti-CXCR2
	원시림프구 및 종양미세환경	IL-15, anti-IL-12, anti-IL13, anti-IL-23
항원발현 결핍	Beta2-Microglobulin(β2M)	ACT(NK세포) 치료
	TAP	미상
	PRR	PRR 작용제
	기타	방사선치료, 항암화학요법(anthracycline)
항원단백 소실		ACT(CD8+T), 백신접종(vaccination), histone deacetylase억제제, DNA methyl-transferase억제제(DNMTi)
유전적인 T세포 배제 및 T세포에 불감	MAPK Oncogenic Signaling	MAPK 억제제
	PTEN	Anti-PD-1 + Anti-PI3K
	WNT/β -카테닌 신호경로	Anti-PD-1 + BBI608
	VEGF	Anti-VEGF + ACT, Anti-VEGF + Anti-CTLA-4
	TGF-β	Anti-PD-L1 + Anti- TGF- β(Fresolimumab, 264RAD)
	IDO	Anti-CTLA-4 + 1MT, IDO inhibitor + ICI, 펩타이드백신 + Anti-CTLA-4
	IFNγ수용체 경로	Anti-PD-1 + cell-based vaccine
	Ezh2	Anti-CTLA-4 + GSK503
면역억제 신호수용체에 의한 T세포 기능장애	LAG-3	LAG Ig + peptide vaccine, Anti-LAG3 + Anti-PD-1
	TIM-3	Anti-TIM-3 + Anti-PD-1
	VISTA	Anti-VISTA + peptide cancer vaccine
	TIGIT	Anti-TIGIT + Anti-PD-1
	BTLA-4	Anti-BTLA + Anti-PD-1
면역자극관문의 결핍	ICOS	ICOS 자극제 + 면역관문억제제
	OX40	OX40 자극제 + 면역관문억제제
	GITR	GITR 자극제 + 면역관문억제제

TAP: Transporters Associated with Antigen Processing, PRR: Pattern Recognition Receptors, PTEN: Tumor Suppressor Phosphate and Tensin Homolog, VEGF: Vascular Endothelial Growth Factor, TGF-β: Transforming Growth Factor- β, Ezh2: Enhancer of zester homolog-2, LAG-3: Lymphocyte Activation Gene-3, TIM-3: T-cell Immunoglobulin Mucin-3, VISTA: V-domain Ig Suppressor of T-cell Activation, TIGIT: T-cell Immunoreceptor with Ig and ITIM domains, BRLA-4: B and T Lymphocyte Attenuator-4, GITR: Glucocorticoid-Induced TNF Receptor

(Haibe Y, 2020)

3) PTEN, JAK2, EZH2와 PI3K/AKT변이의 발현에 의해서 T세포가 고갈되는 유전적인 발현의 변화, 4) 핵산의 손상반응의 변화에 관련된 과정, 5) LAG-3, TIM-3, BTLA, TIGIT, VISTA 등과 같은 T세포의 활성화를 멈추는 2차적인 저항을 만드는 여러 가지 관문의 발현의 변화에 의한다(표3-2, Haibe Y, 2020).

외적인 인자로는 T세포의 활성화의 변화에 의하는데 조절T세포(Treg), 골수유래억제세포(MDSC), 종양연관대식세포(TAMs)와 종양침윤림프구(TILs)와 같은 세포와 사이토카인 양상과 세포독성에 영향을 주는 여러 가지 경로가 관여한다. 그래서 종양의 미세환경을 좋게 만들고 활성화된 T세포가 더 잘 침윤되도록 하는 다양한 방법을 복합적으로 사용하여 이러한 저항을 극복하고 T세포의 항종양효과를 증진시키는 전략들이 개발되고 있다.

1. 종양항원과 항원의 발현이 없어서 T세포 침윤이 안 되는 경우

1) 항원단백의 소실

종양항원은 3가지 형이 있는데 종양에만 존재하는 바이러스에서 유래하거나 변이관련 신항원인 종양특이항원(TSA), 암의 증식계통의 유전자 변이에 의하는 항원과 Her-2단백과 같이 정상조직에서도 약하게 발현되나 종양세포에서 과발현 되어 있는 종양연관항원(TAA)이 있다.

고형종양은 종양변이부하와 신항원 발현이 서로 이질적이므로 면역관문억제제와 같은 면역요법에 대한 반응이 다르다. 비소세포폐암과 악성흑색종은 종양변이부하가 높고 신항원 발현이 증가되어 있어서 반응이 좋고, 종양변이부하가 낮은 췌장암과 전립선암은 면역관문억제제의 치료에 내성을 보인다(Schumacher TN, 2015). 그리고 면역편집(immune editing)의 과정을 통해서 면역내성을 획득할 수 있는데, 이러한 과정에서 면역원성이 낮은 아형이 선택될 수 있고, 종양 내에 이질성이 증가하여 신항원의 발현이 적은 클론이 선택될 수 있다(Fares CM, 2019).

면역원성이 낮아서 T세포의 침윤이 부족한 경우에는 체외에서 육종의 NY-ESO-1이나 악성흑색종에서 MART-1과 같은 종양항원에 특이한 다량의 CD8+T세포를 만들어서 입양세포치료(ACT)를 통해서 주는 방법이 있다. 다른 방법은 백신접종을 통해서 변이된 신항원을 만들어서, 수지상세포를 자극하여 종양항원에 대한 활성화된 T세포를 만드는 방법이 있다. 항PD-L1치료에 입양세포치료나 종양백신을 복합해서 사용하면 신항원의 발현이 안되는 경우에 이를 극복할 수 있다.

항원성이 없는 경우에 다른 접근은 유전자외적인 약물로 histone deacetylase억제제와 DNA methyl-transferase 억제제(DNMTi)를 사용하면 종양 항원의 발현을 증가시키고 체내의 retrovirus를 유도하여 항원부하가 적은 종양에서 치료 효과를 낼 수 있다(Srivastava P, 2014).

2) 항원발현의 소실

MHC-1분자의 구성요소인 β2m단백이 변이나 다른 요인으로 소실되면, MHC-1분자에서 종양항원의 발현이 안되어서 종양세포가 세포독성 CD8+T세포로 부터의 공격을 피하게 된다. 이를 극복하는 방법은 MHC-1음성세포를 표적으로 하는 NK세포를 활용하면 된다. 즉 입양NK세포 치료를 한다(Porgador A, 1997).

종양연관항원으로부터 만들어진 펩타이드는 Transporters Associated with Antigen Processing(TAP)에 의해서 세포질망상구조(endoplasmic reticulum; ER)로 들어가서 HLA-1분자와 같이 포장되어 세포 표면에 나오게 되는데, TAP의 결핍은 HLA-1항원의 발현이 되지 않게 되며, 이를 극복하는 방법은 아직 알려져 있지 않다.

면역반응을 시작하기 위해서는 수지상세포와 B세포와 같은 항원제시세포(APC)에서 PRR이라는 표면수용체를 발현하여야 하는데, 이는 PAMPs, DAMPs를 인지하고 상호작용하는데 관여하는 5족으로 구성되어 있다. PRR이 활성화되면 사이토카인 생산과 수지상세포와 대식세포로 된 자연면역의 교차프라이밍과 동시자극을 촉진하는 자극분자가 올라가게 된다. DAMPs가 없으면 수지상세포의 성숙의 감소로 CD4+T세포가 부족하게 되고 면역억제 인자들의 생산이 증가하게 된다. PRR작용제는 탐식작용의 활성화와 항원제시세포에 의한 항원발현을 활성화시켜서 항PDL1과 항CTLA-4 치료에 대한 저항성을 극복하는 방법이 된다(Shekarian T, 2017).

방사선치료는 신항원의 형성을 증가시키고, PDL-1의 발현을 증가시켜서, 면역관문억제제와의 병합요법이 시너지 효과가 있다. 특정 항암화학요법도 면역원성 세포사와 면역계를 회피하는 종양의 기전을 방해하여 항종양면역의 증가를 가져온다. 항암제는 세포사로 인해 종양항원을 배출하여 종양의 미세환경(TME)에서의 면역작용이 유리하게 되고, anthracycline은 PRR toll-like receptor의 발현을 활성화시키고, 더욱이 항암제는 그란자임과 퍼포린이 관련된 경로를 사용하여 종양세포가 T세포에 더 예민하게 만든다. 항암치료는 MHC-1의 발현을 촉진하고 T세포의 활성도를 증가시킨다(Wang YJ, 2018).

2. 유전적인 T세포 배제와 T세포에 대한 불감상태

종양의 미세환경(TME)에서의 T세포의 침윤은 면역반응에 중요한데, T세포를 종양의 미세환경에서 배제하는 것은 MAPK경로, WNT/B-catenin경로와 PTEN발현의 상실이 중요한 역할을 한다.

1) **MAPK경로:** MAPK경로가 활성화 되면, VEGF, IL-8과 같은 억제 사이토카인 등의 면역 억제물질을 생산하여 T세포의 동원과 기능을 억제하게 된다. MAPK억제제는 PD-L1을 증가, T세포 침윤, MHC-1발현을 증가시키고 종양세포의 세포독성을 증가시킨다(Loi S, 2016). MAPK경로의 표적인 BRAF와 MEK억제제와 항PD-1/PD-L1제와 같이 사용할 때 항종양면역이 올라가고, T세포의 세포고갈과 고사를 감소시킨다.

2) **PTEN**은 종양의 증식과 생존을 촉진하는 phosphatidyl-inositol 3-kinase(PI3K)경로의 활성을 저하시키는 종양 억제작용이 있다. PTEN이 없으면 CD8+T세포의 침윤이 감소하고 VEGF와 PI3K가 증가하여 종양신생이 일어나고, PD-L1유전자의 발현이 증가하며 면역내성이 생긴다. T세포가 없는 '찬종양(cold tumor)'에서 PTEN변이의 빈도가 높다(Sharma P, 2017).

3) **WNT/Beta-Catenin신호경로**는 암 발생을 촉진하고 종양세포의 침윤과 전이력을 증가시킨다. WNT/Beta-Catenin경로의 활성화는 CCL4의 발현을 감소시켜 CD103+수지상세포의 침윤을 감소시키고 T세포 활성을 감소시킨다.

4) **혈관내피세포성장인자(VEGF):** VEGF는 종양세포에서 분비되어 암 환자에서 그 농도가 비정상적으로 높아서 혈관신생과 암의 성장을 촉진한다. 또한 VEGF는 수지상세포를 억제하고 CD8+T세포의 활성과 동원을 억제하고, 활성화된 T세포에서의 PD-1, TIM-3와 CTLA-4등의 관문의 발현을 자극하여 면역관문억제제에 대한 내성을 유도한다(Ohm JE, 2001). 또한 VEGF는 종양의 혈관내피세포에서 조절T세포(Treg)에 직접적인 영향은 없으나, 효과 T세포를 죽이는 Fas리간드의 발현과 관련이 있다(Motz GT, 2014).

전이성 악성흑색종 환자에서 항VEGF치료를 이피리무맙(ipilimumab)과 다른 면역치료와 같이 복합요법으로 시행한 경우 시너지 효과를 보이고, 암의 치료율과 중앙생존기간의 향상을 보인다(Hodi FS, 2014).

5) **TGF-β:** 종양의 미세환경(TME)에서 암연관섬유아세포(CAF)는 면역관문억제제의 내성과 관련이 있는 TGF-β의 주된 생산 세포이다. 암 면역에서 TGF-β는 세포독성 T세포를 Treg로의 분화를 촉진함으로써 T세포를 억제하고, 종양의 미세환경에서의 T세포의

침윤을 억제한다.

264RAD는 TGFβ의 활성화를 억제하는 αvβ6 인테그린(integrin)을 표적으로 하는 단일클론 항체인데, 이는 인두암과 전이성 폐암의 감소를 보였고(Eberlein C, 2013), 항TGFβ 단일클론항체인 GC1008(Fresolimumab)은 악성흑색종과 신세포암 환자에서 사용해서 인체에 안전함을 보였고, 현재 항TGFβ 수용체를 표적으로 한 LY3022859가 연구 중이다.

6) **Indoleamine 2,3-Dioxygenase(IDO):** IDO가 결핍 시에는 T세포의 세포주기를 정지시키는 트립토판(tryptophan)의 분해를 촉진하고, IDO는 Treg를 활성화시키거나 효과T세포를 억제하여 면역반응을 억제한다. IDO는 원래 종양세포에서 생산되나, 종양세포나 항원제시세포(APC)에서 IDO의 생산을 IFN-γ가 자극할 수도 있다.

1-methyl-tryptophan(1MT)은 IDO를 억제하고 T세포에 유래하는 면역을 유도한다. IDO가 발현된 종양에서 1MT를 항CTLA-4와 같이 사용한 환자에서 생존기간의 증가를 보인다(Holmgaard RB, 2013). IDO의 억제제로 그 외에 indoximod, IDO를 표적으로한 펩타이드 백신의 혼합요법이 연구되고 있다.

7) **인터페론-감마(IFN-γ) 수용체 경로:** IFN-γ는 종양항원과 상호작용 후 활성화된 T세포에서 분비되는데, Janus kinase(JAK1, JAK2)를 활성화시켜서 항종양효과를 유도한다. 만일 JAK1/2의 기능상실을 초래하는 변이가 생긴 경우 IFN-γ의 신호에 반응이 없게 되고 STAT1인산화가 감소한다. 이는 PD-L1과 MHC-1발현이 감소하게 되어 일차적인 내성과 획득 내성이 일어나게 된다. 그래서 PD-1억제제와 종양세포기반 백신은 항PD-1치료에 실패한 경우의 악성흑색종 모델에서 종양의 퇴행을 유도한다(Kim YJ, 2014).

8) **Enhancer of Zester Homolog-2(Ezh2):** Ezh2는 histone methyl transferase인데 종양의 증식, 침윤, 상피간질이행(EMT)과 전이에 관여하고 내성에 관여한다. Ezh2는 Th1형의 케모카인을 감소시키고 세포독성 T세포의 침윤을 감소시킨다. 종양에서 Ezh2의 증가는 TNF-α의 생산 증가에 의하고 이는 항원의 발현을 감소시키고, 종양의 미세환경에서의 면역원성을 감소시켜 면역관문억제제에 의한 치료에 내성을 갖게 한다.

GSK503과 같은 Ezh2억제제와 항CTLA-4나 IL-2의 복합요법은 악성흑색종의 치료에 단독요법에 비해서 더 효과적이다(Zingg D, 2017).

3. 면역억제신호수용체(면역관문)에 의한 T세포 기능의 장애

면역관문은 자극과 억제 관문이 있는데, 억제 혹은 면역억제 신호 수용체는 T세포의 기능에 장애를 줌으로써 항종양 면역을 저해한다. 면역억제 관문은 PD1/PDL-1, CTLA-4/CD80,86, TIM-3/Galectin-9, LAG-3/MHC-II, VSIG-3/VISTA, BTLA-4/HVEM, TIGIT/CD155, CD112, PVR, CD47/SIRP alpha 등이 있는데 이들은 T세포의 기능을 억제하거나 Treg의 기능을 증가시키는 역할을 한다.

4. 면역자극관문의 소실은 면역회피를 촉진

면역자극 관문은 ICOS/ICOS-L, GITR/GITR-L, CD28/CD80,86, CD27/CD70, CD40/CD40L, OX40/OX40-L 등이 있고, 주로 T세포의 활성화를 증가시키고 Treg의 기능을 억제한다(표 2, Haibe Y, 2020).

5. 종양의 미세환경(TME)에서 면역억제 세포의 존재

1) 종양연관 대식세포 (Tumor Associated Macrophages; TAMs)

종양의 미세환경 내에서는 대식세포가 면역억제를 하여 종양의 침윤, 이동과 전이를 유발하는데, TAMs는 혈관신생과 종양의 성장에 필요한 CSF1과 IL-4, IL-13과 같은 사이토카인을 유리한다. 또한 TAMs는 B7-H4, VISTA와 같은 면역억제 리간드를 발현하여 면역을 억제하고 이러한 리간드는 사이토카인 생산을 억제하고 T세포 활성화와 증식을 억제한다(Li X, 2019). TAMs의 차단을 위해서 면역관문억제제와 함께 CSF1수용체 차단제를 사용하면 종양의 퇴행을 일으킬 수 있다(Zhu Y, 2014).

2) 조절 T세포(Treg)

CD4+T세포가 PD-L1의 자극으로 Treg로 분화된다. Treg는 CD25, CCR4, CTLA-4, PD-1과 PD-L1을 강하게 발현한다. PD-L1과 CTLA-4는 Treg를 활성화하고 효과T세포를 억제함으로써 말초 면역내성을 유발한다(Tanaka A, 2017). 생쥐모델에서 항CD134와 항CD25 단일클론 항체로 말초 림프양조직에서의 Treg의 수를 감소시키고 종양의 퇴행을 유도할 수 있었다. 또한 항CD25와 항PD-1의 복합요법으로 완전관해를 보였다(Vargas FA, 2017). 엽산수용체4를 표적으로 한 단일클론 항체가 Treg고갈을 유도할 수 있었다.

3) 골수유래억제세포
(MDSCs: Myeloid-Derived Suppressor Cells)

MDSC는 PD-L1의 발현을 올리고 종양의 미세환경에서의 T세포의 탈진을 초래한다. 더욱이 면역학적으로 'cold'종양에서 더 많고 이때는 세포독성 T세포는 적고 Treg, MDSCs, TAMs가 많다. 횡문근육종 환자에서 종양의 미세환경에서 CXCR2+ MDSCs가 모이면 면역이 억제되고 종양이 성장하게 된다. 그래서 CXCR2를 차단하면 MDSCs가 종양 내로 이동을 억제할 수 있어서 항PD1 치료의 반응을 증대시킬 수 있을 것이다

4) 선천 림프양세포(Innate Lymphoid Cells: ILCs)

선천 림프양세포(ILCs)는 림프구로서 신체의 획득면역의 일부를 담당한다. 이들은 T세포와 NK세포와 유사한 특징을 동시에 갖고 있다. 이들은 수용체와 분비되는 사이토카인에 따라서 ILC1, ILC2, ILC3의 3군으로 나누고 5개의 유형으로 되어있다.

ILCs는 종양의 미세환경으로 부터의 신호에 의해서 한가지 유형에서 다른 유형으로 변하고, 항종양과 친종양의 역할을 할 수 있다. 예를 들면 IL-15으로 자극한 ILC1은 IFN-γ와 TNFα를 생산하고 MHC-1의 발현을 상승시켜 종양세포의 용해를 촉진하고, IL-12로 활성화한 ILC1은 기능적인 장애를 초래하고 종양의 성장을 촉진한다. ILC2도 IL-33의 존재하에서는 IL5생산과 호산구의 자극의 세포독성T세포의 동원을 유도하는데, 반면에 ILC2는 IL-13을 통해서 MDSCs를 활성화하고, IL-9을 통해서 Treg를 활성화하고, IL-4와 amphiregulin(AREG) 생산을 통해서 종양의 진행과 이동을 촉진한다. ILC3도 IL-23에 의해서 활성화되면 IL-17과 IL-22를 분비하여, 대장암 모델에서 T세포 면역을 억제한다. 폐암모델에서 ILC3는 항종양 역할을 하는데, 이는 IFNγ를 생산하여 나타난다고 생각된다.

6. 면역대사와 면역요법에 대한 내성

면역대사의 조절장애는 면역감시에 영향을 주고 면역관문억제제의 효과를 낮추거나 획득내성을 유발한다.

1) 세포레벨에서의 면역대사의 조절장애

종양세포, 활성화된 세포독성 T세포와 선천면역세포들은 호기성 당분해를 한다. 그러나 산소공급이 제한될 때는 세포들은 생존을 위해서 Warburg효과와 같은 다른 대사방법을 사용하게 되는데, 어떤 면역세포들은 호기성 당분해에서 산화적인 인산화(OXPHOS)나 지방산산화(FAO)를 하게 된다. 이러한 과정이 효과 T세포 활성화의 장애나 Treg와 다른 내성을 가진 수지상세포와 같이 면역세포 연관인자들을 통해서 면역치료에 내성을 갖게 된다.

당이 고갈되면 젖산의 농도가 올라가서 종양의 미세환경이 산성으로 변화고 VISTA 경로가 자극되어 세포독

성 T세포의 기능이 떨어지고, 수지상세포에 의한 항원의 제시가 장애를 초래하고, TAMs가 M2형으로 변하여 면역감시가 차단된다(Ohashi T, 2017).

종양의 미세환경이 저산소증이 오게 되면 HIF1-α(hyposia-inducible factor1-α)가 모이게 되고, 이의 결과로 TAMs와 PD-L1+종양연관 MDSCs와 FOXP3상승으로 유도된 Treg의 자극으로 면역억제가 촉진된다(Clambey ET, 2012).

cyclooxygenase 1과 2에 의해서 생산되는 프로스타그란딘(prostaglandin) E2는 면역억제와 관계가 있는데, 항염증약물인 NSAISDs가 COX활성을 억제하는 역할을 할 수 있다(Zhao X, 2017).

호기성 당분해의 기질을 공급하기 위해서 종양세포들은 Pyruvate Kinase Muscle2(PKM2)를 이어서 사용하는데, PKM2는 암과 면역세포에서의 PD-L1의 발현을 촉진한다.

CD39+과 CD73+ 세포외핵산분해효소는 ATP로부터 아데노신을 생산하는데, 암조직에서 아데노신의 농도가 높으면 면역억제세포의 증식을 촉진하고 NK, CD8+T세포와 수지상세포를 억제한다. 최근 췌장암 환자에서 Durvalumab과 항CD73인 Oleclumab을 같이 사용하여서 좋은 결과를 보고하고 있다(Overman MJ, 2018).

2) 숙주에서의 면역대사의 장애

비만한 환자는 항염증 항고사펩타이드인 adiponectin이 적고, 친염증성 사이토카인인 IL-6와 TNF치와 렙틴(leptin)이 높다. 비만인 사람은 만성염증 상태이기 때문에 T세포가 탈진된 상태이며, NK세포와 CD8+T세포가 감소되고, PD-L1발현이 증가되어 있다. 그리고 비만인 사람은 렉틴치가 높아서 이의 자극으로 MDSC의 동원을 촉진한다. 그래서 비만인 암환자에서 생존율이 나쁜데, 오히려 BMI와 생존과의 관계에서 긍정적인 결과를 보이기도 한다. 이를 "비만 파라독스"라 한다. 이는 대장암과 신세포암 환자에서 면역관문억제제의 치료 후 발생하는데, 이는 대부분의 비만환자에서 동반하는 지방간으로 인해서 면역관문억제제가 간에서 배설이 잘되지 않고, PD-L1의 발현이 높고, 만성염증 상태이기 때문으로 생각하고 있다(Donnelly D, 2019).

칼로리 결핍은 IGF-1과 IL-6를 억제하여 면역감시를 향상시키고 T세포의 노화를 방지할 뿐 아니라 mTOR신호를 억제하고 항OX40 면역요법의 반응을 억제한다. 간헐적인 단식은 종양연관대식세포(TAM)의 재프로그래밍, 세포독성 T세포의 활성화와 항종양면역을 좋게 하고 항암요법과 면역요법의 반응을 향상시킨다(Lévesque S, 2019).

남녀의 성별에 따라서 PD-L1발현, 종양변이부하(TMB), LAG-3, IDO1이 차이가 나서 면역관문억제제에 대한 반응에 영향을 주고 여자의 생존율이 짧다는 연구가 있다.

장내미생물도 그 구성과 다양성이 면역관문억제제의 치료에 영향을 주는데 Bacteroidescaccae가 있는 경우 더 나은 반응을 보였고(Frankel AE, 2017), 30에서 60일 동안 항생제를 사용하거나 PPI를 사용하면 장내미생물의 다양성이 감소하고 위내의 pH를 올려서 장내미생물에 영향을 주어서 면역관문억제제의 효능에 장애가 된다(Chalabi M, 2020).

3-1-6 GM-CSF, G-CSF와 M-CSF기반 면역요법

콜로니자극인자(CSF)는 조혈성장인자로 감염이나 염증이 있는 경우 조혈 줄기세포를 자극하여 증식하고 중성구나 대식세포의 콜로니를 만든다. 콜로니자극인자(CSF)는 4가지가 있는데 G-CSF, GM-CSF, M-CSF와 IL-3라고 일반적으로 불리는 다기능성 조혈간세포 증식인자가 있다(Borriello F, 2019).

▪ G-CSF가 면역에 미치는 작용

종양은 증식과 확산을 위해서 중성구의 면역 억제기능을 이용하는데 능숙하다. 중성구의 동원에는 종양에서 생산되는 G-CSF와 중성구 선택적인 케모카인에 의해서 이루어진다. G-CSF의 수용체는 획득면역계와 선천면역계의 많은 세포에서 발현되고, 이는 T세포를 Th2와 Treg형으로 극화하는데 작용한다(Theron AJ, 2020).

재조합 G-SCF는 암환자에서 항암화학요법으로 유발된 중성구 감소증의 정도와 기간을 감소시키고, 주기적이고 만성적인 중성구 결핍증의 치료에 사용되고, 조혈전구세포를 골수에서 말초혈액으로 유리시키기 때문에 줄기세포를 이식할 때 사용된다.

재조합G-CSF의 획득면역에 대한 효과는 T세포를 Th2형으로 극화시키고, T세포의 증식을 억제하고, T세포의 고사를 촉진할 뿐 아니라 CD8+T세포의 기능을 억제한다.

재조합 G-CSF의 자연면역에 대한 작용은 2형 수지상세포와 Th2형을 발현하는 CD4+T세포의 수를 증가시키고, 수지상세포에서의 IL12의 생산을 억제한다. G-CSF는 단핵구에서의 TNFα와 IL-12 등의 친염증적인 사이토카인의 분비를 약화시키고, IL-10의 생산을 증가시키며(Saito M, 2002), 단핵구의 항원제시능력에 장애를 초래한다. 그리고 다양한 골수유래억제세포의 아형을 을 통해서 면역 내성을 얻을 수 있게 된다. 그리고 NK세포에서 NKp44, NKp46, NKGD2 등의 활성화 수용체의 발현 뿐 아니라 살해 면역글로부린유사 수용체(KIRs) KRI2DL1과 2의 발현을 억제한다(Schlahsa L, 2011).

3-1-7 면역치료의 효과 예측

면역요법에 대한 결과를 예측할 수 있는 인자들은 잘 알려져 있지 않은데, 암의 치유를 위해서는 환자가 시행하고자 하는 면역요법에 반응을 할 것인가 혹은 효과가 없을 것인가에 대한 예측이 중요하다. 이러한 면역요법에 결과를 예측할 수 있는 인자들은 크게 종양의 내적 혹은 외적인 인자들로 나눌 수 있다.

1) 종양내적인자(Tumor intrinsic factors)

종양 내부의 항종양 면역반응은 종양세포의 사멸과 함께 유리되는 변이된 단백을 그 주위에 상존하는 수지상세포(DC)가 취함으로써 촉발된다. 수지상세포는 가공된 항원을 림프절 내의 활성화된 원시 T세포에 주게 되면서 T세포가 활성화된다. 활성화된 T세포는 다시 종양으로 가서 종양을 박멸하게 된다. 이러한 면역과정에는 면역활성화된 새로운 종양의 항원이 필수적이다. 그런데 이러한 변이된 새로운 항원결정부(epitope)는 0.5% 정도의 극히 일부만이 새로운 항원으로서 작용한다(van Rooij, 2013). 변이의 부하만으로는 충분하지 않지만, 변이가 증가하면 면역원성의 새로운 항원이 나타날 가능성이 증가한다. 특히 새로운 항원결정부가 미생물의 항원과 유사한 부분이 있는 경우에 면역원성이 높다(Snyder A, 2014).

종양에 특이한 항원을 알아내는 것이 종양면역에 매우 중요하다. 만일 이 변이된 펩타이드가 정상 게놈에는 없고 종양에서만 나타나는 것이라면, 이 새로운 항원을 발견하는 것이 종양의 면역요법에 매우 중요하다. 연구자들은 종양의 RNA를 분석하여 유전자에서 발현된 변이를 발견한다. 면역성이 강한 종양에서 변이율이 높고 더 많은 새로운 항원을 발견할 수 있다. 새로운 항원의 수가 많고 비동시성 변이가 있는 경우에 CTLA4 차단제에 반응이 좋다(Van Allen, 2015). 하지만 단일 항원이나 단일 변이로는 불충분하고 여러 개의 새로운 항원과 변이가 필요하다.

암항원에는 여러 가지가 있는데 첫째, 변이되거나 바이러스항원과 같은 새로운 항원(neoantigen), 둘째, 대부분의 성인에서는 발현되지 않는데 과잉 빌현된 자가단백, 셋째, 암이 환자의 생명에는 필수적이지 않은 조직이나 세포에 영향을 줄 때 나타나는 조직특이 유전자산물 등이 있다.

종양의 변이는 종양에 의한 면역회피를 유도할 수도 있다. 예를 들면 β2-microglobulin의 불활성 변이는 MHC-1발현의 소실을 유발하여 CTL이 인지를 못하게 한다(Challa-Malladi M, 2011). 또한 CD58과 같은 보조자극분자의 불활성화 변이는 NK세포에 의한 종양세포사에 장애를 초래한다. 또한 유전적인 일탈은 호지킨스 림프종이나 종격동에서 발생한 B세포 림프종에서

PD-L1이나 PD-L2와 같은 억제리간드를 과발현시킨다(Ansell, 2015)

2) 종양외적인자(Tumor Extrinsic factors)

암 면역치료제에 대한 반응은 종양의 미세환경에서의 기질세포의 구성과 체계가 밀접한 관계가 있다. 세포독성림프구(CTL)는 항종양 효과를 나타내지만 종양미세환경 내의 다른 세포 즉 종양관련대식세포(TAMs), MDSCs, Tregs, 암연관섬유아세포(CAF), 면역회피 수지상세포(DC)와 간질기질세포는 직접 성장과 생존에 관한 신호를 보내거나 간접적으로 효과Teffs세포(CTL)를 억제하는 방법으로 면역회피를 조장하여 종양의 성장을 돕는다(Zou, 2005).

염증성 표현형인 종양에서와 효과Teffs세포(CTL)의 CXCR3를 붙잡는 CXCL9와 CXCL10이 있는 경우 CD8+ T세포의 수는 늘어나게 되는 반면에, 종양은 CCL17와 CCL22 같은 케모카인을 만들어서 CCR4를 통해서 면역억제 작용을 하는 Tregs를 모이게 하고 다양한 사이토카인을 분비하여 원시 T세포를 Treg로 변하게 한다(Dengel LT, 2010). CREBBP에 변이가 있는 경우 MHC class II의 발현이 감소하고 CD4+ T세포의 침윤이 감소한다(Green MR, 2015).

대식세포는 M2 혹은 M1의 표현형을 갖느냐에 따라, 종양친화적인지 혹은 항종양성인지가 다르게 나타난다. 종양관련 대식세포는 종양미세환경에서 IL-4, IL-10, IL-13과 또는 M-CSF에 의한 편향성으로 인하여 M2표현형을 갖기가 쉽다. M2대식세포는 치밀한 기질을 형성하고 T세포의 침윤이 되지 않도록 한다. 더구나 M2대식세포는 CCL22를 생산하여 Tregs가 모이도록 함으로써 면역억제의 환경을 유발한다(Biswas SK, 2010). 골수유래억제세포(MDSCs)는 성숙되지 않은 골수유래 세포들인데, 이들도 종양의 미세환경에서 면역억제의 기능을 하고, Teffs(CTL)의 기능을 억제하고, Treg로의 분화를 유도한다(Gabrilovich DI., 2012). MDSCs는 알기나제를 통해서 I-arginine대사를 조절하고, TIL중 T세포의 TCR을 포함한 표면단백의 나이트로실화를 통해서 Teffs의 기능을 억제한다(Marvel D, 2015).

종양의 미세환경에 따라 암에서 그 임상적인 예후가 밀접한 관계가 있는데 CD8+ T세포의 침윤은 생존에 긍정적인 영향을 주고, 난소암에서 Tregs에 대한 CD8+ T세포의 비율이 높은 경우 반응이 좋고 예후도 좋다. 반면에 대식세포와 Tregs가 많은 경우는 일반적으로 좋지 않은 예후를 보인다.

3) 바이오 표지자(Biomarker)를 이용한 복합요법

혈중 LDH변화 추이를 보거나, 혈중 엑소좀의 변화를 관찰하여 종양의 크기와 암의 면역요법에 대한 치료의 반응을 예측할 수 있다(Tai D, 2019).

3-1-8 현재까지의 면역치료의 방향

면역요법은 일부의 암 환자들에서 항종양반응을 나타내고, 면역관문억제제는 이전의 전통적인 치료와는 다른 양상으로 반응하며 많은 암에서 효과를 보인다.

면역세포의 침윤은 있으나 면역관문의 발현이나 면역억제세포의 침윤으로 암에 대한 면역작용이 잘되지 않은 경우 PD-1 면역관문억제제와 병합치료의 방법으로 생각할 수 있는 것은 1) TIM-3, LAG(lymphocyte activation gene)-3, IDO 등과 같은 다른 면역억제경로에 대한 치료와의 병행, 2) 면역자극 치료와의 병행(OX40, 4−1BB, GITR(glucocorticoid-induced TNFR family related gene), IL-2, IFN, IL-21), 3) 표준치료와의 병행(예, 항암화학요법, 타이로신키나제억제제(TKI), VEGF 억제제, 방사선치료), 4) 암백신, 5) 후생유전학적인 치료(Epigenetic therapy)와의 병행치료가 가능하다.

면역세포의 침윤이 없는 경우에 암에 대한 면역치료의 방향은 여러 가지 면역요법을 복합적으로 사용하는 방법이 있고(4−1BB, IL-2, OX40 등), 유전자를 조작한 세포를 이용한 세포치료와 HLA나 기왕에 존재하는 면역과는 상관이 없는 CRT(chimeric antigen receptor)를 갖는 T세포를 사용하는 입양세포치료가 좋은 방법이라 생각한다.

현재의 면역요법에 대한 임상적인 노력은 면역요법에 반응이 없는 종양을 반응하는 종양으로 바꾸는 방법, 면역치료의 반응을 더 강화시키는 방법 그리고 면역요법에 대해서 생기는 저항성을 극복하는 방법들을 동시에 복합적으로 사용하는 방향으로 가고 있다.

그리고 단일재제의 면역치료에 반응의 가능성을 예측할 수 있는 생물학적인 표지자를 알아내고, 특정 환자에서 가장 좋은 면역요법의 병합 방법을 찾아냄으로써 진행성 암 환자에서 생명을 구하는 면역요법를 알아내는 것이 임상적인 발전에 중요하다.

3-1-9 개인 맞춤형 및 복합적인 암 면역요법의 원칙

암의 면역치료제는 직접 종양을 표적으로 하는 것과 면역세포를 활성화하여 암을 표적으로 하는 방법이 있다. 현재까지의 면역요법은 일부 환자에게만 임상적인 효과가 있어서 여러 가지 방법을 복합적으로 사용하는 것이 필요하다. 현재 많은 면역요법제가 암의 치료제로서 개발되었고, 면역관문억제제와 T세포 입양요법이 많은 암에서 종양의 관해를 보이고 복합요법으로 암에 대한 면역요법의 효과를 증진시킨다. 또한 적절한 복합요법과 개인 맞춤형 면역요법을 개발하기 위한 생물학적인 표지자들이 알려지고 있다.

암에 대한 복합요법의 단계는 첫째 선천면역을 억제하고 재프로그램을 하는 방법으로 염증을 조절하고, 둘째 종양항원을 주거나 면역원성 세포사를 유도하고 T세포를 입양요법으로 줌으로써 T세포의 항종양면역을 유도하거나 증폭시키고, 3단계에서는 면역억제를 역전시키거나 면역관문을 차단하여 면역내성을 차단하는 방법으로 한다(그림3-9, Beatty GL, 2015).

종양을 표적으로 하는 면역요법제는 리툭시맵(rituximab)과 트라스투주맵(trastuzumab)과 같이 Fc의존적이거나 비의존적인 기전을 통하는 “naked” 단일클론 항체가 있다.

naked 단일클론 항체는 다양한 암에서 항암제와 같이 사용한 경우에 반응율과 완전관해율, 진행없는 혹은 전

[그림3-9] 복합암면역요법의 단계

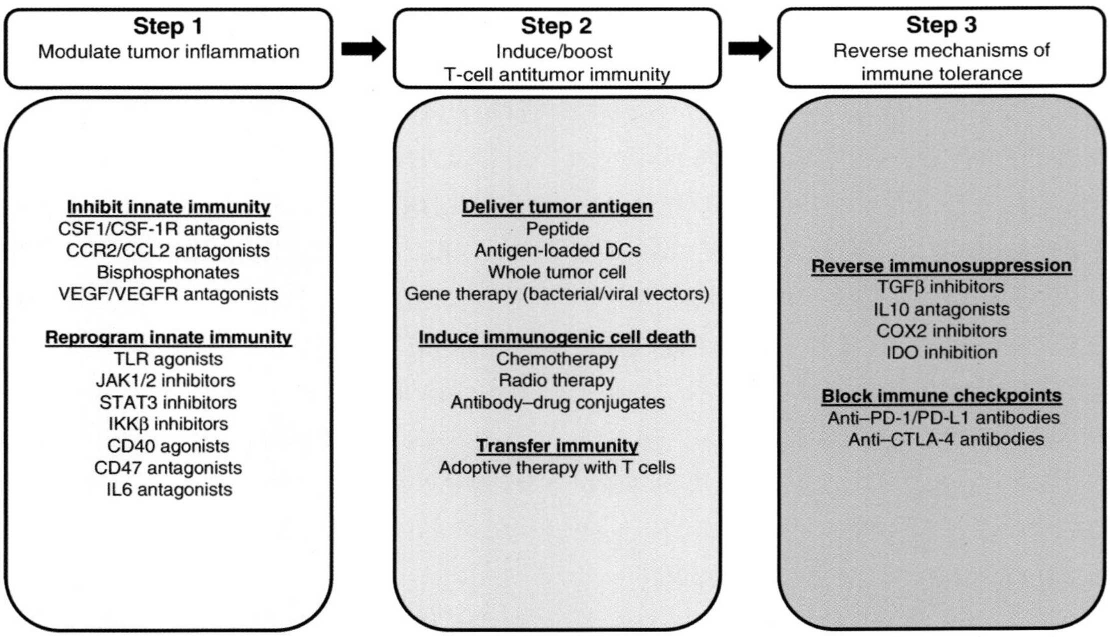

(Beatty GL, Gladney WL Immune escape mechanisms as a guide for cancer immunotherapy. Clin Cancer Res. 2015 Feb 15;21(4):687-92).

체생존율을 향상시킨다. 그리고 효율을 높이기 위해서 단일클론 항체에 I131이나 Yitrium-90과 같은 방사선동위원소를 결합시키든지 세포독성분자를 결합시키는 방법이 있다. 다른 방법으로는 사이토카인과 같은 면역분자를 사용하여 면역독소를 만들어서 사용하는 방법이 있다.

Fc의존성 기전으로는 NK세포와 대식세포를 통한 ADCC(antibody dependent cell mediated cytotoxicity), 대식세포를 통한 ADCP(antibody-dependent cellular phagocytosis)와 CDC(complement dependent cytotoxicity)가 있다. Fc 비의존성 기전으로는 직접 항체가 그 수용체와 결합하거나 수용체-리간드작용을 차단하여 세포고사를 일으키는 기전인데 종양의 HER2와 같은 수용체를 통해서 성장인자의 신호를 매개하는 방법이 있다.

- **면역세포를 활성화시키는 방법:** 면역세포를 활성화시키는 약제는 암백신, 종양용해 바이러스, 면역관문억제제, 면역세포자극인자와 다양한 세포치료가 있다.

1) 치료용 암백신의 목적은 암관련 혹은 암특이 항원에 대한 항종양 T세포를 유도하는데 있다. 자가 CD54+ 백혈구인 Sipuleucel-T가 고환적출에 저항을 보이는 전이성 전립선암에 인증을 받았다. 그 외의 암백신은 gp100 펩타이드를 갖는 흑색종백신, 림프종백신이 있다. 그러나 암연관 항원을 이용한 백신은 자가면역회피기전 때문에 높은 친화력을 갖는 T세포를 유도하기가 힘들다. 반면에 변이된 단백과 펩타이드를 이용한 종양특이 항원을 이용한 백신은 높은 친화력을 갖는 T세포를 유도할 수 있고 왕성한 항종양효과를 나타낸다(Voo KS, 2013). 앞으로 차세대염기서열분석(NGS)과 생물정보학의 발달로 변이된 유전자의 면역성을 예측하게 되면 더 강력한 개인 맞춤형 암백신을 만들 수 있을 것이다(Carreno BM, 2015)

2) **면역관문억제제:** 면역관문은 종양자체에 의해 초래된 생리학적인 기전이나 종양내의 유전자적인 일탈에 의해서 발생한다. 이러한 면역관문을 차단하는 것은 T세포의 항종양 효과를 촉진하고 종양의 미세환경 내의 균형을 면역저항에서 종양의 면역적인 파괴로 바꾸게 된다. 암이나 만성염증의 경우 지속적인 항원의 자극에 의하여 T세포는 자신의 세포표면에 많은 억제 수용체를 상승시키는데, 이는 정상조직의 면역손상을 일으키는 조절되지 않는 면역반응을 예방하기 위한 방편이고 이러한 수용체는 CTLA-4, PD-1, TIM-3, BTLA, LAG-3 등이 있다.

3) **자극의 촉진자(agonist):** T세포를 활성화하여 그 기능을 촉진하는 것으로는 4-1BB(CD137), OX-40(CD134), GITR(CD357), CD27이 있다(Mellman I., 2011). 면역을 억제하는 Treg의 기능을 억제하거나 제거하는 방법으로 OX-40과 GITR을 표적으로 하는 치료가 있다(Voo et al, 2013). 골수유래 대식세포, MDSC, DC을 표적으로 하는 것도 T세포의 기능을 상승시키는 효과가 있다.

양방향 특이성을 갖는 항체(bispecific Ab)도 T세포를 자극하는데 한쪽은 암세포 다른 쪽은 T세포의 수용체를 활성화한다. 이러한 항체는 다양한 암에서 활용되고 임상적으로 개발되는데 EGFR, HER2, GP100, MET, GPA33, CD123이 있다.

4) 종양용해 바이러스(oncolytic virus)는 자연상태이거나 유전적으로 변형된 바이러스로 이는 종양세포로 감염되어 복제가 일어나서 면역학적인 종양세포의 사멸을 유발한다. 종양용해바이러스는 직접 암세포를 공격하고 항종양 T세포를 유도하는 치료용 암백신으로서의 역할을 한다(Bartlett DL, 2013). herpes simplex virus type-1으로 부터 개발된 T-VEC는 종양세포 내에서 증식하고 GM-CSF를 생산하여 전신적인 항종양 면역반응을 촉진한다.

[그림3-10] 면역요법의 효과를 향상시키는 복합 면역요법의 원칙

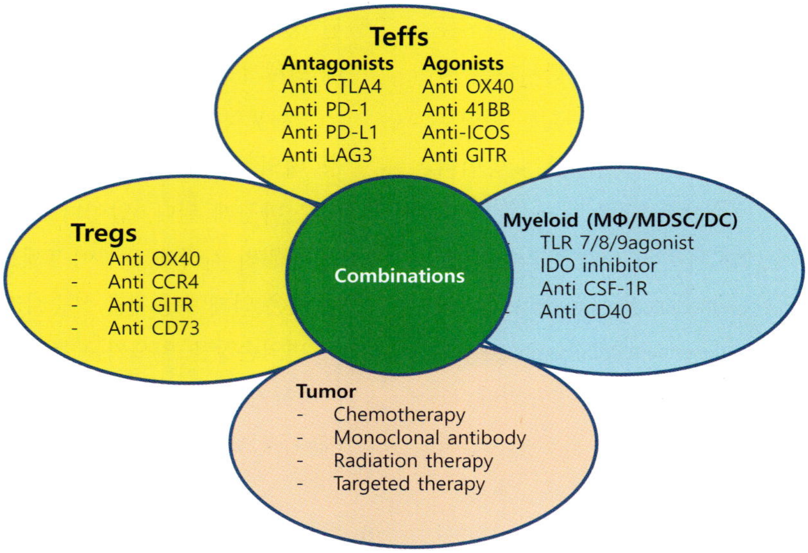

(Beatty GL, Gladney WL Immune escape mechanisms as a guide for cancer immunotherapy. Clin Cancer Res. 2015 Feb 15;21(4):687-92).

5) 세포치료 중 입양T세포치료는 TIL을 시험관에서 증식시켜서 치료하는 방법으로 전이성 흑색종에서 반응률이 50% 이상이고, T세포를 NY-ESO-1이나 MART-1과 같은 종양관련 항원으로부터 유래한 펩타이드와 HLA펩타이드 복합체를 인지할 수 있는 T세포 수용체와 함께 주입할 때, 전이성 흑색종과 활막세포육종 환자 중 상당 부분의 환자에서 반응을 보였다(Karpanen T, 2015).

CAR-T세포는 세포 밖에 종양세포의 표면의 수용체를 인지할 수 있는 scFv형태의 항체와 CD3ζ 및 보조자극 도메인인 CD28이나 4-1BB을 통해서 T세포를 활성화시키는 세포내 도메인으로 구성되어 있다(그림3-9, 10, Beatty GL, 2015).

■ 개인 맞춤형 복합 암 면역요법의 개발

암에 대한 면역요법의 효과는 최근 괄목할 만한 성과를 보이지만 면역요법 단독으로는 효과가 있는 환자군은 일부에 불과하다. 효과T세포(Teffs)의 기능을 촉진하고 MDSC, Tregs 및 대식세포 등의 면역억제 인자들을 억제하는 복합면역요법이 보완적이고 길항적인 역할을 할 것이다. 암 면역요법은 전신면역반응을 활성화하는 면역 증강방법보다 종양유래 면역회피기전에 기반을 둔 종양의 미세환경을 표적으로 하는 면역의 정상화 방안이 더 효과적이고 부작용이 적은 방법이다(Sanmamed MF, 2019).

상대적으로 효과적이고 부작용이 적은 암의 새로운 면역 정상화 치료의 도전과제를 보면, 첫째, 가장 중요한 항종양면역 결손의 인지가 중요한데 이러한 종양유래 면역결손이 이질적이라는 문제가 있다. 이러한 이질성은 환자마다 다르고 동일 종양 내의 위치에 따라서도 다르다. 결국 종양의 미세환경에서의 면역회피에 가장 중요하고 결정적인 열쇠를 선택하는 것이 이러한 문제를 해결하는 방법이다.

둘째, 종양의 미세환경에서 면역결손을 연구하는 기술이 어렵다. 즉 종양의 미세환경에서 종양을 진행하게 만드는 면역억제 기전을 알아내기 위해서는 종양 성장의 각 단계마다 순차적으로 종양조직을 얻어서 분석해야 하기 때문에 어렵다.

면역조절 물질들은 전통적인 항암화학요법과 방사선요법 등과 같이 병합해서 치료할 수 있다. 시클로포스파마이드(cyclophosphamide), 독소루비신(doxorubicin), 및 옥살리플라틴(oxaliplatin)과 같은 항암제는 면역성세포사를 유발하고 항종양 T세포의 면역반응을 활성화 시킨다(Sistigu et al., 2014). 국소에 조사된 방사선에 의해서 활성화된 면역계를 통해서 방사선 조사를 받지 않은 전이된 병소가 퇴행하는 압스코팔 효과가 방사선요법과 함께 면역관문억제제(Postow et al., 2012), 수지상세포를 활성화하기 위한 toll-like receptor ligand(TLR)와 같이 사용할 경우 증강될 수 있다(Kim et al., 2012). 최근 방사선요법과 더불어서 림프절에 저용량 리툭시맙(rituximab), 미성숙 수지상세포, GM-CSF를 주입하여 전신적인 CD8+T세포 면역을 얻고 전신적인 여포성 림프종의 퇴행과 감소를 보고하고 있다(Kolstad, et al, 2015).

그러나 어떤 환자에서 어떤 복합요법이 가장 좋을 것인지에 대한 의문이 남아있다. 그래서 어떤 환자에서 면역요법제가 효과가 있을지 혹은 어떤 복합요법이 적절할지에 대한 생물학적인 표지자가 필요하다. 이러한 예측 표지자를 규명하게 되면 효과를 향상시키고, 독성을 감소하고 치료의 비용을 절감할 수 있는 개인 맞춤형 면역요법의 원칙이 결정될 수 있다.

현재 미국식품의약국이 승인한 면역회피 기전을 표적으로 하는 복합면역요법은 PD-L1/TGFβ에 대한 항 PD-L1과 Galunisertib, PD-L1과 MEK에 대한 Atezolizumab과 MEK억제제 등이 있다.

종양이 면역원성이 높으면 면역관문억제제나 새로운 항원백신과 같은 단일 면역요법제를 사용하여 치료될 수 있고, 면역학적으로 불활성인 경우에는 일차적으로 단일클론 항체, 항체약물융합제, CAR-T세포나 양방향 특이성 항체와 같은 재표적T세포 치료와 같은 표적 치료가 필요하다. 하지만 대부분의 종양은 중등도의 면역원성을 갖고 있어서 이들 종양에 대해서는 우세한 면역저항기전에 대한 복합면역요법의 전략이 필요하다.

암 면역요법은 미래에는 항종양 면역을 부양하여 면역부작용을 증가시킬 위험이 있는 전신 면역반응을 증폭시키는 방법보다는 종양면역의 특정한 결손을 밝혀내서 정확한 장소에서 특별한 형태의 항종양 반응을 선택적으로 조절하여 정상화시키는 방법이 될 것이다(Samamed MF, 2018).

3-1-10 면역요법의 임상적인 효과

전이암 환자에서 여러 가지 면역요법으로 다양한 종양반응을 보이고 있다. 그러나 전이암 환자의 경우 환자의 면역계가 종양에 의해 압도되어 있기 때문에 면역요법은 종양의 재발을 방지하는 보조적인 요법으로 선호되고 있다. 그러나 어떤 면역요법은 특정 암 환자에서 면역반응을 유도함으로써 성장하고 있는 암의 완전관해를 유도할 수 있다.

1. IL-2 치료

전이된 흑색종과 신세포암 환자에서 인터루킨-2(IL-2)를 주입하여 암의 퇴행을 유도하는데, IL-2는 암세포에 직접적인 영향은 없고 암 환자의 면역반응을 자극하여 이러한 결과를 초래할 수 있다. 전이된 흑색종과 신세포암 환자의 15%-20%에서 전이병소의 객관적인 퇴행을 보이고, 퇴행을 보인 예의 절반에서는 완전 관해를 보이기도 한다. 이들 환자에 대한 20년 가까운 추적조사에서 IL-2 치료에 완전관해를 보였던 환자는 80%에서 지속적인 완전관해의 상태를 유지하기 때문에 아마도 완치가 되었다고 생각된다(Rosenberg, 1998).

2. Tumor specific T lymphocyte(종양특이 T 림프구)

면역능을 갖고 있는 자신의 T 림프구를 실험실에서 증식시켜 환자에게 다시 주입하는 방법으로 종양의 퇴행을 가져오는 결과를 보고 하였는데, 최근에는 자가 세포의 주입 전에 체내의 림프구를 고갈시켜서 조절T세포와 항상성 사이토카인(cytokine)으로 경쟁하는 세포를 없애는 방법으로 면역 T세포의 효과적인 치료를 유도하여 고용량의 IL-2와 항암요법에 치료되지 않는 전이성 흑

[표3-3] 현재 임상적으로 미국 FDA가 인증한 면역요법

유형	면역요법	약물	암종류
입양세포치료	CD19-표적 CAR T세포치료	Tisangenlecleucel(Kymriah) Axicabtagene ciloleucel(Yescarta)	백혈병, 림프종, 소아암
종양용해 바이러스 치료	Herpes simplex바이러스	T-VEC(Imlygic)	악성흑색종
암백신	BCG 백신	BCG 백신	방광암
	HPV(인유듀종바이러스) 백신	Cervarix, Gardasil, Gardasil-9	자궁경부암
	Hepatitis B백신	Heplisav-B	간암
	PAP(prostatic acid phosphatase)로 자극된 환자의 면역세포	Sipuleucel-T(Provenge)	전립선암
면역조절인자	Anti-PD-1/PDL-1	Atezolizumab(Tecentriq) Avelumab(Bavencio) Cemiplimab(Libtayo) Durvalumab(Imfinzi) Nivolumab(Opdivo) Pembrolizumab(Keytruda)	방광암, 유방암, 자궁경부암, 대장암, 식도암, 두경부암, 신장암, 간암, 폐암, 림프종, 악성흑색종, 소아암, 피부암, 위암
	Anti-CTLA-4	Ipilimumab(Yervoy)	악성흑색종, 소아암
	anti-PD-1+anti-CTLA-4	Nivolumab(Opdivo)+ Ipilimumab(Yervoy)	신장암, 악성흑색종
	IL-2	Aldesleukin(Proleukin)	신장암, 악성흑색종
	Interferon alfa-2a	Roferin-A	백혈병
	Interferon alfa-2b	Intron A, Sylatron/PEG-Intron	백혈병, 림프종, 악성흑색종
기타 표적요법	Anti-GD2	Dinutuximab(Unituxin)	뇌암, 소아암
	Anti-VEGF-R	Bevacizumab(Avastin), Ramucirumab (Cyramza)	뇌암, 자궁경부암, 대장암, 식도암, 신장암, 폐암, 난소암, 위암
	Anti-HER2	Pertuzumab(Perjeta)	식도암, 유방암
	Anti-HER2-drug conjugates	Tratuzumab(Herceptin), Tratuzumab emtansine(Kadcyla)	위암
	Anti-EGFR	Cetuximab(Erbitux) Necitumumab(Protrazza)	대장암, 두경부암, 폐암
	CD19-CD3 bispecific항체	Blinatumomab(Blincyto)	백혈병
	Anti-CD20	Obinutuzumab(Gazyva)	백혈병, 림프종
	Anti-CD20-drug conjugates	Ofatumumab(Arzerra), Rituximab (Rituxan), Ibritumomab tiuxetan(Zevalin)	
	Anti-CD22-drug conjugates Anti-CD33-drug conjugates	Inotuzumab ozogamicin(Besponsa), Gemtuzumab ozogamicin(MyloTarg)	백혈병
	Anti-CD52	Alemtuzumab(Campath)	백혈병
	Anti-CD30-drug conjugates Anti-CD79b-drug conjugates	Brentuximab vedotin(Adcetris) Polatuzumab vedotin(Polivy)	림프종

유형	면역요법	약물	암종류
	Anti-CD38 Anti-SLAMF7	Daratumumab(Darzalex) Elotuzumab(Empliciti)	다발성골수종
	Anti-RANKL	Denosumab(Xgeva)	육종

(Briquez PS, 2020)

색종 환자 51%에서 객관적인 반응을 증명할 수 있었다(Dudley, 2005).

항종양 면역반응에 영향을 주는 억제인자들에 대한 이해가 증대되었는데, CD4+와 CD8+ 림프구에 억제 작용을 하는 CTLA-4를 차단하는 단일클론 항체를 같이 주입하면 암의 퇴행을 가져오고 흔히 자가면역질환의 현상을 동반하기도 한다.

3. Cancer Vaccine(암백신)

종양세포의 항원을 면역세포에 전달하는 항원전달(antigen presentation)은 CD8+ 세포독성T세포, CD4+ 도움 T세포, B세포가 관여하고, 종양세포를 파괴할 수 있는 면역세포로는 CD8+ 세포독성 T세포, NK세포가 있다.

4. 면역관문억제제(Immune check point inhibitor)

CTLA-4차단항체인 이피리무맙(ipilimumab)은 전이성 악성흑색종에 효과가 있다(Robert C, et al, 2011). 그러나 폐암과 전립선암에서는 효과가 없었다.

PD-1차단제인 니보루맙(nivolumab)은 전이성 폐암, 악성흑색종과 신세포암 환자 306명 중 65명에서 반응을 보였는데, 이 중 46%에서는 첫 8주까지 반응을 보였고, 65%는 1년 이상 반응이 지속되었으며, 이 중 54%는 반응율을 조사하는 당시에도 반응이 지속되고 있었으며 약물을 중지하여도 그 반응은 지속되었다(Topalian SL, ASCO2013).

면역관문억제제가 효과가 있는 암은 악성흑색종, 신세포암, 방광암, 두경부편평상피세포암, 폐암이 있다. 이들은 약 20%에서부터 40%의 환자에서 지속되는 종양의 위축을 유발한다. 면역관문억제제 중에서 악성흑색종에서는 PD-1항체인 펨브로리주맙(pembrolizumab)이 CTLA-4 차단항제인 이피리무맙(Yervoy)에 비해서 객관적인 반응율이 더 높고(42%:17%), 진행없는 생존 중앙값도 8.4개월과 3.4개월로 더 길다(Hassel JC, 2019). 현재 면역관문억제제와 다양한 사이토카인, 백신, 세포치료, 혹은 표적치료와 병용요법이 시도되고 있다.

현재 임상적으로 anti-PD1이나 anti-PD-L1에 반응을 보이는 경우는 악성흑색종, 신세포암, 비소세포폐암, 방광암, 두경부암, 림프종, MSI high 대장암 등이다.

폐암에서는 EGFR 변이나 ALK의 재구성이 되어있는 환자의 경우에는 면역관문억제제의 사용이 권장되지 않는다.

5. 기타 면역억제 기전의 차단

BRAF 및 MEK억제제가 BRAF변이 악성흑색종에 효과가 있다(표3-3, Briquez PS, 2020).

■ 암의 종류에 따른 면역요법의 효과

1. 유방암

유방암은 면역반응을 자극할 수 있는 면역원성이 강한 종양은 아니지만 새로운 백신을 사용하거나, 면역관문억제제와 종양을 절제하거나 방사선요법 혹은 항암요법 등으로 적절한 항원을 공급하면 이러한 낮은 면역원성을 극복할 수 있다. 그럼으로써 면역요법으로 조기암과 전이 유방암의 치료를 변화시킬 수 있고 치유율을 향상시킬 수 있을 것이다(McArthur HL, 2016). 이전에 강력하게 치료를 받았던 유방암 환자에서 세가지 음성인 경우에서 PD-1/PD-L1 억제제를 사용하여 19%의 반응율을 보고하였다. 유방암의 면역치료에서 임상적으로

[그림3-11] 유방암에서 PD-1/PD-L1 대항자

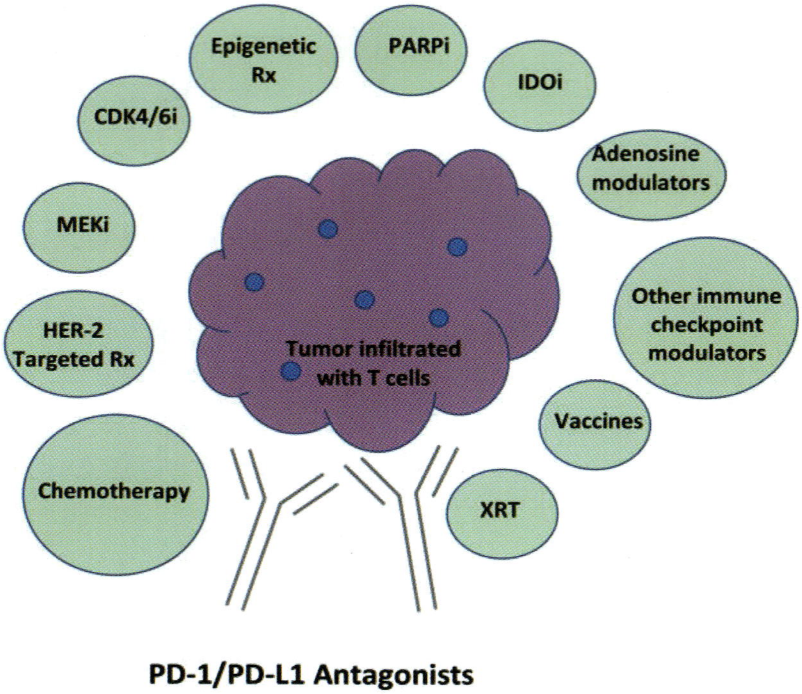

(antagonist) (Emens LA: Breast Cancer Immunotherapy: Facts and Hopes. Clin Cancer Res. 2018 Feb 1;24(3):511-520.)

[그림3-12] 간암에서 복합면역요법의 방법

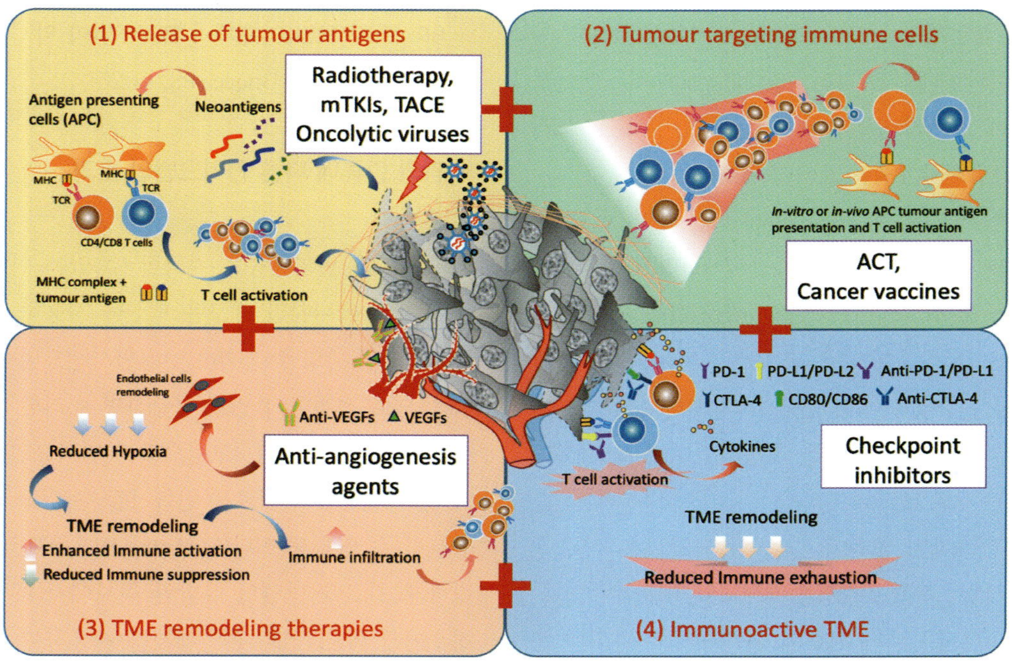

(Tai D, Choo SP, Chew V: Rationale of Immunotherapy in Hepatocellular Carcinoma and Its Potential Biomarkers. Cancers (Basel). 2019 Dec 3;11(12):1926.)

더욱 효과적인 경우는 세가지 음성인 경우, PD-L1 양성인 경우이거나 종양침윤 림프구의 침윤이 높은 경우에 면역요법에 효과적이다(그림3-11, Emens LA, 2018).

2. 간암(HCC)

현재 간암에 대한 면역관문억제제 단독요법의 반응율은 15-20%에 이르고 면역관문억제제를 사용한 환자의 15-25%는 3/4도의 면역관련 부작용을 경험한다.

현재의 간암에 대한 면역법은 면역관문억제제와 복합요법을 한다. 현재 면역관문억제제로 사용되는 것은 T세포에서 발현되는 PD-1, CTLA-4, Tim-3, Lag-3와 VISTA를 표적으로 하는 방법과 종양이나 다른 면역세포에서 발현되는 PD-L1을 표적으로 하는 방법이 있다.

간암에 대한 항PD-1치료(embrolizumab)는 전체반응율이 15%로 악성흑색종과 신세포암 등 다른 암에 비해서 약하다. 항PD-L1치료(avelumab, Durvalumab, atenolizumab)는 단독으로는 진행없는 생존기간의 중앙값이 3.4개월이다. 항CTLA4단일클론 항체치료(Ipilimumab, tremelimumab)는 전체반응율이 17.6%에 이른다.

간암의 성공적인 면역요법을 위한 전략은 4가지가 있다. (1) 종양항원특이 T세포반응을 유발하기 위한 종양항원의 유리(방사선요법, 다표적 타이로신 키나제의 억제제(multitagetted tyrocine kinase inhibitors(mTKIs), TACE, 종양용해바이러스)를 통한 면역적인 세포사를 유발. (2) 입양세포요법(ACT)이나 암백신을 통해서 암의 미세환경으로 종양특이 세포독성 T세포를 증가시키는 방법. (3) 항혈관신생제제를 사용하여 혈류를 정상화시켜서 종양의 미세환경의 저산소증과 면역억제 상태를 감소시키는 종양미세환경 리모델링 전략 (4) 면역관문억제제 등을 국소 면역 활성화 후 필연적인 면역탈진 경로를 차단하여 항종양면역반응을 활성화시킨다(그림3-12, Tai D, 2019).

3. 대장암

PD-1억제제인 펨브로리주맙(pembrolizumab)을 이용한 대장암의 치료에서 MMRD(MSI) 환자에서 전체적인 반응율은 57%이고 완전관해가 11%, 부분관해가 46%를 보였으며, MMRP(MSS) 대장암 환자에서는 반응율이 0%였다(Le DT, 2016). 최근 차세대염기서열분석(Next Generation sequence)을 통해서 MSI 여부에 대한 검사에서 94-97%의 높은 예민도를 보고하고 있어서 이를 임상에 활용할 수 있을 것으로 생각된다.

4. 복막암

현재 복막암에 대한 치료는 일반적인 항암요법에는 거의 반응이 없고 복막 내의 세포감소수술과 고열항암요법이 일부 환자에서 효과가 있다. 특히 대장암의 복막전이 환자에서 표준치료에 비해 세포감소수술과 복막온열화학요법이 2년 생존율이 두배에 이르는 결과를 보고하고 있으나, 여전히 대부분의 암의 연구에서 복막에 다시 재발되는 경우가 많고 환자의 생존율은 나쁘다. 그래서 최근에 실용화된 면역요법이 복막암 환자에서 유용한 방법이 되리라 생각한다.

▷방법

1) **면역자극제**(immune stimulator)**의 사용**
   - ◇IL-12 expressing Maraba virus cellular vaccine
   - ◇IL-33: allergic microenvironment
2) **방사선동위원소결합 항체**(radionucleotide-conjugated antibody) **혹은 다중결합항체**

   Catumaxomab을 사용하는데 이는 3가지 세포와 결합할 수 있는 독특한 인체화되지 않은 키메릭항체인데 이는 상피세포유착분자(epithelial cell adhesion molecule; EpCAM), T세포(CD3)와 Fcγ수용체를 갖는 세포와 결합한다.
3) CAR-T**세포치료**(Strohlein MA, 2016)
   - ◇oncolytic adenovirus expressing bispecific ab targets T cell
   - ◇anti-EpCAM CAR T cell
   - ◇antiCEA CAR-T세포치료: 대장암 환자의 복막암에

[그림3-13] 복막암의 면역요법

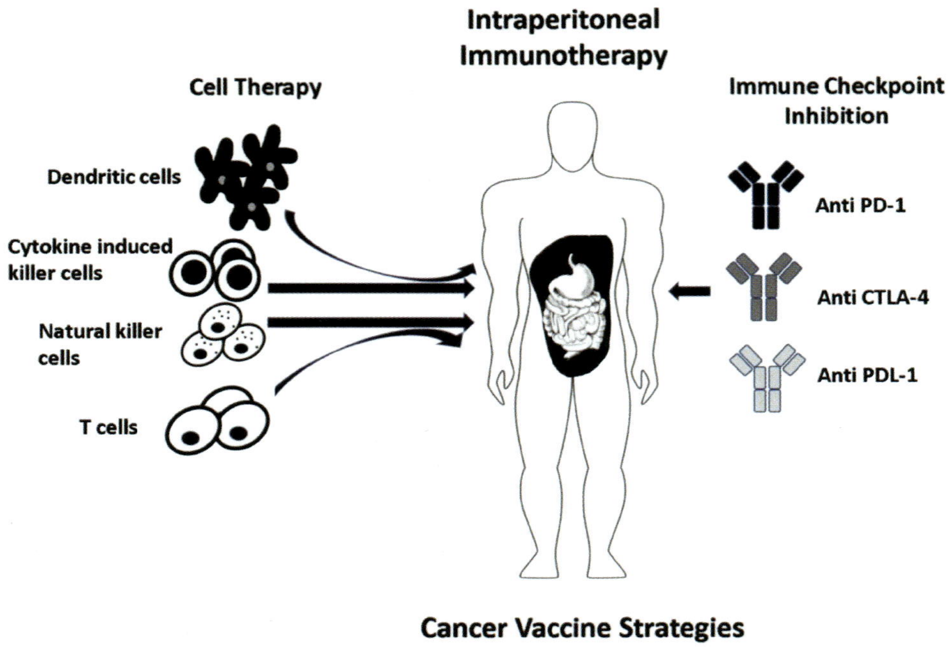

(Thadi A, Khalili M, Morano WF, et al: Early Investigations and Recent Advances in Intraperitoneal Immunotherapy for Peritoneal Metastasis Vaccines (Basel). 2018 Sep; 6(3): 54.)

[그림3-14] Catumaxomab

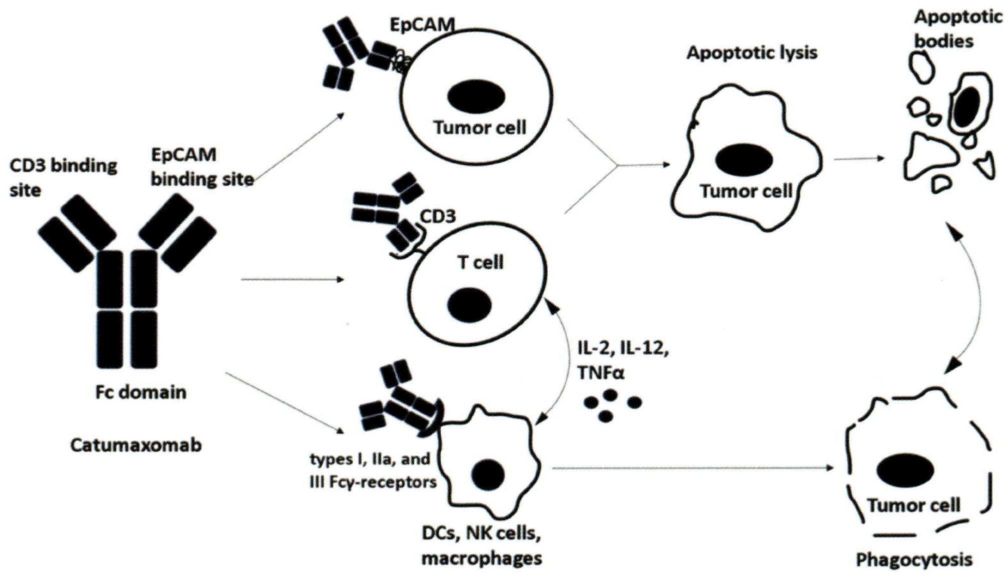

(Thadi A, Khalili M, Morano WF, et al: Early Investigations and Recent Advances in Intraperitoneal Immunotherapy for Peritoneal Metastasis Vaccines (Basel). 2018 Sep; 6(3): 54.)

대해서 치료

4) **NK세포치료**

5) **Treg나 MDSC를 선택적으로 억제**

▷효과

1) **위암의 복막전이** – 위암의 복막전이는 그 예후가 나빠서 항암화학요법을 사용하여도 생존기간은 1년에 미치지 못한다. 또한 세포감소수술과 복강내온열항암요법으로도 그 결과는 5년생존율이 20%에 미치지 못한다. 그래서 완벽한 세포감소수술 직후 복강 내 면역요법이 개발되었다.

   복강 내는 면역이 갖추어져 있고 위암의 90%에서 EpCAM이 발현되고 복막인 중피(mesothelium)은 EpCAM이 발현되지 않기 때문에 복강내의 육안적인 암을 제거한 후에 현미경적인 잔류암에 대해 catumaxomab의 투여는 D0, D3, D7, D10에 시행하였는데 복수에 대한 복수천자 없이 사는 생존기간은 catumaxomab의 투여군에서 46일로 비교군의 11일 보다 길어서 다른 표준치료에 반응을 하지 않은 경우에 유럽에서 치료방법으로 인정되었다(Goere D, 2014). 그러나 이러한 치료에 대해서 생존기간 상의 효과는 보고되지 않고 있다(Leiting JC & Grotz TE, 2018).

2) **대장암의 복막전이 치료** – 대장암의 복막전이에 대해서 전신항암요법에 비해서 세포감소수술(CRS)과 복강내 온열항암요법(HIPEC)이 의미있는 생존 향상을 보이는데 대부분의 복막전이 환자는 CRS-HIPEC의 적응이 되지 못하고 결국 진행되어 죽게 된다. antiCEA CAR-T세포를 복막에 주입하면 전신요법에 비해서 더 좋은 효과를 보인다. 즉 원격의 피하전이를 줄이고 혈청의 IFNγ치의 상승을 유발한다.

▷복합치료

1) 쥐에서 anti-CEA CAR-T세포를 anti-PD-L1이나 MDSC와 Treg을 억제하는 anti-Gr1 항체를 동시에 복강 내에 투여한 경우 효과가 정맥투여 군보다 훨씬 좋았고, 복막 내 전이를 보이는 경우는 면역억제 기전이 문제인데 PD-L1발현이 높은 골수유래억제세포(MDSC)와 Treg가 복막전이 종양에서는 많이 있는데 antiCEA CAR-T세포와 함께 MDSC와 Treg세포를 없애는 항체를 같이 사용하면 좋은 결과가 기대된다(Katz S, 2016)(그림3-13, 14, Thadi A, 2018).

저자의 의견으로는 복막에는 상피세포가 없고 중피세포로 둘러싸여 있다. 사이토케라틴(cytokeratin)과 같은 물질에 대한 CAR-T, CAR-NK 세포를 이용하여 복강내의 상피세포에 대한 치료의 가능성을 고려하고, 복막암에는 국소적인 면역요법이 가능할 것으로 생각된다. Treg차단제인 항FoxP3단일클론항체를 사용하면 자가면역질환을 유발않고 복막암에 의한 면역차단환경을 역전시킬 수 있지 않을까? 생각된다.

3-1-11 암의 면역요법에 대한 내성의 기전 (Mechanisms of Resistance to Immunotherapy)

암에 대한 다양한 면역요법이 사용되고 있고, 악성흑색종, 폐암, 등에서 괄목할 만한 생존기간의 연장을 보이고 있다. 그러나 면역요법 치료에 대한 내성이 생겨서 초기에 반응을 하지 않거나 초기의 반응 후 종양이 진행되는 경우가 흔하다. 면역요법은 현재 전통적인 치료방법의 하나로 여겨지고 있으나 진행암에 대한 면역요법의 효과는 20% 내외에 이른다. 이는 다양한 기전으로 면역의 내성을 갖게 되어 암의 치료의 한계로 지적되고 있다.

표적치료나 항암화학요법은 종양세포를 표적으로 하나 면역요법은 숙주의 면역계를 표적으로 한다. 그래서 면역요법의 내성도 훨씬 복잡하고 복합적이다.

■ 종양세포의 내적인 면역내성 기전

종양변이부하가 낮거나, 항원의 이질성, 특정 유전자의 변이와 IPRES전사의 특징 등으로 종양의 면역원성이 없는 경우, 그리고 IFNγ 신호경로의 변동, LAH

[그림3-15] 암의 면역치료에 대한 내성의 기전

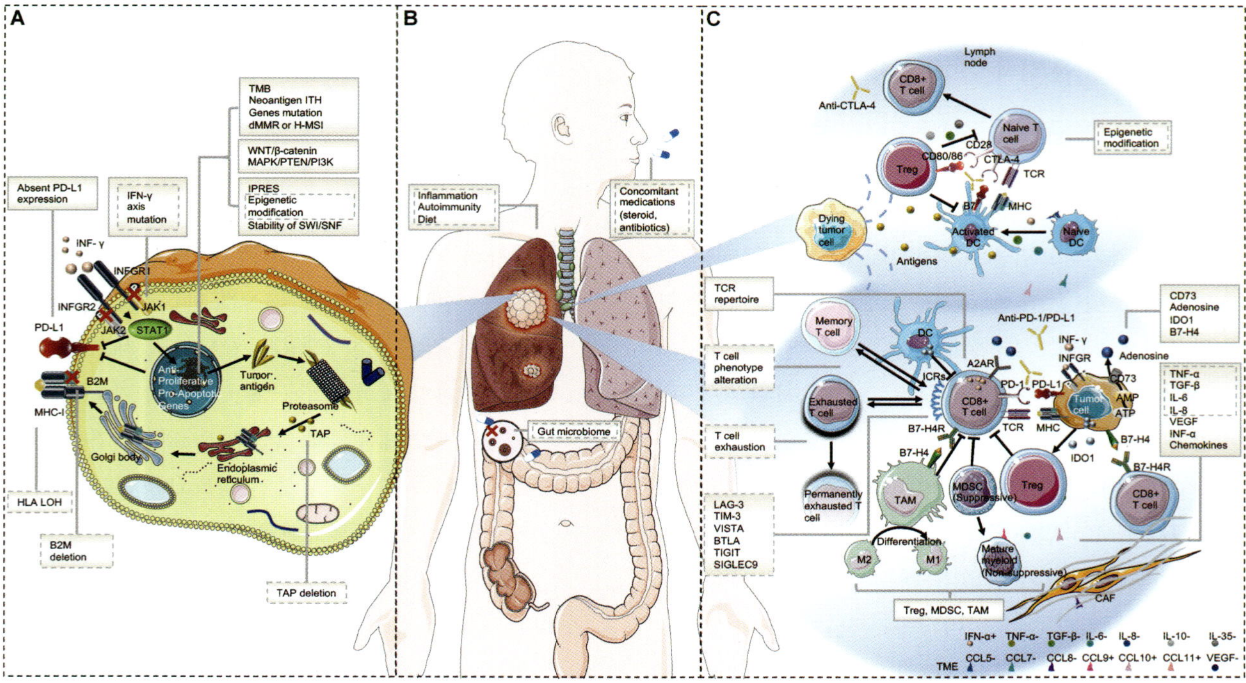

(Wang F, Wang S, Zhou Q: The Resistance Mechanisms of Lung Cancer Immunotherapy. Front Oncol. 2020; 10: 568059.)

LOH, B2M과 TAP결손 등으로 인하여 항원의 발현이 결핍된 경우, MAPK, PI3K, WNT와 IFN 신호경로의 결손, PD-L1발현이 없는 경우 들이다.

■ 숙주와 관련된 특징에 의한 내성

장내 미생물, 식이, 약물복용, 염증상태와 자가면역과 같은 일차 혹은 이차적인 내성이 발생할 수 있다.

■ 종양의 외적인 기전

면역관문의 변동, T세포 탈진이나 표현형의 변동, TCR의 변동, 후생적인 변동 등 T세포와 연관된 인자, Treg, MDSC와 M2-TAM과 같은 면역억제세포, TGF-β와 아데노신과 같은 사이토카인과 대사산물이 종양의 미세환경에 유리된 경우에 면역내성이 발생한다(그림3-15, Wang F, 2020).

3-1-12 암 면역요법의 부작용

암 면역요법은 사이토카인, 백신, 입양세포치료나 면역관문억제제를 사용하는데 이러한 암의 면역요법에는 다양한 부작용이 나타날 수 있다. 면역관련 부작용(IRAE; Immune related adverse events)은 장관, 피부, 내분비 장기, 간과 폐에 장애를 초래하는데, 어느 장기든지 부작용이 발생할 개연성이 있다. 이 중에는 감기와 같은 증상이나 피부발진이 있을 수 있으나, 생명을 위협하는 폐렴이나 췌장염도 발생 가능하다(Higdon MH, 2018). 면역관련 부작용이 심한 경우에 흑색종 환자에서 전체 반응율이 높았으나 ipilimumab을 표준용량으로 치료한 경우 85%에서 면역관련 부작용이 나타났고 전체 반응율도 차이가 없어 논란의 여지가 있다. PD-1항체 치료 후 면역관련 부작용 중 악성흑색종 환자에서 11%에서 백반증이 나타나는데 이 경우에는 그 치료결과가 좋다. 그리고 다른 피부 부작용을 보인 경우에도 종양에 대한 반응율이 좋았다.

■ 면역관문억제제의 치료에 의한 부작용의 예측인자

원래 기본 IL-6가 낮은 경우와 여자에서 부작용의 가능성이 높은 반면, IL-6가 낮은 경우에는 항CTLA항체에 의한 흑색종의 생존율이 높다. 장내미생물이 면역관문억제제의 사용에 의한 결장염과 관련이 있다. Bacteroidetes phylum은 면역치료의 부작용으로 인한 결장염의 위험을 감소시킨다.

■ 항CTLA-4 항체

대부분의 부작용은 피부(44%)와 위장관(35%)에서 발생하고 내분비계(6%)나 간(5%)은 드물다. 피부반응은 대개 3주 후에 위장관은 5–10주 후에 나타나고 내분비계와 간은 그 후에 나타난다. 대부분의 면역부작용은 발생한 지 수주 후에 호전된다. 피부부작용은 가려움증을 동반한 구진성 발진이 대부분이나 드물게는 탈모와 백반증을 보이기도 한다. 내분비계 이상은 13%에서 초래되는데 뇌하수체염이 가장 흔하고 갑상선 기능저하나 항진증은 6% 미만으로 극히 적다. 위장관부작용 중 가장 주된 부작용은 설사, 복통과 직장출혈을 동반하는 결장염인데 항CTLA-4치료의 가장 심한 부작용이며, 0.5% 미만 정도로 매우 드물게는 장관의 천공을 일으키기도 한다. 항CTLA-4치료의 사망률은 1% 미만이다(Weber JS, 2012).

면역관문억제제의 사용은 심한 독성을 동반하기도 하는데 항CTLA-4는 T세포 관련 점막 손상이 회장과 결장에 초래하고, 장내미생물의 조성을 변화시켜 결장염, 뇌하수체염을 유발한다. 반면에 장내미생물을 항생제로 제거하면 항CTLA-4의 항종양 효과도 없어진다.

부작용의 치료는 우선 ipilimumab의 사용을 중지하고 심하면 코티코스테로이드를 사용하며 만일 스테로이드에 듣지 않고 간독성이 심해지면 면역억제제를 사용한다(표3–4).

■ 항PD-1/PD-L1

PD-1이나 PD-L1 항체 치료의 부작용은 매우 비슷하지만, CTLA-4항체와 비교하면 빈도도 적고 그 정도도

[표3–4] 면역관련 부작용의 치료

위장관	설사, 복통, 검은 혈성대변	중등도의 장결장염: ipilimumab 금지, 항설사제지속적인 설사(> 1 wk): 코르티코스테로이드, 하루 7차례 이상의 배변 시 methylprednisone 시작, ipilimumab을 완전히 끊음. 코르티코스테로이드에 치료되지 않은 환자는 infliximab을 고려
피부	발진, 가려움, 피부벗겨짐, 구강내 상처	중등도의 국한되지 않은 발진: ipilimumab 금지, 국소 혹은 전신 corticosteroids시작. 심한 피부염: ipilimumab을 완전히 끊고, corticosteroids를 시작
간	황달, 오심, 구토	약물주입 전에 검사: ALT/AST, bilirubin, 갑상선 기능검사, ALT/AST >2.5 × but ≤ 5 × 때 ipilimumab 끊음 AST/ALT >5 ×이거나 bilirubin >3 ×이상인 경우 ipilimumab 금지 간손상이 코르티코스테로이드에 반응하지 않을 경우 면역억제제인 mycophenolate을 사용
신경계	사지의 허약, 손발저림, 따끔거림, 감각이상	중등도신경장애: ipilimumab을 끊음. 신경장애가 새롭거나 악화되면 ipilimumab을 완전히 끊고 corticosteroids를 고려
내분비계	두통, 피로감, 행동과 감정의 변화, 월경변화, 어지럼증/변덕스러움	중등도 내분비장애: ipilimumab끊고, corticosteroid를 시작 내분비계의 이상은 알기 힘들기 때문에 내분비전문의사의 자문을 구해야 한다.
눈	시각장애, 자극증상	포도막염이 의심될 때는 국소 스테로이드 안약을 사용

심하지 않다. 그 부작용 중 가장 흔한 것은 무기력(16-34%)이다. 그 다음으로는 식욕부진과 발진, 설사 그리고 오심이다. 이러한 부작용은 경미하고 심한 경우는 7-12%에 이른다. 면역관련 부작용이라 할 만한 갑상선기능 저하증(8%), 갑상선기능 항진증(5%), 폐렴(4%)은 매우 드문데, 면역부작용에 의한 사망률은 1% 미만이고 대부분이 폐렴에 의한다.

▪ CSF-1R억제제

CSF-1R억제제의 부작용은 색소침착성 융모결절상 활액낭염 같은 양성이거나 악성종양이다. 그리고 무기력은 56-70%, 안면부종, 가려움증, 발진과 말초 부종이 생긴다.

▪ 약물의 용량과의 관계

면역관문억제제의 부작용과 약물의 용량과의 관계는 CTLA-4억제제나 PD-1억제제에서 상관관계가 없다. 그러나 CTLA-4억제제에서 심한 위장관계의 부작용은 고용량을 사용한 환자에서 높았다.

▪ 자가면역질환과의 관계

면역관문억제제의 류마토이드 관절염, 건선, 염증성 장질환, 전신성 홍반성 낭창증, 다발성 경화증, 자가면역 갑상선염 등의 자가면역질환을 치료받고 있는 환자에서 ipilimumab의 치료는 30명의 환자 중 27%의 환자에서 자가면역질환의 악화와 33%에서 중증의 부작용을 보였고 한 예에서 궤양성결장염이 악화하여 사망하였다. pembrolizumab(키투르다) 치료는 별다른 보고가 없고 nivolumab(옵디보)도 보고가 거의 없다. 그러나 이들 자가면역질환 환자에 대한 치료는 신중히 결정하여야 한다.

- 면역관련 부작용의 치료로 부신피질호르몬을 사용하였을 때 종양의 성장에 대한 연구 결과는 전체 반응율에 별다른 영향을 주지 않는다(Cousin S, 2016)

▪ 면역치료의 부작용(irAE)을 예방할 수 있는 암 면역치료의 전략

전신 면역요법의 부작용의 위험 없이 종양특이 면역을 유도하는 치료전략의 개발은 임상적으로 매우 중요하다. 그 방법으로는 첫째, 말초의 Treg를 제거하지 않고 종양 내 Treg를 표적으로 하면 치료의 특이성을 높일 수 있다. anti-CD25 단일클론 항체의 Fc부분을 최적화하여 Treg을 고갈시키고, 항PD-1항체를 추가하면 종양의 박멸을 증대할 수 있다. 특히 종양침윤 Treg에 특이하게 높게 발현되는 Treg-derived EZH2이나 NRP1를 사용하면 자가면역질환 없이 항종양 면역을 유발한다(Wang D, 2018). 둘째, 종양과 면역부분을 동시에 표적으로 하는 bispecific Ab(양측특이항체)가 면역요법의 위험을 줄이면서 국소 종양특이 면역의 활성을 증진하는 결과를 보인다. 예를 들면 PD-1과 LAG-3 혹은 OX40와 CTLA-4를 동시에 표적으로 하는 방법이 있다(Dahlen E, 2018).

3-1-13 암 면역요법의 미래

암에 대한 현재의 면역요법은 많은 경우에 효과가 없을 뿐 아니라 그 독성이 너무 심해서 종양 중에서 면역연관성이 많은 암을 중심으로 사용되어왔다. 최근 면역조절에 대한 이해의 진전과 면역관문억제제의 발견, 그리고 면역세포의 조작이 가능하게 되어 암에 대한 새로운 면역조절 방법과 세포치료를 통해서 암의 면역요법이 장족의 발전을 이룰 수 있게 되었다.

면역요법은 종양에 대한 특이성 높고 항암화학요법이나 방사선요법에 비해서 그 독성이 적기 때문에 앞으로 면역요법이 암치료의 주된 방법이 될 가능성이 매우 높다. 미래 면역요법의 방향은 새로운 종양특이항원(neo-antigen)의 발견과 생성으로 새로운 백신의 개발, 면역요법에 효과가 없거나 미미한 종양에서 면역치료에 반응할 수 있는 효과적인 면역치료 방법의 개발을 통해서 현재의 암 치료에서의 면역요법의 역할에 비해서 훨씬 더 큰 성과를 이루리라 생각된다.

가까운 장래에 각 개인의 종양에 대한 새로운 표적항

원(target neoantigen)을 알아내서 각 개인에 적합한 암백신치료가 가능하리라 생각되고, 각 개인에 따른 환자특이 면역 억제 미세환경(patient-specific immunosuppressive mechanism)을 조절할 수 있게 됨으로써 면역요법에 잘 반응하지 않는 종양에 대한 치료가 가능해지고, 암 면역 싸이클을 정지하는 면역관문(checkpoint)이 각 개인에 따라 다르므로 각 개인에 따른 맞춤형 암 면역요법이 등장할 것이라 생각된다.

그리고 단일클론 항체(monoclonal antibody)를 생산하는 다양한 방법이 발전하고, 유전자재조합기법(recombinant DNA technology)의 발달로 면역요법의 혁신을 이루게 됨으로써 미래에는 다양한 종양에서의 면역요법이 주된 치료법의 하나로 자리매김하리라 생각된다.

■ 암 면역치료의 미래방향

인체의 면역계에서 면역세포는 수명이 짧아서 끊임없이 생성되고 사멸되는 균형을 유지하고 있는 면역의 평형상태에 있다고 생각하고, 이를 긍정적인 방향으로 옮겨주는 노력이 면역요법이라고 생각한다.

면역요법의 강점은 다른 세포독성 항암제와 달리 완치(Cure)가 가능한 치료이고 다른 치료에 비해서 부작용이 적다는 강점이 있다.

■ 면역치료의 최종 목표

미래의 암 면역치료의 큰 방향은 다음과 같은 두가지 방법을 병합하여야 한다. 하나는 면역관문억제제의 사용, 면역억제 사이토카인인 VEGF와 같은 물질에 대한 차단 항체의 사용, 허혈의 차단, IDO억제제, 아데노신(adenosine) 대항물질, 항CD25항체와 사이클로포스파마이드(cyclophosphamide)와 같은 Treg억제제의 사용으로 종양에 의해 형성된 면역억제상태를 차단하는 방법이고, 둘째는 새로운 수지상세포의 생성, 활성화, 성숙, 생체 내 표적, 항원부하와 개별화된 신항원 등의 방법을 이용한 수지상세포백신에 의해 항종양면역을 활성화하여야 한다.

결국 개인 맞춤형 통합면역요법은 여러 가지 면역요법을 같이 시행하여야 하고, 그럼으로써 그 효과를 높일 수 있으며 환자를 암으로부터 해방시킬 수 있다.

■ 개인 맞춤형 생표지자에 기반한 획득면역치료 (Personalized Biomarker-Based Adaptive Therapy)

항암면역반응은 선천과 획득면역의 많은 세포가 관여되고 시간에 따라 변화하는 고도로 조직화된 프로그램이다. 그래서 적절한 면역학적인 조절을 위해서는 순간 순간의 일시적인 종양과 숙주에서의 관점이 중요하다. 그래서 종양환자에서 연속적인 조직검사가 필요하다. 그래서 바이오정보학적인 접근이 필요하다. 결국 치료과정 중에 종양, 혈액, 혈청과 장내미생물 등의 인간의 생체 표본에 대한 순차적인 샘플의 체취와 변화 과정을 본 종적인 평가가 필요하고, 둘째 환자별로 서로 다른 종양의 특징과 종양의 미세환경의 상태에 대한 효과적인 생물학적인 표지자의 개발이 필요하다. 마지막으로 암의 치료에 대한 연구 방향은 다학제적인 접근이 필요하고 여러 가지 약물의 복합요법이 필요하고 암과 면역 사이의 복합적인 상호작용에 대한 이해를 높일 수 있도록 연구하여야 한다.

환자가 암의 면역치료에 잘 반응할 수 있는 기회를 증가시키는 다양한 방법이 있는데 이는 각 개인에 따라서 서로 다를 것이다. 미래에는 치료의 효용성을 향상시킬 수 있는 개인 맞춤형 전략이 가능할 것이다. 우선 종양미세환경의 기본적인 상태를 알기 위해 치료 전 조직검사를 시행하고, 환자의 종양이 면역치료에 반응할 수 있는 특징을 갖는다면 면역관문억제제 등을 통한 면역치료를 먼저 하고 그렇지 않다면 유전적인 그리고 면역학적인 프로필에 기반한 면역치료의 감수성을 올릴 수 있는 치료를 먼저 시행한다. 감수성을 올리는 치료를 시작한 후 치료 중 조직검사로 생물학적인 목표에 도달하였는지를 확인하고 도달했으면 면역치료를 하고 도달하지 않았으면 다른 감수성 올리는 전략을 고려하고 시행해야 한다.

[표3-5] 말초혈액에서의 숙주와 암의 면역상태

	항암면역인자	친종양인자
세포	T, B, NK, NKT	Treg, Breg, MDSC, MΦ2
사이토카인	INFγ, IL-2	IL-6,8,10, TGFβ, LDH

[표3-6] 말초혈액의 숙주의 면역상태에 따른 암환자의 치료방침

	항종양	친종양적인상태	세포 및 면역치료	통합의학적치료
NeoAg (신항원)	MSI, TMB(NGS), DC activity		DC vaccine, 암세포백신, Immunetoxin with MoAb, Oncolytic virus	표준요법(항암화학요법, 방사선요법, 표적치료 등) 셀레니움, 고용량비타민C, 고온온열요법, 이뮤코텔, Fenbendazole(?)
Innate (선천면역)	NK, NKT, INFγ, perforin, granzyme		NK, NKT, CAR-NK, bispecific MoAb	미슬토(Abnoba, Iscador), ADC, krestin
Adaptive (획득면역)	T세포, naive T, CD4+, CD8+	Treg, LDH, IDO	이뮨셀(Immuncell), bispecific MoAb (with toxin, Isotope), CAR-T	싸이모신 알파-1
B 세포	B	Breg, HIF	anti Breg MoAb	항염증치료(NSAID)
TME (종양의 미세환경)	MΦ1, TIL, CTL/Treg의 비	MΦ2, MDSC, Treg, Breg, TAF, ESR, CRP, procalcitonin, ANC, AMC	localized anti Treg (anti-FOXP3, OX40, CCR4, CD73, GITR) anti-MDSC/DC/MΦ anti Breg	항염증치료(NSAID), 온열요법, 셀레나제, Vit C, 양성자펌프억제제(PPI)
Cytokine (사이토카인)	IL-2, IL-12, INFγ, TNF	VEGF, TGFβ, IL-4, IL-6, IL-10	Use cytokine, Cytokine block (anti IL-6 Ab=Siltuximab), block TGFβ	TGFβ 차단
대사작용		IGF-2, bile acid		metformin, 우루사, 케톤다이어트(?)
미생물 (Microbiome)	Bifidobacteria종, Akkermansia muciniphilia, E. hirae, Bacteroides종	Bacteroidales, E. coli, S. flexineri		프로바이오틱스, 신바이오틱스, (라시도필, 닥터앤토신바오틱스)
기타				운동요법, 심신안정, 아유르베다 등

TAF: Tumor associated fibroblast, HIF: Hypoxia induced factor, TME: tumor microenvironment, ANC: absolute neutrophil count AMC: absolute monocyte count, IGF: insulin like growth factor
microbiome*:

개인 맞춤형 생물학적 표지자에 기반한 적응치료가 개별 환자에게 성공적인 면역치료의 가장 좋은 기회를 제공할 수 있을 것이고 충분하거나 완전하지 않고 많은 치료 방법의 보완이 필요하지만 현재까지의 면역요법과 통합의학적인 치료 방법에서 유용하다고 생각되는 것들을 제시해본다(표3-5,6).

3-2 사이토카인을 이용한 면역보강요법

사이토카인은 세포 사이의 신호를 매개하는 수용성 단백으로 대개는 30kDa 미만의 복합펩타이드나 당단백인데, 사이토카인을 이용한 면역의 활성화는 면역치료의 좋은 방향이다. 초기의 면역요법은 인터페론과 IL-2를 외부에서 직접 주입하였다. 그러나 이들은 낮은 효과와 높은 독성으로 인하여 활용되지 않았으나, 공학기술의 발달로 사이토카인 기반의 약물들의 안전성이 올라가고 효과가 증가하면서 사이토카인 단독의 치료뿐만 아니라 다른 면역조절 약물들과 복합적으로 사용하는 방법들에 대한 관심이 높아지고 있다.

새로이 개발된 2세대 사이토카인 약물들은 새로운 작용기전, 새로운 표적을 갖게되고, 단백결합을 통해서 반감기를 증가시키고, 종양의 미세환경에 대한 사이토카인의 활성도를 증가시키고, 면역세포들에게 필요한 반응을 유발하는 방법으로 새롭게 관심을 끌고 있다. 그와 더불어 면역억제 사이토카인을 차단항체, 소분자, 사이토카인 덫이나 siRNA를 통해서 차단함으로써 암 환자의 치료에 응용할 수 있다.

인터페론-알파(IFN-α)와 IL-2를 면역관문억제제 특히 항 PD-1과 항 PDL1과 같이 사용 시에는 더 안전하게 사용할 수 있다. 입양T세포 치료에서도 CAR-T세포나 TILs를 사용하고 있는데, 이러한 세포치료에서 원하는 세포에 증식시킬 때 사이토카인 유전자를 삽입시킬 수 있다.

사이토카인 기반 면역요법의 차세대 개념은 첫째, 면역관문억제제와 CAR-T입양세포치료시의 시너지를 위한 복합요법, 둘째, 폴리에틸렌 글리콜(polyethylene glycol: PEG)과 사이토카인을 결합시키든지 항체와 결합시키는 방법으로 약물역동학적으로 반감기를 늘리고 종양의 미세환경에서의 농도를 증가시키는 방법, 셋째, 재조합단백을 직접 주입하여 국소 종양미세환경의 농도를 높이는 방법이 가능하다(그림3-16, Berraondo P, 2019).

3-2-1 사이토카인 강화요법

일부 사이토카인은 항증식 효과나 친고사 작용을 통한 직접적인 방법이거나 면역세포의 세포독성을 증가시키는 방법으로 종양세포의 성장을 억제하는 효과가 있다. 그러나 대부분의 사이토카인은 반감기가 짧고 미약한 항암효과를 보일뿐이어서 인터페론-알파(IFN-α)와 IL-2가 단독요법으로는 약한 임상효과를 보일 뿐이었다. FDA는 IL-2 단독요법을 진행된 신세포암, 전이성 흑색종 환자에서, 인터페론 알파는 백혈병(hairly cell leukemia), 여포상 비호지킨스 림프종, 흑색종과 에이즈연관 카포시육종에서 승인하였다.

면역을 증강시키고 종양의 성장을 억제하는 사이토카인은 IFN-α, IL-2족, IL-12, granulocyte-macrophage colony-stimulating factor(GM-CSF)와 IL-10이 있다.

■ IL-2 치료

IL-2는 NK세포와 T림프구의 팽챙을 촉진하는 주된 사이토카인으로 주로 입양세포치료시에 림프구의 배양중에 팽창을 시키거나 암환자에 이식된 세포들을 지속시키는 목적으로 사용되고 있다. IL-2를 고농도로 주입하여 전이된 악성흑색종과 신세포암을 치료하고 있다. 그러나 이러한 용량의 전신 주입은 심한 독성 때문에 부작용이 많다.

NKTR-214는 IL-2를 PEG(polyethylene glycol)과 유사하게 만든 것인데 IL-2에 비해서 독성은 약하고, Treg에 풍부한 IL-2와 친화력이 강한 IL-2Rα에 부착하는 대신 친화력이 중등도인 IL-2Rβ에 부착하도록 하여 효과를 증가시킬 수 있다. 면역세포의 침윤이 증가함을 보고하고 있다(Bentebibel SE, 2019). 이러한 2세대 IL-2는 면역관문억제제와 함께 복합요법으로 임상시험 중이다.

생명공학적으로 변이된 IL-2를 사용하여 IL-2Rα와의 결합을 줄이고, 종양의 미세환경의 사이토카인을 표적으로 하는 항체와 결합시켜서 치료하는 방법인데, CEA에 결합하는 cergutuzumab amunaleukin이 개발되어(Klein C, 2017), 다른 면역관문억제제와의 복합치료가 임상시험 중이다. 그 외에 섬유아세포를 활성화시키는 단백, 상피세포성장인자수용체 억제제, VEGF를 표적으로하는 항체와 결합시킨 IL-2들이 개발되고 있다.

■ 인터페론 감마(INF-γ) 치료

• 인터페론(INF)

인터페론은 사이토카인의 일종으로 표적세포에 직접적인 효과를 보이거나 면역반응을 활성화하여 질병으로부터 보호하는 역할을 한다. 인터페론은 림프구, 대식세포, 섬유아세포와 기타 다른 세포에서 분비되는데, 인터페론은 종양세포와 면역세포에서 공히 생산되고 또한 이들 세포에 작용을 한다. 이러한 상호작용을 이해하는 것이 복합요법에서 향상된 결과를 가져올 수 있다(Parker BS, 2016). 인터페론은 근본적으로 숙주의 세포에서 RNA와 DNA의 합성을 억제하는데 세포의 증식을 억제하고, 대식세포, 세포독성 T세포, NK세포의 활성에 관여하여 면역조절 작용을 한다.

인터페론은 생성하는 세포형과 아미노산의 서열에 따라 Alpha(백혈구), Beta(섬유상피), Gamma(면역)로 구분한다. IFNα는 바이러스를 감염시킨 백혈구(대식세포, B림프구, 수지상세포)에서 생성하고 낮은 pH에 저항성을 갖는다. INFβ는 섬유아세포와 상피세포에서 생성되고 낮은 pH에 저항성이 있고 항바이러스 및 항증식효과가 있다.

• 인터페론 알파(INFα)

IFNα는 oligo(A) synthetaze, 단백키나아제 P1과 MHC 항원 I과 II를 유도하여 항바이러스 및 항증식 효과를 보이고, NK세포의 활성화를 시킨다. IFNα는 도움 T세포를 자극하여 그 크기를 키워서 세포면역반응을 증폭시킨다.

IFNα는 종양에 직접 친고사와 항증식 효과를 보이고, 강력한 혈관신생의 억제효과를 보인다. 면역계에는 수지상세포의 성숙과 T림프구의 기능을 얻는데 작용한다. 최근 apolipoprotein A-I에 결합시키거나, 수지상세포에 존재하는 Clec9A를 표적으로 하는 항체와 결합시켜서 항종양효과를 나타내고 있다.

• 인터페론 감마(INFγ)

INFγ는 T세포 및 NK세포에서 생성되는 면역 인터페론인데 자연면역반응에서 NK세포와 NKT세포에서 분비되고, 항원특이 면역에서 활성화된 T세포에서 분비된다. INFγ는 주로 면역조절을 하는데 NK세포의 활성을 증폭시키고 표적세포에서 MHC 분자의 발현을 증가시킨다. INFγ는 감염된 세포에서 바이러스의 복제를 억제하고 표적세포를 죽이는데 TNFa(cytoxin)과 동반상승효과를 보인다. INFγ는 I형과 II형이 있는데 I형은 세포를 항바이러스의 환경으로 만들고 II형은 숙주의 면역계의 면역기전에 영향을 준다(Mahmutović S, 2004).

인터페론 감마의 항종양효과의 기전은 첫째, 인터페론 감마는 TNF와 협력하여 종양의 세포주기의 정지를 일으킨다. 둘째 NK세포 중 인터페론 감마를 생산하는 군은 CD160을 발현하는데 이 NK세포군은 종양의 간질과 작용하여 혈관신생을 억제한다. 셋째 충분할 정도의 INFγ와 같은 사이토카인을 생산하는 CD160+인 NK세포는 다른 NK세포, 림프구, 대식세포와 중성구를 활성화하여 종양을 조절하도록 한다(Tony C, 2015).

• 감마 인터페론(INFγ) 치료

인터페론은 백혈병, 골육종과 신장암의 치료에 활용되는데 그 부작용은 불편함, 근육통, 고열과 혈소판감소증과 과립구감소증 등을 보인다.

■ IL-15 치료

IL-15은 활성화된 골수세포에서 생산되는데 이는 NK세포와 CD8+T세포의 발생에 필수적이고, 이들세포의 증식과 세포독성 그리고 IFN-γ와 같은 사이토카인을 유리하도록 한다. IL-15은 IL-2와는 달리 Treg을 자극하지 않는다(Marshall D, 2014).

임상적으로는 경정맥 주입으로는 독성으로 실패하였으나, 경피주사로 순환 NK세포가 증가하였고, 임상적인 반응은 없었으나 신세포암 환자에서 몇몇 환자들에서 안정된 상태를 보였다. IL-15을 재조합단백과 결합시키거나, 항CD20나 항GD2항체를 추가하여 IL-15가 종양으로 모일 수 있도록 하는 방법들이 사용되고 있다.

IL-15를 IgG1 Fc도메인에 결합시킨 ALT-803를 골수이식 후 재발한 혈액종양에서 사용한 결과 순환 NK세포와 CD8+T세포가 증가하였고 19%의 임상효과를 보였고, 비소세포폐암에서 항PD-1치료와 병행한 결과 29%의 환자에서 반응을 보였다(Wrangle JM, 2018).

■ IL-21 치료

IL-21는 IL-2족의 사이토카인인데, 다른 면역관문억제제나 항암제와의 복합요법으로 연구 중이다. 비호지킨스림프종 환자에서 재조합 IL-21과 rituximab과 함께 복합요법으로 치료한 결과 19예중 8례에서 임상반응을 보였고, 입양T세포 치료에서도 효과의 상승을 보인다.

■ IL-10의 역할과 치료

IL-10의 기능은 CTL의 기능을 억제하고, IL-2, IFNγ, IL-4, IL-5, TNFα의 생산을 억제하는 기능을 갖는다(Ralis KS, 2021)고 알려졌었는데, 최근 만성염증과 암에서는 IL-10이 항원유도 CD8+T세포의 고사를 억제하여 그 기능을 오래 유지할 수 있도록 한다(Mumm JB, 2011).

임상연구에서도 폴리에틸렌 글리콜화한 사이토카인은 흑색종, 신세포암과 대장암에서 부분반응을 보였고, 다른 면역관문억제제와의 병행요법에서도 신세포암에서 50%의 환자에서 반응을 보이고 9%에서 완전관해를 보였다(Tannir NM, 2018).

■ IL-12 치료

IL-12족은 IL-12, IL-23, IL-27과 IL-35을 포함하는 사이토카인으로 수지상세포, 대식세포, 단핵구와 B세포와 같은 항원제시세포에서 분비된다. IL-12는 T세포와 NK세포에 주로 존재하는 수용체와 결합하여 IFN-γ를 생성하고 1형 보조T세포로의 분화와 NK세포의 성숙을 유발한다. T세포의 침윤을 초래하고, 항혈관신생의 특성을 보이고 있다.

전임상연구로 바이러스벡터, 리포솜, IL-12가 코드화된 플라스미드의 전기천공법을 이용하여 유전자를 국소주입하는 방법으로 연구들이 진행되고 있고 항종양효과를 보이고 있다.

IL-12와 T세포입양요법의 복합요법과 면역자극 단일클론 항체와의 복합요법 등의 복합요법이 연구되고 있다.

■ IL-35 역할과 치료

인간에서는 그 효과가 제한적이나 CD4+CD25−세포의 증식을 억제, Th17세포의 극화를 억제, IL-10의 생성을 자극하고 CD4+CD25+Tregs의 팽창 역할을 한다.

■ 과립구-대식세포 콜로니 자극인자(GM-CSF) 치료

GM=CSF는 수지상세포와 대식세포와 같은 골수세포의 팽창과 활성화를 촉진한다. 그래서 GM-CSF는 백신요법의 보조효과가 있다. 하지만 GM-CSF는 종양의 성장을 도우는 종양연관골수세포의 분화와 동원을 촉진한다.

진행성 흑색종에서 이필리루맙과의 복합요법으로 전체생존율을 증가시키고, 이필리루맙의 독성을 감소시켰다. 헤르페스 심플렉스 바이러스에 GM-CSF를 코드화하여 치료하거나 종양세포에 GM_CSF유전자를 트랜스펙션 시켜서 사용하기도 한다.

■ IL-8 치료

종양연관 골수세포를 억제하는 효과가 있다. 임상적으로는 항IL-8단일클론 항체와 니보루맙의 복합치료를 시행한다.

3-2-2 사이토카인 차단요법

사이토카인 중 면역을 억제하여서 이를 차단하는 방법으로 암을 치료하는 방법은 tumour necrosis factor-alpha(TNF-α), TGF-β와 colony-stimulating factor-1(CSF-1). 과 같이 종양연관골수세포를 양육하는 사이토카인이 있다. 차단하는 방법은 적대적인 항체, 폴리펩티드, 사이토카인 덫과 방해하는 작은 RNA(siRNA)가 있다. 그러나 반드시 명심할 것은 종양의 미세환경에 따라서 사이토카인이 친종양적이거나 항종양적인 기능을 한다는 것이다.

■ TNF-α 차단치료

TNF-α는 친염증 사이토카인으로 단핵구, 대식세포와 수지상세포 등의 골수유래세포에서 생성된다. 그리고 T세포, 혈관내피세포와 지방세포, 섬유아세포 등도 스트레스 상황에서 생산한다.

TNF-α는 류마토이드관절염, 크론씨병, 궤양성결장염, 건선, 경직성척추염 등의 자가면역질환의 주된 매개물질이다. TNF-α는 염증부위에서 대식세포를 활성화시켜서 다른 친염증 사이토카인을 분비하게 하여 염증을 악화시키고, 상피세포의 방벽기능에 장애를 초래하여 공생하는 세균의 침투를 촉진한다. TNF-α는 섬유아세포에서 금속단백분해효소의 발현을 유도하고 콜라겐을 생성하여 조직의 섬유화를 촉진한다. TNF-α는 혈관내피세포에 유착분자의 발현을 증가시키고 백혈구의 침윤을 증가시켜 혈관내피세포의 고사를 유도한다.

암 면역요법에서 TNF-α는 항종양면역반응을 매개하고, 몇몇 면역요법에서 TNF-α의 적대자를 같이 사용한 경우에 항종양효과가 소실됨을 보여주었다. 이는 급성 면역반응이 TNF-α의 유리로 진작됨을 보여준다. 하지만 TNF-α에 만성적으로 노출될 때 효과T세포의 세포사를 유발하여 종양의 성장을 촉진시킨다. 이는 CD8+T림프구의 이차적인 면역관문인 TIM-3를 상향시키기 때문이라고 생각된다.

현재 이필리루맙, 니보루맙과 TNF-α를 차단하는 항체(infliximab이나 certolizumab)를 복합적으로 사용하는 임상연구가 진행 중이다.

■ CSF-1의 역할과 치료

종양에서 발견되는 골수세포는 면역관용성 수지상세포, 종양연관대식세포(TAMs), 종양연관 중성구와 골수유래억제세포가 있다. 이러한 골수세포의 팽창과 동원 그리고 극화를 촉진하는 인자는 항염증 사이토카인, 친혈관신생매개자와 성장인자들을 분비하여 종양의 성장을 돕는다. 더욱이 이러한 세포들은 PD-L1과 같은 면역관문리간드를 발현하고 종양의 미세환경의 대사변화를 촉진한다. 이러한 기전들은 사이토카인의 유리를 감소시키고, NK와 T세포의 세포독성을 억제한다.

CSF-1을 차단하여 골수세포를 고갈시키거나 재극화시키는 전략은 NK세포, Th1 림프구와 CD8+T림프구의 활성을 다시 생기게 하고 이들이 종양조직에 침윤하도록 한다.

골수세포의 동원에 관여하는 사이토카인은 CXCL8(IL-8)과 CCL2, CCL3, CCL5가 있다. 이들을 차단하는 것도 복합요법에서 바람직하다.

■ IL-6의 역할과 치료

IL-6는 염증유발사이토카인으로 만성염증과 암의 발생에 여러 가지 역할을 한다. 그래서 IL-6신호전달체계의 차단은 여러 가지 암 즉, Castleman's disease, 다발성골수종과 신장, 전립선, 폐, 대장 및 난소암 등의 치료의 표적이 될 수 있다. IL-6에 대한 단일 클론 항체(Siltuximab)와 IL-6수용체에 대한 단일클론 항체(Tocilizumab)는 면역요법제로서의 가능성이 대두되고 있다(Kampan NC, 2018).

[그림3-16] TGFβ의 암에서의 역할

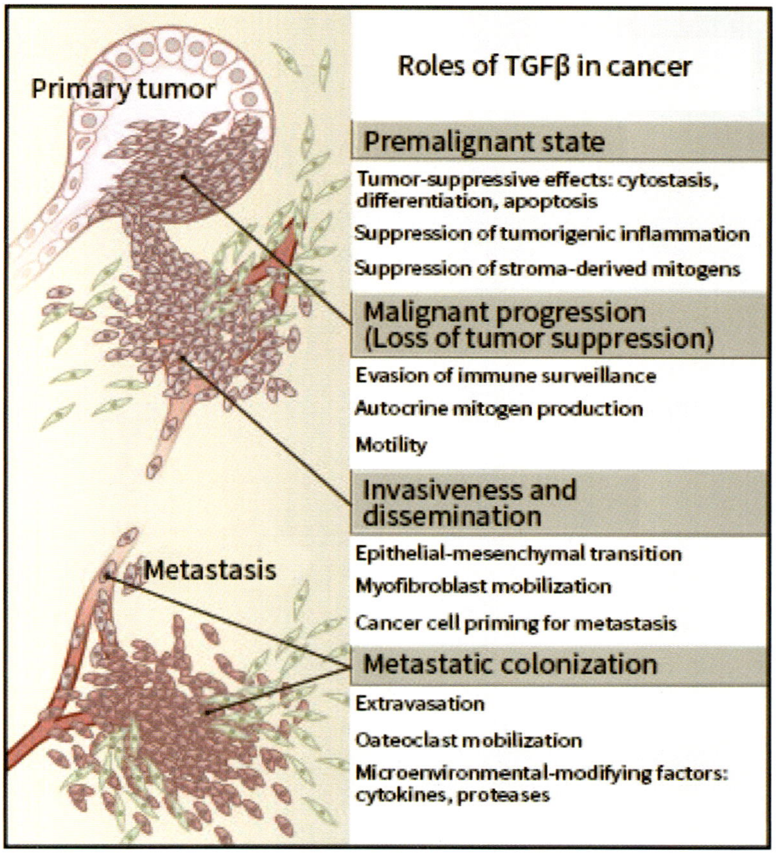

(Massagué J: TGFβ in Cancer. Cell. 2008 Jul 25; 134(2): 215–230.)

■ TGF-β(Tranforming growth factor beta)의 억제제

TGFβ는 종양의 미세환경에서 암세포와 다른 주위세포에서 분비되고 활성화되어 암의 진행을 촉진하는데, TGFβ신호는 암세포의 침윤, 확산과 줄기세포의 특성을 갖게하고 항암약물의 민감도를 억제한다. TGFβ는 암연관섬유아세포(CAF), 혈관내피세포과 주위세포, 종양의 구조와 면역세포의 기능을 억제하여 종양의 미세환경을 바꾼다(Derynck R, 2021).

TGFβ는 조절 사이토카인으로서 정상적인 세포나 암의 전단계에서는 세포정지(cytostasis), 분화, 세포고사 등과 기질에서의 염증과 유사분열 촉진물질의 억제 등 종양억제효과가 있는데, TGFβ의 경로의 기능 이상으로 종양이 발생하게 된다. 그러나 역설적이게도 암세포가 TGFβ의 억제효과를 소실하게 되는 종양발생의 후반기에는 병적인 TGFβ의 신호는 상피간질이행의 주매개자로서 오히려 세포침윤, 면역감시의 회피와 암의 확산과 전이를 일으키는 등 종양의 미세환경을 조절하여 암세포에게 유리하게 작용한다(그림3-16, Massagué J, 2008).

• TGFβ의 면역에 대한 효과

TGFβ는 염증의 억제 인자로서 작용한다. TGFβ가 TGFβ수용체와 결합하면 Smad2와 Smad3가 인산화되어 Smad4와 복합체를 형성하게 된다. 그래서 다양한 면역세포에 작용하여 T세포와 NK세포의 세포독성을 억제하고, 세포독성 T세포의 고사를 촉진하고 Treg로의 분화와

[그림3-17] 암의 면역미세환경에서의 TGF-β신호경로의 역할

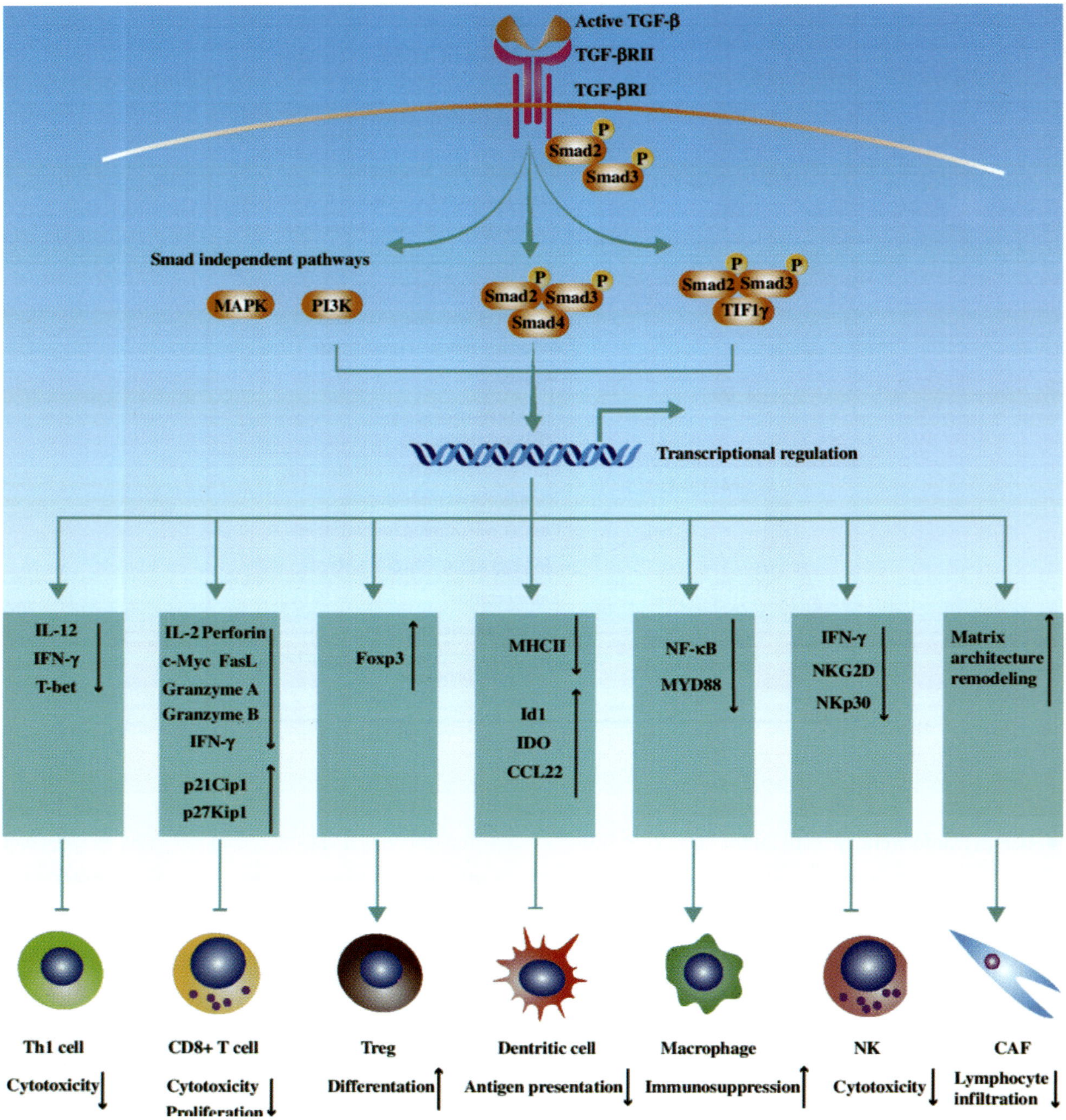

(Bai X, Yi M, Jiao Y, et al :Blocking TGF-β Signaling To Enhance The Efficacy Of Immune Checkpoint Inhibitor. Onco Targets Ther. 2019 Nov 11;12:9527-9538.)

증식을 유도한다. 그리고 수지상세포의 항원표현을 방해한다(그림3-17, Bai X, 2019).

TGFβ의 암 면역에 대한 억제작용은 NK세포의 활성을 억제하고, 사이토카인의 생산을 감소시키고, 수지상세포의 성숙을 억제하고 T세포의 세포독성을 변화시킨다(Haque S, 2017).

Th17세포를 생성한다. pTregs의 생성과 tRegs와 pTregs의 Foxp3의 유지에 필요하다.

자가면역 회피의 기전에서는 TGFβ1의 녹아웃에 의한다(그림3-17, Bai X, 2019).

TGFβ는 CAF에서 분비되고 TGFβ는 CAF를 활성화시키며 이는 면역관문억제제에 의한 면역치료에 내성을 유발하고 면역회피가 일어난다.

• TGFβ차단 효과

TGFβ는 종양유래 면역억제제와 유사분열의 유발, 암 침윤의 촉진과 전이유발 사이토카인 분비를 유발하는 역할을 하기 때문에 TGFβ의 기능을 차단하면 종양에 대한 면역을 다시 통제할 수 있다고 생각하고 여러가지 TGFβ의 경로를 차단할 수 있는 방법이 개발되었다. TGFβ를 차단하면 T세포의 침윤을 증가시키고, 암백신 유발 Th1형의 면역반응이 상승되고, IFN-γ의 생산이 상승하고 종양침윤 CD8+T세포의 T-bet 발현이 증가한다고 하다. 또한 MDSC에서 분비된 TGFβ는 종양의 CD8+T세포에서의 PD-1을 상승시켜 PD-1/PD-L1억제제에 대한 저항을 동반하게 되는데 TGFβ의 억제는 시험관 내나 생체 내에서의 항원특이 CD8+T세포의 세포독성을 촉진한다(Chen X, 2018).

• TGFβ차단 방법

TGFβ의 차단 방법으로는 1) TGFβ 생산의 억제: 면역세포의 조작이나 종양에 직접 역배열 올리고뉴클레오타이드(antisense oligonucleotide)를 주입하여 차단, 2) anti-TGFβ Ab, 항수용체항체, TGFβ-trapping receptor ect-odomain protein이나 TGFβ수용체 키나제를 표적으로 하는 소분자억제제와 같은 리간드-수용체 작용의 억제 등의 방법이 신경교종, 악성흑색종, 유방암 등의 암에서 시도되고 있다. 3) TGF-β와 면역관문을 표적으로 하는 결합항체: 2018년에 PD-L1단일클론 항체와 인체 TGFβ의 세포밖 도메인에 대한 이중기능을 갖는 결합단백을 만들어서 효과가 있음이 보고되었다(Lan Y, 2018). 그 후 CTLA-4와 TGFβR-II를 표적으로 하는 항체가 만들어져서 사용하였는데 Treg와 Th17세포의 분화를 억제하고, 종양특이 IFN-γ와 기억세포의 증가를 보였다. 그리고 이는 면역관문억제제 단독보다 효과가 좋았다(Ravi R, 2018)(그림3-18, Haque S, 2017)

그리고 TGFβ의 차단제로서 Tranilast, PSK(protein bound polysaccharide K), 후코이단이 유용하다.

임상적으로는 신경교세포종(glioma), 흑색종과 신세포암에서는 TGFβ를 차단하여 면역을 되돌릴 수 있게 하고 , ER- 유방암에서는 암의 전이를 막을 수 있고 골용해성 전이를 보이는 경우 TGFβ에 의한 파골세포유래인자의 기전을 억제하여 골전이를 멈출 수 있다. 간암 환자에서 혈중 TGFβ치는 pembrolizumab으로 치료한 환자에서 불량한 예후와 상관관계가 있었다(Feun LG, 2019).

transforming growth factor-beta(TGF-β)신호 경로는 암의 면역회피와 면역관문억제제에 대한 저항과 관련이 있다고 알려져 있다. TGF-β는 암의 발생과 진행을 조절하는데 TGF-β의 분비 증가는 종양친화적인 면역요소의 증가와 TIL의 세포독성을 억제하는 효과가 있다고 알려져 있다. 그래서 TGF-β는 암치료의 주요 표적이고 TGF-β와 면역관문의 차단은 길항작용을 보일 것으로 예측된다(Bai X, 2019).

부작용으로는 만성염증과 자가면역반응을 유도할 수 있고 SMAD경로의 다른 활성화를 통해서 보상작용이 일어날 수 있다. 또한 전암병변의 진행을 촉진할 수 있으나 암환자에서는 문제가 되지 않는다.

[그림3-18] TGF-β의 차단방법

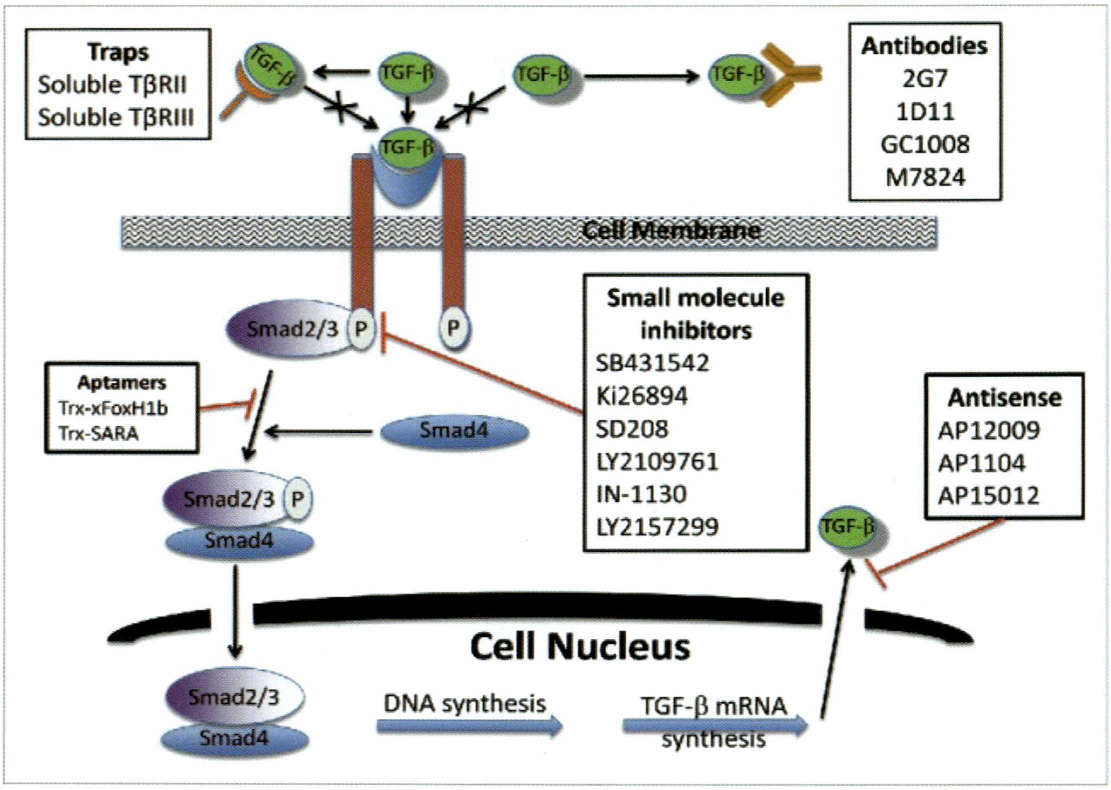

(Haque S, Morris JC.Transforming growth factor-β: A therapeutic target for cancer.Hum Vaccin Immunother. 2017 Aug 3;13(8):1741-1750)

3-2-3 사이토카인 치료의 미래

사이토카인치료의 미래 발전방향을 보면 전신적인 친염증적인 효과를 피할 수 있는 방법으로 사용하고, 다른 면역요법과의 복합적인 전략을 가져야 한다. 첫 번째 전략은 표적물질인 단백이나 유전자를 종양의 미세환경이나 종양 내로 직접 주입하는 방법이 필요하고, 유전자요법, 세포치료와 단일클론 항체기반 치료를 선택하여 시너지전략을 사용하여야 한다(그림3-19, Berraondo P, 2019).

■ 트라니라스트(Tranilast: Rizaben: TGF-β차단제)

트라니라스트(Tranilast: N-[3',4'-dimethoxycinnamoyl]-anthranilic acid)는 트립토판(tryptophan) 대사산물의 유사체로 항알러지약물로 알려졌고 기관지천식, 비정형적인 피부염, 알러지성 결막염, 켈로이드 및 비후성 반흔의 치료에 쓰였는데, 이약물이 섬유화, 증식성질환, 암, 심혈관질환, 당뇨와 신장질환 등의 자가면역질환에 광범위하게 사용되었다.

- **기전:** 트라니라스트의 약물기전은 TGF-β/SMAD 경로의 발현이나 작용을 억제하여 암세포와 암연관섬유아세포(CAF)와의 상호작용을 억제하여, 암의 성장과 섬유화 그리고 상피간질이행(EMT)을 억제함이 알려졌다(Darakhshan S, 2015). TGF-β1은 암세포와 CAF에서 분비되고, TGF-β수용체를 활성화시키고, 이는 SMAD2/3를 인산화시키고, 결국 SMAD4를 활성화하여 전사복합체를 형성하게 된다. 결국 TGF-β1은 섬유아세포가 근섬유아세포(myofibroblast)로 되는데 주된 인자이다. 그래서 암의 진행을 촉진하고 암의 예후가 나빠진다. 상피세포의 상피간질이

[그림3-19] 사이토카인 기반 약물과 다른 암 면역요법과의 복합요법

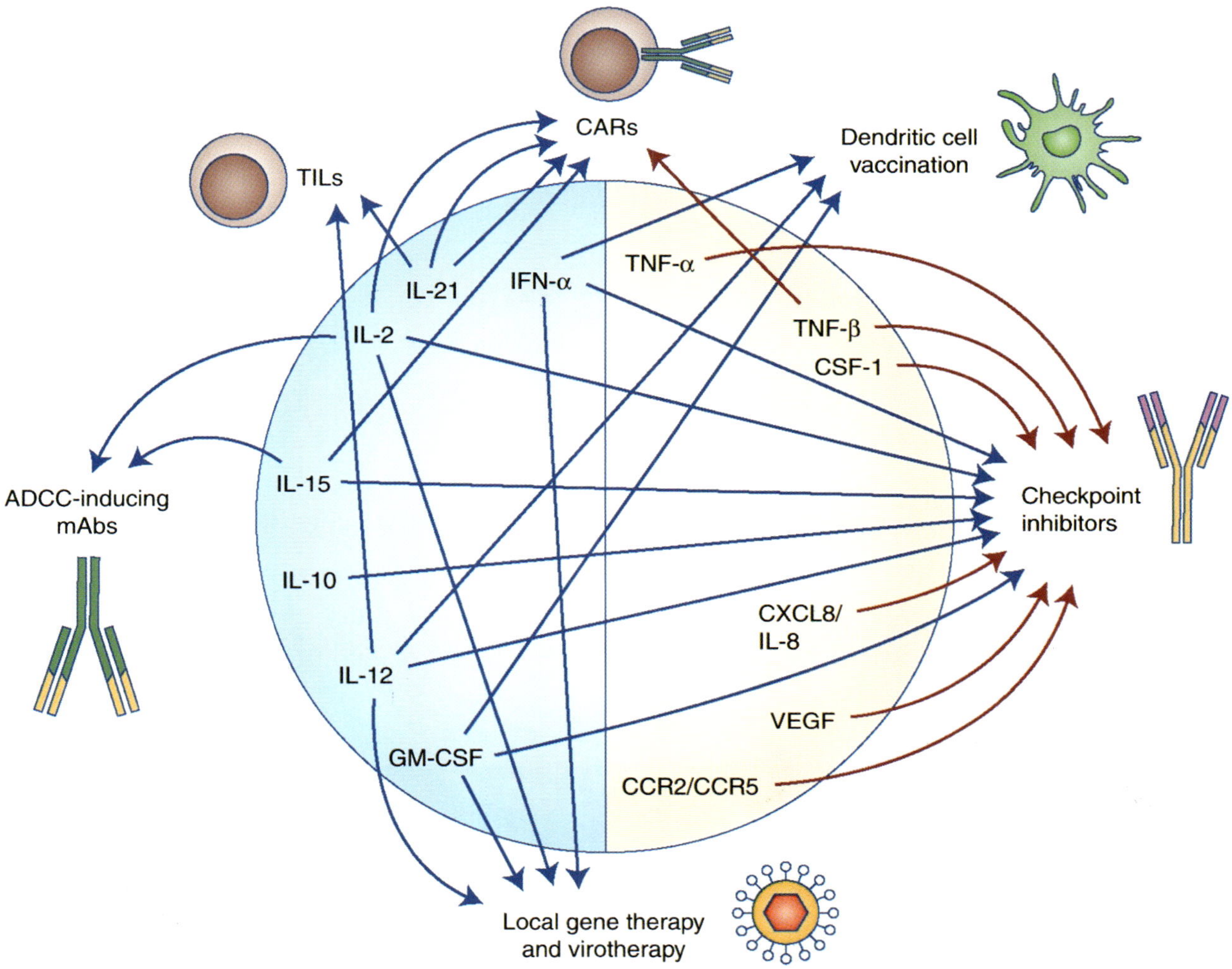

(Berraondo P, Sanmamed MF, Ochoa MC, et al: :Cytokines in clinical cancer immunotherapy. Br J Cancer. 2019 Jan;120(1):6-15)

행(EMT)은 조직의 섬유화의 중요한 기전으로 상피세포의 특성인 세포사이의 유착이 소실되고 EMT의 특징적인 표지자인 α-SMA(smooth muscle actin)이 나타나고 E-cadherin이 감소한다(Xu J, 2009).

트라니라스트는 적은 용량으로 CAF를 억제하소, 면역억제세포인 Treg와 MDCS의 유도를 억제하여 암의 미세환경에서의 면역을 증가시킨다(Oshino Y, 2014).

• **사용 적응증:** TGF-β1양성인 암 환자

• **용량:** 하루 300mg(100μM),

• **암에 대한 효과:** 위암의 복막전이에서 섬유화를 방지하는데 유용한 방법이다(Saito H, 2018). 암의 진행에서 섬유아세포가 밀접한 관계가 있는 식도암, 췌장암, 폐암에서 그 유용성이 있으리라 여겨지고, 유방암에서 타목시펜과 병용요법에서 VEGF와 MMP-9을 조절하여 상승작용이 보고되었다. 다발성신경종에서 EMT와 혈관신생을 억제하였다.

■ 단백결합다당류 K
(PSK:protein bound polysaccharide K: Krestin)

• **성분:** Trametes versicolor(구름버섯, 운지버섯)의 추출물

• **기전:** PSK는 TGFβ/SMAD신호경로를 조절하는 BRM으로 종양의 상피간질이행(EMT)을 억제하는 항섬유화 재제로서 활용된다(Shinbo T, 2015). PSK는 Treg의 비율을 감소시키고, dihydropyrimidine dehydrogenase(DPD)발현을 fluoropyrimidine재제의 항암제와 치료의 상승작용이 있다.

PSK는 수지상세포에 높게 발현되는 TLR2(toll like receptor 2)를 활성화시키고, 수지상세포를 성숙시킨다. PSK는 수지상세포에서 분비되는 IL-12, TNFα, IL-6와 같은 염증성 사이토카인의 생산을 유도한다. 그래서 PSK는 항원특이 T세포의 증식을 자극하고, T세포에서의 IFN-γ, IL-2,과 TNF-α의 생산을 유도한다. 암백신요법의 보조요법으로 활용할 수 있다.

• **임상효과:** 진행 위암에서 항암제 S-1과 같이 사용할 때 재발을 억제한다고 보고되고 있다.

■ 후코이단 치료(Fucoidan therapy)

• **성분:** Fucos vesiculosus(후쿠스 베시클로수스), Undaria pinnatifida(미역), Sargassum hemiphyllum(짝잎모자반), Ascophyllum nodusum(아스코필럼), Turbinaria ornata(왕관잎모자반), Cladosiphon okamuranus(큰실말), Sargassum fusiforme(톳), Nemacystus decipiens(미끈가지)에서 추출한 황화다당류인데 ascophyllans(xylofucoglycuronan 및 xylofucomanuronan)과 sargassans(glycuronofucogalactan)을 포함한다(그림3-20, 인터넷)

[그림3-20] 후코이단이 풍부한 해조류

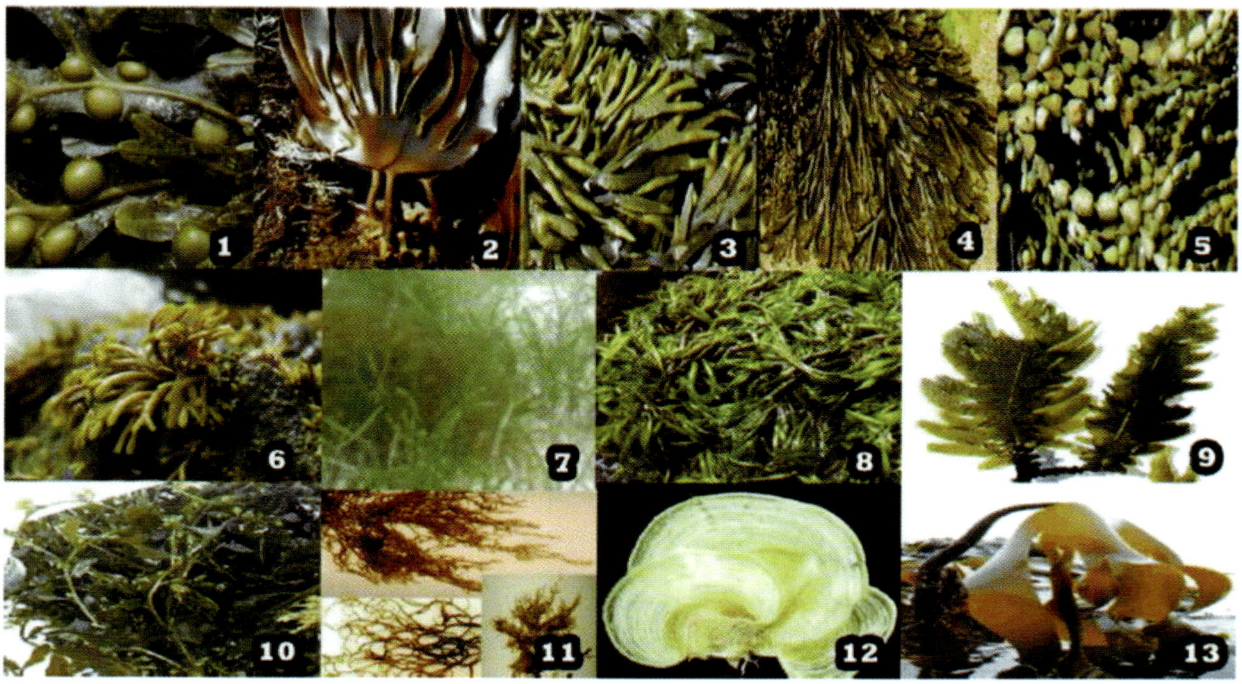

1. Fucus vesiculosus, 2. Laminaria digitata, 3. Fucus evanescens, 4. Fucus serratus, 5. Ascophyllum nodosum, 6. Pelvetia canaliculata, 7. Cladosiphon okamuranus, 8. Sargassum fusiforme, 9. Laminaria japonica, 10. Sargassum horneri, 11. Nemacystus decipiens, 12. Padina gymnospora, 13. Laminaria hyperborea.

- **용법과 용량:** 4그램을 하루 두 차례 대개 6개월 정도 복용한다.

- **적응증:** 면역조직화학방법으로 종양 미세환경의 염색 결과 TGF-β 양성이거나 VEGF 양성인 환자, HIF-1α양성인 환자에서 적응이 된다.

- **작용 기전**

1) Sargassum hemiphyllum은 TGFβ신호를 억제하고, E-cadherin발현을 증가시키며, N-cadherin, ADAM12와 PTEN발현을 감소, 세포외기질의 분해를 방지한다.
2) Undaria pinnatifida에서 추출한 후코이단은 VEGFC/VEGFR3축을 억제하고 NFkB경로를 비활성화시켜서 세포성장, 이동, 침윤과 유착력을 억제한다.
3) Undaria pinnatifida로부터 추출한 fucoidan은 암세포의 저산소증을 억제한다.

결국 증식억제와 세포고사를 촉진하고, 활성산소(ROS)와 소포체스트레스를 유발하여 세포사를 초래하고, 종양발생에 중요한 염증을 억제하는 항염증효과를 나타내며, 세포주기를 멈추게 하고, 혈관신생 억제 효과를 보인다. 또한 암의 전이, 이동 및 침윤을 억제하고, 면역반응을 유도한다.

Fucos vesiculosus는 NK세포와 대식세포를 포함한 면역세포의 면역반응을 항진시키고, 면역세포에서 분비되는 IL-6, TNFα 및 IFNγ와 유리기(H2O2 및

[그림3-21] Fucoidan이 항종양 경로와 반응을 하는 수용체와의 상호작용

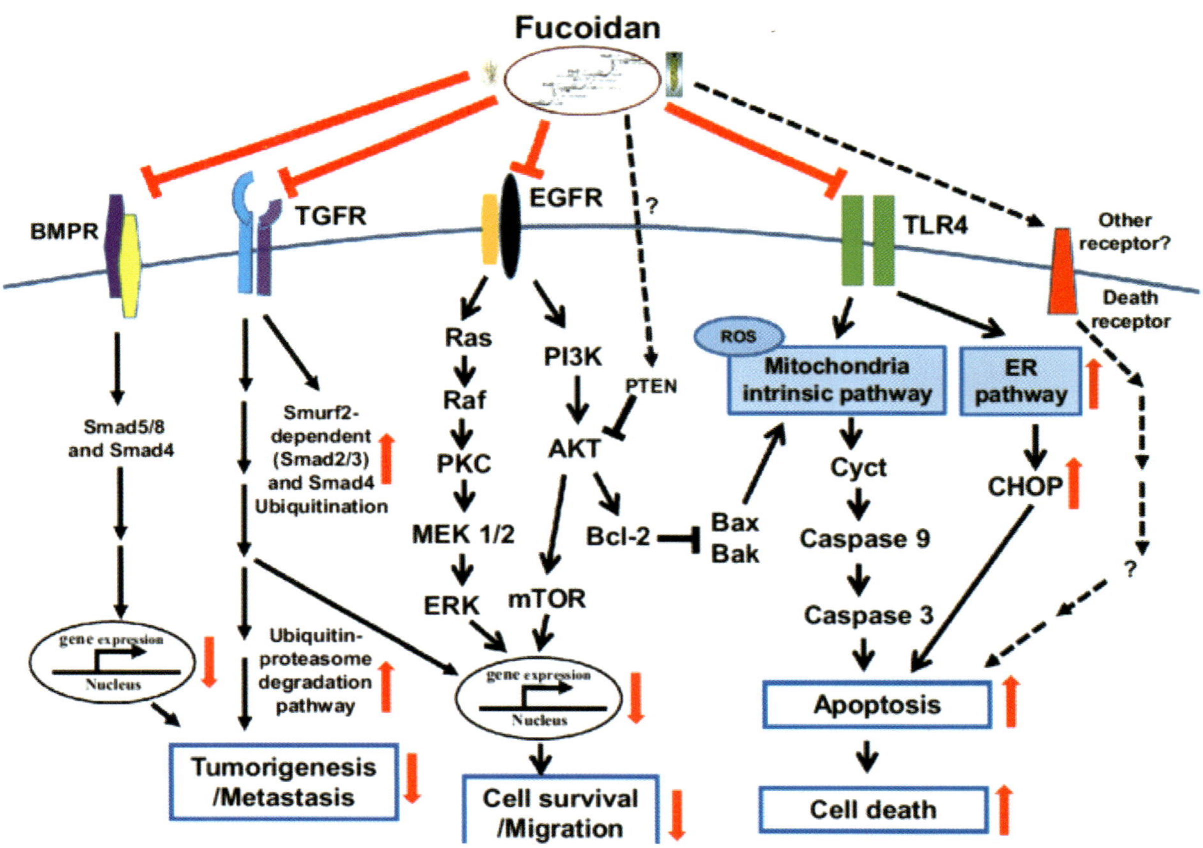

(Hsu HY, Hwang PA: Clinical applications of fucoidan in translational medicine for adjuvant cancer therapy. Clin Transl Med v.8; 2019 PMC6491526)

[그림3-22] 레닌안지오텐신(Renin Angiotensin)계의 암의 미세환경에서의 면역억제 영향

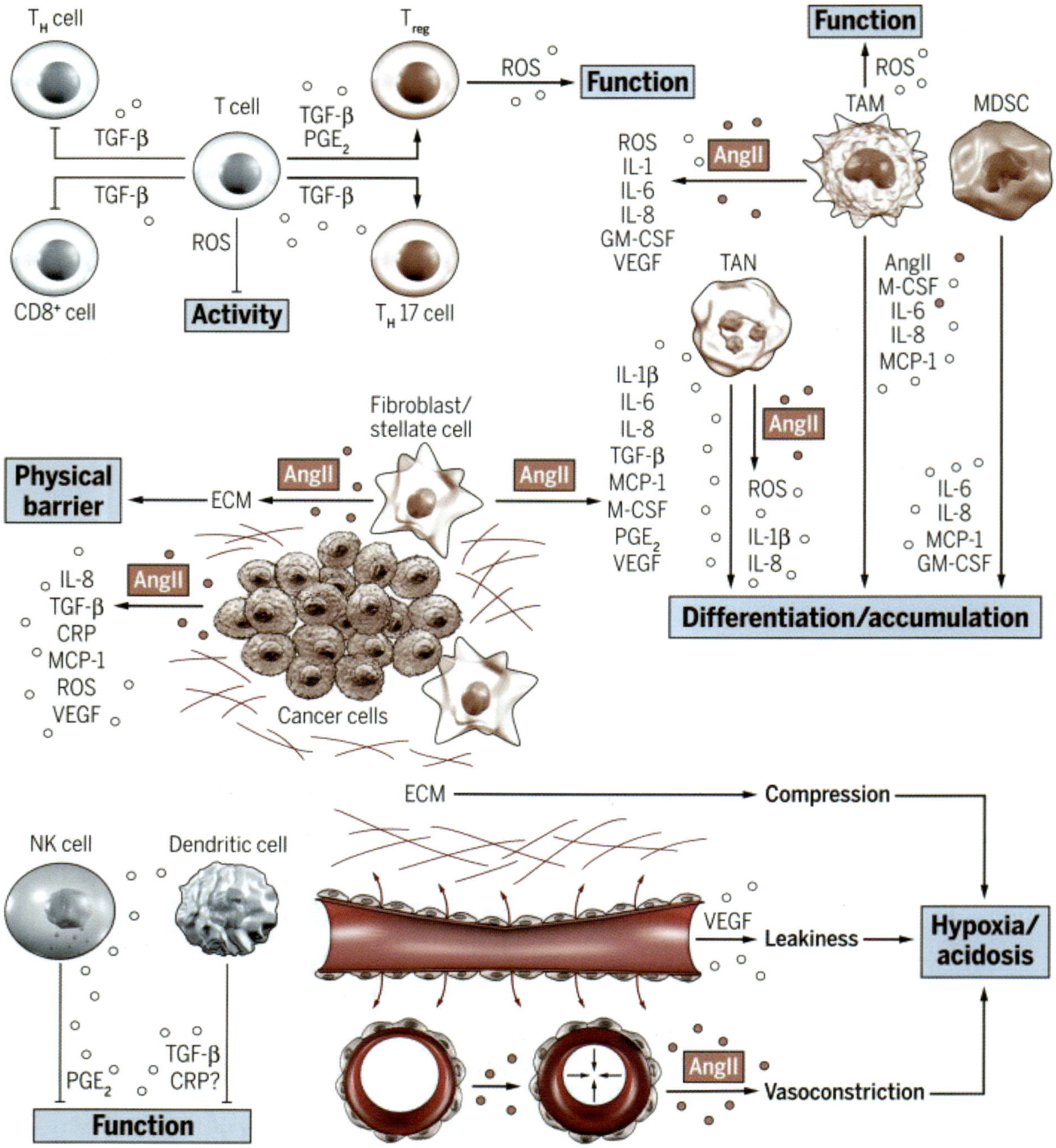

AngII/ATIR 신호는 암세포와 주위의 간질세포 특히 섬유아세포에서 친염증적인 사이토카인을 분비한다. 이러한 사이토카인은 보조T세포, CD8+ T세포, NK세포와 수지상세포를 억제하고 종양촉진세포인 Tregs, TH17세포, TANs, TAMs(tumor-associated macrophages)와 골수유래억제세포(MDSCs)의 동원과 기능을 활성화 한다. 섬유아세포는 세포외간질(ECM)을 생성하고 침착하도록 하고, 종양의 치밀한 섬유화는 면역세포의 침윤에 물리적인 장벽으로 작용하고 혈관을 압박하여 종양의 혈액관류를 감소시켜 저산소증과 산성환경을 만들고 이는 더욱 면역억제를 촉진한다. VEGF에 의한 혈관의 누출과 ANGII에 의한 혈관수축은 저산소증을 더욱 촉진한다.

(Pinter M, Kain RK: Targeting the renin-angiotensin system to improve cancer treatment: Implications for immunotherapy. Sci Transl Med . 2017 Oct 4;9(410):eaan5616.)

NO)와 같은 사이토카인을 생산하도록 한다. Fucos vesiculosus는 종양세포의 이동을 억제하고 림프구의 종양의 미세환경 내 동원을 촉진한다. 후코이단은 NF-kB의존 전사를 조절하여 CCL22를 억제하여 M2형의 대식세포의 동원을 억제한다(그림3-21, Hsu HY, 2019).

- **임상결과:** 후코이단은 유방암 세포의 성장을 억제하였고, 폐암에서 TGF-β 수용체를 분해하여 종양의 형성을 방지하였다. 후코이단은 방사선치료의 부작용을 억제하였고, 불필요한 섬유화를 호전시켰다. 저분자량 후코이단(LMF)을 전이성 대장암 환자에서 사용한 결과 통계적인 의미는 없었으나 생존의 향상을 보였다. 그러나 이러한 약 성분은 그 기전에 유용성을 보일 수 있으나 과학적인 임상 비교 연구가 필요하다.

■ 안지오텐신(Angiotensin) II와 암

• 안지오텐신수용체 차단제

(Angiotensin II type 1 receptor blocker; ARB)

안지오텐신 수용체 차단제는 candesartan, losartan, olmesartan과 valsartan이 있는데 이들은 고혈압, 심부전과 당뇨병성 신경장애를 치료하는데 사용되어 왔다. 그런데 암세포에 레닌안지오텐신계(renin angiotensin system)가 존재하고 안지오텐신수용체 차단제가 암의 성장을 억제하고, 세포고사의 자극, 전이의 감소와 혈관신생을 억제함을 보고하고 있다(Willis LM, 2011).

▷**기전:** 안지오텐신수용체 차단제(ARB)는 αSMA+CAF를 재프로그래밍하여 작용을 못하게 하고, 면역억제 상태를 회복시키고, T세포의 활성도를 향상시킨다. 그래서 면역관문억제제의 반응을 향상시킨다(Chauhan VP; 2019). 그러나 안지오텐신수용체 차단제(ARB)는 CAFs의 근섬유아세포 활성도를 촉진하고 αSMA+−CAF를 억제하는데 이에는 면역억제 뿐 아니라 면역보조기능을 갖고 있어서, 안지오텐신수용체 차단제(ARB)가 항종양면역에 어떤 영향을 미칠지에 대해서는 더 많은 연구가 필요하다(그림3-22, Pinter M, 2017).

▷**임상효과:** 위암에서 안지오텐신수용체 차단제를를 사용하면 증식을 느리게 하고, 섬유화를 억제하며 위식도부위 암 환자에서 사망률을 감소시킴은 보고하고 있다(Busby J, 2018). 그러나 췌장암 환자에서 candesartan과 gemcitabine의 복합치료에서 그 효과를 입증하지 못하였다.

▷**미래방향:** 암의 미세환경은 낮은 6.7-7.2의 pH가 특징적인데 이러한 약제가 이 환경에서 유리되어 작용할 수 있도록 만들어서 사용하면 선택적으로 암의 미세환경에 작용하는 약제를 만들 수 있다.

3-3 면역관문(Immune Checkpoint)억제제

3-3-1 면역관문(Immune Checkpoint)

면역관문은 자극과 억제 관문이 있는데 억제 혹은 면역억제 신호 수용체는 T세포의 기능에 장애를 줌으로써 항종양 면역을 저해한다.

■ 면역자극 관문(Stimulatory Checkpoint)

면역자극 관문은 ICOS/ICOS-L, GITR/GITR-L, CD28/CD80,86, CD27/CD70, CD40/CD40L, OX40/OX40-L 등이 있고 주로 T세포의 활성화를 증가시키고 Treg의 기능을 억제한다(표3-7, Haibe Y, 2020).

1) ICOS

CD28/B7결합단백족은 전체적으로는 면역억제관문인데 이중 자극관문이 있고 이 중 하나가 ICOS(inducible co-stimulator)이다. 이는 주로 T세포에 발현되고 ICOS리간드(ICOS-L)는 수지상세포, 대식세포와 가끔은 종양세포에 발현된다. 이의 작용으로 친염증사이토카인인 IL-4

가 분비되고, PI3K-AKT-mTOR신호를 강화하여 TCR매개 신호의 전달에 도움을 주어서 T세포 세포독성을 유발한다(Kamphorst AO, 2017).

ICOS자극제는 T세포의 활성화를 초래하고 이는 CTLA-4억제제와 PD-1억제제의 활성을 강화하는 시너지 효과가 있다.

2) OX40

OX40는 CD4+T세포, CD8+T세포, NK세포, 중성구와 Treg에서 발견되는 자극수용체인데 자연면역과 획득면역에 관여한다. OX40가 항원제시세포의 리간드에 결합하면 IFN-γ가 증가하고 T세포를 활성화시키고 Th1형의 반응을 지속한다. 이러한 상호작용은 PD-L1의 발현을 증가시키므로 OX40의 자극과 PD-L1억제가 특히 순차적으로 일어나도록 사용할 때 시너지 효과가 있다(Alves Costa Silva C, 2020). OX40자극은 Treg에 직접 작용하여 Treg의 고갈과 기능상의 장애를 초래하여 항종양반응을 자극한다(Linch SN, 2015). OX40에 작용하는 단일 클론항체는 육종, 악성흑색종과 유방암에서 개발되었는데 이들은 면역관문억제제와의 복합용법에서 시너지효과를 보였다.

3) Glucocorticoid-Induced Tumor Necrosis Factor Receptor(GITR)/GITR-L

GITR은 Treg, CD4+ 및 CD8+ T세포, NK세포, 호산구, 대식세포에서 발견되는 종양괴사인자(TNF)족이다. 이의 리간드는 항원제시세포(APC)와 혈관의 내피세포에서 발현된다. GITR을 자극하면 IL-2와 INF-γ의 생산을 증가시키고, 이러한 사이토카인의 수용체를 증가시켜서 Teff 활성화를 유발한다(Knee DA, 2016). 또한 GITR자극은 FOXP3를 억제하여 Treg를 억제한다(Aida K,2014)

인체화된 IgG1 GITR에 작용하는 단일클론 항체는 면역요법에 듣지 않는 악성흑색종 환자에서 면역관문억제제와 병합요법을 한 결과 비교적 안전하고 객관적인 반응율이 69%에 이르렀다(Papadopoulos KP, 2019).

■ 면역억제관문(Immune Inhibitory Checkpoint)

면역억제관문은 PD1/PDL-1, CTLA-4/CD80,86, TIM-3/Galectin-9, LAG-3/MHC-II, VSIG-3/VISTA, BTLA-4/HVEM, TIGIT/CD155, CD112, PVR, CD47/SIRPα 등이 있는데, 이들은 T세포의 기능을 억제하거나 Treg의 기능을 증가시키는 역할을 한다(표3-7, Haibe Y, 2020). 이러한 면역관문단백은 면역세포가 자가세포를 공격하는 것을 차단하는 자가면역내성에 필수적이다. 하지만 암세포가 면역관문경로를 이용하여 항종양면역세포를 피하는 신호를 보내게 되어서 면역감시를 피하게 된다.

1) CTLA-4(Cytotoxic T-Lymphocyte-Associated Protein 4)

CTLA-4는 T세포에서 발견되고, 항원제시세포에서 CD28과 경쟁적으로 B7과 결합하여 면역의 활성화에 장애를 주는데, 이는 초기 항원인식부터 림프절까지의 조기 면역활성화에 영향을 준다(Rowshanravan B, 2018). CTLA-4를 차단하는 항체로 ipilimumab이 소개된 이후 신세포암, 악성 흑색종과 비소세포폐암에서 항암화학요법 단독 치료에 비해서 생존기간의 증가를 보였다(Antonia SJ, 2016).

2) PD-1(Programmed Cell Death Protein-1)과 PD-L1(Programmed Cell Death Protein Ligand-1)

PD-1과 PD-L1은 면역주기의 후기 즉 말초 조직에서의 면역관문과 수용체에 영향을 준다(Buchbinder EI, 2016). PD-1과 PD-L1은 획득면역의 내성과 관계가 있는데 이들의 발현은 구성요소로서 발현되든지 혹은 다른 인자들에 의해서 유도된다. 구성요소적인 발현은 MYC, KRAS STAT3, PTEN 등과 같은 종양원성 유발인자나 경로에 의해서 암의 구성요소의 일부로서 나타나고, 유도발현은 IFN-γ, TNF-α, IL-6, IL-8와 같이 분비되는 염증성 인자들에 의해서 그 발현이 달려있다(Ju X, 2020). 신세포암, 악성흑색종과 일부 종양에서 PD-L1의 발현은 종양이 더 공격적이거나 생존기간이 짧게 되

[표3-7] 면역관문 분자

형태	수용체와 리간드	작용
면역자극	ICOS/ICOS-L	T세포 활성화와 세포독성 증가
	GITR/GITR-L	T세포 활성화와 Treg 기능감소
	CD28/CD80,86	T세포 활성화
	CD27/CD70	원시T세포 증식과 세포독성 T세포 분화
	CD40/CD40L	T세포와 항원제시세포 활성화
	OX40/OX40-L	T세포 활성화와 Treg 활성저하와 고갈
면역억제	PD1/PDL-1	T세포 활성화 억제와 Treg증식 증가
	CTLA-4/CD80,86	T세포 활성화 억제와 Treg증식 증가, CD80과 CD86억제, DC의 항원제시억제, DC에 의한 IDO등의 분비
	TIM-3/Galectin-9	T세포 활성화 억제와 T세포고사와 Treg 기능증가
	LAG-3/MHC-II	T세포 억제와 Treg 세포 기능증가, DC성숙과 항원제시 억제
	VSIG-3/VISTA	CTL의 활성화감소, Treg의 생산 자극
	BTLA-4/HVEM	T세포 활성화 억제
	TIGIT/CD155,CD112, PVR	T세포 활성화 차단, 수지상세포의 면역내성증가
	CD47/SIRP alpha	면역제시세포의 발현감소
	Nrp-1	DC와 Treg의 상호관계, DC의 항원발현감소
	Galectin-1	Treg-DC, Treg-T상호관계역할, DC와 CTL의 세포주기 정지, CTL과 DC의 고사, 친염증사이토카인 생산억제
	CD39, CD73	아데노신 증가 - DC와 CTL기능 억제, CTL의 NF-kB활성저하, CTL의 친염증 사이토카인 및 케모카인 감소, Tregs 증가, Tregs의 면역조절능 증가

(Haibe Y, Husseini ZE, Sayed RE, Shamseddine A: Resisting Resistance to Immune Checkpoint Therapy: A Systematic Review. Int J Mol Sci. 2020; 21(17): 6176.)

는 등 임상적 혹은 병리학적으로 좋지 않은 결과를 초래한다.

PD-1이나 PD-L1의 억제제에 대한 내성은 종양이 기왕에 가지고 있던지 혹은 새로이 발생하는 내성에 의해서 나타나기 때문에 억제제의 효과가 제한적이다. 면역관문억제제의 단독요법 후 종양이 빨리 진행되는 급성종양진행(hyperprogressive disease: HPD)이라 불리는 현상이 있는데, 이는 비소세포폐암 21%, 악성흑색종 9%, 두경부 편평상피암에서 29%에서 보인다. 이는 PD-1이나 PD-L1억제제가 JAK-STAT 경로를 통해서 MDM2(murine double minute 2)의 증폭을 유도하기 때문이고, 또한 종양의 미세환경에서 Treg가 증식하기 때문에 일어난다고 생각된다(Champiat S, 2018).

3) LAG-3(Lymphocyte Activation Gene-3)

LAG-3는 Treg, 활성화된 CD4+ 및 CD8+T세포에서 발현된다. LAG-3는 MHC-II에 결합하여 면역세포조절에 악영향을 미치고, 탈진된 T세포에서 증가되어 있다.

4) TIM-3(T-Cell Immunoglobulin Mucin-3)

TIM-3는 면역세포의 고사나 면역계의 탈진을 유도하는 면역조절인자이다. TIM-3는 PD-1과 같이 탈진된 세포독성 T세포에서 발견되고, TIM-3가 발현되는 T세포는 IL-2, TNF α, IFN-γ를 분비할 수 없게 된다. TIM-3는 면역관문억제제로 PD-1/PD-L1 경로를 억제하는 동안에 상승하여 종양이 면역요법에 저항할 수 있도록 한다. 그래서 항PD-1치료와 항TIM-3치료를 병행할 때 생존기간이 증가하였다(Koyama S, 2016).

5) VISTA(V-Domain Ig Suppressor of T-Cell Activation)

VISTA는 조혈조직에서 주로 발현되는 면역조절 억제인자이다. VISTA는 종양의 미세환경에서 발견되고, 원시 T세포가 Treg로 변환되도록 자극하고 세포독성 T세포의 활성을 억제하고 IL-10, TNF-α와 IFN-γ의 생산을 억제한다. VISTA는 면역관문억제제의 치료에 대한 획득 내성에 관여한다. 생쥐모델에서 항VISTA 항체는 종양의 성장을 억제하고 Treg를 감소하게 만들지만, 항VISTA단독요법으로는 암을 완전히 치유시킬 수는 없었다. 이를 극복하기 위해서는 항VISTA요법과 펩타이드 기반 암백신과의 복합요법이 생존의 연장과 종양의 성장을 억제하는데 효과적이다(Le Mercier I, 2014).

6) TIGIT
(T-Cell Immuno-Receptor with Ig and ITIM Domains)

TIGIT는 CD28과 관련된 Ig상과의 억제수용체인데, 주로 NK세포, 탈진된 T세포(효과, 보조, 기억), Treg에서 발견된다. TIGIT는 항원제시세포와 T세포에서 발현되는 리간드인 CD115와 CD112와 결합하고, B7-CD28과 결합하여 T와 NK세포를 자극하는 CD226과 경쟁적으로 작용하여 T세포와 NK세포의 활성화를 억제한다(Huang C, 2019). TIGIT와 CD155의 상호작용은 IL-12p40을 억제하고 IL-10을 유도하여 수지상세포의 내성을 증가시킨다. 또한 PI3K-MAPK경로를 통하고, NF-κB 신호를 제한하여 NK세포를 차단한다. TIGIT는 TCR신

[그림3-23] 종양의 미세환경과 면역조절

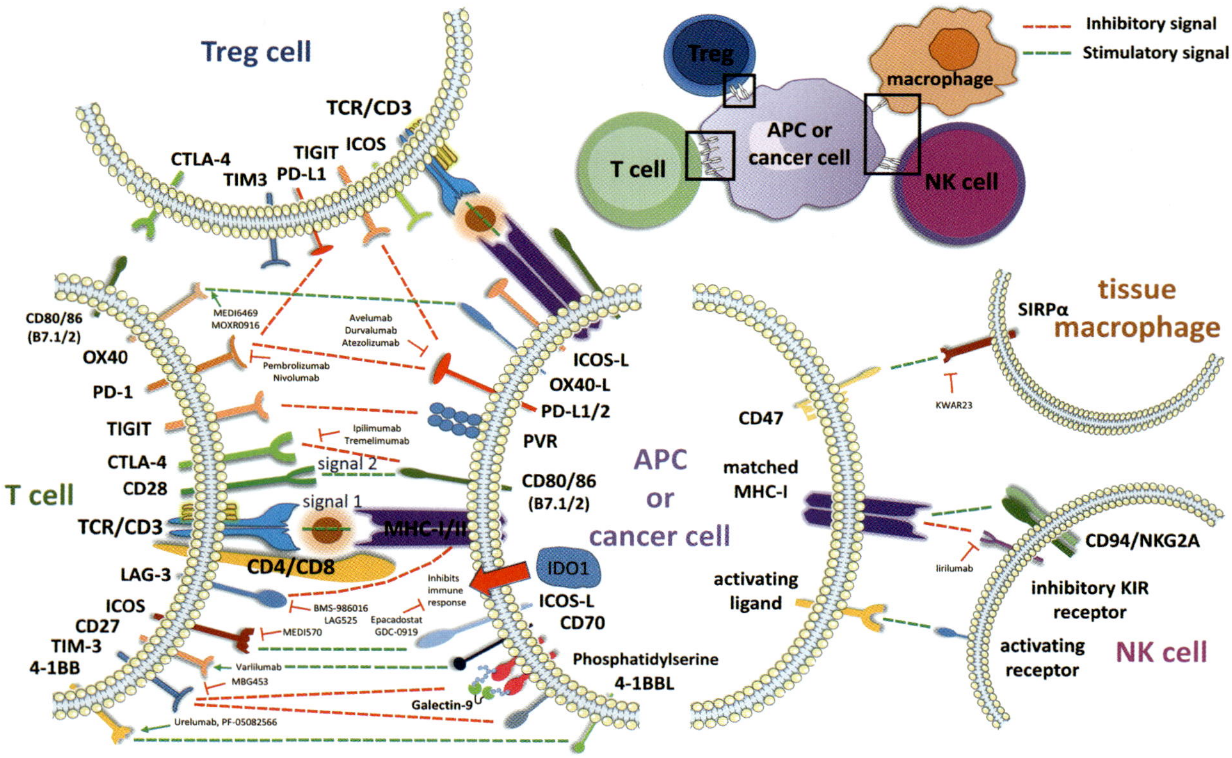

(Christofi T, Baritaki S, Falzone L, Libra M, Zaravinos A: Current Perspectives in Cancer Immunotherapy. Cancers (Basel). 2019 Sep 30;11(10).)

호경로에 영향을 주어서 T세포 활성화를 차단한다.

7) BTLA-4(B and T lymphocyte Attenuator 4)

BTLA-4는 원시와 활성화된 B 및 T세포 뿐 아니라 단핵구와 수지상세포에서도 발현되는 Ig과유전자족의 수용체 중의 하나인데, 이는 종양세포와 종양연관 혈관내피세포에 있는 헤르페스바이러스입구매개자(HVEM)라 불리는 수용체와 결합한다. BTLA-4와 HVEM이 결합하면 양방향의 신호가 발생하는데 BTLA발현세포는 증식과 사이토카인 생산이 멈추게 되고, 주로 TIL로 이루어진 HVEM발현 세포는 자극되어 생존력이 증가된다(Haymaker CL, 2015).

최근 다른 면역조절기전을 표적으로 하는 새로운 면역치료의 방법이 개발되었는데 이들은 면역 수용체나 표지자들에 대한 보조억제제나 보조자극을 하는 것들이다. 이들은 T세포표지자, 대식세포 표지자, 자연살해세포 표지자들이다. 면역의 보조억제 신호는 TIGIT와 PD-L1/2, PD-L1과 PD-1, TIGIT와 PVR, CTLA-4와 CD80/86(B7.1/2), LAG3와 MHCI/II, TIM-3와 Phosphadylserine, TIM-3와 4-1BBL 또는 MHC-1과 inhibitory KIR수용체 등이다.

반면에 면역의 보조자극신호는 OX40와 OX40L, CD28와 CD80/86(B7.1/2), ICOS와 ICOS-L, CD27과 CD79, 4-1BB와 4-1BB-L, CD47과 SIRPa이거나 MHC-1과 CD94/NKG2A 등이다. T세포 표지자로는 T-cell Ig and mucin-domain containing-3(TIM-3), lymphocyte-activation gene 3(LAG-3), B7-H3(CD276), B7-H4(V-set domain-containing T-cell activation inhibitor 1, VTCN1), V-domain containing Ig suppressor of T cell activation(VISTA), cell surface transmembrane glycoprotein CD200 receptor 1(CD200R), Inducible Costimulator(ICOS/ICOS-L), T cell immunoglobulin and ITIM domain(TIGIT), CD27/CD70 and glucocorticoid-induced TNF receptor(GITR) 등이 있고, 대식세포 표지자로는 CD47/신호조절단백 α(SIRP α)와 indoleamine-2,3-dioxygenase(IDO1나 INDO)이 있으며, NK세포 표지자로는 CD94/NKG2A과 killer immunoglobulin-like receptor(KIR) family가 있다(그림3-23, Cristofi T, 2019, 표3-7, Haibe Y, 2020).

3-3-2 면역관문억제제 (Immune Check point inhibitor)

암 세포는 숙주의 암 세포를 인지해서 파괴하는 면역감시를 피해서 성장을 하게 된다. 이들 면역감시회피의 기전은 면역억제 표면리간드의 과도한 발현에 기인한다. 최근 내성을 조절하는 몇 가지 경로들이 발견되었고 이들을 조절하는 방법들이 개발되었다.

면역관문차단제를 이용한 암의 면역요법은 항암면역반응의 억제를 차단하는 전략에 기반한 치료 방법이다. 암에 대한 면역 방어기전에 T세포가 중요한 역할을 하는데 이는 종양항원을 인지하고 활성화되어서 확산되고, 궁극적으로는 암 세포를 제거하는 세포이다. T세포의 활성은 종양의 미세환경 내의 T세포, 수지상세포, 종양세포와 대식세포의 자극과 억제의 리간드와 수용체의 상호작용에 의해서 조절되는데 종양세포가 면역억제의 결정적인 중재역할을 한다. 이러한 리간드와 수용체의 짝을 면역관문이라 한다.

PD-1/PD-L1축은 세포독성 T세포를 억제하고 조절T세포(Treg)로의 분화를 촉진하여 획득면역에 대한 저항을 촉진한다. 그리고 CTLA-4는 항원제시세포의 B7-1이나 B7-2와 결합하여 T세포의 활성을 억제함으로써 T세포에 반대되는 역할을 한다.

그래서 CTLA-4(cytotoxic T lymphocyte-associated protein 4)와 PD-1(programmed cell death protein 1)과 PD-L1(programmed cell death ligand 1)과 같은 면역관문에 대한 억제제들이 개발되었고, 이들을 이용한 치료는 수술, 항암화학요법, 표적치료와 방사선요법과 같이 면역치료로 암 치료의 표준적인 치료 방법이 되었다. 특히 진행된 악성흑색종, Merkel세포암, 비소세포폐암, 피부의 편평세포암, 뇨로암, 신세포암, 치료되지 않는 호지킨스 림프암, 간세포암, 위암, 3종음성 유방암과 MSI가 심한 종양에서 표준치료 방법으로 되었다.

그리고 면역관문억제치료와 더불어 면역계를 보조하는 방법으로 백신, 바이러스치료, 입양세포치료, 사이토카인 치료와 같은 다른 면역치료를 같이 사용하는 방법으로 발달하고 있다(Sambi M, 2019).

3-3-3 면역관문억제 치료의 생물학적인 예측표지자(Biomarkers of Checkpoint Inhibitor therapy)

면역요법 후의 종양의 반응은 WHO기준과 RECIST(Response Evaluation Criteria in Solid Tumor) 기준과 같은 전통적인 종양 반응과는 양상이 다르다. 면역요법 후 일시적으로 종양의 크기가 증가하거나 혹은 새로운 병변의 등장이 있을 수 있는데 면역요법 후에는 이를 "Psuedoprogression(위진행)"이라 하고 이는 종양세포의 증식이 아니라 면역 활성화에 따른 T세포의 침윤에 의한다. 그래서 면역관련 반응기준(irRC: immune-related response criteria)은 최소한 4주 간격으로 두 번의 사진으로 질병의 진행을 확인해야 하고, 측정된 합계에 새로운 병변을 포함하는 것이 전체 종양의 부하를 더 잘 반영한다. 그리고 부분관해의 기준은 50% 이상의 감소, 진행의 기준은 25% 이상의 증가를 말한다(Nishino M, 2014, Ribas A, 2009). 이러한 위진행은 악성 흑색종에서 약

[그림3-24] 종양세포와 면역세포사이의 항종양면역반응에서의 면역관문분자

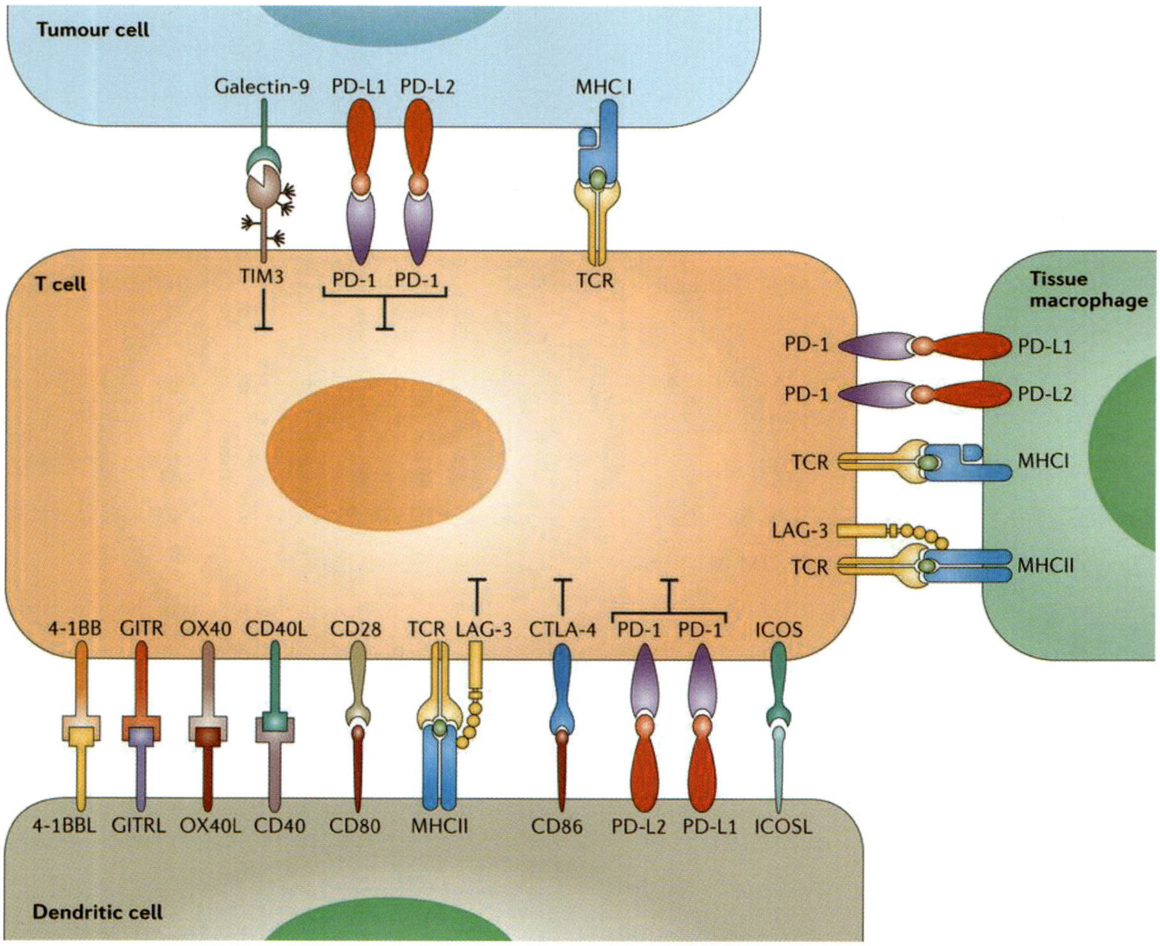

(Nishino M, Ramaiya NH, Hatabu H, Hodi FS: Monitoring immune-checkpoint blockade: response evaluation and biomarker development. Nat Rev Clin Oncol. 2017 Nov; 14(11):655-668)

[그림3-25] 면역관문억제제 치료의 반응에 대한 생물학적인 표지자

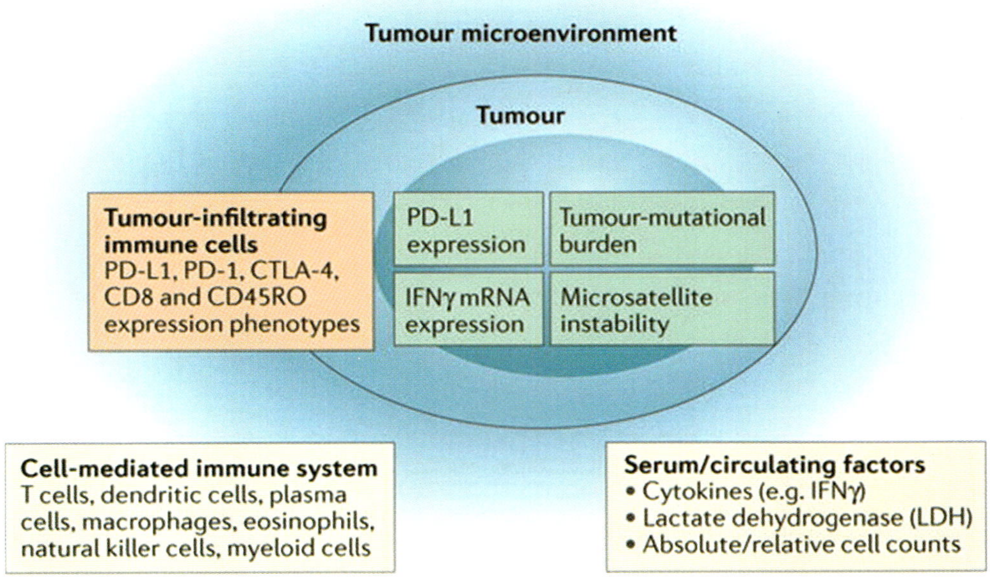

(Nishino M, Ramaiya NH, Hatabu H, Hodi FS: Monitoring immune-checkpoint blockade: response evaluation and biomarker development. Nat Rev Clin Oncol. 2017 Nov; 14(11):655-668)

7%에서 보이고, 면역관련 반응기준(irRC)에서는 진행이 아닌데, RECIST 기준으로 진행되는 경우로 분류된 경우와 위진행 둘 다 암의 진행을 보인 경우에 비해서 생존기간이 길었다.

면역요법은 많은 성공을 하였으나 각각의 환자와 종양의 형에 따라 그 효험과 효과가 매우 다르다. 그래서 이러한 면역요법제가 치료를 시작하기 전에 환자에게 반응이 있을지와 임상적인 효과가 있을지를 알 수 있는 생물학적인 표지자의 개발이 필요하다. 특히 반응율이 낮은 비소세포암(반응율≤20%), 신세포암과 뇨로상피암(반응율 ≤30%)인 종양의 치료 시에는 이러한 예측이 중요하다.

면역관문억제제를 사용할 수 있는 면역요법에서 면역관문억제제의 활성에 대한 생물학적인 예측표지자는 여러 가지가 있다(그림3-24,25, Nishino M, 2017).

1) PD-L1과 PD-1 발현 여부

진행된 악성흑색종, 비소세포암, 신세포암, 거세에 저항하는 전립선암과 대장암 환자의 니보루맙(nivolumab)의 치료에서 전체 반응율은 종양세포의 5% 이상에서 양성을 보이는 PD-L1 양성인 경우에서 높았다.

PD-L1이 발현되는 경우 펨브로리주맙(pembrolizumab)과 항암제를 같이 사용하는 경우 항암제 단독보다 생존기간이 길고, PD-L1 high군이 PD-L1 음성이거나 낮은 경우에 비해 생존율이 좋다. 그래서 PD-L1 염색이 종양의 50%가 넘을 경우에 펩브로리주맙(pembrolizumab)이 비소세포폐암(NSCLC)에서 적응이 되고, 50% 미만인 경우에는 pembrolizumab과 백금제제 항암화학요법과의 복합요법이 적응이 된다. 이차치료에서는 만일 PD-L1 염색이 1% 이상인 경우에는 pembrolizumab이 적응이 되나 모르거나 음성인 경우에는 니보루맙(nivolumab)과 아테졸리주맙(atezolixumab)이 적응이 된다.

두경부 편평상피암에서 PD-L1발현의 복합양성점수(combined positive score: CPS)가 높으면 반응이 좋다.

PD-L1은 종양세포와 대식세포에 발현된다. 종양의 염색에서 PD-L1이 양성인 경우 항PD-1과 PD-L1 면역관

문억제제의 치료에 반응을 보이는 생물학적인 표지자이다. PD-L1의 발현이 양성인 경우의 Nivolumab의 반응율은 36%-57%까지이고, 음성인 경우는 0%-40%까지 보고되고 있다(Topalian SL, 2012). PD-L1이 종양침윤림프구(TIL)와 같은 종양 이외의 세포에서 발현되는 경우도 항PD-1과 PD-L1 면역관문억제제의 치료에 반응을 보인다. PD-L1이 발현되는 것은 효과T(Teffs)세포에 의한 항종양 면역반응에 대한 저항성을 획득하게 된 결과로 발현되는 것이다. 즉 PD-L1의 발현은 이전의 항종양 면역반응의 존재와 면역관문억제제에 반응이 있을 수 있는 환자의 가능성을 나타낸다. 최근의 연구에서 순환하는 엑소솜에 PD-L1이 발현되는 것은 항PD-1치료의 반응과 관계가 있다.

PD-L1 검사의 문제점은 PD-L1의 음성의 결과가 항체에 따라 종양세포인가 혹은 면역세포인가에 따라 서로 다르고, 기준을 5% 발현으로 하는데 종양의 이질성과 유발하는 유전자 샘플의 잘못, 그리고 보관된 조직과 최근의 생검 등 서로 검사샘플이 서로 이질적이어서 믿을 만한 생물학적인 표지자가 되지 못한다는 점이다. PD-1의 발현여부도 중요한데 PD-1은 T세포와 Treg에서 발현된다.

2) 종양침윤 림프구(TIL)의 세포분획(cell fraction)

많은 암에서 종양침윤 림프구의 침윤이 많으면 예후가 좋고 생존기간이 길다. 펨브로리주맙(pembrolizumab)으로 치료한 악성흑색종 환자에서 비반응군에 비해서 반응군에서 CD8+T세포와 PD-1이나 PD-L1의 발현이 암의 침윤 변연과 중앙부에서 많았다. 그리고 치료 중에 순차적인 조직 샘플에서 CD8+T세포가 증가한 경우에 종양의 크기가 더 많이 감소하였다. 그 외에 "면역점수(immunoscore)" 유전자의 발현에 대한 생물정보학적인 분석을 통한 "CIBERSORT"(Newman AM, 2015)도 종양의 미세환경에서의 면역과 간질 내의 세포들의 아형에 대한 정보를 제공한다.

서울송도병원의 면역검사 결과 말초혈액의 면역점수에서 T세포의 활성도가 낮고, 수지상세포의 PD-L1이 높고, B세포와 MDSC의 장애가 있었던 대장암 환자에서 TIL세포를 배양하여 분석한 결과 전체적으로 T세포가 주를 이루고, 그 중 도움T세포가 55%이고, 도움T세포중 CTLA4 양성인 경우가 주를 이루고, 세포독성 T세포가 36%인데, 이 중에서는 CTLA양성인 세포가 75%였다. 그리고 T세포의 활성도가 높았으나 Treg세포도 같이 높았다(2021).

내부의 항종양 T세포 반응을 보는 또 다른 방법은 면역조직화학방법을 통해서 효과Teffs세포의 수를 세는 방법(Tumeh PC, 2014)이나, 효과Teffs세포의 유전자신호스코어를 측정하여 항종양 T세포 반응의 정도를 결정하는 방법이 있다(Westin JR, 2014).

3) 유전적인 다양성(Genetic variation)과 MMR 결핍

종양세포의 유전자 변이는 새로운 항원을 만들고 이들은 숙주의 면역계에 의해서 비자가항원결정기(epitope)로 인식된다. 그래서 T세포의 종양에 대한 활성을 촉진하고 면역관문억제제의 효과를 촉진한다. 즉 종양변이부하(TMB) 즉 신항원의 발현이 높은 경우에 반응이 좋다(Chan TA, 2019). 추가로 핵산교정기전의 결핍은 높은 변이부하를 주어서 반응을 좋게 한다.

MSI(microsatellite instability)는 DNA의 잘못을 교정할 수 있는 힘과 역상관 관계를 보이는데, 암이 MSI가 높은 경우는 면역관문 차단제에 대한 반응이 좋다. 하지만 종양세포의 유전자 변이부하와 MSI가 일부에서는 일치하지 않고, 더욱이 악성 흑색종에 대한 항CTLA-4치료에서 새로운 항원과 발현된 새로운 항원의 부하는 반응을 좋게 만드나 유전자의 변이부하가 치료의 결과를 예측하지는 못하였다(Nathanson T, 2017).

4) 세포의 기능

INFγ는 주로 선천면역반응에서 NK세포와 NKT세포에서 분비되고, 항원특이 면역에서 활성화된 T세포에서 분비된다. PD-L1의 발현의 대부분은 인터페론 특히

IFNγ에 의해서 유도된다. 폐암환자에서 PD-L1억제제인 durvalumab의 치료에서 IFNγ mRNA의 발현 정도와 반응율이 밀접한 관계가 있었는데, IFNγ mRNA가 양성인 경우에 그 반응율은 33%로 음성인 8%에 비해서 높았다(Higgs BW, 2015).

5) T세포수용체(TCR; T cell receptor)

즉 T세포가 어떤 클론인가가 면역관문억제제의 치료결과와 관련이 있다.

6) 혈청표지자

말초혈액의 젖산탈수소효소(lactate dehydrogenase: LDH), 면역세포수도 면역관문억제제 치료의 중요한 예측 표지자이다. ipilimumab치료 환자에서 높은 절대 림프구수, 낮은 절대 단핵구수, 높은 상대적림프구수와 치료 중 절대림프구수의 증가는 좋은 예후를 나타낸다. 또한 호산구의 상대증가와 치료 중의 증가는 좋은 예후를 보인다(Martens A, 2016). ipilimumab치료를 받은 환자에서 치료에 반응이 없는 군에서 치료 전 CD45RO+/CD8+T 세포치가 낮았다. 젖산탈수소효소(LDH)의 상승은 악성 흑색종 환자에서 환자의 전체생존율과 역상관관계를 보였다.

5) 과진행종양(hyperprogressive disease; HPD)의 생물학적인 표지자

면역관문억제제의 치료 중 약 20%의 환자에서 종양이 진행되는데, 이는 MDM2(murine double minute 2)의 증폭을 유도하고, 또한 종양의 미세환경에서 Treg의 증식 때문이라고 생각되는데 이를 알아내는 표지자를 발견하는 방법이 중요하다.

6) 세포독성림프구(CTL)의 PD-L1발현

전이된 악성 흑색종에서 PD-1과 CTLA-4의 발현이 높은 종양침윤 CD8+T세포의 분획이 증가된 경우, 펨브로리주맙(키투루다)이나 니볼루맙(여보이)에 대한 반응이 높았는데 20% 이상인 경우에 20% 이하인 경우에 비해서 반응율은 85.7% : 0%였고, 암의 진행이 없는 생존기간은 31.6개월:9.6개월로 증가를 보였다. 그리고 기능검사 상 PD-1과 CTLA-4가 높은 CTL은 IFNγ의 생산과 TNFα와 IL-2를 생산할 수 없는 특징을 갖는 부분적으로 탈진된 T세포임이 밝혀졌다(Daud AI, 2016).

7) 기타 장내 미생물(gut microbiome)

면역치료 전에 항생제나 양성자펌프억제제(PPI)를 사용하면 장내미생물의 다양성이 감소하고, 위 내의 pH를 올려서 장내미생물에 영향을 주기 때문에 면역관문억제제의 효능에 해가 된다(Chalabi M, 2020).

최근 인공지능을 이용하여 면역관문차단제의 치료에 전통적인 항암화학요법, 키나제 억제제와 종양특이 백신요법 등의 복합치료로 기존의 면역반응을 증대하는 방법을 사용하고 있다(Huemer F, 2020).

3-3-4 면역관문억제제 요법 (Checkpoint Inhibitor therapy)

종양이 진행되고 있는 환자에서 암 면역은 휴면상태이거나 억제되어 있고 암의 성장을 막을 수 없다. 현재 면역관문억제제는 임상적으로 세포살해T림프구항원-4(CTLA-4), 세포고사 단백 1(PD-1)과 그 리간드인 PD-L1에 대한 항체가 사용되고 있다.

CTLA-4와 PD-1은 중화하는 항체로 차단할 수 있는 두개의 중요한 T세포억제관문으로서, 이의 차단으로 효과적인 항원특이 항종양반응을 유발할 수 있다.

그리고 이러한 면역관문의 차단을 통한 암 치료는 여러 가지 방법으로 그 활성을 증대시킬 수 있는데, Toll-like 수용체(TLR), 성장인자와 같은 전문적인 항원표지세포를 활성화시키는 경로, 면역활성화를 시키는 사이토카인인 CD40 경로, T세포 억제신호를 억제하거나 면역억제조절 T세포(Tregs)의 작용을 차단하는 경로 등이다(Beringstein NL, 2007).

최근 T세포의 항암면역성을 활성화하는 방법으로 효

과적인 방법은 T세포의 과활성화와 자가면역의 발생을 차단하는데 관여하는 면역억제신호경로를 차단하는 단일클론항체를 이용하는 방법이다.

1. 항CTLA-4 항체치료

CTLA-4는 활성화된 T세포에 의해 발현되는 I형 경세포막 당단백으로 면역글로불린 상과의 일종인 억제수용체로서 활성화된 T세포, 원시T세포, 조절T세포에서 발현된다. CTLA-4는 1995년 James P. Allison에 의해 발견되었다(Krummel MF, 1995).

CTLA-4의 발현은 T세포 활성화 억제와 Treg증식 증가, CD80과 CD86억제, 수지상세포의 항원제시억제, 수지상세포에 의한 IDO 등의 분비를 통해서 면역반응을 억제하게 된다.

CTLA-4는 T세포가 휴지기일 때에는 세포 내 단백인데 CD28과 TCR과 연관을 통한 동시 자극신호 후에는 세포표면으로 위치를 바꾼다. CTLA-4는 T세포 동시자극수용체인 CD28과 관련이 있고, 이 둘 다 항원이 있는 세포 즉 암 세포에 발현하는 CD80(B7-1)과 CD86(B7-2)과 결합한다. CTLA-4는 T세포에 억제신호를 전달하는 반면에 리간드를 갖는 CD28에는 자극신호를 보낸다. CTLA-4는 CD80(B7-1)과 CD86(B7-2)리간드에 대해서 더 우월하게 CD28를 경쟁적으로 배제함으로써 항원을 감지하는 기전에 작용하여서 CD28의 자극신호를 배제한다. CTLA-4는 원시T세포의 활성화의 초기인 “프라이밍(priming)”기에 그 수용체에 결합하여 자극 신호를 억제함으로써 자신의 세포에 대한 자가반응 T세포의 발생을 차단한다. CTLA-4는 T세포에 억제신호를 보내 T세포의 증식과 활성화를 차단한다. 그리고 CTLA-4는 조절T세포(Treg)에 의해 발현되어 T세포기능을 억제할 수 있다.

항CTLA-4는 CTLA-4와 CD80와 CD86 리간드의 상호작용을 억제하는 것을 막아서 T세포의 면역반응을 촉진한다. 현재 항CTLA-4항체는 이피리무맙(Yervoy)과 트레메리무맙(Tremelimumab)이 개발되어 사용되었으나, 현재는 ipilimumab(MDX-010; Yervoy®, Bristol-Myers Squibb)만이 암 치료에 FDA의 인증을 받고 사용되고 있다.

진행된 흑색종에서 이피리무맙(Yervoy)을 사용한 경우에 의미 있는 생존율의 향상을 보였다(Hodi FS, 2010). 트레메리무맙은 간암에서 임상 연구 중이다(Duffi AG, 2017). 항CTLA-4치료에 반응을 보이는 경우에 오히려 처음에는 나빠지는 것과 같은 양상을 보이는데 이는 면역세포가 침윤하여 종양의 부피가 커지고 새로운 병변이 나타나서 영상검사에서 위진행(psuetoprogression)의 소견을 보인다. 간암에서는 수술 전에 사용하는 방법으로 임상2상 연구 중이다.

트레메리무맙(CP-675, 206; Astra-Zeneca)는 인체화된 IgG2단일클론 항체로 만성C형 간염을 갖고있는 간암환자에서 사용한 결과 항C형간염 바이러스 면역반응을 유도하고 항종양효과를 보여 전체반응율은 17.6%, 질병조절율은 76.4%, 전체반응기간의 중앙값은 6.5개월을 보였다. 간암에서 다른 면역관문억제제와의 복합요법이나 국소요법으로 활용이 가능하다.

2. 항PD-1 단일클론 항체 및 항PD-L1 단일클론 항체

PD-1은 1992년 Ishida Y가 처음 보고하였고 PD-L은 Gordon J Freeman이 처음 보고하였다. PD-1은 50–55kDa의 경막단백인데 면역글로불린과 유사한 세포외 영역과 경막부분과 세포질의 꼬리가 있는데 이 세포질 내의 꼬리에 ITIM과 ITSM 두 개의 타이로신 기반 신호 모티브를 갖고 있고 이들이 면역억제 효과를 낸다. PD-1은 활성화된 T세포, B세포, NK세포, Treg, 단핵구와 수지상세포의 표면에 발현된다(Zak KM, 2017).

PD-1의 리간드는 PD-L1과 PD-L2은 둘 다 I형 경막단백이다. PD-L1은 40kDa의 1형 세포막을 통과하는 경막단백인데 면역억제에 중요한 역할을 한다. PD-L1은 종양세포에서 자체적으로 발현되거나 혹은 획득면역 저항이라고 불리는 방법으로 T세포와 연관되어서 유도된다(Topalian SL, 2012). 특히 T세포에서 분비되는 인터페론

γ가 종양세포의 PD-L1의 발현을 유발한다. 처음 항원과 접촉한 지 12시간 이내에 T세포의 표면에 PD-1의 발현이 된다(Tsushima F. 2007). PD-L1은 다양한 세포와 조직에 분포되는데 T세포, B세포, 대식세포와 수지상세포에서 발현되고, 이들 세포들이 활성화 된 후에 더 증가한다. PD-L2는 특정 항원제시세포에서 발현된다. 이들은 각기 다른 종양에서 발현되는데 간암에서는 생존과 종양의 재발과 관계가 있다.

PD-1과 PD-L1의 발현은 T세포 활성화 억제와 Treg 증식을 증가시킨다. 종양침윤T세포(TIL)에서의 PD-1 발현은 사이토카인의 생성을 감소시키며 면역기능을 억제한다. PD-L1이나 PD-L2가 활성화된 T세포에서 발견되는 PD-1과 결합하면(PD1/PD-L1또는 PD-L2), TCR과 CD28에 의해 매개되는 신호경로가 차단되어, T세포가 억제되어 무력화되거나 탈진되거나 죽게 되어, 종양 관련 면역의 억제에 결정적인 역할을 한다. PD-1은 T세포 증식을 억제하고, 자극 사이토카인의 생산을 억제하며 T세포의 세포독성을 억제한다. 그래서 항PD-1과 항 PD-L1이 항암면역요법에서 매우 중요하다.

수술 전에 항PD-1치료에 반응을 보이는 경우에 조직에서 B세포의 침윤이 많아서 항PD1반응의 매개에 관여하는 B세포의 역할에 대한 연구가 필요하다.

위장관 암에서 종양의 변이부하(TMB: tumor mutation burden)는 서로 상이한데 우측 결장암인 경우에는 MSI의 가능성이 높고 종양의 변이부하도 높다. 종양의 변이부하(TMB)와 PD-1/PD-L1의 발현과의 관계는 명확하지 않은데, 식도암의 경우 종양의 변이부하가 낮고 PD-1/PD-L1의 발현은 높다. 그러나 종양의 변이부하가 PD-1/PD-L1의 치료 여부의 표지로서는 명확하지 않다. 항PD-1과 항 PD-L1은 T세포의 고갈을 피하고, PD-L1이 발현되는 종양세포, 간질세포 그리고 항원제시세포들과 활성화된 T세포에 대한 PD-1의 상호작용을 방해하여 T세포의 효과가 없어지는 것을 피한다.

종양특이T세포는 PD-1수용체의 발현이 많을수록 그 기능이 더 많이 저하되어 있는데, 동시에 면역 기능을 증가시켜 주는 공동자극성 수용체의 일종인 '4-1BB(CD137)'의 발현은 증가되어 있고 4-1BB를 발현하는 세포들은 그렇지 않은 세포들에 비해 활성도가 더 증가된 것으로 나타났으며, 기능 억제에 따른 탈진 정도가 덜했다. 그 결과 PD-1 억제제만 사용했을 때보다 4-1BB 항진제와 함께 병합 사용했을 때, 종양 내 탈진화된 CD8 T세포의 기능 회복이 유의미하게 증가된다. 이는 전이성 난소암 환자에 대한 면역치료의 난점을 극복하는 실마리가 될 수 있을 것으로 기대된다.

PD-1차단제인 완전한 인체 iGg4인 니보루맙(Nivolumab: Opdivo)과 인체화한 igG4인 펨브로리주맙(키투루다, Keytruda), humanized igG1인 피디리주맙(Pidilizumab)이 있고, PD-L1의 차단제는 아테조리주맙(atezolizumab)이 개발되어 사용되고 있다. 현재는 펨브로리주맙이 악성흑색종과 다른 암종에서 가장 성공적인 면역요법제로 여겨지고 있다. 피디리주맙은 B세포림프종에서 자가줄기세포 이식 후 사용하여 34%, 재발된 여포상림프종에서 52%의 반응율을 보고하고 있다(Bryan LJ, 2014).

면역관문억제제의 임상효과는 각 종양에 따라 다양하여 대개 15%에서 65%까지 보고되고 있는데, 심각한 부작용은 10-20%의 환자에서 보고된다. 또한 최근 연구에서 항PD-1치료는 종양의 부하가 적을 때에 장기생존의 가능성이 높아서 조기에 치료하는 것이 좋다(Robert C, 2019).

PD-1경로의 차단에 대한 의문은 '어떤 종양 혹은 어떤 환자에서 반응을 보일지에 대한 예측 가능한 표지자는 무엇인가?'와 함께 '어떤 조합으로 치료할 것인가?' 혹은 면역세포의 침윤이 없는 종양에서는 어떻게 해야 할지에 대한 의문이다. 그러나 최근 이러한 면역관문억제제의 효과를 예측하는 생물학적 표지자와 함께 복합요법을 시행할 수 있는 방법들을 인공지능을 이용하여 개발하고 있다.

대장암의 경계부에서 정상조직이나 건강한 정상인에 비해 PD-L1치가 높다. 이는 암의 면역공격에 대한 반응으로 면역감시 기전의 회피를 의미한다. 정상인이나 정상조직에서의 PD-L1의 발현이 적은 것은 면역이 시작하지 않았음을 보여준다. 즉 암에서의 PD-L1의 발현은 세포독성림프구(CTL)의 공격을 받았던 결과를 의미하기 때문에 이러한 환자에서 면역관문억제제를 사용하면서 세포치료를 병행하면 좋은 결과를 기대할 수 있다.

• 현재 인증된 상용약품

▷PD-1차단제

1. **키투루다**(Kytruda; Pembrolizumab, Merck Sharp and Dohme): 인체화 igG4
   – 적응: 악성흑색종
2. **옵디보**(Opdivo: Nivolumab, Brystol-Myers Squibb): igG4
3. **피디리주맙**(Pidilizumab): igG1
   – 적응: B세포림프종
4. **기타**: tislelizumab(BGB-A317; BeiGene), camrelizumab(SHR-1210, HR-301210; Jiangsu Hengrui Medicine/Incyte), spartalizumab(PDR001; Novartis) 등이 다양한 암에서 연구되고 있다.

▷PD-L1 차단제

1. **티센트릭**(Tecentriq; Atezolixumab, **로슈**; Deedzolizumab)

– 적응: 2016년 방광암과 뇨로암, 비소세포폐암에서 FDA인증을 받았다. 삼중음성유방암에서 아브락산(abraxane; albumin-bound paclitaxel)과 병합 치료하여 국소진행암이나 전이되지 않는 삼중음성, PD-L1 양성 유방암 치료제로 사용한다.

비소세포폐암에서 벡금제제 화학요법 또는 치료 후에 진행된 진행성 비소세포폐암에 FDA승인을 받았다. OAK시험에서 전체 생존기간(중앙치)은 아테졸리무맙과 도세탁셀 병용군이 13.8개월로 9.6개월인 도세탁셀단독군에 비해 4.2개월 길었다. POPLAR시험에서도 각각 12.6개월과 9.7개월로 유의한 연장효과가 나타났다.

간암에서 아테졸리주맙(atezolizumab)과 타이로신키나제(TKI)인 카보잔티닙(cabozantinib)의 복합요법이 임상연구 되고 있다. 최근 아테조리주맙과 혈관신생억제제인 베바시주맙의 복합요법 연구에서 전체 반응율(ORR) 34%, 진행없는생존기간(PFS) 6개월의 의미있는 효과를 보였다.

– 부작용: POPLAR시험에서 나타난 아테졸리무맙의 부작용(발현율 20% 이상)은 피로, 식욕감퇴, 호흡곤

[표3-8] 면역관문억제제

이름	상품명	표적	인증	적응증
Ipilimumab	여보이	CTLA-4	2011	전이성흑색종, 신세포암, 대장암, 간암, 비소세포폐암, 악성늑막중피종
Novolumab	옵디보	PD-1	2014	전이성흑색종, 비소세포폐암, 신세포암,호지킨스림프종, 두경부암, 뇨로암, 소세포폐암, 대장암, 간암, 악성늑막중피종
Pembrolizumab	키투루다	PD-1	2014	전이성흑색종, 비소세포폐암, 신세포암, 호지킨스림프종, 두경부암, 뇨로암, 소세포폐암,위암, 자궁경부암, 식도암, 자궁내막암, 편평상티암, 머켈세포암
Atezolizumab	테센트릭	PD-L1	2016	방광암, 비소세포폐암, 소세포폐암, 유방암, 간암, 전이성흑색종
Avelumab	바벤시오	PD-L1	2017	머켈세포암 뇨로암, 신세포암
Duruvalumab	임핀지	PD-L1	2017	비소세포폐암, 소세포폐암
Cemiplimab	립타요	PD-1	2018	편평상피세포암, 기저세포암, 비소세포폐암

(FDA approved, 2021)

란, 오심, 근골격통, 변비였다. 발현율 2% 이상인 3 및 4 등급의 부작용은 호흡곤란, 폐렴, 저산소증, 저나트륨혈증, 피로, 빈혈 등이었다.

2. Durvalumab(Imfinzi®, Astra Zeneca/MedImmune), 방광암과 뇨로암에서 FDA 승인을 받았다(표3-8, FDA).
   간암: 전체반응율 10.3%, 전체생존율 중앙값 13.2%, 진행없는 생존기간 2.7개월이다.
3. Avelumab(Bavencio®, EMD Serono, Inc.): 전이된 Merkel cell carcinoma(MCC)에서 FDA승인을 받았다.

3. 항PD-L2 단일클론 항체

암 세포에서 발현되는 PD-L1/2는 CD8+세포(CTLs)를 억제하고 Treg세포를 유도하는데 이를 표적으로 하는 PD-L1/2 단독 혹은 항PD-L1과 병합요법이 시도되고 있다.

4. CTLA-4와 PD-1억제제의 복합치료

난소암 환자에서 난소암에 대한 백신치료는 단독으로는 별다른 효과를 볼 수 없는데, 항암화학요법, 면역관문억제제나 다른 면역요법과 같이 사용할 때는 그 효과가 증가된다. 면역관문억제제인 CTLA-4의 억제제와 PD-1의 억제제의 복합치료는 난소암 환자에서 효과를 기대할 수 있다(Hardwick N, 2016).

CTLA-4의 억제제(Ipilimumab)와 PD-1의 억제제(Nivolumab)의 복합치료는 항종양효능은 증가하나 그 부작용도 증가한다. 진행된 악성흑색종 환자에서 복합치료를 받은 군이 중앙생존기간이 60개월 이상이고 5년 생존율이 52%인데 반해, CTLA-4의 억제제(Ipilimumab)군은 19.9개월 5년 생존율은 26%, PD-1의 억제제(Nivolumabp; Opdivo)군은 36.9개월과 44%의 결과를 보여 복합치료가 그 효과를 증대시킬 수 있음을 보여 주었다(Larkin J, 2019).

PD-1, PD-L1과 CTLA-4 이외의 면역관문으로는 자연살해세포와 CD8+인 활성화된 세포독성T세포 그리고 조절T세포(Treg)에서 면역관문의 역할을 하는 TIGIT가 있다. 미래에 TIGIT/PVR 상호작용을 차단하는 방법은 암 면역요법의 기대해 볼 만한 결과를 초래할 것이다. 특히 TIGIT를 차단하면 자연살해세포와 CD8+세포에서 INF-γ의 분비가 증가하고, CD8+인 활성화된 세포독성T세포의 종양에의 침윤과 기능을 향상시킨다. 그 외에 면역관문분자는 TIM-3, LAG-3 등이 있다.

5. 면역관문억제제와 면역관문대항인자의 복합치료

PD-1/PD-L1기전의 차단은 많은 암에서 효과적이고 미래의 암의 면역치료의 근간이 될 것으로 기대되고 있고 이의 복합적인 접근이 필요하다. 유방암에서 PD-1/PD-L1억제제와의 복합요법으로 가능성이 있는 것은 다음과 같다.

1) 면역관문억제제와 TGF-β차단제의 병합치료

TGF-β는 종양에서 T세포를 배제하여 '찬종양(cold tumor)'을 초래하는데 관여함으로써 면역관문억제제의 치료에 저항하게 된다. TGF-β신호 경로는 항종양면역반응의 여러 과정에서 장애를 초래하는데, 항원의 표시, T세포 침윤과 종양세포의 세포사의 활성에 장애를 일으킨다(그림3-26, Bai X).

미세부수체안정상태(MSS)인 대장암에서 면역관문억제제 단독으로 효과가 없지만 TGF-β차단제를 추가 투여한 경우에는 항종양 효과가 현저히 촉진됨을 보고하였다(Tauriello DVF, 2018). 전이된 요로상피종양에서 atezolizumab이나 TGF-β차단제에 효과가 없었던 경우에서도 이 둘의 복합치료로 암 세포가 사라지는 것을 보고하고 있다(Mariathasan S, 2018). TGF-β1과 TGF-β2를 차단하면 암백신에 의해 유도된 Th1의 면역반응을 상승시키고, IFN-γ의 생산을 증가시키며 종양침윤 CD8+T세포에서 T-bet의 발현을 증가시켰다(Terabe M, 2017).

PD-L1단일클론 항체와 TGFβR-II세포의 도메인에 결합하는 두 기능을 가진 융합단백인 M7824를 개발하여 더 나은 조절 효과를 보였고, CD8+T세포, NK세포, 수

[그림3-26] 면역관문과 TGF-β경로가 면역내성을 상호 증강시키는 효과

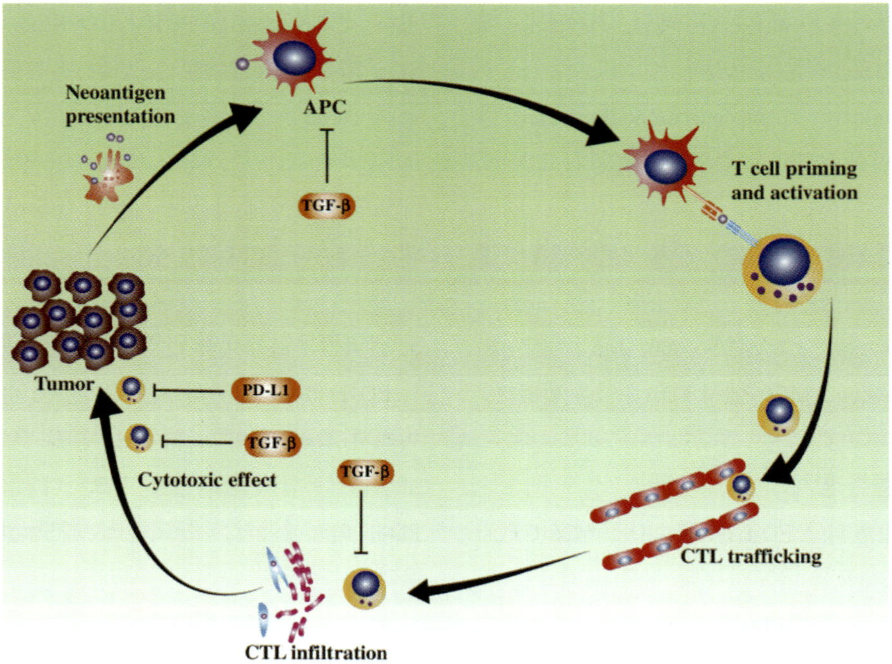

(Bai X, 2019)

지상세포와 대식세포와 같은 종양침윤림프구에서 그 수와 면역능이 같이 상승함을 보여주었다(Lan Y, 2018). CTLA-4와 TGFβR-II를 표적으로 한 두 가지 기능을 가진 융합단백은 Treg와 Th17의 분화를 억제하고, 종양특이 IFNγ+효과와 기억세포를 증가 시켰고, 단독 사용보다 그 효과가 우월하였다(Ravi R, 2018).

2) 면역관문억제제와 다른 치료방법과의 복합치료

현재 항PD치료와 복합치료를 시행하는 연구는 항암화학요법, 방사선요법, 종양용해바이러스치료와 표적치료 및 다른 면역요법을 포함해서 1,500개가 넘는다. 그러나 이들은 항PD치료의 기본원칙에 기초를 둔 방법들이 아니다. 마음 속 깊이 새겨야 할 것은 장기간의 효과를 얻기 위해서는 종양의 미세환경에서의 세포독성 T세포의 생존과 활성화 및 기억T세포의 생성에 역점을 두어야 한다는 것이다.

▷방사선요법 및 항암화학요법과의 병합치료

방사선치료와 항암화학요법은 종양조직 내의 종양특이 T세포를 파괴할 수 있다. 하지만 세포의 분열 중에 특정 과정을 표적으로 하는 세포독성 치료를 하는 과정에서도 종양특이 T세포의 증식을 촉진할 수 있어서 이러한 항암요법도 면역요법의 일종이다. 그러나 아직은 방사선요법이나 항암화학요법이 기억T세포의 생성에 어떠한 영향을 주는지 여부를 모르기 때문에 동시에 치료하는 병합치료 보다는 순차적으로 하는 치료 방법이 더 낫다고 생각된다. 항PD-1요법과 항암제를 같이 치료할 때 전체 생존이 항암제만을 사용한 군에 비해서 높다(Grandi L, 2018).

항PD-1치료는 비소세포폐암의 80%에서는 좋은 반응을 보이지 못하는데, 최근 연구에서 항PD-1면역요법의 장벽으로서 종양세포의 산화대사가 작용하고, 방사선치료로 PD-1내성을 극복할 수 있음이 알려져서, 비소세포폐암의 PD-1내성에 대한 효과적인 전략으로 방사선요법

과 새로운 산화적인산화(OXPHOS)의 억제제를 병합해서 사용하는 것이 표적외 치료(abscopal)반응을 촉진하고 생쥐모델에서 생존기간의 연장을 보인다(Chen D, 2020).

▷국소요법과의 병합치료

국소치료는 TLRs, RIG-I-like receptor(RLR)작용제, STING경로 조절제와 종양용해바이러스 등이 있다. 이들은 선천면역을 촉발하여 획득면역을 시작하고, 종양세포의 사망을 유도하여 더 많은 종양항원을 면역계에서 활용할 수 있게 하고, 더 염증성 환경을 만들어서 더 나은 T세포 반응을 나타나도록 한다.

최근 종양용해 바이러스를 악성흑색종 병변과 뇌종양에 직접 주입하여 종양침윤 림프구의 증가와 함께 기대할 만한 성적을 보였다(Hu-Lieskovan S, 2017).

▷표적치료와의 병합치료

표적치료에 의해서 종양의 급속한 용해가 일어나면 급성 염증환경을 만들어서 종양면역을 북돋우는 효과가 있다. 그러나 이때는 종양침윤림프구의 증식과 생존에 필요하거나 종양특이 T세포 기억에 관여하는 내부의 대사 및 활성화 경로에 관계되는 표적치료제는 피해야 한다.

▷입양세포치료와의 병합치료

입양세포치료가 실패한 환자에서 종양 미세환경에 들어간 활성화된 T세포가 억제될 수 있다. 시험관에서 활성화된 T세포를 양자이식을 할 때 PD-1이 발현될 수 있다. 종양 미세환경에서 종양항원을 인지하게 되는 활성화된 T세포는 급속히 IFNγ를 유리하여 B7-H1의 상승을 예측할 수 있다. 이때는 항PD-1치료를 병합하는 것이 하나의 좋은 방안이 될 수 있다.

▷다른 면역요법과의 병합치료

우리가 B7-H1/PD-1경로에서의 면역과의 관계와 항PD치료의 개발에서 알 수 있는 것은 암의 면역을 정상화시키는 암 면역요법은 적절한 병합치료를 통해서 더욱 성공적인 암치료를 개척할 수 있게 되는 것이다.

▷수술전 면역요법(Neoadjuvant Immunotherapy)

수술전 면역요법은 미세전이에 대한 항원과는 달리

[그림3-27] 수술 전 면역관문차단제를 사용한 경우 항종양 T세포 면역의 촉진 기전

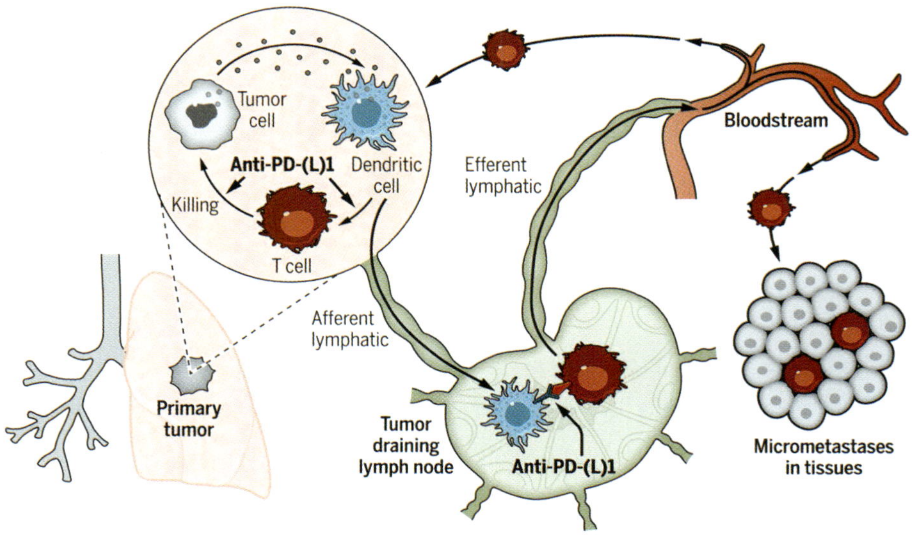

(Topalian SL,2020)

원발종양이 있는 상태에서 고농도의 내부 종양항원에 대한 전신면역을 촉진하고 미세전이종양을 제거하는데 목적이 있고 현재 100개 이상의 임상연구가 시행되고 있다.

수술 전 면역관문억제제(CPI)를 이용한 면역요법의 장점은 수술 후 반응의 정도를 관찰할 수 있거나, 이에 따라서 다음 치료를 결정할 수 있다. 수술 전 PD-1이나 PD-L1 차단제를 사용하면 PD-L1과 PD-L2발현 수지상 세포에 의한 원발암에서의 종양특이 T세포의 팽창이 생긴다. 종양침윤 종양특이 림프구(TIL)는 원시T세포나 PD-1경로가 차단되기 전에 종양 항원에 감작된 T세포인데, 이들이 PD-1이나 PD-L1 차단제에 의해서 종양에서 팽창된다. 종양에서 종양항원을 취한 수지상세포가 종양이 관류되는 림프절에 도착하면 종양특이 T세포에 효과적이지 않거나 내성이 생긴 항원을 제시하게 되는데, PD-1이나 PD-L1 차단제를 사용한 경우 종양특이 T세포의 자극을 촉진하거나 내성을 역전시킨다(그림3-27, Topalian SL, 2020). 수술 간의 PD-1차단제를 이용한 면역요법에 의해 팽창되는 T세포는 종양침윤 T세포이다.

수술 전 면역요법은 수술 후 보조적인 면역요법에 비해서 그 생존 효과가 좋고 폐와 말초혈액에서의 종양특이 T세포의 수가 증가되고 사이토카인의 생산도 촉진되었는데, 면역요법과 수술간의 시간이 중요하다(Liu J, 2019).

6. 면역관문억제제 치료를 위한 종양미세환경(TME)의 감수성 증가 방법

면역관문억제제에 반응을 하지 않는 종양에서의 미세환경의 특징은 물리적인 상태, 세포나 단백, 그리고 유전자의 발현 정도에 따라 각기 다르다.

면역관문억제제의 치료에 반응을 하지 않는 주요한 이유는 다음과 같은 종양미세환경의 조건 때문이다. 첫째, 물리적인 장애 때문이다. 종양관련섬유아세포(CAF), 섬유조직형성(Desmoplasia), 저산소증, 비정상적인 혈관, 면역세포의 혈관외 유출 감소 등의 물리적인 장애에 의해서 면역요법에 반응을 하지 않는 경우가 있고, 둘째, 암 조직에 면역세포 침윤이 안 되는 경우나 그 기능이 떨어지는 경우이다. 세포독성 T세포가 적거나, Treg나 MDSC의 과다, 대식세포의 M2 극화 등의 기전으로 이러한 현상이 나온다(Jiang Z, 2020). 셋째, 인터페론 신호의 차단이다. INFγ 변이, MHC1 발현 감소, 낮은 항원표현, 낮은 PD-L1발현 등의 기전으로 생긴다. 넷째, 유전자 표시에 따른 반응정도가 다르다. 비반응성 유전자표시, 상피간질이행(EMT), 창상치유, 혈관신생, 대식세포의 지향성 등이 있는 경우에 반응을 하지 않는다(Zemek RM, 2020).

면역관문억제제 치료에 대한 반응은 암 환자와 종양의 미세환경의 상태에 따라서 다른데, 면역요법을 하고 반응이 없을 것으로 예측될 경우 종양의 미세환경을 면역요법에 감수성을 갖도록 만들어서 다시 면역요법을 하는 등의 맞춤형의 치료를 해야 한다(그림3-28, Zemek RM, 2020).

첫째, 암의 미세환경에서 침윤되어 반응을 보이는 세포들인 T세포, 대식세포, 자연살해세포, 골수유래억제세포 등을 조절하여 종양의 미세환경을 면역관문억제제 등의 면역치료에 감수성을 올릴 수 있다.

T세포의 반응을 증강시키는 데에는 선택된 항암화학요법제를 이용한 사전치료가 효과적이다. 폐의 선암에서 옥살리플라틴(oxaliplatin)과 시클로포스파마이드(cyclophosphamide)치료로 CD8+T세포:조절T세포(Tregs)의 비를 증가시키고, 종양특이 CD8+T세포를 증가시키고, PD-1과 PD-L1의 발현을 촉진하여 결과적으로 면역관문억제제에 대한 반응을 향상시킬 수 있다(Pfirschke C, 2016).

Tregs는 CTLA-4의 발현이 높아서 이론적으로는 항CTLA-4치료로 Treg을 고갈시킬 수 있으나, 임상적으로는 인체의 항체가 서로 다른 isotype이 있고 Fc 부위가 서로 다르기 때문에 효과가 없다. 종양의 미세환경에서의 Tregs의 침윤은 CD8+T세포, 대식세

[그림3-28] 면역관문억제제의 치료에 유용한 종양의 미세환경의 조절방법

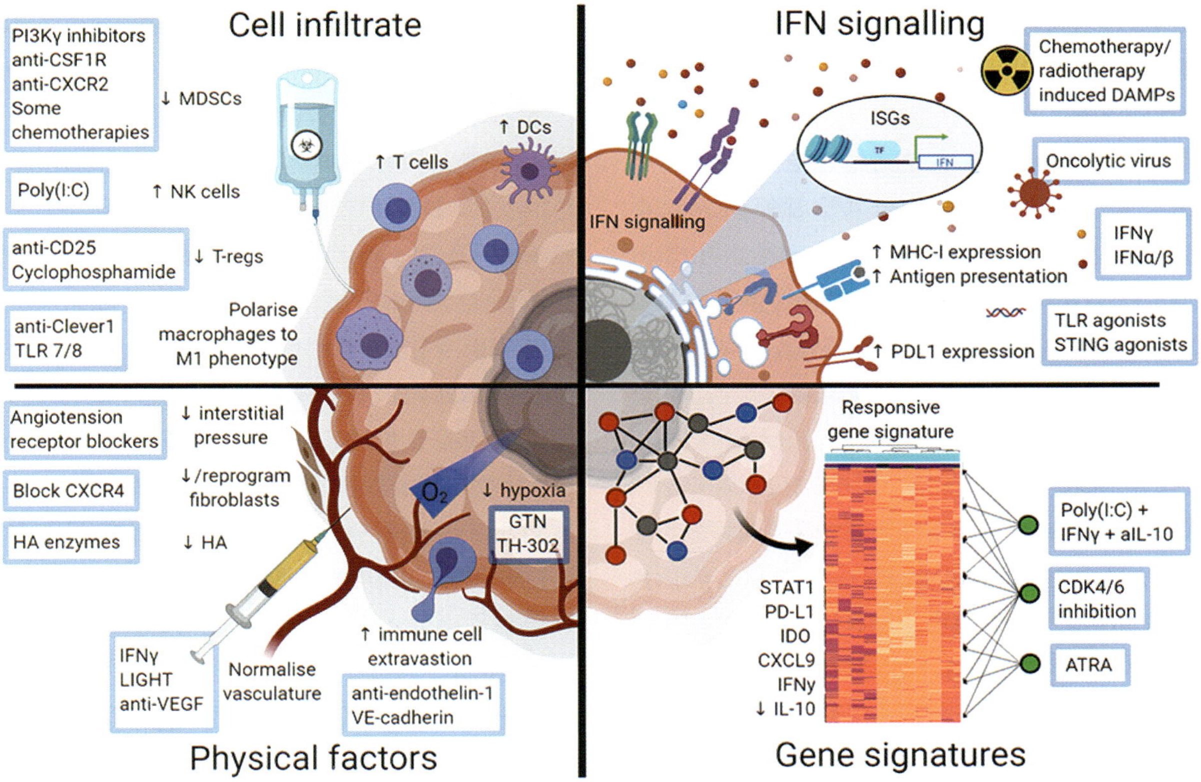

(Zemek RM, 2020)

포와 과립세포의 침윤을 동반한 염증반응과 같이 존재한다. 항PD-1치료 전에 항CD25 항체를 사용하여 Tregs를 고갈시키면 면역관문억제제의 효과를 촉진할 수 있다. 또한 Tregs 자체를 CARMA1-BCL10-MALT1 signalosome complex를 이용하여 INFγ를 생산하는 T세포로 전환시키면, 대식세포에서의 MHCII의 발현이 증가하고 종양세포에서 MHC1과 PD-L1의 발현이 증가하여, T세포에 의한 세포용해를 증가시킬 수 있다. 또 정신병의 치료제로 사용되고 있으나 MALT1억제제로 효과가 있는 메파진(mepazine)을 사용하여 Tregs를 약물학적으로 억제할 수 있다. 그래서 메파진과 항 PD-1차단제를 같이 사용 시 부가적인 항종양효과를 얻을 수 있다(Di Pilato M, 2019).

대식세포는 항PD-1치료에 저항성이 있는 폐암에 풍부한데, 반면에 수술 전 항암요법을 시행하여 종양이 퇴행된 부위에서도 관찰된다. 이는 종양친화적인 M2형에서 항종양 형태인 M1형으로 극성이 변화했다고 생각된다. M2극성화에는 common lymphatic endothelial and vascular endothelial receptor-1(Clever-1)이 관여하는데 이를 표적으로 하는 항체를 PD-1차단제와 같이 사용하면 부가적인 항종양 효과를 볼 수 있다.

골수유래면역억제세포(MDSCs)는 암의 면역요법의 효과를 감소시키는 역할을 하는데, 골수세포에서 높게 발현되는 phosphoinositide 3-kinase(PI3Kγ)를 표적으로 MDSCs를 억제하여 면역관문억제제의 반응을 향상시킬 수 있다. 유사하게 CSF1R을 차단하여 MDSCs의 면역억제기능을 막으면 항종양 T세포의 반응을 촉진하고, 면역관문차단제의 반응을 향상시킬 수 있다. 다른 방법은 MDSCs의 종양 내로의

동원을 막기 위해 케모카인 수용체인 CXCR2를 차단하거나, MDSCs를 억제하는 이버티닙(iburtinib)을 사용하여 유방암에서 항PD-L1에 대한 감수성을 올릴 수 있다.

자연살해세포(NK)는 항종양면역에서의 역할에 대한 관심이 높아지고 있는데 종양 내의 NK세포 수가 많으면 암에서 예후가 좋다고 알려져 있다. 그러나 면역관문억제 치료에서 NK세포의 항종양효과에 필요하지는 않지만, 국소 IFNγ 생산을 통해서 종양의 면역에 도움을 주는 미세환경의 유지에 역할을 하리라 생각한다.

둘째. 인터페론 신호를 촉진하여 종양의 미세환경 바꾸는 방법이다. 인터페론γ와 IDO, CXCL9 등과 같은 인터페론γ 유발유전자가 면역관문억제제 반응의 생물학적인 표지자이다. 인터페론γ는 암 세포에서의 PD-L1을 상승시키고, T세포를 탈진시킬 가능성이 있다. 항CTLA4와 항PD-1을 복합사용 시 인터페론γ의 신호를 동반 상승시켜서, IL-7신호를 증가시켜서 종양의 박멸을 더 잘되게 한다. 그러나 1형 인터페론(IFNα 및 β)의 장기적인 활성화는 일산화질소 활성효소2(NOS2)를 자극하여 Tregs와 골수세포의 침윤을 증가시킴으로서 면역관문억제제를 이용한 치료에 내성을 갖게 한다.

종양세포에서의 IFNγ/PD-L1신호를 항진하면 내성을 갖게 되고, 종양세포에서 유래한 인터페론γ를 억제하고, 종양세포 내의 면역자극 유전자를 감소시키면, T세포에서의 인터페론γ의 생산이 증가하고 종양세포사를 촉진하게 된다.

인터페론은 병원체연관분자양상(pathogen-associated molecular patterns: PAMPs)이나 손상연관분자양상(damage-associated molecular patterns: DAMPs)에 의해서 세포질의 센서가 활성화되면 인터페론 반응이 일어난다. 이러한 DAMPs는 항암화학요법제나 방사선치료의 결과 유리되는데 이는 종양의 미세환경에서의 I형이나 II형의 인터페론의 생성을 증가시킨다. 방사선 치료에 의한 유리 핵산이나 cyclic dinucleotides를 직접 주입하면 인터페론유전자자극인자(stimulator of interferon genes: STING) 센서가 활성화되는데 이는 종양의 면역억제를 극복할 만큼 강력한 면역활성화를 초래한다. TLR3와 TLR9와 같은 Toll-like receptors(TLRs)는 poly(I:C)와 CpG에 의해서 활성화될 수 있는데, 이들을 종양에 직접 주입할 때 강력한 염증반응을 일으키고 오래 지속되는 CD8+T세포 의존성 항종양 반응을 나타낸다.

종양용해 바이러스치료는 인터페론을 유도하는 전략인데, 뇌의 일차종양과 전이 종양에서 종양용해 Orthoreovirus를 경정맥주사하여 T세포의 침윤을 증가시키고, 인터페론 조절유전자의 발현과 PD-L1의 발현을 올려서 종양의 미세환경을 면역관문억제제의 사용에 적합하게 하였다는 보고가 있다(Samson A, 2018). 악성흑색종 환자에서 약화된 헤르페스 심플렉스 바이러스 I형을 주입 후 항PD-1치료를 한 결과 33%에서 완전반응을 보였고, 반응군에서 PD-1단백과 인터페론γ유전자의 발현이 증가하였다.

셋째. 면역치료의 반응 향상을 위한 종양의 물리적인 인자에 대한 치료는 종양 내 비정상적인 혈관과 높은 세포간질의 압력과 같은 관류의 장벽으로 인하여 면역치료의 효과를 반감시킬 수 있다. 이러한 장벽을 해결하는 방법으로는 종양의 혈관과 면역세포의 침윤을 정상화하는 방법이 있다. 혈관내피성장인자(VEGF)와 같은 혈관신생 친화적인 성장인자들이 유착분자의 발현을 낮추고, 면역세포가 종양의 혈관내피를 통과하여 종양 내로 들어가지 못하게 막는다. VEGF나 endothelin-1과 같은 혈관신생인자들을 선택적으로 차단하거나 VE-cadherin발현을 증가시켜서 종양의 혈관내피를 조절함으로써 T세포의 침윤을 증가시킬 수 있다(Lanitis E, 2015). VEGFA와 angiopoietin-2의 복합요법, vebacizumab과 항PD-L1의 사용 등이 단독요법보다 더 나은 결과를 보고하고 있다.

저산소증은 종양의 미세환경에서의 PD-L1, CD47, VISTA, 4-1BB(CD137) 등 몇몇 관문의 발현을 올려서 항종양반응에 장애를 초래한다. 저산소증은 MDSCs의 동원을 촉진하고 면역억제기능을 촉진한다. 종양 내 저산소증은 저산소증유발인자(HIF-1α)의 과발현을 유발하여 면역억제물질인 TGF-β1의 분비가 촉진되고 T림프구가 배제된다. 이의 차단을 위한 연구에서 산화질소의 작용제인 니트로글리세린(Nitroglycerin)으로 전처치 한 결과 저산소유발 T세포 용해에 대한 저항성을 억제할 수 있었다. 저산소를 감소시키는 전구약물인 TH302를 면역관문차단제와 같이 사용한 결과 종양침윤 MDSCs의 수가 감소하고 치유율이 높았다.

종양의 높은 간질압력은 고형스트레스라 부르고, 이는 성장이 유발한 물리적인 압력의 증가로 대개 히알루론산(hyaluronic acid: HA)의 과잉생산으로 유발된다. 이러한 간질압력의 증가로 혈관이 납작해지고 결국 면역세포들이 배제되게 된다. 이의 치료로는 HA를 효소작용으로 파괴하는 히알루론산분해효소-α를 항PD-L1항체 사용 전에 주입한 결과 면역세포의 침윤과 항PD-L1항체의 종양 내 섭취를 증가시키고 유방암 모델에서 암의 성장 억제를 가져왔다. 섬유조직형성은 종양연관섬유아세포(CAF)의 섬유나 결합조직의 생성에 의하는데, 이러한 섬유조직형성도 고형스트레스에 관여하고 췌장암과 유방암에서 나쁜 예후와 면역요법에 대한 저항에 관여 한다. 안지오텐신(angiotensin)수용체 차단제를 이용한 CAF의 재프로그램으로 종양의 간질압력을 줄이려는 노력은 종양의 관류를 증가시키고, 면역억제를 감소시키며, 항PD-1치료의 효용성을 증가시켰다. 섬유아세포는 저산소증에 의해서 조절되는데 이러한 저산소증은 CAF를 동원하고 활성화하며 기질생산을 촉진하는 CXCR4를 통해서 CXCL12를 생산한다. CXCR4 신호의 억제를 통해서 고형스트레스를 해소하고 anti-CTLA4/anti PD-1의 반응을 증가시킬 수 있다.

넷째. 장내미생물을 이용한 종양의 미세환경에서의 면역세포의 증강방법: 장내 비피도박테리움(Bifidobacterium)은 수지상세포의 기능을 증가시키고, 세포독성 세포의 세포독성을 증가시킨다. Bifidobacterium을 항PD-L1과 같이 주었을 때 종양의 성장을 멈출 수 있다. Bacteroides thetaiotamicron과 독성이 없는 B. fragilis는 세포독성 T세포의 항종양면역을 향상시키고 항CTLA-4의 치료효과를 향상시킨다. 악성흑색종에서 항 PD-1치료에서 종양 내 CD8+T세포의 침윤정도와 반응여부를 본 결과 피칼로박테리움(Faecalibacterium)이 반응군에서 의미있게 높았다. 면역관문억제제에 반응이 있는 환자의 변을 이식받은 경우 T세포의 반응이 증가되고, 항PD-L1이나 PD-1치료의 효과의 증가를 보인다.

다섯째, 종양의 미세환경의 생물학적인 변화는 유전자 발현의 변화에 의한다. 악성흑색종에서 면역관문억제제에 반응이 있는 군과 반응이 없는 군은 치료 전에 유전자의 발현이 면역과 관련된 양상을 보인다. RNA 유전자분석 결과 면역관문억제제에 반응이 없는 군에서 상피간질이행(EMT)와 면역억제, 창상치유와 혈관신생과 단핵구와 대식세포의 주화성에 관계되는 유전자의 발현이 높았다. 반응이 없는 군에서의 유전자발현과 종양의 미세환경이 우호적이지 않는 군의 유전자표지를 검사한 결과 종양 내의 T세포의 고갈과 관계가 있었다. 그리고 이러한 RNA유전자의 전사표지는 abemaciclib와 palbociclib와 같은 CDK4/6억제제로 억제할 수 있다. CDK4/6억제제와 면역관문억제제를 같이 사용하면 악성흑색종의 쥐 모델에서 종양의 성장을 억제할 수 있다.

7. 기타 면역내성에 대한 치료

• CD39과 CD73을 표적으로 한 면역치료

세포 밖의 ATP(adenosine triphosphate)는 항종양 면

역반응을 촉진하는데 반해, 이의 대사산물인 아데노신은 항종양 면역을 완화 혹은 억제한다. 즉 이들은 음양의 이치와 같이 면역을 활성화시키고 면역을 차단하는 등의 양면성을 갖고 있다. 세포 내의 ATP의 농도는 5–10mM정도로 세포 밖의 5nM에 비해서 매우 높아서 세포가 파괴되면 세포 내의 ATP가 세포 밖으로 유리되게 된다. 종양의 미세환경에서 ATP와 아데노신의 농도는 암 세포, 면역세포와 혈관내피세포, CAFs의 표면에 있는 CD39와 CD73에 의해서 조절된다(Feng L, 2020).

CD73는 아데노신(adenosine: ADO)을 생산하는 세포 표면의 핵산분해효소(5'nucleotidase)이고 세포 밖에서 AMP로부터 아데노신을 생산하는 속도제한 효소이다. 조직이 손상, 염증과 저산소 스트레스를 받으면, ATP가 스트레스를 받고 괴사되거나 고사된 세포로부터 유리되는데, 이는 점차적으로 CD39(ectonucleoside triphosphate diphsphohydlase-1)에 의해서 가수분해되어 AMP가 되고, 이는 CD73에 의해서 세포 밖의 adenosine)으로 된다. 정상조직에는 아데노신치가 매우 낮은데, 장기적인 염증에 의한 대사스트레스를 받으면 증가하게 되고 이는 손상으로부터 조직을 보호하는 역할을 한다. ATP는 ATP수용체에 부착하여 염증반응을 촉진하나, 이들이 분해되어 세포 밖의 아데노신이 되면 염증반응을 완화시키게 된다. 아데노신은 A1R, A2AR, A2BR, A3R의 4가지의 아데노신 수용체에 작용하여 조직을 파괴하는 염증반응을 억제한다. 세포 밖의 아데노신은 심근손상, 급성폐손상, 장관의 허혈재순환 손상과 염증성 장 질환에서 동반되는 염증을 완화시킴으로써 조직을 보호한다. 종양은 세포 밖의 아데노신을 활용하여 암 세포를 보호한다.

아데노신(ADO)은 종양에서 p27의 억제와 CDK4활성을 증가시켜서 성장촉진, 혈관신생, 면역억제, 신생혈관 내막의 증식과 항염증 작용을 한다. 그리고 아데노신에 대한 표적치료는 항암치료의 감수성을 증가시키고 혈관신생을 억제한다.

▷CD73의 고형종양에서의 종양의 가소성(plasticity)과의 관계

고형종양의 가소성은 암의 줄기세포, 전이, 치료내성 상태 등과 같은 세포의 다양한 표현형의 상태를 역동적으로 변환함으로써 종양의 재발, 치료의 실패와 환자의 사망에 관여한다.

종양은 만성염증 반응을 이용해 CD73–아데노신 신호경로를 차용함으로써, 면역을 이용한 종양의 억제나 산소공급의 부족에 대한 세포들 간의 경쟁을 억제하여 종양을 자라게 한다(Yang H, 2021). 종양세포의 가소성은 미세환경에서의 저산소증과 TGF-β1이 가장 중요한데, 이는 상피간질이행(EMT)과 줄기세포화를 통해서 종양세포의 적응을 돕는다.

CD73의 발현은 특히 갑상선암, 교모세포종(glioblastoma), 육종에서 높고, 혈액암에서는 낮다. 그리고 대부분의 암에서 정상조직과 비교할 때 높게 발현된다. 그러나 뇨로암과 난소암, 자궁암과 전립선암 등 생식비뇨기계 암에서는 그렇지 않아서 생식비뇨기암을 제외한 고형암에서 치료의 표적으로 활용할 수 있다.

많은 인체 암에서 CD73이 과발현되어 있고, 이러한 과발현된 종양의 예후가 나쁘다. CD73는 약물저항성, 상피간질전환(EMT), 암 세포의 증식과 줄기세포화와 관련이 있다(그림3–29, Jerry B, 2020). NT5E CpG island의 메틸화의 정도는 CD73의 발현과 역상관 관계를 보이고 암의 예후에 좋은 영향을 준다.

1) 암의 줄기세포화(stemness)

암의 줄기세포는 종양의 발생, 재발, 이질화와 치료의 저항과 관계가 깊다(Vessoni AT, 2020). 그런데 CD73이 난소암, 간세포암, 췌장의 신경내분비세포암과 유방암에서 종양의 줄기세포화에 관여한다. CD73은 암 세포뿐 아니라 혈관내피세포, CAFs, T세포, B세포와 NK세포와 같은 면역세포와 간질세포에도 존재하기 때문에 이들 간의 양방향 소통을 통해서 일어난다고 생각되고 이들은 후성적인 변화에 의한다고 생각된다. 전사인자

[그림3-29] 세포 밖의 아데노신합성, 아데노신수용체 신호와 아데노신의 면역억제

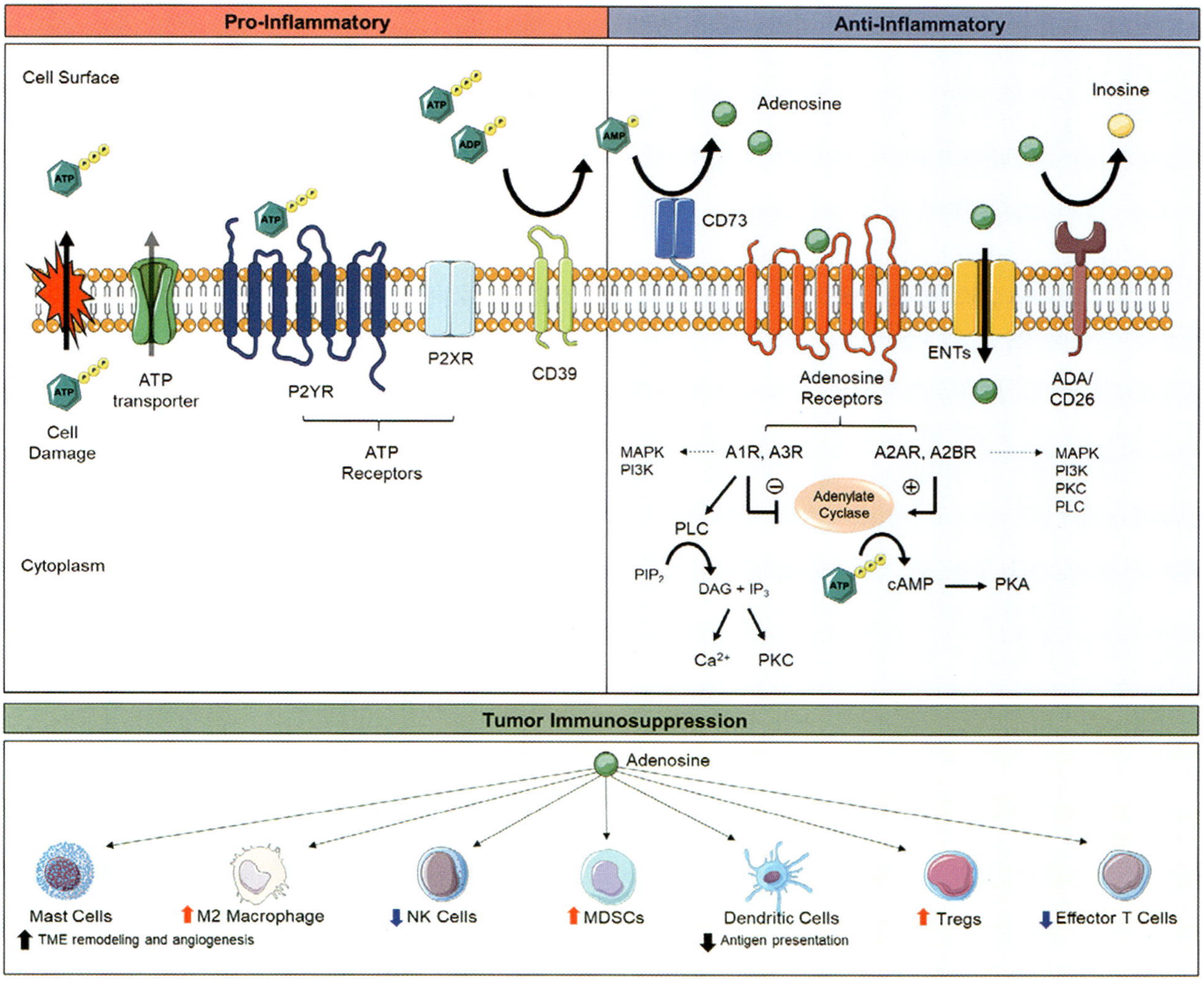

(Jerry B, 2020)

인 POU5F1(OCT-3/4), KLF4, SOX2와 c-MYC과 같은 줄기세포화에 관여하는 야마나카 인자가 체세포의 다분화유전자의 활성화에 관여한다(Takahashi K, 2007).

2) 암의 상피간질이행(EMT)과 암전이

CD73은 세포외 기질단백과 상호작용을 통해서 세포의 유착을 촉진하고 이는 암 세포의 전이성 전파를 용이하게 한다. EMT는 세포가 길어지고 운동성이 증가한다.

3) CD73과 치료의 내성

CD73의 발현은 암세포에서 다양한 암의 치료에 저항성을 발생시키는데 항암화학요법, 방사선요법과 표적치료 뿐 아니라 면역요법에도 저항성을 갖게 된다.

항암화학요법은 핵산의 복제를 억제하거나 핵산에 손상을 줄 뿐 아니라, 죽은 세포로부터 새로운 항원결정기를 유리하여 면역원성세포사를 유발함으로써 항암화학요법의 효과를 보인다. 그런데 암세포의 사멸은 ATP를 유리하여 세포 밖의 효소인 CD73에 의해서 면역억제 물질인 아데노신(ADO)을 종양의 미세환경에 증가하게 된다. CD73의 발현이 높으면 삼중음성유방암에서 항암요법의 치료반응률이 낮고 예후가 불량하다(Cerbelli B,

2020).

CD73를 표적으로 하는 치료는 상피세포성장인자수용체(EGFR)을 표적으로 하는 억제제의 효과를 촉진한다. CD73는 유방암에서 HER2/ErbB2 표적치료에 대한 저항성을 촉진하기 때문에 CD73을 표적으로 하는 치료는 HER2/ErbB2 표적치료의 효과를 올린다.

▷CD73의 고형종양에서의 면역회피와의 관계

아데노신신호 특히 A2A수용체(A2AR) 신호는 면역세포의 반응에 강력한 억제작용을 한다. 종양의 세포 밖에 아데노신이 축적되게 되면 세포독성 T세포와 NK세포를 억제하게 된다. CD73이나 A2AR을 유전자 결손이나 약물학적으로 차단하면, 항종양면역을 회복하여 종양의 성장과 전이가 감소된다. CD73은 종양의 미세환경에 존재하는 면역억제세포인 Tregs와 B, NK, 대식세포, CAFs 등의 면역세포에서 발현된다. 그래서 CD73을 표적으로 치료하는 것은 CD73에 의해 조절되는 종양의 미세환경에서의 면역억제세포와 혈관신생 친화적인 자극을 없애 면역반응을 자극하게 된다.

CD73의 발현과 전이를 보면 뇌, 유방과 갑상선에 전이된 경우에 가장 높은 발현을 보였다(Yang H, 2021).

▷아데노신의 면역학적인 효과

CD73은 면역을 자극하는 세포 밖의 ATP를 면역억제 기능을 하는 아데노신(ADO)으로 전환하여 암의 진행을 조절하는 면역관문의 역할을 한다(Beavis PA, 2012).

염증반응이 있는 동안에 Teff의 A2AR은 증가되어 있는데, 이의 활성은 Teff의 증식을 억제하고 세포독성과 TNF-α, IFN-γ, IL-2와 같은 사이토카인 생산이 감소한다. 반면에 Tregs세포의 A2AR 활성화는 Tregs의 확장과 FoxP3의 발현을 증가시키는 등 면역억제 기능을 촉진한다(Deaglio S, 2007). 최근 CD8+T세포에서 CD39와 CD103이 같이 발현되는 경우에 암 세포가 존재하는 부위의 기억작용과 자가 암 세포를 감지하고 죽이는 능력이 증가되는 것이 보고되고 있고, CD8+T세포를 시험관에서 증폭시킬 때 CD39+CD103+ 세포를 풍부하게 함으로써 치료의 성공률을 높일 수 있었다(Duhen T, 2018).

자연살해(NK)세포에서의 A2AR의 활성화는 NK세포의 성숙, 증식, 활성화, TNF-α와 IFN-γ 같은 사이토카인의 분비와 표적세포의 살해를 억제한다. 반면에 A2AR의 유전적인 삭제나 약물학적인 차단이나 호흡성 고산소혈증을 통해서 이를 회복하여 종양의 성장을 조절하고, 종양의 발생을 지연시키며 종양의 전이를 억제한다(Beavis PA, 2013). 최근의 연구에서 암 세포가 STAT3전사작용을 통해서 IL-10과 TGF-β를 증가시켜서 IFNγ생성을 억제하는 등의 NK세포가 면역억제기능을 갖도록 재재프로그램을 할 수 있음이 밝혀졌다(Neo SY, 2020).

T세포와 NK세포를 억제하는 CD39와 CD73은 TGFβ를 통해서 CD11b+CD33+말초혈액과 MDSCs에서 상향되어 있다. A2BR활성화는 CD11b+Gr1+MDSC의 팽창과 종양 내 축적을 촉진한다. CD11b+Gr1+MDSC는 CD73의 발현이 높은데, 이 결과 T세포의 증식을 제한하고, 세포 밖의 아데노신이 골수 전구세포의 A2BR을 활성화시켜서 MDSCs의 증폭을 초래한다(Ryzhov S, 2011). 암 세포에 의해서 생산된 세포 밖의 아데노신은 종양연관대식세포(TAMs)를 동원하여, TAMs에서의 CD73의 발현과 함께 종양의 미세환경에서 항종양 CD4+ T세포의 증식 억제와 종양에서의 아데노신에 의해 유발된 면역억제에 관여하게 된다.

수지상세포에서의 A2BR의 활성화는 케모카인수용체의 감소로 인하여 운동성이 억제되고, 종양의 미세환경에 대해서 면역관용성을 갖게 된다. 예를 들면 수지상세포에서의 A2BR의 활성화는 이종자극활성이 장애가 오고 VEGF, IL-8, IL-6, IL-10, TGFβ, IDO와 같은 혈관신생, 면역억제와 면역관용인자들의 수치가 증가한다. 그리고 단핵구가 수지상세포로 분화하는 것을 억제한다. A2BR 차단은 수지상세포의 활성을 증가시키고 CD4+와 CD8+T세포의 IFNγ생산을 증가시키고, 종양세포의 IFNγ와 CXCL10 발현을 증가시킨다.

대장암에서 종양의 미세환경에서의 암연관섬유아세포(CAFs)가 많은 경우 CD73의 활성도가 높고 암의 예후도 좋지 않다. 그리고 CAFs의 표면에 CD73의 발현은 종양세포의 세포사에 의해 촉발된 ADO-A2BR 경로에 의해서 항진된다. 결국 CD73 중화를 통해서 A2AR과 A2BR경로를 동시에 억제하면 CAFs가 많은 종양에서 항종양효과를 촉진시킬 수 있다.(Yu M, 2020).

결국 CD39, CD73의 발현은 아데노신 증가로 이어져, 수지상세포와 세포독성림프구(CTL)기능 억제, CTL의 NF-kB활성저하, CTL의 친염증 사이토카인 및 케모카인 감소, Tregs의 수와 기능의 증가 초래한다.

▷CD73와 아데노신 수용체(A2AR, A2BR)을 표적으로 한 치료

세포의 CD73을 표적으로 하는 치료는 항암화학요법, 표적치료와 면역요법 등의 여러 가지 항종양치료의 효과를 증가시키는 새로운 방법이다. CD73을 억제하는 임상연구는 CD73에 대한 단일클론 항체나 소분자억제제를 면역관문억제제, A2AR적대자, 표적치료와 또는 항암화학요법과 같이 사용하는 연구가 시행되었다.

CD73를 표적으로 한 치료는 유방암, 악성흑색종, 비소세포폐암과 위장관암에서 연구되고 있다. 그 방법으로는 아데노신관련 분자의 발현을 감소시키거나, A2AR이나 A2BR수용체나 세포외핵산분해효소를 억제하는 방법이 있다. 신세포암에서 A2AR적대자인 ciforadenant를 사용하여 CD8+T세포의 동원이 증가하고 임상적인 효과를 보였다(Fong L, 2020). A2AR과 A2BR의 이중 적대자인 AB928을 식도암과 대장암에서 사용한 결과 안전하였고, 항암화학요법제와의 복합요법도 가능하였다(Powderly JD, 2019).

위장관암에서는 CD73는 KRAS변이와 EGFR변화와 같이 분자와 유전적인 변이를 동반한다. 이러한 점 때문에 CD73억제제와 항EGFR치료나 타이로신키나제 억제제 등을 병합치료를 할 수 있다. 대장암에서 높은 CD73을 보이는 경우에 항EGFR치료제인 세툭시맙(cetuximab)으로 KRAS의 변이여부와 상관없이 효과를 얻을 수 있다(Cushman SM, 2015).

악성흑색종에서 BRAF와 MEK억제제와 A2AR적대자를 같이 사용하는 경우 종양의 조절을 할 수 있는데, 대장암에서 KRAS, NRAS, BRAF 변이 종양에서 MEK가 유망한 표적이 될 수 있다. 그러나 최근 MEK억제제인 cobimetinib과 항PD-L1인 aztezolozumab의 병합요법이 임상적으로 생존의 향상을 보이지를 못하였다(Eng C, 2019).

- 다살티닙(Dasartinib: Sprycel)

만성골수성 백혈병과 급성 림프구증식성 백혈병에서 효과가 있다. 이는 암 세포를 억제할 뿐 아니라 종양의 면역 미세환경을 조절하고 면역관문억제제의 효과를 좋게 한다. 그리고 췌장암과 전립선암에서 TGFβ에 의해서 EMT를 촉진되는 전사인자의 발현을 차단한다.

- 펜톡시필린(pentoxifylline: PTX)

말초혈관질환과 방사선에 의한 골파괴와 뇌혈관허혈질환의 치료제인데, CD73-아데노신 신호경로를 표적으로 하여 항염증, 면역조절과 기관지 이완의 효과를 얻을 수 있다(de Leve S, 2019).

- 티아무린(Tiamulin) 항생제

티아무린(THF)은 CD73을 억제하여 유방암 세포의 증식과 성장 그리고 전이를 억제하고 혈관신생을 억제한다. 티아물린은 CD73에 대한 항체와 유사한 효과가 있는데 이의 장점은 경구 투여가 가능하고 가격이 저렴할 뿐 아니라 소분자여서 종양의 미세환경에 잘 침투할 수 있는 장점이 있다(Yang X, 2017).

- 산소공급

전신을 60%의 산소에 노출할 때 저산소증-세포 밖의 아데노신에 의해 유발된 면역억제를 회복시켜서 종양의 성장을 억제한다. 이때 세포 밖의 아데노신치가 감소하고, CD39, CD73, A2AR과 A2BR유전자의 발현이 감소하고 항종양면역이 증가된다. 저산소증유래인자(HIFs)는 염증을 완화하는 세포 밖의 아데노신/아데노신 수용체의 신호를 증가시켰다.

– 향후 전망

광범위한 결체조직형성을 보이는 고형종양에서 다살티닙이나 펜톡시필린과 면역관문억제제를 같이 사용하는 것이 이상적이다. 현재 anti-human CD39 MoAb와 antiCD73 MoAb가 개발되어 연구 중이고, CAR-T세포에 이러한 항체를 발현하는 세포를 개발하고 있다.

• CD47을 표적으로 한 면역치료

CD47은 골수특이면역관문분자인데 대식세포의 SIRPα(signal regulatory protein α)라는 인지리간드에 결합하여 종양세포 탐식작용을 못하도록 한다. 암 세포는 면역효과를 나타내는 세포의 인지수용체에 결합하는 억제리간드의 발현을 통해서 면역 감시를 회피한다. CD47단백은 대식세포와 중성구 등의 골수세포에 발현되는 SIRPα에 결합함으로써 종양세포의 "don't eat me"신호를 형성하는데 관여한다. 그리고 CD47은 종양세포에서 주위의 건강한 조직의 세포보다 높게 발현되어 선천적인 골수세포의 관문이라 알려져 있다. CD47은 CD47-SIRPα관문의 중요한 성분으로 glutaminyl-peptide cyclo-transferase-like(QPCTL)를 갖고 있다. QPCTL은 CD47이 SIRPα에 결합한 직후 피로글루타메이트(pyroglutamate)를 형성하는데 중요한 물질이다. QPCTL의 활성을 조절하여 암 세포의 항체관련 세포 탐식작용과 세포독성을 촉진할 수 있고 호중구에 의한 종양세포의 세포사를 증가시킬 수 있다(Logtenberg MEW, 2019).

항체나 재조합 단백으로 CD47과 SIRPα를 차단하는 방법이 개발되었고, 이를 단독 혹은 종양특이 항원이나 면역관문억제제와의 복합요법이 다양한 암의 치료방법으로 대두되었다. 하지만 그 정확한 기전과 가능성이 있는 부작용에 대해서 더 많은 연구가 필요하다.(Murata Y, 2018)

최근 연구에서 anti-CD47@CaCO3 NPs(anti-CD47 antibody-conjugated calcium carbonate NPs)는 CD47을 차

[그림3-30] 수술 후 종양의 절제면에 anti-CD47@CaCO3 NPs를 포함한 피브린 겔의 도포치료

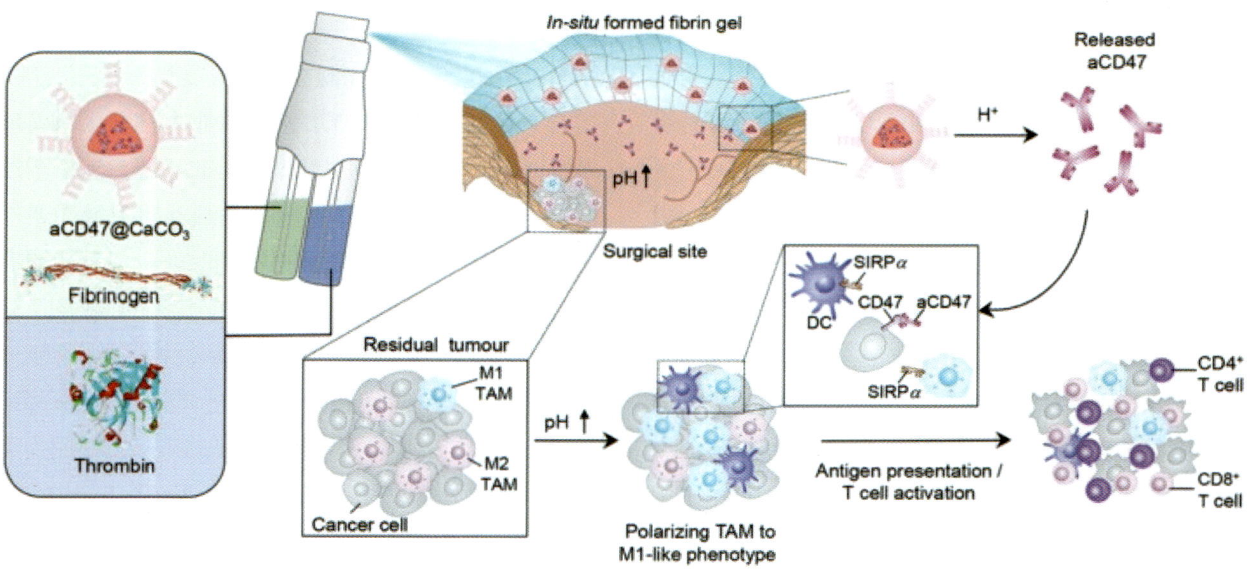

(Saeed M,2019)

단하고 암세포의 탐식작용을 유도하여 면역반응을 조절할 수 있었다. 그래서 T세포 매개 면역반응을 증가하고, IL-12를 증가시키고 IL-10을 감소시켜 대식세포를 M2에서 M1형으로의 극화를 유발하였다(그림3-30, Saeed M, 2019).

anti-CD47@CaCO3 NPs는 수술 부위에서 수소이온을 당겨서 항CD47항체를 유리하고, TAMs를 M1 표현형으로 극화를 촉진하고 암 세포의 "don't eat me" 신호를 차단한다.

• CD160을 표적으로 한 면역치료

원래 CD160은 NK와 CTL에서 CD160(-)세포에 비해서 더 효과적으로 세포를 살해하는 표지자로서 알려졌으나, 헤르페스 바이러스 진입매개자(HVEM)과 CD160이 결합하면 T세포의 반응을 억제하여 억제하는 효과를 낸다. 그리고 CD160이 없으면 NK세포의 사이토카인 분비가 장애가 오는데 그 기전은 CD160이 NK1.1세포를 만나서 그 다음 후속 FcRγ, PKC-θ–CD45과 Akt–PI3K 경로를 촉진하여 IFN-γ의 생산을 촉진한다. 반면에 수용성 CD160은 NK세포의 사이토카인 생산에 장애를 초래한다(Tony C, 2015).

CD160은 살세포 면역글로부린 유사 수용체와 상동관계를 갖는 glycosylphosphatidylinositol - anchored protein으로 MHC I과 약하게 결합하는데, 최근 연구에서 인체의 CD160은 TNF족인 헤르페스 바이러스 진입 매개자(HVEM)와 MHC I보다 더 강력하게 결합하여 T세포의 반응을 억제함이 밝혀졌다. HVEM은 선천면역과 획득면역을 둘 다 억제한다.

• 항LAG 3(lymphocyte-activating gene 3) 치료

LAG3는 1990년도에 498개의 아미노산을 갖는 I형 경세포막(transmembrane)단백으로 Triebel등에 의해서 발견되었는데 NK와 T세포에서 활성화되어 있다. LAG3유전자는 염색체 12번의 CD4 유전자에 인접해서 위치하고 그 모양이 유사하다. 그리고 MHC II가 LAG3의 리간드 역할을 하고 그 친화도는 CD4에 비해서 100배까지 높아서 CD4+ T세포의 기능을 억제한다. LAG3는 글리코실화 되어서 Galectin-3와 작용하고, IFNγ의 생산을 감소하는 방법 등 다양한 기전으로 세포독성 T세포를 조절한다(Andrews LP, 2017).

LAG 3는 Teff와 Treg의 표면에 존재하고 MHC II리간드와 결합하면 Teff의 활성화를 억제하고 Treg의 활성을 상향시킨다. LAG 3의 억제는 PD-1억제제와 마찬가지로 T세포의 반응을 활성화 시킨다(Lichtenegger FS, 2018).

• TIM3 (T cell immunoglobulin and mucin domain containing 3)

CTLA-4와 PD-1/PD-L1에 대한 면역관문억제제의 사용은 성공률이 낮고, 그 반응이 곧 상실되게 된다. 현재의 면역요법제의 반응율을 올리고 면역요법에 불응하는 경우의 면역반응을 유도하기 위해서는 암 면역의 다른 보조적인 억제수용체를 규명하는 것이 중요하다.

TIM-3는 1형 경세포막 단백이다. TIM-3는 IFN-γ생성 T세포, FoxP3+ Treg세포와 대식세포와 수지상세포 같은 선천면역세포의 발현되는 보조억제수용체이다(그림3-31,32, Das M, 2017). 다른 면역관문억제제와 함께 TIM-3를 차단하면 항종양면역을 촉진하고 종양의 성장을 억제한다. 급성골수성 백혈병(AML)과 고위험 골수이형성증후군(MDS)을 가진 환자에서 항TIM-3 단일클론 항체 sabatolimab이 안전하고 hypomethylating재제와 같이 사용할 때 항백혈병의 활성을 보인다. 그리고 sabatolimab과 decitabine병용치료에서 치료반응율은 61.1%, sabatolimab과 azacitidine은 57.1%의 반응을을 보였다. 부작용은 가장 흔한 것은 decitabine 병합치료에서 열성 중성백혈구감소증(47.8%), 백혈구감소증(44.8%)과 혈소판감소증(40.6%)를 보였고, azacitidine과의 병용요법에서는 혈소판감소증(48.6%), 중성백혈구감소증(43.2%), 열성 중성백혈구감소증(21.6%)을 보였으나 사망은 없었다(Fanelli J, 2020).

TIM3와 galectin 9경로의 억제는 IFN-γ 생산과

[그림3-31] 림프(A)와 골수성(B) 세포들의 면역조절에서 TIM-3의 역할

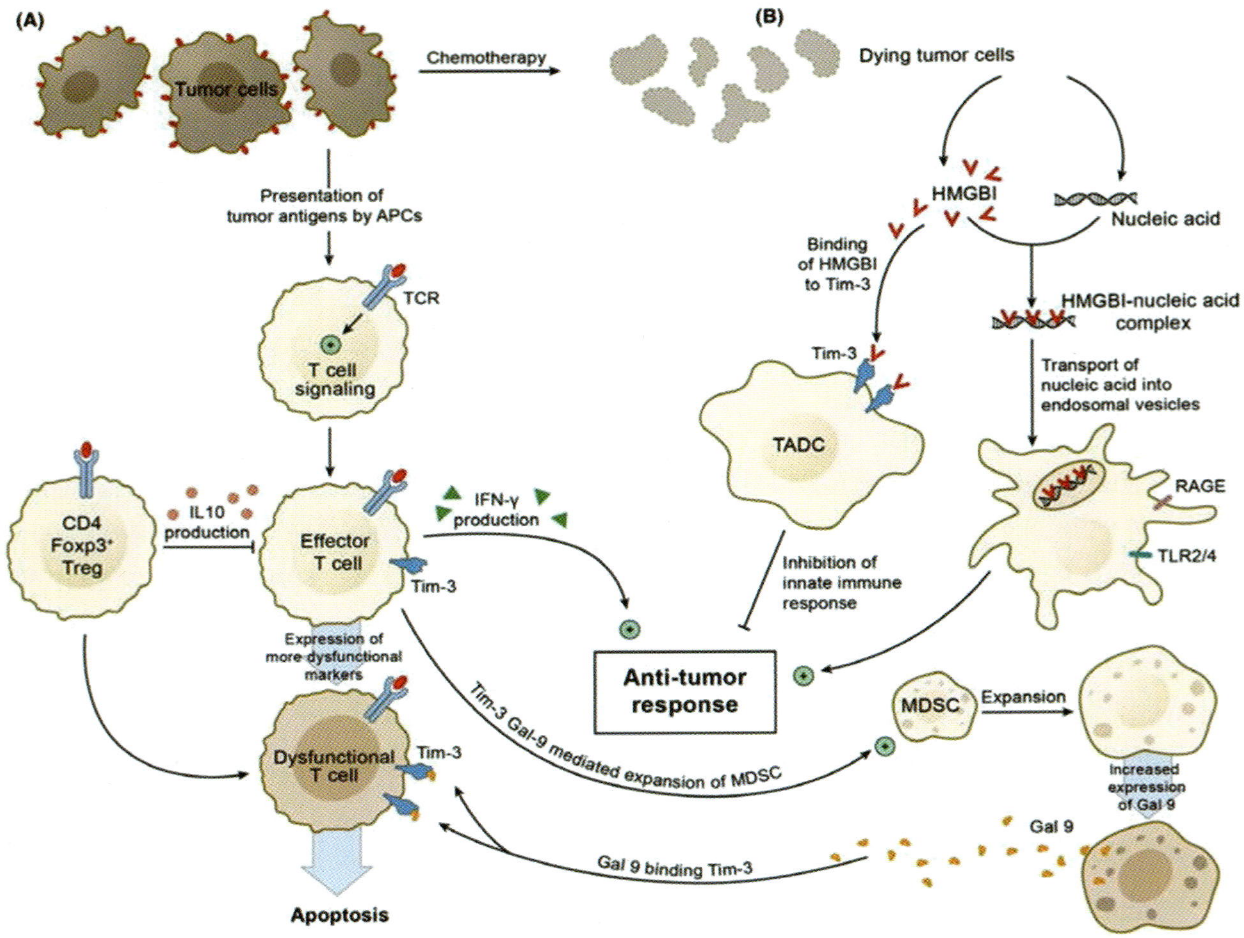

(Das M,2017)

[그림3-32] TIM-3 및 Galectin9이 T세포 기능 억제에 관여하는 기전

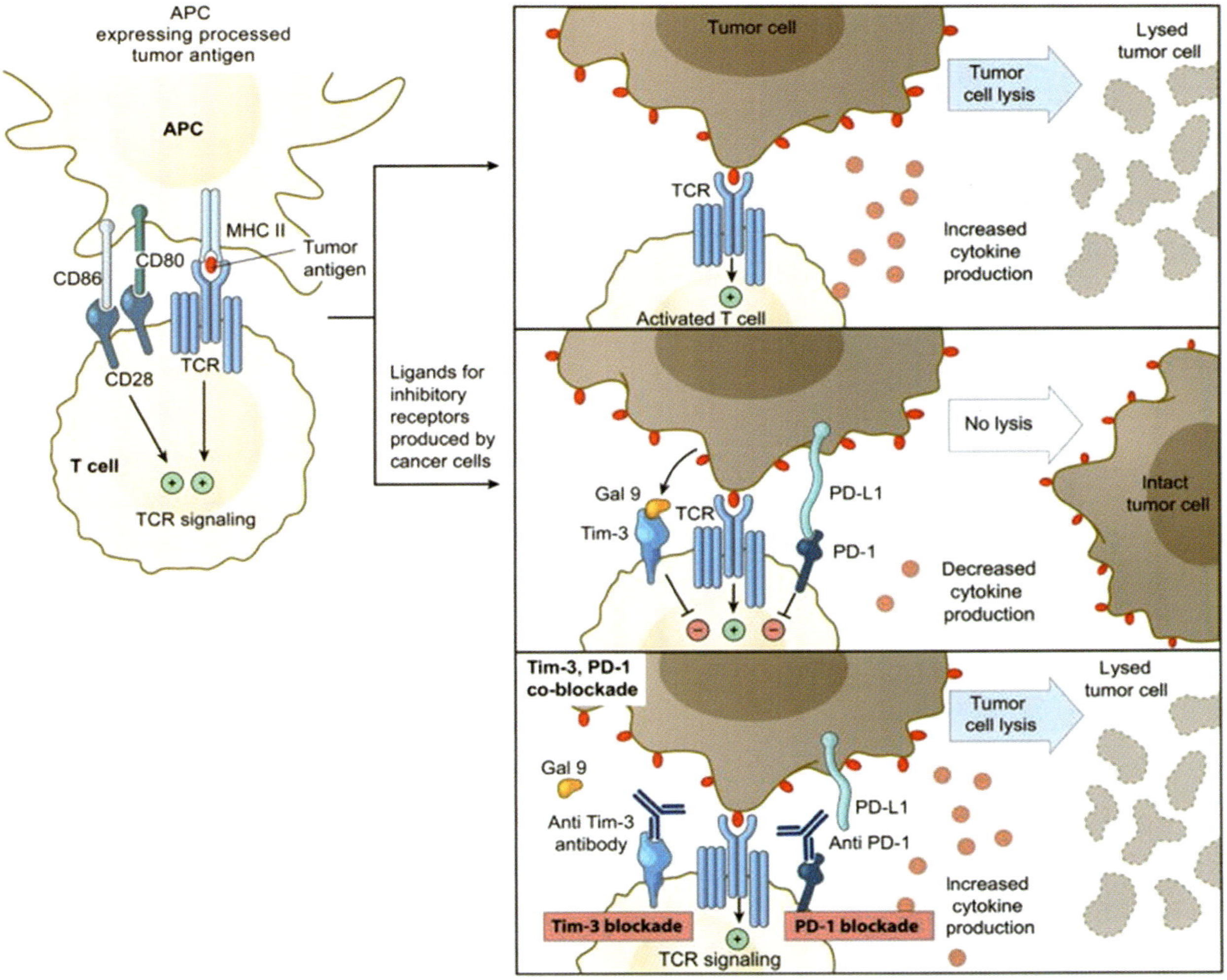

(Das M,2017)

CD8+T세포의 활성을 나타낸다. TIM3 억제제와 CDT-LA-4나 PD-1억제제와 같이 사용할 경우 그 효용성이 있다.

• TIGIT(T cell immuno-Receptor with Ig and ITIM Domains)

TIGIT차단제는 억제된 T와 NK세포의 활성화를 되돌리는 역할을 하여 종양의 면역 내성을 억제한다. 그래서 면역요법에 실패한 경우 TIGIT차단제를 같이 사용하면 그 결과를 향상시킬 수 있다.

TIGIT차단제를 PD-1억제제와 같이 사용하여 CD8+TIL 증식, 사이토카인 생성과 과립소실을 향상시킴을 보여주고, 생쥐모델에서 세포독성 T세포의 기능을 회복하고 종양의 퇴행을 보였다(Anderson AC, 2016). 가장 최근에 위암환자에서 TIGIT억제제인 tiragolumab과 PD-L1억제제인 atezolizumab을 같이 사용한 결과 atezulizumab 단독 사용 군에 비해서 전체 반응율은 37%:21%, 진행없는 생존기간이 5.6:3.9개월로 향상됨을 보고하였다(Fuchs CS, 2020).

• 콜로니 자극인자수용체 (Colony stimulating factor-1:CSF-1R)

CSF-1R은 종양관련 대식세포와 그 전구세포의 분화와 생존에 관계되는 tyrosine kinase(TK) 수용체이다.

• 스탄니오칼신 1(STC 1: stanniocalcin 1)을 표적으로 한 면역치료

원래 스탄니오칼신은 장(腸)과 신장에서 칼슘, 인 등의 조절에 관여하는 폴리펩타이드 호르몬이다. STC1유전자는 암과 관련이 있는 여러 가지 유전자와 단백에 대한 영향을 주는데 p53, BRCA1, RET, Wnt2, JMJD3, PPM1D, PKCα, PPARD, LINE-1, IGF-1과 CAIX 등이 있다(그림3-33, FAN X, 2020).

그런데 면역계가 T세포를 만들어 암을 공격하려면 암세포의 어떤 신호가 필요한데 이 신호의 전달을 차단하

[그림3-33] STC1의 조절네트워크

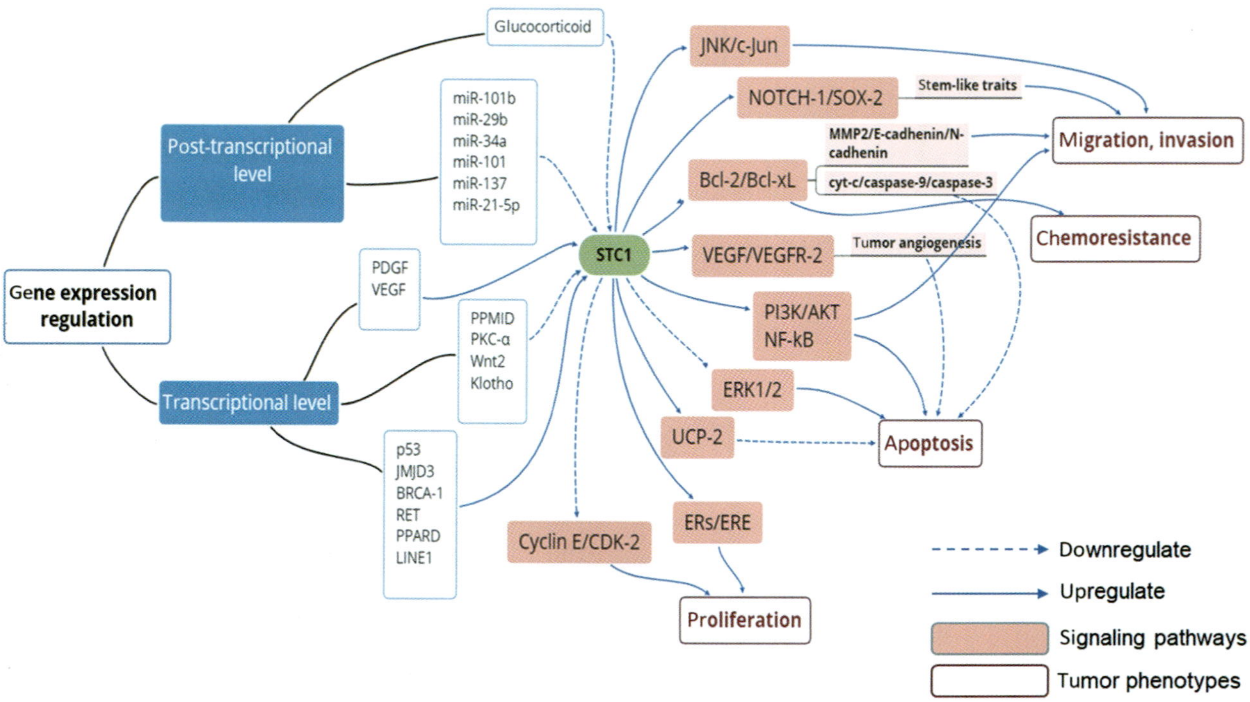

(Zhao F,2020)

[그림3-34] 개인 맞춤형 정밀 면역관문의 발견과 이의 차단

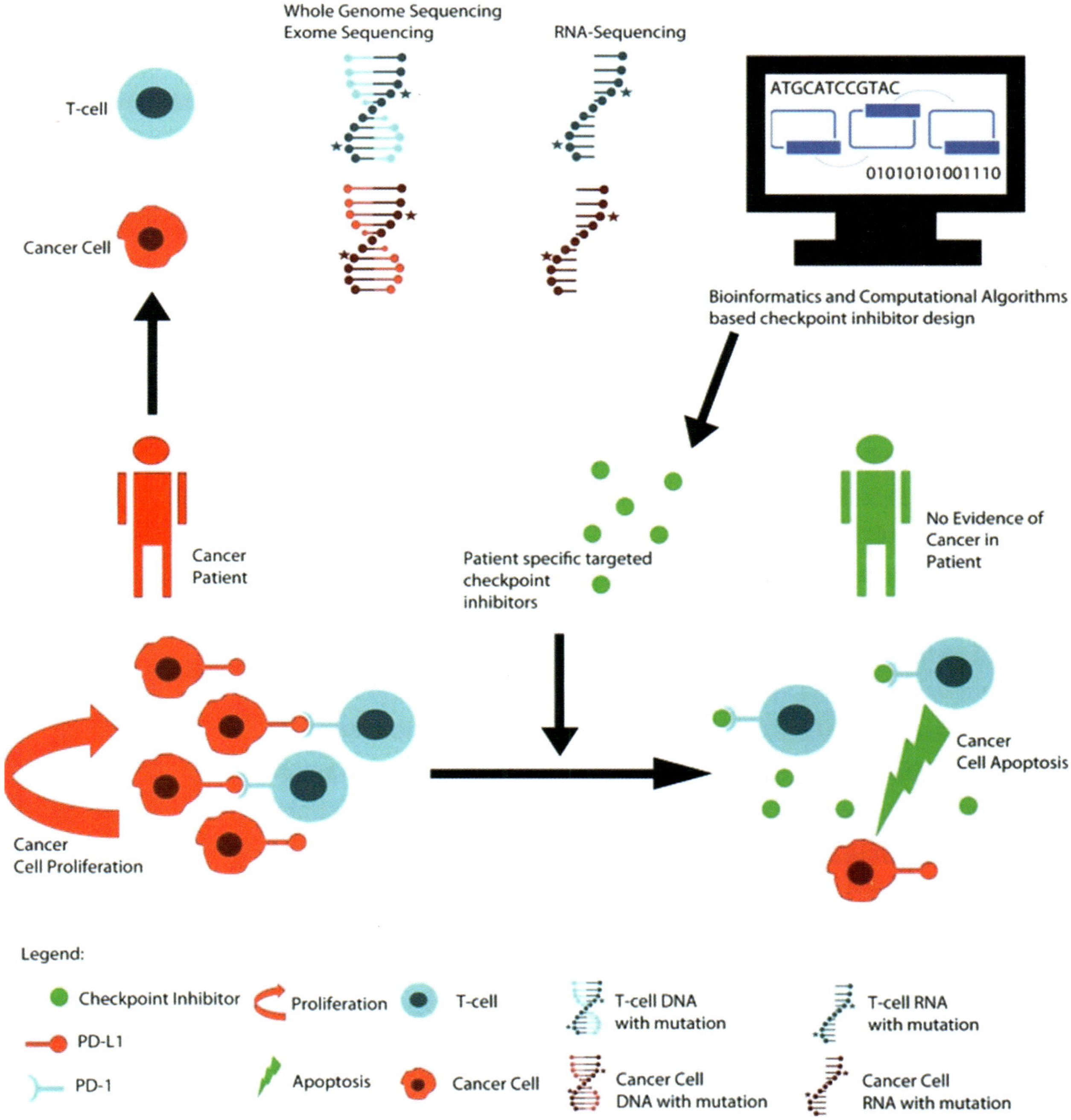

(Sanmamed MF, 2019)

는게 STC1이다. STC1은 T세포를 자극하는 데 꼭 필요한 항원 제시 세포를 손상한다.

STC1 단백질이 세포 내부의 면역관문이라 여겨지는데, STC1은 '나를 먹어 치워'(eat me) 세포 신호의 핵심인 칼레티쿨린(CRT)을 차단함으로써 대식세포나 수지상세포가 죽어가거나 이미 죽은 암 세포를 포식하는 걸 막는다.

STC1은 암 세포 내에 존재하므로 암 세포 안으로 뚫고 들어가 STC1과 CRT의 상호작용을 방해하는 저분자 화합물을 개발이 필요하다. 세보프루란(Sevoflurane)은 휘발성 마취제로 수술시 흔히 사용되는데 항암효과가 있는 것으로 알려져 있는데, 이는 난소암에서 STC1을 하향조절하여 항암제로서의 가능성이 있다(Zhang C, 2019).

그러나 반면에 세보프루란 마취는 유방암, 대장암과 위암환자에서 임상경과가 좋지 않는데, 세보프루란이 조절사이토카인의 면역반응을 억제하고, NK세포의 세포독성을 감소시키기 때문으로 여겨진다. 세보프루란을 받은 환자는 CD3+, CD4+, T세포와 NK세포가 낮고 CD4+/CD8+의 비도 낮다는 보고도 있어서 명확한 규명이 필요하다(Fan X, 2020).

개인 맞춤형 암 면역관문억제제 요법

암에 대한 면역요법의 효과는 최근 괄목할 만한 성과를 보이지만 면역요법 단독으로 효과가 있는 환자군은 일부에 불과하다. 그러므로 면역의 장애를 초래하는 면역관문을 찾아내고 이를 차단하는 방법과 함께 부차적인 면역회피의 차단을 위해 노력하여야 한다. 예를 들면 신항원을 만들어내는 방사선요법, 항암화학요법과 표적치료와 함께 세포사에 의한 면역억제를 차단하는 물질과 함께 면역관문억제제을 병합 사용하는 방법이 현재까지의 방법으로 사용될 수 있을 것이다.

그리고 면역관문억제제와 다른 면역억제 기전을 차단하는 약물의 복합요법이 활성화 되리라 생각된다. 최근 면역함암복합제로 PD-1억제제인 옵디보와 림프구활성화유전자-3(LAG-3)의 차단항체인 릴레티맙의 복합체인 옵듀얼렉(Opdualag)이 악성흑색종에서 FDA의 인증을 받았다.

암 면역요법은 미래에는 항종양 면역을 부양하여 면역부작용을 증가시키는 위험이 있는 전신 면역반응을 증폭시키는 방법보다는 종양면역의 특정한 결손을 밝혀내서 정확한 장소에서 특별한 형태의 항종양 반응을 선택적으로 조절하여 정상화시키는 방법이 될 것이다(Samamed MF, 2019).

차세대염기서열분석(NGS)을 이용하여 환자의 전체 게놈염기서열 분석과 RNA 염기서열분석을 통해서 가능성이 있는 면역관문을 알아내고 이의 차단제나 억제제를 개발하여 임상에 활용하는 개인 맞춤형 면역관문억제제를 개발하여 활용하는 것이 중요하다(그림3-34, Sanmamed MF, 2019).

3-4 암의 입양T세포치료 (Adoptive T Cell Therapy for Cancer)

현재의 암 환자에 대한 면역치료는 표적치료와 면역관문억제를 통해서 악성흑색종과 비소세포암 등의 환자에서 생존을 증가시켰으나, 대부분의 환자는 이러한 치료에도 불구하고 암의 진행을 보여 왔다. 입양세포치료는 이러한 환자에서 종양이나 말초혈액에 있는 면역세포를 증폭시켜서 환자에게 주어서 항종양기능을 유도하는 치료 방법이다. 입양T세포치료는 3가지 방법이 있는데 종양침윤 림프구를 사용하거나, T세포수용체(TCR) 유전자 조작을 통한 방법, 그리고 키메라항원 수용체(CAR)를 갖는 T세포를 이용하는 방법이 있다.

입양T세포치료가 성공하기 위해서는 세포의 활성화, 그리고 T세포의 팽창과 암특이T세포가 종양의 미세환경으로 충분히 동원되어야 한다. 암 환자에서 이러한 것들이 잘 안되는 것은 T세포가 암 항원을 인지하지 못하고, 종양 내로 이동하지 못하거나, 종양의 면역억제 미세환경에 의해서 장애가 생기기 때문이다.

T세포는 종양세포의 MHC단백에 인접해서 발현되고, 정상세포에서는 존재하지 않거나 잘 발현되지 않는 특이항원을 인지하고 표적으로 한다. 이러한 종양연관항원은 크게 3가지로 분류할 수 있는데, 첫째, 정상조직에서도 존재하는 항원이 종양에서 과발현되어 있는 경우, 둘째 암의 체세포 변이에 의해서 발현되는 새로운 항원, 셋째, 암의 생식세포항원이다.

항종양 T세포가 있는데도 항종양면역이 제한되는 이유는 중심과 말초의 면역내성이 있다. 예를 들면 자가항원을 강하게 인지하는 T세포는 흉선의 발달과정에서 제거되는데 이를 중심(central)면역내성이라 한다. 말초(peripheral)면역내성은 자가면역에 이르게 하는 과잉된 면역반응으로부터 숙주의 조직을 보호하기 위해서 존재하는 면역회피인데 발암과정에서 나타난다.

말초면역내성은 몇 가지로 구분할 수 있는데 첫째, T세포 내부의 기전에 의한 것으로 만성적인 낮은 염증 반응으로 인해서 T세포가 탈진되어 T세포의 효과가 감소하는 것을 말하고, 둘째, 종양의 내부기전으로 면역조절단백인 TGF-β와 같은 단백을 분비하고, PD-L1과 같은 면역억제 반응을 유발하는 면역관문분자가 발현되는 것이다. 셋째, Treg와 골수유래면역억제세포(MDSCs)와 같은 면역조절세포를 동원하여 면역반응을 억제하는 방법이다.

입양T세포치료는 면역반응을 촉발하기 보다는 새로이 만든다. 다양한 방법으로 T세포를 혈액이나 종양에서 채취하여 시험관에서 성장과 팽창하도록 한 후, 이러한 세포들을 환자에게 다시 주입하여 종양을 파괴하는 방법으로 대부분의 암 환자에서 활용이 가능한 방법이다(Perica K, 2015).

T세포 기반의 암 면역치료는 순수한 원시T세포, 줄기기억T세포 및 중심기억T세포를 주입하는 것이 더 분화된 기억Tmem세포나 효과Teff세포를 주입하는 것에 비해서 지속성이 높고 항종양면역 효과도 좋다(Klebanoff CA, 2016). 전임상연구에서 원시T세포로 부터 만든 세포들은 동시자극 표지자인 CD27, 림프구동원표지자인 CD62L과 CCR7치가 높고 텔로미어의 길이가 더 긴데, 이러한 차이는 세포 주입 후 어떠한 세포를 주입하였는가에 따른 임상 반응의 차이와 관계가 있다.

T세포 치료 중 주입한 T세포의 대사과정을 분석하여 기억T세포의 발현과 지속여부를 판단할 수 있는데, 유세포 분석기를 활용하는 방법으로 면역세포의 대사과정의 결정적인 단백과 그 대사속도를 측정하는 방법과 독특한 당분해와 전염증현상을 보이는 T세포의 중앙기억분획(기억 T세포)을 측정하는 방법이 있다.

3-4-1 사이토카인 유도 살해세포(Cytokine Induced Killer Cell Therapy: CIK, CD3+CD50+) 치료

사이토카인 유도 살해세포(CIK)는 MHC class I의 인식 없이도 암세포를 인지하고 제거하는 세포이며, CIK는 세포독성 분자인 그랜자임과 퍼포린을 분비하고, 종양세포의 Fas신호경로를 활성화시키며, 면역반응을 조절하는 많은 사이토카인을 분비한다(Jin J, 2011).

사이토카인 유도 살해세포(CIK)는 간암, 폐암, 교세포종 및 위암의 세포주 뿐 아니라 종양에서 강한 세포독성을 보인다. 다른 면역세포에 비해서 사이토카인 유도 살해세포(CIK)는 높은 증식속도를 보이고, 다양한 종양의 활성과 진행에 대해 더 큰 저항성을 보여서 유망한 치료방법으로 생각된다.

■ 사이토카인 유도 살해세포(Cytokine Induced Killer Cell Therapy) + 수지상세포(DC) 치료

위암 환자에서 사이토카인 유도 살해세포(Cytokine Induced Killer Cell Therapy)와 수지상세포의 복합 치료를 메타 분석한 결과 전체생존율은 위험율 0.712, 질병배타적 생존율은 0.66으로 치료군에서 좋았다(Wang X, 2018). 면역기능에 대한 효과를 치료 전후 T세포의 변화로 검사한 결과 CIK/DC-CIK 치료 1-2주 후 CD3+, CD4+, CD4+/CD8+비율 및 NK세포가 치료군에서 현저히 증가되어 있었다. 그러나 CD8+세포가 다른 연구와 달리 대조군에 비해 약간 감소되어 있는 경우도 있었고(Liu H, 2013), 장기적으로 완전히 치료가 끝난 후의 면역반응에 대한 결과는 없었다.

대장암환자에서 사이토카인 유도 살해세포(Cytokine Induced Killer Cell Therapy) + 수지상세포 치료를 메타 분석한 결과 항암화학요법만 시행한 군에 비해서 전체 생존율과 종양배제생존율이 증가되었고, 환자의 전체적인 반응과 질병 조절율 및 삶의 질이 향상되었다. 그리고 치료 후 CD3+, CD3-CD56+, CD3+CD56+ 및 CD16+CD56+가 증가하였고 IL-2와 IFN-γ치가 증가되었다. 반면에 CD4+, CD8+, CD4+CD25+ 및 IL-6와 TNF-α는 변화가 없었다(Zhang L, 2017).

이 치료의 부작용은 발열, 오한, 피부발진, 두통과 오심이었으나 흔하지는 않았고 설사, 쇼크, 혈액검사 상 이상이나 간이나 신장의 기능이상은 보이지 않았다.

■ 이뮨셀엘시(Immuncell-LC; 녹십자셀) 치료

• 제조방법

이뮨셀은 말초혈액에서 림프구를 뽑아서, anti CD3가 발라진 베이지에서 CD3+HLA-DR-CD56− T림프구를 추출한 후, IL-2를 이용하여 활성화시키고 2-3주간 27℃에서 증폭시켜서 다시 환자에게 주입하는 방법으로 매주 한차례 5주간, 다음에는 2주에 한번 씩 10주간 총 10회를 주입하는 방법이다. 이뮨셀엘시는 활성화된 세포살해 T세포(CTL; CD8+HLA-DR+)가 10억에서 20억 개이고, 사이토카인 유도 살해세포(CIK세포; CD3+CD56+)가 20% 이상 포함되어 있으며, CTLA-4, PD-1의 양성율은 5% 미만인 CTL과 CIK세포 복합 세포치료제이다.

사이토카인 유도 살해세포(CIK)는 NK세포와 유사한 NKG2D를 가져서 MHC에 제한적이지 않는 세포독성을 보이고, CTL은 MHC I을 이용하여 암 세포의 항원을 인지하여 세포독성을 보여서 선천면역과 획득면역 둘 다에서 효과를 보인다.

• 임상효과

간암의 임상시험 결과 좋은 반응을 보이고, 뇌 교아세포종(glioblastoma)과 췌장암에서 임상시험을 하여 좋은 결과를 보고하고 있다. 젬시타빈(gemcitabine)에 반응하지 않는 진행된 췌장암 환자에서 종양반응율이 25%였고, 진행없는생존 중앙값은 11주, 전체생존 중앙값은 26.6주에 이른다(Chung MJ, 2014). 특히 간암환자에서 재발없는 생존기간(RFS)은 치료군에서 44개월, 대조군에서 30개월, 재발률에서 치료균이 대조군에 비해 재발위험이 37%가 감소하였다(HR 0.63).

CIK에 효과가 있다고 알려진 암에는 간세포암, 신세포암, 비소세포폐암, 위암과 대장암이 있다. 이뮨셀엘시에 대한 임상시험은 췌장암에서 젬시타민과 이뮨셀엘씨주의 병용요법, 경동맥화학색전술을 시행한 간세포암 환자, 간이식 후의 안전성 검사, 재발성 또는 진행성 위암환자에서 옵디보(니볼루맙)와의 병용요법, 난소암 환자에서 유효성검사, 호르몬/HER2음성 유방암에서의 화학요법과 병용요법, 직장암의 선행화학방사선요법과의 병용요법에 대한 임상시험이 진행 중이다,

복합요법으로서 항PD-1이나 항PD-L1, 그리고 항CT-LA4(Yovoy)를 미리 사용한 후에 채혈하면 효과가 있음을 임상시험에서 확인하였다고 한다. CIK를 이용한 입양면역요법은 전통적인 항암화학요법을 시행한 군과 비교할 때 치료에 잘 견디고 진행없는 생존기간과 전체 생존기간이 비교할 만하고 환자의 삶의 질에서 유망하다(Chung MJ, 2014).

최근에 진행된 전이된 대장암 환자에서 항암요법에 반응을 보이지 않는 환자 14명을 대상으로 이뮨셀로 치료 결과, 반응율은 8주에 23.1%이었으나, 나머지 17례의 반응율은 0%였고, 중앙생존기간은 6.0±0.9개월이었고, 진행없는 생존기간은 2.0±0.2개월이었다(박은정, 2020, 제53차 대한대장항문학회 초록집).

3-4-2 자연살해T(NKT: Natural Killer T)세포치료

NKT세포는 T세포와 NK세포의 특징을 다 가지고 있는데, 활성화가 되면 NKT세포는 표적세포를 직접 죽

이거나 골수유래와 림프유래 면역세포들에 영향을 미쳐 간접적으로 죽이게 된다. 그리고 NKT세포는 보조T(Th)1-, Th2-, Th17-, 조절T세포(Treg)나 여포보조T(Tfh)세포와 관련된 사이토카인의 분비를 통해서 염증과 면역내성을 유발하는 면역반응을 일으킨다(Brennan PJ, 2013).

▪ NKT세포의 생성과 분포

NKT세포는 흉선에서 다른 T세포와 마찬가지로 T세포 수용체(TCR) 유전자의 재배열이 된 CD4+CD8+흉선피질세포로부터 생긴 면역세포의 아형이다. NKT세포는 NK세포의 성질을 갖는 T세포의 일종으로 말초혈액의 백혈구의 0.1-0.01%이다. NKT세포는 1986년 다니구치 가쿠 등이 발견한 림프구로 림프절에는 없고 간이나 골수, 폐에 존재하는 T세포군의 약 절반을 차지한다. NKT세포는 CXCL16의 농도가 높은 곳으로 이동한다.

T세포 수용체(TCR)는 α체인과 β체인으로 구성되어 있고, TCR의 레퍼토리에 따라서 I형과 II형 NKT세포로 분류된다. I형 NKT세포는 MHC I과 유사한 CD1d분자에 의해 발현될 때 glycosphingolipid α-galactosylceramide(α-GalCer)나 그 합성 유사체를 인지한다. I형 NKT세포는 성숙과정에서 T세포 연관 표지자인 CD4나 CD8을 발현하는데, 여기에 부가해서 일부 I형 NKT세포는 NK세포 연관 표지자인 CD161, 전형적인 NK세포 표지자인 CD56과 다양한 다른 NK세포 연관 수용체를 발현한다. I형 NKT세포가 흉선에서 생성되고 성숙된 후 말초로 이동하게 되는데 일반적으로 인체의 I형 NKT세포는 말초혈액, 림프절, 비장, 흉선, 폐와 골수에서는 전체 T림프구의 1% 미만이고, 간, 결장과 신장에는 1%까지 있고, 장막에는 전체 T림프구의 10%까지 NKT세포가 존재하는데 그 분포는 개인에 따라 차이가 크다. II형 NKT세포는 CD1d분자에 의해 발현된 설파티드(sulfatide)와 같은 non-α-GalCer를 인지한다.

▪ NKT세포의 기능에 따른 아형

I형 NKT세포는 그 기능에 따라 분류한다. 자극 시에 IFN-γ와 TNF-α와 같은 Th1연관 사이토카인을 생산하는 Th1유사 I형 NKT세포는 세포독성은 제한적이고 이들은 친염증적인 면역신호를 만든다. Th2유사 I형 NKT세포 아형은 CD4+CD8-세포로 구성되어 있고, 활성화되면 IL-4와 IL-13을 분비하여 면역반응을 억제하는 면역조절을 한다. 최근 3가지 I형 NKT세포의 아형이 보고되었는데 Th17유사 I형 NKT세포는 친염증 사이토카인인 IL-17, IL-21과 IL-22를 분비한다. FOXP3를 발현하는 Treg유사 I형 NKT 세포는 면역억제 사이토카인인 IL-10을 분비하고, Tfh 유사 I형 NKT세포는 IL21을 분비한다. I

[그림3-35] NKT세포의 아형

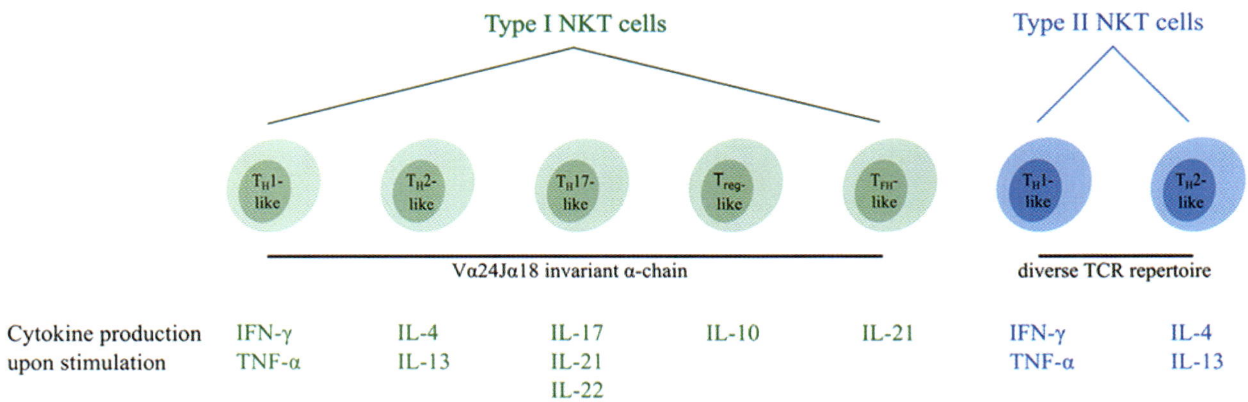

(Krijgsman D, Hokland M, Kuppen PJK: The Role of Natural Killer T Cells in Cancer—A Phenotypical and Functional Approach. Front Immunol. 2018; 9: 367.)

형 NKT세포는 종양의 미세환경에서 면역억제 사이토카인과 면역세포의 아형에 따라서, 그리고 CD28의 자극여부에 따라서 사이토카인의 분비 양상이 달라진다(그림 3-35, Krijgsman D, 2018).

II형 NKT세포의 아형인 Th1유사 II형 NKT세포는 자극에 의해서 IFN-γ와 TNF-α와 염증 친화적인 사이토카인을 분비하고, Th2유사 II형 NKT세포는 조절 사이토카인인 IL-4와 IL-13을 분비한다.

■ NKT세포의 특징

NKT세포는 당지질 항원을 인식하여 활성화 되고, 여러 종류의 사이토카인을 생산하여 면역활성 및 면역억제기능을 모두 유도한다. NKT세포의 특징은 단 한 종류의 T세포수용체(TCR)가 발현되고 있으며 그 다양성이 거의 없다. CD1은 수지상세포나 B세포 등의 항원제시세포상에 있는 비팹타이드성 항원을 제시하는 세포막 단백질인데, CD1d는 NKT세포에 대해서 당지질을 제시하는 역할을 한다. 그리고 NKT세포의 T세포 수용체는 당지질/CD1d복합체인 당지질을 항원으로 인식함으로써 항원을 인식하는 범위가 T세포와 상호 보완작용을 한다.

■ NKT세포의 활성화

NKT세포는 T세포와 유사한 방법으로 CD1d분자에 있는 당지질을 감지함으로써 TCR에 의해서 활성화 된다. CD1d는 일차적으로는 항원제시세포에 의해 발현되는데 일부 상피, 실질조직과 혈관평활근세포에서 발현된다고 알려져 있다. 항원제시세포는 외부에서 들어오거나 내부의 당지질을 CDid에 발현할 수 있다. CD1d의 발현이 높은 종양은 NKT세포에 의한 종양세포의 세포사 가능성이 높다.

I형 NKT세포는 일반 T세포의 TCR이 MHC I이나 MHC II에 의해 나타난 특이 펩타이드를 인지하는 것과 달리, I형 NKT세포에 나타난 Vα24Jα18 TCR이 CD1d 분자에 의해 발현되는 다양한 당지질을 인지하게 된다.

[그림3-36] Natural killer T(NKT) 세포에 의한 항종양 반응과 임상결과

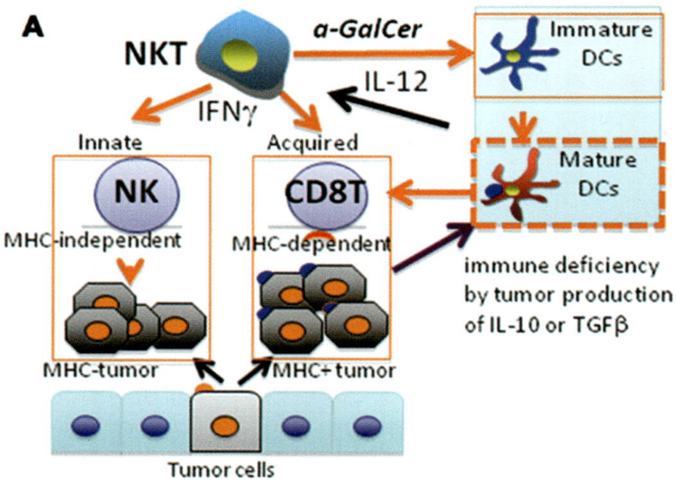

(A) NKT세포 표적 보조세포치료의 기전: NKT세포는 α-GalCer/DCs에 의해서 활성화되고 미성숙 수지상세포는 성숙하게 된다. 그래서 MHC 양성과 음성의 종양세포가 동시에 CD8+ T세포와 NK세포에 의해서 죽게 된다.

(Fujii S, Shimizu K, Okamoto Y, Kunii N, Nakayama T, Motohashi S, Taniguchi M:NKT cells as an ideal anti-tumor immunotherapeutic. Front. Immunol.,02 December 2013)

예를 들면 I형 NKT세포는 α-GalCer과 함께 미세세균에서 유래한 glycosphingolipids, α-galactosyldiacylglycerols, diacylglycerols과 phospholipids를 인지하게 된다. 더욱이 I형 NKT세포는 isoglobotrihexosylceramide와 β-glucosylceramide와 같은 자가 당지질을 만나게 되어도 활성화가 된다. II형 NKT세포는 자가당지질인 sulfatide와 β-glucopyranosylceramide 뿐 아니라 lysophospholipid를 만나면 활성화된다.

오키나와에 서식하는 해면의 일종인 Agelas mauritianus에서 추출 분리한 α-갈락토실세라미드가 당지질로서 NKT세포를 활성화하는데, α-GalCer/DC로 자극하게 되면 다량의 IFN-γ를 분비하게 되고, 이는 수지상세포, NK세포와 호중구를 이용한 선천면역계를 통해 MHC 음성 종양세포를 제거하게 되고, 세포독성 T세포와 CD4+ 보조T세포에 작용하여 MHC양성 종양세포를 죽이게 된다. 그래서 NKT세포는 HLA의 형태나 또는 HLA가 양성이나 음성인가의 유무를 떠나서 종양의 치료가 가능한데, 현재 폐암과 두경부 암에서 의미 있는 중앙생존기간을 연장하는 효과를 보이고 있다. 또한 IL-4 등의 Th2형의 사이토카인을 생산하여 B세포의 항체생산을 촉진하거나 알레르기 염증을 일으키기도 한다.

미래에는 유도된 다기능 줄기세포(iPS)에서 유래한 NKT세포 치료가 암 치료의 가능성 있는 방법이라 생각된다.

NKT세포는 Treg표면에 PD-1과 같은 억제작용을 하는 분자의 발현을 증가시키는 방법으로 Treg와 상호작용하여 면역내성을 촉진하기도 한다. 이는 NKT세포의 IL-4의 분비증가에 의한다. 전체 림프장기의 방사선조사는 숙주에서의 NKT세포를 선택적으로 증가시켜서 면역내성을 초래할 수 있다.

NKT세포는 직접 암 세포를 표적으로 한 항종양 효과를 나타내는 것과는 달리 α-GalCer 펄스 항원제시세포가 NKT세포를 활성화하고, 그에 따라 생산되는 인터페론 감마의 작용으로 다른 항종양 면역세포를 활성화하고, 장기 면역기억을 만들어 지속적인 공격을 가능하게 하는 환자 자신의 면역계를 활성화하기 때문에 암의 종류에 상관없이 암치료가 가능하게 된다(그림3-36, Fujii S, 2013).

▪ NKT세포의 팽창

IFN-γ, IL-2와 항CD3와 같은 사이토카인의 자극으로 인체의 CD3+CD56+ NKT세포를 팽창시킬 수 있는데, 이러한 CIK(cytokine induced killer) 세포의 주입은 골수줄기세포이식(HSCT) 환자에서 GVHD를 최소화하면서 항종양효과를 이룰 수 있다(Laport GG, 2011).

▪ NKT세포기반 암 면역치료

NKT세포기반 치료에서는 우선 환자의 혈액 속에 있는 "단구"를 채취하여 수지상세포로 분화시킨다. 그 다음에 '알파갈락토실세라미드(αGalCer)'(RIKNKT)를 수지상세포에 제시하도록 하여 수지상세포를 자극한다. 그리고 이 수지상세포를 체내에 다시 투여하여 NKT세포를 활성화한다. NKT세포 자체에도 암 세포에 대한 살상능력이 있지만, 더불어 활성화된 NKT세포는 NK세포 및 T세포를 활성화시켜 암 세포에 대하여 더욱 강력한 면역 상살 작용을 한다

NKT기반 암 면역치료는 암 환자 자신의 NKT세포를 활성화하는 치료법인데 환자의 말초혈액에서 항원제시세포(수지상세포)를 분리하여 체외에서 NKT리간드와 함께 펄스 배양한 NKT세포를 환자의 정맥에 투여하여 세포독성 CD8+T세포가 종양항원이 있는 MHC양성인 암 세포를 공격하게 하고, NK세포로 하여금 MHC음성 암 세포를 공격하도록 하며, NKT세포에 의해 강력하게 활성화된 면역세포인 CD8+T, CD4+T, NK 세포의 일부는 체내에 남아서 장기면역 기억을 형성하여 지속적으로 암 세포를 공격하도록 한다. 또한 수지상세포를 활성화시키고 성숙시켜서 T세포의 기능을 강화한다. NKT세포는 사이토카인인 GM-CSF를 분비하여 M2대식세포를 M1형 대식세포로 전환시키고, 골수유래면역억제세포를 차단한다.

■ 임상치료의 실제

NKT세포치료를 해서는 안되는 질환은 백혈병, T림프구형 또는 NK세포형 악성 림프종, 자가 면역 질환(류마티스 관절염 및 건선 등), 만성폐쇄성폐질환(COPD)의 악화 시기, 급성 간염, 활동성 만성 간염으로 인한 중등도 이상의 간 장애, 활동성 기관지 천식, 세균 감염(발열 등 증상 백혈구 증가로 진단), 골수 이식, 장기 이식의 기왕력, 임부 또는 임신하고 있을 가능성이 있는 여성, 수유부, HIV, HTLV-1 등의 바이러스 감염증 이력, 매독 감염자 또는 매독 감염이 의심되는 자, 심각한 심장 질환, 폐질환, 감염증 등의 합병증 및 간기능, 신장기능, 저영양 상태를 의사가 종합적으로 감안하여 부적당하다고 판단하는 질환 및 병세. 부적당하다고 하는 구체적인 수치에 대해서는 이하를 참고로 한다.

백혈구 수: 10,000/uL 이상, 헤모글로빈: 9.0g/dL 미만, 혈소판수: 100,000/mL 미만, 혈압 수축기 혈압: 200mmHg 이상 또는 80mmHg 이하, 실내공기에서 SpO2): 94% 미만

■ 임상치료 효과

NKT세포의 보조적인 기능을 표적으로 한 암 면역치료가 시행되고 있고 진행된 폐암, 두경부암, 수술 후 폐암 등에 대한 연구가 진행되고 있다.

일본 치바대와 이화학연구소 공동연구팀은 입과 목 등 두경부에 암이 생기고 항암제 등이 효과를 보이지 않던 50대 남성을 대상으로 10~11월 수 회에 걸쳐 NKT세포를 이식하는 임상시험을 시행하였다. 림프구의 일종으로 암 세포를 공격하는 작용을 하는 NKT세포를 건강한 사람으로부터 채취해 iPS세포를 제작하고, 여기에서 다시 NKT세포를 만들어 다량으로 배양해 환부에 직접 이식하는 방법으로 한다.

현재 종양에 대한 NKT세포의 표적작용을 촉진하여 그 효과를 증대시키기 위한 방법으로 CAR-NKT세포 치료를 시도하고 있다(Shissler SC, 2016). 그리고 NKT세포기반 치료의 전략은 α-GalCer로 자극한 항원제시세포 치료는 항종양 면역반응을 유발하는데 이는 폐암과 두경부암에서 효과가 있고, CAR-NKT세포 치료는 간암에서 효과를 기대할 수 있다.

3-4-3 종양침윤림프구(TIL) 치료

최초의 TIL세포 치료는 1987년 Spiess 등에 의해서 쥐에서 항종양 효과가 보고되었는데, 최근에는 그 효과를 높이기 위해 체내 림프구를 고갈시키는 과정을 거쳐서 IL-2를 사용하여 증폭하여 시행한다(Spiess PJ, 1987).

염증성 종양 즉 뜨거운 종양(Hot tumor)인 경우에는 선천면역신호가 높고, 케모카인의 발현이 높아서 T세포가 이동하여 종양 주위에 많이 분포하게 되는데 이것이 종양침윤 T세포(TIL)이다. 그러나 종양침윤 T세포는 PD-L1 등과 같은 면역억제수용체, 조절T세포(Treg)와 골수유래억제세포(MDSC) 등과 같은 억제세포들, 그리고 IDO, arginase 등과 같은 억제효소들이 많아짐에 따라 환자의 면역이 억제되게 된다(Spranger S, 2013). 그래서 이러한 종양침윤T세포 즉 종양특이 CD8+T세포를 면역억제 상태의 미세환경으로부터 분리하여, 즉 미세환경 내의 면역억제 인자들을 제거한 후 실험실에서 선별하여 배양 확장하고 이를 다시 주입하는 방법이다. IL-2나 다른 면역자극 사이토카인을 같이 주입하여야 하는데, 이는 주입된 종양침윤 T세포의 체내 유지를 위해 필요하다. 그런데 이 치료는 종양침윤 T세포가 없는 암에서는 시행할 수 없고, 종양침윤 T세포는 새로운 항원을 인지하기 때문에 유전자의 변이가 많을수록 종양침윤 T세포가 많아서 염증성 종양에서 그 효용성이 높다.

종양침윤림프구(TIL)는 수술로 절제된 종양에서 추출하여 IL-2를 이용하여 빠르게 팽창시키고, 사이클로포스파마이드(cyclophosphamide) 등의 항암화학요법제를 이용하여 골수비소멸성 림프구를 파괴하여 환자를 예비한 후 팽창된 TIL을 주입하는 방법이다(그림3-37, Wu R, 2012, 그림3-38, Law AMK, 2020) 이러한 시술 전의 예비상태를 만드는 것과 IL-2의 주입이 TIL의 임상 반응율을 높이고 반응기간을 연장시킨다. TIL에 의한 입양요

[그림3-37] TIL 세포를 이용한 세포치료

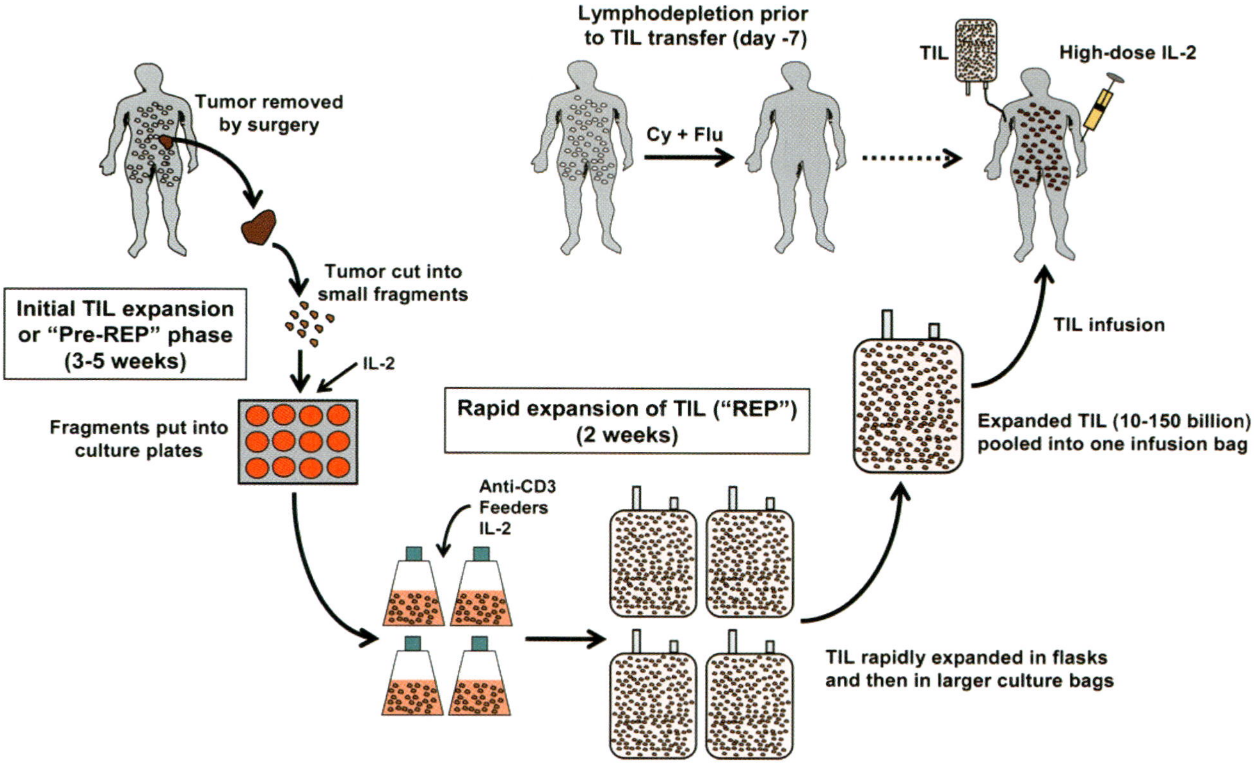

(Wu R, Forget MA, Chacon J, et al: Adoptive T-cell therapy using autologous tumor-infiltrating lymphocytes for metastatic melanoma: current status and future outlook. Cancer J. 2012 Mar-Apr; 18(2):160-75.)

[그림3-38] TIL세포 입양요법

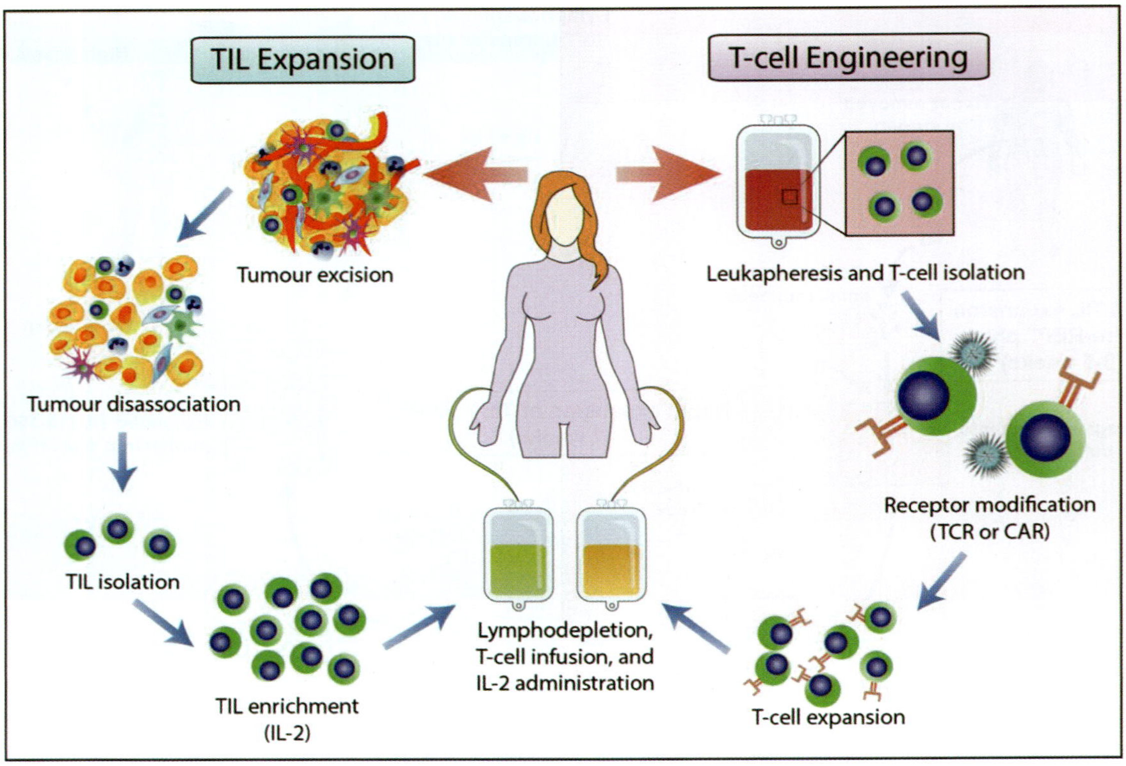

(Law AMK, Valdes-Mora F, Gallego-Ortega D.: Myeloid-Derived Suppressor Cells as a Therapeutic Target for Cancer. Cells. 2020 Feb 27;9(3):561)

법은 악성 흑색종에서 50% 이상의 환자에서 반응을 보였고, 유방암을 포함한 고형종양에서도 확대되고 있다(Lee HJ, 2017).

직장암의 수술 전 항암방사선 요법 후 방사선요법의 반응 여부에 면역작용이 관여하는 것으로 알려져 있는데, 수술 전 항암방사선 요법의 시행 전후에 시행한 조직검사에서 TIL의 밀도를 측정한 결과 항암방사선 요법 전과 치료 후 절제 조직에서 CD8+TILs의 밀도가 낮은 경우 항암방사선 요법에 의한 반응이 좋지 않았다. 그리고 항암방사선 요법 후의 CD8+TILs의 밀도가 치료 전의 밀도보다 높아서, 직장암의 항암방사선 요법의 종양에 대한 반응 중 상당 부분은 T림프구를 매개로 한 면역반응에 의한다고 생각된다(Matsutani S, 2018).

▪ TIL치료의 방법

1) 배양기: TIL을 이용한 T세포 입양요법은 최소한 직경 2-3cm의 원발이나 전이 종양을 절제하여, 조그마한 파편으로 부수거나 효소 처리를 하여 분리한 후 IL-2의 존재 하에서 14일 배양한다. 배양 후에는 CD3+세포가 대부분이다. 이때 자가 혹은 HLA가 매치된 종양세포주의 존재 하에 단기간 배양하여 INFγ를 측정하여 배양된 TIL세포의 특이성을 검사한다. 이 때 5천만 개 이상의 TILs이 필요하다. **2) 팽창기:** 항CD3항체와 IL-2 및 방사선 조사된 동종 혹은 자가 배양보조세포의 존재 하에 약 2주간에 걸쳐 빠른 팽창프로토콜(REP)에 의거하여 세포를 팽창시킨다. 이때 약 100억의 TILs를 얻게 된다. 이를 수확하여 환자에 주입을 준비한다(Dudley ME, 2003).

TIL의 주입 전에 환자는 2일 동안 사이클로포스파마이드(cyclophosphamide)를 60mg/kg을 정주하고, 그 후 5일간 25mg/m^{2}의 프루다라빈(fludarabine)을 주입하여 골수비소멸성 림프구를 파괴하여 환자를 예비한다. 전신방사선 치료(TBI)나 항암화학요법으로 내부의 림프구를 없애는 이유는 물리적인 공간을 제공하여 IL-7과 IL-15에 대한 경쟁을 줄이는 것이고, 면역억제적인 림프성 혹은 골수성 세포들을 제거하는데 그 목적이 있다(Antony PA, 2003). 악성 흑색종 환자에서 cyclophosphamide/fludarabine 항암화학요법과 2Gy나 12Gy TBI(전신방사선조사)를 시행한 경우 전체 반응율을 49%에서 52%로 그리고 25명의 전이 환자에서 72%까지 증가시킬 수 있었고, IL-7과 IL-15치가 의미 있게 높았다. 그러나 이 연구에서 급성독성과 지속되는 장기기능 이상이 있었고, 골수의 회복을 위해서 조혈줄기세포의 도움이 필요한 경우가 있었다(Dudley ME, 2008). 그러나 전신방사선조사와 항암요법의 효과에 대해서 또 다른 무작위 연구에서는 그 효과를 입증하지 못하였다(Goff SL, 2016).

TIL 주입 직후 환자에게 견딜 수 있는 한 매 8시간마다 720,000IU/kg의 고용량의 IL-2를 주입하여 TIL의 생존과 임상적인 효과를 촉진한다(Atkin MB, 1993).

▪ 임상치료 결과

전이성 악성흑색종 환자 93명에서 종양침윤T세포와 IL-2를 주입한 결과 완전관해가 20명, 부분관해가 32명을 보였다(Robbins PF, 2013). 전이성 흑색종 환자에서 피하 저용량 IL-2 주입과 동시에 시행한 TIL을 이용한 입양세포요법에서 주입된 TIL세포는 0.23×10^9에서 22.9×10^9개가 주입되었고 특별한 부작용은 없었다. 전체 반응율은 40%에 이르렀다. 이중 CD4+CD25+CD127lowFoxp3+ T세포가 높은 비율로 존재하였던 경우에는 짧은 전체생존율을 보였다. 진행된 흑색종에서 입양세포치료는 치료에 반응을 보이는 경우는 드물었고 소수의 환자에서 객관적인 반응을 보였으나, 입양세포치료는 적절한 치료의 대안 중 하나라고 생각한다(Saint-Jean M, 2018). 전이성 악성 흑색종 환자에서 종양의 변이부하가 많은 경우와 높은 새로운 항원을 보이는 경우 TIL치료에 임상적인 효과를 동반하였다(Lauss M, 2017). 다른 고형종양에서도 TIL치료가 시도되었는데 자궁경부암, 신세포암, 유방암, 췌장암, 두경부암, 위장관암, 담도암, 난소암(Mayor P, 2018), 비소세포폐암 등에서 다양한 정도의 종양 반응이 보고되었다. 이러한 고형종양에 대한 반응이 다양한 이유는 변이와 신생항원의 부하, 림프구의 침윤 정도, 골수세포의 침윤의 조성과 다른 미지의 인자들에서 암종 별로 혹은 환자별로 이질적이기 때문이라 생각된다. 그래서 종양의 미세환경에 대한 자세한 연구가 필요하고 이러한 결과를 바탕으로 한 치료전략이 필요하다고 생각된다.

▪ 미래의 방향과 제안

향후 TIL입양세포요법의 효과를 향상시킬 수 있는 방법으로는 주입한 TIL이 종양부위의 종양 미세환경(TME)에 의해서 억제되는 것을 방지하는 방법을 고안하는 방법과 주입된 TIL이 종양에 모일 수 있도록 하는 방법이 될 것이다.

나의 의견으로는 첫째, 주입한 TIL세포의 효과를 극대화 시킬 수 있는 방법으로 종양주위의 혈관을 선택적으로 카테터를 넣어서 간암의 TACE를 하는 방법 등으로 IL-2와 면역관문억제제, 혹은 면역항진제를 지속적으로 주입하는 방법 즉 구역면역치료(regional immunotherapy)를 고려해 볼만하다. 둘째, 종양미세환경에 대한 다양한 검사를 시행하여 면역관문억제제, 면역자극치료, 입양세포치료 등의 면역요법의 결과를 예측할 수 있는 방법을 강구하는 것이 좋겠다. 셋째, T세포 기반 치료에서 CAR-T나 TCR-T세포 치료에서 세포주입 전에 환자를 항암요법이나 전신방사선조사 등을 통해서 환자를 예비를 하면 면역억제세포의 파괴와 T세포의 수용체에 대한 부착에서의 경쟁관계를 완화시킬 수 있기 때문에 항암화학요법이나 방사선요법과 교대로 치료하는 방법이 좋은 결과를 보이지 않을까 생각된다. 넷째, TIL세포에는 림프구에 Treg나 MDSC를 포함하기 때문에 TIL세포를 배양하기 전에 이를 유세포분석기를 이용하여 구분(sorting)하여 순수한 CTL(CD8+)을 추출하여 팽창시키는 것이 옳은 방법으로 생각된다. 다섯째, TIL세포는 면역관문 등의 발현 등으로 현재 암 세포를 죽이지 못하고 있는 상태이므로 면역관문억제제를 배양시 같이 사용하여 이를 미리 차단하든지, 면역관문수용체 양성인 세포를 제거하고 배양하면 좋은 결과를 보이지 않을까 생각된다.

• 세포치료와 면역관문억제제의 복합치료

면역관문억제제는 면역세포의 암 세포에 대한 공격을 더욱 활발하게 할 수 있다. 말초혈액의 단핵구(PBMC)를 포도상구균의 내독소(staphyloccocus endotoxin)와 함께 배양시켜서 활성화시키고 이를 전립선암 세포주 PC3세포에 첨가하면 항PD-1항체가 있는 경우에 그 면역관문억제제의 효과는 표적세포 살해의 조기에 시작되고, 세포용해를 촉진하고 전체 세포살해도 증가함을 알 수 있다. 또한 면역관문억제제 중 항PD-1항체와 항CTLA-4항체를 동시에 사용한 경우 실험실에서 상승효과를 볼 수 있다.

3-4-4 T세포수용체(T cell receptor: TCR) 유전자 조작 T세포 치료

항원수용체에 대한 유전자 조작이 새로운 항암치료 방법으로 개발되었고, 이러한 항원수용체의 유전자를 조작한 면역세포의 입양요법이 앞으로 면역요법의 희망적인 방법의 하나로 생각된다(Schumacher TN, 2002).

■ 기전

말초혈액에서 T세포를 분리하여 유전자 조작을 통해서 α와 β T세포 수용체에 코드화되어 있는 유전자를 접목하여 종양특이 항원을 표적으로 하는 수용체가 발현하도록 하여 입양세포치료에 이용하는 방법이다(Yee C, 2002). 이 방법을 이용할 경우 다량의 종양특이 T세포를 만들 수 있다.

표적으로 사용되는 항원으로는 예를 들면 악성 흑색종분화항원(gp100, MART-1), 암/고환(C/T)항원(NY-ESO-1, MAGE-family, SSX), 과발현 항원과 바이러스 항원이 있다. NY-ESO-1은 악성흑색종에서 52%, 신경아세포종에서 82%, 활액막육종, 혼성양 및 원형세포 지방육종에서 80-100%, 난소암에서 43%의 발현을 보이고 정상조직에서는 발현이 제한되어 있어서 TCR유전자치료의 표적으로 흔히 활용되고 있다.

T세포수용체(TCR)는 시험관에서 공학적으로 증폭한 후 다시 주입하여 암의 미세환경에서 T세포의 수용체 부분을 바꾸는 방법이다. CAR-T세포 치료와 달리 MHC발현 펩타이드 항원에만 반응한다. T세포수용체(TCR)는 종양의 미세환경에서 항원의 농도가 높지 않은 경우에도 반응할 수 있고, 세포 안이나 세포 밖 어디에나 발현되는 항원을 인지한다.

■ 방법

유전자 조작을 위한 말초혈액의 T세포는 백혈구 성분채집술을 통해서 얻고, TCR유전자는 감마 레트로바이러스나 렌티바이러스 벡터를 이용해서 숙주세포의 게놈에 형질도입하게 된다. 이러한 방법은 도입된 T세포수용체(TCR)가 높은 역가로 발현하게 된다(Sinn PL, 2005). 다른 형질도입 방법으로는 Sleeping Beauty와 같은 transposon/transposase시스템이 있고, Crispr/Cas9기반 기술(Legut M, 2018)이 있다. T세포의 형질도입은 초기 분화기(central memory CD8+ T세포)에 하는 것이 항종양 반응이 가장 크다. 사이토카인 중 IL-7과 IL-15을 사용하면, 이들이 중심기억CD8+ T(cmem)세포의 생성에 중요한 역할을 하므로, 배양시스템에서 T세포 아형의 생성에 더 나은 결과를 보인다. 그리고 T세포수용체(TCR) 유전자 요법의 대부분에서 T세포 주입 전에 항원과의 접목을 촉진하고 조정된 T세포의 생주기를 늘리기 위해서, 환자의 림프구 제거술을 시행하고 TCR유전자조작 T세포를 주입 후 IL-2를 준다.

대부분의 연구에서 종양세포를 죽이는 CD8+T세포가 주된 표적이나 CD4+T세포도 항종양 효과가 있고 이에 대한 임상연구가 진행 중이다(Tran E, 2014).

■ **임상효과**

처음 T세포수용체(TCR)유전자 치료는 악성 흑색종에서 80–95%가 존재하는 흑색종분화항원인 MART-1을 표적으로 시행되어, 17명의 진행성 전이 악성 흑색종 환자에서 가능성 및 임상적인 잠재력을 보였다(Chen YT, 1996). 유전자를 이전해서 T세포에서 발현하는 효과는 17–62%였고, 종양의 객관적인 부분반응은 13%였다(Morgan RA, 2006). 그리고 흑색종의 분화항원인 gp100나 MART-1를 이용한 연구에서 객관적인 반응율은 각각 19%와 30%였다(Johnson LA, 2009).

레트로바이러스로 NY-ESO-1를 형질도입한 자가T세포 1.6–130×1억의 세포를 주입한 결과 진행된 악성흑색종에서 45%, 활액막육종에서 67%의 객관적인 반응을 보였다. 그리고 악성흑색종 환자에서 MAGE-A3를 표적으로 한 치료에서도 62%의 반응을 보였다(Roeder C, 2005).

대장암에서 흔한 암태아성항원(CEA)을 표적으로 한 T세포 치료는 3명의 대장암 환자에서 CEA에 반응하는 T세포수용체(TCR)를 형질도입 한 2억에서 4억 개의 T세포로 치료를 하였는데, 이중 한 명이 부분반응을 보였으나 세 명 모두에서 일시적인 심한 결장염이 발생하였다(Parkhurst MR, 2011).

인유두종바이러스에 의해 발생하는 자궁경부암, 구강인두암, 질암, 음문암, 항문암과 음경암에서 HPV-16 E6 항원결정기를 인지하는 T세포수용체(TCR)를 갖는 T세포는 HPV-16 양성 자궁경부암과 두경부암의 세포주를 인지하였고, 이를 표적으로 한 TCR치료의 가능성이 있다(Draper LM, 2015).

T세포수용체(TCR) 치료는 강력한 항종양 치료가 될 수 있는데 현재까지 발굴된 항원이 종양에서만 발현되지는 않는다. 그래서 TCR치료의 효용성과 안전성을 높이려면 종양에만 국한되어 나타나는 종양특이항원을 찾아내는 것이 필수적이다.

3–4–5 T세포 탈진(exhaustion) 방지 치료

T세포의 탈진은 만성적인 항원의 자극에 대한 T세포의 반응에 관한 광범위한 용어인데, 이들에 대한 경로를 아는 것이 면역관문억제제나 T세포 주입 입양치료의 성공에 중요하다. T세포의 탈진은 효과T세포가 사이토카인의 분비하는 능력이 감소하고, 억제수용체의 발현이 증가하는 상태를 말한다(McLane LM, 2019).

T세포 탈진을 촉발하는 세포 경로에서 핵심 역할을 하는 두 전사 인자인 BATF · IRF4를 제어하여, T세포 탈진 없이 종양을 완전히 제거하는 방법으로 조작된 T세포는 종양에 대한 공격을 늦추지 않았을 뿐 아니라 기억 T세포로서 장기간 살아남기도 한다.

IRF4의 발현 수위를 최고로 높이면 BATF의 발현 도가 보통의 20배 넘게 올라간다. T세포 탈진은 암의 재발에 대한 T세포의 기억 반응을 막는다. 그러므로 T세포의 탈진을 막으면 조작된 T세포 중 일부가 기억 T세포로 남는다. 더욱이 T세포의 조작이 없이도 이러한 전사인자를 조절하는 약물을 복용하면 T세포의 탈진을 막을 수 있다(Seo H, 2021).

면역요법에서 탈진T세포를 역전시키는 표적요법과 같이 시행하는 복합요법은 면역관문억제제와의 복합요법, 면역관문억제제와 사이토카인의 복합요법, 그리고 CAR-T세포와의 병합요법 등이 있다(McLane LM, 2019).

3–4–6 키메라항원 수용체(Chimeric Antigen Receptor)–T(CAR-T)세포 치료

조작된 T세포수용체(TCR)에 의한 종양특이 항원의 감지는 MHC의 발현이 필수적이다. 하지만 많은 암에서 MHC의 발현이 하향 조절되거나 상실되어 T세포에 의한 면역반응을 회피하게 된다. 종양특이 T세포에 의해 종양세포를 감지하기 위해서는 암 세포 표면에 MHC의 발현이 필요한데, 키메라항원수용체(CAR)분자라는 인공적인 수용체가 개발되어 MHC발현과 관계없이 T세포수용체(TCR)조작 T세포와 동일한 기능을 보여주었다. 단백항원에 더불어서 탄수화물이나 당지질항원과 같은 다른 항원에 부착하는 CAR-T세포가 개발되었다(Yun CO, 2000). CAR-T세포의 구성은 항원결합도메인(antigen-binding domain), 힌지(hinge), 경막도메인(transmembrane domain)과 세포내 신호 도메인(intracellular signalling domain)으로 구성되어 있다(그림3-39, June CH, 2018).

■ 역사

암항원에 대한 표적을 가진 환자로부터 추출한 T세포를 조작하여 CAR-T세포로 만드는 기술은 Carl H June에 의해 최초 개발되었다(June CH, 2018).

■ 키메라항원수용체(CAR)-T세포의 생산

CD45.1 비장을 무균상태에서 얻어서 분쇄한 후 적혈구를 용혈시키고, MACS immunomagnetic bead isolation(Milternyi San Diego, CA, USA)을 이용하여 T세포를 분리한 후, IL-2를 포함한 배지에서 배양하고, anti-CD3/CD28 T-activato Dynabeads(Life Technologies Franklin, MA, USA)에서 48시간 두어 활성화 시킨다.

Phoenix Ecotropic cells harboring a hMN14 sFv-CD8α-CD28/CD3ζ CAR를 이용하여 형질도입을 위한 상청액을 만든다. 활성화된 T세포를 역전사바이러스 상청액(retroviral supernatant)에서 배양하고 두 번의 회전감염(spinfection)을 시행한다. 형질이 변경된 T세포를 IL-2(500 IU/mL)의 존재 하에서 배양하고 증식한다. CAR 발현 정도를 형질변경 후 48시간에 검사한다.

■ 작용기전

키메라항원수용체(CAR)는 단일클론 항체로부터 유

[그림3-39] T세포 수용체와 CAR의 구조

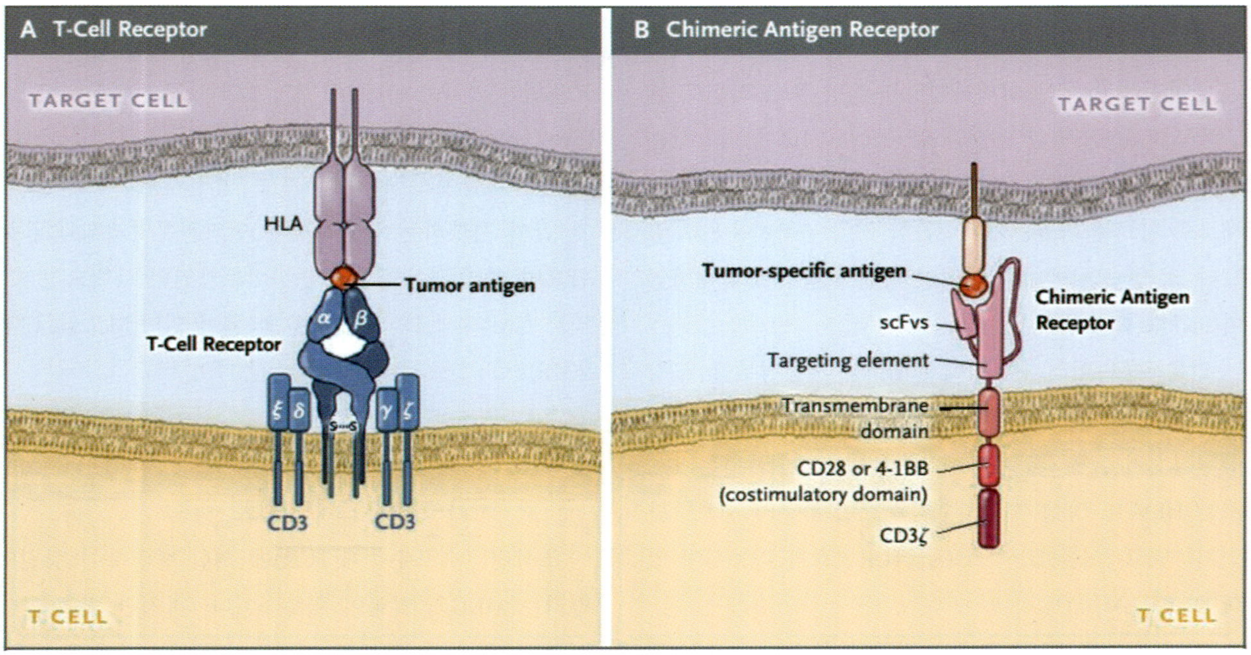

(June CH, O'Connor RS, Kawalekar OU, Ghassemi S, Milone MC.: CAR T cell immunotherapy for human cancer. Science. 2018 Mar 23;359(6382):1361-1365)

래한 single chain variable fragment(scFv)인 세포 밖의 항원결합도메인과 TCR의 CD3ζ인 세포 내 신호전달 도메인으로 되어있다. 항원수용체와 T세포 수용체(TCR), 세포 내 신호도메인을 동시에 갖게 되면 CD8+ 세포독성 T세포가 MHC 활성 여부와 무관하게 세포 표면의 표지자를 표적으로 결합하게 된다. 또 다른 특이점은 키메라항원수용체(CAR)가 단백질 뿐 아니라 탄수화물과 당지질(glycolipid)구조와도 결합할 수 있기 때문에 키메라항원수용체(CAR)의 표적이 확장되고 광범위하게 사용될 수 있다는 것이다(그림3-40, Tariq SM, 2018).

CAR-T세포는 키메라 면역수용체인 CD3ζ, CD28, 4-1BB 등을 전체 혹은 일부분을 포함하는데 tisagenlec-

[그림3-40] CAR-T세포 주입 후 접목(engrafting), 동원(trafficking) 및 증식

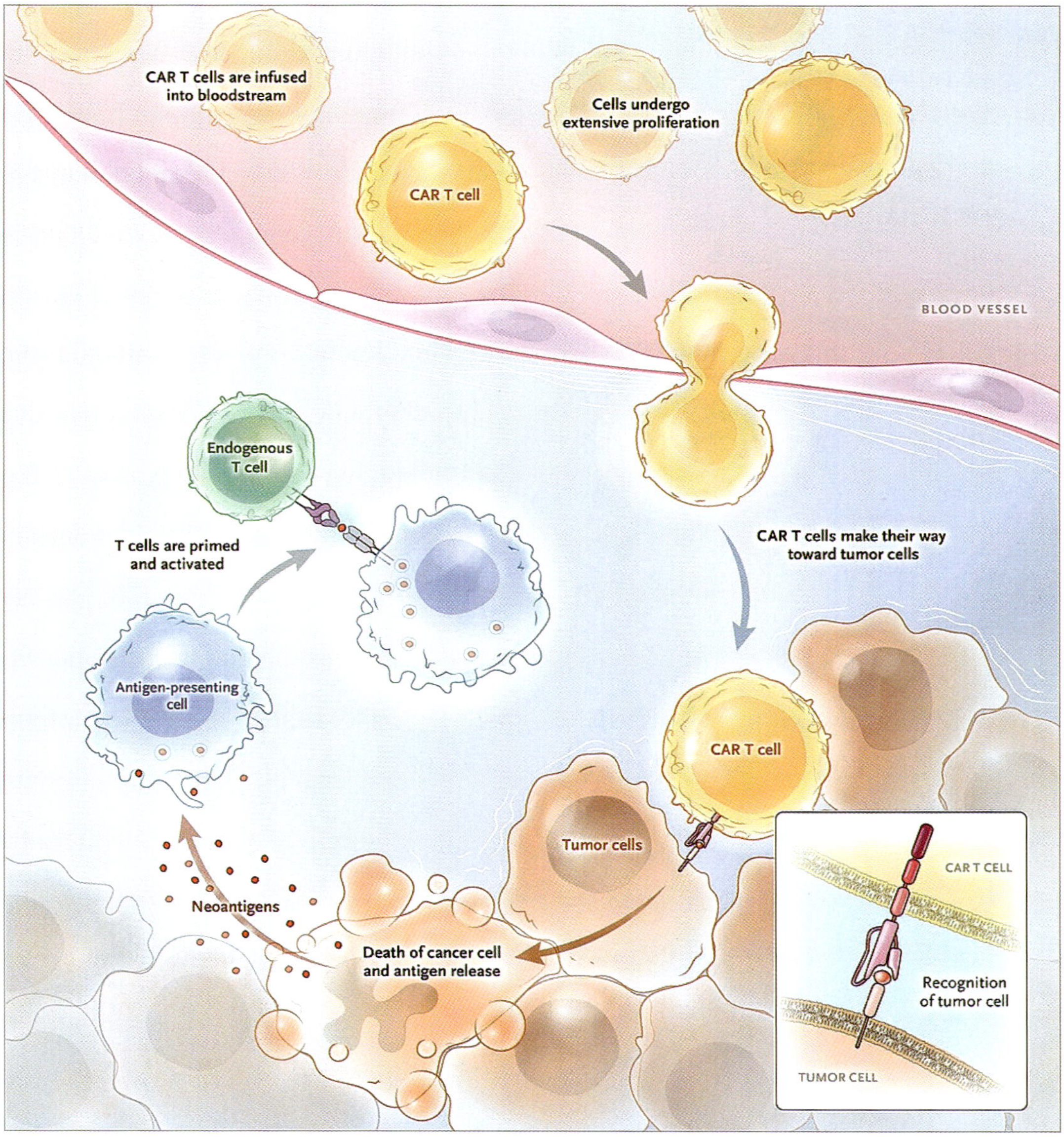

(Tariq SM, Haider SI, Hasan M, et al: Chimeric Antigen Receptor T-Cell Therapy: A Beacon of Hope in the Fight Against Cancer. Cureus. 2018 Oct; 10(10): e3486)

leucel, axicabtagene ciloleucel, brexucabtagene autoleucel이 림프종의 치료에서 인증을 받았다(Beyar-Katz O, 2020).

NK세포에서 발현되는 NKG2D를 발현해서 암 세포의 리간드인 MICA/MICB, ULBP, RAE1 등과 결합하는 NKG2D-CAR-T세포(CYAD-101, KD-025, NKX101, NKR-2)가 개발되어 연구되고 있다.

■ 임상효과

키메라 항원수용체를 갖는 T세포(CAR-T) 치료는 B세포 악성종양에서 좋은 결과를 보고하고 있다. 특히 CD19 특이 CAR-T세포 치료는 B세포 급성림프구성 백혈병에서 70-94%의 완전관해를 보고하고 있다. 그러나 고형종양에서의 EGFR의 vIII변형, HER2, CEA, 전립선 특이 세포막 항원(PSMA)등을 대상으로 한 임상시험 결과는 실망스러웠다.

CAR-T치료의 몇 가지 해결해야 할 문제점은 1) 항원 상실이 다시 발생 되는 점, 2) CAR-T세포가 건강한 조직을 공격하는 on-target/off-tumor 독성, 3) 고형종양에서 보이는 종양의 적대적인 미세환경, 4) 개별적인 자가 T세포의 생산과 배포에 따른 산업화의 어려움이다(Wang Z, 2017).

항원소실 재발; 암의 특정 항원에 대한 CAR-T치료를 하면 그 암 세포에서 그 항원성이 선택적으로 항원회피 현상이 나타난다. 교아세포종 환자에서 HER2를 표적으로 한 치료 결과 종양편집(tumor editing)의 결과로 HER2가 없는 세포가 나타난다. 이를 극복하기 위한 방법으로 여러 가지 항원을 인식할 수 있는 CAR-T세포를 개발하는 방법(dual signaling CAR)이나 하나의 CAR분자에 두 개의 결합 도메인을 포함하는 방법(TanCAR)이 있다(Grada Z, 2013). 하지만 이들은 항종양 효과는 좋으나 생체 내에서는 CAR-T세포의 증식이 활발하고 사이토카인이 많이 분비되어 독성을 높일 수 있고, 이 두 가지 항원이 전부 소실될 수 있다. 두 종류의 CAR-T세포로 치료하는 방법은 두 개의 세포를 동시에 배양할 때 한 개가 우월하게 배양될 수 있다. 암줄기세포(CSCs)에 대한 antiCD133 CAR-T 치료는 일반적인 암세포에 대한 치료보다 더 좋은 결과를 보인다(Ning N, 2012).

면역이 억제되어 있는 암 특히 진행된 췌장암, 유방암과 난소암에서 PD-L이 높아서 면역이 억제되어 있고, 난소암의 복막전이에서는 PD-1/PD-L1, B7/H1, CD274 경로나 TIM3(T cell immunoglobulin and mucin domain containing 3)/galectin9경로 등에 의해 면역이 억제되어 있다. 더욱이 면역억제는 췌장암에서 높은 GM-CSF와 CD4+Fox3+CD25+ Treg에 의해서 더욱 억제되어 있다.

한국노바티스는 CAR-T 치료제 '킴리아'를 미만성 거대B세포 림프종(Diffuse Large B Cell Lymphoma; DLBCL), B세포 급성림프구성백혈병(Acute Lymphoblastic Leukemia; ALL)에 대해서 우리나라의 허가를 받았다. 티사젠렉류셀은 이전 치료에 실패해 치료가 어려운 미만성 거대B세포 림프종 환자에서 12개월째 52%의 전체 반응률과 65%의 무진행 생존율을 보였다. 완전관해에 도달한 환자들의 12개월 차와 24개월 차 생존율은 각각 90.6%, 75.4%였다(그림3-41).

고형종양에서 CAR-T치료의 안전성을 확보하는 다양한 방법이 있다. 우선 CAR의 선택성을 증가시키는 방법으로는 안전한 항원을 선택하고, 복합항원을 표적으로 삼는 방법, single-chain variable fragment(scFv)의 민감도를 바꾸는 방법과 masked CAR을 만드는 방법이 있다. 그리고 CAR발현을 제한하는 방법, 스위치를 단 CAR-T세포를 사용하는 방법, 자살유전자를 사용하는 방법(Jones BS, 2014)으로 CAR-T세포의 활성도를 조절한다.

고형종양에서의 CAR-T세포 치료는 현재 FDA의 승인을 얻지 못 하였지만, 현재 human epidermal growth factor receptor 2(HER2), mesothelin, IL13 receptor α(IL-13Rα), 섬유아세포활성화단백(fibroblast activation protein; FAP), CEA와 같은 고형종양의 표면단백에 대한 표적으로 많은 노력을 기울이고 있다(Newick K, 2017).

위암, 대장암, 유방암에서 CEA를 표적으로 한 CAR-T세포를 만들어서 대장암의 간 전이에서 시험하였는바, IL-2, IFNγ의 분비와 세포용해를 보고하였으나

[그림3-41] CAR-T세포 치료제 킴리아 치료그림

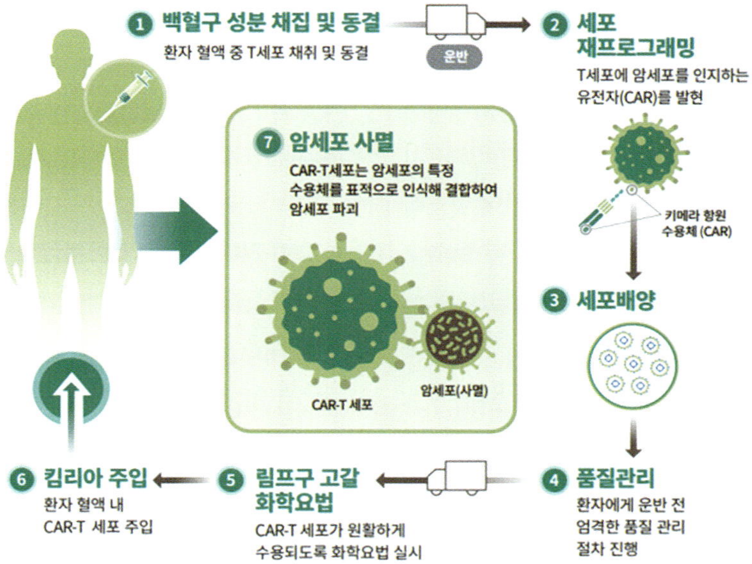

[그림3-42] 위암에서 CAR-T세포 치료의 생물학적인 표지자

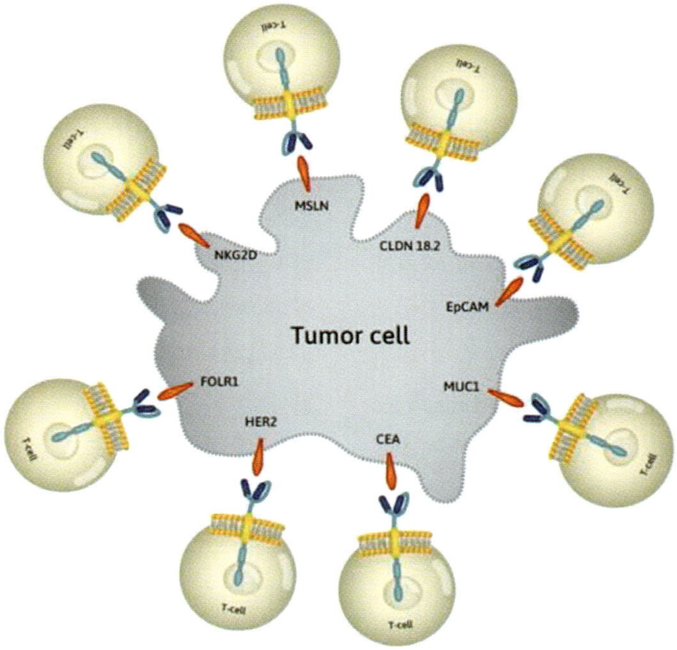

(Bębnowska D, Grywalska E, Niedźwiedzka-Rystwej P, et al: CAR-T Cell Therapy—An Overview of Targets in Gastric Cancer. J Clin Med. 2020 Jun; 9(6): 1894)

전신적으로 투여하여 심각한 독성이 나타났다(Parkhurst MR, 2011). 그 후 anti-CEA CAR-T세포 치료를 간전이를 보이는 환자에서 간동맥을 통하여 최대용량의 CAR-T세포를 주입하여 3이나 4등급의 독성없이 3명의 환자 중 한명이 54개월 생존하였고 모두 혈청IFNγ의 상승을 보였고, IL-2치료군에서 CEA의 감소를 보였으며 종양의 조직검사 결과 종양의 괴사와 섬유화를 보였고 종양 내에서 CAR-T세포가 종양에 분포함을 보였다(Katz SC, 2015).

위암에서 중요한 생물학적인 표지자는 EGFR2, CEA, mucin 1, ECAM, caludin 18.2, mesothelin, NK receptor group 2 member D와 folate receptor 1 등이 있는데 최근 B7H6 ligand, actin-related protein 2/3(ARP 2/3), neuropilin-1(NRP-1), desmocollin 2(DSC2), anion exchanger 1(AF1)과 cancer-related antigens CA-72-4 and CA-19-9 등의 새로운 생물학적인 표지자를 표적으로 한 CAR-T가 개발되어 치료에 시도되고 있다(그림3-42, Bębnowska D, 2020).

난소암, 유방암, 대장암에서 CAR-T세포의 또 다른 표적은 glycosyl phosphatidyl inositol-anchored단백(FRα)인데, 이는 정상세포에서는 상피세포의 내강 쪽에 분포하고 있어서 순환하는 혈액에 노출되지 않는데, 종양세포에서는 더 많고 이러한 편향된 분포를 보이지 않아서 정맥으로 주사한 CAR-T세포에 노출되게 된다. 그러나 처음 시도된 일세대 MOv-19ζ CAR-T cells targeting FRα containing CD3ζ intracellular signaling faltering의 임상적용은 종양 위치로 CAR-T세포가 일정하게 모이지 않아서 차질이 발생하였다(Song DG, 2011).

CAR-T세포 치료가 혈액종양의 치료에 성공적이지만 고형종양에서는 동일한 성공을 보이지 못하였다. 그 원인은 적절한 종양특이 항원을 찾지 못하고 이들이 종양으로 동원되는데 한계가 있기 때문이다. 앞으로 다특이성 CAR-T세포를 사용함으로써 이질적인 표현형을 보이는 암세포의 항원회피를 피하고 더 나은 결과를 기대할 수 있다(Zhao R, 2019).

■ CAR-T세포 치료의 부작용

CAR-T세포 치료의 부작용은 가장 심각한 부작용으로는 사이토카인유리증후군(Cytokine release syndrome: CRS)과 CAR-T세포관련뇌병증(CAR-T cell related encephalopathy syndrome)이 있다(Graham C, 2018).

■ CAR-T세포 치료의 문제점

자가 CAR-T세포를 이용한 치료는 임상적으로 이용하기에 많은 문제점이 있다. 우선 CAR-T세포를 만드는데 수주의 시간이 소요되고, 이전에 치료를 시행한 환자에서 CAR-T세포를 만들 만큼 충분한 양의 림프구를 얻기가 어려울 때가 있고, 동종이계 즉 타자의 T세포는 graft-versus-host반응을 유발할 수 있는 문제점이 있다.

임상적으로 CAR-T세포 치료의 문제점은 산소분압과 영양소가 낮은 종양의 미세환경 때문에 CAR-T세포가 증식하고 생존하기가 힘들다는 것이다. T세포의 활성화와 생존에 더욱 큰 문제는 당과 글루타민이 결핍된 종양 미세환경이다. CAR-T세포가 풍부하게 되기 위해서는 호기성의 당분해를 촉진하는 CD28과 지방산의 산화로 유도되는 4-1BB와 같은 자극 신호에 의해 최적화된 환경이 필요하고, 이러한 신호들은 기억 T세포와 혈액 내의 CAR-T세포의 생존에 필요한데 산소의 결핍은 이러한 환경에 장애가 된다. 그래서 CAR-T세포 치료는 혈액종양에서는 반응을 잘 하지만 고형종양에서는 많은 난관이 있다.

3-4-7 바이러스특이 T세포 치료(Virus Specific T cell therapy; VST)

■ 생성

말초혈액의 단핵구(PBMC)로부터 바이러스특이 T세포(Virus-specific T-cells: VST)를 만드는 방법은 세포선택이나 생체 외에서 팽창시키는 방법을 사용한다. 세포선택은 바이러스특이 T세포(VST)가 INF-γ나 CD154를 발현한다는데 기반하여 말초혈액을 자극한 후 multimer를 이용한 분류방법이나 면역자기성열(column)을 선택하

[그림3-43] 말초혈액의 단핵세포로부터 Virus Specific T(VST)의 생성

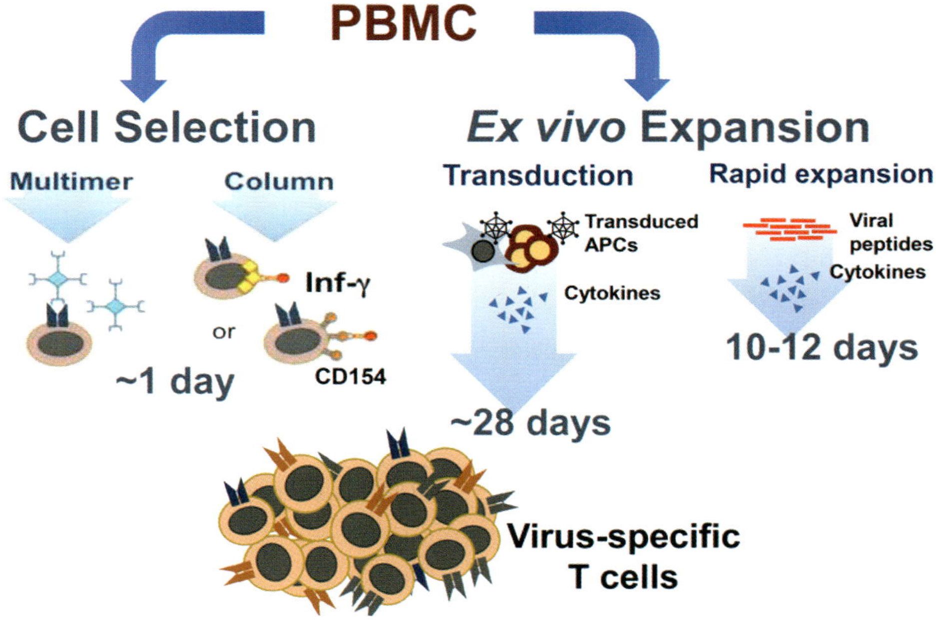

(Harris KM, Davila BJ, Bollard CM, Keller MD.: Virus-Specific T Cells: Current and Future Use in Primary Immunodeficiency Disorders. J Allergy Clin Immunol Pract. 2019 Mar;7(3):809-818.)

는 방법으로 바이러스특이 T세포(VST)를 분리한다. 생체 밖에서의 팽창은 바이러스 항원을 형질 도입한 항원제시세포(APCs)나 직접 바이러스 펩타이드를 가진 말초혈액단핵구(PMBC)를 팽창시켜서 바이러스특이 T세포(VST)의 팽창을 자극한다(그림3-43, Harris KM, 2019).

■ 장점

첫째, 인후두암, 자궁경부암과 신경아세포종 등 몇몇 고형종양에서 완전 및 부분 관해를 보였고, 둘째, 안전성이 높다. 특히 3등급의 독성이 100번의 치료에서 한 차례 나올 정도로 그 독성이 적다. 셋째, 바이러스특이 T세포(VST)는 오랜 기간 그 효과가 지속된다는 장점이 있다. 자궁경부암에서 20개월 동안의 완전관해를 보이는 등 주입 후 8년 이상을 관해상태를 지속하였다.

■ 임상이용

지난 20여 년간 바이러스특이 T세포(VST)를 이용한 획득면역요법이 주로 악성종양 환자에서의 골수줄기세포이식(HSCT)을 시행하는데 이용되었다. 고형종양에 대한 바이러스특이 T세포(VST)요법의 경우 치료 과정 중에 전신적인 세포면역과 국소 면역환경의 예측된 생표지자가 종양의 면역원성, 치료에 대한 반응과 전체생존율과 연관성을 잘 보여 주었다. 항원특이 T세포는 항바이러스 반응을 잘 나타내고 이는 예후와 상관관계가 있었다.

암의 동종입양이식면역치료 시에 채혈을 하기 전에 공여자를 운동을 시키면, 림프구가 혈관내피세포에서 쉽게 떨어져 나와서 세포독성림프구의 분리와 팽창에 유리하게 된다. T세포와 NK세포의 수와 세포독성이 증가함을 보고하고 있다. 특히 공여자의 운동으로 림프구 중 NK세포가 3-4배 증가하고, GVH를 일으키는 공여 T세포의 동종반응을 줄일 수 있고 종양을 죽이는 GVT반응을 올릴 수 있다. 여포성림프종, 다발성골수종, 급성 및 만성골수성 백혈병과 신세포암, 유방과 전립선암 등의 고형종양의 동종바이러스특이 T세포 입양이식 치료에서 운동으로 γδT세포의 팽창이나 기능항진을 이룰 수

있고, 만성B세포림프구성백혈병을 수지상세포 백신으로 치료하는데 Mo-DC를 생산을 증대시키는 효과가 있었다(Simpson RJ, 2017).

또한 이러한 운동효과는 β아드레날린 길항제의 투여로 동일한 효과를 얻을 수 있다(Slota C, 2015).

3-4-8 T세포의 활성도 증가 방법

■ 차가운 종양 'cold tumor'이란?

PD-1이나 PD-L1에 대한 면역관문억제제 단독요법에 반응이 없는 종양을 말한다. 차가운 종양 'cold tumor'의 종류로는 췌장암(췌장암 중 1%미만인 MSI high인 경우 제외)에서 흔한데, 일부 췌장암에서는 항원결정기에 대한 연구에서 새로운 펩타이드를 갖는 경우가 있고 이 경우에는 높은 differential agretopicity index(DAI)를 보이고 장기생존을 보인다.

■ 차가운 종양(cold tumor)을 뜨거운 종양(hot tumor)으로 바꾸는 법

T세포 면역의 활성화를 위해서는 CD40의 활성화가 필요하고, CD40의 작용제가 T세포 기반 항암면역작용을 보인다. CD40는 TNF수용체 상과의 세포표면부분인데 수지상세포, B세포, 골수양세포에서 발현된다. 이는 T세포면역의 잘 알려진 조절자이다. CD40리간드는 활성화된 T세포에서 발현되고 항원제시세포(APC)의 CD40와 상호작용하여 인증된 항원제시세포(APC)로 만든다. 인증된 수지상세포는 IL-12와 같은 사이토카인, MHC와 같은 항원표현형분자, CD80와 CD86와 같은 동시자극 분자, ICAM-1과 같은 유착분자 및 다른 TNF수용체과 리간드를 상승시켜서 T세포의 TNF상과의 수용체와 상호관계를 맺는다. 특히 항암제, 면역관문억제제와 다른 면역조절 물질과의 병용요법으로 T세포의 활성화를 유도할 수 있다(Vonderheide RH, 2018).

T세포의 활성을 자극하는 치료는 복합요법 시에 효과를 증진시킬 수 있고, T세포의 입양요법에서 지속성과 기능을 유지하는데 도움이 된다.

- **ICOS(inducible T-cell costimulator)**

CD28상과인데 활성화된 T세포의 표면에 있고 Teff를 활성화시키고, B세포와 상호작용을 하며, Treg의 침윤에도 관여한다. ICOS와 상호 상승작용을 하는 앱타머는 항CTLA-4치료의 효과를 올린다(Soldevilla MM, 2019).

- **CD40**

CD40경로의 활성화를 통한 치료방법은 1) 재조합 다중결합 CD40리간드 2) CD40리간드를 유리하는 유전자요법, 3) 작용제 역할을 하는 CD40단일클론항체(Selicrelumab) 등이 있다(Vonderheide RH, 2020).

- **TLR(Toll like receptor)**

TLR은 선천면역세포의 활성화에 영향을 주고, 세포의 대사를 바꾼다. TLR의 길항제와 억제제를 이용한 면역요법이 시도되고 있다(Omar TA, 2019). TLR 9의 길항제인 CMP-100이 고형종양에서 연구되고 있고, TLR 길항제인 SD-101이 다른 면역관문억제제와 혹은 표적치료와 방사선요법 등과의 복합요법이 시도되고 있다.

- **OX40**

TNF수용체 상과인데 Teff의 활성화, 생존, 증식과 기능을 촉진하고 Treg를 억제한다(Hirschhorn-Cymerman D, 2009).

3-4-9. 기억T(T_{RM})세포를 표적으로 하는 치료

조직에 존재하는 기억 T세포를 T_{RM}이라 하는데, 이는 비소세포폐암, 방광암, 난소암, 자궁내막암과 흑색종 등 많은 암종에서 존재하고, 이 세포가 종양 내의 존재하는 경우 좋은 예후를 보인다. 순환하는 T_{RM}은 암의 면역감시 역할을 하고, T_{RM}(CD103+CD8+ T세포)의 존재는 백신의 효율을 증가시키는 역할을 한다. β-glucan curdlan으로 재프로그램밍된 수지상세포백신에 의해 유도된 점막의 T_{RM}은 종양을 제거하는 역할을 하는데, TRM를 CD103을 차단하면 그 효과가 억제된다. T_{RM}은 Runx-3가 발현되는데 Runx-3가 발현되지 않는 TIL세포는 종양의 미세환경에 모이지 않게 되고, 이러한 TIL의 사용에도 종양의 성장이 나타나고 생존율이 낮게 된다. 반면에 Runx-3가 과발현된 항종양 CD8+T세포를 주었을 때 종양의 성장이 억제되고 생존의 향상을 가져온다(Milner JJ, 2017).

■ T_{RM}의 특징

건강한 장기나 종양에서 보이는 TRM은 말초의 Tmem이나 CD8+CD103(-) TIL세포에 비해서 억제수용체(PD-1, Tim-3, CTLA-4, NKG2A, BTLA, LAG-3, SPRY1, adenosine receptor A2AR, CD39, CD101, 2B4)와 동시자극 분자(CD27, ICOS, SIRPG, CD137)의 발현이 높다(Mackay LK, 2013). 그러나 종양의 위치에 따라 T_{RM}에서의 이러한 면역관문 분자의 분포는 서로 다르다. 폐암에서 T_{RM}을 분리하여 자가종양세포와 같이 배양한 경우 항PD-1단일클론항체의 존재 하에서 세포독성이 증가하고, 그리고 T_{RM}으로 바꾸어지는 T_{cM}세포를 이용한 TIL세포치료에서 항PD-1단클론항체를 같이 사용한 경우 TRM의 표현형을 갖는 TIL세포의 수와 빈도가 10배 증가한다(Enamorado M, 2017).

■ T_{RM}의 암 면역요법 활용

T_{RM}을 유도하고 증폭하는 것이 암 면역치료의 새로운 전략으로 발전시킬 수 있다. 암 백신을 투여 시에 T_{RM}을 더 잘 유도할 수 있는 방법으로는 코나 생식기 등의 점막을 통하여 주입하는 것이 피하나 복강 내로 주입하는 것 보다 좋고, TLR길항제를 국소주입하거나, 셀렉틴(selectin), 인테그린(integrin)과 CD8+T세포를 동원을 촉진하는 케모카인을 같이 주어서 국소염증신호를 촉진하는 방법이 있다. 그리고 T_{RM}을 만들기 위해서는 림프양조직 이외의 곳에서 CD103+DC가 필요한데 이 수지상세포를 표적으로 하는 방법이 있다. 그리고 면역치료에 따라 조직 내와 종양 내의 T_{RM}이 증가하게 되는데, 이러

[그림3-44] TRM세포를 표적으로 하는 치료전략

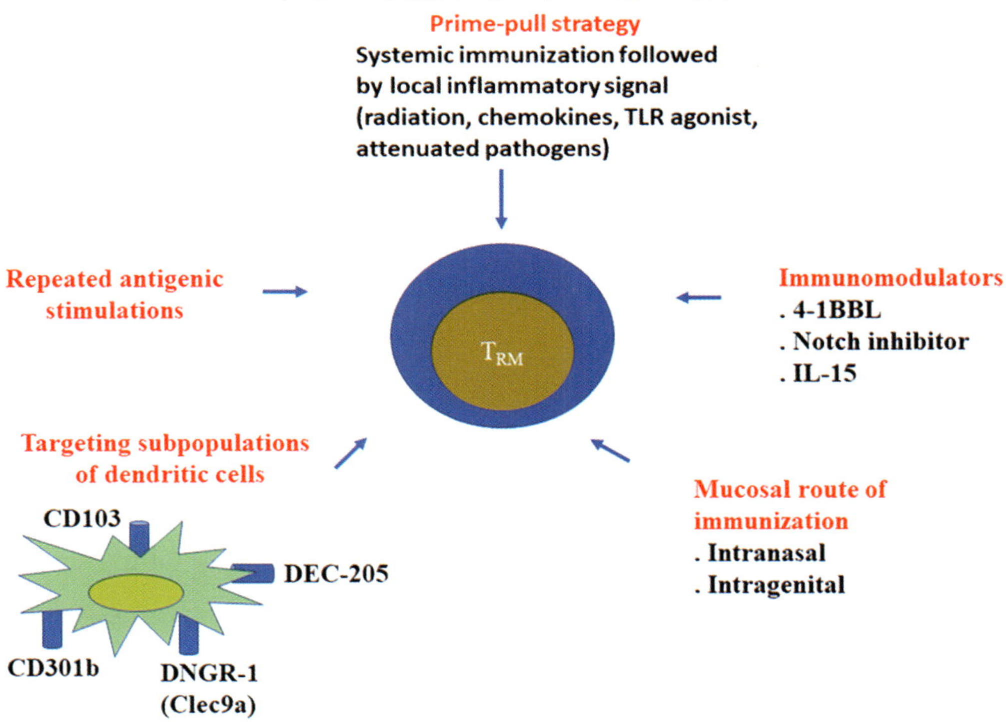

(Blanc C, Hans S, Tran T, et al: Targeting Resident Memory T Cells for Cancer Immunotherapy. Front Immunol. 2018 Jul 27;9:1722.)

한 과정을 지속적으로 반복하는 방법이 있다(그림3-44, Blanc C, 2018).

3-5 암의 NK세포 기반 치료 (NK based Immunotherapy for Cancer)

NK세포는 1975년 이전에 감작이 안 된 세포가 백혈병 세포를 죽일 수 있음을 Kiessling R(Kiessling R, 1975)에 의해 보고되고, 다음에 Herberman(Herberman RB, 1976)에 의해 T세포나 B세포와 다른 선천적인 면역효과를 보이는 림프구(CD3-CD56+)로 알려진 후, MHC제한이나 사전에 항원에 대한 감작이 없이 비정상적인 세포를 인지하고 죽일 수 있는 세포로서 가장 효과적인 면역세포군으로 알려져 왔다.

NK세포는 대부분 혈액 내에 순환하고 있고, 말초혈액 단핵구세포의 5-10%를 차지하고, NK세포는 골수의 림프양 전구세포에서 유래한다. 그리고 NK세포의 재생주기는 약 2주이다. NK세포는 생성과정에서 면역수용체 타이로신기반 억제모티브(immunoreceptor tyrosine based inhibitory motifs: ITIMs)를 발현하는 NK세포가 MHC-1과 상호작용을 하면, 교육이라고 하는 과정을 거치면서 건강한 정상세포를 공격하지 않게 된다. 종양세포는 T세포 유발 세포독성을 회피하기 위해서 MHC-I이 없거나 발현이 낮아서 T세포의 면역반응을 회피한다. 그런 반면에 MHC-I이 적기 때문에 면허된 NK세포는 오히려 활성화 되어 있다. 그리고 또한 종양세포에는 NK세포의 활성화를 조절하는 분자들 즉, MHC class I polypeptide-related sequence A(MICA)와 MICB의 발현이 활성화 되어 있다. 반면에 무면허 NK세포는 신체에서 바이러스 감염과 MHC-1양성세포를 제거하는 역할을 한다.

3-5-1 NK세포의 성장과 분화

NK세포의 생존과 성장은 IL-2와 IL-15와 같은 사이토카인과 Nfil3, Id2와 Tox와 같은 전사인자들이 NK세포의 성장에 관여하고, 분화에는 EOMES와 T-bet와 같은 전사인자들이 관여한다. 그리고 IL-2와 IL-15의 작용에는 GRB2-associated binding protein 3(GAB3)가 필수적이어서, GAB3의 결핍은 NK세포의 팽창 장애를 보인다(Sliz A, 2019). 그리고 NK세포의 체내 반감기는 1-2주이고, 기억NK세포(NKm)의 반감기는 3-4주이다(Romee R, 2016).

세포독성 NK세포를 형성하는 것과 같이 NK세포는 항원표시 NK(AP-NK)세포, 도움 NK(NKh)세포, 조절 NK(NKreg)와 기억NK(NKm)세포로 분화될 수 있다.

대부분의 NK세포는 혈액, 간, 비장, 골수에 존재하고, 소량이 림프절에 있으며, 순환하는 말초혈액의 전체 림프구중 10-15%를 차지한다(De Maria A, 2011). NK세포는 다른 선천면역세포와 같이 표적세포를 정확하게 인지하지 못하고, IL-15를 통해서 NK세포를 활성화 시키는 수지상세포와 Fc수용체에 결합하여 항종양 효과를 촉진하는 MICA를 발현하는 단핵구 같은 다른 기질세포에 의존해서 표적세포를 인지하고 공격한다. NK세포가 이전의 염증성 미세환경에 노출된 것을 기억하고, 유사한 사이토카인이 생성되어 기억NK세포(NKm)로 분화한다. 종양의 미세환경에는 많은 수의 기억NK(NKm)세포가 관찰되는데, 이들이 다시 자극을 받게 되면 IFNγ, 퍼포린, 그랜자임과 같은 물질을 생성한다. 그러나 NK세포가 NKG2D와 같은 NK수용체 리간드에 반복적으로 노출되면, 결국 NK세포가 기능 이상이 오고 더 이상 자극에 대해 반응이 나타날 수 없게 된다(Deng W, 2015).

NK세포의 인지기능은 항원특이성에 의해 조절되는 것이 아니라, 표적세포로 추정되는 세포의 표면의 리간드에 의해 수집된 활성화 및 억제 수용체로 부터의 신호를 종합해서 이를 통해서 조절된다.

NK세포는 말초혈액에서 그들의 효과를 낼 수 있는 조직으로 이동하게 되는데, 조직에 상주하는 NK세포(trNK)가 있다. 그리고 이러한 조직에서 상주하는 세포로의 분화는 각 조직에 따라 서로 다른데 골수, 혈액, 비장과 폐에서의 NK세포는 완전히 분화되어 있고, 림프절과 장관에서는 NK세포가 미분화이거나 전구상태의 NK세포이다(Dogra P, 2020). 다양한 조직의 NK세포는 서로 다른 기능을 갖고 있고 다른 기질세포와의 밀접한 관계를 갖고 있다. 즉 폐의 조직 내 NK(trNK)세포인 $CD56^{bright}CD16$-세포의 주는 CD69+세포인데, 흉선의 NK세포는 대부분이 $CD56^{high}CD16$-CD127+이고 TNFα와 IFNγ와 같은 더 효율적인 물질을 생산한다. 간의 조직 내 trNK세포는 $CD56^{bright}CD16$+/- 과 $CD56^{dim}CD16$+로 나뉘고 CDCR6에 따른 구조적으로 서로 다른 항원을 기억하는 기능을 갖는다(Paust S, 2010). 자궁에서는 대부분의 NK세포가 $CD56^{bright}CD16$-이고 KIR가 높게 발현되어 있고 탈락막에서는 CD49a+세포가 많다. 피부의 NK세포는 말초혈액과 유사하다. trNK세포가 피하지방과 장관지방에서 서로 다른데 피하지방은 $CD56^{dim}$ 장관지방은 $CD56^{bright}$이다. 조직에 따라 NK세포의 형이 다르고 NK세포는 동일한 기관이나 조직 내에서도 서로 이질적인 성질을 갖고 있다.

NK세포를 활성화시키는 조절물질은 MHC-1특이물질, MHC-1연관물질과 MHC-1비연관물질로 구별할 수 있다. MHC-1특이항원은 KRI2DS1, KRI2DS3, KIR3DS5, Ly49c, Ly49i, NKp80, NKG2C, NKG2E 등이 있고, MHC-1연관수용체로는 NKG2D가 있으며, MHC-1비연관 수용체는 DNAM1, NKp46(NCR1), NKp44(NCR2), NKp30(NCR3), NKp65, LFA-1(αLβ2 integrin), α4 integrin, CD16, CD2, TLR3, TLR9이 있다. NK세포의 억제제로는 MHC-1특이수용체인 KIR(killer cell immunoglobulin-like receptor)3DL1, KIR2DL3, KIR2DL1, NKG2A, KLRB1, LLT1, LILR(leukocyte immunoglobulin like receptor)B1, LILRB2이 있고, MHC-1비연관수용체로는 KLR(killer lectin like receptors)G1, siglec-3, siglec-7, siglec-9, CEACAM1, 2B4(CD244), IRp60, LAIR1, CD96, CD73, PD-1, TIGIT, NKR-PIB, LAG3 등이 있다. 특히 NKp46(NCR1), NKp44(NCR2), NKp30(NCR3)가 종양세포에서 발현되는 B7-H6를 인지할 수 있어서 새로운 치료방법으로 대두되고 있다(Textor S, 2016)(Wu SY, 2020).

3-5-2 NK세포의 기능

NK세포는 CD3/TCR분자가 없어서 CD3-CD56+인 세포를 NK세포로 동정할 수 있다. NK세포는 CD16과 CD56표면항원을 갖고 있는데, CD56이 약한 NK세포는 CD16의 발현이 강하고 CD56이 강하면 CD16이 약하거나 없다. NK세포는 세포표면의 CD56의 발현정도에 따라 두 가지 아형으로 구분하는데, CD56(bright) CD16(dim) NK세포는 미성숙 NK세포로 알려져 있고 면역조절을 하는 사이토카인인 INF-γ을 분비한다. 이러한 사이토카인은 획득면역반응을 조절한다. CD56(dim) CD16(bright) NK세포는 성숙NK세포로 알려져 있고 말초혈액에서의 주된(90%) NK세포로 세포독성 면역기능을 담당하고, KIR와 LFA-1이 강하게 발현되고 세포를 죽이는 능력이 높다. CD16은 면역수용체 타이로신기반 활성모티브(immunoreceptor tyrosine-based activation motif: ITAM)의 인산화를 유도하여 항체의존성세포독성(ADCC)를 매개하는 주된 수용체이다(Amand M, 2017). NK세포의 세포독성은 Fas/FasL 상호작용, 퍼포린/그란자임 유리와 Ca2+ 유입이 중요하다(Backes CS 2018). 그러나 CD56(bright) NK세포는 도움세포와 같이 IFN-γ, TNF-β, GM-CSF와 같은 사이토카인을 분비하는데, NK세포를 다시 분비하는 사이토카인에 따라 NK1(IFN-γ)과 NK2(IL-5)로 구분하기도 한다(Wagner JA, 2017)_

그리고 NK세포는 T세포와 마찬가지로 세포독성 cNK세포, 항원표시NK세포(AP-NK), 보조NK세포(NKh), 조절NK세포(NKreg)로 세포표면의 분자와 각각의 기능에 따라 구분한다. AP-NK세포는 CD8αα+MHC-II+ 표현형으로 자가면역반응하는 T세포를 인지하고 이를 제거한다(Wu J, 2016).

NK세포가 인접한 세포, 분자와 대사산물에 노출되면 NK세포의 발생, 성숙, 활성화와 기능에 영향을 받는다.

3-5-3 NK세포의 항암작용 기전

NK세포는 이전의 사전 감작 없이 암세포와 바이러스 감염세포에 대한 세포독성을 가져서 선천적인 면역효과를 보인다. NK매개 세포독성은 세포살해의 기능을 갖기 전에 자신의 HLA분자를 만나고 인지하는 "면허(licensing)" 또는 NK세포 교육이라는 과정을 거치지만, HLA 비제한적인 방법으로 NK 유래 세포독성을 갖는다(Davis JO, 2014).

성숙된 NK세포가 HLA class I이 소실되고 변형된 세포 즉 암세포를 만나면, NK세포 표면의 억제수용체가 작동하지 않아서 NK세포는 억제신호를 받아들이지 않는다. 동시에 바이러스 감염이나 악성변화에서 세포 내에서 생기는 세포 스트레스와 핵산의 손상은 활성화된 NK수용체에 의해 감지되는 스트레스 리간드를 상승시킨다. 그래서 NK세포로 하여금 표적을 죽이도록 신호를 보낸다. NK세포는 퍼포린과 그란자임을 갖고 있고 FasL이나 TNF-related apoptosis-inducing ligand(TRAIL)와 같은 종양괴사인자 계열의 물질들이 발현되는 세포질 내의 과립을 배출하여 암세포를 죽인다. 또한 Fc수용체 CD16에 의해 유도된 항체의존성 세포독성(ADCC)에 의해, NK세포로 하여금 표면에 항체가 입혀진 표적세포에 과립을 배출하도록 자극한다(Rezvani K, 2017). 특히 NK세포는 사전에 감작 없이도 비정상적이거나 스트레스에 노출된 세포를 없애는데 암 줄기세포까지도 죽인다.

NK세포는 세포독성을 가져서 세포사를 유발하는 반면에 많은 수의 사이토카인을 분비한다. 획득면역반응을 조절하는 IFN-γ를 주로 분비할 뿐 아니라, NK세포는 정상세포와 비정상적인 세포를 구별하여 더 특이적인 항종양 세포독성을 갖게 하고 표적을 벗어난 합병증을 감소시키도록 한다.

■ 암의 미세환경에서의 NK세포 침윤의 영향

종양의 미세환경에서의 NK세포(CD3-CD16+CD56+)의 침윤은 암의 종류에 따라 예후에 대한 영향이 서로 다르지만, NKp30+와 NKp46+와 같은 기능적인 분자가 양성인 NK세포의 침윤은 암의 예후에 좋은 결과를 보여서, 단순히 NK세포의 침윤이 아닌 기능적인 활성화를 보이는 것이 NK세포연관 면역반응을 결정한다고 생각된다(Wu SY, 2020).

유방암에서 전체 NK세포의 침윤은 좋은 생존율을 보이고, 종양주위의 NK세포가 많으면 수술 전 항암요법의 병리학적인 완전관해율이 높다고 한다(Verma C, 2015).

■ NK세포면역의 회피와 암의 진행

NK세포는 활성화와 억제수용체 사이에서 세포를 사멸시키는 효과를 나타내기 위한 균형을 이루고 있다. 그런데 NK세포는 종양에서 유래한 다양한 물질 분자, 종양에 의해 교육된 형질세포와 종양세포에 의해서 억제되게 되는데, 그렇게 되면 암은 진행하게 된다. 그리고 폐암에서 정상 폐에 비해서 CD16+ NK세포의 침윤이 드물고 그란자임B와 CD57의 발현이 낮은데, 이는 종양의 미세환경에서 NK세포가 배제되고 그 작용이 억제됨을 알 수 있다.

암의 미세환경에서의 NK세포의 억제와 면역회피에 관여하는 것들은 Class IA phosphatidylinositol 3 kinases(PI3Ks), MHC-1의 조절, 종양에서 나온 프로스타그란딘(prostaglandin) E2, 세포 밖의 아데노신, 종양침윤 NK세포 내의 미토콘드리아의 분쇄물과 액틴 세포구조의 재구성 등이 NK세포에 의한 면역을 억제하고 전이를 유발하는 기전이다. 종양이 정상적인 NK세포를 CD73+NK세포로 바꿀 수 있는데, 이런 경우 LAG-3, PD-1, PD-L1과 같은 면역관문분자들의 발현을 높여서 면역회피에 이르게 한다(Neo SY, 2020). 그리고 종양의 미세환경 내의 Th2극화된 침윤된 iNKT세포가 면역억제 효과를 보이고, 종양세포 표면에 발현된 리간드에 지속적으로 노출될 때에도 NKm세포의 기능의 장애를 보인다.

NK세포의 세포독성도 종양 내의 섬유아세포(CAF), 단핵구, 대식세포와 다른 면역세포 등 기질세포에 의해서 억제되는데, 섬유아세포는 NK세포의 활성화 리간드를 억제하고 대식세포를 늘리고, IDO와 PGE2와 같은 세포외 물질을 생산하여 NK세포의 기능을 억제한다.

수술 후 NK세포의 기능 장애는 암세포의 전이에 관여하는데, 대장암에서 수술 후 지방의 축적이 흔한데,

이는 CD36의 발현을 증가시켜서 NK세포 기능의 장애를 초래하여 전이를 촉진한다. 소세포폐암에서 CD8+T세포 보다는 NK세포의 결핍이 전이와 연관관계가 있다는 것은 암의 초기 진행과 나중의 전이에 NK세포의 역할이 중요함을 시사한다(Best SA, 2020).

종양의 미세환경에서 NK세포의 기능 이상은 억제 사이토카인의 효과 뿐 아니라 부적절한 대사환경이 작용하기 때문인데, 저산소증, 영양소의 결핍과 젖산과 같은 종양관련 산물의 비정상적인 농도 등이 관여한다. 특히 젖산의 축적은 종양의 미세환경을 산성 환경으로 만들어서 NK세포의 증식과 사이토카인의 생산을 방해한다. NK세포는 당을 활용하는데 충분한 당의 공급이 NK세포의 증식능, 활성화 정도, 사이토카인 생산과 세포독성에 중요하다. 콜레스테롤의 농도 증가는 ER양성 유방암의 위험요소이고, 27HC(hydroxy cholesterol)가 NK세포의 면역 활성을 억제하는데, 반대로 콜레스테롤이 높고 NK세포 내에 콜레스테롤이 축적되면 항종양능력이 증가하는 것으로 봐서 지방대사가 NK세포에 대해서는 상반된 기능을 갖고 있다고 생각된다.

종양의 미세환경에서의 저산소증과 산성증은 종양의 생성과 진행을 촉진하는 것으로 되어 있는데, 저산소증은 HIF-1αmff 통해서 NK세포의 생성을 자극하는 것으로 봐서 억제와 활성화의 신호에 작용하는 것으로 생각되었는데, 저산소증은 NKG2D, NKp30, CD16과 같은 활성화신호를 억제하여 NK세포의 기능에 해를 미친다. 암세포도 NK세포의 대사에 직접적인 영향을 주는데, 종양세포와 NK세포가 접촉하면 NK세포의 CD25의 발현이 증가하게 되고 당분해를 촉진하여 장기간 항종양 대사반응을 유도하고 NK세포의 생존에 좋은 효과를 보인다.

■ NK세포와 T세포와의 상호관계

NK세포는 CD8+T세포와 유사한 부분이 많은데, NK세포가 사이토카인의 생산과 증식을 하기 위해서는 CD28이 필요하고, NK세포의 성숙과 활성을 위해서는 IL-21이 중요하다. IL-21는 T세포의 면역반응을 위해서도 중요한 역할을 하는데 KLRG1+CD8+T세포를 유도한다.

NK세포는 T세포에 비해서 더 빨리 반응하고 수용체를 활성화시키는 다른 리간드가 필요 없다. NK세포는 심한 재생불량성 빈혈 환자에서 NKG2D 수용체를 통해서 CD8+T세포의 기능을 억제한다. MHC-1의 발현이 억제되어서 CTL에 대해서 저항성의 면역관문이 생긴 종양세포에서 HLA-E와 HLA-G가 증가되어 있어서 NK세포가 이러한 비정형적인 경로를 통해서 면역작용을 할 것으로 생각된다. 그래서 MHC-1관련 분자가 적은 종양세포는 NK세포 기반의 면역에 더 취약하기 때문에 NK세포와 CD8+T세포 치료를 동시에 사용하는 병합요법이 면역회피의 관점에서 보면 미래의 전략이 될 수 있다(Freeman AJ, 2019).

3-5-4 암의 NK세포치료

최근 암 진행의 아주 초기에 일어나는 선천면역의 빠르고 강력한 항암기능에 대한 관심이 높아지고 있다. NK세포를 기반으로 하는 암의 치료는 사이토카인 보조재, 단일클론 항체와 내부의 신호경로의 조절, 입양NK세포 치료와 유전자조작 NK세포의 치료가 있다. NK세포기반 암치료는 단독 혹은 복합요법으로 좋은 결과들을 보고하고 있다. 그리고 NK세포기반 암치료에서 더 나은 임상적인 효과를 얻고 부작용을 감소시키기 위해서는 주입된 NK세포의 유지와 NK세포 기능의 촉진, 그리고 비정상적인 종양세포 내의 미세환경과 면역대사를 제어할 필요가 있다(그림3-45, Weilei Hu, 2019, 그림3-46, Wu SY, 2020).

■ NK세포치료 방법

NK세포는 T세포와 같은 획득면역계가 아니고 타고날 때부터 갖춰져 있는 선천면역계인데 체내를 순환하다가 이상이 있는 세포를 공격한다. 그런데 NK세포는 전체 림프구에서 약 10% 미만이다. 그래서 NK세포를 30-40%까지 늘려서 배양하여 주입하는 방법이 입양NK세

[그림3-45] NK세포 기반 면역요법

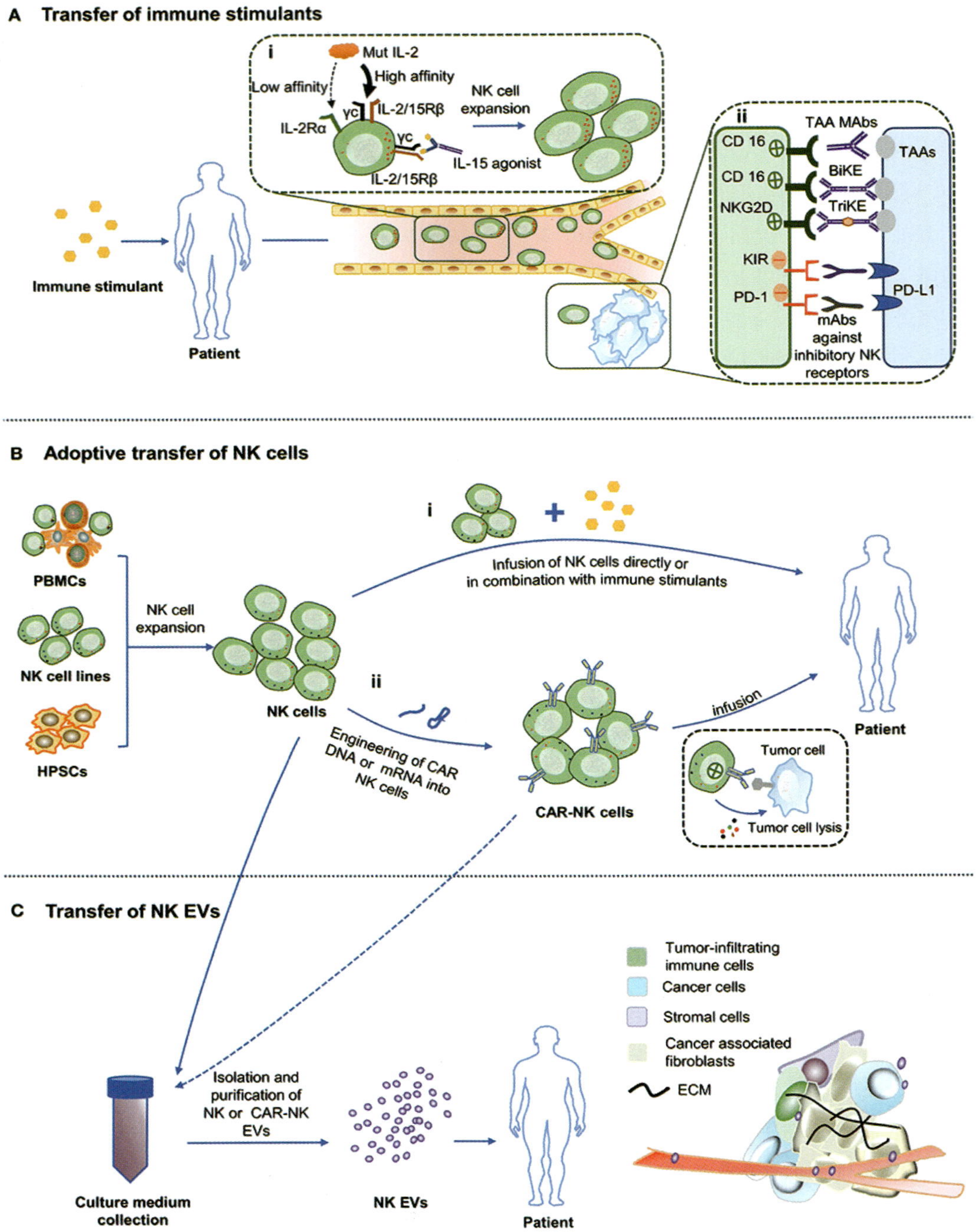

A) 자가 NK세포를 증폭하기 위한 자극사이토카인(IL-2, IL-15)과 항체(CD16< BiKE, TriKE)투여

B) PMBC, NK세포주, 혹은 hPSCs에서 추출한 NK세포를 자극제와 같이 주입하거나 CAR-NK세포로 주입

C) NK-EV(extracellular vesicle)-exosome, microvesicle, apoptotic body등 3가지 형: 이는 NK marker(CD56)와 용해단백(FasL, perforin)을 포함하고 있다.

(Weilei Hu, Wang G, Huang D, Sui M, Xu1 Y: Cancer Immunotherapy Based on Natural Killer Cells: Current Progress and New Opportunities. Front Immunol. 2019; 10: 1205.)

포 치료이다.

■ 임상적인 치료효과

NK세포는 실험실에서 급성골수성 백혈병(AML), 급성림프구성 백혈병(ALL), 다발성 골수종(multiple myeloma)과 같은 많은 혈액종양과 신경아세포종(neroblastoma), 난소암, 대장암, 신세포암과 위암과 같은 고형종양에 대해서 세포독성을 보인다. 그러나 대부분의 종양에서는 자가 NK세포에 의한 세포독성을 피하는 면역회피 전략을 발달시킨다. 예를 들면 HLA분자의 세포표면 발현을 높게 유지하여 NK세포의 공격으로 부터 인지하지 못하게 하는 방법, NK세포 수용체를 활성화시키는 신호를 주는 리간드를 상실하게 하는 방법 등으로 NK세포의 공격을 피하게 된다.

1980년대에 암 환자에 IL-2로 활성화된 NK세포(LAK 세포)를 주입하여 치료하였는데, IL-2의 독성과 IL-2로 인한 Treg의 증폭으로 한계가 있었고, 또한 NK세포의 억제수용체인 KIR와 HLA-C에 의하여 항종양의 효과가 제한되었다. 생체 내에서 NK세포의 증식을 증폭시키는 방법으로 IL-2나 IL-15 등의 사이토카인을 사용하거나 ,증강된 동시자극 분자를 포함한 인공항원제시세포(APCs)를 사용하여 NK세포의 활성도를 증강시키는 방법들이 고안되었으며, 이러한 방법들을 통해서 정상적으로는 NK세포치료에 반응하지 않은 배양된 종양에 대해 세포용해의 결과를 얻을 수 있었다(Berg M, 2009). 그 외 다른 방법은 ADCC를 촉진시키기 위한 단클론항체를 사용하는 방법이다(Terszowski Gl, 2014)(그림3-45, Weilei Hu, 2019).

NK세포의 항종양효과는 현재까지는 많은 한계에 직면해 있다. 첫째, NK세포가 종양조직에 도달하는 능력이 약해서 고형종양의 치료에 적용하기에 한계가 있다는 것이다. 둘째, NK세포의 활성화 수용체와 종양에서의 리간드의 변화로 치료 반응을 억제하고 종양을 진행시킨다는 점이다. 예를 들면 대장암에서 초기에 검출되는 NKG2D(natural killer group 2, member D)리간드가 암이 진행하면서 감소하게 된다. 세 번째는 종양의 미세환경(TME)이 입양된 NK세포의 효과에 장벽으로 작용한다. 예를 들면 세포외 간질에 존재하는 수지상세포, 억제적이고 면역관용적인 대식세포, 조절T세포(Treg)와 종양연계 섬유아세포와 같은 종양침윤 면역세포들이 면역억제 사이토카인을 분비하거나 수용체의 발현을 방해하여 NK세포 활성화를 간섭하게 된다(Vitale M, 2014). NK세포의 억제로는 예를 들면 TGF-β, prostaglandin-E2, 아데노신, indoleamine 2,3-dioxygenase 등이 NK세포의 세포독성을 차단하고 골수유래억제세포(MDSCs)를 유도한다.

NK세포의 세포살해력은 암 환경에서 활성화된 혈소판에서 MHC class I분자가 떨어져 나와 종양세포로 이동하고, 이들 분자가 NK세포의 공격으로부터 종양세포를 차폐하여 NK세포의 효과를 떨어뜨리고, 혈소판 유래 TGF-β에 의해 NK세포의 세포살해 효과를 감소시킨다.

NK세포의 입양면역치료에서 한번 주입된 NK세포의 일부는 인체에서 살아남아 증식함으로써 암에 대해 지속적인 감시를 하게 되는데, 이렇게 장기생존하는 NK세포는 브레이크를 상실함으로써 정상세포를 죽일 수 있고 NK림프종을 유발할 수도 있다(Sun JC, 2009). IL-12, IL-15, IL-18로 이미 활성화된 NK세포는 graft-versus-host질환을 억제하나, IL-2에 대해서 상호 경쟁적인 입장인 CD8+T세포의 생성과 기능을 억제하여 NK세포의 암 치료에서의 가치를 제한한다.

현재 임상시험 중인 CBT101는 환자의 혈액에서 NK세포를 추출한 뒤 체외에서 증식시켜 제조한 면역세포치료제로 차바이오텍에서 개발 중이다. NK세포 증식력을 약 2,000배 높이고 현재 5~10% 수준에 불과한 NK세포 활성도를 90%까지 향상시켜 항암 효과를 강화한 치료제다. 2020년 9월에는 미FDA가 악성신경교종의 희귀의약품으로 인증 한 바 있으며, 현재 국내에서 다양한 고형암 환자를 대상으로 1상 임상시험을 진행하고 있다. 재발성 교모세포종 환자 14명에게 자가 유래 NK면역세포치료제인 CBT101을 투여한 결과 42%인 6명의 환자가 2년 이상 생존했으며 치료가 끝난 후에도 NK면역세포치료 효과가 장기간 유지돼 14명의 환자 중 5명은 2~7년간 병의 진행 없이 생존했다. 환자 평균생존기간도 18~20개월로 기존 생존기간 보다 12개월 이상 연장되는 효과를 보이고 있다.

■ 사이토카인 보조제의 사용

NK세포의 생성과 세포독성을 촉진하는 방법으로 IL-15을 사용하는 방법이 있다. 재조합인체 IL-15(rhIL-15)는 다양한 암에서 사용되었는데, 전이성 폐암 등에서 사용되었고, 항PD-1단일클론항체(nivolumab)와 같이 사용하여 놀랄만한 가능성을 보여주었다(Wrangle JM, 2018).

3-5-5 Allogenic(동종) NK세포 치료

암 환자로부터 얻은 자가NK세포는 이미 기능장애가 있고 악성세포의 표적을 인식하지 못할 것이다. 특히 자가NK세포는 자가 HLA분자에 의해 억제되는데, 동종이계 즉 타인의 NK세포를 이용하는 것이 유망한 방법이다. 가장 희망적인 양상은 타인의 NK세포를 사용한 경우는 T세포와 수지상세포에 의한 이식편대숙주질환(GVHD) 없이 graft-versus-leukemia/tumor(GvL/GvT)효과를 유발할 수 있다는 것이다(Ruggeri L, 2002).

동종면역치료에 NK세포의 이용은 여러 가지 이점이 있는데, 이 중 하나는 동종에 대한 반응을 하는 T세포가 고갈되어 있는 상태에서 동종NK세포가 짧은 기간 동안 지속된다는 것과 KIR수용체와 종양세포에 있는 리간드 사이의 불일치에 의해서 NK세포의 동종반응이 유발된다는 잇점이 있다(Geller MA, 2011). 더군다나 동종반응 NK세포는 암 표적세포 표면의 HLA-class I에 대한 억제수용체를 발현하지 않는다는 장점이 있다. 타인의 NK세포치료는 혈액종양과 고형종양에서 그 효과는 제한적이지만 환자에 안전하여 많은 연구자들이 종양을 죽일 수 있는 능력을 향상시키기 위해서 유전적으로 재프로그램된 NK세포를 만들기 위한 방법들을 찾는 노력을 하고 있다.

다른 동종면역치료의 방법은 순수한 동종 활성화 NK세포로서 NK-92 인체 세포독성 NK세포주를 활용하는 것이다. NK-92는 IL-2에 의존적이고 KIRs가 없는데, 다양한 혈액종양과 고형종양세포주에서 세포독성을 보였다. 진행된 신세포암이나 악성흑색종 환자에서 NK-92는 주입 후 15-17일에 200배 이상 성공적으로 팽창을 보였고, 80% 이상의 생존을 보였고 안전하고 효과적으로 팽창을 보였으나 그 항종양 효과는 아직 측정되지 않았다(Arai S, 2008). NK세포주를 이용한 치료는 CD20이나 ErbB2와 같은 종양특이 항원을 표적으로 한 유전자적인 변화를 추구할 수 있는 새로운 발판을 마련하였다.

■ 치료방법

동종NK세포는 말초혈액, 탯줄혈액과 골수에서 채취하거나, 유도된 다기능줄기세포(iPSCs)와 인체배아줄기세포(hESCs)로부터 NK세포주를 만들어 활용한다. NK세포주와 줄기세포로부터 유래된 동종NK세포는 T와 B세포가 없기 때문에 혈액에서 유래한 NK세포에 비해서 동종반응 효과나 이식편대숙주질환(GVHD)이 완화된다(Veluchamy JP, 2017).

시험관에서 사이토카인과 배양보조세포로 팽창시킨 동종NK세포, 팽창시키지 않은 사이토카인 활성화 NK세포와 사이토카인 유도 기억NK세포들이 장기간 체내에서 기능을 유지한다(Pahl JHW, 2016). NK세포의 팽창을 촉진하기 위해서 Hi-Cy/Flu를 이용한 약물요법을 통해서 세포치료 전에 림프구를 고갈시킨다. 이렇게 하면 NK세포의 주입 후 14일 후에 성공적인 NK세포의 팽창이 일어난다. 림프구의 수가 줄어들면 IL-15치가 상승한다. 전체의 10%에서 NK세포의 주입 후 12-14일에 전혈의 ul당 공여자에서 유래한 NK세포가 100개 이상인 성공적인 NK세포의 팽창의 기준에 이른다. 그리고 NK세포의 팽창을 위해서 IL-15와 하이드로코티손의 병합요법이 CD56+CD3-NK세포의 팽창에 도움을 주고 세포독성을 유지하고 사이토카인의 생산을 증가시킨다.

[그림3-46] NK 기반 암의 치료

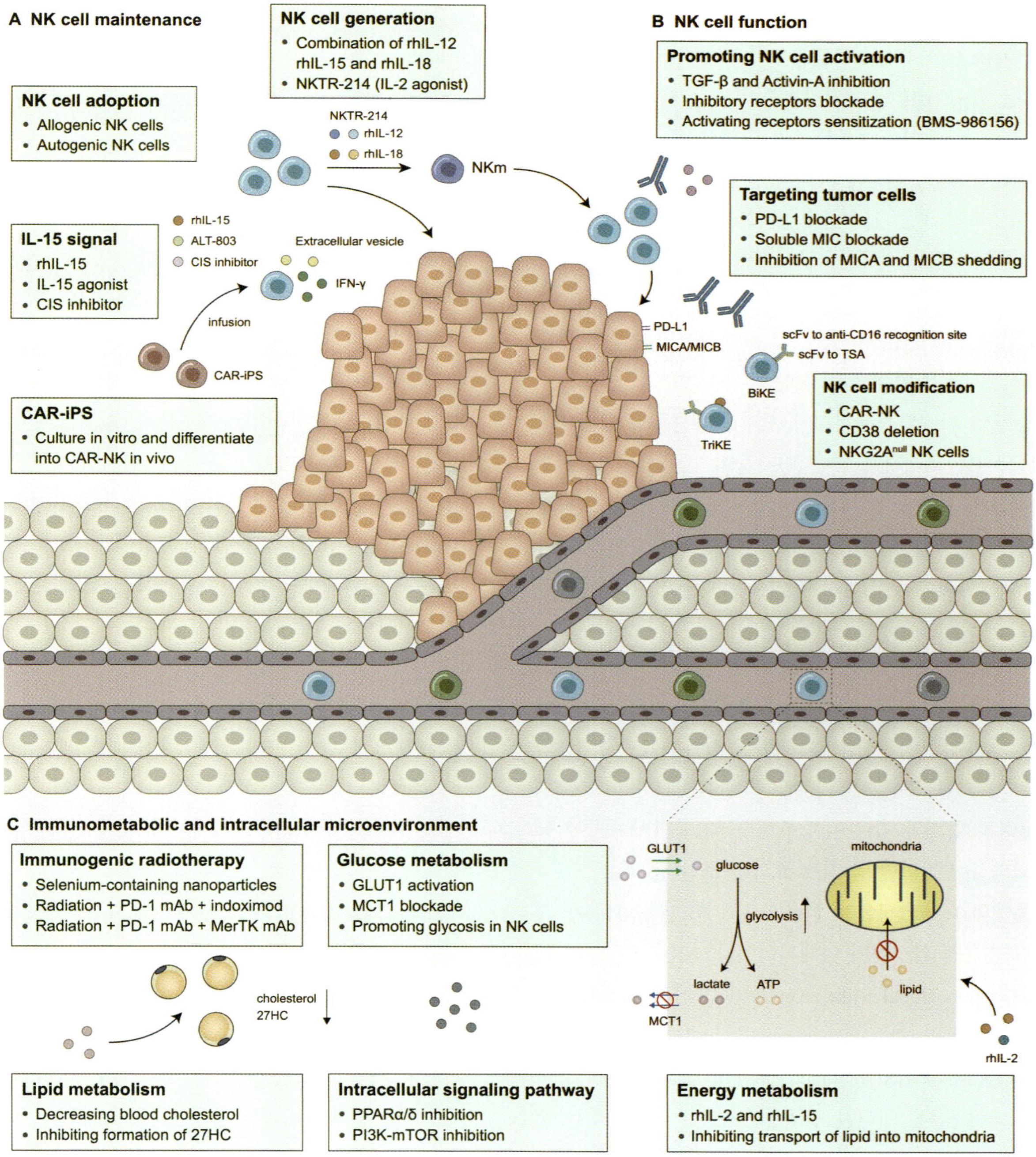

rhIL-12/15/18, recombinant human interleukin-12/15/18; **CAR-iPS**, chimeric antigen receptor-induced pluripotent stem cell; **MIC**: MHC I chain related molecule; MICA, MHC class I polypeptide-related sequence A; **MICB**, MHC class I polypeptide-related sequence B; **PD-L1**, programmed cell death-ligand 1;**scFv**, single-chain variable fragment; TSA, tumor specific antigen; BiKE, bispecific killer cell engager; **TriKE**, trispecific killer engager; **CAR-NK**, chimeric antigen receptor-nature kill; **PD-1**, programmed cell death protein 1; **MerTK**, MER proto-oncogene, tyrosine kinase; **27HC**, 27-hydroxycholesterol; **GLUT1**, glucotransporter 1; **MCT1**, monocarboxylate transporter 1

(Wu SY, Fu T, Jiang YZ, Shao ZM: Natural killer cells in cancer biology and therapy. Mol Cancer. 2020; 19: 120)

■ 치료효과

동종NK세포 치료의 임상적인 효과는 급성골수성백혈병(AML) 환자에서 조혈골수세포이식과 동종NK세포 주입을 같이 시행하여 임상적인 효과를 보고하고 있다. 동종반응을 보이는 NK세포의 입양세포치료는 전이된 악성흑색종, 신세포암, 치료되지 않는 호지킨씨 림프종과 치료되지 않는 급성골수성백혈병(AML)에서 시도되었다.

3-5-6 면역관문의 차단 및 NK세포 항종양력 상승을 위한 물질의 사용

종양의 미세환경에는 T세포의 면역관문과 같이 NK 기능장애를 초래하는 많은 인자들이 있어서 종양 침윤 NK세포의 기능을 억제하는 관문수용체를 올리거나 활성수용체를 억제하여 결국 NK세포가 탈진되도록 하고 있는데, 이러한 면역관문수용체나 분자를 차단하는 단일클론 항체를 사용하면 항종양 활성이 다시 생긴다.

항PD-1치료는 NK세포의 수와 활성을 증진할 수 있고 다양한 암 환자에서 생존기간을 증대시킬 수 있을 뿐 아니라, NK세포의 활성을 좋게 하면 획득면역인 T세포의 항종양효과를 증진시킬 수 있다. 항TIGIT와 항NKG2A 단일클론 항체와 같은 대항항체가 NK와 T세포의 기능을 회복하여 강력한 암 치료 효과를 보인다.

종양의 미세환경에는 일반적으로 NK세포의 수가 적고 그 기능과 활성화가 억제되어있다. NK세포의 표면의 killer immunoglobulin-like receptors(KIRs), NKG2A, PD-1, TIM-3와 T cell immunoreceptor with Ig and immunoreceptor tyrosine-based inhibition motif domains(TIGIT) 등이 증가 되어 있다. 이러한 억제수용체로부터의 신호는 종양세포, 감염세포, 수지상세포와 조절 T세포(Treg)의 상호 인지할 수 있는 리간드와 상호작용을 거쳐 NK세포를 탈진하도록 한다. 또한 NK세포의 활성화수용체인 NKG2D, CD226과 aNKp30 등이 하향 조절되어 있고, 이는 악성흑색종, 대장암, 간암, 유방암, 전립선암, 위암 등의 진행과 전이에 역상관 관계에 있다.

- **종양의 미세환경에서의 선천면역억제 세포:** 기질세포(stromal cells), 종양연관 대식세포(tumor-associated macrophages: TAMs), 골수유래억제세포(myeloid-derived suppressive cells: MDSCs)와 조절T세포(Tregs)가 있다.

- **종양의 미세환경에서의 NK세포 억제물질:** Transforming growth factor-β(TGF-β), IL-10, prostaglandin E2(PGE2)와 indoleamine 2,3-dioxygenase(IDO)가 면역세포를 억제한다.

TGF-β는 많은 암에서 mTOR신호를 통해서 NK세포의 대사, 증식, 사이토카인 분비, 세포살해력과 항전이 기능을 억제하기 때문에 TGF-β의 억제제를 같이 사용하는 방법이 유용하다. 또한 TGF-β의 상과인 Activin-A는 SMAD2/3관련 경로의 대체경로를 통해서 NK세포를 억제하므로 이를 차단하는 것도 하나의 방법이다(그림3-46, Wu SY, 2020).

- **NK세포 차단경로 억제물질:** 라파마이신(rapamycin)은 mTOR경로의 억제제인데, 이의 유도체인 everolimus는 단독 혹은 호르몬과 항암요법과 병행하는 경우에도 유방암의 치료에 효과적이다.

- **방사선 치료와 NK세포:** 방사선 치료는 면역적인 방사선 치료라 하기도 하고, 방사선치료와 면역요법과 항암요법이나 표적치료를 같이 시행하는 경향이 있다. IDO경로의 억제제인 indoximod와 방사선요법, 그리고 PD-1차단제를 같이 사용하는 경우 NK세포의 활성도와 임상적인 반응을 촉진한다(Watanabe T, 2020). 그리고 셀레니움을 함유하는 나노입자로 치료하면 독소루비신을 종양에 배달하고 고에너지의 선을 내서 독소루비신의 유리를 촉진하고, NK세포의 기능을 촉진하는 셀렌산을 생산한다(Gao S, 2020).

■ NK세포의 장애를 극복하기 위한 NK세포 면역관문 차단 방법

1) killer immunoglobulin-like receptors(KIR) 차단

KIR는 표적세포의 MHC class 1과 상호작용 한다. 림프종, 백혈병, 유방암, 비소세포암, 피부암과 담도암 등의 암에서는 억제 KIR가 상향 조절되고 활성화 KIR는 하향 조절되어 있다. 그래서 NK세포의 활성화나 항종양 활성도가 억제되어 있어서 면역감시를 회피하고 있다. 억제KIR를 감지하는 단일클론항체를 사용한 경우 NK세포의 항종양 활성을 유도한다(Kim N, 2018).

2) NKG2A차단

NK세포의 활성화에 필수적인 수용체인 NKG2D는 암세포에서 상향되어있는 MICA, MICB와 ULBP1-6과 같은 리간드에 의해서 차단된다.

NKG2A는 C형 렉틴으로 말초혈액의 NK세포의 50%, CD8+T세포의 5%에서 나타나는데, 혈중 IL-15과 같은 사이토카인이나 만성염증에 의해서 상향 조절된다. NKG2A는 NK세포에 반대 신호를 보내서 활성화를 막고, 사이토카인 분비와 세포독성을 억제하는 NK세포의 억제관문의 역할을 한다. 종양침윤 NK세포는 NKG2A의 발현이 말초혈액이나 비장의 NK세포보다 높다. NKG2A에 대한 항체인 모노리주맙(monolizumab)은 NK세포의 기능을 촉진하고, 항PD-1이나 항EGFR체로의 효과를 증가시킨다. 또한 NKG2A를 차단하는 역전사바이러스를 이용하여 NKG2Anull NK세포를 만들 수 있는데 이는 NKG2A의 발현이 낮고 항종양효과가 증가된다(Kamiya T, 2019).

3) TIGIT 및 CD96 차단

TIGIT와 CD96은 면역글로불린(Ig) 상과(superfamily)로 억제신호를 전달하고, 억제 수용체로 작용하고 DNAX 부속분자-1(DNAM-1)이나 CD226과 경쟁적으로 CD155와 CD112에 결합하는데 DNAM-1보다 그 친화력이 더 강력하다. TIGIT는 인체의 NK세포, Treg, 기억 T세포와 일부 CD8+ T세포에서 발현되고 종양의 미세환경의 TIL에서 그 발현이 증가되어 있다. CD155는 정상세포에서서는 매우 약하고 암세포에는 강하게 과발현되어 있는데, TIGIT와 CD155가 결합하면 NK세포독성과 IFNγ의 생산을 억제하게 되고 항TIGIT항체로 이를 차단하면 이러한 효과를 역전시키게 되고, 다음에 종양을 재이식 시에 기억반응을 촉진하고, 종양특이 T세포반응을 촉진하게 된다. 최근 연구에서 TIGIT가 낮은 NK세포가 매우 민감성이 높고, MDSC에 의한 면역억제에 저항성을 갖게 된다고 보고되고 있다(Sarhan D, 2016).

CD96과 CD155와의 상호작용으로 IFNγ의 생산을 억제하는데, CD96의 차단으로 NK세포의 IFNγ의 생산을 촉진하고 폐전이를 일으키는데 전이를 억제하는 효과를 보인다. 간암에서 CD96양성인 NK세포가 종양부위에서 증가하면 IFNγ와 TNFα의 생산이 감소하고, 퍼포린과 그란자임 B 치가 낮아서 NK세포의 기능이 상실된다. CD96에 대한 항체는 NK세포에 의한 항전이 효과를 촉진하고, 흔히 TIGIT는 PD-1과 같이 발현되므로 이를 차단하는 방법의 병합요법으로 더 효과적으로 면역반응을 유발할 수 있다(Dougal WC, 2017). 또한 다른 면역관문 억제제에 반응을 하지 않는 환자에서 사용될 수 있다.

4) TIM-3 차단

TIM-3는 CD4+T, CD8+T, Treg, NK, NKT 및 골수세포에 발현되는 면역글로불린의 상과이다. TIM-3의 리간드는 phosphatidylserine(PtdSer), 암태아성항원세포유착분자 1(carcinoembryonic antigen cell adhesion molecule 1: CEACAM-1), high mobility group protein B1 protein(HMGB1)과 galectin-9이다. TIM-3가 리간드에 결합하면 억제신호를 전달하여 면역세포의 억제, 면역세포의 무반응과 고갈을 초래한다. TIM-3는 폐암, 위암, 진행된 악성흑색종에서 발현되고 NK세포의 기능 이상과 고갈에 관여한다. 종양침윤 NK세포에는 TIM-3의 발현이 높고, 높을 경우 간암, 비소세포폐암과 자궁내막암에서 예후가 불량하다. 그리고 TIM-3를 차단하면 IFNγ생산, 세포독성과 NK세포의 증식이 의미 있게 회복된다. TNFα가 NK세포에서의 TIM-3 발현과 NK세포의 기능이상을 초래한다(Zheng Y, 2019). IL-21은 STAT1과 PI3K-AKT-Foxol 신호 경로를 활성화하여 TIM-3+PD-1+ NK세포의 고갈된 기능을 되돌릴 수 있다. 더욱이 TIM-3차단과 PD-1차단, 그리고 IL-21을 동시에 사용할 때 MHC I이 결핍된 진행된 종양 환자에서 고갈된 NK세포의 항종양효과를 되살릴 수 있다(Seo H, 2018).

5) LAG-3차단

LAG-3는 pDCs, B세포, NK세포, 활성화된 T세포에 발현되는데, 이의 리간드는 LSECtin과 MHC II분자이다. 편평상피세포암, 비소세포폐암, 난소암, 악성흑색종, 대장암, 섬유육종 등에서 종양침윤 T세포에 LAG-3, PD-1과 다른 억제수용체가 흔히 동시에 발현되기 때문에 LAG-3와 PD-1을 동시에 차단하는 것이 T세포의 고갈을 회복하고 종양의 성장을 차단하는데 단독으로 하는 것보다 효과적이다. 지속적으로 NK세포를 자극하면 표면의 LAG-3의 발현이 증가하게 되는데, 이때 LAG-3를 차단하면 NK세포의 세포독성을 재충전할 수 있다(Ben-Shmuel A, 2020).

6) PD-1차단

PD-1은 일차적으로 활성화된 T세포에서 유도되지만, NK세포, NKT세포, B세포와 골수세포에서도 발현된다. 건강인에서 PD-1+NK세포는 25%에 이르고 CD56dim 성숙NK세포에서 발현된다. PD-1+NK세포와 PD-1의 발현은 사이토카인 생산이 장애를 보이고, 세포용해작용이 감소하고, NK세포의 증식이 되지 않으며 기능적으로 고갈되어 있다. 항PD-1이나 항PD-L1으로 PD-1/PD-L1 작용을 차단하면 PD-1+NK세포의 기능을 되돌릴 수 있고 사이토카인의 생산도 증가시킨다(Concha-Benavente F, 2018).

임상적으로 PD-1의 차단은 T세포의 종양세포의 공격을 촉발시킬 뿐 아니라 NK세포의 항종양반응을 얻도록 한다. 특히 MHC 1발현이 안되거나 변이부하가 적은 경우 T세포가 비활성화되기 때문에 NK세포의 항종양효과를 촉진하는 것이 효과적이다. 실제적으로 대부분의 호지킨스 림프종은 MHC I이 감소되거나 음성이고 PD-L1의 발현이 상승을 보여주기 때문에 PD-1/PD-L1차단 면역요법에 반응하는 것은 NK세포의 항종양효과에 기인한다(Hsu J, 2018)

두경부암에서 세툭시맙(cetuximab)치료 후 PD-1+NK세포가 종양의 미세환경 내에서 증가하는데, PD-L1의 발현이 높은 종양에서 PD-1차단제(nivolumab)는 NK세포의 활성과 기능의 향상을 촉진한다.

7) 아데노신(Adenosine)경로의 차단

종양의 미세환경에서의 ATP는 저산소증, 세포고사와 염증으로 인해서 상승되어 있다. 종양에서 ATP의 이화작용은 세포 밖의 핵산분해효소인 CD39와 CD73에 의해 일어나는데 이들은 종양세포, 기질세포, Treg, MDSCs와 T세포에 과발현되어 있다. 아데노신치가 높으면 T세포, 수지상세포, 대식세포와 NK세포의 기능이 장애가 온다. 특히 아데노신은 NK세포의 A2AR에 부착하여 NK세포의 분화, 활성과 사이토카인의 생산과 세포독성을 억제한다. A2A수용체의 억제제나 적대자 혹은 항CD73단일클론 항체를 이용하여 아데노신의 경로를 차단하면, 암의 성장과 전이를 감소시키고 생존기간의 연장을 보인다(Stagg J, 2010).

8) IL-1R8

이는 ILR과 TLR신호에 반대작용을 하여 선천과 획득면역반응을 조절하는데, IL-1R8은 종양세포, 상피세포와 백혈구에 발현되는데, 특히 NK세포에서 높게 발현되고 직접 IL-18신호경로를 조절한다. NK세포에서의 IL-1R8결핍은 IL-18을 통하여 NK세포의 대사, 분화와 활성에 중요한 JNK와 mTOR경로의 활성화를 촉진한다. IL-1R8의 차단은 NK세포의 새로운 항종양 및 항바이러스 효과를 회복시키는 치료전략이 될 것이다(Molgora M,

[그림3-47] NK세포 기반 항암치료

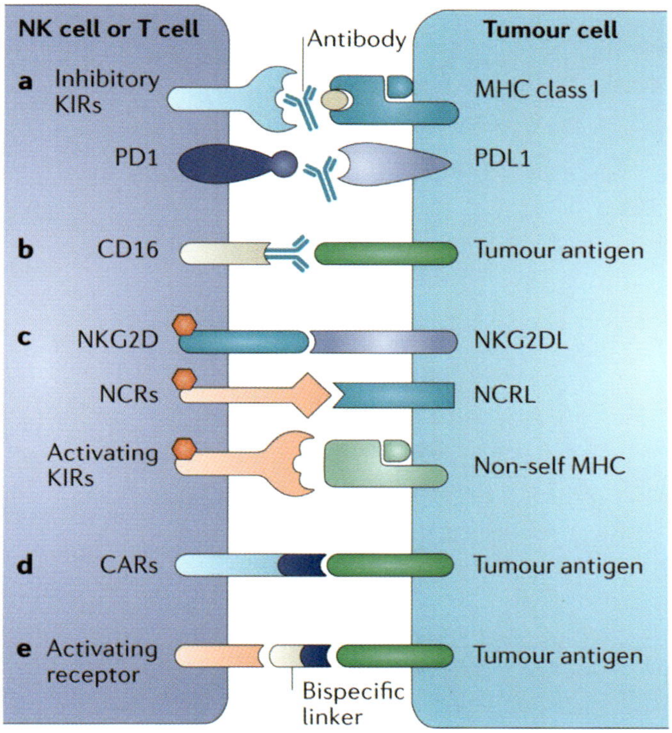

KIR(killer cell immunoglobulin-like receptor)
NCR(natural cytotoxicity receptor)
NCRL(NCR ligand)
NKG2DL: NKG2D ligand
PD1: programmed cell death protein 1

a NK세포의 억제수용체를 차단

b 타자의 세포주입 시의 KIRs과 MHC calss 1의 mismatch인 경우 NK세포의 억제작용하는 KIRs가 타자의 종양세포표면의 MHC class 1을 인식하지 못하게 하여 종양세포를 제거

c 종양세포에서 발현되는 항원에 특이하게 결합하는 CAR NK의 발현

d 활성화된 NK세포수용체와 종양의 항원과 양측에 특이하게 인식하는 양자특이적인 분자의 사용

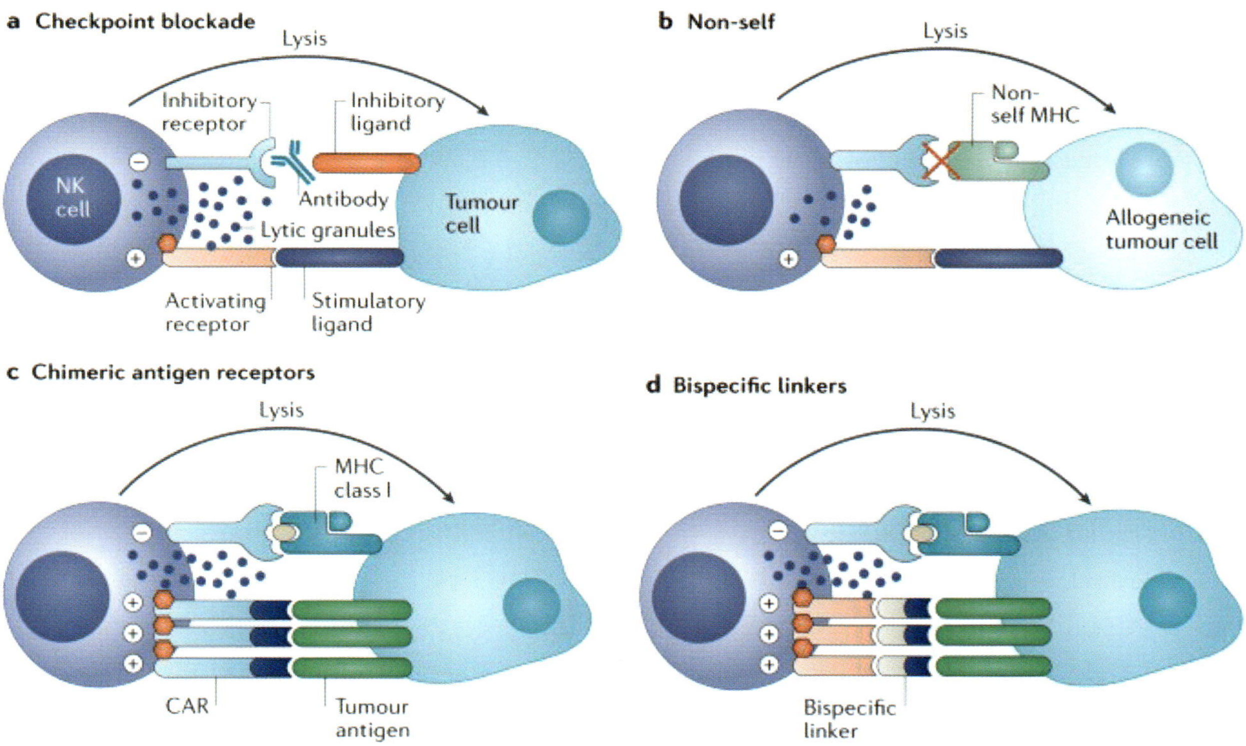

(Morvan MG, Lanier LL:NK cells and cancer: you can teach innate cells new tricks. Nat Rev Cancer. 2016 Jan;16(1):7-19.)

[그림3-48] NK checkpoint 수용체나 분자를 표적으로 하는 면역요법

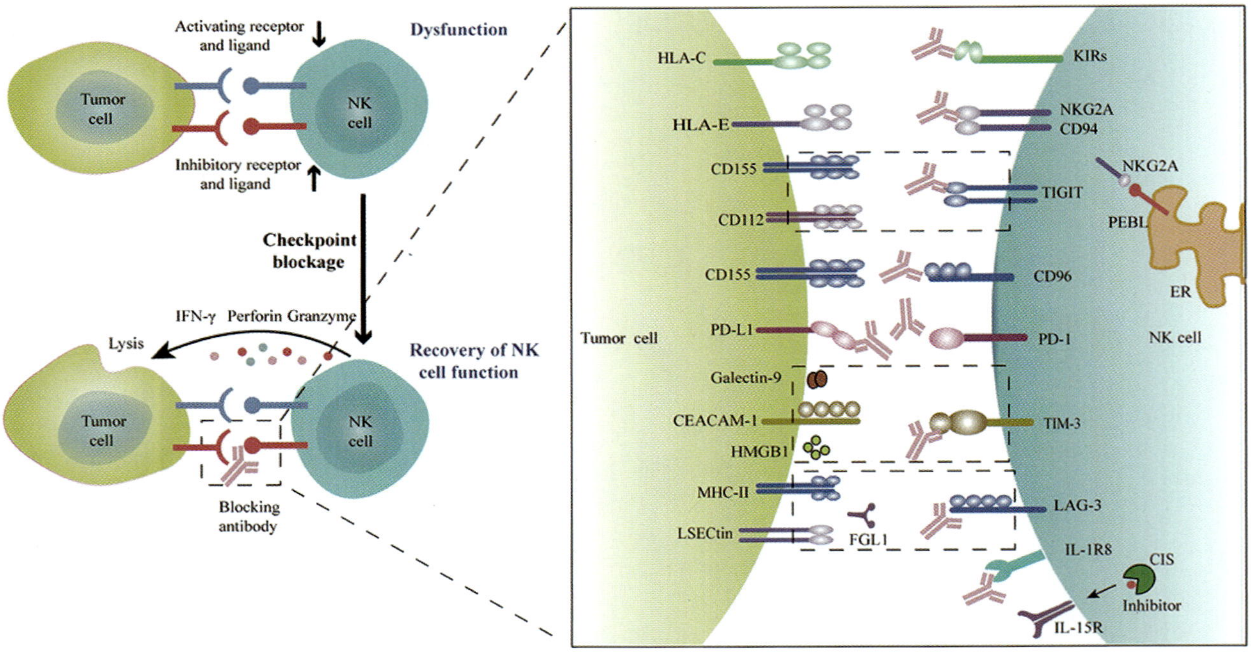

(Zhang C, Hu Y, Shi C: Targeting Natural Killer Cells for Tumor Immunotherapy. Front Immunol. 2020; 11: 60)

2017).

9) CIS
(Cytokine-inducible Src-homology-2 containing protein)

CIS는 사이토카인 신호의 억제 작용을 하는 NK세포의 세포 내 관문분자로서의 역할을 한다. CIS는 IL-15의 신호에 반대작용을 하는 역할을 한다. CIS를 없애면 IL-15에 대한 NK세포의 반응을 향상시켜서 증식, 생존, IFNγ의 생산과 종양세포에 대한 세포를 죽이는 능력이 증가한다.

10) E3 Ubiquitin Ligase CbL-b 및 TRIM29

E3 Ubiquitin Ligase CbL-b는 NK세포를 억제하여 전이를 조절한다. 그래서 이를 억제하거나 없애는 것은 NK세포의 항전이 활성을 유지시킨다. E3 Ubiquitin Ligase TRIM29는 IL12+IL18-활성화된 NK세포에서 상승되어 있고 이는 NK세포의 IFNγ의 생산과 역상관 관계를 보인다.

11) 복합요법

단일 면역관문억제제의 치료로는 반응율이 10-20%에 이르고 이들은 곧 내성이 생기게 된다. 그래서 여러 가지 면역관문억제제를 같이 사용함으로써 항종양효과와 반응율을 증가시킬 수 있다(그림3-47, Morvan MG, 2016, 그림3-48, Zhang C, 2020).

3-5-7 CAR-NK세포 치료

NK세포를 통해서 암에 대한 ADCC를 유발하는 최적의 세포를 만드는 항체공학은 이종특이세포살해세포(bispecific killer cell engager: BiKEs)항체나 삼종특이세포살해세포(TriKEs)항체를 만들어서 사용하는 것이다.

이종특이세포살해세포(bispecific killer cell engager: BiKEs)항체는 NK세포의 종양세포의 인지능력을 향상시키기 위해서 항CD16에 대한 scFv(single chain variable fragment)와 비호지킨스 림프종에서는 CD19/CD20과 같은 종양특이 항원에 대한 scFv를 연결하고, 급성골수성 백혈병에서는 CD33/CD123를, 호지킨스 림프종에서는

CD30를 연결하는 것이다(Davis ZB, 2017).

삼종특이세포살해세포(TriKEs)항체는 NK세포의 기능과 생존을 촉진하기 위해서 BiKE에 사이토카인 IL-15에 대한 항체를 추가하는 것이다. CD16-IL15-CD3 TriKE는 억제된 NK세포를 활성화시키고 골수이상증후군(MDS)과 급성골수성백혈병(AML)을 치료하는 NK세포기반 면역효과를 유발하였다(Felices M, 2016).

■ CAR-NK세포의 장점

CAR-T세포는 개별적이고 환자특이 세포독성을 갖지만, CAR-NK세포 치료는 규격품으로 생산하고 유통하는 것이 가능하고, graft-versus-host(GVHD)반응이 없고, 동종이계 즉 타자의 세포산물로도 바로 임상적으로 사용할 수 있다. 더욱이 조작된 NK세포는 자신이 가지고 있던 원래의 수용체 전체 집합체를 다 갖고 있기 때문에 CAR 특이성을 갖는 방법 외의 다른 기전으로도 항암효과를 나타내기 때문에 CAR표적항원의 소실에 의한 재발이나 저항성의 위험을 감소시킬 수 있다(Rezvani K, 2017).

자가이든 동종이계이든 이식된 CAR-NK세포는 CAR-T세포에 비해서 생체 내에서 지속시간이 제한적이어서 수일이나 수주 내에 NK세포 클론의 팽창과 타인의 NK세포에 대한 면역거부반응이 없기 때문에 생명을 위협하는 사이토카인유리증후군(cytokine release syndrome: CRS)이 생길 가능성이 적다. CAR-T세포는 GVHD 때문에 자가 T세포를 사용하는데 CAR-NK세포 치료는 전임상과 임상시험에서 혈액종양과 고형종양환자에서 홀배수동종관계(haploidentical)인 경우와 탯줄혈액에서 추출한 NK세포 치료에서 GVHD를 유발하지 않았다(Herrera L, 2019).

현재 적절한 CAR세포 치료의 가장 중요한 관건은 T세포이든지 혹은 NK세포이든지 종양세포에는 어디에나 있고 정상세포에는 없는 적절한 표적항원을 알아내는 것이다.

■ CAR-NK세포의 임상연구

현재 CAR-NK세포에 대한 연구는 전임상 단계이고, CD19, CD20, GD2 및 HER-2와 같은 많은 혈액종양과 고형종양의 항원에 대해서 이루어지고 있다.

혈액종양에 대한 연구는 B세포 암에 대한 CD19과 CD20-CARs를 이용한 CDR-NK세포 치료를 시행하였는데, CD19-CAR NK세포치료를 시행한 난치의 버키트 림프종(Burkitt lymphoma)에 대한 결과는 실망스러웠다. 그러나 건강한 공여자의 말초혈액에서 추출한 NK세포에 mRNA를 이용한 핵산침투로 만든 anti-CD20-4-1BB-CD3ζ CAR NK세포 치료는 16시간 내에 50–95%의 말초혈액의 NK세포에서 CAR 분자가 검출되었고, 실험실 내의 세포용해가 증가함을 보여주었다(Chu Y, 2015). 하지만 바이러스를 이용하지 않고 핵산침투(necleofection)나 전기천공(electroporation)을 이용한 경우 강력한 CAR유발 세포살해를 보이나 이들 CAR분자의 잔류시간이 짧아서 임상에서는 재차 주입이 필요하다.

고형종양에 대해서는 CAR-NK세포가 췌장암에서 시도되고 있다(Wang W, 2020).

■ 새로운 CAR-NK세포의 개발

1. 최근 탯줄혈액에서 추출한 NK세포에 CAR CD19에 대한 유전자를 첨가하고, NK세포의 생존과 증식에 필요한 IL15를 생산하는 유전자, 그리고 caspase-9을 유발할 수 있는 자살유전자를 넣은 새로운 CAR-CD19+ NK세포가 보고되었는데 동물실험에서 B세포 백혈병이나 림프암세포를 효과적으로 죽일 수 있음을 보고하고 있다(Liu E, 2016, 2018).

   현재 진행되고 있는 연구는 B세포악성종양과 골육종, 난소암과 유방암 등에서 시행되고 있다. 재발 혹은 치료되지 않는 CD19양성인 림프계의 암 환자에서 림프구를 고갈시키는 항암요법 후 iC9/CAR-CD19/IL-15 NK세포를 시험관에서 준비하고 환자에 주입하였을 때 커다란 부작용 없이 11명 중 8명에서 반응을 보였고 7명은 완전관해를 보였다(Liu E,

2020).

2. CAR-NK세포를 만들 때 NK세포의 CD38과 같은 표면의 분자를 없애는 유전자조작을 통해서 동종살해를 없애고 세포독성을 올리는 효과를 보고하고 있다(Naeimi Kararoudi M, 2020)
3. CAR-NK 세포주에 대한 연구가 진행되고 있다(Rezvani K, 2017).

■ NK세포기반 암의 면역치료의 실제

A) 자가 NK세포를 증폭하기 위한 자극 사이토카인(IL-2, IL-15)과 항체(CD16, BiKE, TriKE)를 투여한다.

B) PBMC, NK세포주, 혹은 hPSCs에서 추출한 NK세포를 자극제와 같이 주입하거나 CAR-NK세포로 주입한다.

C) NK-EV(extracellular vesicle)로는 엑소좀(exosome), 미세소포(microvesicle), 고사체(apoptotic body) 등 3가지 형이 있다.

이는 NK표지자(CD56)와 용해단백(FasL, 퍼포린)을 포함하고 있다(그림3-45, Weilei Hu, 2019).

■ '인간 유도 자연살해세포(drNK)'

인간 체세포로부터 암특이적 키메릭항원수용체(CAR)가 탑재된 자연살해세포(NK)를 직접 재프로그램밍을 통해서 전환·유도해 생산한다. 자가 및 동종 NK 생산에 폭넓게 활용될 전망이다(그림3-49).

■ 미래의 NK세포치료

NK세포는 항종양면역을 갖고 있고 이러한 면역작용은 암세포, 기질세포, 세포외기질 특히 대사작용과 관련이 깊다. 그리고 NK세포는 종양의 미세환경에서 강력한 면역반응을 촉발하기 때문에 NK세포 치료는 T세포 치료에 추가해서 사용할 수 있고, 현재의 T세포 기반 면

[그림3-49] '인간 유도 자연살해세포(drNK)'의 특성, 생산, 활용모식도

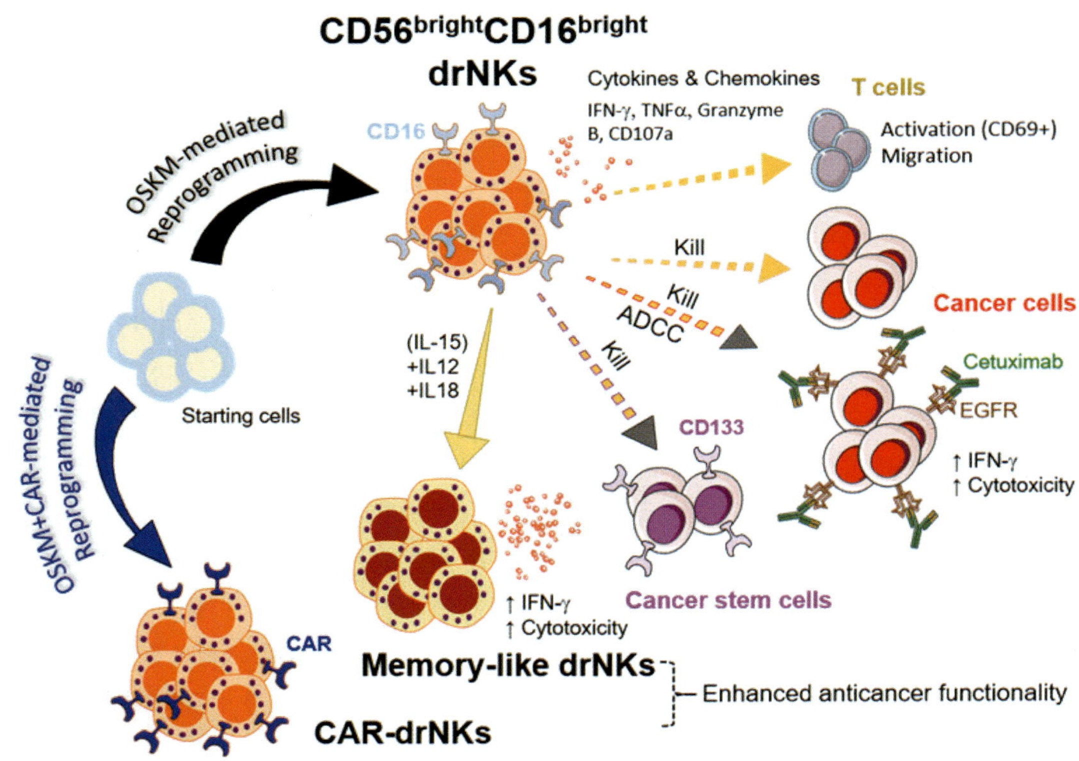

역치료에 저항성을 보이는 환자에서 희망이 될 수 있다. 암 치료의 면역반응을 활용하기 위해서는 종양의 미세환경에 대한 더 많은 연구가 필요하다.

현재까지의 접근방법은 전체 NK세포의 활성화와 팽창의 방법을 찾는 것이었는데, NK세포의 아형에 대한 이해가 증가함에 따라 조직과 암의 미세환경 내의 NK세포에 대해 더 많은 이해와 활용이 필요하다. 현재는 말초혈액의 NK세포를 사용하여 왔는데, 조직에 분포하는 trNK세포에 대한 연구로 특히 고형종양에서 이를 입양 NK세포치료에 활용하는 방법을 강구하여야 한다. 기억 NK세포(NKm)의 분화, 활성화와 생성에 대해서 더 많은 연구가 필요하고, 각기 다른 NK세포군에 대한 표지자 및 더 정확한 기능과 조절 경로에 대한 연구가 필요하다.

면역요법에서 'bottom-up' 전략이 필요하다. 즉 일차적으로 NK세포나 선천성림프양세포(ILCs)를 이용한 선천면역을 촉진하고, 다음에는 면역이 억제된 종양의 미세환경을 면역세포가 고갈되지 않도록 만들고, 최종적으로 획득면역반응을 촉진하는 전략을 사용하는 것이 좋다(Ben-Shumuel A, 2020).

3-6 면역억제세포를 표적으로 한 암의 면역치료 (Cancer Immunotherapy Targeting Immunosuppressive Cell)

암의 미세환경에는 암세포가 면역을 회피할 수 있도록 하는 다양한 세포들이 있어서 환자의 면역공격을 피한다. 이러한 세포에는 골수유래억제세포(MDSCs), 암연관섬유아세포(CAF), 조절T세포(Treg), 종양연관대식세포(TAM)가 있다. 이들 면역억제세포와 암세포 그리고 면역세포 간의 영향을 주고받아서, 종양의 미세환경을 형성하고, 결국 숙주의 면역을 피해서 종양이 성장하게 된다(그림3-51, Bandrinath N, 2019). 그래서 면역을 억제하고 암세포가 성장하도록 하는 이러한 세포들을 표적으로 하는 새로운 치료방법이 암을 치료하는 면역요법의 전략으로 대두되고 있다.

3-6-1 골수유래억제세포(MDSCs)를 표적으로 한 암의 치료(MDSC targeted therapy for Cancer)

면역억제는 암의 진행, 전이와 면역요법의 성패를 좌우할 중요한 역할을 한다. 미성숙 골수세포의 이질적인 집합체인 골수유래억제세포(MDSC)는 T세포와 NK세포의 활성을 억제하고, 종양의 성장과 전이의 틈새를 발생시키고, 면역요법에 대한 저항성을 촉진한다.

골수유래억제세포(MDSCs)는 림프절에서 조절T세포(Treg)의 분화를 촉진하고, TGF-β를 통해서 FOXP3의 발현을 증가시키고, ROS와 NO의 분비를 증가시켜서 T세포의 증식을 억제한다. 골수유래억제세포(MDSC)는 L-selectin(CD62L)을 파괴하고, T세포의 호밍(homing)에 필수적인 CD44와 CD162의 기능을 방해해서 T세포의 동원을 억제한다. 종양부위에서는 골수유래억제세포(MDSC)가 면역관문차단, 대사고갈과 억제분자 등을 통해서 T세포를 억제하고, 대식세포의 2형 대식세포로의 분화를 유도하고, 조절T세포(Treg), IDO, indolamine 2,3-deoxygenase을 통해서 T세포를 억제한다(그림3-53, Shi H, 2021)

특히 골수유래억제세포(MDSCs)는 조절T세포(Treg)와 함께 세포독성 T세포의 활성과 증식을 억제하여 종양의 증식과 전이를 촉진한다. 골수유래억제세포(MDSCs)는 Arginase 1(Arg1)과 iNOS를 완화하여 면역억제를 시킨다(그림3-51, Bandrinath N, 2019).

골수계 세포는 병원균, 조직손상, 만성염증과 암과 같은 위협을 없애기 위해 골수에서 골수백혈구의 생산이 증가된다. 암의 미세환경에서 PGE2, GM-CSF, G-CSF, M-CSF, SCF, S100단백, VEGF, TGF-β와 TNFα와 같은 염증친화적인 사이토카인의 발현을 통해서 만성염증이 유발된다. 이러한 사이토카인의 복합적인 효과는 골수유래억제세포(MDSC)의 분화를 왜곡하고 교란하게 된다. 만성염증과 함께 골수형성의 증폭상태도 암이 진행하고 퍼지게 하는 요인이 된다. 골수 내의 골수

[그림3-50] 암에서 골수발생의 분화의 단계

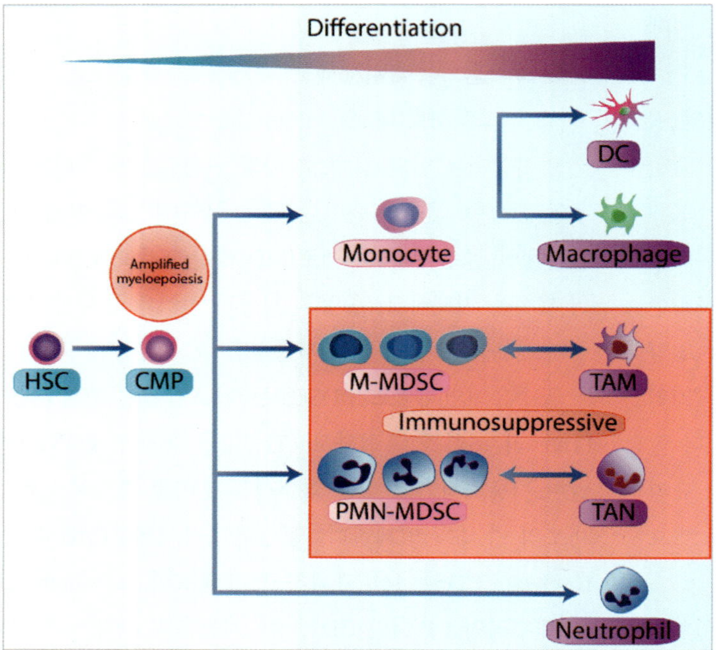

HSC: hematopoitic stem cell
CMP: common myeloid progenitor
PMN-MDSC: polymorphonuclear MDSC
TAN: tumor associated neutrophil

(Law AMK, Valdes-Mora F, Gallego-Ortega D.: Myeloid-Derived Suppressor Cells as a Therapeutic Target for Cancer. Cells. 2020 Feb 27;9(3):561)

[그림3-51] 종양의 미세환경에서의 CSCs, Treg, MDSCs, TAMs. CAFs의 면역회피와 종양발생의 기전

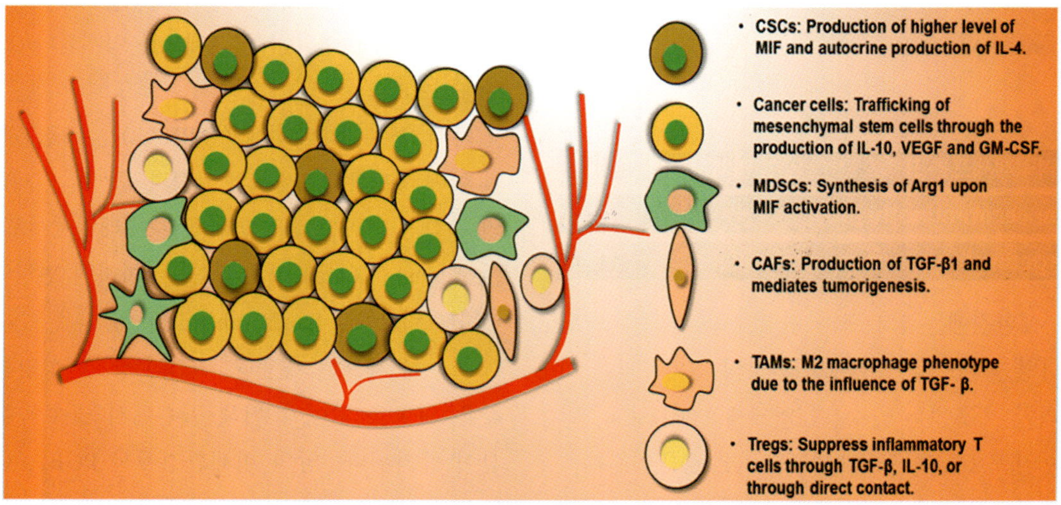

CAFs, cancer-associated fibroblasts; CSC, cancer stem cells; FAS, fas cell surface death receptor; MDSCs, myeloid-derived suppressor cells, TGF-β, tumor growth factor-beta; VEGF, vascular endothelial growth factor)

(Bandrinath N, Yoo SY: Recent Advances in Cancer Stem Cell-Targeted Immunotherapy. Cancers (Basel). 2019 Mar; 11(3): 310.)

[그림3-52] 골수유래억제세포(MDSCs)의 동원과 암의 진행과 전이에서의 역할

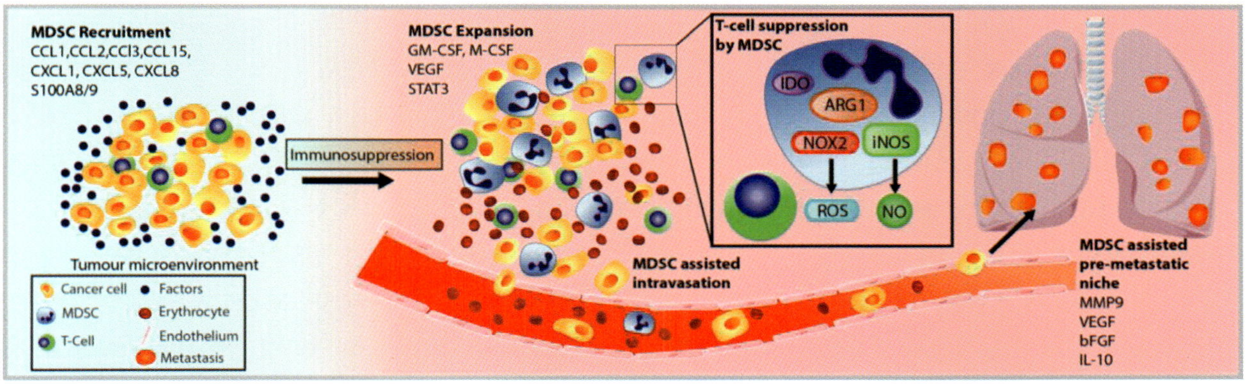

(Law AMK, Valdes-Mora F, Gallego-Ortega D.: Myeloid-Derived Suppressor Cells as a Therapeutic Target for Cancer. Cells. 2020 Feb 27;9(3):561)

[그림3-53] 골수유래억제세포(MDSCs)의 면역세포에 대한 영향

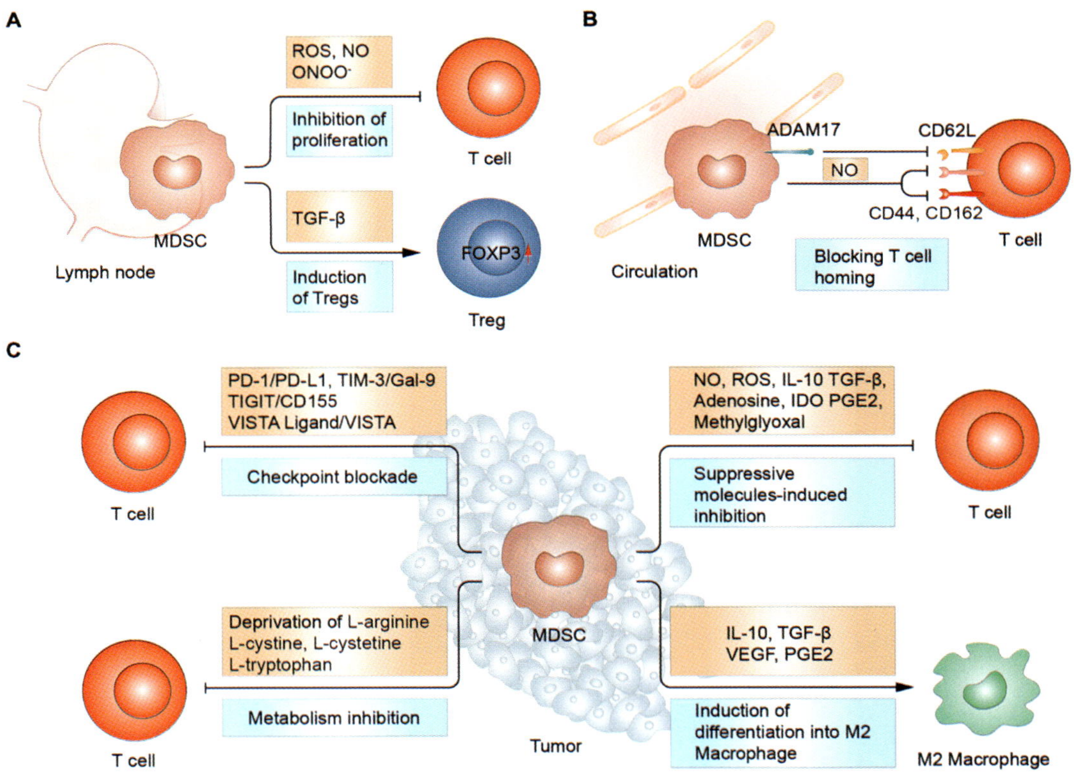

(Shi H, Li K, Ni Y, Liang X, Zhao X: Myeloid-Derived Suppressor Cells: Implications in the Resistance of Malignant Tumors to T Cell-Based Immunotherapy. Front Cell Dev Biol. 2021; 9: 707198)

유래억제세포(MDSC)는 말초의 림프양 기관과 종양부위로 모이게 되고, 암세포에 의해 분비된 성장인자로 인해 증식하게 된다(Law AMK, 2020).

골수유래억제세포(MDSC)는 두 그룹으로 나뉘는데 다형핵-MDSC와 단핵구성 MDSC이다. 인체에서 CD-11b+CD33+HLA-DR-/CD14+CD15-는 M-MDSC이고, CD11b+CD33+HLA-DR-/CD14-CD15+는 PMN-MDSC이다. 그러나 종양에 침윤된 골수유래억제세포(MDSC)를 생화학상으로나 기능상으로 명확한 구분을 하기는 곤란하다(그림3-50, Law AMK, 2020).

골수유래억제세포(MDSC)의 동원과 팽창은 종양의 미세환경과 암세포에서 분비된 인자들의 복합적인 작용에 의해서 조절된다. 이러한 인자들은 암세포에 의한 이동 신호가 종양 내로 골수유래억제세포(MDSC)를 동원하고, 팽창을 유도하는 인자들과 종양의 기질과 T세포에 의해서 분비되는 골수유래억제세포(MDSC)의 활성화 신호들이다.

골수유래억제세포(MDSC)를 표적으로 하여 MDSC의 종양친화적인 기능과 면역억제 활성을 제거함으로써 면역관문억제제의 효율을 강화하여 암을 치료하는 방법이 연구되고 있다. 골수유래억제세포(MDSC)는 gemcitabine, 5-FU, cisplatin, docetaxel과 같은 항암제와 COX-2 억제제에 의해서 사멸시킬 수 있고, docetaxel에 의해서 M1형으로 바꿀 수 있다.

PMN-MDSC와 M-MDSC가 종양으로 동원되는 데는 백혈구나 다핵구의 이동을 조절하는 인자들과 동일한 인자들이 관여하는데, M-MDSC를 종양으로 동원하는 데에는 CCL1, CCL2과 CCL5유발 케모카인의 연속작용에 의하고, 전이관련 대식세포의 활성화 기전은 CCR2 활성화 기전을 통한 CCL3에 의한다. PMS-MDSC와 중성구의 동원은 CCL2와 CCL3에 의한다(그림3-52, Law AMK, 2020). 원발종양 부위의 저산소증은 골수유래억제세포(MDSC)의 동원과 활성화에 관여하는데, 저산소증은 면역을 억제하고 전이가 발생하는 장기에서 전이의 틈새를 만든다.

골수유래억제세포(MDSC)의 활성화와 생존은 STAT1, STAT3, STAT6와 NFkB와 같은 signal transducer and activator of transcription(STAT)에 의해서 조절되는데, 암세포, 종양관련 간질세포와 활성화된 T세포가 이러한 신호경로를 시작하고 활성화시키는데 이는 TLR4, IL-1β, TGFβ, IFNγ와 IL-4의 발현을 통해서 이루어진다. 골수유래억제세포(MDSC)를 팽창시키는데 STAT가 가장 중요한 인자이지만, GM-CSF, M-CSF와 VEGF와 같은 인자들도 종양 내 MDSC의 농도를 높이는데 관여한다.

▪ 골수유래억제세포(MDSCs)를 표적으로 한 암의 치료 방법

골수유래억제세포(MDSCs)에 의한 T세포 반응의 감소는 치료에 저항성이 생기고, 면역요법의 효과를 감소시키며, 결국 환자의 예후를 나쁘게 한다. 골수유래억제세포(MDSC)를 표적으로 한 암의 치료방법은 1) 저용량의 항암요법이나 타이로신키나제 억제제를 이용하여 MDSC를 제거하는 것이고, 2) MDSC의 동원이나 이동에 관여하는 케모카인의 수용체를 표적으로 하여 종양의 미세환경에 MDSC의 동원을 방지하고, 3) ARG1과 iNOS의 발현을 억제하고 ROS의 생성을 감소시켜서 MDSC의 면역억제 기전을 약화시키고, 4) MDSC의 수를 줄이고 면역억제 기능을 제거하기 위해서 MDSC를 성숙골수세포로 분화시키는 것이다(그림3-54, Law AMK, 2020).

1. 골수유래억제세포(MDSCs)의 제거

5FU, paclitaxel, cisplatin, gemcitabine과 같은 항암제를 저용량으로 사용하면 효과적으로 골수유래억제세포(MDSC)를 제거하고 면역의 활성을 촉진할 수 있다(Eriksson E, 2016). 다형성 교아종 환자에서 수술 전과 후에 저용량의 capecitabine 300−450mg(대장암과 유방암에서 통상적인 용량은 1,250mg bid로 2주 투약하고 1주 휴지기)을 하루 두 차례 투여하고, 수술 후에는 capecitabine과 혈관신생억제제인 bevacizumab을 같이 사

용하여 순환하는 MDSCs를 줄일 수 있었고, 종양에 세포독성 림프구의 침윤을 증가시킬 수 있었다(Peereboom DM, 2019).

혈관내피성장인자(VEGF)도 골수유래억제세포(MDSC)의 팽창과 Treg의 동원, 혈관신생과 종양의 진행을 촉진하는데, 이의 타이로신 키나아제억제제인 Sunitinib는 신세포암에서 VEGF와 c-KIT신호를 차단하여 MDSC를 제거하고, STAT3를 억제하여 MDSC가 모여서 T세포를 억제하는 것을 역전시킬 수 있다. 그리고 S100A족단백을 표적으로 한 새로운 펩타이드가 개발되어 MDSC만을 제거할 수 있다(Qin H, 2014).

2. 골수유래억제세포(MDSCs) 이동의 차단

케모카인 수용체 CCR5가 CCL3, CCL4, CCL5리간드를 통해서 MDSC가 종양의 미세환경 내로 이동하는데 결정적인 역할을 하여서, CCR5가 발현되는 MDSC가 더 강력한 면역억제 기전을 갖는다. CCR5를 차단하면 MDSC의 동원과 면역억제 기능을 억제하고, 유방암의 전이를 억제하고 종양의 성장을 감소시킨다(Velasco-Velázquez M, 2012).

종양의 미세환경에서의 CCL2와 CCL5의 상승은 케모카인 수용체 CXCR2를 통한 MDSC의 동원에 관여하는데 이는 유방암에서 종양의 팽창, 전이, 상피기질이행과 T세포의 고갈을 초래한다. 췌장암 환자에서 CXCR2를 표적으로 치료 시에 MDSC수가 줄어들고, 전이가 감소하고, T세포의 침윤이 촉진되며, 항PD-1치료에 반응이 향상되고, 생존기간의 연장을 보인다. 그리고 CXCR2억제제는 PD-1면역요법, T세포 주입과 항암화학요법의 효과를 향상시킨다(Highfill SL, 2014).

CSF-1리간드는 타이로신키나아제 수용체인 CSF-1R과 결합하여 골수세포의 MDSC와 TAMs로의 분화와 팽창과 종양으로의 이동을 촉진하는 역할을 하고, CSF-1R는 췌장암과 유방암에서 상승되어 있다. 이를 표적으로한 치료는 T세포의 반응을 향상시키고, CSF-1R 억제와 면역관문차단제나 입양T세포치료 시에 항종양 T세포 활성을 올리고 종양의 퇴행을 향상시킨다. CSF-1R 억제제와 CXCR2억제제는 TAMs와 PMN-MDSC의 감소와 PD-1치료의 효과를 증대시키기 위해 복합제로서 사용된다. 임상연구로는 삼중음성 유방암에서 CXCR2표적 Reparxin, 진행성 고형암과 전이성 편평상피암에서 AZD5069(CXCR2), 재발성 교모세포암에서 Plexidartinib(CSF-1R), 전이성 대장암에서 Maraviroc(CCR5)이 치료에 사용되고 있다(Elliott LA, 2017).

3. 골수유래억제세포(MDSCs)의 면역억제 기전의 조절

PGE2는 MDSC의 동원을 통해 염증, 혈관신생, 종양의 진행에 관여하고 MDSC의 면역억제에 관여한다. COX-2는 PGE2의 합성경로에 관여하는데 COX-2를 표적으로 한 celecoxib는 MDSC의 기능을 억제하여, 면역요법의 효과를 촉진하는 면역조절 치료로 사용된다. COX-2억제제는 세포독성T림프구의 수와 면역반응을 향상시키고, 종양의 성장을 느리게 하며, 면역관문억제제나 수지상세포 기반 면역요법과의 시너지 효과를 보인다(Veltman JD, 2010).

Phosphodiesterase-5(PDE-5)억제제인 sildenafil과 tadalafil은 골수유래억제세포(MDSC)의 ARG1과 iNOS의 발현과 기능을 표적으로 하여 MDSC의 면역억제 기전을 차단한다. 임상적으로 PDE-5억제제는 두경부 편평상피세포암과 전이성 악성흑색종 환자에서 긍정적인 효과를 보였고, MDSC와 Treg를 폐기하였으며 종양 내 T세포의 활성화를 촉진하고 환자의 예후를 향상시켰다(Hassel JC, 2017).

항염증작용을 하는 스쿠알렌(Triterpenoid)은 MDSCs의 Nrf2유전자를 활성화시키는데, 이는 NADPH, NQO1, 힘산화효소(Hemeoxygenase) 등의 항산화효소의 발현을 조절하여 산화스트레스로부터 세포를 보호하는 역할을 한다. 합성 Triterpenoid인 CCDO-IM, CCDO-M2 등을 이용하여 Nrf2를 선택적으로 활성화시키면 세포 내의 ROS(반응산소족)의 생산을 감소시켜서 MDSC유발 면역억제를 차단하고, 전이를 감소시킨다. 그 외에 산화스트레스를 감소시키는 것은 NO이다.

STAT3억제도 MDSCs의 억제에 중요한 표적이다.

4. 골수유래억제세포(MDSCs)의 분화 유도

분화를 촉진하는 것도 골수유래억제세포(MDSsC)의 수를 줄이고 면역억제기능을 없애는 또 하나의 성공적인 전략이다. All-trans-retinoic acid(ATRA)는 MDSC에 분화 신호를 보내 대식세포와 수지상세포와 같은 성숙골수세포로 분화하도록 한다. ATRA치료로 글루타치온합성효소에 의해서 ROS의 생성을 중화하여 순환하는 MDSC의 수를 줄이고, 암백신 치료의 결과를 향상시키고, 수지상세포의 기능을 향상시키고, 항원특이 T세포의 반응을 개선시킨다(Iclozan C, 2013). 그 외에 casein kinase억제제인 tetrabromocinnamic acid도 Notch신호의 상향으로 골수세포의 분화를 유도하였다.

후성적인 유전자 재프로그램밍으로 class I histone deacetylase inhibitor(HDAC)인 entinostat를 사용하여 MDSC를 중화시킬 수 있다. 그리고 docetaxel과 paclitaxel과 같은 항암화학요법제도 MDSC의 분화를 유도하고 화학면역조절 효과를 보인다.

■ 골수유래억제세포(MDSCs) 표적요법과 면역요법의 복합요법

면역요법의 성공을 위해서는 선천과 획득면역을 동시

[그림3-54] 골수유래억제세포(MDSCs)를 표적으로 하는 암의 치료방법

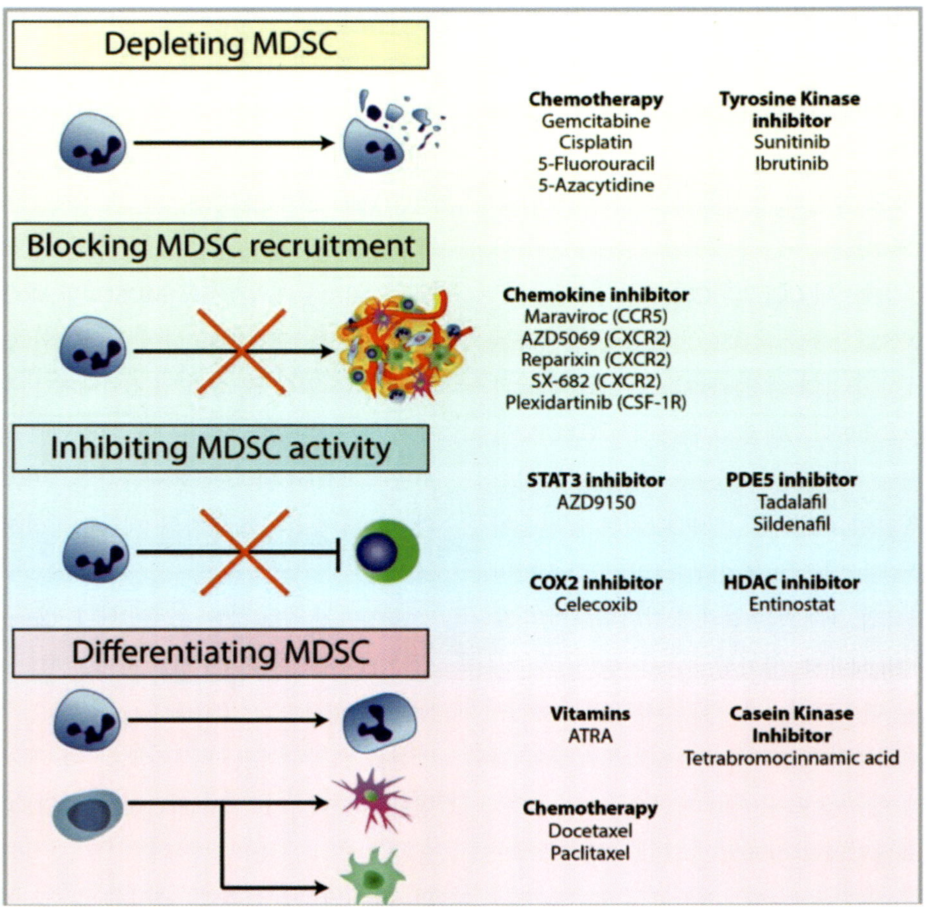

(Law AMK, Valdes-Mora F, Gallego-Ortega D.: Myeloid-Derived Suppressor Cells as a Therapeutic Target for Cancer. Cells. 2020 Feb 27;9(3):561).

에 시행하고, 종양의 미세환경의 면역억제를 완화하고, 항종양 반응을 다시 끌어내는 것이 중요하다.

1. 면역관문억제제와 MDSC의 제거

후성적인 조절 약물인 엔티노스타트(entinostat)와 t-azacytidine과 함께 항PD1, 항CTLA-4를 동시에 사용하여 시너지 효과를 보였다(Kim K, 2014). 엔티노스타트(entinostat)치료로 HER2(+)유방암과 전이성 췌장암 모델에서 면역관문억제제와 같이 사용한 경우 그란자임을 생산하는 CD8+T세포가 증가하였고 입양면역세포의 침윤과 기능의 향상을 보였고 종양이 없는 생존의 향상을 보였다.

2. MDSC의 이동차단 치료와 면역요법의 복합요법

소분자 CXCR1과 CXCR2 억제제인 SX-682가 단독으로는 효과가 없었으나 면역관문억제제와 입양T세포 치료를 같이 사용한 경우, CXCR2+ PMN-MDSCs의 침윤이 억제되었다.

■ 골수유래억제세포(MDSCs) 표적요법의 임상효과

말초혈액에서 MDSC의 수치가 높은 식도암 환자의 예후가 나쁘고, G-MDSC치가 높으면 수술 후의 패혈증이 잘 발생한다. 그리고 IL-6와 MDSC치가 식도암의 예후와 치료에 대한 반응과 밀접하다. 그래서 식도암에서 IL-6에 대한 치료로 라파마이신(rapamycin)이나 카세인 키나제억제제가 효과가 있을 것으로 생각된다(Chen MF, 2014).

위암환자에서의 말초혈액 MDSC는 대조군에 비해서 4배 높은데, M-MDSC는 암의 분화정도와 림프절 전이와 관계가 있었다. 이들 환자에서 epirubicin과 paclitaxel로 치료하여 MDSC치가 감소하였고 예후도 좋았다(Li N, 2018).

간암환자에서 말초혈액에서의 MDSC가 많으면 더 공격적이고, 치료의 임상적인 예후도 나쁘다. 골수세포는 MMP, serine protease와 cysteine cathepsin 등 세포의 유착을 파괴하는 물질을 분비하여 종양의 침윤과 전이를 용이하게 하고(Aggarwal N, 2014), MDSC는 MMP9을 분

[그림3-55] T세포기반 면역요법의 효과를 증대시키기 위한 MDSC표적전략

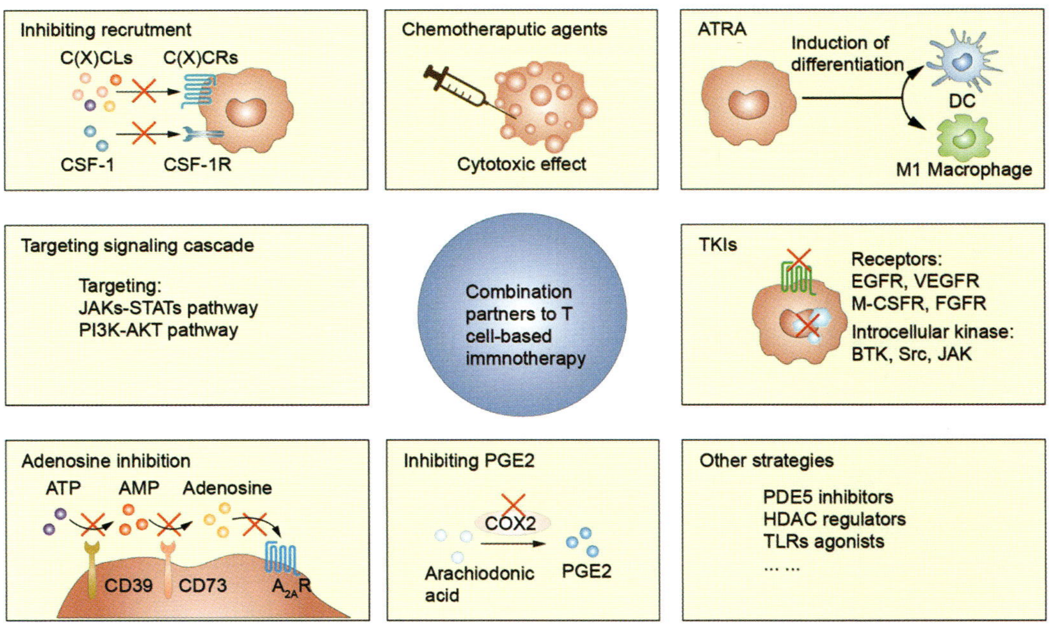

(Shi H, Li K, Ni Y, et al: Myeloid-Derived Suppressor Cells: Implications in the Resistance of Malignant Tumors to T Cell-Based Immunotherapy. Front Cell Dev Biol. 2021; 9: 707198)

비하여 혈관신생을 촉진한다.

췌장암에서 G-MDSC가 만성췌장염 환자나 정상 건강인보다 높은데, G-MDSC가 췌장암의 발생과 진행에 관여한다.

대장암세포에서 TGF-β, IL-10, ARG1과 같은 염증인자들을 생산하여 MDSC의 수를 증가시킨다. 그 결과 T세포이 증식이 억제되고 종양세포의 성장이 촉진된다. 대장암의 수술적인 절제 후에는 Treg와 MDSC가 감소한다(OuYang LY, 2015).

T세포기반 면역요법과 MDSC를 표적으로 하는 전략을 복합적으로 사용한 경우에 모든 복합전략이 시너지 효과를 보이는 것이 아니어서 대부분의 연구가 실패하였다. 그 이유는 면역계가 복합적이어서 예측하기가 힘들고, MDSC가 이질적인 세포들의 집합이고, 그들의 다양성과 시시각각 변화하는 표현형과 기능 때문에 더 많은 연구가 필요하고, 수많은 인자들이 관여하기 때문에 컴퓨터 보조를 받는 알고리즘이 필요하다고 생각된다(Shi H, 2021).

저자의 생각에는 저용량 케이프사타빈(capecitabine) 300−450mg을 하루두번 수술 전과 후에 투여하는 방법으로 MDSC를 감소시키고 종양에서의 세포독성 림프구의 침윤을 증가시키는 방법과 이에 더불어서 MDSC의 기능을 억제하는데 사용될 수 있는 실데나필(비아그라)과 스쿠아렌을 같이 줄 수 있다고 생각된다. 그러나 이의 효과에 대해서는 잘 디자인된 임상연구가 필요하다(그림3−55, Shi H, 2021).

3-6-2 조절T(Treg)세포를 표적으로 한 치료

■ 조절 T세포(Tregs)란?

조절 T세포(Tregs)는 면역계의 과민 반응을 막는 '자가 점검' 기능을 하며, CD4+, CD25+(IL-2Rα: IL-2 수용체 알파체인), Foxp3(forkhead box P3) 등의 표현형으로 통한다.

CD4+CD25+ Tregs는 전체 CD4+T세포의 5−10%이고, 순환하는 CD4+T세포의 1−3%에 이른다. Tregs의 종류는 tTregs(흉선유래조절T세포(Thymus-derived Tregs; tTregs)), 말초유래조절T세포(Peripherally-derived Tregs: pTregs), 시험관유도조절T세포(In vitro-induced Tregs: iTregs)로 구분한다. 그리고 기능상으로는 CD45RA와 Foxp3의 발현에 따라서 나누는데, Foxp3lowCD45RA+CD25low는 원시 혹은 휴지Tregs이고, Foxp3highCD45RA-CD25high는 활성화된 효과Tregs이며, Foxp3lowCD45RA-CD25low는 non-Treg로 분류한다. tTregs는 Helios와 Neuropilin-1의 발현이 높다.

CD8+Tregs: CD8+Tregs는 FOXP3의 발현이 CD4+Tregs에 비해서 더 낮고, CD45RC가 발현된다. CD4+Tregs는 MHC-II에 의한 항원을 인지하고, CD8+Tregs는 MHC-I에 의해 발현되는 항원을 인지하기 때문에 모든 세포에 대해서 반응하고, CD4+Tregs는 원시T세포를 억제하는데, CD8+Tregs는 주로 기억T세포를 억제하며 주로 IFNγ를 매개로 억제한다(FlippeL, 2019).

■ 조절 T세포(Tregs)의 기능

Tregs는 과도하고 조절되지 않은 면역반응을 억제하는데, 이는 T세포, B세포, 항원제시세포(APCs), 자연살해(NK)세포 등을 억제하여 획득과 선천면역을 억제한다. Tregs의 기능은 면역의 항상성을 유지하고, 면역 내성, 자가면역질환과 알러지의 발생을 억제하고, 항암면역반응을 조절하는 것이다.

결국 Tregs는 종양을 공격하는 면역세포를 억제하여 종양면역의 회피에 관여한다.

• 면역억제 기전

tTregs의 면역억제 기전은 CTLA-4를 통한 항원제시세포의 억제, IL-10, TGF-β와 IL-35와 같은 억제사이토카인의 분비, T세포를 사멸시키는 그란자임/퍼포린의 발현, IL-2의 소모와 ATP의 파괴를 통해서 이루어진다(Sakaguchi S, 2010).

tTregs는 T세포의 CTLA-4와 PD-1과 같은 수용체와 접촉하여 효과T세포의 증식과 기능을 억제하는 기능을

[그림3-56] Treg의 면역억제 기전

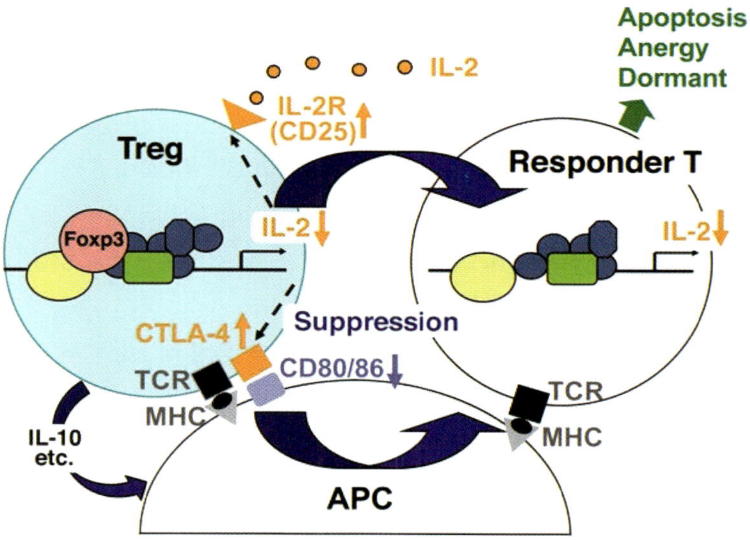

(Tanaka A, Sakaguchi1 S,:Regulatory T cells in cancer immunotherapy. Cell Res. 2017 Jan; 27(1): 109–118.)

갖고 있다. 반면에 pTregs는 TGFβ나 IL-10과 같은 수용성인자를 통해서 억제기능을 한다.

tTregs의 억제수용체를 통한 억제기전에 관여하는 수용체는 CTLA-4, Nrp-1, Galectin-1, LAG-3, CD39, CD73를 통한 아데노신 등이 있다. 그리고 pTregs의 수용성 인자를 통한 면역억제를 매개하는 물질은 IL-10, TGFβ, IL-35, FLG-2, 그란자임A/B와 퍼포린을 통한 T세포의 사멸, 아데노신이 있다.

Tregs는 종양세포를 공격하는 면역세포들의 면역반응을 억제하여 종양의 면역회피에 중심적인 역할을 한다. 그리고 Treg세포는 IL-2를 적게 생성하는데 Treg세포에 있는 IL-2수용체가 IL-2에 대한 친화력이 높기 때문에 주위의 IL-2가 고갈이 되어서 세포살해 T세포에서 사용할 수 없게 된다.

Tregs세포는 CTLA-4를 지속적으로 발현하게 되고, CTLA-4는 항원이 있는 세포 즉 암세포에 의해 발현되는 CD80/CD86를 억제하게 되고 이는 세포살해 T세포에 대한 자극신호를 억제한다. 그럼으로써 T세포수용체(TCR)에 높은 친화력을 갖는 세포살해 T세포가 세포고사로 죽게 되고 중등도의 친화력을 보이는 세포살해 T세포는 아네르기상태로 되고, 친화력이 낮은 T세포가 우세하게 된다. Tregs세포는 면역억제 사이토카인인 IL-10을 생성하고 이는 항원제시세포(APC)의 기능을 억제한다. Tregs의 면역억제 기전은 IL-2/IL-2수용체와 CTLA-4에 의한 기전으로 이루어진다(그림3-56, Tanaka A, 2017).

• 자가면역질환의 감소

모유를 먹은 아기는 생후 첫 3주간 조절 T세포가 급속히 늘어, 분유를 먹은 아기의 2배에 달했다. 조절 T세포는 또한 모유에 섞여 있던 모체 세포(maternal cell)에 대한 면역반응을 제어해 아기의 염증을 완화했다. 그런가 하면 조절 T세포의 기능을 지지하는 장내 균도 모유수유 아기에게 더 풍부했다. 결국 모유를 먹고 자란 아기는 실제로 분유만 먹은 아기보다 천식, 비만, 자가면역질환 등이 덜 생긴다.

■ 조절 T세포(Tregs)를 이용한 암의 치료

혈액과 종양조직 내에 pTregs의 수가 건강인에 비해서 많고, 종양에 있는 Tregs의 표면에는 말초에 있는 것에 비해서 CTLA-4, TIM-3, PD-1과 CD39 등의 억제 수용체의 발현이 증가되어 있다. 아데노신(adenosine) 또한 CD4+T세포로 부터의 분화, Tregs의 증식과 Tregs와 MDSC의 억제 기전을 촉진한다.

• 치료전략

Tregs를 표적으로 하는 치료는 선택적으로 Tregs를 고갈시키고, Tregs기능을 억제하고, 종양부위에 Tregs의 이동을 억제하는 방향이 있고 이는 암의 면역요법을 더 효율적으로 할 수 있도록 한다(Takeuchi Y, 2016).

1. Tregs의 제거방법

Tregs을 제거하면 항종양면역반응을 촉진할 수 있는데, 전신의 Tregs세포억제제를 사용하면 인체에 유해한 자가면역질환을 유발한다. 자가면역을 일으키지 않고 종양면역을 유발하는 효과적인 전략은 모든 FOXP3+T세포가 아닌 종양조직 내에서 지배적으로 많은 최종단계로 분화한 Tregs를 표적으로 하는 것이다. 예를 들면 효과Tregs세포에서 발현되는 CCR4와 같은 사이토카인 수용체 등 여러 가지 세포표면분자에 대한 단일클론항체 등을 이용하는 방법이 있다. 추가해서 Tregs세포는 CTLA-4의 발현이 높고, 증식이 활발하며, 고사가 잘 되는 경향을 갖고 있는데 이를 이용해서 Treg를 조절할 수 있다. 예를 들면 항CTLA-4항체는 Tregs를 죽이거나 Tregs의 면역억제 기능을 억제할 수 있다.

저용량 시클로포스포마이드를 50mg을 하루 두 차례 주면 전체 림프구 수를 유지하면서 Tregs를 제거할 수 있다. 그 이유는 Tregs는 세포독성 T세포에 비해서 세포 내에 ATP와 글루타치온(glutathion)의 농도가 낮아서 시클로포스포마이드의 독성에 더 민감하게 작용한다. 그래서 시클로포스포마이드는 Tregs, B, NK세포를 고갈시키고 동시에 종양특이T세포를 증가시킨다. 그래서 전이성 대장암 환자에서 더 긴 진행없는 생존기간을 보고하고 있다(Scurr M, 2017).

실제적으로 항CD25 단일클론항체(Daclizumab)를 이용하여 Tregs의 CD25를 표적으로 하는 치료가 전이성 유방암, 전이성 흑색종의 치료에 사용하거나 DC백신과 병합요법으로 사용하는 연구를 시행하였으나 유의한 효과를 보이지 않았다.

IL-2-디프테리아 독소 결합단백(Denileukin Diftitox)를 사용하였는데 Tregs와 효과 T세포가 동시에 고갈되었다.

antihuman CD25 MoAb가 개발되어 IL-2신호와 CTL의 활성을 유지하며 Treg를 감소시킬 수 있다.

2. Tregs의 종양 내 침윤억제

Tregs의 동원에 사용되는 케모카인과 케모카인 수용체는 종양세포와 대식세포에 의해서 생성되고, 저산소증도 CCL28의 생산을 유도한다고 한다. 그리고 CD8+Treg의 동원에 사용되는 케모카인과 케모카인 수용체는 유방암에서는 CCR4와 CCL22이고, 케모카인 수용체인 CCR4는 대장암, 경구 상피세포암과 호지킨스 림프종에서 발견되고, 난소암에서는 CCR4와 CCL22, CCR10과 CCL28과 CXCR4와 CXCL12가 관계되고, 췌장암에서는 CCR5와 CCL5가 관여한다. 이를 차단하는 항체나 소분자를 이용하여 이러한 화학주성을 차단하면 Treg의 수를 줄일 수 있다.

인체화한 항CCR4 단일클론항체인 KW-0761/mogamulizumab이 개발되었는데 아직 임상반응은 규명되지 않았다. 항CCR8 단일클론항체가 개발되었는데 종양 내의 CCR8+ Tregs가 감소하였고, 단독으로 혹은 PD-1억제제와의 복합요법으로 항종양효과를 보였다.

3. Tregs의 기능의 억제

Tregs에 과발현되어 있는 OX40나 GITR에 대한 단일클론 항체를 사용하면 Tregs가 감소하고 종양의 성장을 억제한다.

• Tregs표적치료의 임상효과

종양조직에 Tregs의 침윤이 많거나 CD8+T세포와 Tregs의 비가 낮은 경우에 악성흑색종, 비소세포폐암, 위암, 간세포암, 췌장암, 신세포암, 유방암과 자궁경부

[그림3-57] 효과적인 면역요법을 위한 복합요법

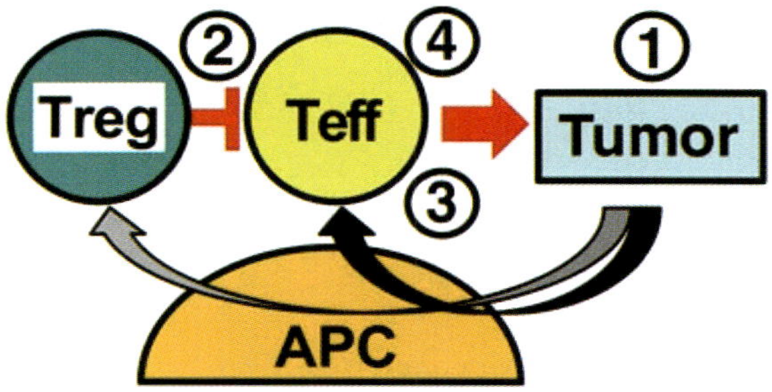

1. Immunogenic killing of cancer cells
2. Treg depletion or attenuation of Treg-mediated suppression
3. Strong and efficient antigen presentation (e.g., vaccine)
4. Activation and migration of effector T cells (e.g., immune checkpoint blockade)

(Tanaka A, Sakaguchi1 S.:Regulatory T cells in cancer immunotherapy. Cell Res. 2017 Jan; 27(1): 109–118.)

암 등의 여러 인체 암에서 예후가 불량하다.

향후 Tregs를 표적으로 하여 Tregs세포를 줄이거나 종양조직 내에서의 면역억제기능을 약화시키는 방법과 함께 암백신이나 면역관문억제제를 이용함으로써 종양특이 효과T세포치료를 활성화시키는 방법을 통해서 현재의 암 면역요법을 더욱 효과적으로 만들 수 있다(그림3–57, Tanaka A, 2017).

• **Tregs표적치료의 미래**

저자의 의견은 특정 암에 대해서 국소(local) 혹은 구역(regional)치료가 필요한 경우에 Tregs억제를 그 장소에 국한적으로 시도하는 방법 즉 간암이나 간전이의 사이토카인 유리색전치료, 복막암이나 흉강암의 국소투여방법과 절제 불가능한 국소암의 직접 주입방법 등을 활용하면 어떨까? 생각한다.

3-6-3 종양연관대식세포(TAMs)를 표적으로 하는 치료

M2형 대식세포는 암의 발생, 혈관신생, 면역억제, 약물재성과 재발이나 전이의 모든 과정에 관여하고 있다(그림3–58, Wang N, 2021). 종양에 있는 종양연관대식세포(TAMs)는 암세포와 함께 NF-kB와 STAT3를 활성화하여 염증친화적인 사이토카인인 IL-1β, TNF-α와 암세포의 고사를 억제하는 IL-6를 분비한다. 그리고 후생적인 변화를 초래하는 반응산소족과 반응 질소족을 유리하여 핵산의 손상에 대한 수리와 핵산의 변이를 멈추게 하고 암세포의 증식에 도움을 준다.

폐암, 피부암 등의 발암모델에서의 발암과정에서 M2 대식세포의 동원이 늘어나는 것을 보여주고 이를 억제한 경우 암의 발생빈도가 감소한다. 또한 종양연관대식세포(TAMs)가 악성고형종양의 혈관에 인접해서 존재하고 TAMs의 수와 혈관의 밀도와 비례한다. TAMs를 제거하면 혈관신생이 억제된다. 종양연관대식세포(TAMs)는 혈관신생을 유발하는 인자인 VEGF-A, 대식세포억제인자(macrophage-inhibitory factor: MIF), adrenomedullin(ADM), 혈소판활성화인자(platelet-activating factor: PAF), 혈소판유래성장인자(platelet-derived growth factor: PDGF), 기본섬유아세포성장인자(basic fibroblast growth factor: bFGF)와 TGF-β뿐 아니라 TNF-α, IL-1, IL-8과 단구화학친화단백–1(monocyte chemoattractant protein-1: MCP-1)와 같은 사이토카인도 분비한다. 종양연관대식세포(TAMs)에서 분비된 TGF- β는 M2 대식세포를 모이게 하여 종양의 섬유화와 저산소증을 유발한다.

대식세포는 기질금속답맥질분해효소를 생산하여 세

포 밖의 기질을 분해하여 암세포의 전이를 촉진한다.

종양연관대식세포(TAMs)의 침윤은 면역억제적인 미세환경을 만드는데, TAMs는 PD-L1, PD-L2, CD86과 CD80를 발현하고, CD8+T세포의 기능장애를 초래한다. 또한 TAMs는 IL-10, TGFβ, PGE2 등의 사이토카인이나 케모카인을 분비하여 Tregs를 동원하고 L-arginine을 고갈시켜서 T세포의 기능을 억제한다.

종양연관대식세포(TAMs)는 당분해효소인 hexokinase-2, phosphofructokinase와 enolase 1가 증가되어 있다. 암의 미세환경에서는 저산소증유발인자(HIF)가 많고,

[그림3-58] 암의 발생, 진행, 면역억제에서 TAMs의 친 종양적인 역할

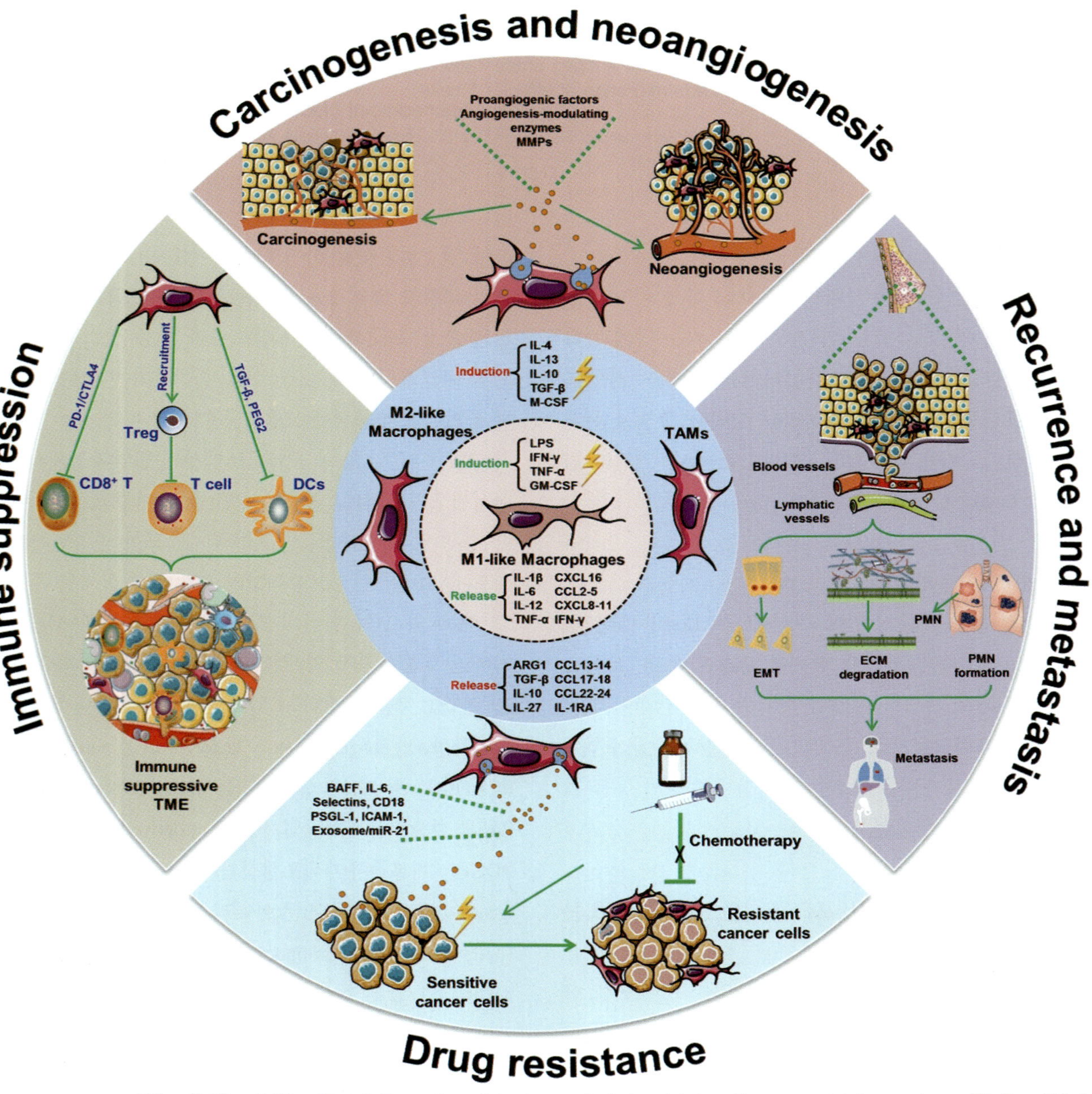

(Wang N, Wang S, Wang X, et al.: Research trends in pharmacological modulation of tumor-associated macrophages. Clin Transl Med. 2021 Jan; 11(1): e288.)

저산소증에서 암세포로부터 유리된 사이토카인과 젖산이 TAMs의 당분해 상태의 변화를 초래하고 M2표현형으로 가도록한다. 지방산의 대사가 종양의 성장에 중요한데, 지방산대사의 증가는 세포막의 형성과 에너지를 공급하여 암의 성장을 돕는다. 지방산의 산화는 IL-4에 의한 TAMs의 활성화를 유발하고, 지방산의 산화는 COX2/PGE2경로의 활성화로 암의 성장과 전이를 촉진한다. M2대식세포는 글루타민의 합성이 증가되어 있고, 알기닌(arginine)도 증가되어 있다. 트립토판(tryptophan)의 이화작용에 관여하는 indoleamine-2, 3-dioxygenase(I-DO)가 TAMs에 증가되어 있어서 T세포의 기능을 억제한다.

엑소좀은 30–100nm의 직경을 갖는 DNA, RNA와 단백질을 포함하는 지질의 두 층으로 형성되어 있는데, 엑소좀은 모든 세포에 유리되어 혈액, 소변, 양수, 기관지 폐포 관류액, 악성액 등에서 발견된다. 정상인에서는 2,000조의 액소좀이 있으나 암 환자의 혈액에는 두 배 정도로 많다. 최근 연구에서 엑소좀의 신호경로가 종양의 혈관신생, 전이, 약물내성과 면역조절에 결정적인 역할을 함이 알려졌다. 특히 TAMs에서 유래한 엑소좀은 세포의 이동과 침윤을 촉진하고 Wnt치가 높아서 상피간질이행(EMT)을 유도한다.

대부분의 암에서 독성항암제의 치료 후에는 TAMs의 밀도가 높아지는데, 아로마타제억제제에 내성인 유방암 환자에서 원발암에 TAMs의 침윤은 질병없는 생존기간과 전체생존기간의 감소를 가져온다. 그리고 TAMs의 표지자인 CD68은 항암제의 내성과 관계된 MDR1의 발현과 상관관계가 있다.

TAMs는 상피간질이행(EMT) 과정에 관여하고, 여러 암세포와 TAMs를 같이 배양할 때 간질세포의 표지자인 N-카드헤린과 비멘틴이 증가하고, 상피표지자인 E-카드헤린이 약화된다. TAMs에서 분비되는 IL-1β, IL-8, EGF, TNF-α와 TGF-β가 상피간질이행을 촉진한다. TAMs는 세포 밖의 기질을 파괴하는 기질금속단백분해효소(MMPs), 카텝신(cathepsin)과 세린단백질분해효소(serine proteases)와 같은 여러 가지 효소를 분비한다. TAMs는 SPARC/osteonectin를 합성하여 콜라겐IV를 축적하여 종양의 침윤과 다른 세포외 기질과의 결합을 촉진한다. 그리고 TAMs는 암세포의 혈관 내로 혹은 혈관 밖으로의 움직임을 촉진하고 순환계 내에서의 암세포의 생존을 돕는다.

■ 종양연관대식세포(TAMs)표적으로 한 암의 치료

종양연관대식세포를 표적으로 한 암의 치료는 TAMs를 제거하거나 친종양 활성을 없애는 방법으로 시도되고 있다. 그리고 이러한 방법들은 항암화학요법, 방사선요법이나 T세포기반 면역요법 등 다른 치료와 병합해서 그 면역의 효과를 증대시키는 방향으로 하고 있다(DeNardo DG, 2019).

■ 종양연관대식세포(TAMs)의 동원과 생존을 표적으로 한 치료

• 케모카인과 케모카인 수용체 신호차단

현재까지 50여 종류의 케모카인과 20 종류의 케모카인 수용체가 알려져 있는데, 케모카인은 4종류 CXC(7개의 수용체, CXCR1-CXCR7), CC(11개의 수용체 CCR1–CCR11), CX3C(CX3CR1)와 C(XCR1)가 있다.

중화항체를 이용한 CCL2차단은 유방암 모델에서 염증성 단핵구의 동원을 억제하고 폐 전이의 감소와 전체 생존기간의 증가를 보인다. CCR2의 경구용 억제제인 PF-04136309는 젬시타빈과 시너지 효과를 보여 전이를 억제하고, T세포의 반응을 증가시키며, 항암화학요법의 효과를 촉진한다. 또 다른 CCR2억제제인 CCX872는 췌장암 환자에서 FOLFIRINOX 항암요법과 PD-1억제제의 병합치료에서 좋은 결과를 보고하고 있다. 간암모델에서 CCR2길항제인 RDC018와 sorafenib을 같이 사용한 경우 종양의 성장과 전이를 억제하였다.

클로드로네이트(clodronate) 리포솜으로 TAMs를 제거한 경우 젬시타빈에 내성을 보인 췌장암에서 젬시타빈의 효과가 항진되었다(D'Errico G, 2019). 그리고 균상식

육종(mycosis fungoides)과 악성흑색종에서 사용되는 인터페론의 효과는 TAMs와 연관된 케모카인을 조절함으로써 효과가 생긴다. IFN-α2a와 IFN-γ의 자극으로 TAMs의 CCL17/18의 분비를 억제하고 CXCL10/11의 생산을 증가시킨다. 종양주위에 IFN-β를 주입하면 TAMs의 CCL17/22의 생산을 약화시키고, 반면에 CXCL9/11의 분비가 증가하여 PD-L1+TAMs의 동원이 감소한다. 그러나 인터페론을 이용한 암의 치료는 임상적으로는 아직 논란의 여지가 있다.

FcγR길항제와 같이 TAMs에서 발현되는 표적인자를

[그림3-59] 종양연관대식세포(TAMs)를 표적으로 하는 약물표적

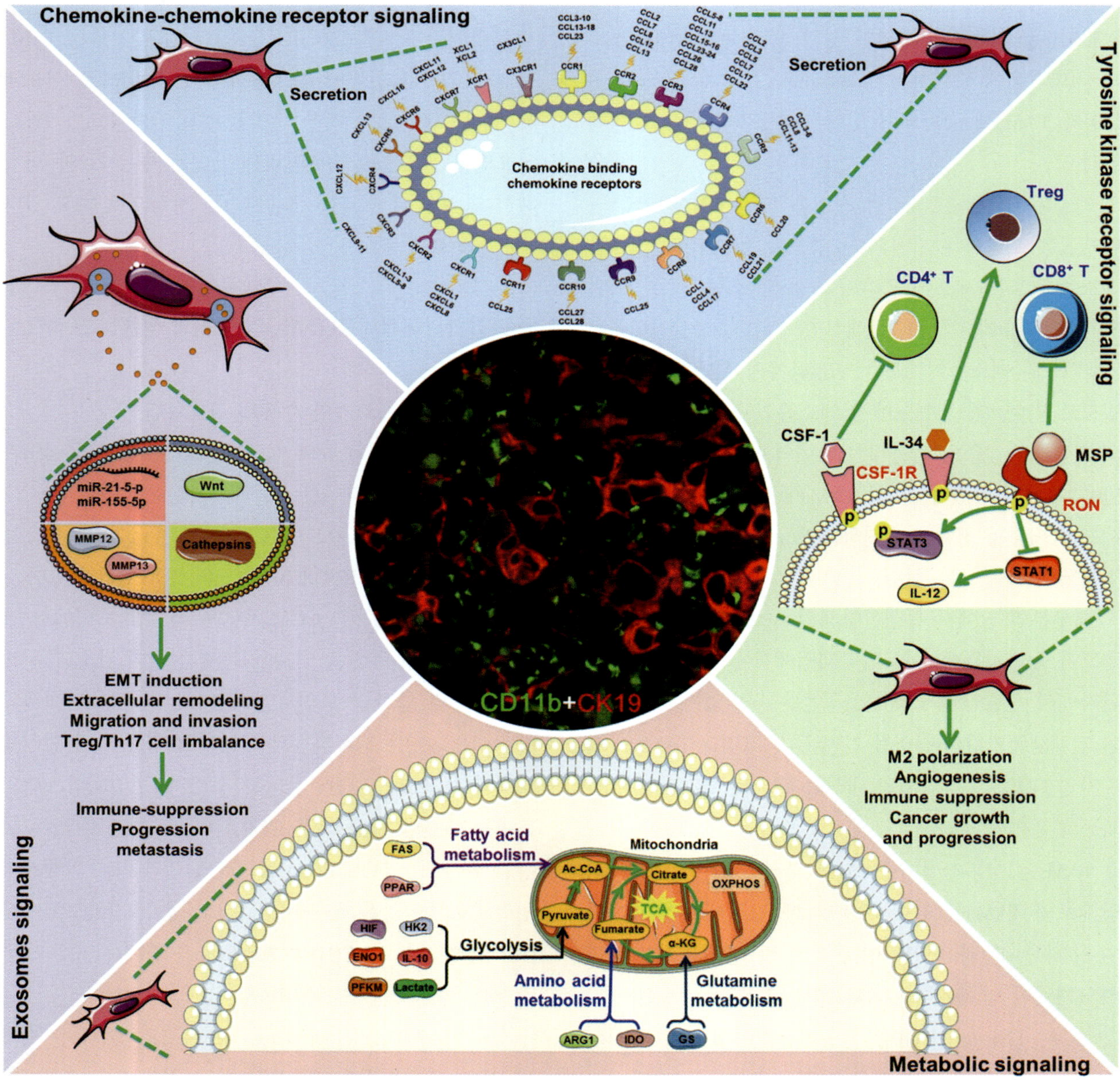

(Wang N, Wang S, Wang X, et al.: Research trends in pharmacological modulation of tumor -associated macrophages. Clin Transl Med. 2021 Jan; 11(1): e288.)

같이 사용하면 면역관문억제제의 효과를 증대시킬 수 있다.

■ 종양연관대식세포(TAMs)의 활성에 대한 표적치료

1. 타이로신 키나아제(Tyrosine Kinase)를 표적으로 하는 약제

RTK신호: 수용체의 변이나 과발현에 의한 RTK신호의 장애는 발암과 진행에 관여한다. RTK는 58종이 알려져 있는데 RTK족 중의 하나인 콜로니자극인자-1수용체(CSF-1R)는 TAMs에 높게 발현되어 있고, 이의 리간드와 결합하면 대식세포의 증식, 기능과 생존을 촉진한다. CSF-1R는 유방암, 전립선암, 췌장암, 위암 등에서 높게 발현되어 있고, 이의 밀도는 TAMs의 밀도와 밀접하고 예후가 불량하다. 대식세포의 CSF-1/CSF-1R신호는 CD4+T세포의 반응을 억제하고 Tregs세포의 생성을 유도한다. 더욱이 이는 혈관신생을 촉진한다.

RON은 대식세포의 표면에 있는 또 다른 RTK 중 하나인데, RON의 과발현은 많은 악성종양의 진행과 전이에 관계되어 있고 CD8+T세포의 항종양기능의 장애를 유발한다. 그리고 종양의 면역내성을 유발하는데 관여한다. RON의 비활성화는 성장, 혈관신생과 전이를 억제할 수 있다.

Mer타이로신 키나아제(MerTK)도 대식세포특이 RTK인데 이의 과발현도 암의 불량한 예후와 관계가 있다. 이의 활성화는 대식세포가 탐식세포와 면역원성 항원을 청소하여 면역내성을 유발한다. 대식세포의 MerTK의 차단은 종양의 면역원성을 증대하고, 항종양 면역을 촉진한다.

2. 비스포스포네이트(Bisphosphonastes)

비스포스포네이트는 파골세포에 의한 뼈 흡수의 억제제이다. etidronate와 clodronate가 만들어지고 이들은 세포 내에서 세포독성을 보이는 adenosine-triphosphate유사체로 대사되어 파골세포의 사멸을 유도한다.

TAMs의 당분해, 지방산의 산화와 아미노산의 대사를 표적으로 한 약물이 개발되고 있다. TAMs에서 분비되는 IL-6를 차단하면 대장암세포의 항암제에 대한 민감도를 올릴 수 있다.

■ 결론

종양연관대식세포(TAMs)에 대한 치료는 전통적인 치료나 면역요법의 효과를 증대시킨다. 하지만 TAMs를 표적으로 한 치료 방법은 더 많은 개발이 필요하다. 즉 암의 종류에 따라 대식세포가 침윤이 많은 경우 더 적합할지 혹은 TAMs를 없애는 것이 좋은지 혹은 재프로그램을 하는 것이 좋은지 아직 규명이 필요하고 독성에 대한 연구가 필요하다(그림3-59. Wang N, 2021).

3-6-4 호중구의 역할과 이를 이용한 암의 면역요법

종양에서 TGF-β가 많으면 호중구가 종양을 촉진하는 역할을 하게 되고, 반면에 전이전단계의 상태에서는 TGF-β가 낮게 되고 호중구가 세포독성을 갖게 되어 전이를 제한하게 된다. 암의 치료에서 TGF-β를 억제하여 종양촉진 호중구(N2 TAN)를 항종양호중구(N1 TAN)로 기능을 전화시킬 수 있다(Fridlender ZG, 2009). TGF-β 차단 상태에서 N1-TAN이 종양에 동원되고 높은 세포독성을 갖게 되고 친염증 사이토카인 치가 높게 발현된다. IFNβ가 N1-TAN을 유도하는데 IFNβ결핍 TAN은 ICAM1과 TNFα의 발현을 억제하여 종양세포의 살해력이 감소하고 NET가 감소하게 된다.

3-7 암의 백신요법

암의 백신요법은 종양에 특이적인 항종양 면역반응을 자극하고, 정상세포의 손상을 최소화하며 종양세포를 특이적으로 죽이며, 면역기억을 유발하여 종양이 재발하지 않도록 장기간 보호를 제공한다. 암치료 백신이란 암세포가 갖고 있는 암 특이적인 항원을 암 환자에게 투여하여 면역체계를 활성화시켜서 생체 내 면역기능이 활발하게 만들어서 암세포를 공격하도록 하는 능동적인 면역치료 방법이다. 이에는 암세포에서 발현되는 펩타이드, 핵산(DNA), 리보핵산(RNA), 바이러스 등의 특정 항원을 대상으로 하여 암세포 특이적 면역반응을 유도하는 "특이적 항암백신"과 생체 내의 전반적인 면역반응을 향상시켜서 암을 치료하는 "비특이적인 항암백신"이 있다.

암백신의 제작은 종양세포 자체, 종양세포의 일부 또는 정제된 종양항원을 이용하거나, 종양특이 DNA/RNA를 포함하는 세포를 이용하여 지속적으로 항원이 발현하도록 하거나, 특정항원이 발현된 단백질 또는 펩타이드를 이용하여 이들에 대한 항체를 제작하거나, 특정항원을 보유한 약화되거나 죽은 종양세포를 이용하거나, 특정 항원에 반응을 보이는 면역세포를 이용한다.

최근 차세대염기서열분석(NGS)과 새로운 생체정보학의 발달로 종양의 체성변이로 인하여 생기는 종양 특이적이고 바람직한 면역원으로 작용할 수 있는 종양에 대한 새로운 항원(Neoantigen)을 체계적으로 알아낼 수 있게 되었다. 그리고 각각 개인의 종양의 새로운 펩타이드 다양성의 결과 개인 맞춤형 암백신이 개발되었다. 암백신의 방향은 적절한 항원을 표적으로 새로운 항원특이 T세포 반응을 유발하거나, 기존의 종양특이 T세포 반응을 증폭시키는 방법과 암백신을 통해서 종양특이 T세포 반응의 폭과 다양성을 증가시키는 방향이 될 것이다(Hu Z, 2017).

3-7-1 암백신의 제조

항종양 면역반응을 일으키는 기본적인 방법은 종양특이 원시 T세포를 수지상세포와 같은 항원제시세포(APCs)를 통해서 활성화시키고 프라이밍시키는 방법이다(그림 3-60, Hu Z, 2017). 그런데 다양한 일차적인 면역저항과 획득된 면역저항의 기전으로 인하여 종양이 있는 인체에서는 항원을 조작하고 발현하는 단계에 많은 결손이 있을 뿐 아니라, 면역이 억제된 종양의 미세환경에서는 종양특이 T세포의 기능에 장애가 있다. 그리고 종양 간에 혹은 종양 내에서도 암세포 간의 이질성이 있어서 암면역치료를 개발하는데 중요한 장애 중의 하나이다.

암백신의 4가지 주요 부분은 종양항원, 제형, 면역보조물질과 보급전략을 적절히 만드는 것이다. 여기에서 서로 다른 항원에 대한 보조물질과 보급 방법, 용량과 주입경로와 스케쥴 등이 아직은 해결해야 될 문제들이다.

▪ 종양항원

면역요법에서 특정 형태의 종양에 대한 표적으로써 적합한 항원을 알아내는 것이 가장 우선적인 과제이다. 백신에서 암항원은 표적이 된 암세포의 세포사를 유발하는데 필수적일 뿐 아니라 독성 비특이적인 면역반응을 피하는 데도 필수적이다. 종양항원은 종양연관 혹은 종양특이 항원으로 구분할 수 있다. 새로운 종양특이 항원(neoantigen)은 진정한 종양 거부 항원이고 암백신의 가장 적합한 항원임이 많은 연구에서 밝혀지고 있다.

• 종양항원과 암백신의 역사

1890년대에 William B. Coley가 Streptococcus pyogenes에서 만든 세균독소를 반복하여 주사한 결과 진행된 육종 환자에서 종양의 퇴행을 보고하였다(Corey WB, 1891). 자가 종양세포를 이용한 최초의 종양백신은 1980년대에 개발되었고(Hoover HC Jr, 1985), 1990년대 초반에 최초의 인체 암 항원으로 악성흑색종의 종양 cDNA 발현 자료를 가진 종양특이 T세포를 조사하여 인체 암 항원으로 악성흑색종연관항원1(melanoma-associated antigen 1; MAGE1)이 알려 졌다(van der Bruggen P, 1991). 인체 종양항원은 종양유래 펩타이드와 MHC복합체로 부터 유리된 펩타이드의 염기서열을 다양한 방법으로 분석함으로써 발견되었다(Cox AL, 1994). 다른 항원 동정방법은 종양유래 cDNA발현 자료를 조사해서 환자의 혈청에서 B새포기반 cDNA발현 클로닝(SEREX)을 이용해서 항원을 알아내는 방법이고, 이런 방법을 통해서 암-고환항원 1(CTAGIA) 즉 NY-ESO-1을 알아냈다(Chen YT, 1997).

항원의 발견과 더불어 항원에 대한 면역내성을 극복

하는 방법과 항원을 주입하는 방법 등에 대한 노력이 배가되었다. 수지상세포는 1973년 발견되고 항원제시능력이 있음이 얼려졌다. 다른 복합 백신형태에 대한 노력도 생겼는데 전종양세포기반 백신에서 GM-CSF를 분비할 수 있도록 유전적인 조작을 한다든지, 인유두종바이러스 유발 암환자에서 예측되는 면역원성 바이러스 결정자를 주입하여 긴 합성 펩타이드를 만드는 방법으로 개발되었다.

2010년에는 자가 수지상세포기반 전립선암백신인 Sipuleucel-T가 미국 식품의약청의 인증을 받게 되었다(Kantoff PW, 2010). 그 후 신세포암, 췌장암 등에 대한 임상연구들이 시행되었다.

• 종양연관 항원(tumor associated antigen; TAA)

종양연관 항원은 태아나 면역특성을 갖는 조직을 제외한 정상조직에서는 발현되지 않지만 조직의 분화에 관계되거나 암세포에서 흔히 발현되는 항원을 말한다. 정상조직에 비해서 종양세포에서 10배에서 1,000배 과발현되어 있다.

종양연관항원(TAAs)은 종양세포의 생존이나 증식에 관계되는 단백이 될 수 있는데 이는 HER2, EGFR, p53, telomerase, survivin과 Ras가 있다. 그중 가장 중요한 과발현되는 종양항원은 인체상피성장인자수용체 2(human epidermal growth factor receptor 2: HER2), 인체테로머라제 역전사효소(human telomerase reverse transcriptase: TERT)와 항고사단백인 서바빈(survivin: BIRC5)이 있다. 그리고 종양의 대사와 관련 것은 엽산관련단백과 당수용체(GLUT1)와 MUC-1이나 메소셀린(mosothelin) 등이 있다(Vigneron N, 2015).

조직분화 항원은 종양과 그와 연관된 조직에서 특정세포의 리니지에 의해 발현되는 유전자에 코드화되어 있는데, 그 예로는 유선에서 발현되는데 유방암에서 과발현되어 있는 맘모글로빈-에이(mammaglobin-A), 전립선과 전립선암에서 과발현되는 전립선특이항원(prostate-specific antigen: PSA), 멜라닌 세포와 악성흑색종 세포에서 발현되는 T세포에 인지되는 흑색종항원(melanoma antigen recognized by T cells 1: MART1), 멜라닌세포단백인 PMEL과 타이로신분해효소(tyrosinase)가 있다.

암-고환항원(CTAs)은 생식세포나 영양막세포(trophoblast)를 제외한 정상적인 성숙 조직에서는 발현되지 않아 더 높은 암특이성을 갖는데, 이는 다른 암에서의 교차 발현율이 높다. CTAs는 60개 이상의 유전자가 코드화 되어 있는데, 그중 연구가 되어 있는 것은 흑색종 연관항원(melanoma-associated antigen: MAGE)족, 육종항원 1(sarcoma antigen 1: SAGE1)과 암고환항원 1(cancer-testis antigen 1: CTAG1A; NY-ESO-1)이 있다. 5T4암태아 항원(TPBG)과 같은 암태아 항원이 있는데 이도 종양에 특이성이 있다. 하지만 이들 종양연관항원(TAA)은 어느 정도의 중앙 면역내성이 있고 종양에 완전히 특이적이지는 않다.

• 종양특이항원(Tumor specific Antigen; TSA)

정상건강세포에서는 없거나 한정된 부위에만 존재하는 종양특이 항원을 암백신을 만드는데 사용할 수 있는데, 이들은 발생기에만 나타나거나 태반이나 고환 등 특별한 조직에서만 발현되는 MAGE항원, NY-ESO-1, 5T4나 암태아성 항원(CEA) 등이 있다(Vigneron N, 2015).

인유두종 바이러스와 연관된 자궁경부암, B형간염 바이러스에 의한 간세포암과 인체 헤르페스바이러스 8에 의한 카포시육종 등 바이러스가 유발하는 암 종양원성 바이러스 항원이 알려져 있다. 이들은 인체와 다르기 때문에 중심 면역내성의 대상이 아니고, 종양에 대해서 특이적이기 때문에 암세포에만 발현되어서 암백신에 사용하기가 매우 적합하다. 사실 이러한 항원을 이용한 백신은 인유두종 바이러스 연관 암에서 예방과 치료에 효과를 보이고 있다.

• 종양의 신항원(Tumor Neoantigen)

암세포는 정상세포에 비해서 높은 변이율을 보이고 이의 결과로 새로운 종양항원을 만든다. 이러한 변이는

[그림3-60] 효과적인 암백신의 기전과 구성요소

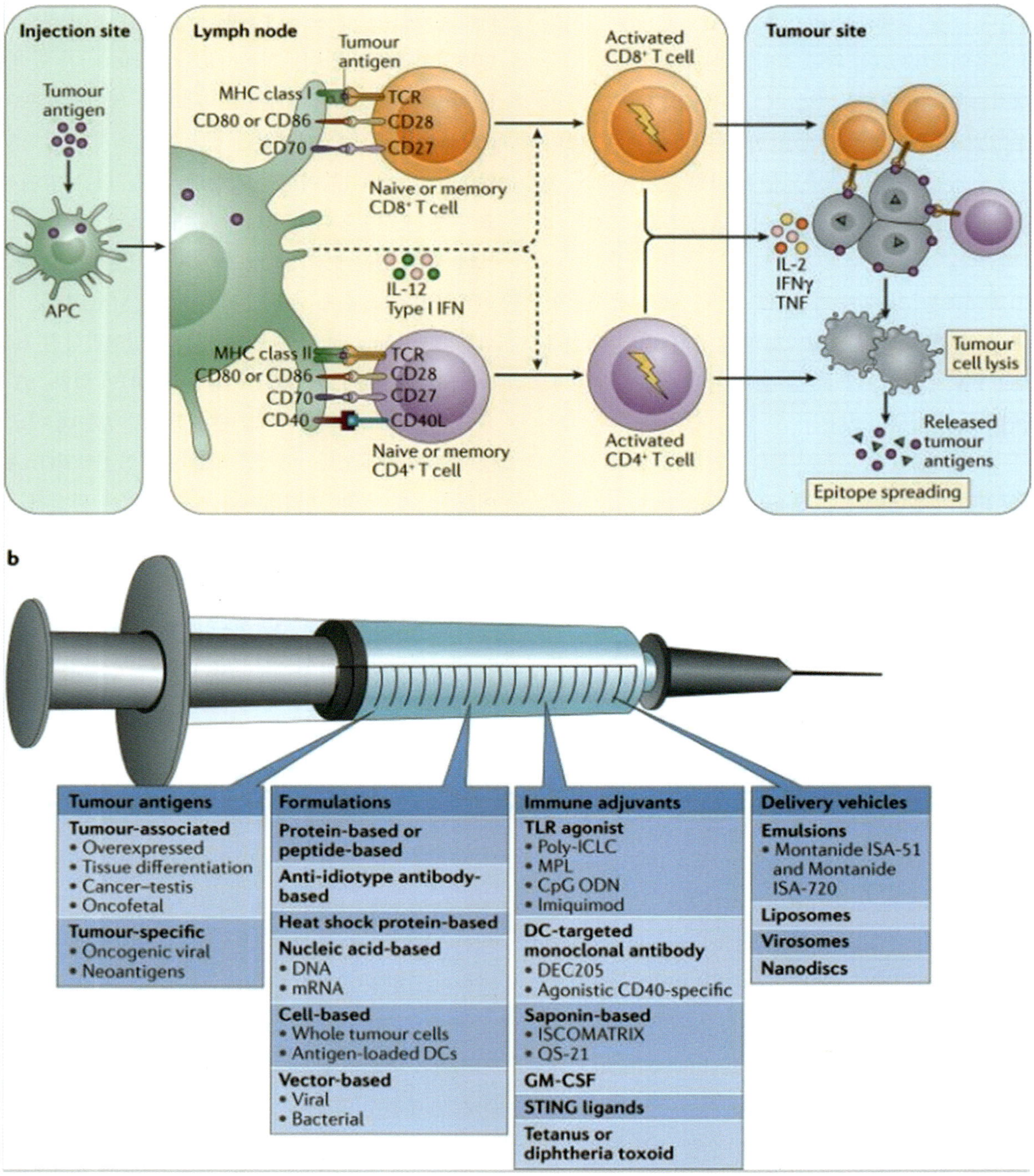

a: 종양항원의 발현과정: 항원이 접종부위에서 APC와 만나게 되고, APC는 림프관을 타고 림프절로 가서 T세포를 프라이밍한다. 종양특이 T세포 반응은 CD80-CD28, CD70-CD27, CD40-CD40L와의 상호관계를 통해서 촉진된다. 그리고 수지상세포에서 생산되는 IL-12와 I형 IFN에 의해서 동시에 자극된다. 이를 통해서 활성화된 CD4+와 CD8+ T세포가 증가하고 종양부위로 이동하게 된다.

b: 암백신의 4가지 주요 부분은 종양항원, 제형, 면역보조물질과 보급수단이다.

(Hu Z, Ott PA, Wu CJ.Hu Z, et al.:Towards personalized, tumour-specific, therapeutic vaccines for cancer. Nat Rev Immunol. 2018 Mar;18(3):168-182.)

점돌연변이(point mutation), 삽입이나 소실, 유전자의 융합을 포함한다. 또한 바이러스에 의해 생기는 종양은 바이러스의 단백이 신항원이 될 수 있다.

종양의 신항원은 체세포 변이의 산물로 만들어져 매우 종양특이적일 뿐 아니라 중앙면역내성이 없다는 면에서도 면역원성이 매우 높다. 종양의 염기서열분석을 통해서 MHC결합하는 항원결정기를 예측할 수 있게 되면서 환자별로 종양의 새로운 항원의 후보군을 알아낼 수 있게 되었고, 그들의 면역원성과 개인 맞춤형 백신의 개발에 활용하게 되었다(Yarchoan M, 2017).

신항원을 이용한 백신의 장점은 첫째, 신항원은 종양세포에서만 발현되기 때문에 진정한 종양특이 T세포 반응을 초래하여 표적 이외의 비악성 조직에 손상을 주지 않는다. 둘째, 신항원은 체세포 변이로부터 유래한 새로운 항원 결정기이므로 자가항원결정기에 의한 것과 같은 중앙면역내성을 피할 수 있다. 그리고 개인 맞춤형 백신을 통해서 신항원 특이 T세포의 반응을 유지하고 치료 후의 면역기억을 유지하여 재발을 방지할 수 있다(Blass E, 2021).

신항원은 효과적인 항종양 면역반응의 중요한 표적이 된다고 보고되고 있다(그림3-61, Hu Z, 2018). 신항원이 효과적인 이유는 첫째, 많은 신항원을 줄 때 더 강한 T세포 반응을 보이고 더 좋은 임상적인 결과를 보인다(Rooney MS, 2015). 또한 변이된 예측 가능한 면역원성 항원결정기가 비교적 높은 경우 환자의 생존이 향상되고, 대장암에서도 신항원의 부하가 높은 경우 종양침윤림프구(TIL)의 수가 많고 생존이 향상되었으며(Giannakis M, 2016), 자궁 내막암에서도 같은 결과를 보였다. 또한 변이부하와 면역관문차단제(CPB)의 치료에 대한 임상적인 반응도 악성흑색종, 비소세포폐암, 대장암에서 상관관계를 보였다. 둘째, 새로운 항원 특이 T세포군이 효과적인 항종양면역작용으로 인하여 팽창한다. 이는 악성흑색종 환자에서 anti-CTLA4치료 후와 비소세포폐암 환자에서 anti-PD1치료 후에 볼 수 있다. 셋째, 변이된 항원결정기를 가진 종양세포가 새로운 항원특이 T세포에 의해서 세포용해가 일어남을 볼 수 있다.

종양은 형질전환이 일어나고, 암이 진행하는 동안 수천의 서로 다른 체세포 변이를 일으키고, 그래서 클론

[그림3-61] 새로운 암백신의 개인맞춤형 종양특이암백신으로의 역할

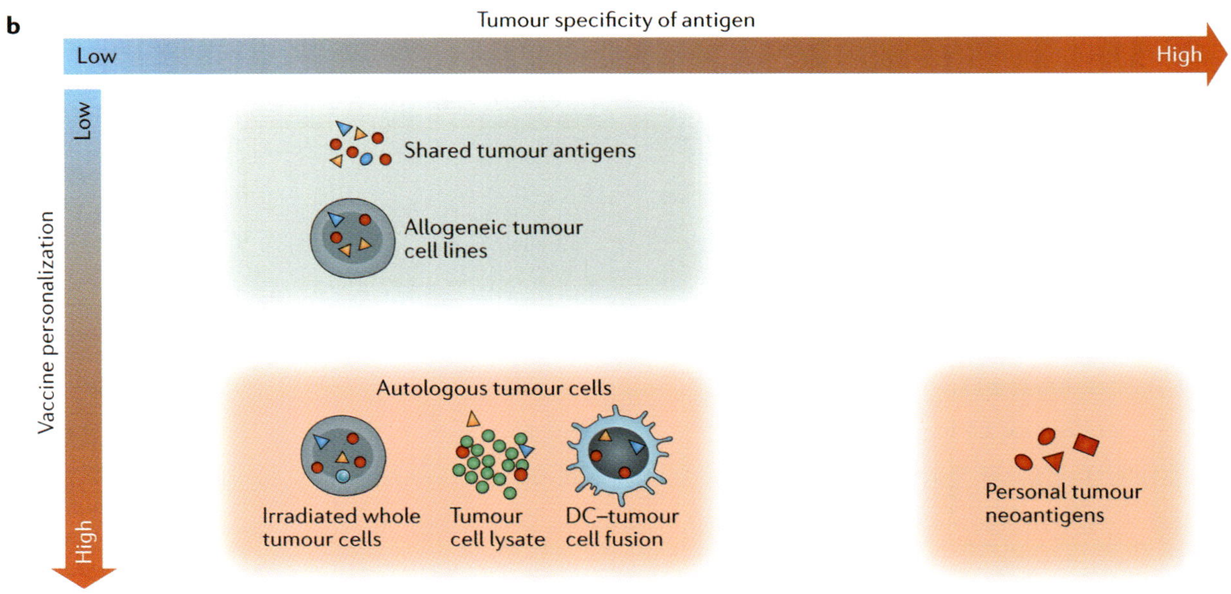

(Hu Z, Ott PA, Wu CJ.Hu Z, et al.:Towards personalized, tumour-specific, therapeutic vaccines for cancer. Nat Rev Immunol. 2018 Mar;18(3):168-182.)

의 이질성이 암의 기본적인 특성 중의 하나가 되었다. 자연적인 진행과 암에서 치료에 저항성을 얻게 되는 데는, 치료에 의한 압박에 살아남기에 더 적합한 아클론(subclone)의 종양세포가 성장하게 되면서 종양 내 클론이 이질적으로 된다. 종양의 체세포 변이는 승객변이(passenger mutation)와 운전자변이(driver mutation)로 구분되는데, 승객변이는 변이의 대부분을 차지하지만 세포의 적합성에 영향을 미치지 않으나, 운전자 변이는 세포의 5–20%의 적은 부분에서 일어나지만 악성클론으로서의 이점을 제공한다. 면역계의 관점에서는 승객이나 운전자 변이 공히 새로운 항원을 코드화하고 있다(Cox AL, 1994). 클론의 변이에 의한 신항원은 종양 내 모든 암세포에서 발현되므로 매력적인 면역적인 표적이 된다. 아클론변이에 의해 발현되는 신항원은 그 아클론에서 만 발현되므로 그 변이가 있는 클론을 제거하는 표적이 된다.

암세포는 많은 유전적인 이질성을 갖고 있어서 암에 대한 치료제는 종양에서 발현되는 하나의 항원보다는 여러 개의 새로운 항원을 표적으로 해야 면역회피를 피할 수 있고 치료의 효과를 높일 수 있다.

• 종양의 개인맞춤형 신항원의 동정(identification) 방법

DNA와 RNA기반 신항원의 동정: 종양특이 체세포 변이를 알기 위해서 환자 종양의 조직검사 검체와 비악성조직 샘플(말초혈액의 단핵구세포)을 얻어서 전체 진유전체(exome) 염기서열을 검사한다. 전체 진유전체(exome) 염기서열로부터 종양과 정상 핵산의 차이에서 종양특이 체세포변이를 알아낸다.

실제적으로 발현되는 변이 mRNA를 Sanger염기서열 분석이나 차세대염기서열분석(NGS)을 통해서 앰플리콘 시퀀싱(amplicon sequencing)으로 확인하여 유전자 변이의 발현에 대한 정보를 얻고 변이된 세포를 확인한다. 컴퓨터를 통해서 HLA class I 유전자(HLA-A, HLA-B, HLA-C)의 16,000개에 이르는 대립유전자를 분석하여 MHC펩타이드 결합 친화성을 검토하여 신항원의 후보군을 심사하여 면역원성 항원결정기를 갖는 신항원 펩타이드를 만든다. MHC 1결합 항원결정기는 팹타이드가 HLA결합 친화성이 중등도에서 강한 정도인 IC50이150nmol/l미만 인 경우에 CD8+T세포 반응을 유도하기가 좋다고 한다.

MHC I펩타이드 결합 홈은 끝이 닫혀있어서 8–11 아미노산의 길이를 가질 때 CD8+T세포에 표시하기에 좋은데, MHC II의 결합 홈은 끝이 열려있어서 더 길고 다다양한 길이의 펩타이드와 결합한다. 그래서 긴 펩타이드는 MHC II단백에 결합된 CD4+T세포 항원결정기에 발현시키기가 적합하다.

▷단백기반 신항원의 동정

파라핀 조직에서 단백을 녹여서 분리하여 신항원을 분리하는 방법이 개발된 이후 상업적인 키트로 개발되어 사용될 수 있다. 이러한 키트에는 QProteome FFPE Tissue Kit(Qiagen, Hilden, Germany), Liquid tissue MS prep kit(Expression pathology Inc, Rockville, MD) 등이 있다. 이러한 분리에는 열처리, 세제, 단백 변성제와 물리적인 교반 등의 방법을 동원한다. 집단질량분석(Mass Spectrometry; MS)를 통해서 복잡단백샘플을 분석하여 수백 가지의 단백을 동정하고 양을 측정한다(Mason JT, 2016).

암백신 치료에서 신항원기반 백신의 전체적인 기본관로는 1) 암조직과 정상조직의 샘플을 얻어서 DNA와 RNA를 추출한다. 2) 전체 진유전체(exome)와 전사유전체(transcriptome)의 염기서열을 얻어서, 3) GATK, VarScan2, FACTERA과 ANNOVAR 등의 잘 알려진 패키지로부터 서로 다른 종양특이 변이를 알아낸다. 특히 주위의 정상조직의 염기서열과 비교하여 작은 체세포변이를 알아낸다. 4) 진유전제의 변이가 mRNA로 전사된 것을 확인한다. 5) 4 digit HLA typing을 통해서 신항원이 HLA형에 특이성이 있음을 확인한다. 6) HLA형 특이적인 펩타이드임을 확인 즉 변이된 부위가 포함된 −19mer 정도까지 긴 펩타이드가 netMHCpan와 netMHCIIpan 같은 소프트웨어를 이용하여 환자의 HLA 형에 결합할 수 있을지 예측한다. 7) 신항원의 확인: 신항원의 면역원성을 특이 HLA와 결합하는 강도나 TCR의 인지 여부를 통해서 확인한다(그림3-62, Tay BQ, 2021).

▪ 백신의 제형(Formula)

암 게놈의 복잡성과 각 개인 간의 유전적인 다양성의 정도가 높아서 암백신의 제형은 암표적의 항원부에 대한 광범위하고 높은 개별성을 갖는 방향으로 만들어져야 한다. 일반적으로 암백신은 두 가지의 백신제형으로 나눌 수 있다. 전체 암세포 기반 백신과 같이 종양 내의 모든 항원을 표적으로 이루어진 것과 종양항원 특이적인 것이다. 전체 암세포 기반 백신의 효용성은 대부분의 면역원성 종양 항원이 정상세포에서 나타나는 다른 자가항원과 함께 희석되어 혼재한다는 것이다. 그래서 이는 체내에서 내부적으로 종양항원이 면역계에 노출되는 것과 유사하다. 반면에 종양특이제형은 단백질, 펩타이드, 핵산과 같이 약물학적인 화합물을 사용함으로써 특이한 면역원성을 유발하는데 초점을 맞춘 것이다.

• 종양세포기반백신

종양세포기반 백신은 자가종양조직이나 수립된 이질적인 종양세포주에서 유래한 방사선 조사된 손상되지 않은 종양세포나 종양세포 용해물로부터 만들고, 유전적으로 변형하여 GM-CSF를 분비하게 만든다(Jaffee EM, 2001), 예를 들면 세포주기반 백신은 이종 GM-CSF분비췌장암세포주를 기초(priming)백신으로 주고, 대부분의 췌장암세포에서 과발현되는 메소셀린(mesothelin)을 분비하는 Listeria-monocytogenes기반 백신을 추가(boost)백신으로 사용한다. 이러한 복합백신 전략은 생존율을 향상시킨다(Le DT, 2015).

자가종양세포는 각 개별 암에 대한 종양항원 특이 면역반응을 유발할 가능성이 있다. 그러나 자가종양세포는 자가면역반응을 예방하기 위해서, 면역내성을 갖고 있는 숙주의 프로테오좀을 갖고 있어서 정상세포와 구별하기가 어려운 단점이 있다.

• 종양항원특이 백신

종양항원특이 백신은 전세포 백신과는 다르게 면역반응을 일으키는데 필수적인 종양세포의 항원부분 만을 함유하는 백신이다. 수지상세포를 포함한 항원제시세포(APC)에 종양의 항원을 효과적으로 부가하는 전략들이 개발되고 있는데, 이 백신에는 항원 단백과 펩타이드백신, 종양항원이 코드화된 DNA/mRNA백신, 종양항원을 발현하는 재조합 바이러스벡터를 이용하는 방법 등이 있다.

▪ 보조제(Adjuvants)

염증이나 미생물의 자극 없이 지속적으로 미성숙 수지상세포에 의해서 항원이 발현되면 면역력보다는 면역내성이 생기게 된다. 그러므로 항원만으로는 획득면역을 유도하기에 부적합하고 효과적으로 백신을 주기 위해서는 면역보조제를 같이 주입하여야 한다. 더욱이 T세포를 효과적으로 촉발하기 위해서는 항원제시세포(APC)와 접촉하는 백신 항원이 파괴되지 않고 주입되어야 하고 이동되어야 한다.

백신보조제는 미생물로부터 만든 미생물연관분자패턴(microbial-associated molecular patterns: MAMPs)이나 병원균연관분자패턴(pathogen-associated molecular patterns: PAMPs), 세포의 손상이나 면역학적인 세포사에 의해 유리되는 손상연관분자패턴(damage-associated molecular patterns: DAMPs)이나 면역반응을 보조하는 내부에서 분비되는 사이토카인이 있다. MAMPs와 DAMPs는 항원제시세포(APCs)의 패턴인지수용체(pattern-recognizing receptor: PRRs)의 활성화를 통해서 Th1과 CTL에 의한 면역반응을 유발한다. 이러한 패턴인지수용체(PRRs) 중에는 Toll-Like Receptor(TLR)이 잘 알려져 있고, 이들은 TLR-2,-3,-3,-7,-8과 -9가 있고, 이중 세포 표면에 있는 TLR-2와 -4를 제외하고는 항원제시세포(APC)의 엔도좀에 위치한다.

효과적인 백신 보조제로는 TLR작용제가 있는데, 이는 TLR3 작용제인 poly-ICLC(polyinosinic–polycytidylic acid with polylysine and carboxymethylcellulose), TLR4 작용제인 monophosphoryl lipid A(MPL), TLR7 작용제 imiquimod, TLR7과 TLR8 작용제인 resiquimod와 TLR9 작용제인 CpG oligodeoxynucleotide(CpG ODN)이 있다(Maisonneuve C, 2014). poly-ICLC는 면역성이 높은 황열백신에 대해서 선천면역신호경로를 유도하고, 난소암 환자에서 펩타이드 백신의 면역원성을 증가시킨다.

암백신에서 사용되는 다른 패턴인지수용체(PRR)는 세포질의 핵산센서인 cGAS로 세포질 내의 핵산의 농도를 감지하여, 인터페론유전자자극(simulator of interferon genes: STING)경로를 활성화시킨다. 세포질 내 RNA센서인 RIG-I는 바이러스 dsRNA를 감지하는데 이러한 세포질 내의 핵산센서경로의 자극제는 암의 면역요법의 보조제로 사용된다.

사이토카인은 면역반응을 활성화시키고, 면역세포를 특정 위치로 동원하거나 증식을 유도한다. IL-2, IL-12, IFNα와 IFNβ는 T세포, NK세포, 항원제시세포(APC)의 생존과 활성화를 증가시키는데 사용하고 있으나 독성이 문제가 된다. 백신주입부의 항원제시세포(APC)에 대한 케모카인이 사용되는데 이는 항원발현과 면역세포의 활성화를 촉진한다. 이러한 케모카인은 수지상세포와 대식세포 같은 항원제시세포의 동원에 관여하는 DDL3와 DDL4 같은 케모카인이 사용되고, XCR1은 CD103+수지상세포에 친화력이 있는데 인지수용체인 XCR1을 발현시키고 CTL을 생성한다. 항원제시세포보다는 T세포의 동원에 관계되는 케모카인인 CXCL10과 CXCL11은 종양 내에 활성화된 T세포의 침윤을 증가시킨다. 성장인자를 분비하여 면역세포의 증식을 촉진하는 케모카인 중에서 GM-CSF는 수지상세포를 증폭하여 GVAX라 불리기도 한다. 활성화된 NKT세포에서 많은 종류의 사이토카인이 분비되어 암 면역요법의 보조제로 사용되는데, CD1d-bound α-Galactosylceramide(α-GalCer; KRN7000)에 의해서 항원제시세포를 활성화시키고, IFNγ와 IL-4를 분비하여 수지상세포를 성숙시키고, 항원특이T세포 반응을 촉진한다.

암백신의 효율을 높이는 전략은 외부의 보조제와 함께 암 자체에 의한 내부적인 DAMPs를 유리하여 자가보조백신을 만드는 것이다. 현재의 항암요법, 방사선요법과 면역요법과 같은 치료에 의한 암세포의 면역원성 세포사를 유발하여 죽어가는 종양세포로부터 열충격단백(heat-shock proteins: HSPs), adenosine-triphosphate(ATP)나 high mobility group protein B1(HMGB1)과 같은 DAMPs를 유리하는 것이다(Gulley et al, 2017).

NY-ESO-1치료의 면역보조제로서 사용되고 있는 것은 세균 펩타이드 복합물로 Coley's독소, granulocyte–macrophage colony-stimulating factor(GM-CSF), 불완전 Freund's 보조제, Toll-like receptor(TLR)작용제 CpG, resiquimod와 poly-ICLC와 지질매트릭스가 사용되고 있다(Dhodapkar MV, 2014).

수지상세포는 선천면역과 획득면역반응 사이에 중요한 가교 역할을 하므로 수지상세포 내의 항원을 직접적인 표적으로 하는 것은 더 특이적이고 강력한 면역반응을 만든다. 수지상세포의 새포내섭취(endocytosis) 수용체인 DEC205(LY75)를 표적으로 한 단일클론항체는 항원발현의 효율을 증가시키고(Jiang W, 1995), 면역원성과 백신의 항종양 활성을 향상시킨다. DEC205dp에 특이성을 갖는 단일클론 항체와 종양항원인 NY-ESO-1을 결합시킨 CDX-1401은 체액 및 세포면역을 유도하였고 항종양 활성을 보여주었다. CD40로 자극하여 생기는 수지상세포의 초기 엔도좀(endosome)에 대한 특이성을 갖는 암백신 항원은 시험관에서 교차 항원성을 보이는 것으로 봐서 항체를 이용한 CD40의 자극은 매력적인 백신 보조제로 생각된다.

ISCOMATRIX는 콜레스테롤, 인지질과 사포닌으로 구성된 사포닌기반 면역보조제인데 항원을 세포질 내로 빨리 유도하여 수지상세포에 의한 효율적인 세포내섭취를 촉진하고 CD8+ T세포의 교차 프라이밍을 촉진한다. 여러 가지 ISCOMATRIX기반 백신이 안정성과 T세포 반응을 유도하는 결과를 보인다(Davis ID, 2004). OS-21도 사포닌 기반 보조제인데 많은 백신치료의 임상에서 면역보강제로 사용되었다(Ragupathi G, 2011).

■ 공급방법

백신의 면역원성을 증가시키는 전략은 백신 접종하는 국소에 염증반응을 일으켜서 항원제시세포가 접종 부위로 동원되도록 하여, 백신 항원을 섭취하고 공정을 유도하여 림프절에서 T세포에 발현되거나 교차발현되도록 만드는 것이다. 유화액과 알루미늄염은 주사 부위에 축적되어 항원의 관류림프관으로의 빠른 이동을 막아서 염증을 유도하고 서서히 항원을 유리하도록 한다. 알루미늄염은 오랫동안 사용되었는데 이는 세포면역보다는 액체면역을 유도한다. 광범위하게 사용되는 암백신의 공급수단은 Montanide ISA-720와 Montanide ISA-51과 같은 물과 기름의 유화제이다. 고위험 질 상피내암에서 E6와 E7 종양단백에 대한 긴 펩타이드를 Montanide ISA-51를 통해서 백신 주사한 결과 CD4+ 및 CD8+ T세포 반응을 유도하였고 47%의 환자에서 완전한 임상적인 반응을 보였다(Kenter GG, 2009).

리포솜(liposome)은 합성 인지질 매개체인데 이는 림프를 통해서 이동하고 국소의 림프양 기관에 도달하게 된다. 이를 통해서 항원은 세포 내와 세포질의 항원제시세포 경로에 들어가게 되고 백신의 항원을 활용하게 되

[그림3-62] 신항원백신의 기본적인 구도

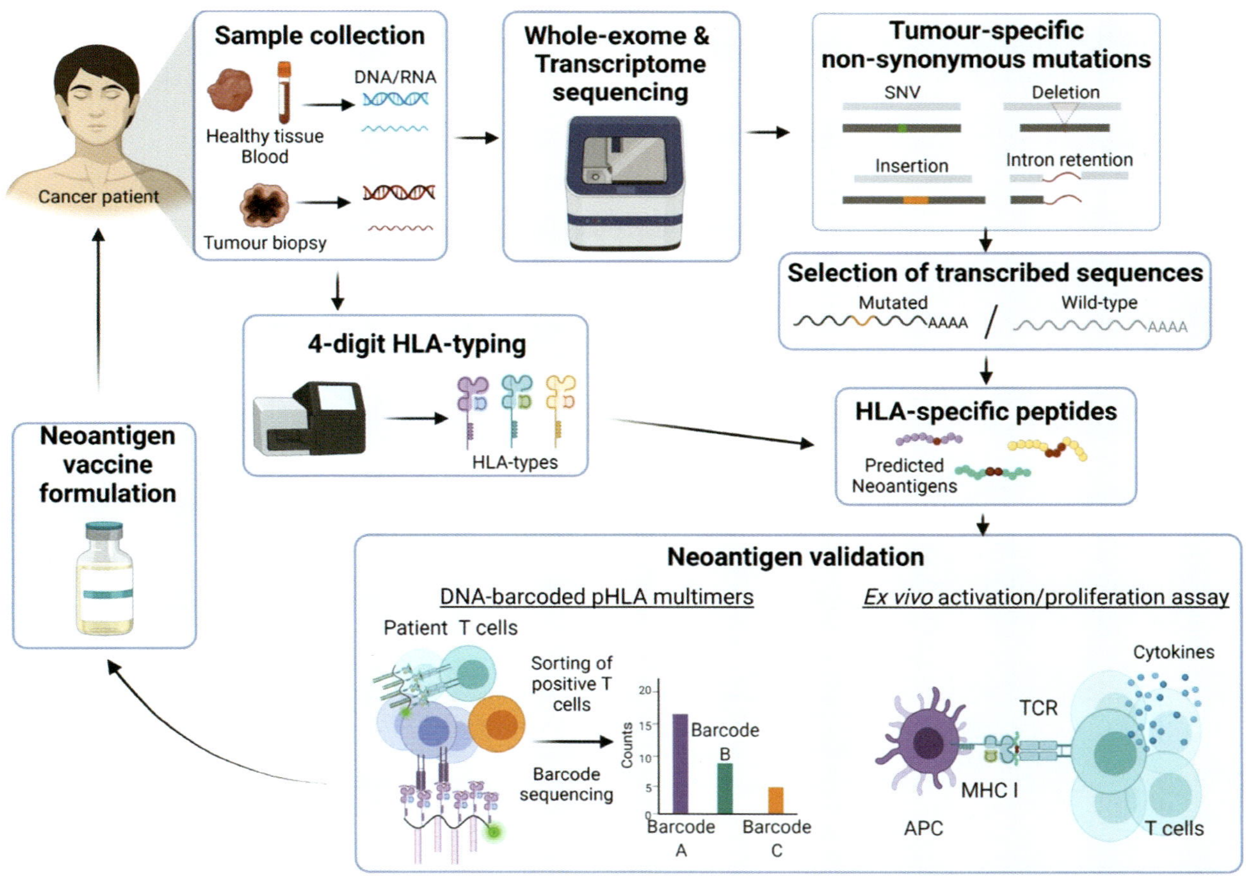

(Tay BQ, Wright Q, Ladwa R, et al:Evolution of Cancer Vaccines—Challenges, Achievements, and Future Directions. Vaccines (Basel) 2021 May; 9(5): 535)

며 면역조절분자가 관류되는 림프절에 도달하게 된다. 합성된 고농도 지질단백 나노입자는 펩타이드와 TLR9 작용자인 CpG를 같이 공급하게 되어서 매우 많은 항원 특이 세포독성 CD8+T세포를 유도하게 된다.

바이로솜(Virosome)은 리포솜의 변형인데 융합되는 바이러스 단백을 포함하는데 전이성 유방암 환자에서 연구되고 있다(Wiedermann U, 2010).

3-7-2 수지상세포 백신요법(Dendritic Cell Vaccine)

수지상세포는 면역계에서 가장 강력한 항원제시세포(APC)이다. 수지상세포는 내부로 들어와서 단백분해 과정을 거친 항원을 CD8+와 CD4+ T세포의 MHCI과 MHCII라 불리는 MHC에 제시함으로써 획득면역반응을 시작한다. 그리고 수지상세포는 완전한 항원을 B세포에 제시하여 항체반응을 촉발한다. 그래서 수지상세포를 이용한 백신요법이 매력적인 표적이 된다.

수지상세포 백신요법은 수지상세포를 환자의 혈액에서 추출하여 암 항원을 같이 배양하여 암세포를 인식할 수 있게 하고 난 뒤에 주입하는 방법이다. 체내로 들어간 수지상세포는 T세포에 암세포에 대한 정보를 주어서 암세포를 죽게 할 수 있는 방법이다. 즉 암 환자 자신의 암에 대한 면역반응을 향상시키는데 목표가 있다. 더욱이 이러한 세포치료는 독성의 위험이 적고, 항암과정 중의 T세포 이외의 즉 NK세포와 같은 다른 항암면역 조절 기능을 유지 한다는 점이 유리하다.

수지상세포 백신요법은 펩타이드를 이용하여 체외 수지상세포를 생성하여 CD4+ 및 CD8+ T세포를 통한 종양면역을 성공적으로 유발하였다. 현재까지는 단핵구로부터 종양관련항원(TAA)을 체외에서 감작한 수지상세포(MoDCs)를 생성하는 프로토콜이 임상적인 적용을 기다리고 있다.

암백신에서의 문제점은 백신자체에 대한 면역반응을 유발한다는 것이고, 면역계가 공유 항원보다는 새로운 항원을 주로 인식하므로 각 종양마다 항원이 다르므

[그림3-63] 암의 미세환경에서의 수지상세포 기능장애

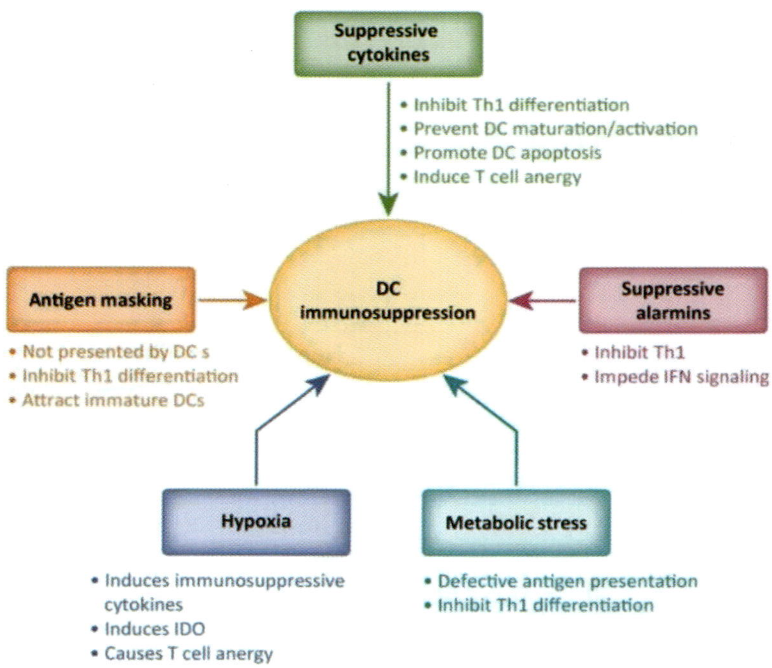

(Saxena M, Bhardwaj N.: Re-Emergence of Dendritic Cell Vaccines for Cancer Treatment. Trends Cancer. 2018 Feb;4(2):119-137)

로 백신은 자체종양세포를 포함해야 한다는 것이다. 그래서 대부분의 면역반응 종양은 자가백신 효과이지만, 종양의 미세환경에서의 면역조절 기능이 효과적인 면역반응을 방해한다는 것이다. 백신이 항종양 면역을 촉진한다고 해도 세포들이 종양의 미세환경 하에서 쉽게 억제될 수 있다는데 있다. 결국 암백신은 면역관문조절을 하지 않으면 큰 효과를 기대하기가 힘들다(그림3-63, Saxena M, 2018).

■ 수지상세포 mRNA 암백신

mRNA를 전기천공법(electroporation)으로 수지상세포에 넣어서 종양항원에 대한 강력한 면역반응을 유발한 것은 1996년에 Boczkowski에 의해서 처음 이루어 졌다(Boczkowski D, 1996). 그 후 다양한 연구를 통해서 동시자극 분자인 CD83, 종양괴사인자수용체상과군 4(tumour necrosis factor receptor superfamily member 4:TNFRSF4; OX40)와 4-1BB리간드(4-1BBL) 등의 보조제를 코드화한 mRNA를 전기 천공하여 준 결과 수지상세포의 면역자극 활성도를 증가시킬 수 있었다. 친염증적인 사이토카인인 IL-12나 이동관련분자를 코드화한 mRNA를 사용하여 수지상세포의 기능을 향상시킬 수 있다.

■ 임상효과

생체 밖에서 생성된 수지상세포 백신은 전립선암, 악성흑색종, 신세포암, 악성 글리오마와 대장암 등 많은 악성종양에서 시도되었다(Palucka K, 2012). FDA의 허가를 얻은 수지상세포기반 항종양백신은 전립선암에 대한 Siputencel-T이다. Siputencel-T는 환자로부터 면역세포를 분리한 후 종양항원인 prostate acid phosphatase와 면역기능을 향상시키는 GM-CSF로부터 만들어진 PA204에 노출시켜서 이에 대한 면역기능을 발휘할 수 있도록 만들어진 수지상세포 백신이다. 수지상세포는 환자에 다시 투여하여 전립선암에 대한 면역기능을 유도한다. 그 결과는 사망위험을 줄이고, 면역단백에 대한 면역을 확인할 수 있었으나 그 면역반응이 의미 있게 강하지는 않았는데, 이러한 결과는 종양의 면역회피기전에 의해서 발생하였다. 결국 진행된 암에서 명확한 임상효과를 보이지 않았다.

■ 수지상세포기반 백신의 생산

최근 종양 미세환경에 의한 면역억제를 이해하게 되면서 수지상세포의 성숙, 항원발현, 항원부하, 항원선택과 증식의 방법이 개선되면서 최근의 수지상세포백신이 개발되었다. 수지상세포 기반 백신을 향상시키기 위한 방법들은 다음과 같다(그림3-64, Saxena M, 2018).

1) 단핵구유래 수지상세포(MoDCs)의 대체세포의 사용

수지상세포는 형질세포양 수지상세포(pDCs), 전통적인 수지상세포(cDCs) 중의 1형(cDC1)과 2형(cDC2), 그리고 단핵구유래 수지상세포(MoDCs)의 4가지 아형이 있고, 이들 중 어느 것을 사용하는지에 따라 수지상세포 백신의 효과에 중요하다. 모든 수지상세포의 아형은 항종양반응을 유발할 수 있는데, 암의 종류에 따라 그 치료전략을 달리한다. 그래서 모든 수지상세포 아형을 패키지로 치료하게 되면 서로 보완적인 기능과 세포형에 따른 상호작용의 장점을 얻을 수 있다.

▷**단핵구유래 수지상세포(MoDCs)의 대체사용**: MoDCs를 만드는 데는 시간이 많이 걸리고 더욱이 체외에서 성숙된 MoDCs는 생체 내에서 교체 발현되는 CD141+DCs와 연관성이 높지 않다. 그래서 자연 혹은 전통적인 수지상세포(cDCs)를 말초혈액에서 PBMC(말초혈액단핵구)를 분리하여 키트나 세포 분류를 이용하여 필요한 부분을 풍부하게 하여, 체외에서 성숙시키고 활성화시키고 항원을 부하하여, 다시 환자에게 주입하는 방법이다. cDCs백신은 안전하고 종양특이세포살해 T세포(CTL) 면역을 유도할 수 있어서 생존기간을 늘림을 보고하고 있다. 하지만 CD141+DC분획을 불릴 수 있는 상업적으로 유용한 키트가 없고, 말초혈액

내에서 분리하여 얻은 순수한 수지상세포 분획이 매우 적은 것이 중요한 걸림돌이다.

▷**CD34+ 조혈모세포 유래 수지상세포:** 제대혈에서 분리된 CD34+ 조혈모세포에서 XCR1+C1ec9A+ DCs나 랑거한스(Langerhans)세포를 분화시키는 방법으로 만드는데, 실험결과 종양특이 면역이 성공적으로 유도되었고 임상시험이 다발성골수종에서 시행 중이다.

2) 수지상세포 성숙을 위한 자극의 최적화

항원은 림프절에 두 가지 경로를 통해서 도달하는데 림프관을 통해서 항원이 림프절에 있는 수지상세포에 도달하거나 조직에 있는 수지상세포의 경로를 통한다. 이들 미성숙 수지상세포는 항원을 섭취하게 되고 수지상세포의 활성화를 촉발시킨다. 그리고 2차적인 림프양 장기로 이동하게 되고 성숙하게 된다. 수지상세포는 전형적인 MHCI과 MHCII분자와 관계하거나 비정형적인 CD1분자와 관계해서 항원을 표시하게 되는데, 이들 분자들은 희소한 항원특이 T림프구를 선택할 수 있도록 하여준다. 활성화된 T세포는 수지상세포를 최종적인 성숙에 이르게 하고, 이들 수지상세포는 T림프구를 팽창하게 만들고, 세포독성 T세포로 분화하도록 한다. 만일 수지상세포가 성숙신호를 받지 못하면 미성숙상태로 남게 되고, 항원의 발현은 Tregs의 영향으로 면역 조절 상태나 면역억제 상태로 가게 된다(Palucka K, 2012).

최근 CD40L, CD70과 활성 TLR-4를 같이 혼합한 TriMix가 수지상세포를 성숙시키는데 사용되었고, 그 결과 항원특이 면역반응을 나타냈다.

3) 적절한 항원의 선택

수지상세포와 전체 종양의 용해물 혹은 사멸 종양세포와 같이 배양하면 매우 다양한 종양연관항원(TAA)이 수지상세포에서 발현된다. 자체종양의 용해물과 사이토카인유발살해세포(CIK)와 함께 부가한 MoDCs를 활용한 결과, 4기 유방암 환자에서 생존기간의 증가를 보였는데 임상적인 효과를 보이지 않는다는 보고도 있다. 전체 종양세포를 산화시켜서 사용하기도 하고, GM-CSF를 분비하도록 변형한 암세포를 방사선조사하여 활용한 GVAX 백신을 사용하기도 한다. 수지상세포가 종양세포의 모든 항원에 접하도록 종양세포와 수지상세포를 융합하기도 한다.

종양관련 혹은 자연적인 변이를 통해서 만들어진 신항원(neoantigen)을 만들기도 한다. 암세포로부터 분리된 진유전체를 염기서열 분석을 하여 체세포변이를 발견하고, HLA-A 제한적인 신항원 펩타이드를 만들어서 자가 MoDCs에 부하하고, 이를 환자에 주입하여 다양한 신항원에 대한 CD8+T세포 반응을 시작하고 증폭시키는 결과를 보여 주었다(Carreno BM, 2015). 이러한 개인화된 신항원 백신이 단독으로 혹은 면역관문억제제와 같이 사용하여 임상적으로 악성흑색종 환자에서 면역 효과가 있었고 재발이 감소하였다(Ott PA, 2017).

4) 수지상세포에 최적의 항원 부가

세포 자체의 MHC1으로 종양관련항원(TAA)이 발현되어야 종양관련항원 특이 CD8+T세포의 활성화를 유도할 수 있다. 항원은 두 가지 세포 내 경로를 통해서 내부로 들어가는데 첫째, 세포질 경로인데 항원은 엔도좀(endosome)에서 세포질로 나와서 프로테오좀에 의해 항원펩타이드로 들어가서 MHC1에 부하된다. 둘째, 액포성(vacuolar) 경로인데 항원이 리이소좀의 단백분해효소에 의한 공정을 거쳐 엔도좀 내의 MHC1에 부하된다. 종양에서 떨어져 나온 기왕에 만들어진 펩타이드-MHC 복합체의 섭취와 재순환에 의해서 종양관련항원 특이 CD8+T세포가 유도된다. 이러한 펩타이드-MHC 복합체의 이동에는 원형질막 파편들이 세포사이에 이동하는 방법으로 일어난다고 생각된다. 외부세포에 의해 만들어진 TAA펩타이드가 간극연접(gap junction)을 통해서 수지상세포 즉 내부의 MHC1에 부하되면 종양연관항원 특이 CD8+T세포가 활성화된다. 내부로 들어간 TAA가 MHCII에 발현되면 TAA-specific CD4+T세포가 활성화된다. 펩타이드-MHCII복합체는 생성되고 이동하여 원형질막에 발현되게 된다.

5) 최적의 수지상세포의 유리와 생산

수지상세포백신의 생산의 개선방법은 CD14+ 단핵구나 CD34+ 골수형성줄기 및 기원세포(hematopoietic stem and progenitor cell: HSPCs)를 백혈구채집술(leukapheresis)을 통해서 분리하여, IL-4와 GM-CSF를 사용하여 미성숙 단핵구유래 수지상세포(MoDCs)로 분화시킨다. 성인의 피부 섬유아세포를 이용하여 전사인자를 lentiviral vector(LV)를 이용한 형질도입으로 백혈구채집술이나 CD34+ HSPCs의 필요가 없이 전통적인 1형 수지상세포(cDCs)로 만들 수 있다. HSCPs를 이용하는 방법은 HSPCs를 FLT3L과 Notch신호 하에서 분화시켜 cDCs를 만든다. 그리고 여기에서 만들어진 수지상세포에 TLR리간드나 염증성 사이토카인으로 성숙시키고 만든 종양관련항원(TAA)을 부가한다. 이 단계에서 수지상세포는 유전자를 조작하여 항종양 기능이 향상되도록 한다. 성숙된 종양관련항원이 부가된 수지상세포를 환자에 주입하는데 이때 면역조절 약물을 같이 투여한다.

6) 수지상세포백신과 다른 세포치료와의 병행요법

수지상세포백신과 같이 사용하는 면역조절 물질로는 임상적으로 입증된 면역관문차단제를 사용하거나, 콜로니자극인자-1수용체(colony-stimulating factor-1 receptor: CSF1R) 차단제를 사용하여 수지상세포의 기능을 억제하는 기능이 있는 TAMs의 고갈을 유도하는 방법, 수지상세포의 성숙과 기능에 장애를 주는 혈관내피성장인자 A(VEGFA)의 중화제, 항암화학요법이나 종양용해바이러스와 같은 면역원성인 세포사를 통해서 TAA를 유리하는 등과 같은 면역조절 약물을 같이 사용하면 항종양 면역기능을 올릴 수 있다(그림3-65, Perez CR, 2019).

암병기 3과 4인 재발성이나 치료에 반응하지 않는 악성흑색종 환자에서 CTLA4 차단제인 ipilimumab과 흑색종 연관항원과 TriMix를 코드화한 mRNA 수지상세포를

[그림3-64] 항종양 수지상세포 표적백신

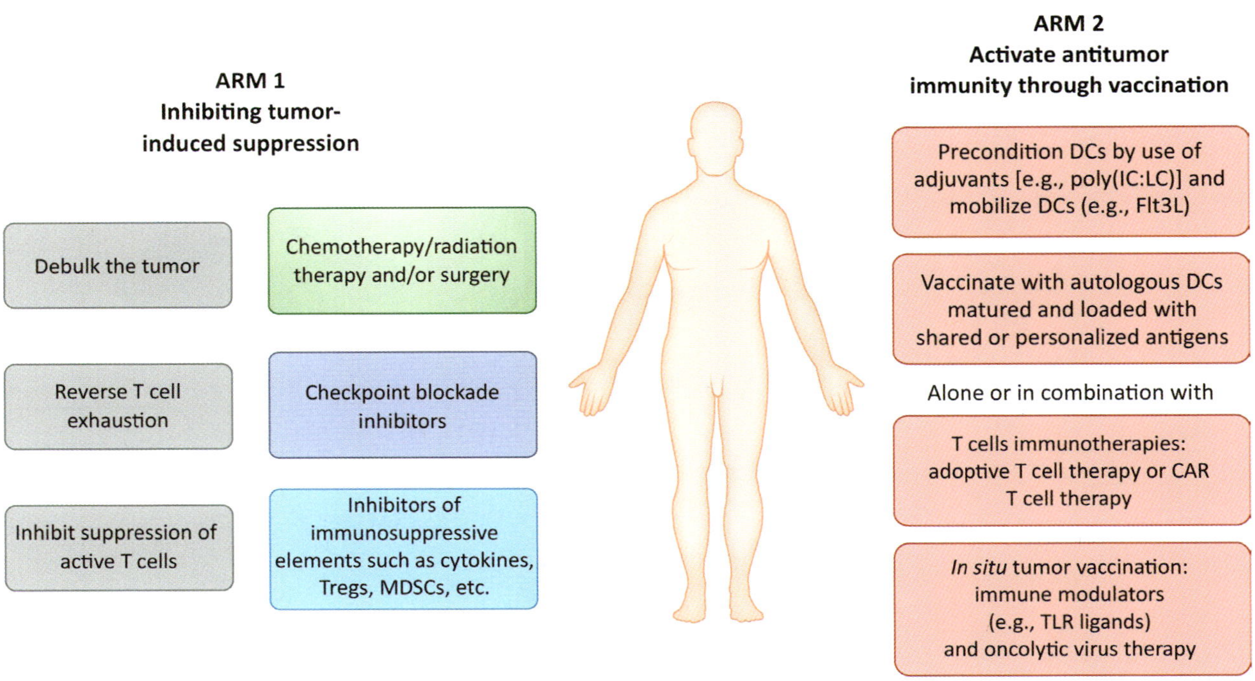

(Saxena M, Bhardwaj N.: Re-Emergence of Dendritic Cell Vaccines for Cancer Treatment. Trends Cancer. 2018 Feb;4(2):119-137)

치료한 결과 종양의 감소를 보였다(Wilgenhof S, 2016).

▪ 수지상세포백신의 효과측정

신항원을 이용한 백신요법의 항원결정기에 대한 T세포의 면역반응을 측정하는 방법은 환자의 혈액이나 종양에서 분리된 항원제시세포(APC)와 T세포를 동시에 배양하여 여러 환자특이 변이된 항원결정기를 코딩하는 유전적인 구조(tandem minigenes)의 형질주입이 되었는지를 실험실에서 측정하는 방법, 신항원특이 T세포 수용체를 동정하여 신항원특이 T세포를 검출하는 방법이 있다(Lu YC, 2018).

▪ 수지상세포백신의 임상효과

종양용해물로 처리한 수지상세포를 재발난소암 환자에 주었을 때 신항원특이 CD8+T세포반응을 유도할 수 있었고, 반응이 있었던 군에서 2년 전체생존율이 100%이고 비반응군에서 25%였고, 백신군에서 베바시쭈맙(bevacizumab)과 저용량 시클로포스파마이드 복합요법군에 비해서 전체 생존율의 향상(2년 생존율 79%:44%)을 보였고, 저용량 시클로포스파마이드가 전체생존율의 향상을 보였다(Harari A, 2020).

3-7-3 펩타이드/단백 백신(Peptide/Protein Vaccine)

단백백신은 항원으로서 가장 일반적인 펩타이드를 포함하는 재조합되거나 정제된 단백으로 구성되어 있다. 여러 가지 펩타이드를 이용한 백신은 면역회피를 촉발하는 단일 펩타이드 제형에 비해서 효율이 향상되었다(Walter S, 2012). 그리고 MHC class I분자에 결합하기 쉬

[그림3-65] 수지상세포 기반 백신을 향상시키기 위한 생산 과정의 개선방법

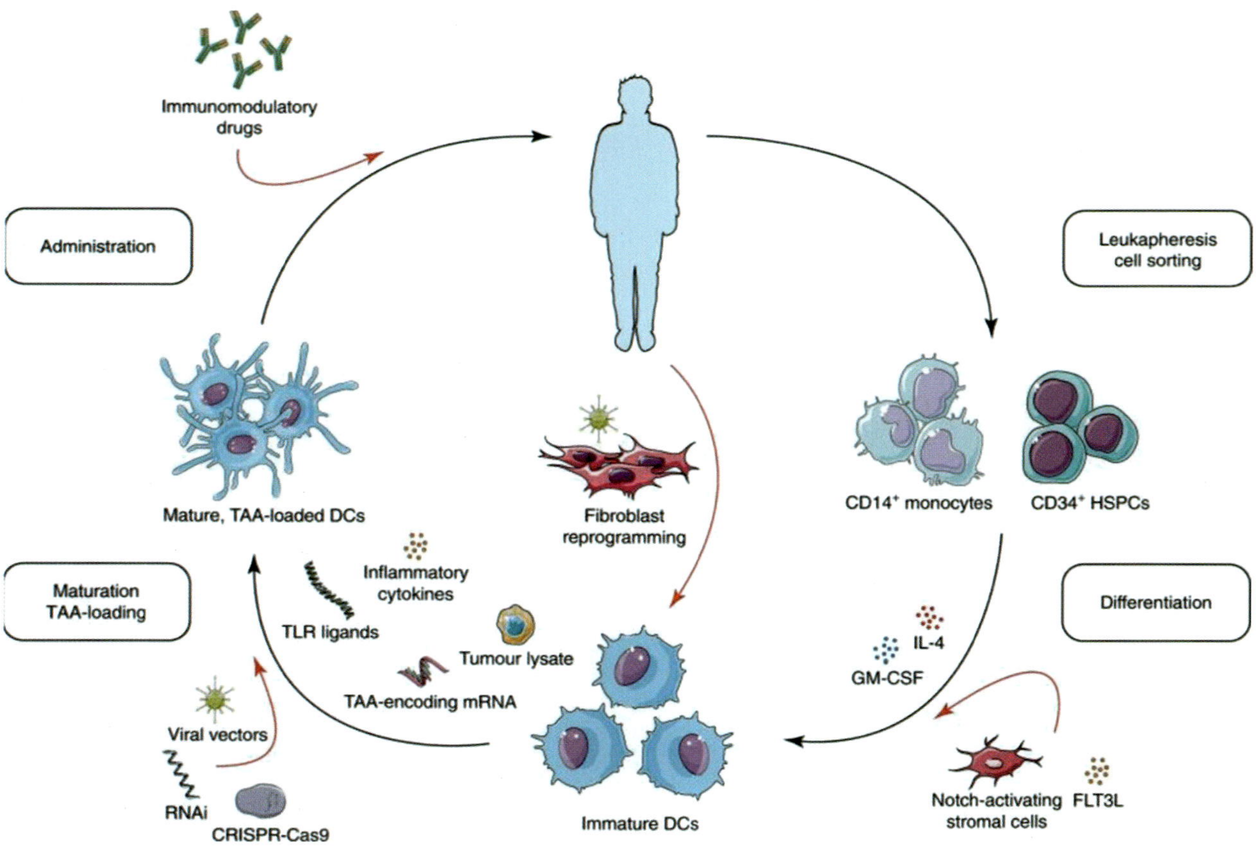

(Perez CR, De Palma M.: Engineering dendritic cell vaccines to improve cancer immunotherapy. Nat Commun. 2019 Nov 27;10(1):5408.)

운 8-10mer의 펩타이드 보다는 20-30mer의 긴 펩타이드가 MHC에 의한 제한이 나타나기 전에 항원제시세포에 의해서 내부로 들어가서 처리과정을 거치게 되기 때문에 적절한 T세포 활성화를 제공할 수 있어서 더 주목을 받고 있다. 또한 긴 펩타이드는 MHC-II제한 펩타이드를 함유하여 CD4+와 CD8+ T세포를 자극할 수 있는 장점이 있다(Melief CJ, 2009).

펩타이드기반과 단백기반 백신의 이형으로 항이형교차결합(anti-idiotype)항체기반 백신과 열충격단백-펩타이드복합체(HSPPC)백신이 있다. 항이형교차결합(anti-idiotype)항체기반백신은 특정 종양항원을 인지하는 다른 항체의 가변적인 부위의 항원결정자인 이형교차결합(idiotype)에 대한 항체를 포함하는 백신이다. 항이형교차결합 항체를 수동적인 항체치료보다는 백신치료의 항원으로 이용하는 방법이다. Racotumomab은 몇 몇 고형종양에서 과발현 되어있는 Neu-glycolyl-GM3 ganglioside(NeuGcGM3)에 대한 항이형교차결합단일클론항체 백신인데 진행된 비소세포폐암 환자에 임상효과를 보여주고 있다(Alfonso S, 2014).

열충격단백은 MHC I과 MHC II분자를 통해서 항원제시세포에서 종양항원과 결합하고 종양항원을 나타내게 만들어서 항종양 T세포를 활성화 시킨다(Srivastava P, 2002). 자가종양 세포로부터 분리한 열충격단백-펩타이드복합체(HSPPC)는 넓은 스펙트럼을 갖는 환자특이성 종양유래 펩타이드를 포함하여 면역회피의 위험을 줄이고, 직접 항원을 항원표시세포에 공급한다. 자가종양세포로부터 분리한 열충격단백-펩타이드복합체(HSPPC) 백신은 많은 임상연구가 진행되었는데 종양특이 면역작용을 유발하였으나 임상적인 효과는 미미하였다(Ampie L, 2015).

3-7-4 핵산(DNA)/mRNA 기반 백신

유전자 백신인 핵산(DNA)이나 리보핵산(RNA)백신은 항원제시세포에 의해 흡수되어 펩타이드 즉 종양특이 항원으로 나타난다. 두 가닥이고 메틸화되지 않은 CG(cytosine guanine)가 많은 플라스미드 핵산은 선천면역계를 자극하고 면역의 보조적인 역할을 한다. DNA백신은 악성흑색종, 유방암, 대장암, 전립선암과 자궁경부암에서 연구되었는데, DNA 암백신은 그 면역원성과 임상적인 활성도가 미약하고 제I상 연구를 넘어서는 경우가 거의 없었다(Zham CD, 2017).

■ mRNA 기반 백신

1990년도에 mRNA를 주입하여 단백생산을 할 수 있음이 밝혀진 후 많은 연구에서 mRNA가 백신의 개발과 단백 대체요법에 활용되고 있다. mRNA기반 백신은 mRNA가 거의 대부분의 단백을 코드화 할 수 있어서 새로운 플랫폼인데, 이는 매우 안전하고, 유연성과 보조적인 능력을 보여준다. RNA백신은 새로운 항원을 인지하고 MHC에 대한 결합 친화성을 집단 검사하여 이를 통해서 개발되었고, 새로운 항원에 대한 T세포의 반응이 발현됨이 밝혀졌다(Sahin U, 2017).

■ mRNA백신의 장점과 단점

백신의 제형에 따라 장단점이 있는데 핵산기반과 펩타이드기반 백신은 쉽게 생성되고 그 독성효과가 있더라도 미미하다. 단일가닥의 리보핵산(RNA)은 TLR7(Toll like receptor 7)과 TLR8 을 자극함으로써 자체적으로 백신 보조적인 기능을 갖고 있고, 단일 RNA분자에 여러가지 백신 항원결정기를 코드화 할 수 있어서 암백신으로서 RNA백신은 다른 백신에 비해서 우월하다. 그러나 RNA백신은 다른 더 효과적일 거라 여겨지는 펩타이드 백신과 같은 다른 보조치료와 같이 복합적으로 사용할 수 없다는 한계를 가지고 있다.

mRNA백신이 DNA백신에 비해 좋은 점은 첫째 mRNA백신은 감염을 일으키거나 유전자가 통합하지 않아서 감염이나 변이를 일으키지 않고 안전하다는 것이고, mRNA는 정상적인 세포의 과정으로 분해되기 때문에 주입방법이나 다양한 변형을 통해서 그 반감기를 조절할 수 있다는 것이다. 둘째 다양한 변형을 통해서

mRNA를 더욱 안정화하거나 단백으로 변환이 가능하기 때문에 그 효용성이 높다. 생체에서 mRNA를 운반분자 내로 넣어서 제형을 만들 수 있어서 세포질 내로의 빠른 섭취와 발현을 시킬 수 있다. 그리고 mRNA백신은 최소의 유전자적인 벡터를 사용하므로 항벡터면역을 피할 수 있고 반복해서 사용이 가능하다. 세 번째 mRNA 백신의 생산은 실험실에서 전사반응을 통해서 높은 수율로 만들 수 있어서 빨리 저렴하고 가변적으로 생산할 수 있다.

■ mRNA백신의 생산

mRNA백신은 두 종류의 RNA를 사용하는데 비복제 mRNA와 바이러스에서 얻은 자가증폭RNA이다. 전통적인 mRNA백신은 항원부위와 5′과 3′의 번역되지 않은 부위인 untranslated regions(UTRs)을 갖고 있고, 자가증폭RNA는 항원부위와 바이러스 복제기전을 코드화 하고 있어서 스스로 복제가 이루어진다.

실험실에서 전사된 IVT mRNA는 T7, T3, Sp6 페이지(phage) RNA 폴리머라제를 사용하여 선형 DNA템플리트로 부터 생산한다.

mRNA백신의 효율을 최적화하기 위한 다양한 방법을 사용하는데 합성 캡 유사체와 캡을 씌우는 효소를 사용하면 eukaryotic translation initiation factor 4E(EIF4E)에 결합하여 mRNA를 안정화하고 단백의 합성을 증가시킨다. 5′-untranslated region(UTR)과 3′-UTR을 조절하거나 Poly(A) tail을 사용하여 mRNA을 안정화하고 단백합성을 증가시킨다. 뉴클레오시드를 변형시키거나 분리와 정제기술을 사용하여 선천면역 활성화를 감소시키고 단백형성을 증가시킨다. 염기서열과 혹은 코돈 적절화를 통해서 단백형성을 증가시킨다. 표적세포를 변화시켜서 백신의 효과를 올릴 수 있다(Pardi N, 2018).

노출된 mRNA는 세포 밖의 RNA분해효소에 의해 분해되므로 mRNA의 세포 내로의 섭취와 분해를 방지하기 위한 다양한 전달감염 반응물질들이 활용되고 있다. mRNA가 세포질내로 들어가면 세포에서 변화기전이 작동하여 적절히 접어지고(fold) 완전한 기능을 갖는 단백을 형성한다. 실험실 내 전사된 IVT(in vitro transcription) mRNA는 나중에 완전히 분해되기 때문에 대사 후의 독성의 위험을 감소시킬 수 있다.

■ 면역원성의 개선

외부에서 투여된 mRNA는 수지상세포의 세포표면, 엔도좀과 세포질 내의 선천면역 수용체에 의해 인지되면 면역을 자극한다. mRNA가 선천면역 수용체에 의해 감지되면 항원발현을 억제하고 면역반응에 부정적인 역할을 한다. 효소작용에 의해서 만들어진 mRNA는 IVT 반응에 의해서 두 가닥의 RNA(dsRNA)가 만들어질 수 있는데 이는 강력한 PAMP(pathogen associated molecular pattern)의 역할을 하여 I형 IFN을 생산하게 되고 세포 내에서 단백형성을 억제하고 세포 내 mRNA와 리보솜의 RNA를 파괴한다. reverse-phase fast protein liquid chromatography(FPLC)나 high-performance liquid chromatography(HPLC)의 방법을 통해서 IVT mRNA에서 dsRNA를 제거하면 인체의 수지상세포에서 1,000배까지 단백생산을 증가시킬 수 있고 원치 않은 선천면역 활성화를 피하면서 수지상세포에서 단백 즉 이뮨노젠(immunogen)의 생산을 최대화 할 수 있다. 한 가닥의 mRNA도 외부에서 세포로 들어오게 되면 PAMP로 작용할 수 있는데, 이는 엔도좀의 센서인 TLR7과 TLR8에 의해서 감지되어 I형 인터페론을 생산하게 된다. 이는 자연적으로 생기는 pseudouridine과 1-methylpseudouridine 등의 화학적으로 변형된 뉴클레오시드가 TLR7, TLR8과 다른 선천면역 센서의 활성을 막아서 I형 인터페론의 신호를 억제한다(Kariko K, 2011).

mRNA의 면역자극을 증가시키는 방법으로 다양한 보조제를 사용하고 있는데 양이온의 나노에멀전을 이용한 MF59보조제, CD70, CD40리간드와 활성화된 TLR4의 3개의 면역활성화 단백을 코드화한 mRNA인 TriMix-(Van Lint S, 2015)가 있다. TriMix는 많은 연구에서 수지상세포의 기능을 올릴 뿐 아니라 CD4+T세포를 Tregs

에서 Th1세포로 표현형을 바꿀 수 있었다(Wilgenhof S, 2011). 그리고 mRNA의 형태와 mRNA-운반자의 복합체의 크기로 유도되는 사이토카인의 종류를 조절할 수 있다. 예를 들면 RNActive(CureVac AG) 백신플랫폼을 사용하면 보조적인 활성을 보인다. 또한 피내주사가 TLR7, TLR8의 활성화와 I형 인터페론, 친염증성 사이토카인과 케모카인의 생산에 더 강력함을 보여준다(Edward DK, 2017).

외부에서 주입된 mRNA는 지질막의 장벽을 통과해서 세포질 내에 도달해야 백신기능을 할 수 있는 단백을 생산할 수 있다. mRNA백신의 주입방법은 두 가지 인데 첫째, 신체외부에서 mRNA를 수지상세포에 부하한 후 감염된 세포를 다시 주입하는 방법이고, 둘째는 mRNA를 직접 주입하는 방법이다. 체외에서 수지상세포 부하는 세포 표적, 세포감염 효율과 세포의 다른 상태에 대해서 정확한 조절이 가능하지만, 세포치료는 돈이 많이 들고 많은 노력이 수반된다. mRNA를 직접 주입하는 방법이 신속하고 경비가 효율적이지만 정밀하고 세포형에 따른 효율적인 투입이 되지 않는다는 단점이 있다(그림 3-66, Pardi N, 2018).

■ mRNA 암백신의 주입방법

mRNA 암백신을 주입하는 방법은 결과에 영향을 미치는데 일반적인 주입경로는 피내, 근육, 피하나 경비강을 통한 방법이 있고, 비전통적인 경로로는 림프절내, 경정맥, 경비강이나 종양 내 직접 주입하는 방법이 있다. 경비강백신 투여는 바늘이 필요 없이 비침습적인 방법이고 수지상세포에 의해 빨리 항원을 섭취된다.

naked mRNA를 생체에 직접 주입하는 방법은 피부내와 림프절 내로 주입하는 방법이 있는데, 최근 종양연관 신항원을 코드화한 mRNA를 림프절 내로 반복적으로 주입하여 T세포 반응과 진행없는 생존기간의 연장을 보고하고 있다(Sahin U, 2017). 림프절 내 주입 시 수지상세포 활성화 단백인 FMS-related tyrosine kinase 3 ligand(-FLT3L)를 같이 주입하면 더 나은 면역반응을 보인다 (Kreiter S, 2011). 종양 내 직접 mRNA백신을 주입하는 방법은 종양에 있는 T세포를 직접적이고 특이적으로 활성화를 유도하는 장점이 있다. 가끔 이 백신은 종양연관 항원을 코드화한 mRNA가 아닌 비종양관련 항원(GLB1)을 사용하기도 하는데 이는 종양의 성장에 장애를 준다. 최근에는 IFNβ와 TGF-β의 대항자를 융합한 공학적으로 만든 사이토카인을 코드화한 mRNA를 종양내로 투입한 결과 CD8+T세포의 세포살해력을 증가시키고 림프종과 폐암의 모델에서 종양의 성장을 지연시켰다.

mRNA 백신을 전신적으로 투여하는 것은 백신이 혈청단백과 응결하고 세포 밖에서 빨리 파괴되므로 잘 사용되지 않고, mRNA를 운반분자 내로 넣어 만든 제형이 쓰인다. 양성으로 전기 부하된 지질은 폐를 표적으로 하고 음성으로 전기 부하된 입자는 이차적인 림프양 조직이나 골수 내의 수지상세포를 표적으로 한다. 피부에는 다양한 항원제시세포(APC)가 있어서 면역원의 투여하는데 이상적인 장소이다.

■ mRNA백신의 주입형태

생체에서 mRNA백신의 투여방법으로 최근 지질이나 폴리머 기반 나노입자를 사용하면 강력하고 다양한 용도의 투여방법으로 여겨지고 있는데, 이러한 재제는 TransIT-mRNA(Mirus Bio LLC)이나 Lipofectamine(Invitrogen)으로 개발되었다. 지질 나노입자(LNPs)는 가장 유망하고 흔히 사용되는 mRNA 투여 방법인데, 이는 양이온 지질, polyethylene glycol(PEG), 콜레스테롤과 인지질(phospolipid)의 4부분으로 구성되어 있고 자가증폭 RNA의 투입방법으로 좋은 투여 방법이다.

양이온 펩타이드인 프로타민은 혈청 RNase에 의한 파괴로부터 mRNA 백신을 보호할 수 있는데 RNActive 백신 플랫폼으로 개발되었다(Kallen J, 2013).

■ 임상결과

mRNA백신은 전통적인 백신의 대용으로 많은 장점을 갖고 있는데 mRNA백신은 강력하고, 빨리 개발할 수 있

[그림3-66] mRNA백신의 투입방법과 운반분자

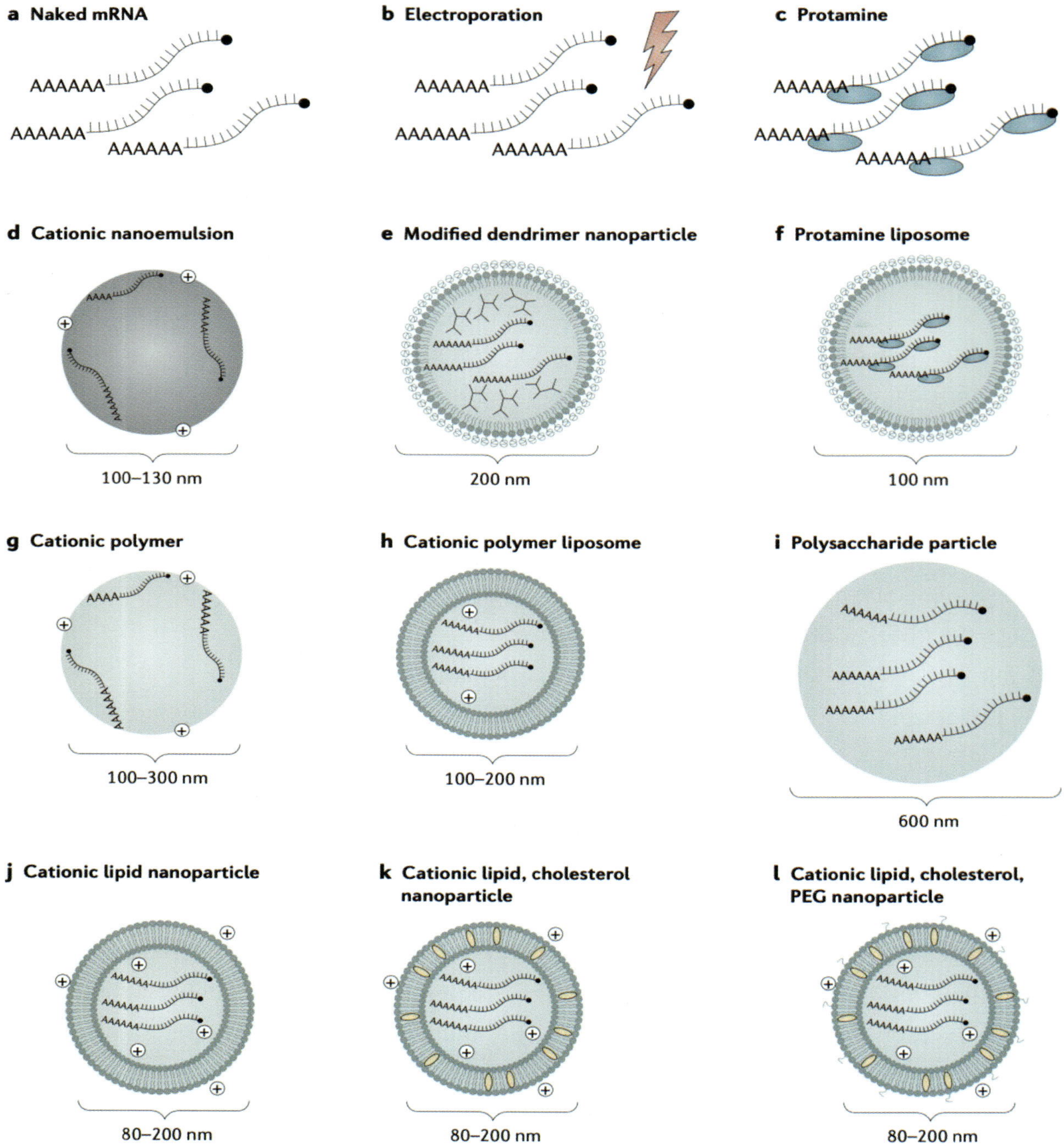

(Pardi N, Hogan MJ, Porter FW, Weissman D: mRNA vaccines — a new era in vaccinology. Nat Rev Drug Discov. 2018 Apr; 17(4): 261–279)

으며 낮은 생산 원가와 안전한 투여의 장점을 갖고 있다.

신세포암의 몇몇 종양연관항원(TAA)에 코드화 되어있는 mRNA기반 백신을 피내주사하게 되면 T세포반응을 유발하고 약간의 항종양효과를 보였다(Rittig SM, 2011). 최근 개인맞춤형 mRNA 뮤타놈 백신을 림프절내로 주사한 결과, mRNA기반 복수의 새로운 항원결정기(epitope)를 이용한 백신이 악성흑색종을 가진 환자에서 새로운 항원에 대한 강력한 항종양 면역력을 보여주었다(Sahin U, 2017).

3-7-5 바이러스 백터를 이용한 백신

바이러스벡터를 이용하여 항원을 유리하는 전략은 직접적인 세포독성에 백신으로의 기능을 추가하는 전략이다. 진행된 악성흑색종에서 talimogene laherparepvec(T-VEC)가 미국식약청의 인증을 받았는데, 유전적으로 조작되어 약화된 단순헤르페스 바이러스 1형(HSV-1)에 GM-CSF를 코드화하여 만들었다(Ott PA, 2016). 전립선암 백신인 Prostvac(ProstVac-VF; Bavarian Nordic)은 기초백신으로 재조합 바시니아바이러스 벡터를 추가백신으로 재조합 계두바이러스(fowlpox)벡터를 사용한다. 이 둘 다 전립선특이항원(PSA)과 면역자극 분자인 CD80, ICAM1과 LFA 3(lymphocyte function-associated antigen 3)이 코드화 되어 있는 이식유전자가 포함되어 있다. 이 백신은 전이된 전립선암 환자에서 세포면역반응을 유도하였고 전체생존에 효과가 있었다(Kantoff PW, 2010).

3-7-6 종양용해 바이러스(Oncolytic Viruse)

종양용해 바이러스의 효과는 종양세포 내에서 바이러스가 증식함으로써 암세포를 용해시키고, 사이토카인과 바이러스에 의한 병원체연관분자패턴(PAMPs: pathogen-associated molecular patterns)을 유리하여 CD8+ T세포의 활성화를 촉진하고, NK세포 유발 선천면역반응을 촉진한다. 이러한 효과는 국소반응 뿐 아니라 전신반응으로 이어져 전이 병소의 종양도 면역세포의 증가가 보였다.

종양용해바이러스 치료는 종양의 항원성을 올리고 T세포의 반응을 촉진하는 방법으로 종양의 미세환경에 직접 바이러스를 주입하는 방법이다. 바이러스는 특이한 세포 지향성이 있어서 광우병바이러스는 손상된 신경세포, B형간염바이러스는 간세포, 에이즈 바이러스는 보조T림프구, 인플루엔자 바이러스는 기도의 상피세포에 감염된다. 그리고 자연상태에서 발생한 바이러스는 전부는 아니지만 종양이나 종양세포에 대한 지향성을 갖고 있어서 감염이 잘 일어난다.

종양용해 바이러스는 바이러스의 복제부분을 이용하는데 이는 정상조직에 해를 일으키지 않고 암세포에 선택적으로 감염되고, 세포독성을 나타내고, 항종양 면역을 유발한다. 키메라 아데노바이러스(Enadenotucirev: EnAd)를 이용한 실험에서 EnAd는 CD46과 결합하여 암세포에서 발현되고 있다.

종양용해바이러스는 감염된 암세포를 죽이는데 직접 바이러스에 감염된 세포를 죽이는 세포독성을 갖는 것부터, 치료에 사용된 바이러스에 대한 강력한 항바이러스 면역반응을 일으켜서 병원체와 이들이 감염된 숙주의 세포까지 제거하는 면역기전에 의한 세포독성까지 다양하다. 그리고 종양용해바이러스는 감염되지 않은 암세포를 종양의 혈관을 파괴하고, 항종양면역반응을 증폭하는 등의 간접적인 기전으로 죽인다.

암세포에 대한 표적은 바이러스 용해 치료의 필수조건이다. 파르보바이러스(parvovirus), 레오바이러스(reovirus), 뉴캐슬병 바이러스, 볼거리바이러스, 몰로니백혈병바이러스 등은 암세포에 원래의 친화력을 갖고 있고, 반면에 홍역, 아데노바이러스(adenovirus), 소포성구내염바이러스, 바시니아와 단순포진바이러스 등은 획득하거나 암에 특이하게 부착하도록 조작하여 사용한다.

종양의 미세환경에서 암 관련 섬유아세포(CAFs)가 암의 성장과 확산은 물론 자체 보호에도 중요한 역할을 한다. 암세포는 CAFs와 직접 접촉해 염증을 유발함으로써 주변 조직에 일종의 경보를 울린다. 이런 자체 경보는 종양 살상 바이러스에 대한 암세포의 방어력을 강화하는 것으로 나타났다. 암세포는 소량의 원형질을 CAFs에 흘려보내 염증 반응을 일으킨다. 암세포의 세포질은 CAFs를 자극해, 주변 세포에 사이토카인(염증 물질의) 분비 신호를 보내게 했다.

최초의 종양용해 바이러스인 T-VEC(talimogene laherparepvec)은 유일하게 암세포 내에서 복제가 가능한 헤르페스 심플렉스 바이러스 1형인 JS-1strain을 유전적으로 개량한 것으로, 감염된 암세포의 직접적인 세포용해로 인하여 국소와 전신적인 항종양효과를 나타내서 "in situ vaccine"의 효과를 보이고 종양 미세환경에서 다양한 면역 촉진 효과를 보였다. 이는 종양세포의 용해를 보이고 GM-CSF를 암세포 내에서 생성하고 유리하여 수지상세포와 대식세포를 강력한 항원제시세포(APC)로 변화시키고, 항원제시세포의 동원과 성숙 그리고 기능의 향상을 보였다. 그래서 T-VEC을 종양 내 주입한 결과 종양의 미세환경에서 종양특이 T세포의 프라이밍을 유도하였다(Ott PA, 2016).

T-VEC은 피하나 피부부위의 주입 가능한 병변을 갖는 두경부암, 유방암, 악성흑색종, 위암에서 다양한 용량과 스케줄로 치료하여 임상적인 반응을 보이지 않았으나 절제 불가능한 전이성 악성흑색종 환자 50명에서 4ml의 10의 6승pfu/mL의 T-VEC을 주입 후 3주에 4ml의 10의 8승pfu/mL 후 2주마다 반복한 결과, 8명의 완전관해, 5명의 부분관해를 보여 전체 반응율은 26%를 보였고 반응을 보인 군은 종양 내 조절T세포(Treg)와 골수유래억제세포(MDSC)의 감소를 보였다. 이중 12명은 6개월 이상 반응기간이 지속되었다.

종양항원에 대한 면역반응을 유도하는 바이러스가 새로운 플랫폼으로 대두되었는데, 바시니아(vaccinia) 바이러스와 헤르페스심플렉스 바이러스 1(herpes simplex virus 1: HSV-1)의 바이러스 외피단백에 물리적으로 종양특이 펩타이드를 부착시키면 이러한 종양항원에 대한 강력한 T세포 면역반응을 유도할 수 있다(Ylösmäki E, 2018).

3-7-7 암의 나노백신요법 (Nanovaccine for Cancer Immunotherapy)

화학적으로 규명된 생체입자의 기본단위인 서브유니트 백신은 쉽게 생산가능하고 투여에 안전하지만 면역성이 약하고, 단기간의 면역반응을 유도하는 단점이 있다. 그래서 약학적인 엔지니어링으로 미세/혹은 나노입자 등을 운반자로 사용한 서브유니트 백신을 개발하여 항원의 운반을 촉진하고 항원제시세포(APC)에 나타내게 한다.

나노백신의 장점은 1) 나노운반자에 둘러싸인 항원의 파괴를 막아서 항원의 안정성이 증가하고, 2) 나노백신 내에 항원과 보조제를 같이 포장하여 항원과 보조제를 같이 배달할 수 있으며, 3) 나노백신은 항원표시세포(APCs)에 의해 쉽게 탐식되고 처리되며, 4) 세포질 항원 운반을 위해 만들어진 나노입자는 항원의 MHC-1발현과 교차 발현이 되어서, 암의 면역요법의 중요한 반응인 CTL 반응과 같은 입양면역반응을 촉진한다. 5) 표적리간드를 포함한 나노입자의 표면개량을 통해서 정밀면역조절을 위한 림프조직과 항원제시세포(APCs)에 대한 특이적인 표적이 가능하게 된다. 6) 나노백신의 표면의 항원의 다가발현을 통해서 B세포 수용체와의 교차링크를 통해서 체액면역반응을 유도할 수 있다(그림3-67, Zhang Y, 2019).

■ 나노백신의 구성

나노백신은 항원, 분자나 나노보조제 및 나노운반체로 구성된다. 종양항원은 종양세포 내나 종양세포 표면의 MHC분자에 발현되는 종양연관항원이나 신항원으로 구분된다. 면역억제와 면역회피 기전으로 원래 내재된 암항원은 치료에 활용될 정도의 의미 있는 면역반응을 나타내지 못한다. 외부에서 종양관련 항원을 주입하여 암 면역치료를 매개할 수 있는 항원특이 항암면역반응을 나타낼 수 있다.

나노백신의 보조제는 첫째, 무기염, 유화액, 리포좀, 바이로좀과 같은 백신 운반수단이 있는데 이는 항원을 면역계에 제시하는데 도움을 주고 항원을 운반하고 저장하는 것을 조절한다. 둘째, 면역자극 분자보조제로 toll-like receptor(TLR) 길항제인 CpG oligonucleotides, polyI: C, R848, monophosphoryl lipid A, STING 길항제인 c-di-AMP, 보조자극리간드인 anti-CD40과 사이토카인이 있다. 그리고 이들은 APCs와 같은 면역세포를 활성화시키는 보조작용을 하여 항원특이 면역반응을 증폭시킨다.

나노운반체는 유기물로 만들거나, 반합성, 또는 합성 나노운반체가 사용된다. 유기물로 만든 나노운반체는 생물학적인 물질인데 이는 '자가(self)'이고 생분해가 되고 생체 적합성을 가지며 독성이 낮다. 이에는 30-150nm의 엑소좀과 50-250nm인 OMV(outer membrane vesicle)이 있다. 반합성 나노운반체는 일부는 유기물이고 일부는 합성물질로 이루어져 있고 여기에는 세포막으로 코팅된 나노운반제, 바이러스유사파편(VLPs)와 내재단백기반 나노운반체가 있다. 최근 세포막위장기반 나노운반체가 부분적인 유기물인 운반체로 개발되어 플랫폼으로 활용되고 있다. 합성나노운반체는 폴리머 나노입자, 리포솜과 무기물의 운반체가 있다(Muluh TA, 2021).

■ 나노백신의 복합치료

암은 이질적이어서 암의 복합요법이 암의 치료에 효과적이고, 나노백신은 여러 가지 치료와 시너지 효과를 보인다. 항원포집나노입자(antigen-capturing NPs: AC-NPs)는 종양의 방사선치료 중 종양에서 유리된 항원과 결합하여 인접한 관류림프절로 운반되어 압스코팔 효과

[그림3-67] 나노백신의 도식적인 묘사

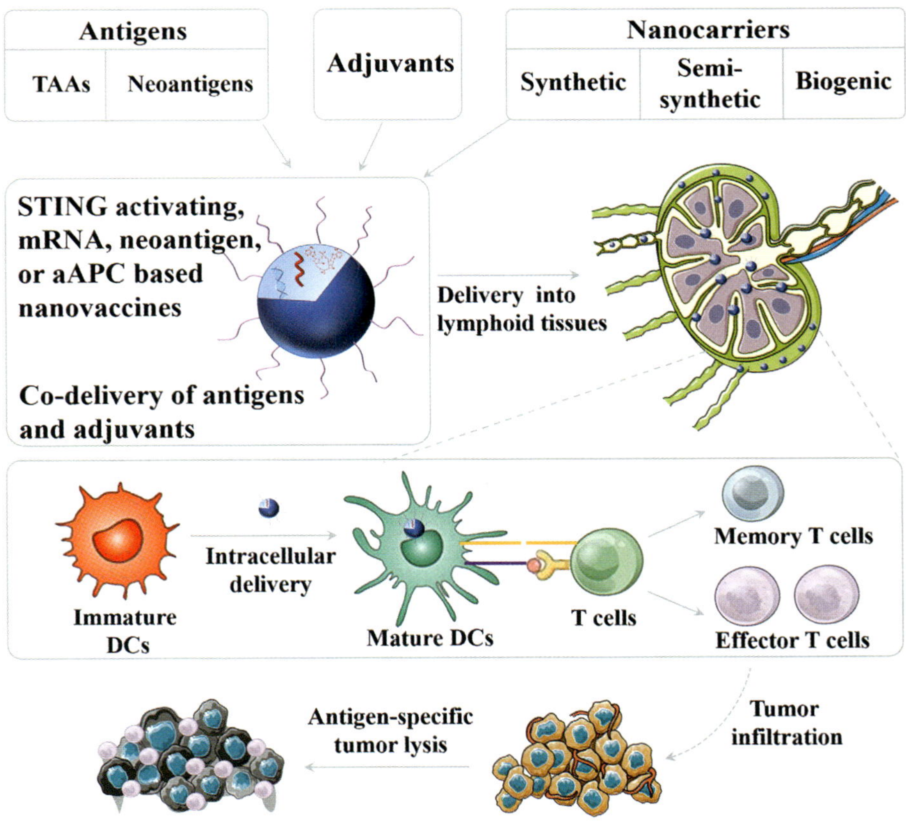

(Zhang Y, Lin S, Wang XY, Zhu G: Nanovaccines for cancer immunotherapy. Rev Nanomed Nanobiotechnol. 2019 Sep; 11(5): e1559)

를 향상시켰다(Min Y, 2017). 나노백신은 면역관문억제제나 면역자극 사이토카인과 복합하여 쥐의 종양모델에서 커다란 종양을 제거하였다.

3-7-8 개인 맞춤형백신(Personalized vaccine)

신항원은 체세포의 변이에 의하기 때문에 자연상태의 와일드형(wild type)의 항원과는 서로 다르고 각 개개의 환자에 특이하다. 그래서 개인 맞춤형 암백신의 개발에서 종양특이 표적을 제공한다. 종양에서 비정상적으로 발현되거나 과발현된 종양연관항원(TAA)에는 내재하는 절대적인 종양의 특이성이 없기 때문에 효과적인 항종양 면역반응을 유발하는데 실패하였다. 그리고 종양연관항원은 악성조직이 아닌 조직에서도 어느 정도는 발현되기 때문에 백신에 의한 자가면역 독성이 발생할 수 있다. 그래서 여러 개의 신항원들을 표적으로 하는 것이 바람직한 암백신의 전략이 되었다.

신항원(neoantigen)을 이용한 백신요법은 최근까지도 기술적으로나 비용문제로 개별적인 종양항원을 각 개인 환자별로 발견하기는 어려웠다. 같은 종양이라도 환자에 따라서 그리고 각 개별 종양 내에서도 종양세포 사이에 많은 유전적인 이질성을 보인다. 더욱이 HLA분자의 복잡성과 다양성 때문에 같은 종양항원으로부터 유래되어 발현되는 펩타이드의 스펙트럼이 각 개인 별로 다르다. 그래서 단일 종양 항원에 대한 백신은 종양의 이질성과 클론의 변화와 종양에 의한 면역 회피의 도전에 직면해 있다. 그래서 효과적인 암 백신은 여러 개의 새로운 항원과 각 개인의 종양에 대한 개인 맞춤형으로 만들어야 한다.

■ 개인맞춤형 새로운 항원 기반 백신의 개발

개인 맞춤형 새로운 항원 기반 백신은 많은 항원결정기를 통합하여 사용함으로써 클론 이질성을 해결한다. 그러나 종양세포들이 인체의 면역계에 노출이 적게 된다는 문제와 새로이 만들어져서 나누어지는 변화에 의한 아클론의 발생으로 종양 내에서의 위치나 지리적인 장소에 따른 이질성을 보이는 문제를 해결하는 전략은 아직 개발되지 않았다. 그러나 액체생검(liquid biopsy)를 통해서 순환하는 암세포를 이용하여 시간의 변화에 따른 체세포 변이와 새로운 항원을 발견하는 것이 앞으로 유용하리라 생각한다.

실시간으로 개인 맞춤형 새로운 항원의 후보를 알아내기 위해서는 포괄적인 변이분석을 통해서 전체 엑솜의 염기서열과 종양의 체세포변이에 의해 코드화된 새로운 항원결정기를 분석하여 친화력 예측에 기반하여 각 개인의 MHC분자에 의해 발현될 가능성이 가장 높은 것을 선택하여야 한다. 가장 흔히 사용되는 MHC class I 결합에 대한 예측 알고리즘은 신경망에 기반한 NetMHCpan이다. 매치된 RNA 염기서열은 종양세포에 의해 발현되리라 생각되는 변이에 대한 높은 믿음을 확인하는데 사용한다(그림3-68, Hu Z, 2017).

개인 맞춤형 새로운 항원 기반 백신이 장기간 지속되는 종양특이 기억T세포를 유도하여 재발의 위험을 없앤다. 백신주사 후 신항원특이 CD4+T세포와 CD8+T세포가 새로운 또는 기존의 신항원에 대한 T세포 반응에 부가적으로 생기게 된다. T세포의 증식과 신항원을 발현하는 종양세포의 살해는 항원결정기를 확산시키고 종양특이 T세포의 반응을 키운다. 종양이 소멸된 후 T세포 반응은 줄어들고 기억T세포는 지속된다. 이는 2차 림프양 기관에 주로 있는 중앙기억 T_{CM}, 혈액과 말초에 있고 세포독성과 사이토카인을 분비하는 effector memory T_{EM}, 조직 내 존재하는 resident memory T(T_{RM})과 말초에서의 면역감시를 하는 peripheral memory T(T_{PM})이 있고 이는 전이종양의 재발의 예방에 관여한다.

■ 개인맞춤형 새로운 항원 기반 백신의 임상효과

신항원의 발현과 부하는 다양한 암 환자의 예후와 관계가 있고 면역관문억제제와 같이 사용된 신항원 백신의 효용성이 악성흑색종, 비소세포폐암이나 MMR결핍 대장암에서 보이고 있다.

다양한 방법으로 개인 맞춤형 새로운 항원기반 암백

신의 1상 임상시험은 악성흑색종에서 시행되었는데, 짧은 HLA-A2한정 새로운 항원 펩타이드나, 새로운 항원을 표적으로 하는 긴 합성 펩타이드와 poly-ICLC의 혼합물인 NeoVAX나, IVAC MUTANOME이라는 RNA를 표적으로 하는 새로운 항원을 사용하였다. 이들 모두에서 T세포 반응을 유발하였다(Hu Z, 2017).

■ 개인맞춤형 새로운 항원 기반 백신의 개선 방향

최근 이러한 새로운 항원기반 개인 맞춤형 암백신이 다양한 보조제와 서로 다른 주입방법들을 통해서 많은 종양에서 사용되고 있는데, 펩타이드 기반 백신이 교아세포종, 유방암, 췌장암, 소아뇌암과 간세포암에서 사용되고 있다(Buonaguro L, 2016). 다항원결정기를 코드화한 RNA와 DNA기반 백신이 유방암과 췌장암에서 시도되고 있고, 펩타이드 부하 수지상세포 백신은 대장암에서 시도되고 있다.

최근 면역관문차단제와 함께 새로운 항원을 이용한 암백신의 임상적인 시도들은 새로운 항원에 대한 강력한 T세포의 반응을 유도하고 환자에서 항종양 효과를 보여주고 있다. 그래서 개인 맞춤형 새로운 항원백신이 암의 면역요법에서 새롭고 강력한 무기가 되고 있다(Aldous AR, 2018).

종양은 유전적인 이질성을 갖고 있고 이러한 이질성 때문에 신항원을 이용한 개인 맞춤형 백신요법에서 종양을 제거하는 반응을 보이기 위해서는 종양특이 유전자변이를 아는 것이 중요한데, 종양의 이질성은 종양 사

[그림3-68] 새로운 항원결정기의 선택과 백신의 생산과정

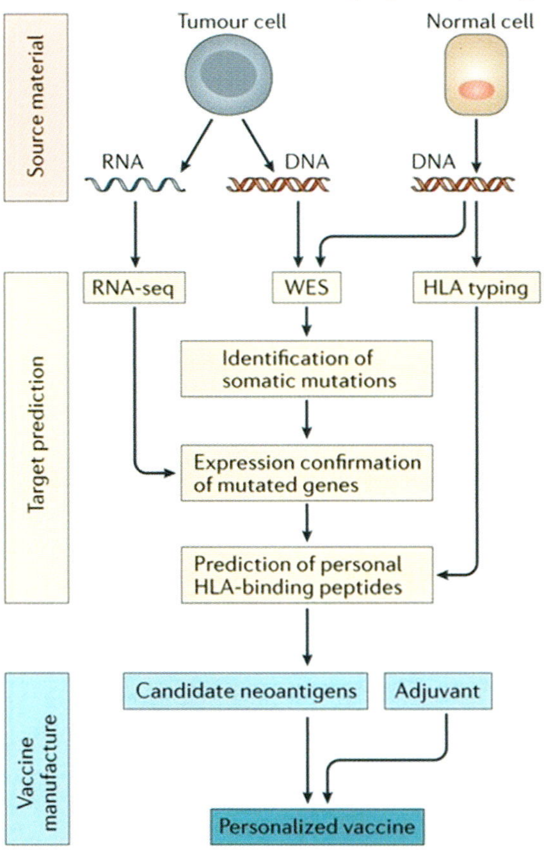

종양세포와 매치되는 정상조직 세포의 단일 세포현탁액에서 DNA와 RNA를 추출하고, 종양세포의 체세포변이를 전체 엑솜 염기서열분석(WES)을 통해서 발견한다. RNA염기서열분석은 발현된 유전자의 변이를 좁혀준다. 정상조직의 DNA에서 HLA형분석을 하고, NetMHCpan을 이용하여 각 개인의 HLA형에 잘 부착할 수 있는 새로운 항원결정기의 친화성을 예측함으로써 WES와 RNA염기서열분석에 의해 발견한 새로운 항원결정기의 항원성을 측정한다. 입증된 항원결정기는 개인 맞춤형 암 백신에 포함시켜서 면역보조제와 같이 환자에 투입한다.

(Hu Z, Ott PA, Wu CJ.Hu Z, et al.:Towards personalized, tumour-specific, therapeutic vaccines for cancer. Nat Rev Immunol. 2018 Mar;18(3):168-182.)

이나 각 환자의 종양 내에서도 신항원의 발현이 서로 다르게 나타난다. 그래서 특이한 신항원이 발현되는 종양세포의 제거는 그 신항원이 발현되지 않은 종양세포의 성장을 초래한다(Dagogo-Jack I, 2018). 그래서 하나의 백신에 여러 개의 신항원을 표적으로 할 때 면역회피를 피하고 전체 종양을 제거할 수 있다(Verdegaal EM, 2016).

3-7-9 암백신의 미래 전망

미래의 암 면역치료는 입양세포치료와 면역관문차단제의 항종양 효과에 의존하리라 생각된다. 신항원(neo-antigen)은 항종양면역반응의 결정적인 표적이 되고, 강력한 새로운 항원특이 T세포 반응이 관찰되었고, 펩타이드기반, DNA기반, RNA기반과 수지상세포기반의 방법으로 새로운 항원기반 개인 맞춤형 백신이 개발되고 있다. 그러나 변이율이 낮은 종양에서의 신항원을 코드화하는 변이의 선택에 한계가 있어서 더 절절한 과정이 필요하고, 면역억제 종양 미세환경을 어떻게 처리하는가 하는 것이 문제점이다. 그리고 백신의 용량, 경로와 스케줄을 적정화 하는 것도 중요하다.

백신의 개발과 적절화 전략은 주입 플랫폼의 적합성을 검사하고, 보조제, 주입경로, 일차와 부스터전략, 각각의 면역반응을 유도하는데 영향을 주는 항원이 관여할 것이다. 치료용 암백신플랫폼을 선택하는 주된 인자는 얼마나 빨리 백신을 디자인하고, 생산, 투여하여 항종양 T세포 반응을 나타내느냐에 달려 있다. 유망한 후보 백신 플랫폼은 펩타이드, RNA, DNA, 수지상세포와 바이러스벡터가 있다.

암백신은 강력한 항원특이 면역반응과 장기간의 기억을 유도함으로써 암을 제거하고 재발을 예방하는 방법이 될 것이다. 다음 세대의 암치료 백신은 백신의 조성과 주입전략의 향상이 필요하다. 미래에 암 백신의 효용성을 올리기 위한 개인 맞춤형 신항원 백신의 효과를 향상시키기 위한 방법은 대량분광측정법(mass spectrometry: MS)을 이용하여 종양세포의 발현 항원을 감지하고, MHC-I과 II결합 항원결정기의 예측을 향상시키며, 항원의 프로세싱을 알고 추가적인 체세포 변화를 알아 가는 방법, 면역관문억제제, 항암화학요법, 방사선치료, 표적치료제 등 다른 항암요법과 병용해서 치료하는 방법, 새로운 전임상 모델을 만들고 사용하는 방법과 백신의 생산방법을 향상시키는 방법이 있다(그림3-69, Hu Z, 2017).

1. 항원예측의 향상

대량분광측정법(mass spectrocytometry)를 이용한 방법은 종양세포에서 만들어지고 발현되는 펩타이드를 인지할 수 있고, 이들을 액솜(exome) 염기서열과 통합할 수 있으며, MHC I 결합예측 알고리즘을 이용하게 된다. 더욱이 CD4+ T세포가 기억 CD8+T세포의 형성에 필수적이므로 MHC-II 결합을 정확히 예측하는 것이 중요한데, MHC-I에 비해서 MHC-II에 결합하는 펩타이드가 더 복잡하고 더 길고 혼란스럽다. 이러한 부분에서의 발전이 앞으로의 항암 백신의 발전에 기여할 것으로 생각된다.

2. 복합요법의 개발

암백신이 면역계를 강하게 활성화시킬 수 있다 하더라도, 활성화된 면역세포가 종양에 침윤되어야 하고 치료 효과를 보기 위해서는 종양의 미세환경에서 효과적이어야 한다. 첫째, 면역세포가 종양 내로 이동을 하여야 하는데 이는 종양의 구조에 달려있다. 그리고 케모카인 발현의 장애와 혈관내피세포의 유착분자의 저하에 의해서 더 억제될 수 있다. 결국 암백신과 함께 혈관신생과 림프관신생 조절과 같은 종양 내 면역세포의 침윤을 개선하는 치료를 병행하는 것이 효과적이다(Fankhauser M, 2017). 둘째, 면역세포가 종양에 도달하여도 면역세포들이 면역억제 환경에 의해서 세포독성을 방해받는데, 이는 MDSCs, Tregs와 면역억제효과가 있는 IL-10, TGFβ와 IDO와 같은 물질을 분비하기 때문이다. 방법은 면역관문차단제, 친염증 사이토카인이나 IDO 억제제 등을 사용함으로써 종양 내 면역억제를 감소시킬 수 있다. 마지막으로 종양 내에서 면역세포는 암세포에서 충분한 양의 표적항원을 발견해야 한다. 항원이나 MHC가 감소되어 있으면 암 세포는 면역인지와 세포사를 피하고 재발하게 된다. 그래서 항원의 표적을 다양화하는 것이 종양의 면역회피를 피하는 방법이다. 그래서 암백신은 암항원 확산과 국소 DAMPs를 종양으로부터 유리를 촉진하는 항암화학요법, 방사선요법이나 다른 면역요법을 복합적으로 시행하여야 한다(Joshi S, 2019).

임상적으로 면역회피를 피하기 위해서는 여러 개의 새로운 항원 결정기를 표적으로 하고, 면역관문차단제와 같은 상호보완적인 치료를 같이 하는 전략이 중요하다. 예를 들면 종양항원표적항체, IL-2, PD-1 면역관문억제제와 T세포 백신을 같이 사용하여야 한다(Mohynihan KD, 2016). 조절세포의 제거, 조절분자의 억제와 대사억제를 차단하는 등의 종양의 미세환경의 면역억제를 역전시킬 수 있는 보조치료를 하는 것은 신항원 기반 암백신 치료의 효과를 충분히 발휘하게 할 수 있다.

암백신과 면역관문억제제가 상호 보완적이고 시너지 효과를 보임을 보고하고 있다. LAG3(lymphocyte activation gene 3 protein)나 TIM3와 같은 다른 억제 수용체를 표적으로 하는 치료 방법도 연구되고 있다. CD137(TNFRSF9), TNFR superfamily member 4(TNFRSF4), GITR(-glucocorticoid-induced TNFR-related protein)과 CD27과 같이 상호자극적인 수용체를 활성화시키는 방법도 시도되고 있다(Melero I, 2015).

최근 세포 표면의 패턴인식 수용체(PRR) 'TLR5'뿐만 아니라 세포질에 존재하는 PRR인 NLRC4 염증소체까지 자극할 수 있는 단백질 면역 증강제인 '플라젤린'을 사용하여 백신의 면역효과를 증대시킬 수 있는 방법을 국내 연구진이 보고하고 있다.

3. 전임상모델의 개발

개인 맞춤형 암 백신의 용량, 스케쥴과 투입 경로를 최적화하기 위해서는 전임상모델과 초기 임상연구에서 주의 깊은 관찰과 이를 이용한 치료방침의 결정이 필요하다. 종양이나 림프양 기관 내 등 주입부위에 따라서 표적물질을 최적화 할 수 있는 공학기술을 발전시킴으로써 암백신의 효율과 안전성이 향상되었다(Briquez PS, 2020).

수지상세포의 활성화가 종양을 조절하는 종양살해능력을 향상시키지만 너무 조기에 수지상세포가 활성화되면 항원의 접촉이 적게 되고 CD8+T세포의 프라이밍이 줄어들게 된다. 그리고 새로운 항원기반 백신의 면역원성을 증가시키기 위해서는 적절한 면역보조제와 세포지지제(scaffold)와 나노입자와 같은 새로운 백신 주입방법이 결정적이다(Kim J, 2015).

[그림3-69] 개인 맞춤형 신항원 백신의 향상방법

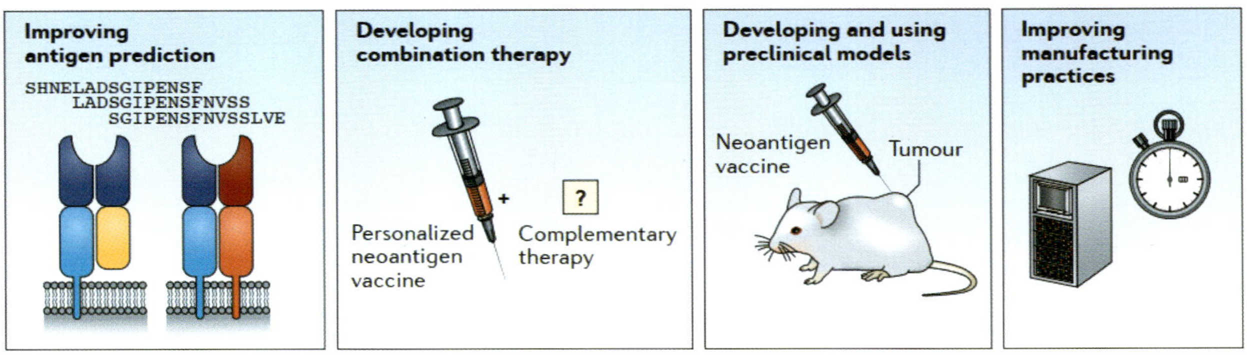

(Hu Z, Ott PA, Wu CJ.Hu Z, et al.:Towards personalized, tumour-specific, therapeutic vaccines for cancer. Nat Rev Immunol. 2018 Mar;18(3):168-182.)

4. 생산공정의 향상

생산의 속도를 올리고 염기서열 검사의 가격을 낮추기 위해서는 대량생산과 더 자동화된 펩타이드나 DNA 생산과 더 나은 시료의 운반 시스템이 가격을 낮추고 생산시간을 단축할 것이다. 자동화된 흐름(flow) 펩타이드 합성과 같은 혁신적인 기술이 이러한 것을 가능하게 할 것이다(Mijalis AJ, 2017).

참고문헌

Carlson RD, Flickinger JC Jr, Snook AE: Talkin' Toxins: From Coley's to Modern Cancer Immunotherapy. Toxins (Basel). 2020 Apr 9;12(4):241.

Dobosz P, Dzieciątkowski T: The Intriguing History of Cancer Immunotherapy. Front Immunol. 2019 Dec 17;10:2965.

Chen DS, Mellman I: Oncology meets immunology: the cancer-immunity cycle. Immunity. 2013, 25;39(1):1-10

Galluzzi L, Vacchelli E, Pedro JB, Buqué A, Senovilla L, Baracco EE, Bloy N, et al: Classification of current anticancer immunotherapies. Oncotarget. 2014 Dec; 5(24): 12472–12508.

Zhang Y, Schmidt-Wolf IGH: Ten-year update of the international registry on cytokine-induced killer cells in cancer immunotherapy. J Cell Physiol. 2020 Dec; 235(12):9291-9303

Rosales R, Rosales C: Immune therapy for human papillomaviruses-related cancers. World J Clin Oncol. 2014 Dec 10; 5(5): 1002–1019.

Morrison BJ, Steel JC, Morris JC: Reduction of MHC-I expression limits T-lymphocyte-mediated killing of Cancer-initiating cells. BMC Cancer. 2018 Apr 26; 18(1):469.

Peng M, Mo Y, Wang Y, Wu P, Zhang Y, Xiong F, Guo C, Wu X, Li Y, Li X, Li G, Xiong W, Zeng Z: Neoantigen vaccine: an emerging tumor immunotherapy. Mol Cancer. 2019 Aug 23; 18(1):128

Franks SE, Wolfson B, Hodge JW: Natural Born Killers: NK Cells in Cancer Therapy. Cancers (Basel). 2020 Jul 31; 12(8):.

Grimm EA, Mazumder A, Zhang HZ, Rosenberg SA: Lymphokine-activated killer cell phenomenon. Lysis of natural killer-resistant fresh solid tumor cells by interleukin 2-activated autologous human peripheral blood lymphocytes. J Exp Med. 1982 Jun 1; 155(6):1823-41

Jiang J, Xu N, Wu C, Deng H, Lu M, Li M, Xu B, Wu J, Wang R, Xu J, Nilsson-Ehle P: Treatment of advanced gastric cancer by chemotherapy combined with autologous cytokine-induced killer cells. Anticancer Res. 2006 May-Jun; 26(3B):2237-42

Kirtane K, Elmariah H, Chung CH, Abate-Daga D: Adoptive cellular therapy in solid tumor malignancies: review of the literature and challenges ahead. J Immunother Cancer. 2021; 9(7): e002723

Law TM, Motzer RJ, Mazumdar M, Sell KW, Walther PJ, O'Connell M, Khan A, Vlamis V, Vogelzang NJ, Bajorin DF: Phase III randomized trial of interleukin-2 with or without lymphokine-activated killer cells in the treatment of patients with advanced renal cell carcinoma. Cancer. 1995 Sep 1; 76(5):824-32.

Wendel P, Reindl LM, Bexte T, Künnemeyer L, Särchen V, Albinger N, Mackensen A, Rettinger E, Bopp T, Ullrich E: Arming Immune Cells for Battle: A Brief Journey through the Advancements of T and NK Cell Immunotherapy. Cancers (Basel) 2021 Mar; 13(6): 1481

Yoon MS, et al: Real time tacking of ex vivo-expanded natural killer cells toward human triple-negative breast cancers. Front Immunol, 2018 May 2;9:825

Zhang Y, Schmidt-Wolf IGH: Ten-year update of the international registry on cytokine-induced killer cells in cancer immunotherapy. J Cell Physiol. 2020 Dec; 235(12):9291-9303

Affara NI. Ruffell B. Medler TR. Gunderson AJ. Johansson M. Bornstein S. Bergsland E. Steinhoff M. Li Y. Gong Q. et al: B cells regulate macrophage phenotype and response to chemotherapy in squamous carcinomas. Cancer Cell 2014, 25, 809–821.

Bodogai, M.; Lee Chang, C.; Wejksza, K.; Lai, J.; Merino, M.; Wersto, R.P.; Gress, R.E.; Chan, A.C.; Hesdorffer, C.; Biragyn, A. Anti-CD20 antibody promotes cancer escape via enrichment of tumor-evoked regulatory B cells expressing low levels of CD20 and CD137L. Cancer Res. 2013, 73, 2127–2138.

Gonzalez NK. Wennhold K. Balkow S. Kondo E. Bolck B. Weber T.Garcia-Marquez M. Grabbe S. Bloch W. von Bergwelt-Baildon M. et al:In vitro and in vivo imaging of initial B-T-cell interactions in the setting of B-cell based cancer immunotherapy. Oncoimmunology 2015, 4, e1038684

Largeot A1, Pagano G2, Gonder S3, Moussay E4, Paggetti J5: The B-side of Cancer Immunity: The Underrated Tune.Cells. 2019 May 13;8(5). pii: E449.

Shalapour S. Font-Burgada J. Di Caro G. Zhong Z. Sanchez-Lopez E. Dhar D. Willimsky G. Ammirante M. Strasner A. Hansel DE. et al: Immunosuppressive plasma cells impede T-cell-dependent immunogenic chemotherapy. Nature 2015, 521, 94–98

Sorrentino R. Morello S. Forte G. Montinaro A. De Vita G. Luciano A.Palma G. Arra C. Maiolino P. Adcock IM. et al.: B cells contribute to the antitumor activity of CpG-oligodeoxynucleotide in a mouse model of metastatic lung carcinoma. Am. J. Respir. Crit. Care Med. 2011, 183, 1369–1379.

Zhang F, Li R, Yang Y. Shi C. Shen Y. Lu, C. Chen Y. Zhou W. Lin A. Yu L. et al. Specific Decrease in B-Cell-Derived Extracellular Vesicles Enhances Post-Chemotherapeutic CD8(+) T Cell Responses. Immunity 2019.

Shimizu Y, Suzuki T, Yoshikawa T, Endo I, Nakatsura T:Next-Generation Cancer Immunotherapy Targeting Glypican-3. Front Oncol. 2019; 9: 248.

Chalabi M, Cardona A, Nagarkar DR, Dhawahir Scala A, Gandara DR, Rittmeyer A, Albert ML, Powles T, Kok M, Herrera FG, imCORE working group of early career investigators.: Efficacy of chemotherapy and atezolizumab in patients with non-small-cell lung cancer receiving antibiotics and proton pump inhibitors: pooled post hoc analyses of the OAK and POPLAR trials. Ann Oncol. 2020 Apr; 31(4):525-531

Clambey ET, McNamee EN, Westrich JA, Glover LE, Campbell EL, Jedlicka P, de Zoeten EF, Cambier JC, Stenmark KR, Colgan SP, Eltzschig HK: Hypoxia-inducible factor-1 alpha-dependent induction of FoxP3 drives regulatory T-cell abundance and function during inflammatory hypoxia of the mucosa. Proc Natl Acad Sci U S A. 2012 Oct 9; 109(41):E2784-93.

Donnelly D, Bajaj S, Yu J, Hsu M, Balar A, Pavlick A, Weber J, Osman I, Zhong J: The complex relationship between body mass index and response to immune checkpoint inhibition in metastatic melanoma patients. J Immunother Cancer. 2019 Aug 19; 7(1):222

Eberlein C, Kendrew J, McDaid K, Alfred A, Kang JS, Jacobs VN, Ross SJ, et al: A human monoclonal antibody 264RAD targeting αvβ6 integrin reduces tumour growth and metastasis, and modulates key biomarkers in vivo. Oncogene. 2013 Sep 12; 32(37):4406-16

Fares CM, Van Allen EM, Drake CG, Allison JP, Hu-Lieskovan S: Mechanisms of Resistance to Immune Checkpoint Blockade:

Why Does Checkpoint Inhibitor Immunotherapy Not Work for All Patients? Am Soc Clin Oncol Educ Book. 2019 Jan; 39():147-164

Frankel AE, Coughlin LA, Kim J, Froehlich TW, Xie Y, Frenkel EP, Koh AY: Metagenomic Shotgun Sequencing and Unbiased Metabolomic Profiling Identify Specific Human Gut Microbiota and Metabolites Associated with Immune Checkpoint Therapy Efficacy in Melanoma Patients. Neoplasia. 2017 Oct; 19(10):848-855

Haibe Y, Husseini ZE, Sayed RE, Shamseddine A: Resisting Resistance to Immune Checkpoint Therapy: A Systematic Review. Int J Mol Sci. 2020 Sep; 21(17): 6176.

Hodi FS, Lawrence D, Lezcano C, Wu X, Zhou J, Sasada T, Zeng W, et al: Bevacizumab plus ipilimumab in patients with metastatic melanoma. Cancer Immunol Res. 2014 Jul; 2(7):632-42.

Holmgaard R.B., Zamarin D., Munn D.H., Wolchok J.D., Allison J.P. Indoleamine 2,3-dioxygenase is a critical resistance mechanism in antitumor T cell immunotherapy targeting CTLA-4. J. Exp. Med. 2013;210:1389–1402.

Kim YJ: Subverting the adaptive immune resistance mechanism to improve clinical responses to immune checkpoint blockade therapy. Oncoimmunology. 2014 Dec; 3(12):e954868.

Lévesque S, Le Naour J, Pietrocola F, Paillet J, Kremer M, Castoldi F, Baracco EE, Wang Y, Vacchelli E, Stoll G, Jolly A, De La Grange P, Zitvogel L, Kroemer G, Pol JG: A synergistic triad of chemotherapy, immune checkpoint inhibitors, and caloric restriction mimetics eradicates tumors in mice. Oncoimmunology. 2019; 8(11):e1657375

Li X, Liu R, Su X, Pan Y, Han X, Shao C, Shi Y: Harnessing tumor-associated macrophages as aids for cancer immunotherapy. Mol Cancer. 2019 Dec 5; 18(1):177

Loi S, Dushyanthen S, Beavis PA, Salgado R, Denkert C, Savas P, Combs S, et al.: RAS/MAPK Activation Is Associated with Reduced Tumor-Infiltrating Lymphocytes in Triple-Negative Breast Cancer: Therapeutic Cooperation Between MEK and PD-1/PD-L1 Immune Checkpoint Inhibitors. Clin Cancer Res. 2016 Mar 15; 22(6):1499-509

Motz GT, Santoro SP, Wang LP, Garrabrant T, Lastra RR, Hagemann IS, Lal P, Feldman MD, Benencia F, Coukos G: Tumor endothelium FasL establishes a selective immune barrier promoting tolerance in tumors. Nat Med. 2014 Jun; 20(6):607-15

Ohashi T, Aoki M, Tomita H, Akazawa T, Sato K, Kuze B, Mizuta K, Hara A, Nagaoka H, Inoue N, Ito Y: M2-like macrophage polarization in high lactic acid-producing head and neck cancer. Cancer Sci. 2017 Jun; 108(6):1128-1134

Ohm JE, Carbone DP: VEGF as a mediator of tumor-associated immunodeficiency. Immunol Res. 2001; 23(2-3):263-72

Overman MJ, LoRusso P, Strickler JH, Patel SP, Clarke SJ, Noonan AM, Prasanna T, Amin MA, Nemunaitis JJ, Desai J: Safety, efficacy and pharmacodynamics (PD) of MEDI9447 (oleclumab) alone or in combination with durvalumab in advanced colorectal cancer (CRC) or pancreatic cancer (panc) J. Clin. Oncol. 2018;36:4123.

Porgador A, Mandelboim O, Restifo NP, Strominger JL: Natural killer cell lines kill autologous beta2-microglobulin-deficient melanoma cells: implications for cancer immunotherapy. Proc Natl Acad Sci U S A. 1997 Nov 25; 94(24):13140-5

Schumacher TN, Schreiber RD: Neoantigens in cancer immunotherapy. Science. 2015 Apr 3; 348(6230):69-74.

Sharma P, Hu-Lieskovan S, Wargo JA, Ribas A: Primary, Adaptive, and Acquired Resistance to Cancer Immunotherapy. Cell. 2017 Feb 9; 168(4):707-723

Shekarian T, Valsesia-Wittmann S, Brody J, Michallet MC, Depil S, Caux C, Marabelle A: Pattern recognition receptors: immune targets to enhance cancer immunotherapy. Ann Oncol. 2017 Aug 1; 28(8):1756-1766

Srivastava P, Paluch BE, Matsuzaki J, James SR, Collamat-Lai G, Karbach J, Nemeth MJ, Taverna P, Karpf AR, Griffiths EA: Immunomodulatory action of SGI-110, a hypomethylating agent, in acute myeloid leukemia cells and xenografts. Leuk Res. 2014 Nov; 38(11):1332-41

Tanaka A, Sakaguchi S: Regulatory T cells in cancer immunotherapy. Cell Res. 2017 Jan; 27(1):109-118.

Vargas FA, Furness AJ, Solomon I, Joshi K, Mekkaoui L, Lesko MH, Rota EM, Dahan R, Georgiou A, Sledzinska A: Fc-Optimized Anti-CD25 Depletes Tumor-Infiltrating Regulatory T Cells and Synergizes with PD-1 Blockade to Eradicate Established Tumors. Immunity. 2017;46:577–586.

Wang YJ, Fletcher R, Yu J, Zhang L: Immunogenic effects of chemotherapy-induced tumor cell death. Genes Dis. 2018 Sep; 5(3):194-203.

Zhao X, Xu Z, Li H: NSAIDs Use and Reduced Metastasis in Cancer Patients: results from a meta-analysis. Sci Rep. 2017 May 12; 7(1):1875

Zhu Y, Knolhoff BL, Meyer MA, Nywening TM, West BL, Luo J, Wang-Gillam A, Goedegebuure SP, Linehan DC, DeNardo DG: CSF1/CSF1R blockade reprograms tumor-infiltrating macrophages and improves response to T-cell checkpoint immunotherapy in pancreatic cancer models. Cancer Res. 2014 Sep 15; 74(18):5057-69

Zingg D, Arenas-Ramirez N, Sahin D, Rosalia RA, Antunes AT, Haeusel J, Sommer L, Boyman O: The Histone Methyltransferase Ezh2 Controls Mechanisms of Adaptive Resistance to Tumor Immunotherapy. Cell Rep. 2017 Jul 25; 20(4):854-867

Borriello F, Galdiero MR, Varricchi G, Loffredo S, Spadaro G, Marone G.: Innate Immune Modulation by GM-CSF and IL-3 in Health and Disease. Int J Mol Sci. 2019 Feb 15;20(4):834.

Cassidy T, Craig M.: Determinants of combination GM-CSF immunotherapy and oncolytic virotherapy success identified through in silico treatment personalization. PLoS Comput Biol. 2019 Nov 27;15(11):e1007495.

Saito M, Kiyokawa N, Taguchi T, Suzuki K, Sekino T, Mimori K, Suzuki T, Nakajima H, Katagiri YU, Fujimura J, Fujita H, Ishimoto K, Yamashiro Y, Fujimoto J: Granulocyte colony-stimulating factor directly affects human monocytes and modulates cytokine secretion. Exp Hematol. 2002 Oct; 30(10):1115-23.

Schlahsa L, Jaimes Y, Blasczyk R, Figueiredo C: Granulocyte-colony-stimulatory factor: a strong inhibitor of natural killer cell function. Transfusion. 2011 Feb; 51(2):293-305

Theron AJ, Steel HC, Rapoport BL, Anderson R: Contrasting Immunopathogenic and Therapeutic Roles of Granulocyte Colony-Stimulating Factor in Cancer. Pharmaceuticals (Basel) 2020

Nov; 13(11): 406

Ansell S.M., Lesokhin A.M., Borrello I., Halwani A., Scott E.C., Gutierrez M., Schuster S.J., Millenson M.M., Cattry D., Freeman G.J., Rodig S.J., Chapuy B., Ligon A.H., Zhu L., Grosso J.F., Kim S.Y., Timmerman J.M., Shipp M.A., Armand P., 2015. PD-1 blockade with nivolumab in relapsed or refractory Hodgkin's lymphoma. New Engl. J. Med. 372, 311–319.

Challa-Malladi M, Lieu YK, Califano O, Holmes AB, Bhagat G, Murty VV, Dominguez-Sola D, Pasqualucci L, Dalla-Favera R, 2011. Combined genetic inactivation of beta2-Microglobulin and CD58 reveals frequent escape from immune recognition in diffuse large B cell lymphoma. Cancer Cell. 20, 728–740.

van Rooij N., van Buuren M.M., Philips D., Velds A., Toebes M., Heemskerk B., van Dijk L.J., Behjati S., Hilkmann H., El Atmioui D., Nieuwland M., Stratton M.R., Kerkhoven R.M., Kesmir C., Haanen J.B., Kvistborg P., Schumacher T.N., 2013. Tumor exome analysis reveals neoantigen-specific T-cell reactivity in an ipilimumab-responsive melanoma. J. Clin. Oncol. 31, e439–e442.

Snyder A., Makarov V., Merghoub T., Yuan J., Zaretsky J.M., Desrichard A., Walsh L.A., Postow M.A., Wong P., Ho T.S., Hollmann T.J., Bruggeman C., Kannan K., Li Y., Elipenahli C., Liu C., Harbison C.T., Wang L., Ribas A., Wolchok J.D., Chan T.A., 2014. Genetic basis for clinical response to CTLA-4 blockade in melanoma. New Engl. J. Med. 371, 2189–2199

Van Allen E.M. Miao D. Schilling B. Shukla S.A. Blank C. Zimmer L. Sucker A. Hillen U. Geukes Foppen M.H. Goldinger S.M. et al.: Science. 2015

Biswas SK, Mantovani A, Macrophage plasticity and interaction with lymphocyte subsets: cancer as a paradigm. Nat. Immunol. 2010 11, 889–896.

Dengel L.T., Norrod A.G., Gregory B.L., Clancy-Thompson E., Burdick M.D., Strieter R.M., Slingluff C.L., Mullins D.W., 2010. Interferons induce CXCR3-cognate chemokine production by human metastatic melanoma. J. Immunother. 33, 965–974

Gabrilovich DI, Ostrand-Rosenberg S, Bronte V, 2012. Coordinated regulation of myeloid cells by tumours. Nat. Rev. Immunol. 12, 253–268.

Green MR, Kihira S, Liu CL, Nair RV, Salari R, Gentles AJ, Irish J, Stehr H, Vicente-Duenas C, Romero-Camarero I, Sanchez-Garcia I, Plevritis SK, Arber DA, Batzoglou S, Levy R, Alizadeh AA, 2015. Mutations in early follicular lymphoma progenitors are associated with suppressed antigen presentation. Proc. Natl. Acad. Sci. U. S. A. 112, E1116–E1125.

Marvel D., Gabrilovich D.I., 2015. Myeloid-derived suppressor cells in the tumor microenvironment: expect the unexpected. J. Clin. Invest. 125, 3356–3364

Tai D, Choo SP, Chew V.: Rationale of Immunotherapy in Hepatocellular Carcinoma and Its Potential Biomarkers. Cancers (Basel). 2019 Dec 3;11(12):1926.

Zou W.: Immunosuppressive networks in the tumour environment and their therapeutic relevance. Nat. Rev. Cancer. 2005 5, 263–274

Bartlett DL, Liu Z, Sathaiah M, Ravindranathan R, Guo Z, He Y, Guo ZS, 2013. Oncolytic viruses as therapeutic cancer vaccines. Mol. Cancer. 12, 103

Beatty GL, Gladney WL Immune escape mechanisms as a guide for cancer immunotherapy. Clin Cancer Res. 2015 Feb 15;21(4):687-92

Carreno BM, Magrini V, Becker-Hapak M, Kaabinejadian S, Hundal J, Petti AA, Ly A, Lie WR, Hildebrand WH, Mardis ER, Linette GP: Cancer immunotherapy. A dendritic cell vaccine increases the breadth and diversity of melanoma neoantigen-specific T cells. Science. 2015 May 15;348(6236):803-8.

Karpanen T., Olweus J., 2015. T-cell receptor gene therapy – ready to go viral?. Mol. Oncol. 9, 2019–2042

Mellman I, Coukos G, Dranoff G, 2011. Cancer immunotherapy comes of age. Nature. 480, 480–489.

Voo K.S., Bover L., Harline M.L., Vien L.T., Facchinetti V., Arima K., Kwak L.W., Liu Y.J., Antibodies targeting human OX40 expand effector T cells and block inducible and natural regulatory T cell function. J. Immunol. 2013. 191,3641–3650.

Kim YH, Gratzinger D, Harrison C, Brody JD, Czerwinski DK, Ai WZ, Morales A, Abdulla F, Xing L, Navi D, Tibshirani RJ, Advani RH, Lingala B, Shah S, Hoppe RT, Levy R, 2012. In situ vaccination against mycosis fungoides by intratumoral injection of a TLR9 agonist combined with radiation: a phase 1/2 study. Blood. 119, 355–363.

Kolstad A, Kumari S, Walczak M, Madsbu U, Hagtvedt T, Bogsrud TV, Kvalheim G, Holte H, Aurlien E, Delabie J, Tierens A, Olweus J.:Sequential intranodal immunotherapy induces antitumor immunity and correlated regression of disseminated follicular lymphoma. Blood. 2015 Jan 1;125(1):82-9.

Postow MA, Callahan MK, Barker CA, Yamada Y, Yuan J, Kitano S, Mu Z, Rasalan T, Adamow M, Ritter E, Sedrak C, Jungbluth AA, Chua R, Yang AS, Roman RA, Rosner S, Benson B, Allison JP, Lesokhin AM, Gnjatic S, Wolchok JD; 2012. Immunologic correlates of the abscopal effect in a patient with melanoma. New Engl. J. Med. 366, 925–931.

Sanmamed MF, Chen L: A Paradigm Shift in Cancer Immunotherapy: From Enhancement to Normalization. Cell. 2019 Jan 24; 176(3):677

Sistigu A., Yamazaki T., Vacchelli E., et al, 2014. Cancer cell-autonomous contribution of type I interferon signaling to the efficacy of chemotherapy. Nat. Med. 20, 1301–1309.

Gregory L. Beatty and Whitney L. Gladney: Immune Escape Mechanisms as a Guide for Cancer Immunotherapy. Clin Cancer Res; 2015, 21(4); 687–92.

Briquez PS, Hauert S, de Titta A, Gray LT, Alpar AT, Swartz MA, Hubbel JAl: Engineering Targeting Materials for Therapeutic Cancer Vaccines. Front Bioeng Biotechnol. 2020; 8: 19.

Emens LA: Breast Cancer Immunotherapy: Facts and Hopes. Clin Cancer Res. 2018 Feb 1;24(3):511-520.

Goéré D, Gras-Chaput N, Aupérin A, Flament C, Mariette C, Glehen O, Zitvogel L, Elias D: Treatment of gastric peritoneal carcinomatosis by combining complete surgical resection of lesions and intraperitoneal immunotherapy using catumaxomab. BMC Cancer. 2014; 14: 148.

Le DT, Uram JN, Wang H, et al. Programmed death-1 blockade in mismatch repair deficient colorectal cancer. Program and abstracts of the 2016 Annual

McArthur HL, Page DB.: Immunotherapy for the treatment of breast cancer: checkpoint blockade, cancer vaccines, and future directions in combination immunotherapy. Clin Adv Hematol Oncol. 2016 Nov;14(11):922-933

Meeting of the American Society of Clinical Oncology; June 3-7, 2016; Chicago, Illinois. Abstract 103

Leiting JL, Grotz TE: Optimizing outcomes for patients with gastric cancer peritoneal carcinomatosis. World J Gastrointest Oncol. 2018 Oct 15;10(10):282-289

Ströhlein MA, Heiss MM, Jauch KW.:The current status of immunotherapy in peritoneal carcinomatosis. Expert Rev Anticancer Ther. 2016 Oct;16(10):1019-27.

Tai D, Choo SP, Chew V: Rationale of Immunotherapy in Hepatocellular Carcinoma and Its Potential Biomarkers. Cancers (Basel). 2019 Dec 3;11(12):1926.

Thadi A, Khalili M, Morano WF, Richard SD, Katz SC, Bowne WB: Early Investigations and Recent Advances in Intraperitoneal Immunotherapy for Peritoneal Metastasis Vaccines (Basel). 2018 Sep; 6(3): 54.

Wang F, Wang S, Zhou Q: The Resistance Mechanisms of Lung Cancer Immunotherapy. Front Oncol. 2020; 10: 568059.

Cousin S, Italiano A: Molecular pathways: Immune checkpoint antibodies and their toxicities. Clin Cancer Res, 2016

Dahlen E, Veitonmaki N, Norlen P.: Bispecific antibodies in cancer immunotherapy. Ther Adv Vaccines Immunother 2018;6:3–17

Higdon ML, Atkinson CJ, KELLEY V. Lawrence KV:Oncologic Emergencies: Recognition and Initial Management. Am Fam Physician. 2018 Jun 1;97(11):741-748.

Wang D, Quiros J, Mahuron K, Pai CC, Ranzani V, Young A, et al. : Targeting EZH2 reprograms intratumoral regulatory T cells to enhance cancer immunity. Cell Rep 2018;23:3262–74.

Weber JS, et al. J Clin Oncol. 2012;30:2691-2697

Young A, Quandt Z, Bluestone JA.: The Balancing Act between Cancer Immunity and Autoimmunity in Response to Immunotherapy. Cancer Immunol Res. 2018 Dec;6(12):1445-1452

Berraondo P, Sanmamed MF, Ochoa MC, Etxeberria I, Aznar MA, Pérez-Gracia JL, Rodríguez-Ruiz ME, Ponz-Sarvise M, Castañón E, Melero I: Cytokines in clinical cancer immunotherapy. Br J Cancer. 2019 Jan;120(1):6-15

Castro F, Cardoso AP, Gonçalves RM, Serre K, Oliveira MJ.: Interferon-Gamma at the Crossroads of Tumor Immune Surveillance or Evasion. Front Immunol. 2018 May 4;9:847.

Klein C, Waldhauer I, Nicolini VG, Freimoser-Grundschober A, Nayak T, Vugts DJ, Dunn C, et al: Cergutuzumab amunaleukin (CEA-IL2v), a CEA-targeted IL-2 variant-based immunocytokine for combination cancer immunotherapy: Overcoming limitations of aldesleukin and conventional IL-2-based immunocytokines. Oncoimmunology. 2017; 6(3):e1277306

Mahmutović S, Beslagić E.: Significance of the interferon (IFN) in the therapy. Bosn J Basic Med Sci. 2004 Oct;4(4):42-4.

Marshall D, Sinclair C, Tung S, Seddon B: Differential requirement for IL-2 and IL-15 during bifurcated development of thymic regulatory T cells. J Immunol. 2014 Dec 1; 193(11):5525-33.

Mumm JB, Emmerich J, Zhang X, Chan I, Wu L, Mauze S, Blaisdell S, et al: IL-10 elicits IFNγ-dependent tumor immune surveillance. Cancer Cell. 2011 Dec 13; 20(6):781-96

Parker BS, Rautela J, Hertzog PJ.: Antitumour actions of interferons: implications for cancer therapy. Nat Rev Cancer. 2016 Mar;16(3):131-44.

Rallis KS, Corrigan AE, Dadah H, George AM, Keshwara SM, Sideris M, Szabados B.: Cytokine-based Cancer Immunotherapy: Challenges and Opportunities for IL-10. Anticancer Res. 2021 Jul;41(7):3247-3252.

Tannir NM, et al. Pegilodecakin with nivolumab (nivo) or pembrolizumab (pembro) in patients (pts) with metastatic renal cell carcinoma (RCC) J. Clin. Oncol. 2018;36:4509–4509

Tony C. Tu, Nicholas K. Brown, Tae-Jin Kim, Joanna Wroblewska, Xuanming Yang, Xiaohuan Guo, Seoyun Hyunji Lee, Vinay Kumar, Kyung-Mi Lee, Yang-Xin Fu: CD160 is essential for NK-mediated IFN-γ production. J Exp Med. 2015 Mar 9; 212(3): 415–429

Wrangle JM, Velcheti V, Patel MR, Garrett-Mayer E, Hill EG, Ravenel JG, Miller JS, et al: ALT-803, an IL-15 superagonist, in combination with nivolumab in patients with metastatic non-small cell lung cancer: a non-randomised, open-label, phase 1b trial. Lancet Oncol. 2018 May; 19(5):694-704

Bai X, Yi M, Jiao Y, Chu Q, Wu K.: Blocking TGF-β Signaling To Enhance The Efficacy Of Immune Checkpoint Inhibitor. Onco Targets Ther. 2019 Nov 11;12:9527-9538.

Bentebibel SE, Hurwitz ME, Bernatchez C, Haymaker C, Hudgens CW, Kluger HM, Tetzlaff MT, Tagliaferri MA, Zalevsky J, Hoch U, Fanton C, Aung S, Hwu P, Curti BD, Tannir NM, Sznol M, Diab A: A First-in-Human Study and Biomarker Analysis of NKTR-214, a Novel IL2Rβγ-Biased Cytokine, in Patients with Advanced or Metastatic Solid Tumors. Cancer Discov. 2019 Jun; 9(6):711-721.

Berraondo P, Sanmamed MF, Ochoa MC, Etxeberria I, Aznar MA, Pérez-Gracia JL, Rodríguez-Ruiz ME, Ponz-Sarvise M, Castañón E, Melero I:Cytokines in clinical cancer immunotherapy. Br J Cancer. 2019 Jan;120(1):6-15

Chen X, Wang L, Li P, Song M, Qin G, Gao Q, Zhang Z, Yue D, Wang D, Nan S, Qi Y, Li F, Yang L, Huang L, Zhang M, Zhang B, Gao Y, Zhang Y: Dual TGF-β and PD-1 blockade synergistically enhances MAGE-A3-specific CD8⁺ T cell response in esophageal squamous cell carcinoma. Int J Cancer. 2018 Nov 15; 143(10):2561-2574.

Darakhshan S, Pour AB.: Tranilast: a review of its therapeutic applications. Pharmacol Res. 2015 Jan;91:15-28.

Derynck R, Turley SJ, Akhurst RJ: TGFbeta biology in cancer progression and immunotherapy. Nat Rev Clin Oncol. 2021 Jan;18(1):9-34.

Feun LG, Li YY, Wu C, Wangpaichitr M, Jones PD, Richman SP, Madrazo B, Kwon D, Garcia-Buitrago M, Martin P, Hosein PJ, Savaraj N: Phase 2 study of pembrolizumab and circulating biomarkers to predict anticancer response in advanced, unresectable hepatocellular carcinoma. Cancer. 2019 Oct 15; 125(20):3603-3614

Haque S, Morris JC: Transforming growth factor-β: A therapeutic target for cancer.

Hum Vaccin Immunother. 2017 Aug 3;13(8):1741-1750

Harigai R, Sakai S, Nobusue H, Hirose C, Sampetrean O, Minami N, Hata Y, Kasama T, Hirose T, Takenouchi T, Kosaki K, Kishi

K, Saya H, Arima Y.: Tranilast inhibits the expression of genes related to epithelial-mesenchymal transition and angiogenesis in neurofibromin-deficient cells. Sci Rep. 2018 Apr 17;8(1):6069

Hsu HY, Hwang PA: Clinical applications of fucoidan in translational medicine for adjuvant cancer therapy. Clin Transl Med v.8; 2019 PMC6491526

Lan Y, Zhang D, Xu C, Hance KW, Marelli B, Qi J, Yu H, Qin G, Sircar A, Hernández VM, Jenkins MH, Fontana RE, Deshpande A, Locke G, Sabzevari H, Radvanyi L, Lo KM: Enhanced preclinical antitumor activity of M7824, a bifunctional fusion protein simultaneously targeting PD-L1 and TGF-β. Sci Transl Med. 2018 Jan 17; 10(424):.

Luthuli S, Wu S, Cheng Y, Zheng X, Wu M, Tong H.Therapeutic Effects of Fucoidan: A Review on Recent Studies. Mar Drugs. 2019 Aug 21;17(9):487.

Mariathasan S, Turley SJ, Nickles D, Castiglioni A, Yuen K, Wang Y, Kadel EE III, et al : TGFβ attenuates tumour response to PD-L1 blockade by contributing to exclusion of T cells. Nature. 2018 Feb 22; 554(7693):544-548

Massagué J: TGFβ in Cancer. Cell. 2008 Jul 25; 134(2): 215–230.

Ohshio Y, Hanaoka J, Kontani K, Teramoto K: Tranilast inhibits the function of cancer-associated fibroblasts responsible for the induction of immune suppressor cell types. Scand J Immunol. 2014 Dec; 80(6):408-16.

Ravi R, Noonan KA, Pham V, Bedi R, Zhavoronkov A, Ozerov IV, Makarev E, V Artemov A, Wysocki PT, Mehra R, Nimmagadda S, Marchionni L, Sidransky D, Borrello IM, Izumchenko E, Bedi A: Bifunctional immune checkpoint-targeted antibody-ligand traps that simultaneously disable TGFβ enhance the efficacy of cancer immunotherapy. Nat Commun. 2018 Feb 21; 9(1):741

Saito H, Fushida S, Harada S, Miyashita T, Oyama K, Yamaguchi T, Tsukada T, Kinoshita J, Tajima H, Ninomiya I, Ohta T.: Importance of human peritoneal mesothelial cells in the progression, fibrosis, and control of gastric cancer: inhibition of growth and fibrosis by tranilast. Gastric Cancer. 2018 Jan;21(1):55-67.

Xu J, Lamouille S, Derynck R: TGF-beta-induced epithelial to mesenchymal transition. Cell Res. 2009 Feb; 19(2):156-72

Busby J, McMenamin Ú, Spence A, Johnston BT, Hughes C, Cardwell CR. : Angiotensin receptor blocker use and gastro-oesophageal cancer survival: a population-based cohort study. Aliment Pharmacol Ther. 2018 Jan;47(2):279-288

Chauhan VP, Chen IX, Tong R, Ng MR, Martin JD, Naxerova K, Wu MW, Huang P, Boucher Y, Kohane DS, Langer R, Jain RK. : Reprogramming the microenvironment with tumor-selective angiotensin blockers enhances cancer immunotherapy. Proc Natl Acad Sci U S A. 2019 May 28;116(22):10674-10680.

Pinter M, Kain RK: Targeting the renin-angiotensin system to improve cancer treatment: Implications for immunotherapy. Sci Transl Med . 2017 Oct 4;9(410):eaan5616.

Willis LM, El-Remessy AB, Somanath PR, et al. Angiotensin receptor blockers and angiogenesis: clinical and experimental evidence. Clin Sci. 2011;120:307-319.

Aida K, Miyakawa R, Suzuki K, Narumi K, Udagawa T, Yamamoto Y, Chikaraishi T, Yoshida T, Aoki K: Suppression of Tregs by anti-glucocorticoid induced TNF receptor antibody enhances the antitumor immunity of interferon-α gene therapy for pancreatic cancer. Cancer Sci. 2014 Feb; 105(2):159-67.

Alves Costa Silva C, Facchinetti F, Routy B, Derosa L: New pathways in immune stimulation: targeting OX40. ESMO Open. 2020 Feb; 5(1):.

Knee DA, Hewes B, Brogdon JL: Rationale for anti-GITR cancer immunotherapy. Eur J Cancer. 2016 Nov; 67():1-10

Linch SN, McNamara MJ, Redmond WL: OX40 Agonists and Combination Immunotherapy: Putting the Pedal to the Metal. Front Oncol. 2015; 5():34.

Papadopoulos K.P., Autio K.A., Golan T., Dobrenkov K., Chartash E., Li X.N., Wnek R., Long G.V. Phase 1 study of MK-4166, an anti-human glucocorticoid -induced tumor necrosis factor receptor (GITR) antibody, as monotherapy or with pembrolizumab (pembro) in patients (pts) with advanced solid tumors. J. Clin. Oncol. 2019;37:9509.

Antonia SJ, López-Martin JA, Bendell J, Ott PA, Taylor M, Eder JP, Jäger D, et al: Nivolumab alone and nivolumab plus ipilimumab in recurrent small-cell lung cancer (CheckMate 032): a multicentre, open-label, phase 1/2 trial. Lancet Oncol. 2016 Jul; 17(7):883-895.

Buchbinder EI, Desai A: CTLA-4 and PD-1 Pathways: Similarities, Differences, and Implications of Their Inhibition. Am J Clin Oncol. 2016 Feb; 39(1):98-106.

Champiat S, Ferrara R, Massard C, Besse B, Marabelle A, Soria JC, Ferté C: Hyperprogressive disease: recognizing a novel pattern to improve patient management. Nat Rev Clin Oncol. 2018 Dec; 15(12):748-762

Christofi T, Baritaki S, Falzone L, Libra M, Zaravinos A: Current Perspectives in Cancer Immunotherapy.Cancers (Basel). 2019 Sep 30;11(10).

Haibe Y, Husseini ZE, Sayed RE, Shamseddine A: Resisting Resistance to Immune Checkpoint Therapy: A Systematic Review. Int J Mol Sci. 2020; 21(17): 6176.

Haymaker CL, Wu RC, Ritthipichai K, Bernatchez C, Forget MA, Chen JQ, Liu H, Wang E, Marincola F, Hwu P, Radvanyi LG: BTLA marks a less - differentiated tumor-infiltrating lymphocyte subset in melanoma with enhanced survival properties. Oncoimmunology. 2015 Aug; 4(8):e1014246

Huang C, Zhu HX, Yao Y, Bian ZH, Zheng YJ, Li L, Moutsopoulos HM, Gershwin ME, Lian ZX: Immune checkpoint molecules. Possible future therapeutic implications in autoimmune diseases. J Autoimmun. 2019 Nov; 104():102333

Ju X, Zhang H, Zhou Z, Wang Q: Regulation of PD-L1 expression in cancer and clinical implications in immunotherapy. Am J Cancer Res. 2020; 10(1):1-11

Kamphorst AO, Pillai RN, Yang S, Nasti TH, Akondy RS, Wieland A, Sica GL, et al: Proliferation of PD-1+ CD8 T cells in peripheral blood after PD-1-targeted therapy in lung cancer patients. Proc Natl Acad Sci U S A. 2017 May 9; 114(19):4993-4998

Koyama S, Akbay EA, Li YY, Herter-Sprie GS, Buczkowski KA, Richards WG, Gandhi L, et al: Adaptive resistance to therapeutic PD-1 blockade is associated with upregulation of alternative immune checkpoints. Nat Commun. 2016 Feb 17; 7():10501.

Le Mercier I, Chen W, Lines JL, Day M, Li J, Sergent P, Noelle RJ, Wang L: VISTA Regulates the Development of Protective Antitumor Immunity. Cancer Res. 2014 Apr 1; 74(7):1933-44

Rowshanravan B, Halliday N, Sansom DM: CTLA-4: a moving target in immunotherapy. Blood. 2018 Jan 4; 131(1):58-67

Sambi M, Bagheri L, Szewczuk MR: Current Challenges in Cancer Immunotherapy: Multimodal Approaches to Improve Efficacy and Patient Response Rates. J Oncol. 2019; 2019():4508794

Chalabi M, Cardona A, Nagarkar DR, Dhawahir Scala A, Gandara DR, Rittmeyer A, Albert ML, Powles T, Kok M, Herrera FG, imCORE working group of early career investigators.: Efficacy of chemotherapy and atezolizumab in patients with non-small-cell lung cancer receiving antibiotics and proton pump inhibitors: pooled post hoc analyses of the OAK and POPLAR trials. Ann Oncol. 2020 Apr; 31(4):525-531

Chan TA, Yarchoan M, Jaffee E, Swanton C, Quezada SA, Stenzinger A, Peters S.: Development of tumor mutation burden as an immunotherapy biomarker: utility for the oncology clinic. Ann Oncol. 2019 Jan 1;30(1):44-56

Daud AI, Loo K, Pauli ML, Sanchez-Rodriguez R, Sandoval PM, Taravati K, Tsai K, et al: Tumor immune profiling predicts response to anti-PD-1 therapy in human melanoma. J Clin Invest. 2016 Sep 1; 126(9):3447-52.

Higgs BW, et al. High tumoral IFNg mRNA, PD-L1 protein, and combined IFNγ mRNA/PD-L1 protein expression associates with response to durvalumab (anti-PD-L1) monotherapy in NSCLC patients [abstract] European Cancer Congress. 2015

Hodi FS, Hwu WJ, Kefford R, Weber JS, Daud A, Hamid O, Patnaik A, et al: Evaluation of Immune-Related Response Criteria and RECIST v1.1 in Patients With Advanced Melanoma Treated With Pembrolizumab. Clin Oncol. 2016 May 1; 34(13):1510-7

Huemer F, Leisch M, Geisberger R, Melchardt T, Rinnerthaler G, Zaborsky N, Greil R: Combination Strategies for Immune-Checkpoint Blockade and Response Prediction by Artificial Intelligence. Int J Mol Sci. 2020 Apr; 21(8): 2856.

Martens A, Wistuba-Hamprecht K, Geukes Foppen M, Yuan J, Postow MA, Wong P, Romano E, et al: Baseline Peripheral Blood Biomarkers Associated with Clinical Outcome of Advanced Melanoma Patients Treated with Ipilimumab. Clin Cancer Res. 2016 Jun 15; 22(12):2908-18

Nathanson T, Ahuja A, Rubinsteyn A, Aksoy BA, Hellmann MD, Miao D, Van Allen E, Merghoub T, Wolchok JD, Snyder A, Hammerbacher J: Somatic Mutations and Neoepitope Homology in Melanomas Treated with CTLA-4 Blockade. Cancer Immunol Res. 2017 Jan; 5(1):84-91

Newman AM, Liu CL, Green MR, Gentles AJ, Feng W, Xu Y, Hoang CD, Diehn M, Alizadeh AA, Robust enumeration of cell subsets from tissue expression profiles. Nat. Methods. 2015. 12, 453–457

Nishino M, Gargano M, Suda M, Ramaiya NH, Hodi FS. Optimizing immune-related tumor response assessment: does reducing the number of lesions impact response assessment in melanoma patients treated with ipilimumab? J Immunother Cancer. 2014;2:17.

Nishino M, Ramaiya NH, Hatabu H, Hodi FS.: Monitoring immune-checkpoint blockade: response evaluation and biomarker development. Nat Rev Clin Oncol. 2017 Nov;14(11):655-668.

Ribas A, Chmielowski B, Glaspy JA. Do we need a different set of response assessment criteria for tumor immunotherapy? Clin Cancer Res. 2009;15:7116-7118.

Topalian SL, et al. Curr Opin Immunol. 2012;24:207-212.

Tumeh PC, Harview CL, Yearley JH, Shintaku IP, Taylor EJ, Robert L, Chmielowski B, et al, PD-1 blockade induces responses by inhibiting adaptive immune resistance. Nature. 2014, 515, 568–571.

Westin JR, Chu F, Zhang M, Fayad LE, Kwak LW, Fowler N, Romaguera J, et al, Safety and activity of PD1 blockade by pidilizumab in combination withrituximab in patients with relapsed follicular lymphoma: a single group, open-label, phase 2 trial. Lancet Oncol. 2014. 15, 69–77

Beringstein NL: Enhancing cancer vaccines with immunomodulators. Vaccine. 2007;25 Suppl 2:B72-B88

Krummel MF, Allison JP: CD28 and CTLA-4 have opposing effects on the response of T cells to stimulation. J Exp Med. 1995 Aug 1; 182(2):459-65

Duffy AG, Ulahannan SV, Makorova-Rusher O, Rahma O, Wedemeyer H, Pratt D, Davis JL, Hughes MS, Heller T, ElGindi M, et al.: Tremelimumab in combination with ablation in patients with advanced hepatocellular carcinoma. J. Hepatol. 2017;66:545–551.

Hodi FS, et al. N Engl J Med. 2010 Aug 19;363(8):711-23

Bryan LJ, Gordon LI: Pidilizumab in the treatment of diffuse large B-cell lymphoma. Expert Opin. Biol. Ther. 2014;14:1361–1368

Ishida Y, Agata Y, Shibahara K, Honjo T: Induced expression of PD-1, a novel member of the immunoglobulin gene superfamily, upon programmed cell death. EMBO J. 1992 Nov; 11(11):3887-95

Robert C, Ribas A, Schachter J, Arance A, Grob JJ, Mortier L, Daud A, et al: Pembrolizumab versus ipilimumab in advanced melanoma (KEYNOTE-006): post-hoc 5-year results from an open-label, multicentre, randomised, controlled, phase 3 study. Lancet Oncol. 2019 Sep; 20(9):1239-1251

Topalian SL, et al. Curr Opin Immunol. 2012;24:207-212.

Tsushima F, Yao S, Shin T, Flies A, Flies S, Xu H, Tamada K, Pardoll DM, Chen L: Interaction between B7-H1 and PD-1 determines initiation and reversal of T-cell anergy. Blood. 2007 Jul 1; 110(1):180-5

Zak KM, Grudnik P, Magiera K, Dömling A, Dubin G, Holak TA: Structural Biology of the Immune Checkpoint Receptor PD-1 and Its Ligands PD-L1/PD-L2. Structure. 2017 Aug 1; 25(8):1163-1174.

Hardwick N, Frankel PH, Cristea M: New Approaches for Immune Directed Treatment for Ovarian Cancer. Curr Treat Options Oncol. 2016 17(3):14.

Larkin J, Chiarion-Sileni V, Gonzalez R, Grob JJ, Rutkowski P, Lao CD, et al. . Five-Year survival with combined nivolumab and ipilimumab in advanced melanoma. N Engl J Med. (2019) 381:1535–46.

Bai X, Yi M, Jiao Y, Chu O, Wu K: Blocking TGF-β Signaling To Enhance The Efficacy Of Immune Checkpoint Inhibitor. Onco Targets Ther. 2019; 12: 9527–9538

Lan Y, Zhang D, Xu C, Hance KW, Marelli B, Qi J, Yu H, et al: Enhanced preclinical antitumor activity of M7824, a bifunctional fusion protein simultaneously targeting PD-L1 and TGF-β. Sci

Transl Med. 2018 Jan 17; 10(424):.

Mariathasan S, Turley SJ, Nickles D, Castiglioni A, Yuen K, Wang Y, Kadel III EE, et al: TGF-β attenuates tumour response to PD-L1 blockade by contributing to exclusion of T cells. Nature. 2018 Feb 22; 554(7693)

Ravi R, Noonan KA, Pham V, Bedi R, Zhavoronkov A, Ozerov IV, Makarev E, et al: Bifunctional immune checkpoint-targeted antibody-ligand traps that simultaneously disable TGFβ enhance the efficacy of cancer immunotherapy. Nat Commun. 2018 Feb 21; 9(1):741

Tauriello DVF, Palomo-Ponce S, Stork D, Berenguer-Llergo A, Badia-Ramentol J, Iglesias M, Sevillano M, et al: TGFβ drives immune evasion in genetically reconstituted colon cancer metastasis. Nature. 2018 Feb 22; 554(7693):538-543

Terabe M, Robertson FC, Clark K, De Ravin E, Bloom A, Venzon DJ, Kato S, Mirza A, Berzofsky JA: Blockade of only TGF-β 1 and 2 is sufficient to enhance the efficacy of vaccine and PD-1 checkpoint blockade immunotherapy. Oncoimmunology. 2017; 6(5):e1308616.

Chen, D., Barsoumian, HB, Fischer G, Yang L, Verma V, Younes A I, Hu Y, Masropour F, Klein K, Vellano C, Marszalek J, Davies M, Cortez MA, Welsh J; Combination treatment with radiotherapy and a novel oxidative phosphorylation inhibitor overcomes PD-1 resistance and enhances antitumor immunity. J Immunother Cancer. 2020 Jun, 8(1):e000289.

Gandhi L, Rodríguez-Abreu D, Gadgeel S, Esteban E, Felip E, De Angelis F, et al : Pembrolizumab plus Chemotherapy in Metastatic Non-Small-Cell Lung Cancer. N Engl J Med. 2018 May 31; 378(22):2078-2092

Hu-Lieskovan S, Ribas A: New combination strategies using PD-1/L1 checkpoint inhibitors as a backbone. Cancer J. 2017 Jan-Feb; 23(1): 10–22

Liu J, O'Donnell JS, Yan J, Madore J, Allen S, Smyth MJ, Teng MWL: Timing of neoadjuvant immunotherapy in relation to surgery is crucial for outcome. Oncoimmunology. 2019; 8(5):e1581530.

Topalian SL, Taube JM, Pardoll DM: Neoadjuvant checkpoint blockade for cancer immunotherapy. Science. 2020 Jan 31; 367(6477):

Di Pilato M, Kim EY, Cadilha BL, Prüßmann JN, Nasrallah MN, Seruggia D, Usmani SM, Misale S, Zappulli V, Carrizosa E, Mani V, Ligorio M, Warner RD, Medoff BD, Marangoni F, Villani AC, Mempel TR: Targeting the CBM complex causes Treg cells to prime tumours for immune checkpoint therapy. Nature. 2019 Jun; 570(7759):112-116

Jiang Z, Hsu JL, Li Y, Hortobagyi GN, Hung MC: Cancer Cell Metabolism Bolsters Immunotherapy Resistance by Promoting an Immunosuppressive Tumor Microenvironment. Front Oncol. 2020; 10: 1197

Lanitis E, Irving M, Coukos G: Targeting the tumor vasculature to enhance T cell activity. Curr Opin Immunol. 2015 Apr; 33():55-63.

Pfirschke C, Engblom C, Rickelt S, Cortez-Retamozo V, Garris C, Pucci F, Yamazaki T, Poirier-Colame V, Newton A, Redouane Y, Lin YJ, Wojtkiewicz G, Iwamoto Y, Mino-Kenudson M, Huynh TG, Hynes RO, Freeman GJ, Kroemer G, Zitvogel L, Weissleder R, Pittet MJ: Immunogenic Chemotherapy Sensitizes Tumors to Checkpoint Blockade Therapy. Immunity. 2016 Feb 16; 44(2):343-54

Samson A, Scott KJ, Taggart D, West EJ, Wilson E, Nuovo GJ, Thomson S, et al : Intravenous delivery of oncolytic reovirus to brain tumor patients immunologically primes for subsequent checkpoint blockade. Sci Transl Med. 2018 Jan 3; 10(422):.

Zemek RM, Chin WL, Nowak AK, Millward MJ, Lake RA, Lesterhuis WJ: Sensitizing the Tumor Microenvironment to Immune Checkpoint Therapy. Front Immunol. 2020 Feb 18;11:223.

Beavis PA, Divisekera U, Paget C, Chow MT, John LB, Devaud C, Dwyer K, Stagg J, Smyth MJ, Darcy PK: Blockade of A2A receptors potently suppresses the metastasis of CD73+ tumors. Proc Natl Acad Sci U S A. 2013 Sep 3; 110(36):14711-6

Beavis PA, Stagg J, Darcy PK, Smyth MJ: CD73: a potent suppressor of antitumor immune responses. Trends Immunol. 2012 May; 33(5):231-7

Cerbelli B, Botticelli A, Pisano A, Pernazza A, Campagna D, De Luca A, Ascierto PA, Pignataro MG, Pelullo M, Rocca CD, Marchetti P, Fortunato L, Costarelli L, d'Amati G: CD73 expression and pathologic response to neoadjuvant chemotherapy in triple negative breast cancer. Virchows Arch. 2020 Apr; 476(4):569-576.

Cushman SM, Jiang C, Hatch AJ, Shterev I, Sibley AB, Niedzwiecki D, Venook AP, Owzar K, Hurwitz HI, Nixon AB: Gene expression markers of efficacy and resistance to cetuximab treatment in metastatic colorectal cancer: results from CALGB 80203 (Alliance). Clin Cancer Res. 2015 Mar 1; 21(5):1078-86.

Deaglio S, Dwyer KM, Gao W, Friedman D, Usheva A, Erat A, Chen JF, Enjyoji K, Linden J, Oukka M, Kuchroo VK, Strom TB, Robson SC: Adenosine generation catalyzed by CD39 and CD73 expressed on regulatory T cells mediates immune suppression. J Exp Med. 2007 Jun 11; 204(6):1257-65

Duhen T, Duhen R, Montler R, Moses J, Moudgil T, de Miranda NF, Goodall CP, Blair TC, Fox BA, McDermott JE, Chang SC, Grunkemeier G, Leidner R, Bell RB, Weinberg AD: Co-expression of CD39 and CD103 identifies tumor-reactive CD8 T cells in human solid tumors. Nat Commun. 2018 Jul 13; 9(1):2724

Eng C, Kim TW, Bendell J, Argilés G, Tebbutt NC, Di Bartolomeo M, Falcone A, et al: Atezolizumab with or without cobimetinib versus regorafenib in previously treated metastatic colorectal cancer (IMblaze370): a multicentre, open-label, phase 3, randomised, controlled trial. Lancet Oncol. 2019 Jun; 20(6):849-861

Feng L, Cai Y, Zhu M, Xing L, Wang X: The yin and yang functions of extracellular ATP and adenosine in tumor immunity. Cancer Cell Int. 2020; 20: 110.

Fong L, Hotson A, Powderly JD, Sznol M, Heist RS, Choueiri TK, George S, et al: Adenosine 2A Receptor Blockade as an Immunotherapy for Treatment-Refractory Renal Cell Cancer. Cancer Discov. 2020 Jan; 10(1):40-53

Jerry B. Harvey, Luan H. Phan, Oscar E. Villarreal, Jessica L. Bowser: CD73's Potential as an Immunotherapy Target in Gastrointestinal Cancers. Front Immunol. 2020; 11: 508.

de Leve S, Wirsdörfer F, Jendrossek V: The CD73/Ado System-A New Player in RT Induced Adverse Late Effects. Cancers (Basel). 2019 Oct 16; 11(10):.

Neo SY, Yang Y, Record J, Ma R, Chen X, Chen Z, Tobin NP, Blake

E, Seitz C, Thomas R, Wagner AK, Andersson J, de Boniface J, Bergh J, Murray S, Alici E, Childs R, Johansson M, Westerberg LS, Haglund F, Hartman J, Lundqvist A: CD73 immune checkpoint defines regulatory NK cells within the tumor microenvironment. J Clin Invest. 2020 Mar 2; 130(3):1185-1198

Powderly JD, de Souza PL, Gutierrez R, Horvath L, Seitz L, Ashok D, et al. AB928, a novel dual adenosine receptor antagonist, combined with chemotherapy or AB122 (anti-PD-1) in patients (pts) with advanced tumors: Preliminary results from ongoing phase I studies. J Clin Oncol. (2019) 10.1200/JCO.2019.37.15_suppl.2604

Ryzhov S, Novitskiy SV, Goldstein AE, Biktasova A, Blackburn MR, Biaggioni I, Dikov MM, Feoktistov I: Adenosinergic regulation of the expansion and immunosuppressive activity of CD-11b+Gr1+ cells. J Immunol. 2011 Dec 1; 187(11):6120-9

Takahashi K, Yamanaka S: Induction of pluripotent stem cells from mouse embryonic and adult fibroblast cultures by defined factors. Cell. 2006 Aug 25; 126(4):663-76

Vessoni AT, Filippi-Chiela EC, Lenz G, Batista LFZ: Tumor propagating cells: drivers of tumor plasticity, heterogeneity, and recurrence. Oncogene. 2020 Mar; 39(10):2055-2068

Yang X, Pei S, Wang H, Jin Y, Yu F, Zhou B, Zhang H, Zhang D, Lin D: Tiamulin inhibits breast cancer growth and pulmonary metastasis by decreasing the activity of CD73. BMC Cancer. 2017; 17: 255.

Yang H, Yao F, Davis PF, Tan ST, Hall SRR: CD73, Tumor Plasticity and Immune Evasion in Solid Cancers. Cancers (Basel) 2021 Jan; 13(2): 177.

Yu M, Guo G, Huang L, Deng L, Chang CS, Achyut BR, Canning M, et al : CD73 on cancer-associated fibroblasts enhanced by the A2B-mediated feedforward circuit enforces an immune checkpoint. Nat Commun. 2020; 11: 515. Published online 2020 Jan 24.

Logtenberg MEW, Jansen JHM, Raaben M, Toebes M, Franke K, Brandsma AM, et al: Glutaminyl cyclase is an enzymatic modifier of the CD47- SIRPα axis and target for cancer immunotherapy. Nat Med. 2019 Apr; 25(4): 612–619

Murata Y, Saito Y, Kotani T, Matozaki T: CD47-signal regulatory protein α signaling system and its application to cancer immunotherapy. Cancer Sci. 2018 Aug; 109(8): 2349–2357.

Saeed M, Gao J, Shi Y, Lammers T, Yu H: Engineering Nanoparticles to Reprogram the Tumor Immune Microenvironment for Improved Cancer Immunotherapy. Theranostics. 2019; 9(26): 7981–8000

Tony C. Tu, Nicholas K. Brown, Tae-Jin Kim, Joanna Wroblewska, Xuanming Yang, Xiaohuan Guo, Seoyun Hyunji Lee, Vinay Kumar, Kyung-Mi Lee, Yang-Xin Fu: CD160 is essential for NK-mediated IFN-γ production. J Exp Med. 2015 Mar 9; 212(3): 415–429

Gregory L. Beatty and Whitney L. Gladney: Immune Escape Mechanisms as a Guide for Cancer Immunotherapy. Clin Cancer Res; 21(4); 687–92

Andrews LP, Marciscano AE, Drake CG, Vignali DAA: LAG3 (CD223) as a Cancer Immunotherapy Target. Immunol Rev. 2017 Mar; 276(1): 80–96

Lichtenegger FS, Rothe M, Schnorfeil FM, Deiser K, Krupka C, Augsberger C, Schlüter M, Neitz J, Subklewe M : Targeting LAG-3 and PD-1 to Enhance T Cell Activation by Antigen-Presenting Cells. Front Immunol. 2018; 9():385

Ruffo E, Wu R, Bruno TC, Workman CJ, Vagnali DAA: Lymphocyte-Activation Gene 3 (LAG3): the Next Immune Checkpoint Receptor. Semin Immunol. 2019 Apr; 42: 101305

Das M, Zhu C, Kuchroo VK: Tim-3 and its role in regulating anti-tumor immunity. Immunol Rev. 2017 Mar;276(1):97-111.

Du W, Yang M, Turner A, Xu C, Ferris RL, Huang J, Kane LP, Lu B.: TIM-3 as a Target for Cancer Immunotherapy and Mechanisms of Action. Int J Mol Sci. 2017 Mar 16;18(3):645.

Fanelli J: Anti–TIM-3 Monoclonal Antibody Under Study in AML. Posted: Thursday, November 12, 2020, 2020 SOHO annual meeting

Anderson AC, Joller N, Kuchroo VK: Lag-3, Tim-3, and TIGIT: Co-inhibitory Receptors with Specialized Functions in Immune Regulation. Immunity. 2016 May 17; 44(5):989-1004

Fuchs CS, Özgüroğlu M, Bang YJ, Di Bartolomeo M, Mandalà M, Ryu MH, Fornaro L, Olesinski T, Caglevic C, Chung HC: Pembrolizumab versus paclitaxel for previously treated patients with PD-L1–positive advanced gastric or gastroesophageal junction cancer (GC): Update from the phase III KEYNOTE-061 trial. J. Clin. Oncol. 2020;38:4503.

Fan X, Wang D, Chen X, Wang R.: Effects of Anesthesia on Postoperative Recurrence and Metastasis of Malignant Tumors. Cancer Manag Res. 2020 Aug 24;12:7619-7633

Wu T, Sun L, Wang C, Yu P, Cheng L, Chen Y.: Sevoflurane Suppresses the Migration, Invasion, and Epithelial-Mesenchymal Transition of Breast Cancer Cells Through the miR-139-5p/ARF6 Axis. J Surg Res. 2021 Feb;258:314-323.

Zhang C, Wang B, Wang X, Sheng X, Cui Y.: Sevoflurane inhibits the progression of ovarian cancer through down-regulating stanniocalcin 1 (STC1). Cancer Cell Int. 2019 Dec 16;19:339.

Zhao F, Yang G, Feng M, Cao Z, Liu Y, Qiu J, You L, Zheng L, Zhang T, Zhao Y.: Expression, function and clinical application of stanniocalcin-1 in cancer. J Cell Mol Med. 2020 Jul;24(14):7686-7696

Sanmamed MF, Chen L: A Paradigm Shift in Cancer Immunotherapy: From Enhancement to Normalization. Cell. 2019 Jan 24; 176(3):677

Klebanoff CA, Scott CD, Leonardi AJ, Yamamoto TN, Cruz AC, Ouyang C, Ramaswamy M, et al:Memory T cell-driven differentiation of naive cells impairs adoptive immunotherapy. J Clin Invest. 2016 Jan;126(1):318-34.

Perica K, Varela JC, Oelke M, Schneck J: Adoptive T Cell Immunotherapy for Cancer. Rambam Maimonides Med J. 2015 Jan; 6(1):

Chung MJ, Park JY, Bang SM, Park SW, Song SY: Phase II clinical trial of ex vivo-expanded cytokine-induced killer cells therapy in advanced pancreatic cancer. Cancer Immunol Immunother, 2014, 63:939-946

Jin J, Joo KM, Lee SJ, Jo M, Kim Y, Jin Y et al: Synergistic therapeutic effects of cytokine-induced killer cells and temozolomide against glioblastoma. OncolRep, 2011, 25:33-39

Liu H, Song J, Yang Z, et al. Effects of cytokine-induced killer cell treatment combined with FOLFOX4 on the recurrence and survival rates for gastric cancer following surgery. Exp Ther Med 2013;6:953–6

Wang X, Tang S, Cui X, Yang J, Geng C, Chen C, Zhou N, Li Y: Cytokine-induced killer cell/dendritic cell–cytokine-induced killer cell immunotherapy for the postoperative treatment of gastric cancer. A systematic review and meta-analysisMedicine, 2018 Sep; 97(36):e12230

Zhang L, Mu Y, Zhang A, Xie J, Chen S, Xu F, Wang W, Zhang Y, Ren S, Zhou C: Cytokine-induced killer cells/dendritic cells-cytokine induced killer cells immunotherapy combined with chemotherapy for treatment of colorectal cancer in China: a meta-analysis of 29 trials involving 2,610 patients. Oncotarget. 2017 Jul 11; 8(28): 45164–45177

Brennan PJ, Brigl M, Brenner MB: Invariant natural killer T cells: an innate activation scheme linked to diverse effector functions. Nat Rev Immunol. 2013 Feb; 13(2):101-17

Fujii S, Shimizu K, Okamoto Y, Kunii N, Nakayama T, Motohashi S, Taniguchi M: NKT cells as an ideal anti-tumor immunotherapeutic. Front. Immunol., 02 December 2013

Krijgsman D, Hokland M, Kuppen PJK: The Role of Natural Killer T Cells in Cancer—A Phenotypical and Functional Approach. Front Immunol. 2018; 9: 367.

Laport GG, Sheehan K, Baker J, Armstrong R, Wong RM, Lowsky R, Johnston LJ, Shizuru JA, Miklos D, Arai S, Benjamin JE, Weng WK, Negrin RS: Adoptive immunotherapy with cytokine-induced killer cells for patients with relapsed hematologic malignancies after allogeneic hematopoietic cell transplantation. Biol Blood Marrow Transplant. 2011 Nov; 17(11):1679-87

Shissler SC, Bollino DR, Tiper IV, Bates JP, Derakhshandeh R, Webb TJ: Immunotherapeutic strategies targeting natural killer T cell responses in cancer. Immunogenetics. 2016 Aug;68(8):623-38

Antony PA, Piccirillo CA, Akpinarli A, Finkelstein SE, Speiss PJ, Surman DR, Palmer DC, Chan CC, Klebanoff CA, Overwijk WW, Rosenberg SA, Restifo NP: CD8+ T cell immunity against a tumor/self-antigen is augmented by CD4+ T helper cells and hindered by naturally occurring T regulatory cells.

J Immunol. 2005 Mar 1; 174(5):2591-601

Atkins MB, Lotze MT, Dutcher JP, Fisher RI, Weiss G, Margolin K, Abrams J, Sznol M, Parkinson D, Hawkins M, Paradise C, Kunkel L, Rosenberg SA High-dose recombinant interleukin 2 therapy for patients with metastatic melanoma: analysis of 270 patients treated between 1985 and 1993. J Clin Oncol. 1999 Jul; 17(7):2105-16

Dudley ME, Wunderlich JR, Shelton TE, Even J, Rosenberg SA: Generation of tumor-infiltrating lymphocyte cultures for use in adoptive transfer therapy for melanoma patients. J Immunother. 2003 Jul-Aug; 26(4):332-42

Dudley ME, Yang JC, Sherry R, Hughes MS, Royal R, Kammula U, Robbins PF, Huang J, Citrin DE, Leitman SF, Wunderlich J, Restifo NP, Thomasian A, Downey SG, Smith FO, Klapper J, Morton K, Laurencot C, White DE, Rosenberg SA: Adoptive cell therapy for patients with metastatic melanoma: evaluation of intensive myeloablative chemoradiation preparative regimens.

J Clin Oncol. 2008 Nov 10; 26(32):5233-9

Goff SL, Dudley ME, Citrin DE, Somerville RP, Wunderlich JR, Danforth DN, Zlott DA, et al: Randomized, Prospective Evaluation Comparing Intensity of Lymphodepletion Before Adoptive Transfer of Tumor-Infiltrating Lymphocytes for Patients With Metastatic Melanoma. J Clin Oncol. 2016 Jul 10; 34(20):2389-97.

Lauss M, Donia M, Harbst K, Andersen R, Mitra S, Rosengren F, Salim M, Vallon-Christersson J, Törngren T, Kvist A, Ringnér M, Svane IM, Jönsson G: Mutational and putative neoantigen load predict clinical benefit of adoptive T cell therapy in melanoma. Nat Commun. 2017 Nov 23; 8(1):1738.

Law AMK, Valdes-Mora F, Gallego-Ortega D.: Myeloid-Derived Suppressor Cells as a Therapeutic Target for Cancer. Cells. 2020 Feb 27;9(3):561

Lee HJ, Kim YA, Sim CK, Heo SH, Song IH, Park HS, Park SY, et al: Expansion of tumor-infiltrating lymphocytes and their potential for application as adoptive cell transfer therapy in human breast cancer. Oncotarget. 2017 Dec 26; 8(69):113345-113359.

Matsutani S, Shibutani M, Maeda K, Nagahara H, Fukuoka T, Nakao S, Hirakawa K, Ohira M.: Significance of tumor-infiltrating lymphocytes before and after neoadjuvant therapy for rectal cancer. Cancer Sci. 2018 Apr; 109(4): 966–979

Mayor P, Starbuck K, Zsiros E: Adoptive cell transfer using autologous tumor infiltrating lymphocytes in gynecologic malignancies. Gynecol Oncol. 2018, Aug; 150(2): 361–369

Robbins PF, Lu YC, El-Gamil M, Li YF, Gross C, Gartner J, Lin JC, Teer JK, Cliften P, Tycksen E, Samuels Y, Rosenberg SA.: Mining exomic sequencing data to identify mutated antigens recognized by adoptively transferred tumor-reactive T cells. Nat Med. 2013 Jun;19(6):747-52.

Rohaan MW, Wilgenhof S, Haanen JBAG.: Adoptive cellular therapies: the current landscape. Virchows Arch. 2019 Apr;474(4):449-461.

Saint-Jean M, Knol AC, Volteau C, Quéreux G, Peuvrel L, Brocard A, Pandolfino MC, Saiagh S, Nguyen JM, Bedane C, Basset-Seguin N, Khammari A, Dréno B. Adoptive Cell Therapy with Tumor-Infiltrating Lymphocytes in Advanced Melanoma Patients. J Immunol Res. 2018 Mar 19;2018:3530148

Spiess PJ, Yang JC, Rosenberg SA: In vivo antitumor activity of tumor-infiltrating lymphocytes expanded in recombinant interleukin-2. J Natl Cancer Inst. 1987 Nov; 79(5):1067-75

.Spranger S, Spaapen RM, Zha Y, Williams J, Meng Y, Ha TT, Gajewski TF:Up-regulation of PD-L1, IDO, and T(regs) in the melanoma tumor microenvironment is driven by CD8(+) T cells. Sci Transl Med. 2013 Aug 28;5(200):200ra116.

Wu R, Forget MA, Chacon J, Bernatchez C, Haymaker C, Chen JQ, Hwu P, Radvanyi LG. Adoptive T-cell therapy using autologous tumor-infiltrating lymphocytes for metastatic melanoma: current status and future outlook. Cancer J. 2012 Mar-Apr; 18(2):160-75.

Chen YT, Stockert E, Jungbluth A, Tsang S, Coplan KA, Scanlan MJ, Old LJ: Serological analysis of Melan-A(MART-1), a melanocyte-specific protein homogeneously expressed in human melanomas. Proc Natl Acad Sci U S A. 1996 Jun 11; 93(12):5915-9.

Draper LM, Kwong ML, Gros A, Stevanović S, Tran E, Kerkar S, Raffeld M, Rosenberg SA, Hinrichs CS: Targeting of HPV-16+

Epithelial Cancer Cells by TCR Gene Engineered T Cells Directed against E6. Clin Cancer Res. 2015 Oct 1; 21(19):4431-9

Johnson LA, Morgan RA, Dudley ME, Cassard L, Yang JC, Hughes MS, Kammula US, Royal RE, Sherry RM, Wunderlich JR, Lee CC, Restifo NP, Schwarz SL, Cogdill AP, Bishop RJ, Kim H, Brewer CC, Rudy SF, VanWaes C, Davis JL, Mathur A, Ripley RT, Nathan DA, Laurencot CM, Rosenberg SA: Gene therapy with human and mouse T-cell receptors mediates cancer regression and targets normal tissues expressing cognate antigen. Blood. 2009 Jul 16; 114(3):535-46.

Legut M, Dolton G, Mian AA, Ottmann OG, Sewell AK: CRISPR-mediated TCR replacement generates superior anticancer transgenic T cells. Blood. 2018 Jan 18; 131(3):311-322.

Morgan RA, Dudley ME, Wunderlich JR, Hughes MS, Yang JC, Sherry RM, Royal RE, Topalian SL, Kammula US, Restifo NP, Zheng Z, Nahvi A, de Vries CR, Rogers-Freezer LJ, Mavroukakis SA, Rosenberg SA. Cancer regression in patients after transfer of genetically engineered lymphocytes. Science. 2006;314:126–129.

Parkhurst MR, Yang JC, Langan RC, Dudley ME, Nathan DA, Feldman SA, Davis JL, Morgan RA, Merino MJ, Sherry RM, Hughes MS, Kammula US, Phan GQ, Lim RM, Wank SA, Restifo NP, Robbins PF, Laurencot CM, Rosenberg SA: T cells targeting carcinoembryonic antigen can mediate regression of metastatic colorectal cancer but induce severe transient colitis. Mol Ther. 2011 Mar; 19(3):620-6.

Roeder C, Schuler-Thurner B, Berchtold S, Vieth G, Driesch Pv, Schuler G, Lüftl M: MAGE-A3 is a frequent tumor antigen of metastasized melanoma. Arch Dermatol Res. 2005 Jan; 296(7):314-9.

Schumacher TN: T-cell-receptor gene therapy. Nat Rev Immunol. 2002 Jul; 2(7):512-9

Sinn PL, Sauter SL, McCray PB Jr: Gene therapy progress and prospects: development of improved lentiviral and retroviral vectors--design, biosafety, and production. Gene Ther. 2005 Jul; 12(14):1089-98

Tran E, Turcotte S, Gros A, Robbins PF, Lu YC, Dudley ME, Wunderlich JR, Somerville RP, Hogan K, Hinrichs CS, Parkhurst MR, Yang JC, Rosenberg SA: Cancer immunotherapy based on mutation-specific CD4+ T cells in a patient with epithelial cancer. Science. 2014 May 9; 344(6184):641-5.

Yee C, Thompson JA, Byrd D, Riddell SR, Roche P, Celis E, Greenberg PD: Adoptive T cell therapy using antigen-specific CD8+ T cell clones for the treatment of patients with metastatic melanoma: in vivo persistence, migration, and antitumor effect of transferred T cells. Proc Natl Acad Sci U S A. 2002 Dec 10; 99(25):16168-73

McLane LM, Abdel-Hakeem MS, Wherry EJ: CD8 T Cell Exhaustion During Chronic Viral Infection and Cancer. Annu Rev Immunol. 2019 Apr 26; 37():457-495

Seo H, González-Avalos E, Zhang W, Ramchandani P, Yang C, Lio CW, Rao A, Hogan PG.: BATF and IRF4 cooperate to counter exhaustion in tumor-infiltrating CAR T cells Nature immunology. 2021 Jul 19; 22(8): 983-995

Bębnowska D, Grywalska E, Niedźwiedzka-Rystwej P, Sosnowska-Pasiarska B, Smok-Kalwat J, Pasiarski M, Góźdź S, Roliński J, Polkowski W: CAR-T Cell Therapy—An Overview of Targets in Gastric Cancer. J Clin Med. 2020 Jun; 9(6): 1894

Beyar-Katz O, Gill S: Advances in chimeric antigen receptor T cells. Curr Opin Hematol. 2020 Nov; 27(6):368-377.

Grada Z, Hegde M, Byrd T, Shaffer DR, Ghazi A, Brawley VS, Corder A, Schonfeld K, Koch J, Dotti G, et al. TanCAR: a novel bispecific chimeric antigen receptor for cancer immunotherapy. Mol Ther Nucleic Acids. 2013;2:e105

Graham C, Wewitson R, Pagliuca A, Benjamin R, Cancer immunotherapy with CAR-T cells – behold the future. Clin Med (Lond). 2018 Aug; 18(4): 324–328.

Huang R, Li X, He Y, Zhu W, Gao L, Liu Y, Gao L, Wen Q, Zhong JF, Zhang C, Zhang X.:Recent advances in CAR-T cell engineering. J Hematol Oncol. 2020 Jul 2;13(1):86.

Jones BS, Lamb LS, Goldman F, Di Stasi A: Improving the safety of cell therapy products by suicide gene transfer. Front Pharmacol. 2014 Nov 27;5:254.

June CH, O'Connor RS, Kawalekar OU, Ghassemi S, Milone MC.: CAR T cell immunotherapy for human cancer. Science. 2018 Mar 23;359(6382):1361-1365.

Katz SC, Point GR, Cunetta M, Thorn M, Guha P, Espat NJ, Boutros C, Hanna N, Junghans RP: Regional CAR-T cell infusions for peritoneal carcinomatosis are superior to systemic delivery. Cancer Gene Ther. 2016,23(5):142-8

Newick K, O'Brien S, Moon E, Albelda SM: CAR T Cell Therapy for Solid Tumors. Annu Rev Med. 2017 Jan 14; 68():139-152

Ning N, Pan Q, Zheng F, Teitz-Tennenbaum S, Egenti M, Yet J, Li M, Ginestier C, Wicha MS, Moyer JS, Prince ME, Xu Y, Zhang XL, Huang S, Chang AE, Li Q: Cancer stem cell vaccination confers significant antitumor immunity. Cancer Res. 2012 Apr 1; 72(7):1853-64.

Parkhurst MR, Yang JC, Langan RC, Dudley ME, Nathan DA, Feldman SA, Davis JL, Morgan RA, Merino MJ, Sherry RM, et al: T cells targeting carcinoembryonic antigen can mediate regression of metastatic colorectal cancer but induce severe transient colitis. Mol. Ther. 2011;19:620–626.

Song DG, Ye Q, Carpenito C, Poussin M, Wang LP, Ji C, Figini M, June CH, Coukos G, Powell DJ Jr: In vivo persistence, tumor localization, and antitumor activity of CAR-engineered T cells is enhanced by costimulatory signaling through CD137 (4-1BB).. Cancer Res. 2011 Jul 1; 71(13):4617-27.

Tariq SM, Haider SI, Hasan M, Tahir A, Khan M, Rehan A, Kamal A: Chimeric Antigen Receptor T-Cell Therapy: A Beacon of Hope in the Fight Against Cancer. Cureus. 2018 Oct; 10(10): e3486

Wang Z, Wu Z, Liu Y, Han W.: New development in CAR-T cell therapy. J Hematol Oncol. 2017 Feb 21;10(1):53

Yun CO, Nolan KF, Beecham EJ, Reisfeld RA, Junghans RP: Targeting of T lymphocytes to melanoma cells through chimeric anti-GD3 immunoglobulin T-cell receptors. Neoplasia. 2000 Sep-Oct; 2(5):449-59

Zhao R, Cui Y, Li S, Qin L, Li P.: Current status and hurdles for CAR-T cell immune therapy. Blood Sci. 2019 Oct 21;1(2):148-155.

Harris KM, Davila BJ, Bollard CM, Keller MD.: Virus-Specific T Cells: Current and Future Use in Primary Immunodeficiency Disorders. J Allergy Clin Immunol Pract. 2019 Mar;7(3):809-

818.

Simpson RJ, Bigley AB, Agha N, Hanley PJ, Bollard CM: Mobilizing Immune Cells with Exercise for Cancer Immunotherapy. Exerc Sport Sci Rev. 2017 Jul; 45(3): 163–172.

Slota C, Shi A, Chen G, Bevans M, and Weng NP. Norepinephrine preferentially modulates memory CD8 T cell function inducing inflammatory cytokine production and reducing proliferation in response to activation. Brain Behav Immun 46: 168–179, 2015

Hirschhorn-Cymerman D, Rizzuto GA, Merghoub T, Cohen AD, Avogadri F, Lesokhin AM, Weinberg AD, Wolchok JD, Houghton AN: OX40 engagement and chemotherapy combination provides potent antitumor immunity with concomitant regulatory T cell apoptosis. J Exp Med. 2009 May 11; 206(5):1103-16.

Omar HA, Tolba MF: Tackling molecular targets beyond PD-1/PD-L1: Novel approaches to boost patients' response to cancer immunotherapy. Crit Rev Oncol Hematol. 2019 Mar; 135():21-29

Soldevilla MM, Villanueva H, Meraviglia-Crivelli D, Menon AP, Ruiz M, Cebollero J, Villalba M, Moreno B, Lozano T, Llopiz D, Pejenaute Á, Sarobe P, Pastor F: ICOS Costimulation at the Tumor Site in Combination with CTLA-4 Blockade Therapy Elicits Strong Tumor Immunity. Mol Ther. 2019 Nov 6; 27(11):1878-1891

Vonderheide RH. : The Immune Revolution: A Case for Priming, Not Checkpoint. Cancer Cell. 2018 Apr 9;33(4):563-569

Vonderheide RH.: CD40 Agonist Antibodies in Cancer Immunotherapy. Annu Rev Med. 2020 Jan 27;71:47-58

Blanc C, Hans S, Tran T, Granier C, Saldman A, Anson M, Oudard S, Tartour E.: Targeting Resident Memory T Cells for Cancer Immunotherapy. Front Immunol. 2018 Jul 27;9:1722.

Enamorado M, Iborra S, Priego E, Cueto FJ, Quintana JA, Martínez-Cano S, Mejías-Pérez E, Esteban M, Melero I, Hidalgo A, Sancho D: Enhanced anti-tumour immunity requires the interplay between resident and circulating memory CD8<-sup>+</sup> T cells. Nat Commun. 2017 Jul 17; 8():16073.

Mackay LK, Rahimpour A, Ma JZ, Collins N, Stock AT, Hafon ML, Vega-Ramos J, Lauzurica P, Mueller SN, Stefanovic T, Tscharke DC, Heath WR, Inouye M, Carbone FR, Gebhardt T: The developmental pathway for CD103(+)CD8+ tissue-resident memory T cells of skin. Nat Immunol. 2013 Dec; 14(12):1294-301

Milner JJ, Toma C, Yu B, Zhang K, Omilusik K, Phan AT, Wang D, Getzler AJ, Nguyen T, Crotty S, Wang W, Pipkin ME, Goldrath AW: Runx3 programs CD8+ T cell residency in non-lymphoid tissues and tumours. Nature. 2017 Dec 14; 552(7684):253-257

Amand M, Iserentant G, Poli A, Sleiman M, Fievez V, Sanchez IP, Sauvageot N, Michel T, Aouali N, Janji B, et al. Human CD56(dim)CD16(dim) Cells As an Individualized Natural Killer Cell Subset. Front Immunol. 2017;8:699.

Backes CS, Friedmann KS, Mang S, Knörck A, Hoth M, Kummerow C: Natural killer cells induce distinct modes of cancer cell death: Discrimination, quantification, and modulation of apoptosis, necrosis, and mixed forms. J Biol Chem. 2018 Oct 19; 293(42):16348-16363.

Best SA, Hess J, Souza-Fonseca-Guimaraes F, Cursons J, Kersbergen A, Dong X, Rautela J, Hyslop SR, Ritchie ME, Davis MJ, et al. Harnessing natural killer immunity in metastatic small cell lung cancer. J Thorac Oncol. 2020;S1556-0864(20)30394-4).

Davies JO, Stringaris K, Barrett AJ, Rezvani K: Opportunities and limitations of NK cells as adoptive therapy for malignant disease. Cytotherapy. 2014;16:1453–1466.

De Maria A, Bozzano F, Cantoni C, Moretta L: Revisiting human natural killer cell subset function revealed cytolytic CD56(dim) CD16+ NK cells as rapid producers of abundant IFN-gamma on activation. Proc. Natl. Acad. Sci. USA. 2011;108:728–732.

Deng W, Gowen BG, Zhang L, Wang L, Lau S, Iannello A, Xu J, Rovis TL, Xiong N, Raulet DH: Antitumor immunity. A shed NKG2D ligand that promotes natural killer cell activation and tumor rejection. Science. 2015 Apr 3; 348(6230):136-9

Dogra P, Rancan C, Ma W, Toth M, Senda T, Carpenter DJ, Kubota M, Matsumoto R, Thapa P, Szabo PA, Li Poon MM, Li J, Arakawa-Hoyt J, Shen Y, Fong L, Lanier LL, Farber DL: Tissue Determinants of Human NK Cell Development, Function, and Residence. Cell. 2020 Feb 20; 180(4):749-763.e13

Freeman AJ, Vervoort SJ, Ramsbottom KM, Kelly MJ, Michie J, Pijpers L, Johnstone RW, Kearney CJ, Oliaro J: Natural Killer Cells Suppress T Cell-Associated Tumor Immune Evasion. Cell Rep. 2019 Sep 10; 28(11):2784-2794.e5.

Herberman RB, Holden HT, Ting CC, Lavrin DL, Kirchner H: Cell-mediated immunity to leukemia virus- and tumor-associated antigens in mice. Cancer Res. 1976 Feb; 36(2 pt 2):615-21.

Kiessling R, Klein E, Wigzell H: "Natural" killer cells in the mouse. I. Cytotoxic cells with specificity for mouse Moloney leukemia cells. Specificity and distribution according to genotype. Eur J Immunol. 1975 Feb; 5(2):112-7

Neo SY, Yang Y, Record J, Ma R, Chen X, Chen Z, Tobin NP, Blake E, Seitz C, Thomas R, et al. CD73 immune checkpoint defines regulatory NK cells within the tumor microenvironment. J Clin Invest. 2020;130:1185–1198.

Paust S, Gill HS, Wang BZ, Flynn MP, Moseman EA, Senman B, Szczepanik M, Telenti A, Askenase PW, Compans RW, von Andrian UH: Critical role for the chemokine receptor CXCR6 in NK cell-mediated antigen-specific memory of haptens and viruses. Nat Immunol. 2010 Dec; 11(12):1127-35.

Rezvani K, Rouce R, Liu E, Shpall E: Engineering Natural Killer Cells for Cancer Immunotherapy. Mol Ther. 2017 Aug 2;25(8):1769-1781

Romee R, Rosario M, Berrien-Elliott MM, Wagner JA, Jewell BA, Schappe T, Leong JW, Abdel-Latif S, Schneider SE, Willey S, Neal CC, Yu L, Oh ST, Lee YS, Mulder A, Claas F, Cooper MA, Fehniger TA: Cytokine-induced memory-like natural killer cells exhibit enhanced responses against myeloid leukemia. Sci Transl Med. 2016 Sep 21; 8(357):357ra123

Sliz A, Locker KCS, Lampe K, Godarova A, Plas DR, Janssen EM, Jones H, Herr AB, Hoebe K: Gab3 is required for IL-2- and IL-15-induced NK cell expansion and limits trophoblast invasion during pregnancy. Sci Immunol. 2019 Aug 2; 4(38):.

Textor S, Bossle , Henrich KO, Gartlgruber M, Pollmann J, Fiegler N, Arnold A, Westermann F, Waldburger N, Breuhahn K, Golfier S, Witzens-Harig M, Cerwenka A: The proto-oncogene Myc drives expression of the NK cell-activating NKp30 ligand B7-H6 in tumor cells. Oncoimmunology. 2016 Jul; 5(7):e1116674

Verma C, Kaewkangsadan V, Eremin JM, Cowley GP, Ilyas M, El-Sheemy MA, Eremin O: Natural killer (NK) cell profiles in blood and tumour in women with large and locally advanced breast cancer (LLABC) and their contribution to a pathological complete response (PCR) in the tumour following neoadjuvant chemotherapy (NAC): differential restoration of blood profiles by NAC and surgery. J Transl Med. 2015 Jun 4; 13():180

Wagner JA, Rosario M, Romee R, Berrien-Elliott MM, Schneider SE, Leong JW, Sullivan RP, et al: CD56bright NK cells exhibit potent antitumor responses following IL-15 priming. J Clin Invest. 2017 Nov 1; 127(11):4042-4058

Wu J, Carlock C, Ross A, Shim J, Lou Y. CD8alphaalpha+MHC Class II+ Cell with the Capacity To Terminate Autoimmune Inflammation Is a Novel Antigen-Presenting NK-like Cell in Rats. J Immunol. 2016;197:4274–4282

Wu SY, Fu T, Jiang YZ, Shao ZM: Natural killer cells in cancer biology and therapy. Mol Cancer. 2020; 19: 120

Arai S, Meagher R, Swearingen M, Myint H, Rich E, Martinson J, Klingemann H: Infusion of the allogeneic cell line NK-92 in patients with advanced renal cell cancer or melanoma: a phase I trial. Cytotherapy. 2008; 10(6):625-32.

Ben-Shmuel A, Biber G, Barda-Saad M: Unleashing Natural Killer Cells in the Tumor Microenvironment-The Next Generation of Immunotherapy? Front Immunol. 2020; 11():275.

Berg M, Lundqvist A, McCoy P Jr, Samsel L, Fan Y, Tawab A, Berg CR: Clinical-grade ex vivo-expanded human natural killer cells up-regulate activating receptors and death receptor ligands and have enhanced cytolytic activity against tumor cells. Cytotherapy. 2009;11:341–355

Concha-Benavente F, Kansy B, Moskovitz J, Moy J, Chandran U, Ferris RL. PD-L1 Mediates Dysfunction in Activated PD-1(+) NK Cells in Head and Neck Cancer Patients. Cancer Immunol Res. 2018;6:1548–1560.

Chu Y, Hochberg J, Yahr A, Ayello J, van de Ven C, Barth M, Czuczman M, Cairo MS.: Targeting CD20+ aggressive B-cell non-Hodgkin lymphoma by anti-CD20 CAR mRNA-modified expanded natural killer cells in vitro and in NSG mice. Cancer Immunol. Res. 2015;3:333–344

Davis ZB, Vallera DA, Miller JS, Felices M: Natural killer cells unleashed: Checkpoint receptor blockade and BiKE/TriKE utilization in NK-mediated anti-tumor immunotherapy. Semin Immunol. 2017 Jun; 31():64-75

Dougall WC, Kurtulus S, Smyth MJ, Anderson AC.: TIGIT and CD96: new checkpoint receptor targets for cancer immunotherapy. Immunol Rev. 2017 Mar;276(1):112-120.

Felices M, Sarhan D, Brandt L, Guldevall K, McElmurry R, Lenvik A, Chu S, Tolar J, Taras E, Spellman SR, et al. CD16-IL15-CD33 Trispecific Killer Engager (TriKE) Overcomes Cancer-Induced Immune Suppression and Induces Natural Killer Cell-Mediated Control of MDS and AML Via Enhanced Killing Kinetics. Blood. 2016;128:4291

Gao S, Li T, Guo Y, Sun C, Xianyu B, Xu H: Selenium-Containing Nanoparticles Combine the NK Cells Mediated Immunotherapy with Radiotherapy and Chemotherapy. Adv Mater. 2020 Mar; 32(12):e1907568

Geller MA, Miller JS: Use of allogeneic NK cells for cancer immunotherapy. Immunotherapy. 2011 Dec; 3(12):1445-59

Herrera L, Santos S, Vesga MA, Anguita J, Martin-Ruiz I, Carrascosa T, Juan M, Eguizabal C: Adult peripheral blood and umbilical cord blood NK cells are good sources for effective CAR therapy against CD19 positive leukemic cells. Sci Rep. 2019 Dec 10; 9(1):18729

Hsu J, Hodgins JJ, Marathe M, Nicolai CJ, Bourgeois-Daigneault MC, Trevino TN, Azimi CS, Scheer AK, Randolph HE, Thompson TW, Zhang L, Iannello A, Mathur N, Jardine KE, Kirn GA, Bell JC, McBurney MW, Raulet DH, Ardolino M: Contribution of NK cells to immunotherapy mediated by PD-1/PD-L1 blockade. J Clin Invest. 2018 Oct 1; 128(10):4654-4668

Kamiya T, Seow SV, Wong D, Robinson M, Campana D: Blocking expression of inhibitory receptor NKG2A overcomes tumor resistance to NK cells. J Clin Invest. 2019 May 1; 129(5):2094-2106

Kim N, Kim HS: Targeting Checkpoint Receptors and Molecules for Therapeutic Modulation of Natural Killer Cells. Front Immunol. 2018; 9():2041

Liu E., Tong Y., Dotti G., Savoldo B., Muftuoglu M., Kondo K., Mukherjee M., Orange J.S., Sobieski C., Alsuliman A. Cord blood derived natural killer cells engineered with a chimeric antigen receptor targeting CD19 and expressing IL-15 have long term persistence and exert potent anti-leukemia activity. Blood. 2016;126:3091

Liu E, Tong Y, Dotti G, Shaim H, Savoldo B, Mukherjee M, Orange J, et al: Cord blood NK cells engineered to express IL-15 and a CD19-targeted CAR show long-term persistence and potent antitumor activity. Leukemia. 2018 Feb; 32(2):520-531.

Liu E, Marin D, Banerjee P, Macapinlac HA, Thompson P, Basar R, Nassif Kerbauy L, et al: Use of CAR-Transduced Natural Killer Cells in CD19-Positive Lymphoid Tumors. N Engl J Med. 2020 Feb 6; 382(6):545-553

Molgora M, Bonavita E, Ponzetta A, Riva F, Barbagallo M, Jaillon S, Popović B, Bernardini G, Magrini E, Gianni F, Zelenay S, Jonjić S, Santoni A, Garlanda C, Mantovani A: IL-1R8 is a checkpoint in NK cells regulating anti-tumour and anti-viral activity. Nature. 2017 Nov 2; 551(7678):110-114.

Morvan MG, Lanier LL:NK cells and cancer: you can teach innate cells new tricks. Nat Rev Cancer. 2016 Jan;16(1):7-19.

Naeimi Kararoudi M, Nagai Y, Elmas E, Pereira MSF, Ali SA, Imus PH, Wethington D, Borrello I, Lee DA, Ghiaur G: CD38 deletion of human primary NK cells eliminates daratumumab-induced fratricide and boosts their effector activity. Blood. 2020 Jun 20; ():

Pahl JHW, Cerwenka A, Ni J: Memory-Like NK Cells: Remembering a Previous Activation by Cytokines and NK Cell Receptors. Front Immunol. 2018; 9():2796.

Ruggeri L., Capanni M., Urbani E., Perruccio K., Shlomchik W.D., Tosti A., Posati S., Rogaia D., Frassoni F., Aversa F. Effectiveness of donor natural killer cell alloreactivity in mismatched hematopoietic transplants. Science. 2002;295:2097–2100.

Seo H, Kim BS, Bae EA, Min BS, Han YD, Shin SJ, Kang CY: IL21 Therapy Combined with PD-1 and Tim-3 Blockade Provides Enhanced NK Cell Antitumor Activity against MHC Class I-Deficient Tumors. Cancer Immunol Res. 2018 Jun; 6(6):685-695.

Sarhan D, Cichocki F, Zhang B, Yingst A, Spellman SR, Cooley S,

Verneris MR, Blazar BR, Miller JS: Adaptive NK Cells with Low TIGIT Expression Are Inherently Resistant to Myeloid-Derived Suppressor Cells. Cancer Res. 2016 Oct 1; 76(19):5696-5706.

Stagg J, Divisekera U, McLaughlin N, Sharkey J, Pommey S, Denoyer D, Dwyer KM, Smyth MJ: Anti-CD73 antibody therapy inhibits breast tumor growth and metastasis. Proc Natl Acad Sci U S A. 2010 Jan 26; 107(4):1547-52

Sun JC, Beilke JN, Lanier LL: Adaptive immune features of natural killer cells. Nature. 2009 Jan 29; 457(7229):557-61.

Terszowski G., Klein C., Stern M. KIR/HLA interactions negatively affect rituximab- but not GA101 (obinutuzumab)-induced antibody-dependent cellular cytotoxicity. J. Immunol. 2014;192:5618–5624

Veluchamy JP, Kok N, van der Vliet HJ, Verheul HMW, de Gruijl TD, Spanholtz J: The Rise of Allogeneic Natural Killer Cells As a Platform for Cancer Immunotherapy: Recent Innovations and Future Developments. Front Immunol. 2017; 8():631

Vitale M, Cantoni C, Pietra G, Mingari MC, Moretta L: Effect of tumor cells and tumor microenvironment on NK-cell function. Eur J Immunol. 2014 Jun; 44(6):1582-92.

Wang W, Jiang J, Wu C: CAR-NK for tumor immunotherapy: Clinical transformation and future prospects. Cancer Lett. 2020 Mar 1; 472():175-180

Watanabe T, Gaedicke S, Guffart E, Firat E, Niedermann G: Adding Indoximod to Hypofractionated Radiotherapy with Anti-PD-1 Checkpoint Blockade Enhances Early NK and CD8⁺ T-Cell-Dependent Tumor Activity. Clin Cancer Res. 2020 Feb 15; 26(4):945-956

Weilei Hu, Wang G, Huang D, Sui M, Xu1 Y: Cancer Immunotherapy Based on Natural Killer Cells: Current Progress and New Opportunities. Front Immunol. 2019; 10: 1205.

Wrangle JM, Velcheti V, Patel MR, Garrett-Mayer E, Hill EG, Ravenel JG, Miller JS, et al: ALT-803, an IL-15 superagonist, in combination with nivolumab in patients with metastatic non-small cell lung cancer: a non-randomised, open-label, phase 1b trial. Lancet Oncol. 2018 May; 19(5):694-704

Wrangle JM, Velcheti V, Patel MR, Garrett-Mayer E, Hill EG, Ravenel JG, Miller JS, et al: ALT-803, an IL-15 superagonist, in combination with nivolumab in patients with metastatic non-small cell lung cancer: a non-randomised, open-label, phase 1b trial. Lancet Oncol. 2018 May; 19(5):694-704.

Wu SY, Fu T, Jiang YZ, Shao ZM: Natural killer cells in cancer biology and therapy. Mol Cancer. 2020; 19: 120

Zhang C, Hu Y, Shi C: Targeting Natural Killer Cells for Tumor Immunotherapy. Front Immunol. 2020; 11: 60

Zhang C, Liu Y: Targeting NK Cell Checkpoint Receptors or Molecules for Cancer Immunotherapy. Front Immunol 2020 Jun 23;11:1295.

Zheng Y, Li Y, Lian J, Yang H, Li F, Zhao S, Qi Y, Zhang Y, Huang L: TNF-α-induced Tim-3 expression marks the dysfunction of infiltrating natural killer cells in human esophageal cancer. J Transl Med. 2019 May 20; 17(1):165

Aggarwal N, Sloane BF: Cathepsin B: multiple roles in cancer. Proteomics Clin Appl. 2014 Jun; 8(5-6):427-37.

Bandrinath N, Yoo SY: Recent Advances in Cancer Stem Cell-Targeted Immunotherapy. Cancers (Basel). 2019 Mar; 11(3): 310.

Chen MF, Kuan FC, Yen TC, Lu MS, Lin PY, Chung YH, Chen WC, Lee KD: IL-6-stimulated CD11b+ CD14+ HLA-DR- myeloid-derived suppressor cells, are associated with progression and poor prognosis in squamous cell carcinoma of the esophagus. Oncotarget. 2014 Sep 30; 5(18):8716-28.

Elliott LA, Doherty GA, Sheahan K, Ryan EJ: Human Tumor-Infiltrating Myeloid Cells: Phenotypic and Functional Diversity. Front Immunol. 2017; 8():86.

Eriksson E, Wenthe J, Irenaeus S, Loskog A, Ullenhag G: Gemcitabine reduces MDSCs, tregs and TGFβ-1 while restoring the teff/treg ratio in patients with pancreatic cancer. J Transl Med. 2016 Sep 29; 14(1):282.

Farshidpour M, Ahmed M, Junna S, Merchant JL: Myeloid-derived suppressor cells in gastrointestinal cancers: A systemic review. World J Gastrointest Oncol. 2021 Jan 15; 13(1): 1–11

Hassel JC, Jiang H, Bender C, Winkler J, Sevko A, Shevchenko I, Halama N, Dimitrakopoulou-Strauss A, Haefeli WE, Jäger D, Enk A, Utikal J, Umansky V: Tadalafil has biologic activity in human melanoma. Results of a pilot trial with Tadalafil in patients with metastatic Melanoma (TaMe). Oncoimmunology. 2017; 6(9):e1326440.

Highfill SL: Disruption of CXCR2-mediated MDSC tumor trafficking enhances anti-PD1 efficacy. Sci. Transl Med. 2014;6:237ra67.

Iclozan C, Antonia S, Chiappori A, Chen DT, Gabrilovich D: Therapeutic regulation of myeloid-derived suppressor cells and immune response to cancer vaccine in patients with extensive stage small cell lung cancer. Cancer Immunol Immunother. 2013 May; 62(5):909-18.

Kim K, Skora AD, Li Z, Liu Q, Tam AJ, Blosser RL, Diaz LA Jr, Papadopoulos N, Kinzler KW, Vogelstein B, Zhou S: Eradication of metastatic mouse cancers resistant to immune checkpoint blockade by suppression of myeloid-derived cells. Proc Natl Acad Sci U S A. 2014 Aug 12; 111(32):11774-9.

Law AMK, Valdes-Mora F, Gallego-Ortega D.: Myeloid-Derived Suppressor Cells as a Therapeutic Target for Cancer. Cells. 2020 Feb 27;9(3):561

Li N, Han D, Sun J, Li Y, Zhang J, Zhang Y, Liu M, Peng R, Wang H, Zhang Z, Wang J, Liu Z, Ma J. Subtypes of MDSCs in mechanisms and prognosis of gastric cancer and are inhibited by epirubicin and paclitaxel. Discov Med. 2018;25:99–112

OuYang LY, Wu XJ, Ye SB, Zhang RX, Li ZL, Liao W, Pan ZZ, Zheng LM, Zhang XS, Wang Z, Li Q, Ma G, Li J: Tumor-induced myeloid-derived suppressor cells promote tumor progression through oxidative metabolism in human colorectal cancer. J Transl Med. 2015 Feb 1; 13():47

Peereboom DM, Alban TJ, Grabowski MM, Alvarado AG, Otvos B, Bayik D, Roversi G, McGraw M, Huang P, Mohammadi AM, Kornblum HI, Radivoyevitch T, Ahluwalia MS, Vogelbaum MA, Lathia JD: Metronomic capecitabine as an immune modulator in glioblastoma patients reduces myeloid-derived suppressor cells. JCI Insight. 2019 Nov 14; 4(22):.

Qin H, Lerman B, Sakamaki I, Wei G, Cha SC, Rao SS, Qian J, Hailemichael Y, Nurieva R, Dwyer KC, Roth J, Yi Q, Overwijk WW, Kwak LW: Generation of a new therapeutic peptide that depletes myeloid-derived suppressor cells in tumor-bearing mice. Nat Med. 2014 Jun; 20(6):676-81.

Shi H, Li K, Ni Y, Liang X, Zhao X: Myeloid-Derived Suppressor Cells: Implications in the Resistance of Malignant Tumors to T Cell-Based Immunotherapy. Front Cell Dev Biol. 2021; 9: 707198

Velasco-Velázquez M, Jiao X, De La Fuente M, Pestell TG, Ertel A, Lisanti MP, Pestell RG: CCR5 antagonist blocks metastasis of basal breast cancer cells. Cancer Res. 2012 Aug 1; 72(15):3839-50

Veltman JD, Lambers ME, van Nimwegen M, Hendriks RW, Hoogsteden HC, Aerts JG, Hegmans JP: COX-2 inhibition improves immunotherapy and is associated with decreased numbers of myeloid-derived suppressor cells in mesothelioma. Celecoxib influences MDSC function. BMC Cancer. 2010 Aug 30; 10():464.

Flippe L, Bézie S, Anegon I, GuillonneauC: Future prospects for CD8+ regulatory T cells in immune tolerance. Immunol Rev. 2019 Nov; 292(1): 209–224

Sakaguchi S, Miyara M, Costantino CM, Hafler DA: FOXP3+ regulatory T cells in the human immune system. Nat Rev Immunol. 2010 Jul; 10(7):490-500.

Scurr M, Pembroke T, Bloom A, Roberts D, Thomson A, Smart K, Bridgeman H, et al: Low-Dose Cyclophosphamide Induces Antitumor T-Cell Responses, which Associate with Survival in Metastatic Colorectal Cancer. Clin Cancer Res. 2017 Nov 15; 23(22): 6771–6780.

Takeuchi Y, Nishikawa H: Roles of regulatory T cells in cancer immunity. Int Immunol. 2016 Aug; 28(8): 401–409.

Tanaka A, Sakaguchi1 S,:Regulatory T cells in cancer immunotherapy. Cell Res. 2017 Jan; 27(1): 109–118.

DeNardo DG, Ruffell B.: Macrophages as regulators of tumour immunity and immunotherapy. Nat Rev Immunol. 2019 Jun;19(6):369-382

D'Errico G, Alonso-Nocelo M, Vallespinos M, et al. Tumor-associated macrophage-secreted 14-3-3ζ signals via AXL to promote pancreatic cancer chemoresistance. Oncogene. 2019;38(27):5469-5485.

Wang N, Wang S, Wang X, Zheng Y, Yang B, Zhang J, Pan B, Gao J, Wang Z: Research trends in pharmacological modulation of tumor-associated macrophages. Clin Transl Med. 2021 Jan; 11(1): e288.

Fridlender ZG, Sun J, Kim S, Kapoor V, Cheng G, Ling L, Worthen GS & Albelda SM (2009) Polarization of tumor-associated neutrophil phenotype by TGF-beta: "N1" versus "N2" TAN. Cancer Cell 16, 183–194.

Blass E, Ott PA: Advances in the development of personalized neoantigen-based therapeutic cancer vaccines. Nat Rev Clin Oncol. 2021 Apr;18(4):215-229.

van der Bruggen P, Traversari C, Chomez P, Lurquin C, De Plaen E, Van den Eynde B, Knuth A, Boon T: A gene encoding an antigen recognized by cytolytic T lymphocytes on a human melanoma. Science. 1991 Dec 13; 254(5038):1643-7.

Chen YT, Scanlan MJ, Sahin U, Türeci O, Gure AO, Tsang S, Williamson B, Stockert E, Pfreundschuh M, Old LJ: A testicular antigen aberrantly expressed in human cancers detected by autologous antibody screening. Proc Natl Acad Sci U S A. 1997 Mar 4; 94(5):1914-8

Coley WB: The treatment of malignant tumors by repeated inoculations of erysipelas. With a report of ten original cases. Clin Orthop Relat Res. 1991 Jan; (262):3-11

Cox AL, Skipper J, Chen Y, Henderson RA, Darrow TL, Shabanowitz J, Engelhard VH, Hunt DF, Slingluff CL Jr: Identification of a peptide recognized by five melanoma-specific human cytotoxic T cell lines. Science. 1994 Apr 29; 264(5159):716-9.

Davis ID et al. Recombinant NY-ESO-1 protein with ISCOMATRIX adjuvant induces broad integrated antibody and CD4+ and CD8+ T cell responses in humans. Proc. Natl Acad. Sci. USA 101, 10697–10702 (2004).

Dhodapkar MV, Sznol M, Zhao B, Wang D, Carvajal RD, Keohan ML, Chuang E, Sanborn RE, Lutzky J, Powderly J, Kluger H, Tejwani S, Green J, Ramakrishna V, Crocker A, Vitale L, Yellin M, Davis T, Keler T: Induction of antigen-specific immunity with a vaccine targeting NY-ESO-1 to the dendritic cell receptor DEC-205. Sci Transl Med. 2014 Apr 16; 6(232):232ra51

Giannakis M, Mu XJ, Shukla SA, Qian ZR, Cohen O, Nishihara R, Bahl S, Cao Y, Amin-Mansour A, Yamauchi M, Sukawa Y, Stewart C, Rosenberg M, Mima K, Inamura K, Nosho K, Nowak JA, Lawrence MS, Giovannucci EL, Chan AT, Ng K, Meyerhardt JA, Van Allen EM, Getz G, Gabriel SB, Lander ES, Wu CJ, Fuchs CS, Ogino S, Garraway LA: Genomic Correlates of Immune-Cell Infiltrates in Colorectal Carcinoma. Cell Rep. 2016 Apr 26; 15(4):857-865

Gulley JL, Madan RA, Pachynski R, Mulders P, Sheikh NA, Trager J, Drake CG: Role of Antigen Spread and Distinctive Characteristics of Immunotherapy in Cancer Treatment. J Natl Cancer Inst. 2017 Apr 1; 109(4):.

Hoover HC Jr, Surdyke MG, Dangel RB, Peters LC, Hanna MG Jr: Prospectively randomized trial of adjuvant active-specific immunotherapy for human colorectal cancer. Cancer. 1985 Mar 15; 55(6):1236-43

Hu Z, Ott PA, Wu CJ.Hu Z, et al.:Towards personalized, tumour-specific, therapeutic vaccines for cancer. Nat Rev Immunol. 2018 Mar;18(3):168-182.

Jaffee EM, Hruban RH, Biedrzycki B, Laheru D, Schepers K, Sauter PR, Goemann M, Coleman J, Grochow L, Donehower RC, Lillemoe KD, O'Reilly S, Abrams RA, Pardoll DM, Cameron JL, Yeo CJ: Novel allogeneic granulocyte-macrophage colony-stimulating factor-secreting tumor vaccine for pancreatic cancer: a phase I trial of safety and immune activation. J Clin Oncol. 2001 Jan 1; 19(1):145-56.

Jiang W, Swiggard WJ, Heufler C, Peng M, Mirza A, Steinman RM, Nussenzweig MC: The receptor DEC-205 expressed by dendritic cells and thymic epithelial cells is involved in antigen processing. Nature. 1995 May 11; 375(6527):151-

Kantoff PW, Higano CS, Shore ND, Berger ER, Small EJ, Penson DF, Redfern CH, Ferrari AC, Dreicer R, Sims RB, Xu Y, Frohlich MW, Schellhammer PF, IMPACT Study Investigators.: Sipuleucel-T immunotherapy for castration-resistant prostate cancer. N Engl J Med. 2010 Jul 29; 363(5):411-22

Kenter GG et al. Vaccination against HPV-16 oncoproteins for vulvar intraepithelial neoplasia. N. Engl. J. Med 361, 1838–1847 (2009).

Le DT, Wang-Gillam A, Picozzi V, Greten TF, Crocenzi T, Springett G, Morse M, Zeh H, Cohen D, Fine RL, Onners B, Uram JN, Laheru DA, Lutz ER, Solt S, Murphy AL, Skoble J, Lemmens E, Grous J, Dubensky T Jr, Brockstedt DG, Jaffee EM: Safety and survival with GVAX pancreas prime and Listeria Monocytogenes-expressing mesothelin (CRS-207) boost vaccines for metastatic pancreatic cancer. J Clin Oncol. 2015 Apr 20; 33(12):1325-33

Maisonneuve C, Bertholet S, Philpott DJ, De Gregorio E: Unleashing the potential of NOD- and Toll-like agonists as vaccine adjuvants. Proc Natl Acad Sci U S A. 2014 Aug 26; 111(34):12294-9

Mason JT: Proteomic analysis of FFPE tissue: barriers to clinical impact. 2016, Ext Review of Proteomics, 13(9), 801-803

Ragupathi G, Gardner JR, Livingston PO & Gin DY Natural and synthetic saponin adjuvant QS-21 for vaccines against cancer. Expert Rev. Vaccines 10, 463–470 (2011).

Rooney MS, Shukla SA, Wu CJ, Getz G & Hacohen N Molecular and genetic properties of tumors associated with local immune cytolytic activity. Cell 160, 48–61 (2015).

Tay BQ, Wright Q, Ladwa R, Perry C, Leggatt G, Simpson F, Wells JW, Panizza BJ, Frazer IH, Cruz JLG: Evolution of Cancer Vaccines—Challenges, Achievements, and Future Directions. Vaccines (Basel) 2021 May; 9(5): 535

Vigneron N: Human Tumor Antigens and Cancer Immunotherapy. Biomed Res Int. 2015; 2015():948501

Wiedermann U et al. A virosomal formulated Her-2/neu multi-peptide vaccine induces Her-2/neu-specific immune responses in patients with metastatic breast cancer: a phase I study. Breast Cancer Res. Treat 119, 673–683 (2010).

Yarchoan M, Johnson BA 3rd, Lutz ER, Laheru DA, Jaffee EM: Targeting neoantigens to augment antitumour immunity. Nat Rev Cancer. 2017 Apr; 17(4):209-222

Boczkowski D, Nair SK, Snyder D, Gilboa E: Dendritic cells pulsed with RNA are potent antigen-presenting cells in vitro and in vivo. J Exp Med. 1996 Aug 1; 184(2):465-72

Carreno BM, Magrini V, Becker-Hapak M, Kaabinejadian S, Hundal J, Petti AA, Ly A, Lie WR, Hildebrand WH, Mardis ER, Linette GP: Cancer immunotherapy. A dendritic cell vaccine increases the breadth and diversity of melanoma neoantigen-specific T cells. Science. 2015 May 15; 348(6236):803-8

Engel AL, Sun GC, Gad E, Rastetter LR, Strobe K, Yang Y, Dang Y, Disis ML, Lu H.: Protein-bound polysaccharide activates dendritic cells and enhances OVA-specific T cell response as vaccine adjuvant. Immunobiology. 2013 Dec;218(12):1468-76

Harari A, Graciotti M, Bassani-Sternberg M, Kandalaft LE: Antitumour dendritic cell vaccination in a priming and boosting approach. Nat Rev Drug Discov. 2020 Sep; 19(9):635-652.

Lu YC, Zheng Z, Robbins PF, Tran E, Prickett TD, Gartner JJ, Li YF, Ray S, Franco Z, Bliskovsky V, Fitzgerald PC, Rosenberg SA: An Efficient Single-Cell RNA-Seq Approach to Identify Neoantigen-Specific T Cell Receptors. Mol Ther. 2018 Feb 7; 26(2):379-389.

Ott PA, et al. An immunogenic personal neoantigen vaccine for patients with melanoma. Nature. 2017;547:217–221

Palucka K, Banchereau J: Cancer immunotherapy via dendritic cells. Nat Rev Cancer. 2012 Mar 22; 12(4):265-77

Perez CR, De Palma M.: Engineering dendritic cell vaccines to improve cancer immunotherapy. Nat Commun. 2019 Nov 27;10(1):5408.

Saxena M, Bhardwaj N.: Re-Emergence of Dendritic Cell Vaccines for Cancer Treatment. Trends Cancer. 2018 Feb;4(2):119-137

Shinbo T, Fushida S, Tsukada T, Harada S, Kinoshita J, Oyama K, Okamoto K, Ninomiya I, Takamura H, Kitagawa H, Fujimura T, Yashiro M, Hirakawa K, Ohta T: Protein-bound polysaccharide K suppresses tumor fibrosis in gastric cancer by inhibiting the TGF-β signaling pathway. Oncol Rep. 2015 Feb; 33(2):553-8

Wilgenhof S, et al.:Phase II study of autologous monocyte-derived mRNA electroporated dendritic cells (TriMixDC-MEL) plus ipilimumab in patients with pretreated advanced melanoma. J Clin Oncol. 2016;34:1330–1338

Alfonso S, Valdés-Zayas A, Santiesteban ER, Flores YI, Areces F, Hernández M, Viada CE, et al: A randomized, multicenter, placebo-controlled clinical trial of racotumomab-alum vaccine as switch maintenance therapy in advanced non-small cell lung cancer patients. Clin Cancer Res. 2014 Jul 15; 20(14):3660-71

Ampie L, Choy W, Lamano JB, Fakurnejad S, Bloch O, Parsa AT: Heat shock protein vaccines against glioblastoma: from bench to bedside. J Neurooncol. 2015 Jul; 123(3):441-8

Melief CJ, van der Burg SH: Immunotherapy of established (pre) malignant disease by synthetic long peptide vaccines. Nat Rev Cancer. 2008 May; 8(5):351-60

Srivastava P: Roles of heat-shock proteins in innate and adaptive immunity. Nat Rev Immunol. 2002 Mar; 2(3):185-94

Walter S, Weinschenk T, Stenzl A, Zdrojowy R, Pluzanska A, Szczylik C, Staehler M, et al: Multipeptide immune response to cancer vaccine IMA901 after single-dose cyclophosphamide associates with longer patient survival. Nat Med. 2012 Aug; 18(8):1254-61

Edwards DK, Jasny E, Yoon H, Horscroft N, Schanen B, Geter T, Fotin-Mleczek M, Petsch B, Wittman V: Adjuvant effects of a sequence-engineered mRNA vaccine: translational profiling demonstrates similar human and murine innate response. J Transl Med. 2017 Jan 3; 15(1):1

Kallen KJ, et al. A novel, disruptive vaccination technology: self-adjuvanted RNActive® vaccines. Hum Vaccin Immunother. 2013;9:2263–2276

Karikó K, Muramatsu H, Ludwig J, Weissman D: Generating the optimal mRNA for therapy: HPLC purification eliminates immune activation and improves translation of nucleoside-modified, protein-encoding mRNA. Nucleic Acids Res. 2011 Nov; 39(21):e142

Kreiter S, Diken M, Selmi A, Diekmann J, Attig S, Hüsemann Y, Koslowski M, Huber C, Türeci Ö, Sahin U: FLT3 ligand enhances the cancer therapeutic potency of naked RNA vaccines. Cancer Res. 2011 Oct 1; 71(19):6132-42.

Pardi N, Hogan MJ, Porter FW, Weissman D: mRNA vaccines — a new era in vaccinology. Nat Rev Drug Discov. 2018 Apr; 17(4): 261–279

Rittig SM, Haentschel M, Weimer KJ, Heine A, Muller MR, Brugger W, Horger MS, Maksimovic O, Stenzl A, Hoerr I, Rammensee HG, Holderried TA, Kanz L, Pascolo S, Brossart P: Intradermal vaccinations with RNA coding for TAA generate CD8+ and CD4+ immune responses and induce clinical benefit in vaccinated patients. Mol Ther. 2011 May; 19(5):990-9

Sahin U, Derhovanessian E, Miller M, Kloke BP, Simon P, Löwer M, Bukur V, Tadmor AD, et al: Personalized RNA mutanome vaccines mobilize poly-specific therapeutic immunity against cancer. Nature. 2017 Jul 13; 547(7662):222-226.

Van Lint S, Renmans D, Broos K, Dewitte H, Lentacker I, Heirman C, Breckpot K, Thielemans K: The ReNAissanCe of mRNA-based cancer therapy. Expert Rev Vaccines. 2015 Feb; 14(2):235-51.

Wilgenhof S, Van Nuffel AM, Corthals J, Heirman C, Tuyaerts S, Benteyn D, De Coninck A, et al: Therapeutic vaccination with an autologous mRNA electroporated dendritic cell vaccine in patients with advanced melanoma. J Immunother. 2011 Jun; 34(5):448-56

Yang B, Jeang J, Yang A, Wu TC, Hung CF.Yang B, et al. DNA vaccine for cancer immunotherapy. Hum Vaccin Immunother. 2014;10(11):3153-64

Zahm CD, Colluru VT, McNeel DG: DNA vaccines for prostate cancer. Pharmacol Ther. 2017 Jun; 174():27-42.

Kantoff PW, Schuetz TJ, Blumenstein BA, Glode LM, Bilhartz DL, Wyand M, Manson K, Panicali DL, Laus R, Schlom J, Dahut WL, Arlen PM, Gulley JL, Godfrey WR: Overall survival analysis of a phase II randomized controlled trial of a Poxviral-based PSA-targeted immunotherapy in metastatic castration-resistant prostate cancer. J Clin Oncol. 2010 Mar 1; 28(7):1099-105.

Ott PA, Hodi FS: Talimogene Laherparepvec for the Treatment of Advanced Melanoma. Clin Cancer Res. 2016 Jul 1; 22(13):3127-31

Ott PA, Hodi FS: Talimogene Laherparepvec for the Treatment of Advanced Melanoma. Clin Cancer Res. 2016 Jul 1; 22(13):3127-31

Russell SJ, Peng KW, Bell JC: Oncolytic virotherapy. Nat Biotechnol. 2012 Jul 10; 30(7):658-70.

Ylösmäki E, Malorzo C, Capasso C, Honkasalo O, Fusciello M, Martins B, Ylösmäki L, Louna A, Feola S, Paavilainen H, Peltonen K, Hukkanen V, Viitala T, Cerullo V.Ylösmäki E, et al.:Personalized Cancer Vaccine Platform for Clinically Relevant Oncolytic Enveloped Viruses. Mol Ther. 2018 Sep 5;26(9):2315-2325

Min Y, Roche KC, Tian S, Eblan MJ, McKinnon KP, Caster JM, Chai S, Herring LE, Zhang L, Zhang T, DeSimone JM, Tepper JE, Vincent BG, Serody JS, Wang AZ: Antigen-capturing nanoparticles improve the abscopal effect and cancer immunotherapy. Nat Nanotechnol. 2017 Sep; 12(9):877-882

Muluh TA, Chen Z, Li Y, Xiong K, Jin J, Fu S, Wu J: Enhancing Cancer Immunotherapy Treatment Goals by Using Nanoparticle Delivery System. Int J Nanomedicine. 2021; 16: 2389–2404

Zhang Y, Lin S, Wang XY, Zhu G: Nanovaccines for cancer immunotherapy. Rev Nanomed Nanobiotechnol. 2019 Sep; 11(5): e1559

Aldous AR, Dong JZ.Aldous AR, et al.: Personalized neoantigen vaccines: A new approach to cancer immunotherapy. Bioorg Med Chem. 2018 Jun 1;26(10):2842-2849.

Blass E, Ott PA: Advances in the development of personalized neoantigen-based therapeutic cancer vaccines. Nat Rev Clin Oncol. 2021 Jan 20 : 1–15

Buonaguro L: Developments in cancer vaccines for hepatocellular carcinoma. Cancer Immunol. Immunother 65, 93–99 (2016).

Dagogo-Jack I, Shaw AT: Tumour heterogeneity and resistance to cancer therapies. Nat Rev Clin Oncol. 2018 Feb; 15(2):81-94

Hu Z, Ott PA, Wu CJ.Hu Z, et al.:Towards personalized, tumour-specific, therapeutic vaccines for cancer. Nat Rev Immunol. 2018 Mar;18(3):168-182.

Verdegaal EM, de Miranda NF, Visser M, Harryvan T, van Buuren MM, Andersen RS, Hadrup SR, et al: Neoantigen landscape dynamics during human melanoma-T cell interactions. Nature. 2016 Aug 4; 536(7614):91-5

Briquez PS, Hauert S, de Titta A, Gray LT, Alpar AT, Swartz MA, Hubbell JA: Engineering Targeting Materials for Therapeutic Cancer Vaccines. Front Bioeng Biotechnol. 2020; 8: 19. Published online 2020 Feb 11.

Fankhauser M, Broggi MAS, Potin L, Bordry N, Jeanbart L, Lund AW, Da Costa E, Hauert S, Rincon-Restrepo M, Tremblay C, Cabello E, Homicsko K, Michielin O, Hanahan D, Speiser DE, Swartz MA: Tumor lymphangiogenesis promotes T cell infiltration and potentiates immunotherapy in melanoma. Sci Transl Med. 2017 Sep 13; 9(407):.

Joshi S, Durden DL: Combinatorial Approach to Improve Cancer Immunotherapy: Rational Drug Design Strategy to Simultaneously Hit Multiple Targets to Kill Tumor Cells and to Activate the Immune System. J Oncol. 2019; 2019():5245034.

Kim J et al. Injectable, spontaneously assembling, inorganic scaffolds modulate immune cells in vivo and increase vaccine efficacy. Nat. Biotechnol 33, 64–72 (2015).

Hu Z, Ott PA, Wu CJ.Hu Z, et al.:Towards personalized, tumour-specific, therapeutic vaccines for cancer. Nat Rev Immunol. 2018 Mar;18(3):168-182.

Melero I et al. Evolving synergistic combinations of targeted immunotherapies to combat cancer. Nat. Rev. Cancer 15, 457–472 (2015).

Mijalis AJ et al. A fully automated flow-based approach for accelerated peptide synthesis. Nat. Chem. Biol 13, 464–466 (2017).

Moynihan KD et al. Eradication of large established tumors in mice by combination immunotherapy that engages innate and adaptive immune responses. Nat. Med 22, 1402–1410 (2016).

4 종양의 미세환경과 이를 표적으로한 암의 치료 (Cancer Therapy targeting TME)

식물은 겨울에 자신의 당의 농도를 높여서 얼지 않도록 하기 때문에 겨울 채소는 달고 사각사각한 맛을 유지한다. 암도 자신의 미세환경을 자신에게 유리하게 만들어서 주위의 세포들과의 생존 경쟁에서 살아남고, 숙주의 면역세포들로부터 자신을 보호하고, 항암제나 방사선 치료 그리고 표적 치료 등의 치료에도 살아남을 수 있도록 스스로 유전자를 변이시키거나 후생적인 변화를 하면서 주변의 미세환경을 바꾸고 이러한 미세환경에서 살아남은 암세포가 선택되어 종괴를 형성한다.

4-1 종양의 미세환경(tumor microenvironment: TME)

암의 미세환경(TME)은 혈관, 림프관, 세포외기질, 암연관 섬유아세포, T세포, B세포, 수지상세포와 같은 항원제시세포, 종양관련 대식세포, 중성구, 자연살세포 등의 자연면역 혹은 획득 면역에 관여하는 세포, 골수유래 염증세포, 세포외기질을 포함한다. 종양은 주위의 미세환경과 상호작용을 하는데, 이러한 작용은 세포 밖으로 신호를 보내서 혈관신생을 촉진하고, 말초의 면역 회피를 유발하는 등의 효과를 나타내고, 면역세포도 암세포의 성장과 변화에 많은 역할을 한다(Wang JJ, 2018). 그리고 이러한 세포와 세포사이의 소통에 필요한 중요한 분자는 IL-2, IL-6, IL-10과 IFNγ와 같은 사이토카인, CCL2, CCL5, 및 CXCL12와 같은 케모카인, VEGF, HGF, EGF, TGF-β와 같은 성장인자와 이러한 성장인자들의 수용체와 암과 면역세포에 발현되는 PD-1, PD-L1, CLTA-4, LAG3, OX40, TIM3와 TIGIT와 같은 성장인자가 있다(Popel AS, 2020).

암의 미세환경에는 침윤된 기질세포 30여 가지의 아형이 있다. 암의 미세환경에서 세포외 기질은 콜라겐, 엘라스틴, 파이브로넥틴과 라미닌과 같은 섬유성 단백과 황화 콘드로이틴, 황화 해파란, 황화 케라탄과 하이아루로닉산과 같은 프로테오글리칸으로 되어 있다. 세포외 기질의 90%가 콜라겐이다.

종양세포의 유전자가 변이가 일어나게 되면 세포의 과증식, 조절되지 않는 성장과 함께 세포고사에 대한 저항이 생기게 되고, 대사과정이 호기성 당분해(Warburg 효과)가 일어나게 된다. 결국 종양의 미세환경에서 저산소증, 산화스트레스와 산혈증(pH6.7–7.2, 정상인의 혈중 pH: 7.3–7.45)을 초래하게 되고 결국 세포외 기질의 적응을 통해서 인접한 섬유아세포와 같은 간질세포와 림프구와 대식세포와 같은 면역세포의 반응으로 혈관신생과 전이가 일어나게 된다. 이는 종양미세환경(TME)에 존재하는 세포로부터 분비된 액소좀(exosome)이 주된 역할을 하는데, 이러한 암의 미세환경은 암의 예후와 항암요법의 효과에 중요한 영향을 미친다(Roma-Rodrigues C, 2019).

종양의 혈관이 구조상으로나 기능상으로 비정상인 상태에서 암세포가 빨리 증식하면 종양의 미세환경이 저산소증을 보이게 되고, pO2가 10mmHg 미만으로 되어서 전이와 사망의 위험이 증가하게 된다(Vaupel P, 2004). 저산소증과 저산소증유도인자(HIF)에 의해서 혈관신생에 관여하는 유전자를 비롯한 다양한 유전자, 당을 비롯한 대사작용과 암세포의 침윤과 전이를 조절하는 등 저산소증은 암세포의 재프로그래밍에 관여하고 기질세포의 동원에 관여한다. 즉 국소의 저산소증은 산소공급을 늘리기 위한 혈관신생을 유도하고, 당분해를 증가시키는 대사의 변화가 일어나며, 암세포의 생존에 관여하는 유전자의 상승을 보인다. 저산소증은 유전자의 불안정성을 증가시키고 침윤성 성장을 활성화 하며 미분화 세포상태를 유지한다. 그리고 저산소증은 전통적인 치료에 대해서 내성을 보이는데 방사선요법에 대한 저항과 항암제에 대한 내성을 유도하며 예후를 불량하게 한다(Moen I, 2012)

저산소증이 항암치료에 저항성을 갖게 되는 것은 첫째, 세포의 대사가 약물의 세포독성을 감소시키는 방향으로 변하기 때문이고, 둘째 산화환원상태에서 최대한 세포독성을 갖기 위해서는 활성산소(ROS)의 생성이 필요한데 이때 산소가 필요한데 결핍되며, 셋째, 유전자의 불안정성으로 더 빨리 약물저항세포가 되기 때문이다(Teicher BA, 1994).

종양의 미세환경이 산성화가 되면 암세포는 이러한 만성적인 산성 환경에서 생존하고 번성하기 위해서 적응을 하게 되는데, 그 기전은 스트레스에 노출된 세포의 자가탐식, 세포소화를 할 수 있는 효소가 들어있는 세포소기관인 리소좀의 교체와 재분포, 세포 내 지질 액체 방울인 adiposome의 증가와 함께 GAPDH와 GAPDHS를 포함한 몇 가지의 생존에 필수적인 대사효소 경로를 통해서 적응을 한다.

종양의 미세환경의 산성화는 침윤과 전이를 유발하는데, 세포막의 탄산무수화효소(carbonic anhydrase-IX)에 의해서 세포 내의 탄산가스가 탄산과 수소로 바뀌어 진다. 특히 이들은 산성 pH에서 최적의 기능을 발휘하므로 세포외액의 산성화를 촉발한다. 산성화와 젖산은 암에 대한 면역감시를 억제한다. 활성화된 세포 밖의 환경은 CD8+ T세포를 정지시켜서 세포용해작용의 활성에 장애를 주고, 사이토카인의 분비를 억제하며, IL-2Ra(CD25)와 T세포 수용체의 발현을 감소시키고, STAT5/(ERK)신호를 억제한다.

종양의 세포외기질의 물리적인 특성은 단단하고, 내부 형태가 동적이며, 투과성과 용해성을 갖고 있는 등 정상조직과 다를 뿐 아니라 지속적으로 변화한다. 저산소증은 콜라겐변화효소의 발현을 높게 만들고 종양을 단단하게 한다. 이러한 변화는 MAP/ERK키나아제를 활성화시켜서 세포의 생존, 이동, 침윤과 증식을 증가시킨다.

종양의 혈관은 투과성이 높아서 종양조직에 많은 치료약물들이 선택적으로 모이게 되고 종양 내 림프관들의 장애로 인해서 이러한 약물들이 오랜 기간 종양조직에 남아있게 되는 현상을 투과성과 저류의 촉진(EPR: Enhanced Permeability and Retention)현상이라고 하여 고형종양에 약물의 수동적인 공급의 기본형으로 생각되었다. 하지만 혈관에서 세포간질로 과도한 액체의 손실이 일어나서 혈관의 관류를 억제하고 간질액의 압력을 올려서 관류를 감소시켜서 전신적으로 투여한 약물이 종양혈관벽에서의 확산을 통해 종양에 도달하는 양을 감소시킨다. 특히 약물의 크기가 50nm 이상인 경우에는 약물이 종양에 도달하기가 힘들다(Chauhan VP, 2012).

종양의 면역미세환경을 포함한 미세환경은 암세포와 기질세포 사이에 암의 진행과 전이에 중요한 많은 생화학과 물리적인 신호를 통한 복합적인 환경을 형성하고 있다. 종양의 매우 복잡하고 이질적인 생태계는 악성세포 뿐 아니라 숙주로부터 유래한 내피세포, 기질 섬유아세포와 다양한 면역세포 등과 같은 종양세포와 상호작용하는 세포들을 포함하고 있기 때문이다. 종양이 생기고 자라서 퍼지게 되는 과정에서 항종양 면역이 결정적인 걸림돌 역할을 하는데, 종양의 미세환경은 이러한 암세포와 기질세포 그리고 면역세포의 상호관계에 중요한 역할을 하게 된다.

4-2 종양미세환경(TME)과 암 면역계

종양미세환경(TME)은 세포외기질과 섬유아세포, 간엽기질세포, 혈관주위세포(pericyte)와 일부 지방세포 등 혈관과 림프관의 네트워크로 이루어진 간질세포와 T 림프구, B 림프구, 자연살해세포와 종양연관대식세포를 포함하는 면역세포들로 이루어져 있다(Chen F, 2015).

▌종양의 미세환경에서의 면역세포

종양의 미세환경에 의해서 면역세포들의 표현형과 기능이 달라지는데, 암 환자에서 말초혈액의 종양특이 T세포는 강력한 반응을 보이는데 반해서 종양 내의 T세포는 반응을 보이지 않는다(Frey AB, 2008). 즉 후천성면역결핍증, B형과 C형 간염과 같은 염증반응에서와 같이 종양의 미세환경에서 항원에 지속적으로 노출된 T세포는 탈진하게 되고 이 세포의 표면에는 억제수용체인 PD-1, CTLA-4, LAG-3, CD160과 Tim-3이 발현되게 된다.

종양의 미세환경 내에서의 T세포 반응의 장애는 T세포수용체(TCR) 복합체의 신호 체계의 변화에 의하는데, 그 변화는 CD3ζ, tyrosine kinases Lck와 Fyn 발현의 감소에 기인하고, 세포독성 T세포의 사이토카인 생산의 장애에 관여하는 NF-kB의 발현에 의한다.

암의 면역학적인 표현형과 생물학적인 표현형의 관계를 보면, '차가운 종양(cold tumor)'은 생물학적으로는 후생유전 발현억제 상태이고, β-카테닌 신호의 활성화, 간엽양 세포, 줄기세포양 세포와 미분화된 세포로 되어있고, 면역학적으로는 면역억제 사이토카인이 많고, Tregs와 MDSCs세포가 많고, Th1, NK, CD8+T세포의 수가 거의 없고, 기능을 하는 항원제시세포(APC)가 거의 없다. '뜨거운 종양(Hot tumor)'은 후생유전적인 재프로그램 상태이고, β-카테닌 신호의 억제, 상피세포, 잘 분화된 세포이고, PD-L1의 발현이 높다. 면역학적으로는 Th1형의 케모카인이 많고, Th1, NK, CD8+ T세포 등 효과세포가 많고, 기능을 하는 항원제시세포(APC)가 많다.

종양의 미세환경에서의 면역억제는 종양세포 대사작용의 조절 장애에 의하는데, 이는 영양소의 결핍, 저산소증, 세포 밖의 산성 환경과 많은 면역억제 분자들의 존재에 의한다(Jiang Z, 2020).

▌종양의 미세환경(TME)에서 케모카인의 역할

케모카인은 종양세포와 종양관련 섬유아세포(CAFs) 및 침윤된 백혈구에 의해서 생산되는데 이러한 케모카인의 역할은 다음과 같다.

1) 백혈구의 동원

종양의 미세환경에는 염증성 CC케모카인인 CCL2, CCL3, CCL5과 CXC케모카인인 CXCL1, CXCL2, CXCL5, CXCL6, 및 CXCL8이 있는데 이들은 종양부위에서 종양연관대식세포(TAMs)와 종양연관호중구(TANs)로 분화하는 CCR2+단핵구와 CXCR2+호중구를 동원한다(Mollica Poeta V, 2019). 특정 케모카인은 종양부위에서 백혈구의 활성화에 관여하는데 CXCR6에 작용하는 CXCL16은 대식세포를 극화하여 종양친화적인 표현형인 M2대식세포를 만든다. CXCL9과 CXCL10은 Th1 면역반응과 깊은 관계를 가져서 NK세포, CD4+Th1과 CD8+세포독성림프구를 동원하게 된다. CCL20, CCL5, CXCL12는 수지상세포와 강한 친화력을 갖고 CCL21과 CCL19는 CCR7+수지상세포와 Tregs를 동원한다. CCL17과 CCL22는 CCR4에 작용하여 직접 Tregs와 Th2림프구를 동원하여 종양의 성장과 증식을 촉진하는 역할을 한다.

2) 혈관신생에 관여

CCL2, CCL11, CCL16, CCL18과 CXCL8은 종양 혈관신생과 혈관내피세포의 생존을 촉진한다. 반면에 CCL21와 ELR-케모카인인 CXCL4, CXCL9, CXCL10과 CXCL11은 혈관신생과 혈관내피세포증식을 억제한다(Keeley EC, 2010).

3) 종양의 성장과 증식

케모카인이 종양세포에 의해 발현되는 케모카인 수용체에 결합하여 PI3K/AKT/NF-κB 및 MAPK/ERK경로를 통하여 직접 암세포의 증식을 일으킨다. 그리고 Bcl-2발현의 억제와 caspase-3와 caspase-9활성화의 억제와 같이 친고사분자와 항고사분자 사이의 균형을 조절하여 세포고사를 막음으로써 암세포의 생존을 촉진할 수 있다(Lau TS, 2014).

4) 전이

암세포에서 발현되는 케모카인 수용체는 암세포의 전이병소로의 이동을 촉진한다. CCR7은 그 리간드인 CCL19과 CCL21가 생산되는 림프절로 종양세포를 이동시킨다. CCR10/CCL27는 악성 흑색종 세포의 유착과 생존을 촉진하여 퍼지게 한다. CCL28은 유방암의 성장과 전이를 촉진하고, CXCR5와 CXCL13은 전립선암에서 뼈전이를 일으키고 CXCL12/CXCR4가 전이에 중심적인 역할을 한다(Ben-Baruch A, 2008, Mollica Poeta V, et al 2019).

β-카테닌 신호의 활성화는 CC-케모카인 리간드 4(CCL4)의 발현을 억제하고, CD103+ 수지상세포의 동원과 CD8+ T세포의 활성화와 증폭을 제한한다.

면역세포들은 종양세포와 직접적인 접촉이나 케모카인과 사이토카인 신호를 통해서 상호작용을 하여 종양의 성상과 치료에 대한 반응을 결정한다. 예를 들면 위암세포는 프로스타그란딘 E2를 통해서 자연살해세포의 증식을 억제하고 세포고사를 유발 한다.

4-3 암의 미세환경에서 저산소증의 영향

암의 미세환경 중 저산소증은 자연면역 및 획득면역

[그림4-1] 종양의 저산소증과 산성화에 의한 면역억제

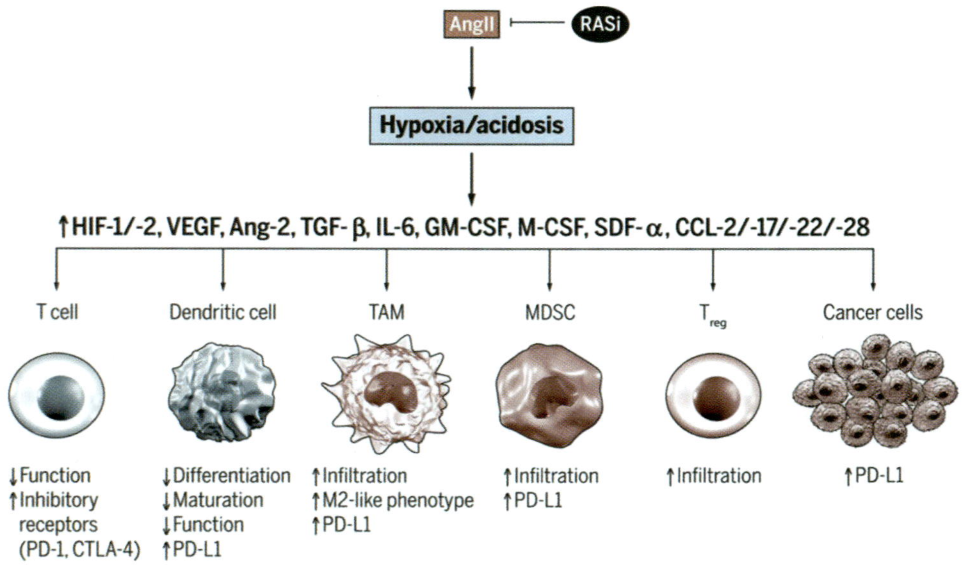

(Pinter M, Jain RK.: Targeting the renin-angiotensin system to improve cancer treatment: Implications for immunotherapy. Sci Transl Med. 2017 Oct 4;9(410):eaan5616.)

세포의 기능을 변화시키거나, 혹은 종양세포의 면역세포의 세포용해에 대한 내적인 저항성을 유발하여 항종양 면역에 장애를 초래한다(Lim AR, 2020).

저산소증으로 인하여 종양세포에서 유리되는 면역억제 분자는 다음과 같다. 죽은 세포에서 유리된 ATP가 외부뉴클레오티드가수분해효소(ectonucleotidase) CD73과 CD39에 의해서 아데노신으로 대사되고, 세포 밖 기질 내에 녹아있는 아데노신은 T세포의 수용체에 부착하여 세포 내의 cAMP치가 올라가서 T세포의 기능을 억제한다. 저산소 상태에서는 종양에서 IL-10과 TGFβ와 같은 사이토카인이 유리되어 TAMs을 M2대식세포형으로 바꾸어 면역억제를 한다. 종양세포에서 유리된 TGFβ는 T세포의 증식과 효과를 억제하고, Tregs의 생성을 촉진하며, NK세포의 세포독성 기능에 필요한 수용체의 발현을 차단한다. TGFβ는 수지상세포의 항원표출을 억제 조절하여 T세포의 기능과 분화를 억제한다. 저산소증은 혈관신생을 유도하여 VEGF와 종양세포의 친혈관신생 분자의 분비를 유발하고, VEGF는 수지상세포의 성숙을 억제하고 도움 T세포에 종양관련 항원의 발현을 차단하여 면역회피를 촉진한다(그림4-1, Pinter M, 2017).

저산소증은 종양세포 관련 면역관문분자를 조절하여 면역내성을 유도하게 되는데, 그 방법으로는 저산소증은 종양세포의 면역유발 세포사에 내적인 저항성을 증가시키고, 저산소증은 세포표면의 MHC class 1체인 관련 단백 A와 B(MICA A/B)가 떨어져 나오게 하여 NK세포, T세포 표면의 NKG2D수용체와 상호작용을 못하게 만들어서 결국 세포용해를 피하게 한다. 저산소증에 노출되게 되면 암세포는 PD-L1의 발현을 증가시키고, CTL유발 세포용해에 대한 HIF1a의존성 내성을 갖게 된다.

암의 발생 과정에는 저산소증에 의해 분비되는 HIF-1α가 CD19+ B세포가 종양부위에 모이지 못하게 하여 종양의 초기 생성에 중요한 역할을 하고, B세포에 의한 항체생성을 억제하고 Bregs를 유도한다(Lee KE, 2016)

4-4 암의 기계적인 미세환경 (Mechanical Microenvironment)

암의 미세환경 중 간질의 압력의 증가에 의해 초래된 종양의 고형화 스트레스, 모체의 단단함과 간질유체의 흐름의 강화 등 기계적인 특성도 암의 발생, 재발과 전이에 중요한 역할을 한다. 종양의 발생과 종양세포의 빠른 증식으로 종양 내에 성장으로 유발된 고형스트레스가 축적되게 되고, 기질이 단단하게 되면 세포의 이동을 위한 에너지를 얻기 위해 당분해가 촉진된다.

종양 미세환경에서의 기계적인 압력은 높은데, 이의 기전은 혈관과 림프관의 구조와 기능이 비정상적이고, 기질압력이 높고, 간질 물질의 밀도가 높기 때문이다. 유방암 조직이 단단한 정도는 정상 유방조직에 비해서 약 10배에 이르고, 만성염증으로 유발된 간세포암의 단단함도 정상 간조직의 10배에 이른다. 세포외기질(ECM)의 단단함은 세포외기질 단백과 효소가 과도하게 활성화되기 때문인데, 결국 콜라겐섬유와 다른 세포외기질 성분과 상호 교차결합을 하기 때문이다. 그리고 암에서 리실 산화효소(lysyl oxidase)가 과발현되어 콜라겐섬유와 다른 세포외기질 성분과 결합을 함으로써 조직의 단단함을 증가시킨다. 결국 인체의 고형종양은 35-142mmHg에 해당되는 압박스트레스를 받게 되고, 이러한 고형화 스트레스는 세포외기질과 세포들에 의해서 전달되고, 이는 암세포를 직접 압박하거나 주위의 혈관이나 림프관을 압박함으로써 암의 성장에 영향을 준다. 고형종양에서 고형스트레스와 액체의 저류에 의한 높은 간질액의 압력은 자가호르몬인 CCR7신호를 통해서 암세포의 이동을 유발한다(Shields JD, 2007).

세포 밖의 환경에서 생물학적인 기계적 힘은 세포 내의 신호로 전달되거나 전환된다. 세포표면의 기계적인 신호감지인 인테그린(integrin)은 세포외기질의 기계적인 특성을 감지하여, 이러한 신호를 국소유착키나아제(focal adhesion kinase: FAK)에 전달하고 국소유착을 안정화하고, 또 다른 기계적인 센서인 E-cadherin이 인테그린과 복합적으로 작용한다. 이러한 기계적인 압박신호는 생화학적인 기계적 에너지변환경로와 핵으로의 직접적인 형질도입에 의해 핵에 전달되는데, 생물학적 기계적인 스트레스는 물리적인 핵-세포골격 연결로 integrin, F-actin, nesprin과 SUN단백으로 연결되고, PI3K-Akt, GDF15/Akt/CREB1, YAP/TAZ, TWIST1-G3BP2, CXCR4/CXCL12과 MEK/ERK 등의 생화학적인 신호경로를 통해서 핵에 전달된다. 그럼으로써 암세포의 세포증식, 유착, 세포골격의 재구성과 이동에 관여한다(그림 4-2, Liu Q, 2020).

종양의 미세환경의 기계적인 압박자극은 암세포의 공격적인 행태를 촉진하는 신호경로를 활성화한다. 세포외기질의 생물리학적인 특성은 당의 섭취와 이용의 조절에 필수적인 PI3K/AKT신호경로를 통해서 세포의 증식과 생존을 조절하는 세포대사에 영향을 주어서 악성변이와 종양의 전이를 유발한다. YAP/TAZ의존성 기계적인 전달체계는 당분해와 글루타민대사를 증가시킨다.

종양의 성장에 의한 압박스트레스는 암세포를 침윤하도록 만든다. 간세포에서 3D형태의 단단함은 증식과 구형성을 촉진한다. 종양에서 고형스트레스는 압력과 유사한데 이는 암세포의 유착과 이동을 촉진시키고, 친전이적인 사이토카인인 activin A의 분비를 자극하고, 대장암세포의 이동과 상피간질전환(EMT)를 유도한다.

세포외간질의 고형화와 간질압력을 통해서 암줄기세포(SCS)의 기능을 조절할 수 있다. 암의 침윤하는 선봉에 암줄기세포가 많은 팽창을 보이고, 침윤성과 전이 능력을 보인다. 암줄기세포의 원인은 아직 밝혀져 있지 않지만, 저산소증, 소분자, 기계적인 인자들과 유체역학전단응력(hydrodynamic shear stress) 등이 암세포의 줄기세

[그림4-2] 세포 밖으로부터 암세포에 생물학적 기계적인 힘 전달의 모식도

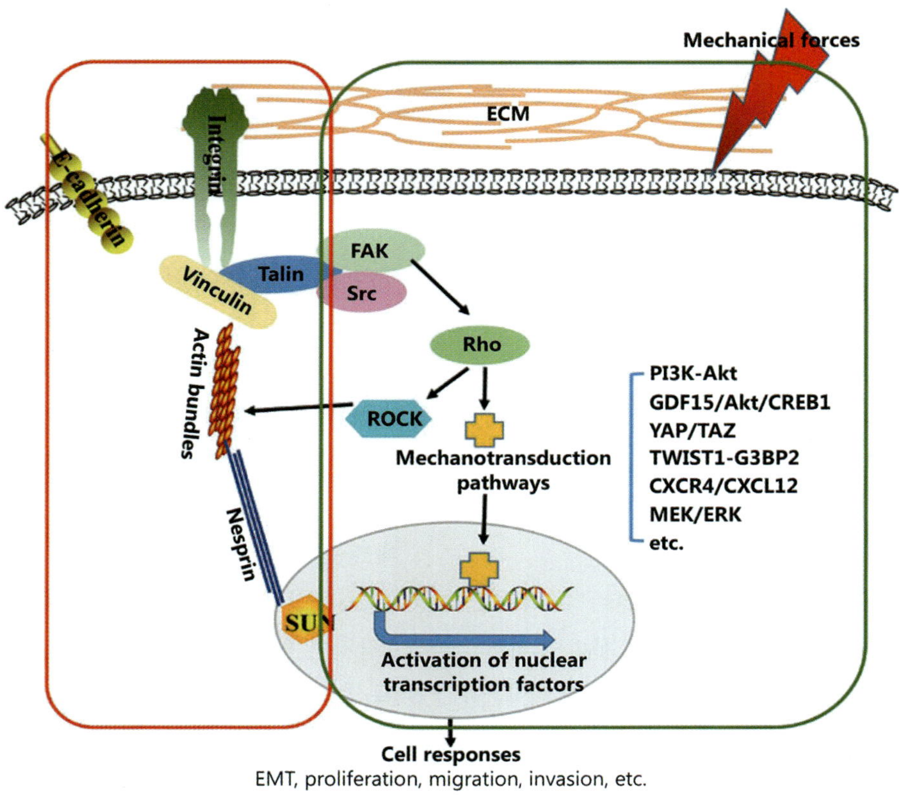

(Liu Q, Luo Q, Ju Y, Song G.: Role of the mechanical microenvironment in cancer development and progression. Cancer Biol Med. 2020 May 15;17(2):282-292.)

포화에 관여한다고 알려져 있다.

임상적으로는 미만성위암, 점액성 대장암, 염증성 유방암 등에서 섬유아세포나 섬유화가 진행되면 미분화암과 밀접한 관계가 있기 때문에 이러한 미분화암의 치료에 기계적 스트레스를 감소시키는 방향의 치료가 병행되어야 한다고 생각한다.

4-5 암 면역과 염증반응

염증 반응은 종양의 발생, 진행과 악성전환, 침윤과 전이의 모든 단계에서 결정적인 역할을 한다. 또한 염증은 면역감시와 치료에 대한 반응에도 영향을 미친다.

염증세포는 백혈구(중핵구, 단구, 호산구, 호염기구)와 림프구(T세포, B세포, 자연살해세포)를 포함하고, 종양의 진행에 중요한 혈관내피세포 성장인자(VEGF), 기질금속단백분해효소(matrix metalloproteinase: MMPs), TNFα, TGF-β를 분비한다.

자연살해(NK)세포와 세포독성 T림프구는 퍼포린, 그란자임 B, TRAIL, FasL에 의존하는 기전으로 종양세포를 죽인다. 반면에 IFNγ를 생성하는 Th1과 IL-17A를 생

[그림4-3] 혈액 내 RNA와 종양의 미세환경

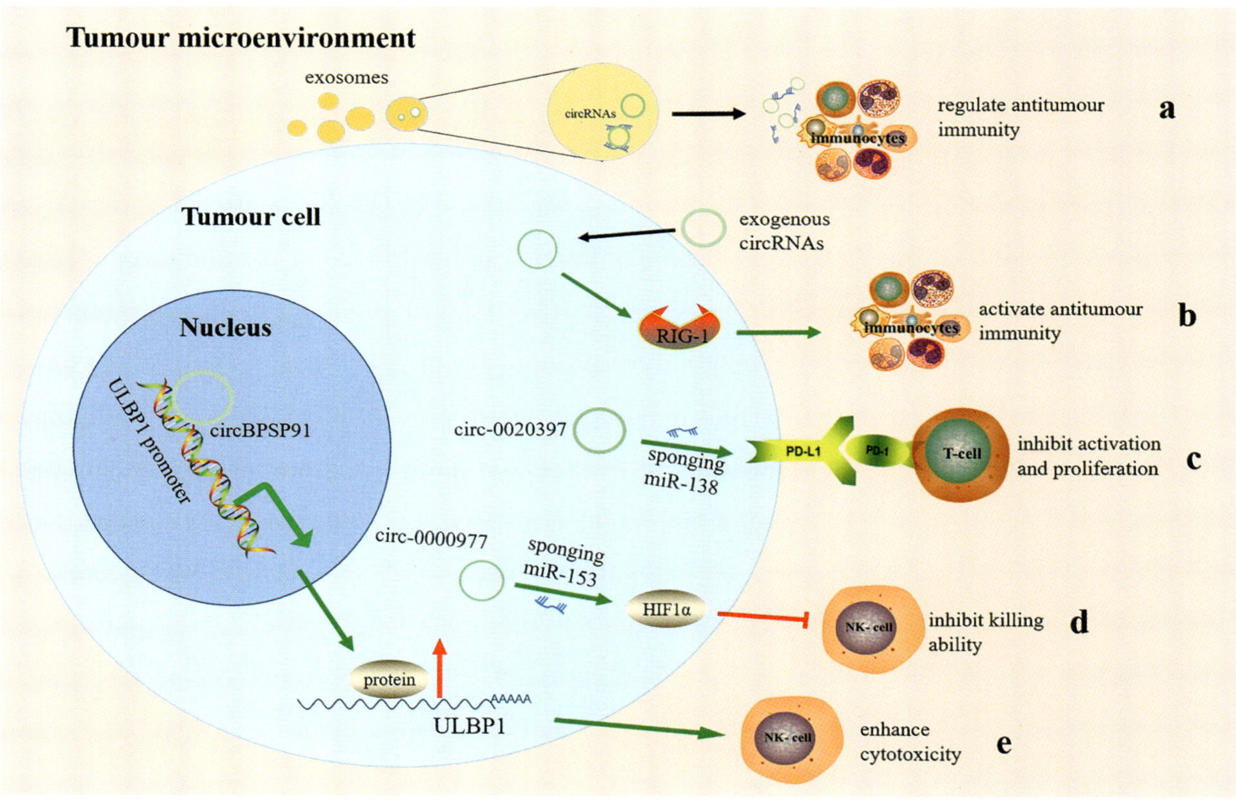

순환하는 리보핵산(RNA)은 종양의 면역의 조절에 중심이 되는 역할을 한다(Zhang Q, 2020)

a) 순환RNA는 종양세포에서 분비되는 엑소솜과 세포의 소낭포를 통해서 면역세포로 이동하여 면역반응을 조절한다.

b) 외부의 순환RNA는 종양세포로 들어가서 RIG-1중계 경로를 활성화시키고 항종양면역을 활성화 한다.

c) 순환RNA는 종양세포에서 PD-L1의 발현을 촉진하고 T세포의 활성과 증식을 억제하며 T세포의 고사를 유도한다.

d) 순환RNA는 0000977/miR-153/HIF1α axis을 통해서 NK세포의 세포사를 하는 능력을 억제한다.

e) 순환RNA는 표적 mRNA와 ULBP1단백치를 올려서 NK세포독성을 올리고 NK를 통한 면역반응을 올린다.

(Zhang Q, Wang W, Zhou Q, Chen C, Yuan W, Liu J, Li X, Sun Z.: Roles of circRNAs in the tumour microenvironment. Mol Cancer. 2020 Jan 23;19(1):14)

성하는 Th17이 이러한 세포독성에 도움을 준다. 반면에 Tregs는 항종양 면역반응을 억제하여 종양의 발생을 유발한다. NKT세포 역시 혈액종양과 화학물질에 의해 유발된 종양의 감시에 관여하게 된다. 수지상세포와 대식세포는 항원을 공급하고 I형 IFN, IFNγ, FasL, TRAIL, GM-CSF와 IL-12와 같은 면역조절에 관여하고 세포독성을 갖는 사이토카인을 분비한다.

대식세포는 M1 혹은 M2로 활성화 되느냐에 따라 서로 다른 대사가 필요하게 된다. 예를 들면 M1대식세포는 혐기성당분해, PPP(pentose phosphate pathway) 활성화와 지방산합성 등의 동화작용을 촉진하고, M2 대식세포는 이화대사를 선호하고 대사 필요에 부응하고자 OXPHOS(oxidative phosphorylation)을 주로 사용한다. 이것이 종양의 미세환경에서의 M1과 M2로 대식세포의 특성이 변하는 대사적인 기전이다.

암은 다양한 유전적인 변화와 정상 세포의 조절과정을 소실하게 되는 과정의 축적으로 특징 지워진다. 이러한 과정들은 암세포 표면에 있는 MHC1분자와 결합한 펩타이드로 나타나는 새로운 항원(neoantigen)의 발현을 가져온다. 이러한 암특이펩타이드-MHC1복합체는 암 환자에서 자연히 생성되는 $CD8^{+}$ T세포에 의해 인지된다(Boon et al, 2002).

암을 특정하는 유전적이고 세포적인 변화는 면역계에서 암세포를 인지하고 제거하는 T세포 반응을 유발하는데, 이는 암 면역회로의 한 단계에 불과하다. 암 발생의 초기의 급성염증반응이 진행하면 종양 중 변형된 세포가 나타나게 되고, 이러한 과정을 통해서 면역반응을 회피하게 된다. 이러한 면역편집상황이 되면 암은 평형을 유지하거나 잠복하게 된다. 종양부위의 염증이 만성염증으로 되면 종양의 미세환경이 종양세포, 면역세포와 간질세포 사이에 T보조 2형 환경을 만든다. 여기에는 M2 대식세포, MDSC, Treg, Breg, TAF, IL-4, IL-6, IL-10, TGFβ와 함께 PD-L1이 증가하게 되고, 그 결과 면역계를 피하여 전이가 일어나게 되고 이 전이를 면역계가 인지하지 못한다(Emens LA, 2018).

면역반응의 초기에 T세포가 활성화된 직 후 CTLA-4가 상승하고 CD80/CD86과 결합하여 CD28의 보조자극에 대한 역피드백과 T세포의 활성화를 제한하게 된다. 그래서 조절되지 않는 면역반응을 방지하게 되는데 이러한 자가면역의 보호작용을 하는 기전이 암세포에서 암 면역의 회피에 활용되게 된다.

말초혈액의 순환하는 리보핵산은 암의 미세환경에 다양한 영향을 미친다. 순환리보핵산은 종양세포내로 들어가서 항종양면역을 활성화하고 T세포의 활성과 증식을 억제하여 T세포의 고사를 유도하며, NK세포를 억제하거나 혹은 NK세포독성을 올린다. 그래서 이러한 순환 RNA를 분석하여 암의 미세환경의 변화를 알아내고 치료에 이용할 수 있다(그림4-3, Zhang Q, 2020).

4-6 암의 미세환경(TME)을 표적으로 하는 치료

종양세포는 대사작용이 재프로그램밍 되어서 그 종양에 특이한 미세환경을 만들고 이러한 종양 미세환경(TME)은 고형종양의 후반기에는 매우 복잡해지고 이질적으로 된다. 종양이 빨리 팽창되면 종양세포는 저산소증을 촉발하여 종양세포의 대사를 바꾸고 종양 미세환경(TME)을 바꾼다(그림4-4, Roma-Rdrigues C, 2019).

복합적인 면역요법은 종양의 미세환경에서 면역세포의 침윤여부에 따라 '뜨거운(hot)' '변형된(altered)' '차가운(cold)'종양으로 나누는데, 높은 면역세포의 침윤을 보이고 염증친화적인 사이토카인의 침윤이 높은 경우에 "염증성(inflamed)", 면역효과가 있는 면역세포의 침윤이 희소한 경우 "면역사막(immune-deserts)", 면역세포가 종양의 실질이 아닌 간질에 존재할 때 "면역배제(immune excluded)"라 칭한다. 면역세포의 침윤이 많은 "염증성" 혹은 "hot"종양이 예후가 좋고, 면역치료에 반응을 잘한다. 그래서 면역학적으로 'cold'종양을 'hot'종양으로 바꾸는 방법들이 시도되고 있다. 종양의 미세환경은 악성세포, 면역세포, 혈관, 세포외기질과 신호분자 들로 이루어져 있고, 이들은 각자 혹은 복합적으로 면역치료의 반

[그림4-4] 종양미세환경(TME)을 표적으로 한 암치료 원칙

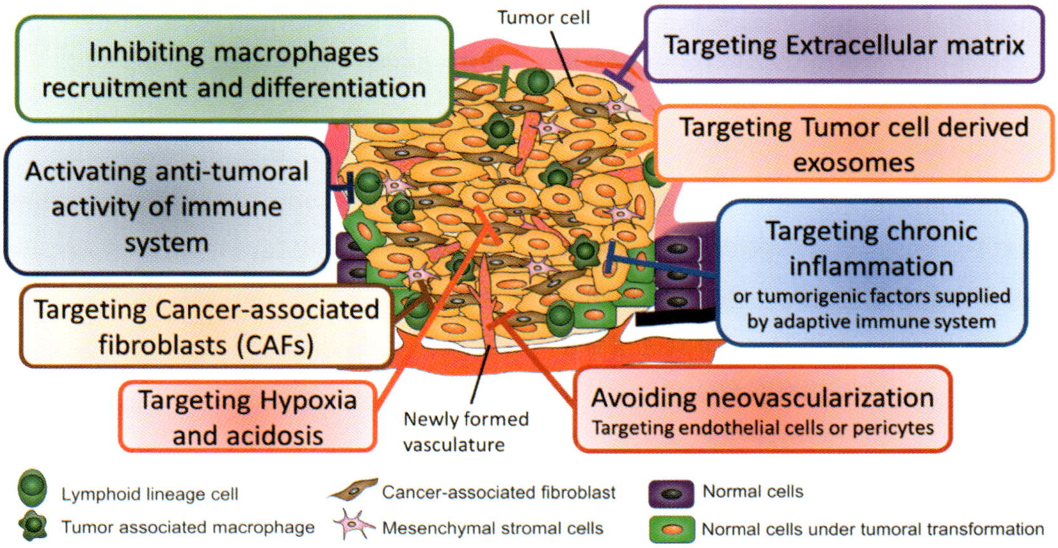

(Roma-Rodrigues C, Mendes R, Baptista PV, Fernandes AR. : Targeting Tumor Microenvironment for Cancer Therapy. Int J Mol Sci. 2019 Feb 15; 20(4). Epub 2019 Feb 15.)

[그림4-5] 종양미세환경(TME) modifier

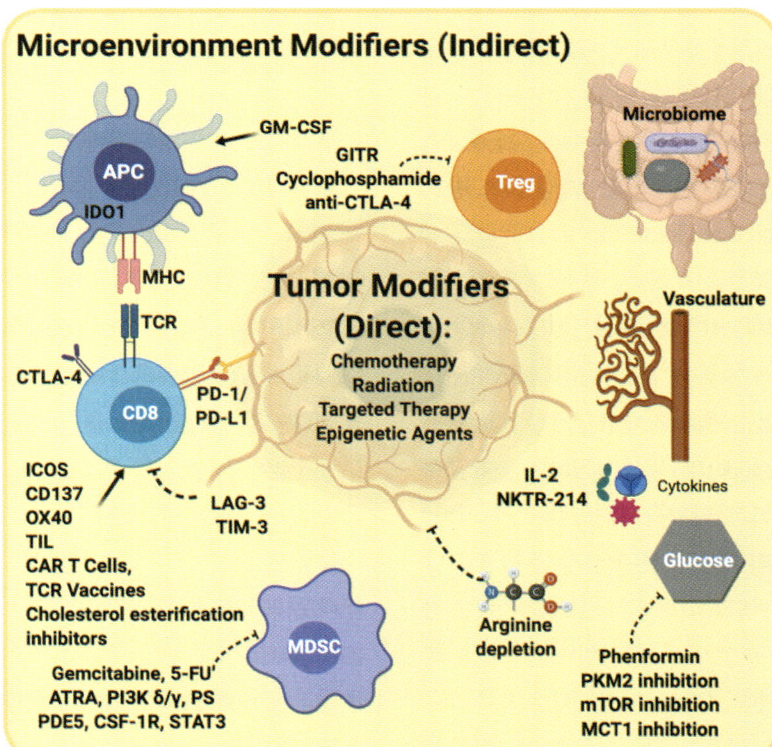

(Murciano-Goroff YR, Warner AB, Wolchok JD.: The future of cancer immunotherapy: microenvironment-targeting combinations. Cell Res. 2020 Jun;30(6):507-519.)

응에 영향을 준다.

종양의 미세환경에서의 산화환원의 균형, 에너지와 단백, 지질, 핵산과 RNA 등의 고분자의 대사스트레스가 종양의 미세환경에서의 면역억제를 하게 된다. 다른 세포와의 영양소의 경쟁은 세포의 생존, 성장과 기능에 영향을 준다. 종양의 미세환경에서 당, 아미노산, 지방산을 포함한 영양소에 대한 수요는 높고 종양세포 사이에 그리고 면역세포와의 경쟁은 산소의 결핍과 산을 생성하게 되어서 항종양반응을 억제한다. 그 결과 종양세포의 성장을 촉진하고, 면역관문단백의 발현을 증가시키며, 면역억제 사이토카인의 분비를 촉진하고, Treg의 억제기능을 촉진하고, 종양침윤세포독성 T세포의 항종양 효과를 억제한다(Jiang X, 2020).

종양의 미세환경에 대한 치료는 두 가지 방향에서 이루어지며, 직접적으로 종양자체에 대한 것과 간접적으로 미세환경에 대한 접근이 있다. 직접적인 방법은 암세포의 세포사를 촉진하는 것이다. 이는 항암화학요법, 방사선 치료, 표적치료와 유전자외적인 물질을 이용하여 암세포를 죽여서 종양의 부담을 줄이고 종양관련 항원을 유리시켜서 면역반응을 자극하는 것이다. 간접적인 것은 종양의 미세환경을 항종양면역에 적합하도록 만드는 것이다(그림4-5, Murciano-Goroff YR, 2020).

4-6-1 직접적인 방법(Direct Methods)

1) 항암요법

세포독성 약물을 이용한 항암치료가 가장 좋은 새로운 신항원결정기(neo-epitope)의 생성 방법이다. 항암제에 의한 항암치료는 새로운 항원을 교차발현하게 하고, 세포독성 T세포와 Treg의 비율을 변화시키거나, 수지상세포의 활성도를 올리는 STAT6경로를 차단함으로써 면역관문억제제를 사용한 면역요법 시에 연역반응을 조절하는 역할을 하기도 한다.

항암제 뿐 아니라 단일클론 항체나 소분자키나아제억제제 등의 표적치료제로 복합 치료하는 것도 치료의 방향이다(Rodallec A, 2018).

2) 방사선 요법

방사선요법의 목적은 암세포를 죽여서 종양항원이 유리되고 면역반응을 촉진하는 것이다. 방사선 요법은 암세포를 죽일 뿐 아니라 염증 사이토카인을 통해서 종양 침윤림프구(TIL)의 침윤을 유발한다.

3) 대사작용을 표적으로 하는 치료

암세포가 면역세포에 비해서 특정 영양소에 더 의존적인데 당, 아미노산, 지방산과 젖산의 대사를 조절하여 암세포를 조절하는 것이다. 당의 조절로는 당과 젖산의 대사를 조절하기 위한 메트포민(metformin), 펜포민(phenformin)과 mTOR억제제가 있고, 젖산의 감소를 위한 MCT1억제제, LDHA억제제 등이 있다. 아미노산의 조절로는 트리프토판의 대사에 관계하는 IDO억제제, 아르기닌 고갈의 유도, 아데노신 억제, 시스테인억제 등이 시도되고 있다. 지질대사에서는 콜레스테롤을 낮추는 스타틴, 아바시미브(avasimib), 지방산의 산화 증강, 소포체 XBP1산화스트레스 등을 표적으로 한다.

4) 표적치료

항암화학요법제와 비슷하게 암세포를 죽이는 역할을 하게 되는데, BRAF와 MEK억제제는 BRAF유전자의 변이를 가진 악성흑색종에서 87%의 반응율을 보이고 면역으로는 MHC와 gp-100과 MART-1등의 악성흑색종 분화항원의 발현이 증가한다(Pelster MS, 2019). 그리고 MDSC와 Treg의 침윤을 억제한다. 하지만 이 효과는 2주 이내에 소실되고, 종양이 다시 진행할 때는 PD-1과 TIM-3등이 증가되어 있다. 그래서 면역적인 미세환경은 시간에 따라 변하기 때문에 순차적인 약물의 복합치료가 대단히 중요하다. 임상적으로는 BRAF V600변이 진행된 악성흑색종 환자에서 다브라페닙(dabrafenib), 트라메티닙(trametinib)과 항PD-1물질인 PDR001을 사용하여 94%의 조절율과 33%의 완전관해를 보고하였다(Long GV, 2019). 그러나 이러한 복합치료가 간독성 등의 부작용의 가능성을 높인다. VEGF차단제도 면역관문억제제와 병행해서 사용 시 생존율과 진행 없는 생존기간을 향상시킨다.

많은 표적치료제가 PD-L1발현을 증가시키는데, RARP억제제인 아베루맙(avelumab), 항HER2치료제 등이 종양의 PD-L1의 발현을 증가시키고 면역작용을 활성화시켰다. 파이롭토시스(pyroptosis)때 발생하는 caspase나 caspase에 의해 쪼개진 gasdermin족(GSDMD/GSDMD-cNT) 등 염증을 유발하는 물질들이 분비되어서 종양생성과 약물내성을 유발하는데, 이러한 염증반응을 억제할 수 있는 방법이 향후 암치료의 중요한 방법이 될 수 있다(Xia X, 2019).

4-6-2 간접적인 방법(Indirect Methods)

간접적인 방법은 종양의 미세환경을 암의 면역요법에 최적화시키는 방법으로 그 방법에는 1) 왕성한 T세포 반응을 유도하기 위한 자극을 극대화하는 방법으로 면역관문의 차단, 자극경로의 활성화, 백신, 종양용해 바이러스, 후생유전자 조절 등의 방법이 있다. 그리고 2) 면역내성을 방해하는 방법이 있다. 3) 입양세포치료로는 TIL(종양침윤림프구) 치료, CAR-T세포치료, TCR치료 등을 통해서 효과적인 면역세포를 주입하는 방법이며, 4) 장내미생물을 항종양 상태로 변화시키는 방법이 있다(그림4-5, Murciano-Goroff YR, 2020).

1. 세포외 기질에 대한 표적치료

종양미세환경(TME)은 콜라겐, 엘라스틴, 파이브로넥틴(fibronectin), 하이아루론산(hyaluronic acid), proteoglycan 및 당단백(glycoprotein) 등으로 이루어진 삼차원적인 구조로 되어있다. 이러한 물질들은 세포를 싸고, 수분공급을 하며 산도의 항상성을 조절한다. 종양미세환경(TME)은 성장인자들의 저장소 역할을 한다. 종양세포의 이질성, 조직의 산소공급의 결핍이나 종양미세환경(TME) 내의 염증의 증가는 세포외기질단백의 조성의 변화를 유발하는데, 콜라겐 침착의 증가로 세포외간질의 밀도와 경도가 증가하게 되고 섬유조직형성 상태가 된다. 이러한 세포외간질의 딱딱한 정도는 종양의 진행과 관계가 있고, 로사르탄(Losartan), 칸델사르탄(Candersartan), 올메사르탄(Olmesartan)이나 발사르탄(Valsartan)과 같은 angiotensin II 수용체 길항제는 조직 내 압력을 낮추는데 효과가 있고, 위식도암 환자의 사망을 줄이는데 효과가 있다. TGF-β 신호 경로를 억제하는 로사르탄(Losartan)은 콜라겐I의 분비를 감소시켜 섬유형성을 억제하고 종양세포에 항암요법제의 침투를 용이하게 한다.

콜라겐과 리실(lysyl)수산화효소를 차단하면 종양의 섬유화를 감소시킬 수 있다. 혈관의 확장 작용을 하여 고혈압과 탈모치료에 활용되는 미녹시딜(Minoxidil)은 PLOD 단백의 발현과 활성을 억제하여 섬유화를 억제하는데, 육종의 쥐모델에서 미녹시딜치료로 종양의 섬유화를 억제하고 폐전이를 억제하였다는 보고가 있다(Eisinger-Mathason TS, 2013). 류마티스성 관절염과 담즙성 간경화의 치료제로 개발된 D-penicillamine(DPEN)은 LOXL2억제제인데 사용 결과 예측하지 못하는 부작용이 있었다. 그래서 더욱 선택적으로 LOXL2를 차단하는 단일클론항체가 개발되었는데 원발종양과 전이암에서 섬유화를 감소시켰고, 활성화된 섬유아세포와 혈관내피세포의 수를 감소시켰고, 성장인자와 사이토카인의 생산을 감소시켰다(Barry-Hamilton V, 2010).

MMPs는 암의 침윤에 관계하고 이의 발현증가는 암줄기세포 형성과 전이를 유발하여 예후가 불량한데, 인시클리미드(Incyclimide)와 같은 MMPs의 억제제가 임상연구 중이다(Turunen SP, 2017).

면역학적으로 '차가운 종양(cold tumor)'은 줄기세포와 비슷한 표현형을 보이고, 역으로 유전외적인 재프로그램과 β catenin의 억제는 종양을 면역학적으로 'hot'하게 바꾸고, Th1, NK,세포, CD8+ T세포, 다기능의 Th17세포 및 기능을 하는 항원표시세포(APCs)와 같은 효과를 발휘하는 면역세포의 동원을 촉진하여 종양의 퇴행을 유도한다.

2. 영양소 결핍에 의한 면역억제에 대한 치료

항종양 면역은 탄수화물에 대한 경쟁에 의해서 장애가 온다. 종양은 당분해 속도가 높아서 종양세포는 당의 요구도가 높다. 종양세포에서 PD-L1이 높으면 mTOR활성도와 당분해대사가 항진되어서, 종양세포에 의한 당의 사용제한으로 CD8+T세포의 대사가 변하게 되고 T세포의 IFNγ 생산하는 능력이 낮아지게 된다. 당의 고갈은 종양 내의 Th1CD4+T세포의 항종양기능이 억제된다(Ho PC, 2015).

필수아미노산인 트리프토판을 분해하는 IDO(indoleamine 2,3-dioxygenase)가 인체암세포에는 광범위하게 발현되는데, IDO의 발현이 높으면 예후가 좋지 않고, IDO가 종양세포, 수지상세포와 대식세포에 발현되면 종양의 미세환경에서의 면역억제를 유발한다. IDO가 높으면 Treg분화를 촉진하고, 항종양면역반응을 억제하며 수지상세포의 면역성을 감소시킨다. IDO의 발현은 트리프토판의 빠른 소비를 일으켜서 종양의 미세환경에서의 크리프토판 치가 0.5um 이하로 떨어지면 T세포의 증식이 현저히 억제된다(Munn DH, 1999).

IDO-kynurenine-tryptophan축을 표적으로 하는 치료는 면역요법의 효율을 올리는 효과적인 전략이다. IDO1특이 억제제인 1-methyltryptophan은 IDO1활성도를 억제하고 T세포의 반응을 촉진한다. 경구용 IDO1억제제인 에파카도스타트(epacadostat)와 나보시모드(navoximod)는 안전하게 트리프토판의 고갈과 키뉴레닌(kynurenine)의 축적을 역전시킬 수 있었다(Liu X, 2010).

L알기닌(L-arginine)도 GCN2와 mTOR신호를 촉발하고 L-arginine치가 높으면 T세포의 항종양 활성도가 향상된다. 그러나 L-알기닌이 종양의 성장을 지지하고 항종양면역을 억제한다는 보고도 있다. L-알기닌을 고갈시키는 것은 항종양효과가 있으나 또한 골수유래억제세포(MDSC)의 침윤을 유도하여 T세포의 반응을 억제하기도 하다. 그래서 L-알기닌에 대한 전략은 면역억제 없이 종양세포를 박멸하는 방법으로 추구하여야 한다. 지방산도 종양세포와 T세포가 경쟁을 하는 영양소 중의 하나이다.

3. 저산소증에 대한 표적치료

종양미세환경(TME)에서의 산소분압은 주위의 정상 조직에 비해서 낮다. 특히 종양미세환경(TME)은 만성 및 급성 주기성 저산소혈증 두 가지 형태의 저산소증을 보이는데, 만성 저산소증은 확산거리가 늘어남에 따른 산소의 확산의 한계나 확산을 어렵게 하는 혈관의 기하학적인 구조에 의한다. 급성 저산소증은 세포집합에 의한 혈관의 폐쇄와 같은 일시적인 순환 장애에 의한다. 그런데 종양 미세환경에서의 저산소 구역은 이질적으로 분포하고 이들은 저산소 스트레스를 준다. 이러한 저산소증은 면역억제와 종양의 이질성에 기여한다(Keith B, 2007).

최근 암의 저산소증을 광학적인 신호로 바꾸는 프로브가 개발되어 자기공명영상과 혼합하여 영상을 얻을 수 있게 되면서, 저산소증의 특성을 이용한 진단과 치료에 도움을 줄 수 있게 되었다.

저산소증의 종양 미세환경에서의 면역에 대한 영향은 NK세포의 표면의 활성화 수용체인 NKG2D와 CD16을 감소시켜 NK세포의 세포살해능을 없앤다. 저산소증은 T세포의 분화에 필수적인 T세포의 C-C모티프 케모카인 수용체 7(CCR7)의 발현을 억제하여 T세포의 고사를 유도한다. 또한 저산소증은 HIF-1를 활성화하여 FoxP3발현을 상승시켜 Treg로의 분화를 촉진하여 종양에 침윤되도록 한다. 또한 저산소증은 면역관문단백을 상승시킨다(그림4-6, Moen I, 2012).

저산소증은 저산소증유래인자(HIF-1: hypoxia induced factor-1)를 통해서 여러 가지 세포반응을 유발한다. 산소분압이 낮은데 대한 반응은 당대사, 세포증식, 혈관신생, 종양관련대식세포(TAMs)의 동원, 전이와 관계가 있다. HIF-1의 억제를 통한 종양 진행을 억제하는 방법으로는 topoisomerase I 억제제인 토포테칸(Topotecan)을 사용하면 난소암과 소세포폐암에서 유용하다. 메트포민은 두경부 편평상피암에서, 에버로리무스(Everolimus)는 신

[그림4-6] 고형종양에서 저산소증의 영향

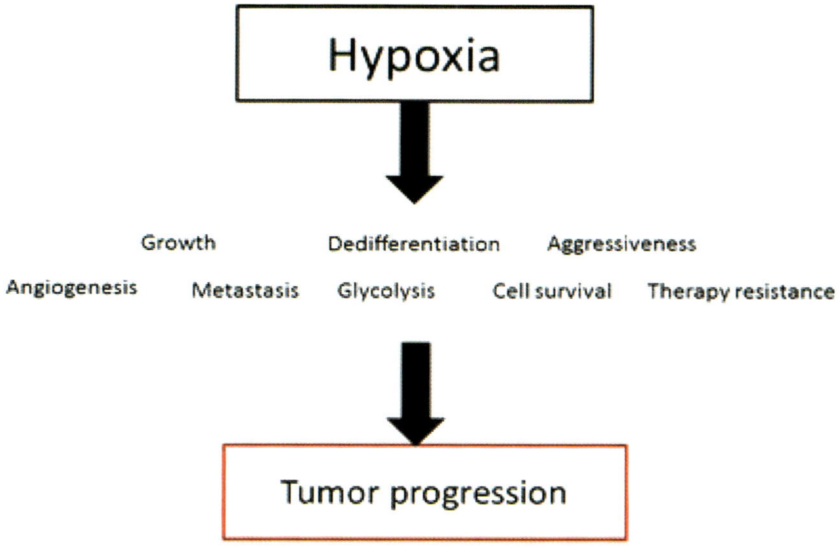

(Moen I, Stuhr LE.: Hyperbaric oxygen therapy and cancer--a review. Target Oncol. 2012 Dec;7(4):233-42)

[그림4-7] 저산소증이 세포를 동원하고 재프로그램하여 원섬유화 콜라겐을 생산

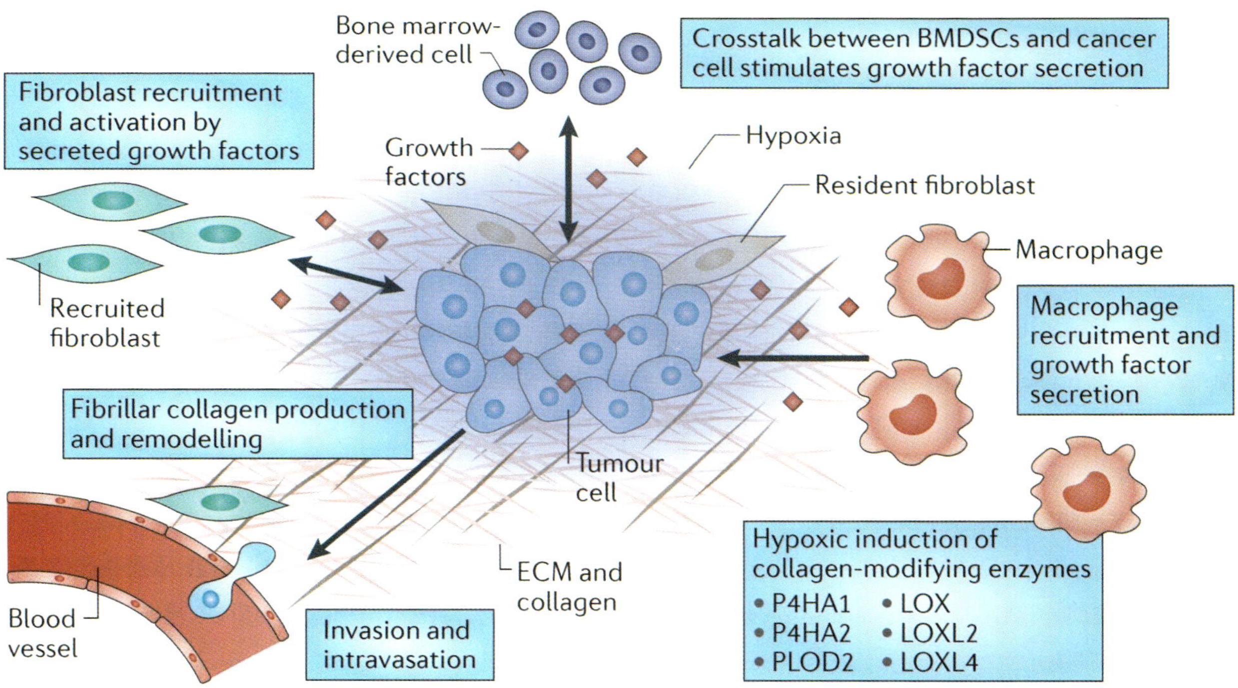

(Gilkes DM, Semenza GL, Wirtz D.: Hypoxia and the extracellular matrix: drivers of tumour metastasis. Nat Rev Cancer. 2014 Jun;14(6):430-9.,

세포암, 디곡신(digoxin)은 수술 가능한 유방암에서 저산소증의 해결방안으로 연구되고 있다.

• 저산소증(hypoxia)의 개선하는 방법

저산소증에 의해 분비되는 저산소증유래인자(HIF)는 혈관신생과 섬유화를 촉진하는 방향으로 작용한다. 저산소증에 의한 HIF는 많은 성장인자를 분비하는데 관여하는데, 이는 혈관내피세포성장인자(vascular endothelial growth factor: VEGF), 기질세포유래인자1(stromal cell-derived factor 1:(SDF1; CXCL12), 앙기오포이에틴 2(angiopoietin 2: ANG2), 혈소판유래성장인자 B(platelet-derived growth factor B: PDGFB), 태반성장인자(placental growth factor: PGF), 결합조직성장인자(connective tissue growth factor: (CTGF), 줄기세포인자(stem cell factor: SCF), 섬유아세포성장인자2(fibroblast growth factor 2 :FGF2)가 있고, 이들의 기능을 촉진하여 콜라겐의 침착을 촉진하고 섬유화를 촉진하여 혈관신생을 촉진한다.

저산소증은 대식세포가 모이도록 하는데 이는 산소가 결핍된 암세포에 의해서 대식세포가 친화력이 있는 semaphorin 3A가 분비되어서 일어난다. 저산소증이 생기면 대식세포가 TGFα, TGFβ1, VEGF, FGF, PDGF, tumour necrosis factor-α(TNF-α), interleukin-1(IL-1)와 IL-8과 같은 성장인자를 분비하여 섬유화를 더욱 촉진시키고, 이들에 의해서 대식세포와 섬유아세포 및 혈관내피세포와 같은 간질세포가 더욱 모이게 된다. 대식세포는 암세포가 주위 혈관에 들어가는 과정을 촉진하고, MMP를 분비하여 세포외기질(ECM)을 재구성하는데 기여한다(그림4-7, Gilkes DM, 2014).

저산소증을 표적으로 하는 치료는 저산소증에 의한 암치료의 저항을 해결할 수 있다.(Jing X, 2019)

▷저산소증유래인자(HIF: Hypoxia induced factor) 억제제

HIFs는 강력한 면역억제 기능을 가진 아데노신의 전달체계인 CD73과 이의 수용체의 유전자 발현과 밀접한 관계를 보이고 있다.

HIF억제제로는 국소이성화효소1 억제제(topoisomerase I inhibitor)인 토포테칸(topotecan)과 강심배당체인 디곡신(digoxin)이 있다. 디곡신은 동물실험에서 종양의 섬유화를 억제하고 림프절과 폐전이를 억제하여, 현재 재발한 전립선암을 대상으로 임상시험 중이다. 진행암에서 조직검사 상 HIF1α가 과발현 된 경우의 70%에서 종양 내의 혈액순환이 감소하였다. 산화질소(nitric oxide)신호가 HIF1α의 기능을 차단하는데, 니트로글리세린은 저산소증 하의 종양세포에서의 PD-L1의 발현을 차단하고 저산소증에 의해 유발된 T세포의 고사를 억제한다.

PI3K/AKT/HIF-1α경로를 억제하는 항암제를 이용하여 HIF-1α를 억제하고, HIF-1α의 분해를 촉발하여 저산소증 상태인 종양에서 과발현되어 있는 HIF-1α를 없앨 수 있다. 라파마이신(rapamycin)은 HIF-1α를 분해하는데, 폐암세포에서 서바이빈(survivin)의 발현을 억제하고 세포고사를 증가시킨다.

▷고압산소(Hyperbaric oxygen)요법

고압산소치료는 저산소증과 허혈증에서 오랫동안 치료방법으로 활용되어 왔는데, 고압산소치료는 혈장에 산소의 용해를 늘리고 조직에 산소의 공급을 증가시킨다. 장기간의 고산소혈증은 활성산소(ROS)치를 상승시키고 항산화 방어를 유도하여 세포 손상과 장기의 기능장애를 초래한다. 조직의 손상은 세포형과 주입된 산소농도와 노출 시간에 따라 다르다. 고압산소치료는 세포고사를 유발하는 MAPK경로의 활성화와 항세포고사경로인 ERK경로가 하향하는 결과를 보여 세포고사를 유발한다.

고압산소요법의 혈관신생에 대한 효과는 상처치료에서는 혈관신생을 증가시키지만 종양에서는 혈관신생을 촉진한다는 보고는 없다. 그리고 암의 전이를 촉발한다는 보고도 없다. 그리고 고압산소치료가 간질상피전환(MET: mesenchymal to epithelial transition)을 유도하여, 암이 침윤적이고 전이를 일으키는 특징을 상실할 것으로 생각되고 있다(Bock K, 2011). 그리고 고압산소치료는 암의 성장을 자극하지도 않고 재발을 촉진하지 않았다. 그리고 특정 암에서는 종양의 억제효과가 있었다(Moen I, 2012).

고압산소치료의 항암요법에 대한 영향은 고압산소 치료가 종양의 혈액관류와 세포의 약제에 대한 감수성을 증가시켜서 항암화학요법의 저항을 극복할 수 있게 한다(Al-Waili NS, 2005). 그러나 이러한 효과는 암의 종류에 따라 그리고 아형에 따라 그 반응은 서로 다르다. 고압산소치료와 항암화학요법의 복합요법이나 온열요법과의 복합요법에서 증가된 항암효과를 보고하고 있으나, 그 독성을 강화할 수 있다는 모순이 있어서 적절한 무작위 연구가 필요하다.

고압산소치료는 두경부암에서 방사선요법의 국소종양 효과와 사망률을 향상시키지만 산소중독과 같은 합병증과 함께 심한 조직 방사선 손상을 일으킨다고 하였다(Bennett MH, 2012). 하지만 고압산소치료를 방사선치료와 동시에 시행하지 않고 고압산소치료 직후에 방사선 조사를 하면 해로운 부작용을 피할 수 있다(Kohshi K, 1999).

유방암에 대한 고압산소치료는 혈관신생을 억제하고, 세포사를 증가시키고, 세포의 증식을 억제한다. 그러나 임상적인 연구결과는 소그룹의 연구만 존재하여 더 많은 연구 특히 다른 항암치료와의 병합치료에 대한 연구가 필요하다. 두경부암에서의 방사선치료와 병합치료 시 국소종양의 치료, 사망률과 국소 암 재발에 도움을 준다고 하였으나 통상적으로 사용하는 것에 대한 의견의 일치를 보이지 않았다(Bennett MH, 2012). 고압산소치료는 대장암에서 종양을 자극하지도 원위부의 전이를 조장하지도 않았다. 그리고 SMA-pirarubicin과의 병합요법에서는 간전이와 종양의 성장의 감소를 보였다(Daruwalla J, 2007). 그러나 뇌교종이나 백혈병에서 특별한 효과를 증명하지 못하였고 더 많은 연구가 필요하다.

전립선암에 대한 고압산소치료의 효과에 대한 연구결과 시험관에서의 항암제에 대한 감수성을 증가시키고 성장을 감소시켰으나, 생체 내에서는 종양의 성장과 병리학적인 변화를 보여주지 못하였다.

결국 암의 종류에 따라 그리고 그 아형에 따라 고압산소치료의 효과가 다르고, 복합치료 시 부작용의 발생에 대한 가능성 때문에 고압산소요법에 대한 더 많은 연구가 필요하다.

4. 산혈증에 대한 표적치료

암세포는 와버그(Warburg)효과에 의해서 호기성 당분해 경로를 통해서 에너지를 얻는다. 그 결과 세포 내에 젖산과 탄산이 축적되고 세포 내의 독성 산성화를 방지하기 위해서 암세포는 양자분출기전을 이용하여 산성화를 완화시킨다. 종양미세환경(TME)의 산화와 저산소증과 영양결핍은 이 나쁜 환경에서 살아남는 종양세포가 선택되도록 한다. 더욱이 종양미세환경(TME)내의 페하(pH)가 낮아지면(종양 내의 평균 pH는 6.7−7.2), 면역세포의 수와 활성도가 종양의 성장을 억제할 수 있을 정도가 되지 않기 때문에 종양세포의 생존에 유리하다. 종양미세환경(TME)에서의 산성화를 막기 위해서는 양성자교환과 이동을 억제하는데 관심을 갖는다(Kolosenko I, 2017). 종양미세환경 내의 산성화는 유전체의 불안정성, 국소침윤과 전이의 촉진, 항종양면역의 억제와 항암과 방사선요법에 대한 저항을 유발하여 종양을 진행하도록 한다.

• 산성혈증(acidosis)의 개선 치료

종양미세환경(TME)의 산성화는 암의 진행과 전이를 용이하게 하고, 항암제가 세포 밖에 축적되게 함으로써 항암제에 대해서 종양세포를 보호한다. 그래서 탄산무수화효소(carbonic anhydrase)에 대한 표적치료와 방사선요법, 항암제의 병합치료가 시도되고 있다. 그리고 암의 미세환경에 작용하는 약물을 산성의 환경에서 폴리머로 된 표면이 파괴되도록 하여 산성화된 암의 미세환경에 작용할 수 있도록 만드는 등의 다양한 방법이 행해지고 있다(그림4−8, Ibrahim-Hashim A, 2019).

[그림4-8] 암의 미세환경에서의 산성화와 치료원칙

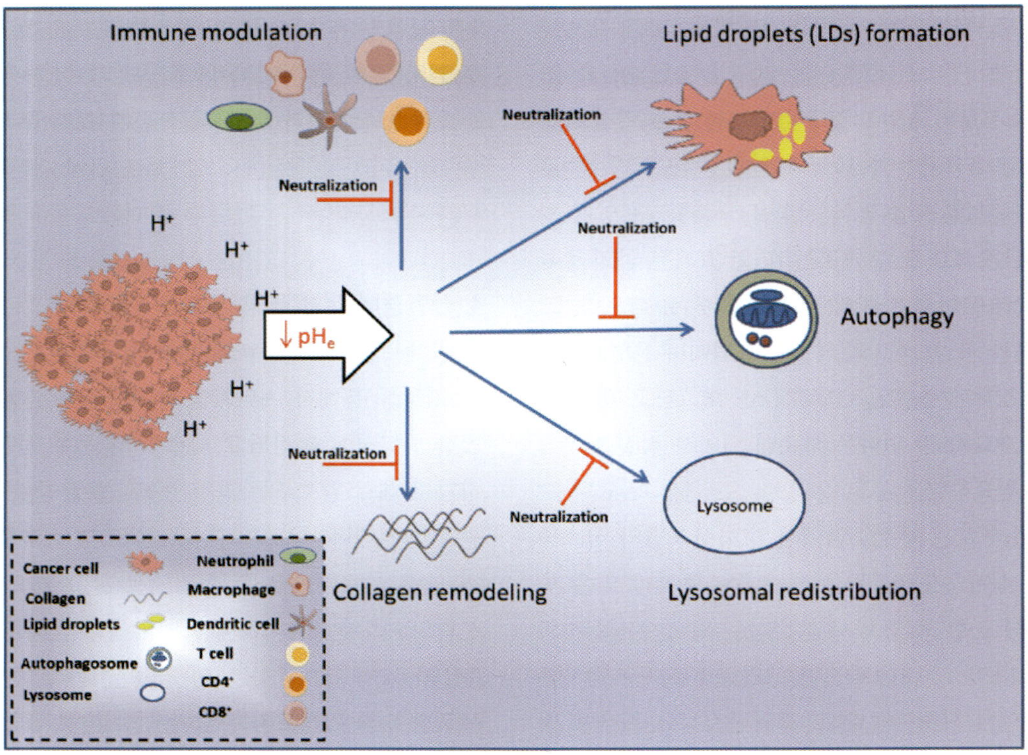

(Ibrahim-Hashim A, Estrella V.: Acidosis and cancer: from mechanism to neutralization. Cancer Metastasis Rev. 2019 Jun;38(1-2):149-155)

▷중탄산나트륨 버퍼요법

종양 미세환경에서의 산성화를 억제하기 위해서 중탄산나트륨(sodium bicarbonate)을 사용하기도 하는데, 200mM로 버퍼역할을 하여 종양 내 pH를 올릴 수 있었고, 이는 종양의 성장에 영향을 주지 않았으나 전이를 억제할 수 있었다. 비휘발성 버퍼인 imidazole 등의 버퍼로도 종양의 산성을 감소시키고 침윤과 전이를 억제할 수 있다. 버퍼를 이용한 중화요법을 면역관문억제요법과 같이 사용하였을 때와 양자세포치료와 같은 면역요법에서 사용한 경우도 좋은 결과를 보였다(Ibrahim-Hashim A, 2019). 그러나 복용하는데 맛이 없고, 위장관 장애가 와서 그 순응도가 낮다.

▷CEACAM6표적 우레아제

L-DOS47와 염산흡수 나노입자인 TRC101은 직접 종양의 산성을 중화시키는 물질인데 현재 연구가 진행 중이다. 그리고 종양의 산성화를 유지하는 탄산무수화효소-IX(CAIX)와 monocarboxylate tranporter(MCT1/4)를 표적으로 하여 산성을 중화하는 간접적인 방법이 시도되고 있다.

▷양성자펌프억제제(proton pump inhibitor: PPI)

PPI는 항암치료에 저항성인 난소암에서 시스플라틴(cisplatin)의 흡수를 증가시킨다.

5. 혈관신생에 대한 표적치료(혈관내피세포와 혈관주위세포에 대한 치료)

상피 암은 처음에는 증식한 암세포가 기저막에 의해 결합조직으로부터 구분되어 있는데 이는 산소와 영양분의 공급을 제한한다. 저산소증이 생기면 종양세포는

VEGF-A와 같은 혈관신생신호 물질을 유리하게 되고, 혈관내피세포의 VEGF 수용체2와 결합하여 혈관신생이 일어나게 된다. 작은 구경의 혈관의 기저막에 혈관주위세포가 박히게 되면 VEGF, MMP억제물질, 세포외기질분자를 분비하게 되고 혈관내피세포의 생존을 촉진한다. 종양 미세환경에서 VEGFA의 농도가 높아지면 혈관신생과 혈관의 미성숙형태를 촉진하고 결국 불규칙적이고 유출되는 내강을 갖는 기능장애가 있는 혈관을 만들게 된다. 이는 종양미세환경 내의 세포사이의 압력을 증가시키고 고르지 않은 혈류를 유발한다. 결국 이는 저산소증을 증가시키고 종양의 발생을 강화하는 역할을 한다.

VEGF를 표적으로 하는 Bevacizumab(Avastin) 혈관신생억제제가 현재 임상에서 쓰이고 있고 전체생존율이나 진행 없는 생존율을 증가시킨다(Fukumura D, 2007). 그러나 예상보다 그 효과가 크지 않고 반응을 전혀 하지 않거나 반응을 멈추게 되고 동맥 내 혈전색전증 등의 부작용이 있다. 현재 VEGF나 VEGF수용체, 그리고 타이로신 키나아제(tyrosine kinase)억제제에 의한 혈관신생억제제의 치료와 다양한 항암제와의 복합요법이 시도되고 있다.

6. 면역계에 대한 표적치료

종양 미세환경에서 면역세포의 조성이 암의 종류에 따라 상이하다. 어떤 종양은 염증 반응의 신호가 거의 없고, 어떤 경우에는 주변이나 종양 내에 침윤되어 있는 면역세포가 많이 있다(Chen DS, 2017). 종양 주위의 환경은 염증중계물질들이 만성적으로 과발현되어 있다. 암에서 면역계의 염증반응에 대한 여러 가지 방법을 통해서 종양의 진행을 억제하는데, 이러한 방법은 다음과 같다. (1) 대식세포가 종양조직 내로 동원되는 것을 방해하고, (2) 대식세포가 종향친화적인 표현형(TAMs)으로 분화되는 것을 억제하고, (3) 획득면역세포들에 의한 만성염증이나 종양친화적인 인자들의 공급에 대한 표적으로 하는 방법과 (4) 항종양 작용을 활성화시켜서 암의 발생의 위험이나 이미 종양이 발생한 환자에서 환자의 불량한 예후를 피하는 방법이다(Joyce JA, 2005).

1) 대식세포의 동원과 분화의 억제

골수와 비장으로부터 유래한 단핵구는 악성기질이나 종양에서 유래한 케모카인과 성장인자들에 의해서 종양으로 동원되고 두 가지 아형으로 분화한다. M1형 대식세포는 INF-γ에 의해서, M2형의 대식세포는 IL-4, IL-10, TGF-β, GM-CSF, Annanexin A1이나 종양세포 표면의 분자와 같은 사이토카인에 노출되면 활성화된다. M1 대식세포는 iNOS(inducible nitrioxide synthase)와 TNF-α와 같은 염증친화적인 자극을 발현하고, 외부의 단백에 대해서 항체를 만들도록 항원발현세포로서의 역할을 한다. 반면에 종양에 침윤된 대식세포(TAMs)는 일반적으로 M2 아형을 보이는데 IL6, IL-18, TNF-α, TNF-β, IL-1β, IFN-γ, IL-23, arginase I(ARG1)과 세포외기질을 조절하는 효소를 종양미세환경으로 분비함으로써 TAMs는 종양세포의 성장, 혈관신생, 침윤과 전이에 도움을 주게 된다. 종양세포에 의해서 산화, 단백독성, 유사분열과 대사스트레스와 같은 세포스트레스를 받으면 대식세포가 모이기 쉽게 된다. 종양미세환경에서 TAMs의 수가 많으면 예후가 나쁘다.

골수유래억제세포(MDSCs)는 종양에 대한 중요한 면역반응을 한다. 암세포에 의해 GM-CSF와 VEGF와 같은 성장인자의 유리가 증가하면 골수에서 MDSCs를 생산하게 되고, MDSCs는 종양의 증식을 촉진하고 혈관신생을 유발하며 ARG1과 항종양 수지상세포를 억제하는 iNOS를 분비하여 종양이 진행하게 된다. MDSCs는 수지상세포, 대식세포와 과립세포의 전구세포이고 이는 저산소상태에서 TAMs로 분화한다(Sica A, 2017).

TAMs와 MDSCs를 표적으로 한 분자기반 치료는 다양한데 대식세포를 표적으로 한 치료는 다른 전통적인 세포감소 치료, 혈관신생억제제와 면역치료와 함께 복합적으로 치료해야 결과가 좋다. 부가적으로 대식세포의 동원유도에 대한 표적치료 대상은 케모카인, 보체복합물, CSF-1과 VEGF가 있다(Mantovani A, 2017). 항

VEGF치료는 대식세포를 면역억제인 M2형에서 M1형으로 바꾸는데, 이는 고용량보다 적은 용량이 효과적이다(Popel AS, 2020). 항CSF-1R 중화항체나 소분자억제제를 이용한 CSF-1신호의 억제는 TAMs나 MDSCs의 침윤을 감소시키고 종양의 진행이나 전이를 억제 한다(Noy R, 2014). 그 외에 anti-CD204와 folate-receptor beta(FRβ)를 표적으로 한 면역독소 등이 사용되고 있다.

2) 만성염증에 대한 표적치료

TAMs는 종양미세환경 내의 만성염증에 관여하는 사이토카인과 다른 염증자극물질을 분비하고, 만성염증은 초기종양을 암으로 진행시킨다. 종양의 진행은 만성염증을 초래하고 해결되지 않는 염증은 종양발생을 유발하는데 이에는 IL-1이 중요하다. 그래서 IL-1수용체를 표적으로 한 치료가 개발되었다. IL-1수용체 대항재제인 Anakinra(Kineret)가 유방암의 골전이의 이차약으로 기대할 만하다. 또한 IL-1β단일클론항체인 Canakinumab은 염증질환의 치료제로 쓰이는데 폐암의 빈도를 감소시킨다.

Phosphomanno-pentose sulfate(PI-88), heparinase활성억제제 등이 시도되고 있다.

▷anti-thromboxan 재제-케토롤락(Ketorolac), 레슬빈(Resolvin)

수술과 항암요법은 염증반응이나 면역억제 반응을 일으켜서 휴면상태의 암을 촉진하거나 종양의 재발을 일으킬 수 있다. 이러한 염증반응을 조기에 차단하거나 해결하기 위해 비스테로이드 항염증 약물(NSAISD)인 케토롤락(kotorolac)이나 레솔빈(resolvin)을 사용하여 종양절제모델에서 미세전이를 없애서 장기생존을 얻을 수 있다.

케토롤락은 아세트산 계열의 비스테로이드성 항염제(NSAID) 가운데 하나인데, 사이클로옥시게나제 활성을 억제하여 진통, 항염 효과를 나타낸다. 이는 COX-1/thromboxane A2(TXA2)경로의 억제를 통해서 보조항암요법으로 효력이 없어진 T세포의 항종양 면역을 촉발한다. 그리고 이러한 항종양 면역은 면역관문억제제제를 사용할 때 증가된다. 그리고 수술 전 resolvin(RvD2, RvD3, RvD4)을 통해서 염증완화를 하면 전이를 억제하고 T세포 반응을 유도한다. 케토롤락과 레슬빈은 항종양 활성화와 수술이나 항암요법에 의해 유발된 암의 휴면상태에서의 탈출을 방지할 수 있다. 결국 수술 전에 친염증 반응을 차단하고 미세전이를 제거하고 종양의 재발을 감소시킬 수 있다.

3) 항종양면역계의 활성화

림프구양의 세포가 종양의 변연부와 관류되는 림프절에 높게 분포한다. 종양미세환경 내의 B세포와 Treg의 침윤은 IL-10이나 TGF-β와 같은 사이토카인의 분비를 통해서 면역 억제환경을 만든다. 반면에 종양미세환경 내에 원시 세포독성림프구, NK세포와 NKT세포의 존재는 좋은 예후를 나타낸다.

면역계를 활성화시키는 전략은 다음과 같다. GM-CSF는 활성화된 T세포, 섬유아세포, 혈관내피세포, 대식세포와 erythroid계통의 세포에서 분비되는데, 대식세포와 수지상세포에서 항원의 발현을 자극한다. 그래서 GM-CSF는 항암항체의 항체의존세포성세포독성(ADCC)을 자극한다(Waldmann TA, 2018). 그리고 GM-CSF는 종양세포에 의한 사이토카인 생산을 유도하여 면역계의 반응을 촉진한다.

종양세포에 대한 면역반응을 촉진하는 다른 방법은 면역관문억제제의 사용이다. 이는 항CTLA-4, 항PD-1과 항PD-L1이다.

7. 암연관섬유아세포(CAFs)에 대한 표적치료

암연관섬유아세포(CAFs)는 인접한 기질의 섬유아세포로부터 유래하고, 또한 혈관주위세포, 섬유세포, 간엽세포, 평활근세포, 상피간엽세포이행이나 혈관내피간엽세포이행을 통해서 생긴다. 암연관섬유아세포(CAFs)는 종양의 성장을 유지하고, 혈관내피세포 성장인자(VEGF), 섬유아세포성장인자(FGF), 혈소판유래 성장인자(PDGF)와 혈관신생촉진인자들을 분비하여 혈관신생을 유도한다. 암연관섬유아세포(CAFs)는 상피간엽세포이행(EMT)에 관여하는 TGF-β를 분비하여 암의 전이를 유발하고, T세포 및 NK세포를 억제한다.

간엽기질세포는 세포외간엽을 재구성하는 특성을 갖는데 종양미세환경에서 TNF, IL-1, IFN-γ가 증가하고 저산소상태가 되면 상피세포성장인자(EGF), 혈소판유래성장인자(PDGF), 섬유아세포성장인자-2(fibroblast growth factor 2: FGF-2), VEGF, IL-6과 IL-10 등 혈관신생과 면역억제인자들의 분비를 촉진하여 종양의 증식이 일어나게 한다. 종양이 염증성 미세환경이 되면 혈소판과 다른 혈액유래 조혈세포들이 모이게 되고, 이는 TGF-β1 등의 성장인자를 분비하여 섬유아세포를 근섬유아세포로 분화하게 만들어서 α-smooth-muscle actin(αSMA+)이 양성인 세포가 되는데, 이를 암 관련 섬유아세포(CAFs)라 하고 이들이 종양 미세환경에서 가장 많은 간질세포이다.

αSMA+CAFs는 면역억제 기능과 면역보조기능을 갖는 두 가지가 있다. 면역억제 FAP+CAFs는 다양한 성장인자인 TGF-β1, 간세포성장인자(HGF), VEGF, FGF, SDF-1(간질세포유래 인자-1) 및 케모카인(CXCL12, CXCL13)과 섬유아세포활성화단백(FAP)과 세린단백분해효소(serine protease) 등을 분비하고, 이들은 종양세포들을 성장을 자극하고 생존시킨다. 섬유아세포활성화단백(FAP)이 발현되는 세포는 세포독성 T림프구를 배제하고 면역억제 작용이 있는 Treg와 B림프구에 친화력이 있다. 더욱이 암이 형성되면 αSMA+ CAFs와 기질에 의해서 생기는 '고형스트레스(solid stress)'라는 물리적인 압력이 생기고, 결국 종양혈관을 압박하게 되고 조직의 저산소증이 생기고 pH가 낮아진다. 저산소증과 산성화는 Tregs의 활성을 촉진하고 PD-L1의 발현을 증가시키고, T세포 활성을 저하시켜서 면역억제 상태를 만든다. 이러한 CAFs의 결합조직형성은 유방암, 구강암, 난소암 및 췌장암에서 종양의 진행과 전이와 관계가 있다.

CAFs를 표적으로 한 암의 치료는 첫째 종양의 기질에 많은 섬유아세포활성화단백(αFAP)에 대한 치료이다 (Sounni NE, 2013). 그런데 αSMA+CAFs를 완전히 고갈시키면 면역반응을 저해하고 암이 진행하게 된다. 이는 면역보조 CAF와 조직의 항상성에 결정적인 역할을 하는 CAF전구세포, 정적인 상태의 섬유아세포, 성상세포와 혈관주위세포 등이 함께 고갈되기 때문이다. 반면에 FAP+CAFs를 없애면 면역에 도움이 되고 암의 성장을 제한하게 된다.(Feig C, 2013).

8. 엑소좀에 대한 표적치료

종양 미세환경 내에서 세포 사이의 신호전달은 주로 사이토카인, 케모카인과 성장인자들에 의존하는데, 세포에서 분비되는 30-100nm의 엑소솜이라는 소낭에 이러한 인자들이 포함되기도 한다. 종양세포유래엑소솜(TCDEs)이 세포 내로 들어가면 정상세포가 악성변화를 일으키고 이질성을 갖게 되며, 엑소솜에 의해서 miRNA와 사이토카인이 들어가면 혈관신생, CAF변형과 염증의 촉진하고, 림프구나 자연살세포의 증식반응을 억제한다 (그림4-3, Zhang Q, 2020).

암의 치료방법으로 엑소솜의 생산을 억제하는 전략이 대두되는데 이중 엑소솜의 이동에 관여하는 GTP결합단백인 RAB27a를 없애는 방법이 암세포에서 엑소솜 유리를 억제하는데 도움을 준다.

9. 케모카인과 케모카인수용체를 표적으로 한 치료

케모카인은 사이토카인의 일종으로 화학적인 쏠림을 일으키는 힘을 갖고 있다. 그리고 이를 인지하는 수용체는 암세포와 기질세포에 공히 있다. 종양에서 케모카인의 발현의 변화는 면역세포들의 동원과 활성화, 혈관신생, 암세포의 증식과 전이에 영향을 준다. 이러한 케모카인계를 억제하여 암을 치료하고자 하는 방법들이 시도되고 있고 케모카인을 표적으로 한 암의 치료 방법은 다음과 같다.

1) CCR1

CCR1에 대해 적대적인 CCX721은 골수세포를 표적으로 하는데, 다발성 골수종에서 암세포의 성장과 전이를 감소시킨다. 유방암에서 항PD-L1과 CCR1적대자인 CCX9588의 병합요법으로 시너지효과를 보인다(Horuk R, 2009).

2) CCL2/CCR2

친종양적이고 전이를 촉진하는 작용을 하는 단핵구의 동원을 억제한다. 이는 췌장암에서 젬사이타빈과 시너지효과를 관찰하였고, FOLFIRINOX(FX)와 그리고 항PD-1과의 병행요법에서 반응율을 증가시킴을 보고하였다(Linehan D, 2018). 간세포암에서 Sorafenib과 병행요법에서 효과를 입증하였고, 유방암에서 방사선치료에 대한 반응을 증가시켰다(Bonapace L, 2014)

3) CCR4

CCR4는 성인T세포백혈병과 피부T세포림프종에서 발현되고 있는데 항CCR4항체인 Mogamulizumab은 종양세포를 ADCC의 방법으로 제거한다. 최근 신장암에서 Tregs을 제거하는데 사용하는데 GVH의 위험이 있다(Beziaud L, 2018).

4) CCR5

암의 세포형에 따라 친종양적인지 종양억제의 작용을 갖는지의 역할에 대해 논란이 있는데, 종양세포에서 발현되면 종양의 성장과 전이를 일으키고 T세포에 발현되면 항종양 반응을 강화한다(González-Martín A, 2012). CCR5를 표적으로 한 치료는 CCR5 양성인 경우와 골수양 세포의 침윤으로 면역이 억제된 경우에 효과가 있다.

5) CCR7

많은 종양에서 CCR7이 과발현 되고, 이는 종양의 성장과 전이를 초래하는데 CCR7의 억제제의 사용은 매우 희망적인데 대장암에서 전이의 수를 줄이고 전립선암에서 성장을 억제한다.

6) CXCR2

CXCR2는 항암화학요법에 대한 내성에 관여하는데, 유방암에서 CXCR2의 억제는 파클리탁셀(Paclitaxel)에 대한 반응을 좋게 한다. 악성흑색종, 난소암, 위암에서 다양한 약제에 대한 시너지 효과를 보인다. CXCR2의 억제는 호중구가 모이는 것을 방해해서 T세포 반응을 촉발함으로써 전이를 억제하고 항PD-1에 대한 반응을 향상시킨다(Steele CW, 2016).

7) CXCR4

CXCR4의 적대자인 AMD3100(Plerixafor)는 조혈모세포 이식환자에서 조혈줄기세포의 골수에서의 유리를 촉진하고, 고형종양에서는 항종양과 항전이 효과가 있다. 다발성 교모세포종 환자에서 혈관신생억제제와 같이 사용 시에 종양의 성장과 전이를 억제한다.

8) ACKR1 ACKR2 ACKR3, ACKR4

비정형적인 케모카인수용체(ACKR)는 케모카인 네트워크의 중요한 조절 물질인데, ACKR1은 모세혈관 이후의 작은 정맥혈관의 내피세포와 적혈구에서 발현되는데 다발성교모세포종, 혈관육종, 급성골수성백혈병의 하나인 erythroleukemia, 유방암과 대장암에서 발현되고 케모카인의 운반자 역할을 한다. ACKR2는 염증성 CC케모카인의 분해와 제거, CCR1 과 CCR5의 동반자역할을 통해서 염증반응을 조절한다. ACKR3는 CXCL11과 CXCL12에 대한 반대 조절을 통해서 암세포의 성장과 전이를 촉진한다, ACKR4는 CCL19, CCL21, CCL25와 CXCL13을 차단하는데 ACKR4의 감소는 예후가 불량하다(그림4-9, Mollica Poeta V, et al, 2019).

10. 암의 미세환경에서의 물리적인 변화를 표적으로 한 치료

종양의 미세환경은 세포외액의 압력이 높아서 암세포의 발생, 진행, 전이를 초래하고 치료에 대한 저항성이 증가한다. 전체 스트레스는 액체압력과 세포외기질과

[그림4-9] 암에서 케모카인수용체 억제제

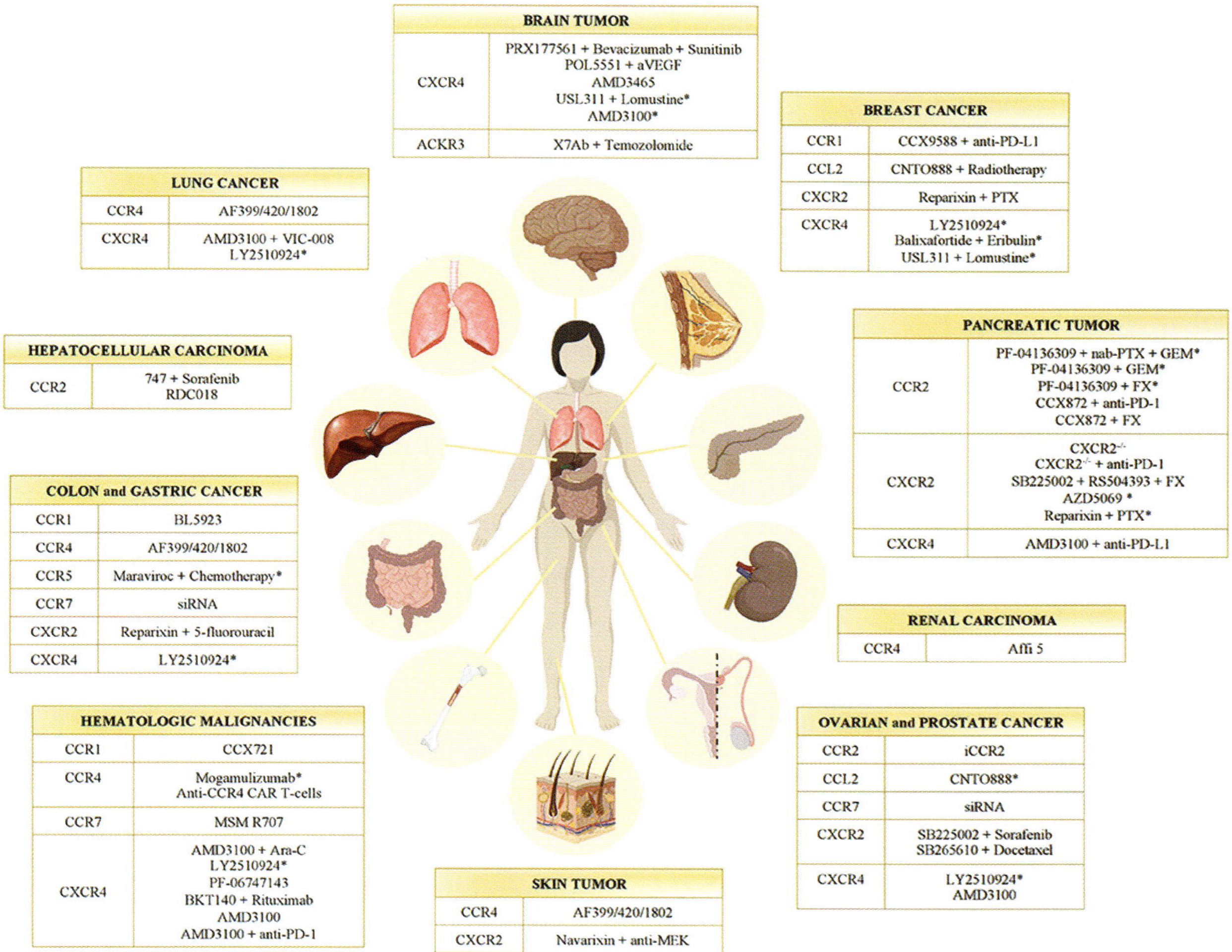

(Mollica Poeta V, Massara M, Capucetti A, Bonecchi R; Chemokines and Chemokine Receptors: New Targets for Cancer Immunotherapy. Front Immunol. 2019 Mar 6;10:379.)

세포의 증식과 조직의 성장에 따른 세포의 부분이 관여하는 고체기의 스트레스가 관여한다. 이를 완화하고 억제할 수 있는 약물로 디곡신(digoxine) 등이 있다.

4-6-3 암의 미세환경에 대한 복합적인 면역요법

암의 복합적인 면역요법은 결국 암세포 자체를 직접 공격하여 면역성을 올리는 방법과 암의 미세환경을 바꾸어서 면역요법에 내성이 있는 암의 감수성을 좋게 하는 방법이 있는다. 이러한 복합요법은 면역세포의 침윤뿐 아니라 장내미생물, 체질량지수와 혈관분포 등으로 영향을 받는 종양의 미세환경을 잘 알아서, 이러한 것들을 면역요법에 적합하도록 하는 여러 가지 방법을 복합적으로 사용하는 전략이 유용하다(그림4-5, Murciano-Goroff YR, 2020).

종양의 미세환경에서 종양세포와 간질세포 사이의 관계가 종양세포의 성장, 진행과 전이에 필수적이고, 종양 미세환경 내의 간질세포는 유전자적으로 안정되어 있고 치료의 부작용이나 암의 재발생 위험이 적기 때문에, 종양의 미세환경 내에서의 상호작용에 대한 이해를 넓힘으로써 암의 치료에 임상적으로 새롭고 유용한 표적이

될 뿐 아니라, 발생과 재발 위험의 산정과 예방에도 유용하다(그림4-10, Giraldo NA, 2019).

그러나 암의 미세환경에 대한 치료는 지금까지 여러 가지 복합적인 치료에 대한 연구가 없고 경험이 없어서, 암에 친화적인 미세환경을 정상화시키고 암에 대한 면역작용을 활성화시키는 방법 등을 복합적으로 사용했을 때의 효과와 부작용을 알기 어렵다. 최근 치료에 대한 반응과 약물의 복합요법, 환자와 약물에 대한 반응예측 등을 통합적인 컴퓨터 모델로 만들어서 사용하고 있다(Mpekris F, 2020). 그리고 암의 미세환경에서 면역활성화나 면역억제에 관여하는 여러 가지 인자들을 선택하여 문헌자료와 현재의 지식을 동원하여 컴퓨터 모델을 만들어서 암의 치료에 활용할 것을 제안하였다. 이 모델은 종양요소와 종양혈관요소로 상호작용을 하는 부분을 나누었는데, 종양요소는 암세포와 면역세포를 포함하였고, 이들의 시간공간적인 역동적인 변화를 방정식으로 계산하고, 기계적인 스트레스와 압력을 계산하고, 산소농도를 측정하였다. 그리고 혈관요소로는 혈관내피세포와 혈관주위세포의 밀도와 VEGF 이동, stromal cell-derived factor 1(SDF1α나 CXCL12, PDGF-B, angiopoietin-1과 -2, 및 IFNγ 등으로 모듈화하하여 예측모델을 만들었다(그림4-11, Popel AS, 2020).

면역관문억제제의 사용 시에도 항PD-1치료를 위해서는 CD8+T세포를 증가시키는, 그리고 항CTLA-4치료를 위해서는 Treg를 감소시키는 방향으로 모델을 만든다. 그리고 면역요법만 시행하는 것 보다 항VEGF치료를 같이하고, 시간적으로도 항VEGF치료를 먼저하고 면역요법은 4시간 후에 하는 것이 좋다. 즉 항VEGF치료가 혈관의 밀도, 혈액관류를 정상화하고 저산소증을 없앤 후에 면역요법을 하는 것이 좋다. 여기에 혈관신생억제, 기질정상화와 면역요법의 3가지 병합요법이 바람직하다. 그러므로 이러한 효과와 부작용에 대한 예측과 연구를 통해서 새로운 암의 병합 치료전략을 수립하고, 부작용을 예측하여 이를 줄일 수 있는 노력을 기울여야 하겠다.

결국 Mpekris 등이 만든 화학적인 역동성, 생물학적인 이동과 조직의 역학의 근본적인 원칙과 현대의 지식과 혈관생물학의 이해, 그리고 종양면역학의 기반 하에서 이루어진 치료원칙이 개인 맞춤형이나 정밀의학의 새로운 영역으로 발전하는데 기여한다(Mpekris F, 2020).

[그림4-10] 종양에 따른 변이정도와 미세종양환경

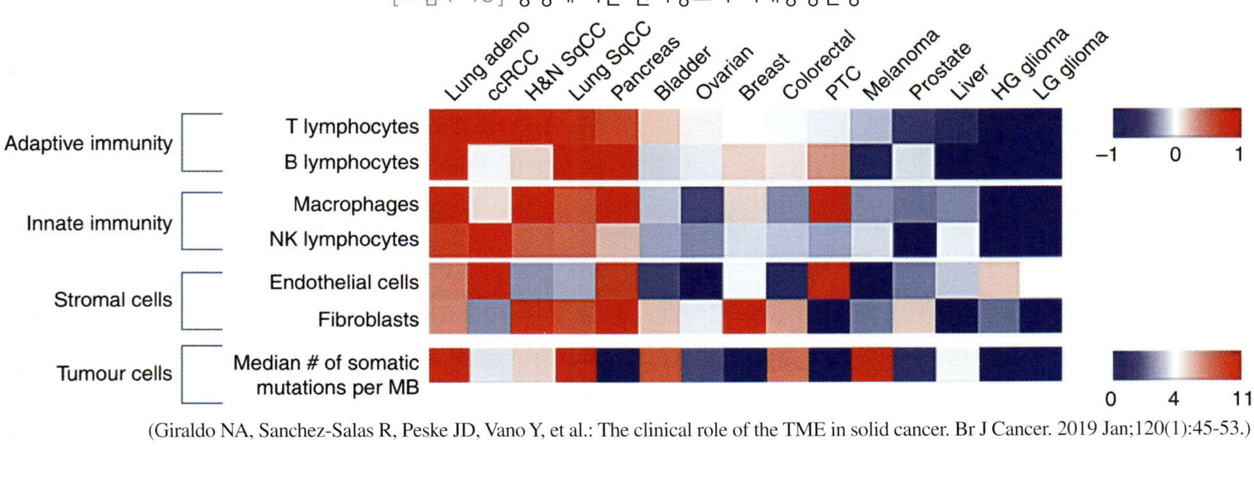

(Giraldo NA, Sanchez-Salas R, Peske JD, Vano Y, et al.: The clinical role of the TME in solid cancer. Br J Cancer. 2019 Jan;120(1):45-53.)

[그림4-11] 종양의 미세환경에서의 면역활성화와 면역억제에 관여하는 선택된 인자

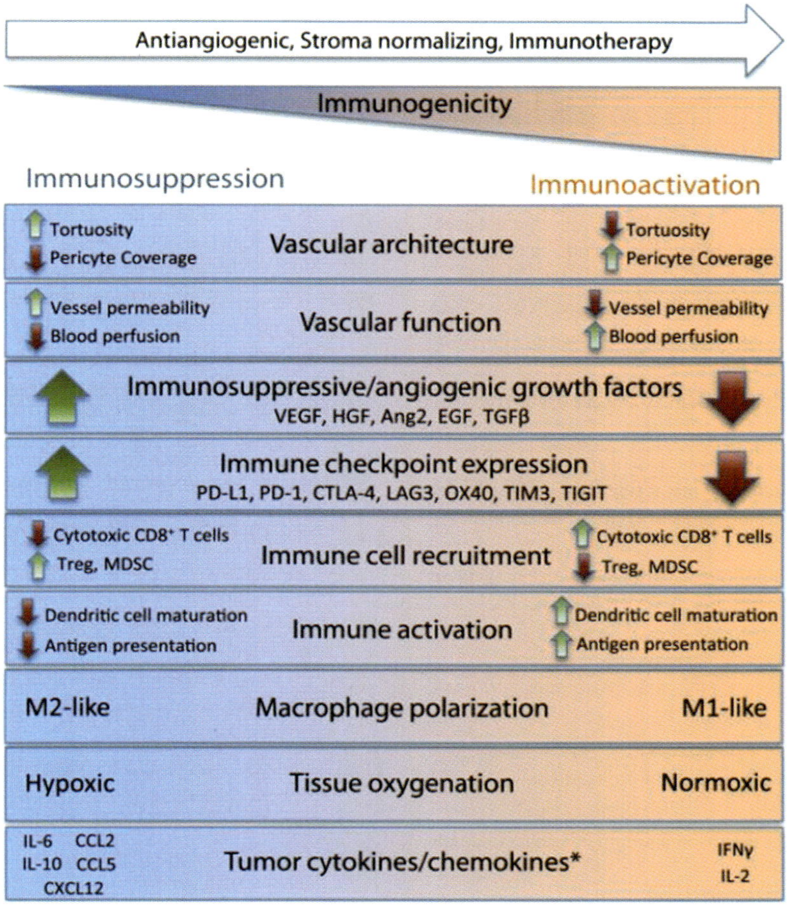

(Popel AS.: Immunoactivating the tumor microenvironment enhances immunotherapy as predicted by integrative computational model. Proc Natl Acad Sci U S A. 2020 Mar 3;117(9):4447-4449)

참고문헌

Chauhan VP, Stylianopoulos T, Martin JD, Popović Z, Chen O, Kamoun WS, Bawendi MG, Fukumura D, Jain RK: Normalization of tumour blood vessels improves the delivery of nanomedicines in a size-dependent manner. Nat Nanotechnol. 2012 Apr 8; 7(6):383-8

Moen I, Stuhr LE.: Hyperbaric oxygen therapy and cancer--a review. Target Oncol. 2012 Dec;7(4):233-42

Popel AS.: Immunoactivating the tumor microenvironment enhances immunotherapy as predicted by integrative computational model. Proc Natl Acad Sci U S A. 2020 Mar 3;117(9):4447-4449.

Roma-Rodrigues C, Mendes R, Baptista PV, Fernandes AR. : Targeting Tumor Microenvironment for Cancer Therapy. Int J Mol Sci. 2019 Feb 15; 20(4). Epub 2019 Feb 15.

Teicher BA. Hypoxia and drug resistance. Cancer Metastasis Rev. 1994;13:139–168.

Vaupel P, Mayer A: Hypoxia in tumors: pathogenesis-related classification, characterization of hypoxia subtypes, and associated biological and clinical implications. Adv Exp Med Biol. 2014; 812():19-24

Wang JJ, Lei KF, Han F.: Tumor microenvironment: recent advances in various cancer treatments. Eur Rev Med Pharmacol Sci. 2018 Jun;22(12):3855-3864.

Ben-Baruch A.: Organ selectivity in metastasis: regulation by chemokines and their receptors. Clin Exp Metastasis. 2008;25(4):345-56.

Chen F, Zhuang X, Lin L, Yu P, Wang Y, Shi Y, Hu G, Sun Y.: New horizons in tumor microenvironment biology: challenges and opportunities. BMC Med. 2015 Mar 5;13:45.

Frey AB, Monu N.: Signaling defects in anti-tumor T cells. Immunol Rev. 2008 Apr;222:192-205.

Jiang Z, Hsu JL, Li Y, Hortobagyi GN, Hung MC: Cancer Cell Metabolism Bolsters Immunotherapy Resistance by Promoting an Immunosuppressive Tumor Microenvironment. Front Oncol. 2020; 10: 1197

Keeley EC, Mehrad B, Strieter RM.: CXC chemokines in cancer angiogenesis and metastases. Adv Cancer Res. 2010;106:91-111.

Lau TS, Chung TK, Cheung TH, Chan LK, Cheung LW, Yim SF, Siu NS, Lo KW, Yu MM, Kulbe H, Balkwill FR, Kwong J.: Cancer cell-derived lymphotoxin mediates reciprocal tumour-stromal interactions in human ovarian cancer by inducing CXCL11 in fibroblasts. J Pathol. 2014 Jan;232(1):43-56.

Mollica Poeta V, Massara M, Capucetti A, Bonecchi R.: Chemokines and Chemokine Receptors: New Targets for Cancer Immunotherapy. Front Immunol. 2019 Mar 6;10:379

Aras S., Zaidi M.R. TAMeless traitors: Macrophages in cancer progression and metastasis. Br. J. Cancer. 2017;117:1583–1591.

Boon T, Cerottini JC, Van den Eynde B, van der Bruggen P, Van Pel A: Tumor antigens recognized by T lymphocytes. Annu. Rev. Immunol., 1994;12:337-365

Chen F, Zhuang X, Lin L, Yu P, Wang Y, Shi Y, Hu G, Sun Y.: New horizons in tumor microenvironment biology: challenges and opportunities. BMC Med. 2015 Mar 5;13:45.

Emens LA.: Breast Cancer Immunotherapy: Facts and Hopes. Clin Cancer Res. 2018 Feb 1;24(3):511-520

Grivennikov SI1, Greten FR, Karin M: Immunity, inflammation, and cancer.Cell. 2010 Mar 19;140(6):883-99.

Jiang Z, Hsu JL, Li Y, Hortobagyi GN, Hung MC: Cancer Cell Metabolism Bolsters Immunotherapy Resistance by Promoting an Immunosuppressive Tumor Microenvironment. Front Oncol. 2020; 10: 1197

Lee KE. Spata M. Bayne LJ. Buza EL. Durham AC. Allman D. Vonderheide RH. Simon MC: Hif1a Deletion Reveals Pro-Neoplastic Function of B Cells in Pancreatic Neoplasia. Cancer Dis. 2016, 6, 256–269

Lim AR, Rathmell WK, Rathmell JC.: The tumor microenvironment as a metabolic barrier to effector T cells and immunotherapy. Elife. 2020 May 5;9:e55185.

Liu Q, Luo Q, Ju Y, Song G.: Role of the mechanical microenvironment in cancer development and progression. Cancer Biol Med. 2020 May 15;17(2):282-292.

Pinter M, Jain RK.: Targeting the renin-angiotensin system to improve cancer treatment: Implications for immunotherapy. Sci Transl Med. 2017 Oct 4;9(410):eaan5616.

Shields JD, Fleury ME, Yong C, Tomei AA, Randolph GJ, Swartz MA: Autologous chemotaxis as a mechanism of tumor cell homing to lymphatics via interstitial flow and autocrine CCR7 signaling. Cancer Cell. 2007 Jun; 11(6):526-38

Zhang Q, Wang W, Zhou Q, Chen C, Yuan W, Liu J, Li X, Sun Z.: Roles of circRNAs in the tumour microenvironment. Mol Cancer. 2020 Jan 23;19(1):14

Jing X, Yang F, Shao C, Wei K, Xie M, Shen H, Shu Y.: Role of hypoxia in cancer therapy by regulating the tumor microenvironment. Mol Cancer. 2019 Nov 11;18(1):157.

Long GV, et al. The anti–PD-1 antibody spartalizumab (S) in combination with dabrafenib (D) and trametinib (T) in previously untreated patients (pts) with advanced BRAF V600–mutant melanoma: updated efficacy and safety from parts 1 and 2 of COMBI-i. J. Clin. Oncol. 2019;37:9531–9531

Murciano-Goroff YR, Warner AB, Wolchok JD.: The future of cancer immunotherapy: microenvironment-targeting combinations. Cell Res. 2020 Jun;30(6):507-519.

Pelster MS, Amaria RN. Combined targeted therapy and immunotherapy in melanoma: a review of the impact on the tumor microenvironment and outcomes of early clinical trials. Therapeutic. Adv. Med. Oncol. 2019;11:1758835919830826

Rodallec A, Sicard G, Fanciullino R, Benzekry S, Lacarelle B, Milano G, Ciccolini J. : Turning cold tumors into hot tumors: harnessing the potential of tumor immunity using nanoparticles. Expert Opin Drug Metab Toxicol. 2018 Nov;14(11):1139-1147

Xia X, Wang X, Cheng Z, Qin W, Lei L, Jiang J, Hu J.: The role of pyroptosis in cancer: pro-cancer or pro-"host"? Cell Death Dis. 2019 Sep 9;10(9):650.

Barry-Hamilton V, Spangler R, Marshall D, McCauley S, Rodriguez HM, Oyasu M, Mikels A, et al: Allosteric inhibition of lysyl oxidase-like-2 impedes the development of a pathologic microenvironment. Nat Med. 2010 Sep; 16(9):1009-17.

Eisinger-Mathason TS, Zhang M, Qiu Q, Skuli N, Nakazawa MS, Karakasheva T, Mucaj V, Shay JE, Stangenberg L, Sadri N,

Puré E, Yoon SS, Kirsch DG, Simon MC: Hypoxia-dependent modification of collagen networks promotes sarcoma metastasis. Cancer Discov. 2013 Oct; 3(10):1190-205.

Turunen SP, Tatti-Bugaeva O, Lehti K : Membrane-type matrix metalloproteases as diverse effectors of cancer progression. Biochim Biophys Acta Mol Cell Res. 2017 Nov; 1864(11 Pt A):1974-1988.

Ho PC, Bihuniak JD, Macintyre AN, Staron M, Liu X, Amezquita R, Tsui YC, Cui G, Micevic G, Perales JC, Kleinstein SH, Abel ED, Insogna KL, Feske S, Locasale JW, Bosenberg MW, Rathmell JC, Kaech SM: Phosphoenolpyruvate Is a Metabolic Checkpoint of Anti-tumor T Cell Responses. Cell. 2015 Sep 10; 162(6):1217-28.

Jiang Z, Hsu JL, Li Y, Hortobagyi GN, Hung MC: Cancer Cell Metabolism Bolsters Immunotherapy Resistance by Promoting an Immunosuppressive Tumor Microenvironment. Front Oncol. 2020; 10: 1197

Liu X, Shin N, Koblish HK, Yang G, Wang Q, Wang K, Leffet L, et al: Selective inhibition of IDO1 effectively regulates mediators of antitumor immunity. Blood. 2010 Apr 29; 115(17):3520-30.

Munn DH, Shafizadeh E, Attwood JT, Bondarev I, Pashine A, Mellor AL: Inhibition of T cell proliferation by macrophage tryptophan catabolism. J Exp Med. 1999 May 3; 189(9):1363-72.

Al-Waili NS, Betler G, Beale J, Hamilton RW, Lee BY, Lucas P. Hyperbaric oxygen and malignancies: a potential role in radiotherapy, chemotherapy, tumor surgery and phototherapy. MedSciMonit. 2005;11:RA279–RA289.

Bennett MH, Feldmeier J, Smee R, Milross C. Hyperbaric oxygenation for tumour sensitisation to radiotherapy. Cochrane Database Syst Rev. 2012;4:CD005007

Bock K, Mazzone M, Carmeliet P. Antiangiogenic therapy, hypoxia, and metastasis: risky liaisons, or not? Nat Rev Clin Oncol. 2011;8:393–404.

Daruwalla J, Greish K, Nikfarjam M, Millar I, Malcontenti-Wilson C, Iyer AK, Christophi C. Evaluation of the effect of SMA-pirarubicin micelles on colorectal cancer liver metastases and of hyperbaric oxygen in CBA mice. J Drug Target. 2007;15:487–495

Gilkes DM, Semenza GL, Wirtz D.: Hypoxia and the extracellular matrix: drivers of tumour metastasis. Nat Rev Cancer. 2014 Jun;14(6):430-9.

Jing X, Yang F, Shao C, Wei K, Xie M, Shen H, Shu Y.: Role of hypoxia in cancer therapy by regulating the tumor microenvironment. Mol Cancer. 2019 Nov 11;18(1):157.

Keith B, Simon MC: Hypoxia-inducible factors, stem cells, and cancer. Cell. 2007 May 4; 129(3):465-72.

Kohshi K, Kinoshita Y, Imada H, Kunugita N, Abe H, Terashima H, Tokui N, Uemura S. Effects of radiotherapy after hyperbaric oxygenation on malignant gliomas. Br J Cancer. 1999;80:236–241

Kolosenko I, Avnet S, Baldini N, Viklund J, De Milito A: Therapeutic implications of tumor interstitial acidification. Semin Cancer Biol. 2017 Apr; 43():119-133

Moen I, Stuhr LE.: Hyperbaric oxygen therapy and cancer--a review. Target Oncol. 2012 Dec;7(4):233-42

Panigrahy D, Gartung A, Yang J, Yang H, Gilligan MM, Sulciner ML, Bhasin SS, et al: Preoperative stimulation of resolution and inflammation blockade eradicates micrometastases. J Clin Invest. 2019 Jun 17;129(7):2964-2979.

Teicher BA. Hypoxia and drug resistance. Cancer Metastasis Rev. 1994;13:139–168.

Vaupel P, Mayer A, Höckel M: Tumor hypoxia and malignant progression. Methods Enzymol. 2004; 381():335-54

Damgaci S, Ibrahim-Hashim A, Enriquez-Navas PM, Pilon-Thomas S, Guvenis A, Gillies RJ.: Hypoxia and acidosis: immune suppressors and therapeutic targets. Immunology. 2018 Jul;154(3):354-362

Feig C, Jones JO, Kraman M, Wells RJ, Deonarine A, Chan DS, Connell CM, Roberts EW, Zhao Q, Caballero OL, Teichmann SA, Janowitz T, Jodrell DI, Tuveson DA, Fearon DT : Targeting CXCL12 from FAP-expressing carcinoma-associated fibroblasts synergizes with anti-PD-L1 immunotherapy in pancreatic cancer. Proc Natl Acad Sci U S A. 2013 Dec 10; 110(50):20212-7

Ibrahim-Hashim A, Estrella V.: Acidosis and cancer: from mechanism to neutralization. Cancer Metastasis Rev. 2019 Jun;38(1-2):149-155

Kolosenko I, Avnet S, Baldini N, Viklund J, De Milito A: Therapeutic implications of tumor interstitial acidification. Semin Cancer Biol. 2017 Apr; 43():119-133

Lee YY, Jeon HK, Hong JE, Cho YJ, Ryu JY, Choi JJ, Lee SH, Yoon G, Kim WY, Do IG, Kim MK, Kim TJ, Choi CH, Lee JW, Bae DS, Kim BG: Proton pump inhibitors enhance the effects of cytotoxic agents in chemoresistant epithelial ovarian carcinoma. Oncotarget. 2015 Oct 27; 6(33):35040-50

Pillai SR, Damaghi M, Marunaka Y, Spugnini EP, Fais S, Gillies RJ.: Causes, consequences, and therapy of tumors acidosis. Cancer Metastasis Rev. 2019 Jun;38(1-2):205-222.

Belli C, Trapani D, Viale G, D'Amico P, Duso BA, Della Vigna P, Orsi F, Curigliano G: Targeting the microenvironment in solid tumors.. Cancer Treat Rev. 2018 Apr;65:22-32

Beziaud L, Boullerot L, Tran T, Mansi L, Marie-Joseph EL, Ravel P, Johannes L, Bayry J, Tartour E, Adotévi O: Rapalog combined with CCR4 antagonist improves anticancer vaccines efficacy. Int J Cancer. 2018 Dec 1; 143(11):3008-3018

Bonapace L, Coissieux MM, Wyckoff J, Mertz KD, Varga Z, Junt T, et al. . Cessation of CCL2 inhibition accelerates breast cancer metastasis by promoting angiogenesis. Nature. (2014) 515:130–3. 10.1038/nature13862

Chen DS, Mellman I : Elements of cancer immunity and the cancer-immune set point. Nature. 2017 Jan 18; 541(7637):321-330

Chen F, Zhuang X, Lin L, Yu P, Wang Y, Shi Y, Hu G, Sun Y: New horizons in tumor microenvironment biology: challenges and opportunities. BMC Med. 2015 Mar 5; 13():45

Fukumura D, Jain RK: Tumor microenvironment abnormalities: causes, consequences, and strategies to normalize. J Cell Biochem. 2007 Jul 1; 101(4):937-49

Galon J, Bruni D. : Approaches to treat immune hot, altered and cold tumours with combination immunotherapies. Nat Rev Drug Discov. 2019 Mar;18(3):197-218

Giraldo NA, Sanchez-Salas R, Peske JD, Vano Y, Becht E, Petitprez F, Validire P, Ingels A, Cathelineau X, Fridman WH, Sautès-Fridman C.: The clinical role of the TME in solid cancer. Br J Cancer. 2019 Jan;120(1):45-53.

González-Martín A, Mira E, Mañes S: CCR5 in cancer immunotherapy: More than an "attractive" receptor for T cells. Oncoimmunology. 2012 Jan 1; 1(1):106-108.

Horuk R: Chemokine receptor antagonists: overcoming developmental hurdles. Nat Rev Drug Discov. 2009 Jan; 8(1):23-33

Joyce JA : Therapeutic targeting of the tumor microenvironment. Cancer Cell. 2005 Jun; 7(6):513-20

Linehan D, Smith Noel M, Hezel AF, Wang-Gillam A, Eskens F, Sleijfer S, et al. Overall survival in a trial of orally administered CCR2 inhibitor CCX872 in locally advanced/metastatic pancreatic cancer, Correlation with blood monocyte counts. J Clin Oncol. (2018) 36:92 10.1200/JCO.2018.36.5_suppl.92

Mantovani A, Marchesi F, Malesci A, Laghi L, Allavena P : Tumour-associated macrophages as treatment targets in oncology. Nat Rev Clin Oncol. 2017 Jul; 14(7):399-416

Mollica Poeta V, Massara M, Capucetti A, Bonecchi R; Chemokines and Chemokine Receptors: New Targets for Cancer Immunotherapy. Front Immunol. 2019 Mar 6;10:379.

Mpekris F, Voutouri C, Baish JW, Duda DG, Munn LL, Stylianopoulos T, Jain RK: Combining microenvironment normalization strategies to improve cancer immunotherapy. Proc Natl Acad Sci U S A. 2020 Feb 18;

Noy R, Pollard JW. : Tumor-associated macrophages: from mechanisms to therapy. Immunity. 2014 Jul 17; 41(1):49-61

Popel AS: Immunoactivating the tumor microenvironment enhances immunotherapy as predicted by integrative computational model. Proc Natl Acad Sci U S A 2020 Mar 3;117(9):4447-4449

Sica A, Porta C, Amadori A, Pastò A: Tumor-associated myeloid cells as guiding forces of cancer cell stemness. Cancer Immunol Immunother. 2017 Aug; 66(8):1025-1036.

Sounni NE, Noel A : Targeting the tumor microenvironment for cancer therapy. Clin Chem. 2013 Jan; 59(1):85-93.

Steele CW, Karim SA, Leach JDG, Bailey P, Upstill-Goddard R, Rishi L, et al. . CXCR2 Inhibition profoundly suppresses metastases and augments immunotherapy in pancreatic ductal adenocarcinoma. Cancer Cell. (2016) 29:832–45.

Szebeni GJ, Vizler C, Nagy LI, Kitajka K, Puskas LG : Pro-Tumoral Inflammatory Myeloid Cells as Emerging Therapeutic Targets. Int J Mol Sci. 2016 Nov 23; 17(11):.

Waldmann TA : Cytokines in Cancer Immunotherapy. Cold Spring Harb Perspect Biol. 2018 Dec 3; 10(12):

Yuan Y, Jiang YC, Sun CK, Chen QM: Role of the tumor microenvironment in tumor progression and the clinical applications (Review). Oncol Rep. 2016 May; 35(5):2499-515

5 암의 표준치료와 면역요법

암의 치료는 이제까지 표준치료인 수술, 항암화학요법, 표적치료와 방사선요법을 방법과 시기 등을 어떻게 잘 조합하여 치료할 것인가가 중요하였다. 그러나 면역요법이 암환자의 표준치료의 하나로 등장하면서 이러한 기존의 표준치료와 면역요법과의 관계를 파악하여 이들을 어떤 방식으로 조합하는 것이 암 환자의 치유와 삶의 질에 도움이 될 것인지가 중요하다고 생각된다.

암의 표준치료인 수술, 항암화학요법과 방사선요법 등은 환자의 면역력을 억제하여 암의 재발과 전이를 촉진한다고 알려져 왔다. 그러나 최근 다양한 면역요법이 암 환자의 치료에 도입되면서 이들을 적절히 이용하면 면역력의 저하 없이 오히려 암에 대한 면역 효과를 증진시킬 수 있다고 여겨지고 있다. 여기에는 각 표준 치료 방법들의 종양면역에 대한 영향과 그것을 완화시킬 수 있는 방법과 면역요법과의 복합요법 시의 순서나 시기 등에 대해서 기술하고자 한다.

5-1 수술과 면역요법

고형종양의 일차적인 치료 방법인 수술은 의도하지 않은 여러 가지 부작용으로 수술 후 환자의 회복, 남아있는 종양의 치료와 생존에 중요한 의미를 갖는다. 유방암에서 유방절제술을 시술받은 군과 절제하지 않은 유방암 환자에서 사망에 대한 위험은 수술 군에서 수술 후 3년과 8년째에 두 번의 위험 피크를 보이고, 치료하지 않은 군은 4년째에 하나의 피크를 보였다. 즉, 유방절제술을 받은 경우 일부의 환자에서는 치료를 받지 않은 군에 비해서 사망을 촉진한다고 생각된다. 동물실험에서 수술은 전이와 생존기간의 단축을 촉진하였다. 이는 면역계에서 세포면역의 억제에 주로 기인함이 밝혀졌다 (Coffey JC, 2003).

수술 전후의 통증치료와 수술 중의 실혈과 수혈, 저체온증과 수술 후 패혈증 등이 면역의 억제에 관여한다. 현대의 수술은 이러한 부작용을 최소화하기 위해 노력하고 있지만 진행된 암 환자의 6-10%는 실혈을 일으키고, 암수술 후 사망의 8.5%는 패혈증에 의하며, 수술을 받은 암 환자의 70%는 중심체온이 섭씨 36도 미만의 저체온증을 경험하게 된다.

수술과 면역의 관계

암의 수술 후에는 짧은 기간의 염증친화적인 시기와 긴 항염증기간을 갖는다. 자연살세포(NK)는 선천적인 면역능 때문에 항종양면역에서 중요한데, 수술 후 NK세포의 항종양면역은 수 주간 심하게 억제된다(Brøchner AC, 2016). 수술 직후에 NK세포의 면역감시가 없는 상태에서 억제된 NK세포에 대한 수술 전후의 치료가 암수술 후 환자 치유의 결과를 향상시킬 수 있다.

수술 후 면역억제의 기전은 여러 가지 사이토카인의 분비의 변화에 기인하는데, 우선 Th1사이토카인인 IL-2, IL-12와 IFN-γ의 분비가 감소되고, 도움T세포의 표현형이 Th2로 전환되면서 IL-6/8, IL-10과 TNF-α의 분비가 증가된다. 그리고 성장인자인 VEGF, PDGF, TGF-β를

[그림5-1] 수술로 인한 면역억제의 기전

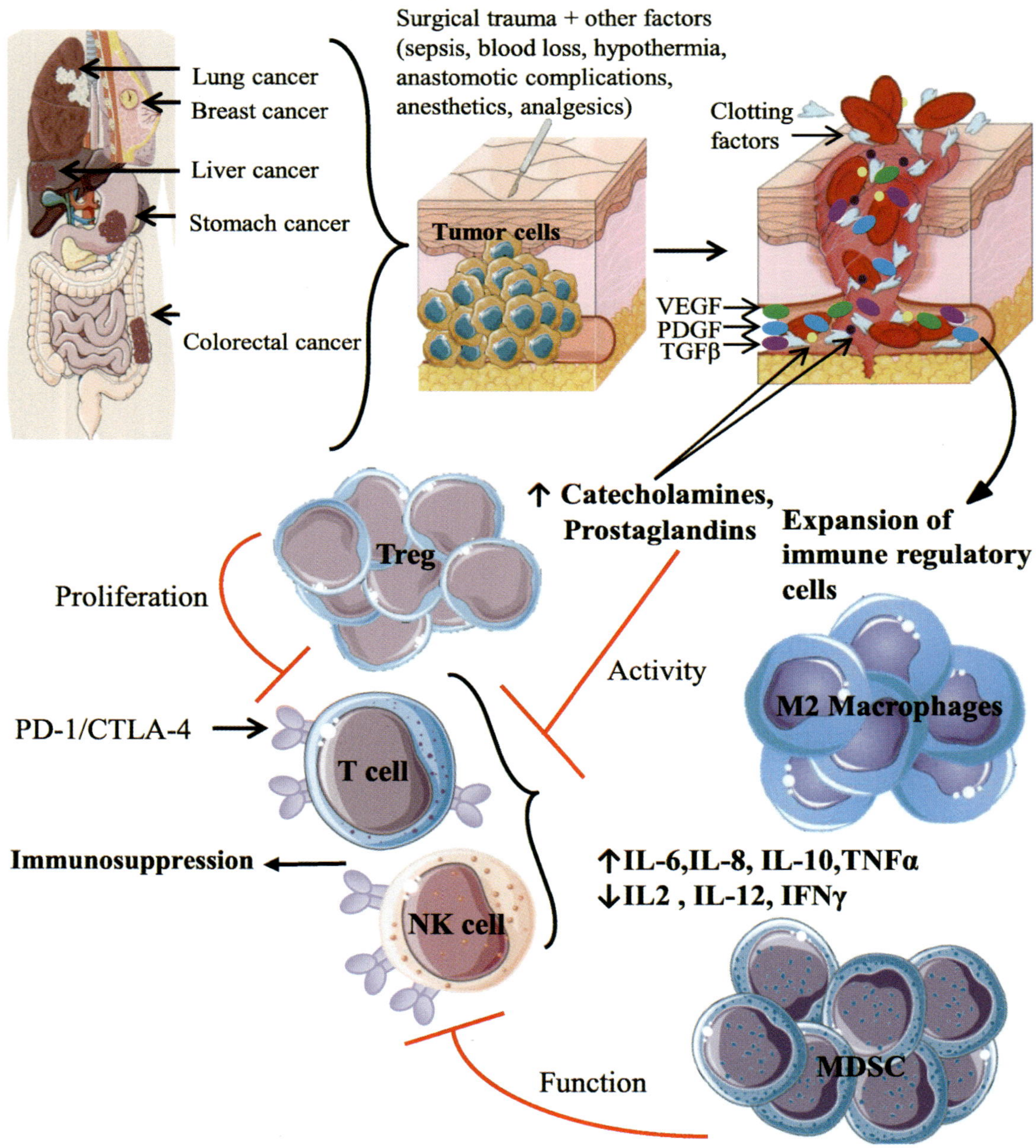

(Bakos O, Lawson C, Rouleau S, Tai LH Combining surgery and immunotherapy: turning an immunosuppressive effect into a therapeutic opportunity. J Immunother Cancer. 2018; 6: 86.)

유리하고, 응고인자와 스트레스 호르몬인 카테콜라민과 프로스타글란딘을 분비하게 된다. 수술 후 창상의 치유와 통증조절을 위해서 조절T세포(Treg), 골수유래억제세포(MDSC)와 M2대식세포가 많아진다. 특히 근치적 유방절제술 후 7일 만에 환자의 말초혈액에서의 Treg의 수치가 증가되었음을 보고하기도 한다(Zhou L, 2016). 이러한 조절면역세포가 증가하고 PD-1/CTLA-4의 발현이 증가하고, T세포의 증식이 감소하며, NK세포의 세포독성이 장애를 보여 면역이 억제된다. 수술에 더해서 다른 수술 후 인자 즉 패혈증, 출혈, 저체온증, 마취, 진통제와 문합부 합병증 들이 이러한 면역억제를 가중시킨다(그림5-1, Bakos O, 2019).

■ 수술 후 NK세포의 변화

췌장암 수술 후 NK세포의 기능은 그 수와 관계없이 7일째에 심하게 감소되고 28일째에 회복된다. NK세포의 수술 후 장애를 보이는 기전은 IFNγ과 같은 사이토카인의 생산이 감소하고, NK세포의 표면에 IL-12R가 감소되기 때문이다.

수술 후 NK세포의 장애가 발생하는 기전은 NFκB 경로와 같은 수술 스트레스 신호에 의한 IL-1β, IL-6와 TNF와 같은 염증친화 사이토카인의 분비에 의한 염증반응 때문이다. 그리고 수술 후 NK세포의 기능이 떨어지면 예후가 불량하다. NK세포의 기능의 장애는 MDSCs에 의한 ROS/arginase I/IL-4Rα axis에 의하고 수술에 의한 스트레스를 받은 NK세포는 폐 전이를 억제하지 못한다(Tai L, 2013).

TGFβ와 mTOR경로도 NK세포의 항종양 효과를 억제한다. 특히 TGFβ는 NK세포의 표면의 수용체에 작용하면 NKG2D를 억제하여 NK세포의 증식, 대사와 세포독성을 억제한다. 수술 중에 사용된 진통제, 마취제, 혈액수혈이 내인성 오피오이드와 스트레스 관련 분자를 유리하여 NK세포와 T세포의 증식과 기능에 장애를 준다(그림5-2, Topalian SL, 2020).

■ 수술 후 T세포의 변화

수술 후 T세포는 항원에 대한 기억 장애, 세포막에서 T세포수용체(TCR) 발현의 감소, zeta(ζ)쇄의 소실, 세포의 증식과 IFN-γ의 생성의 감소를 보인다.

수술 후 IFN-γ, TNF-α와 그란자임B를 생산하는 CD8+T세포의 수가 감소한다. 이는 수술 스트레스에 의한 MDSCs에 의해 유도된 아르기닌의 고갈에 의해서 T

[그림5-2] 수술 후 NK세포의 기능 장애

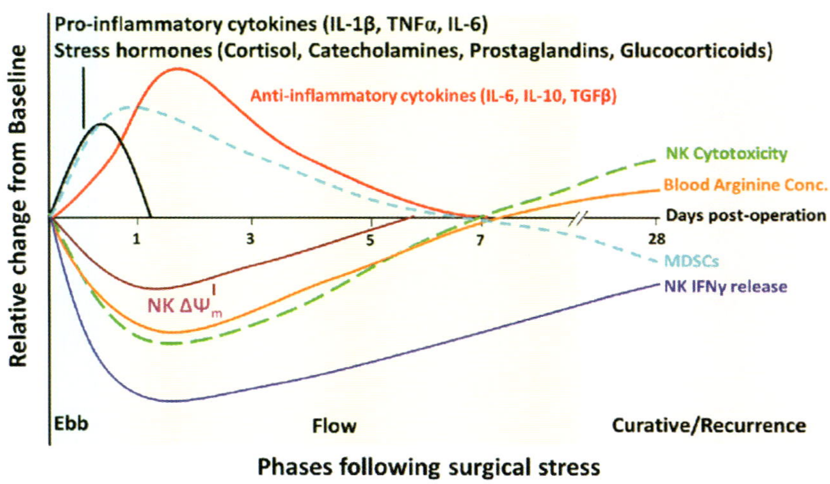

(Brøchner AC, Mikkelsen S, Hegelund I, et al.: The immune response is affected for at least three weeks after extensive surgery for ovarian cancer. Dan Med J. 2016 Jun; 63(6):)

세포 전체적으로 기능장애를 초래한다. 여기에 수술 후 Tregs수의 확장이 일어나고 T세포와 NK세포에서의 면역관문인 PD-1의 발현이 증가한다. 이는 caspase-3를 상승시키고 면역억제와 면역세포의 고사를 촉진한다(Xu P, 2015).

수술 전후 면역억제에 대한 예방 및 치료

수술이 면역의 장애를 초래하기 때문에 수술 전후에 면역을 조절하는 것이 수술 후 전이를 억제할 수 있다. 수술 직후에는 창상의 회복과 더 이상의 면역억제를 방지하기 위해서 보조적인 화학요법이나 방사선요법을 시행하지 않기 때문에 수술 전후는 암세포의 증식과 전이의 좋은 기회가 된다. 그래서 이를 잘 조절할 수 있다면 수술 전후는 역으로 암 재발의 기회를 없애고 면역을 강화할 수 있는 좋은 기회가 될 수 있다.

■ 사이토카인치료와 TLR작용제

재조합 IL-2, IL-12, IFN-α를 이용해서 림프구의 팽창과 활성화를 하려는 시도는 효과에 비해서 독성과 발열반응으로 수술 전후에 사용하기가 곤란하였다. 그래서 개발된 것이 toll-like receptor-9(TLR-9) 작용제인 CpG 올리고뉴클레오타이드(oligodeoxynucleotide)로 NK세포, B세포와 형질세포양 수지상세포의 활성화를 시킨다(Horowitz M, 2015). 합성제인 TLR-4작용제 glucopyranosyl lipid-A(GLA-SE)는 NK세포의 수와 기능을 증가시키고, 혈중 IL-15, IFN-γ, IL-6를 증가시킨다.

임상적으로는 대장암 간전이 환자에서 간 절제 후 IFN-α나 IL-2를 저용량으로 사용하면 NK와 T세포의 억제가 줄어들고 예후가 좋음을 보고하고 있다. II기와 III기 대장암 환자에서 수술 3일 전부터 하루에 두 차례 저용량의 IL-2를 사용한 결과, 재발율이 대조군에 비해서 21.4%:43.1%로 적었고, 전체 생존기간도 향상되었다(Brivio F, 2006). 그리고 신세포암에서도 수술 전 IL-2 치료군에서 5년 진행없는 생존율이 74%:62%로 치료군에서 향상을 보였다. 그리고 이들 환자들에서 발열 외에는 다른 부작용도 견딜 만 하였다.

■ 베타 아드레날린 차단제와 COX2억제제

베타 아드레날린 차단제인 프로프라노롤(Propranolol)과 COX2억제제인 Etodolac을 동시에 사용한 경우, 유방암 환자에서 수술에 의한 카테콜라민과 프로스타글란딘의 유리가 억제되어, 친전이와 친염증 경로가 억제되었다. 그래서 순환NK세포의 종양세포 용해촉진표지자인 CD11a가 증가하였다(Shaashua L, 2017). COX-2억제제인 파레콕시브(Parecoxib)는 수술 후 사이토카인 치를 정상화하여 면역억제를 감소시킨다(Ma W, 2015).

수술 전 면역관문억제제를 이용한 수술 전 면역요법의 효과

수술 전 항암요법은 종양의 크기를 줄여서 수술이 용이하도록 하는데 반해, 수술 전 면역요법의 목표는 종양항원에 대한 전신면역을 촉진하고, 수술 후 재발의 근원이 되는 미세전이를 없애는 데 있다. 특히 수술로 절제한 후 보조적인 요법으로 면역관문억제제를 사용하는 것이 미세전이에 대한 것이라면 수술 전에 항PD-(L)1을 이용한 면역관문억제제를 사용하면 원발암이 존재한 상태에서 내인성의 종양항원이 높아져서 T세포의 프라이밍을 촉진한다.

수술 전 PD-(L)1차단제를 사용 후 항종양 T세포 면역의 촉진에 대한 기전은 첫째, 종양의 미세환경 내의 종양항원에 이미 프라이밍된 종양 특이 T세포클론이 팽창한다. 그 결과 종양 내의 PD-L1과 PD-L2를 발현하는 수지상세포에 의해 T세포가 팽창되고 활성화된다.

둘째, 종양항원을 표시하는 수지상세포는 종양의 관류 림프절로 가서 종양특이T세포에 종양항원을 제시하는데 이는 이미 효과가 없거나 내성이 생긴 양상이다. 그러나 이 부위에서 PD(L)1차단제는 종양특이T세포를 자극하거나 면역내성을 역전시켜서 활성화된 T세포를 순환계에 들어가게 한다(그림5-3, Topalian SL, 2020).

수술 전 PD-(L)1차단제를 사용한 임상연구가 100건이상 시행되었는데, 항PD(L)1 단독이나 다른 면역요법, 방사선치료, 항암화학요법, 타이로신키나제억제제, 종양표적 항체나 내분비나 대사 조절제를 포함한 복합요법으로 시행되었다(O'Donnell JS, 2019). 면역세포를 종양 내로 동원하는데 도움을 주는 종양 내로 직접 종양용해 바이러스나 인터페론경로 작용제를 주입하는 치료, 암백신, 키나제억제제 등의 복합요법은 고무적인 결과를 보인다.

수술 전 PD-(L)1차단제를 단독으로 사용한 경우의 임상효과는 III기와 IV기의 악성흑색종 환자 23명에서 수술 전 8-9주에서 시작하여, 수술 후 6개월까지 시행한 경우 전체 반응율은 25%, 병리학적인 완전관해율(pCR)은 25%, 3등도 정도 이상의 부작용은 8%를 보였다(Amaria RN, 2018). 수술 전 복합면역요법의 임상 결과는 3기 악성흑색종 환자 86명에서 수술 6주 전에 이필리무맙(ipilimumab)과 니보루맙(nivolumab)을 동시에 치료한 결과 전체 반응율(ORR)은 35-63%이고, 병리학적인 반응은 pCR+MPR+pPR을 합쳐서 65~80%에 이르렀다 (Rozeman EA, 2019).

절제 가능한 비소세포폐암 환자에서 PD-1억제제 nivolumab(옵디보; Opdivo)를 사용한 결과 PD-L1의 양성 여부와 관계없이 현저한 병리학적인 반응(MPR)을 보였고, T세포가 말초에서 그리고 종양에서 침윤이 증가함을 보여주었다(Forde PM, 2018).

CTLA-4억제제(여보이)를 뇨로암에서 말초와 종양 내로 주입한 경우, CD4+T세포의 유도된 보조자극분자(inducible costimulatory molecule: ICOS)의 발현이 촉진되었고, 그란자임을 발현하는 CD3+, CD8+ 및 CD4+T세포의 침윤이 증가하였고, CD4+ICOS(high) T세포의 침윤이 증가한 군에서 전체생존율이 향상되었다. 진행된 악성흑색종 환자에서 CTLA-4억제제 이필리무맙으로 치료한 결과 말초혈액과 종양미세환경에서의 MDSCs, Tregs와 효과T세포군을 억제하는 역할을 하였고, 순환 MDSCs가 줄어든 군에서 진행없는 생존기간(PFS)의 향상을 보였다. 그리고 종양에 활성화된 CD4+와 CD8+ T세포의 침윤이 증가하였고, 기억T세포(Tmem)의 생성이

[그림5-3] 수술 전 면역관문억제제를 이용한 수술 전 면역요법의 효과

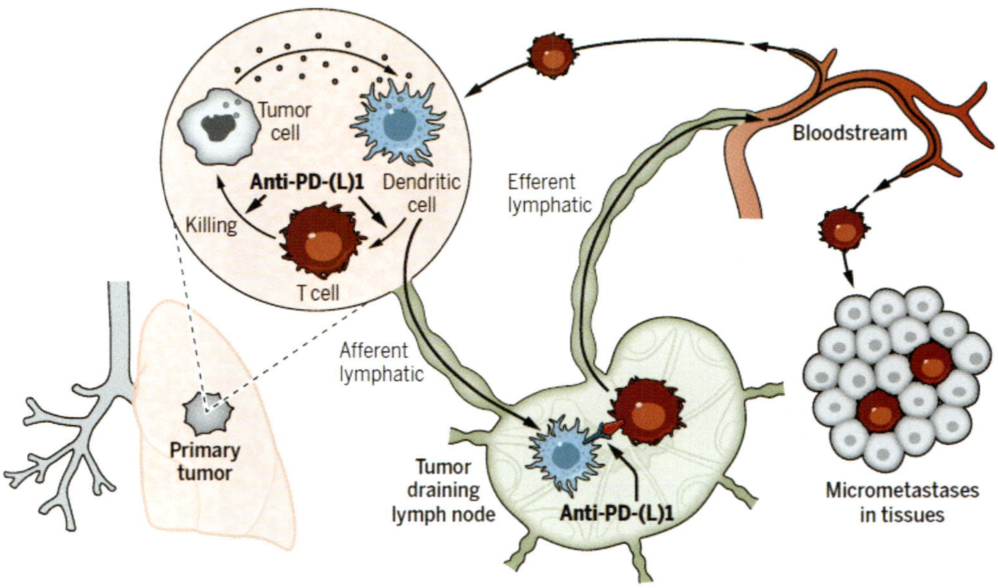

(Topalian SL, Taube JM, Pardoll DM: Neoadjuvant checkpoint blockade for cancer immunotherapy. Science. 2020 Jan 31; 367(6477):)

증가 하였다(Tarhini AA, 2014).

수술 전 항암면역요법 효과

수술 전 항암화학요법은 비소세포폐암에서 보조항암요법과 같이 5년 생존율에서 약 5%의 향상을 보인다. 그 장점으로는 수술 전에는 화학요법을 더 잘 견딜 수 있고, 미세전이를 초기에 제거할 수 있으며, 종양의 세포를 줄여서 수술의 결과를 향상시키고, 그 기간 동안 금연 등을 통해서 수술 전에 환자를 예비하고 자연경과를 더 잘 관찰할 수 있으며, 치료 전,후의 조직샘플을 얻을 수 있고, 치료결과를 미리 경험할 수 있는 장점이 있다. 면역계는 보조요법보다는 원발암이 존재할 때 더 효과적일 수 있는데, 만일 여기에 면역요법을 추가한다면 종양의 신항원의 부하를 증가시키고, T세포의 프라이밍

[그림5-4] 수술과 면역요법의 복합치료의 전략

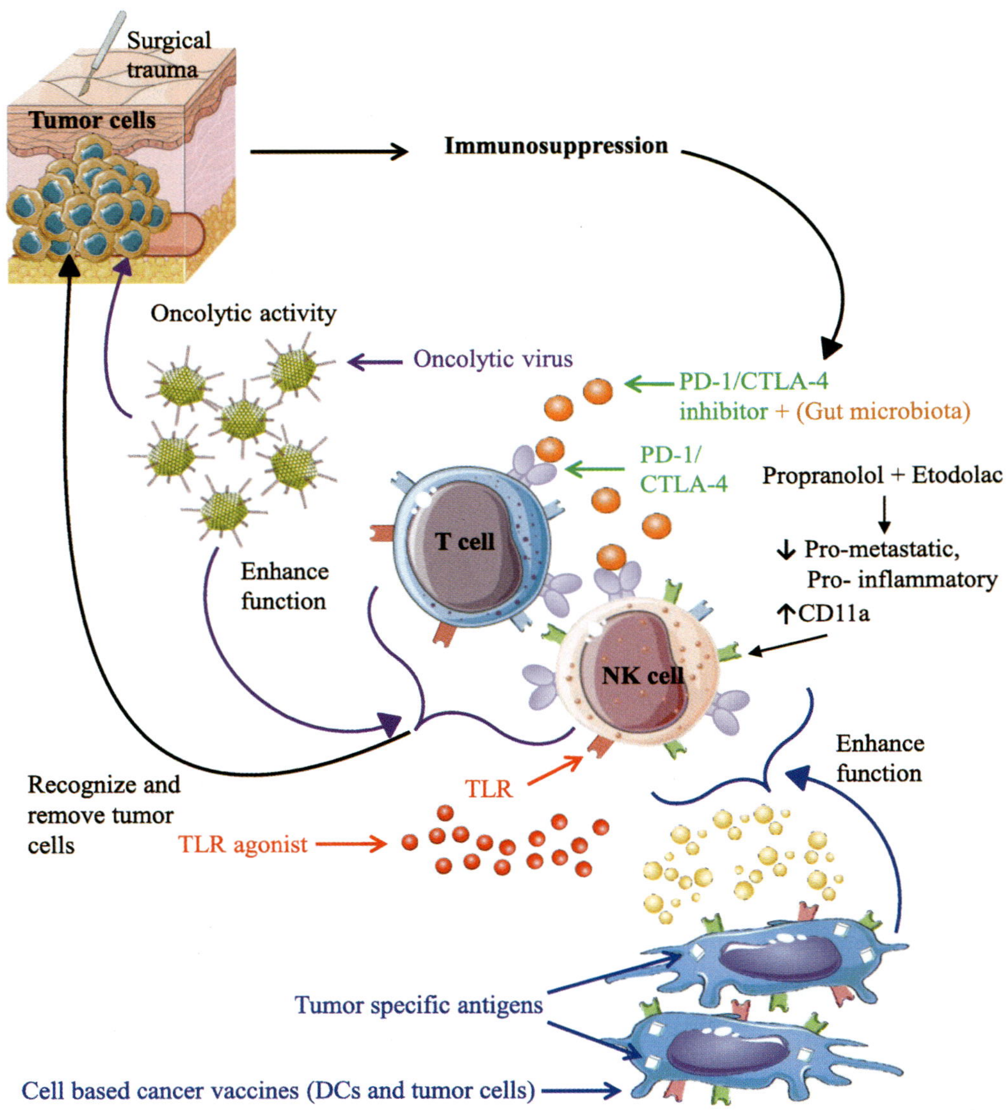

(Bakos O, Lawson C, Rouleau S, Tai LH Combining surgery and immunotherapy: turning an immunosuppressive effect into a therapeutic opportunity. J Immunother Cancer. 2018; 6: 86.)

과 동원을 촉진하며, 면역반응을 더 촉발할 수 있다(Shu CA, 2021).

절제가능한 IIIA 비소세포암 환자에서 수술 전 씨스플라틴과 도시탁셀 치료 후 두 차례 PD-L1항체인 더발루맙(durvalumab) 치료 후 수술을 시행하고, 수술 후 1년간 더발루맙 치료를 한 경우에 수술 후 사망률은 같았고, 82%에서 수술을 받았고, 이중 93%가 R0절제를 받았다. 영상의학적인 반응은 수술 전 항암으로 43%의 반응율을 보인 반면, 더발루맙의 추가로 58%의 반응율을 보여 추가적인 효과를 보였다. 부분관해는 62%, 완전관해는 18%를 보였다(Rothschild SI, 2021).

■ 종양용해 바이러스(Oncolytic virus)치료

종양용해 바이러스 치료는 수지상세포를 성숙시키고, 그럼으로써 NK와 T세포를 활성화시킨다. 그리고 전이 종양세포를 용해시켜서 면역을 자극한다. 수술 후 VEGF 등의 성장인자가 유리되어서 종양세포 내에서의 종양용해 바이러스가 감염되고 증폭되는게 더 용이하게 된다(Tai L, 2013).

종양용해 바시니아(vaccinia)바이러스, parapox ovis (ORF)와 rhabdoviruses(Maraba MG1, VSVd51)가 수술 후에 생기는 NK세포의 장애를 회복시켜서 수술 후 전이를 감소시켰다. 전이된 대장암 환자에서 수술 전 한차례의 종양용해 바시니아바이러스를 정맥주사한 후 수술을 시행한 결과 NK세포의 독성이 향상되었다.

재발된 다발성교모세포종 환자에서 종양용해 헤르페스 심플렉스 바이러스(HSV)를 종양에 주입한 연구에서 절제된 종양에서 바이러스의 복제와 면역세포의 침윤을 보였고 바이러스에 의한 뇌염은 없었다(Markert JM, 2009).

■ 암백신

수지상세포 기반 백신을 수술 중 주입하면 CD8+T세포의 생성이 증가하고, IL-2와 IFNγ분비가 증가한다. 이런 효과를 향상시키기 위해서 수술 후 수지상세포 백신과 CIK를 혼합하여 같이 주면 위암과 대장암 환자에서 Th1사이토카인인 IL-12와 IFN-γ의 분비가 증가하였다(Gao D, 2014). CIK백신은 종양 내의 IL-2, IFN-γ와 TNF-α의 유리를 증가시켜서 면역감시와 항종양면역을 증가시킨다(그림5-4, Bakos O, 2018). 이론적으로는 수지상세포백신과 종양용해바이러스 백신은 수술 후 보조적으로 사용하는 것이 좋다.

5-2 항암화학요법과 면역요법

암의 치료에서 수술이나 방사선요법 등은 국소적인 종양의 크기를 줄이는데 활용되는데 반해, 전신요법은 조기 암에서 미세전이를 없애서 치료율을 높이거나, 광범위하게 치유 불가능한 암에서 가장 적은 부작용으로 가능한 한 가장 많은 암을 제거하는데 그 목적이 있다. 표준요법으로서의 전신요법은 항암화학요법, 다양한 신호경로를 표적으로 한 분자치료와 종양특이 단일클론항체 등이 있다.

항암화학요법은 암세포를 죽이고 또한 면역을 억제한다고 알려져 있다. 그러나 세포독성을 갖거나 세포의 성장정지를 통한 암의 항암화학요법제는 면역원성 세포사(ICD)를 활성화시켜서 종양세포의 면역성을 증가시킨다. 하지만 이러한 항암요법제는 T세포, NK세포와 수지상세포 등 암세포의 면역에 관여하는 세포에도 독성을 가져서 이러한 면역 자극을 제한하고 면역억제를 초래하기도 하는 양면성을 갖고 있다.

항암화학요법제의 면역효과는 약제와 용량에 따라 그 효과가 다르다. 항암화학요법과 면역요법의 스케줄과 순서도 복합요법 시에 종양의 면역에 대해서 그 효과가 다르므로 이에 대한 숙고가 필요하다.

▌항암화학요법에 의한 면역원성 세포사(Immunologic Cell Death: ICD)

암의 표준 항암화학요법은 종양의 면역을 촉진하는데 두 가지 방법을 이용한다. 우선 면역원성 세포사(ICD)를 통하고, 다른 하나는 면역반응을 회피하는 종양의 전략을 파괴하는 것이다.

안쓰라사이클린(Anthracyclines)계의 독소루비신, 시클로포스파미드와 옥살리플라틴은 면역원성 세포사(ICD)를 유발하여 항원을 유리한다. 그리고 칼레티큐린(calreticulin: CRT)이 세포표면으로 나오게 되고 수지상세포에게 "eat me"신호를 보내서 탐식작용이 일어나게 한다. 그리고 HMGB1과 리소좀(lysosome)의 저장소에서 ATP("find me" 신호)를 분비한다. CRT를 포함한 세포사 연관분자가 CRTR(calreticulin수용체), TLR4수용체와 P2RX7수용체에 결합한다. 그 결과 NRLP3(inflammasome)을 활성화시키고, pro-IL1β를 생성하고, 수지상세포를 성숙시키며, IL1β의 분비는 종양특이 CD8+T세포로의 분화를 촉진한다(그림5-5, Emens LA, 2015). 안쓰라사이클린(Anthracyclines)에 의한 종양 세포사는 dsRNA를 유리하고, 이는 TLR3에 결합하여 I형 IFN을 분비하게 된다. 그래서 종양의 면역을 일으킨다(그림5-6, Emens LA, 2015).

종양세포의 표면에는 수지상세포에 "don't eat me"신호를 발현시키는 분자가 있는데, 이는 CD31, CD46, CD47 등이다. 이들은 면역원성 세포사(ICD) 중에는 억제되어 있다.

항암화학요법은 종양 세포의 면역원성을 MHC-I분자의 발현이나 종양세포 표면에 종양특이 항원을 발현시

[그림5-5] 항암화학요법에 의한 면역원성 종양세포사의 기전

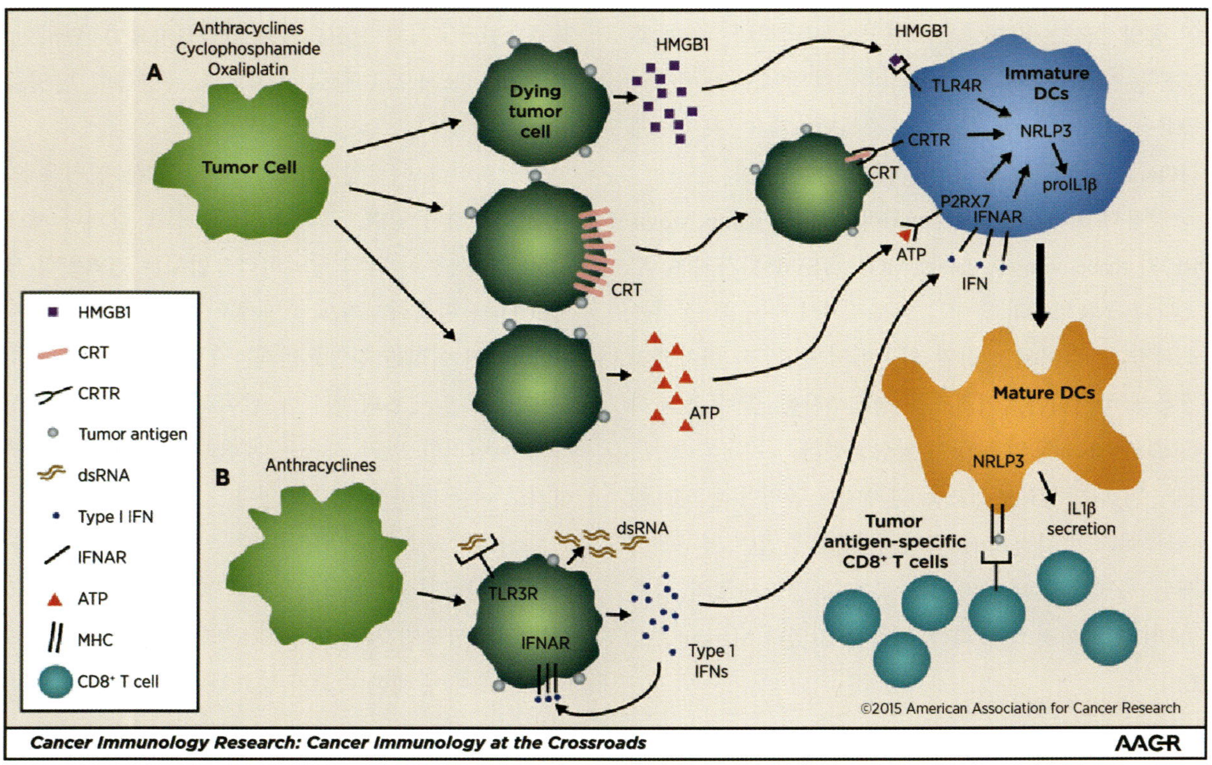

CRT=calreticulin; DC=dendritic cell; HMGB1=high mobility binding box 1; ATP=adenosine triphosphate; TLR=toll-like receptor; IFN=interferon; IL=interleukin; NRLP3=inflammasome.

(Emens LA, Middleton G: The Interplay of Immunotherapy and Chemotherapy: Harnessing Potential Synergies. Cancer Immunol Res. 2015 May; 3(5): 436–443.)

[그림5-6] 항암화학요법의 종양면역 조절

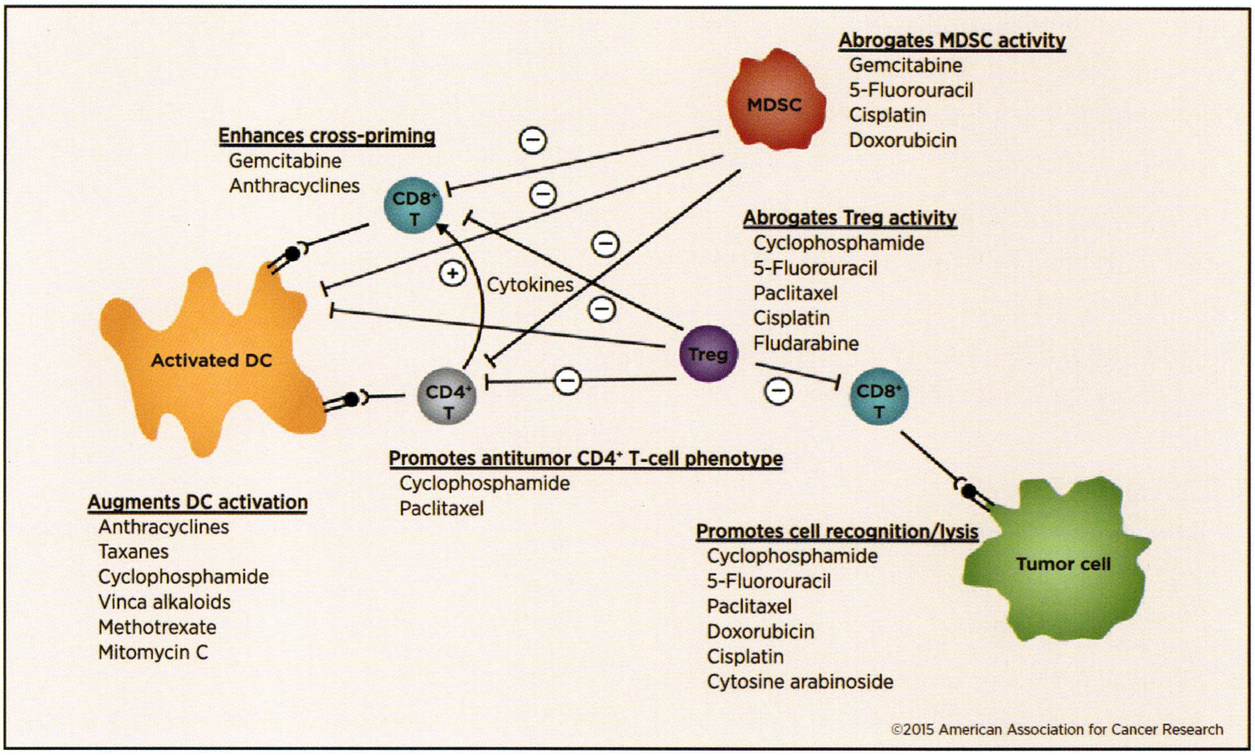

(Emens LA, Middleton G: The Interplay of Immunotherapy and Chemotherapy: Harnessing Potential Synergies. Cancer Immunol Res. 2015 May; 3(5): 436–443.)

킴으로써 증가시킨다. 항암화학요법에 의한 스트레스는 NKG2D활성화 리간드와 같은 NK세포 자극 리간드를 발현시키고, 종양세포 표면의 NK세포 억제 리간드를 감소시킴으로써 NK세포를 활성화 시킨다. 항암화학요법은 종양세포 표면의 TRAIL수용체와 mannose-6-phsphate 수용체와 같은 사망수용체를 유도하여 종양세포가 면역세포의 공격에 민감하도록 만든다.

항암화학요법으로 림프구감소증이 올 수 있는데, 림프구감소증에 의해 숙주의 위험센스를 올리고 이를 바로 잡고자하는 교정기전이 작용하여 사이토카인과 케모카인 스톰이 유발되고, 수지상세포의 분화, 성숙과 항상성 증식이 유발되고, T세포의 활성화, 종양 내로 항종양 면역세포의 동원이 일어난다. 그리고 항암제에 민감한 면역억제세포인 MDSCs와 순환하는 Tregs세포가 고갈되게 된다. 그래서 NK세포의 기능과 T세포의 증식이 다시 일어난다.

항암화학요법제와 사용 용량에 따른 면역원성 세포사(ICD)

면역원성 세포사(ICD)를 유발하는 항암제는 시클로포스파미드, 독소루비신, 에피루비신, 이다루비신, 모톡신트론, 옥살리플라틴이 있다.

항암제의 종류, 용량과 스케줄에 따라서 종양의 면역양상이 달라진다(그림5-7, Wu J, 2018). 그러므로 암의 표준치료에 서로 적대적인 상호작용을 최소화시키고, 시너지 효과를 얻을 수 있도록 면역요법을 포함시키는 것이 중요하다. 하나의 명백한 전략은 수술이나 전신 항암화학요법으로 남아있는 종양이 최소화되어 있을 때 면역요법을 시행하는 것이 좋은 방법이라는 것이다.

안쓰라사이클린계(Anthracyclines)는 항원제시세포를 CCL2/CCR2 의존성으로 종양으로 동원을 촉진한다. 항암화학요법제는 종양세포의 내부적인 면역원성을 다양한 방법으로 올리는데, 종양항원의 발현을 올리거나 MHC I분자의 발현을 올린다. 항암제는 동시자극분자인 B7-1을 올리거나 동시억제분자인 PD-L1/B7-H1이나 B7-H4 등을 억제하여 T세포의 활성을 강화한다. 또한 항암화학요법은 T세포가 fas, 퍼포린, 그란자임B를 통한 종양세포의 세포용해가 잘되도록 한다.

▌표준용량의 항암제 사용

표준용량의 젬시타빈(gemcitabine)은 종양세포의 고사를 유도하고 CD8+T세포와 수지상세포의 교차프라이밍을 촉진한다. 동물실험에서 백신투입이나 CD40작용제 투여 전에 젬시타빈을 준 경우 생존기간의 증가시켰다. IFNα발현 아데노바이러스로 치료 후 젬시타빈과 시스플라틴을 동시에 주입한 경우 항종양효과가 단독사용보다 더 높았고, 종양침윤 림프구의 증가와 활성도의 증가를 보였다. 다른 연구에서도 말초의 T세포는 감소하였으나 젬시타빈의 사용으로 T세포의 종양내로의 이동과 세포독성을 증가시켜서 수지상세포 기반 백신의 효율을 증가시켰다(Bauer C, 2014). 또한 젬시타빈은 MDSCs를 감소시킨다.

그러나 MHC Class II telomerase vaccine GV1001과 젬시타빈/케이프사이타빈 항암요법을 사용한 TeloVac연구, pancreas GVAX에서의 5FU기반 항암요법 연구나 도시탁셀을 병합한 연구, 여러 가지 백신제제와 항암요법을 순차적으로 사용한 군에서 생존율의 향상을 보이지는 않았다. 전이성 대장암 환자에서 canary pox vaccine ALVAC-CEA-B7.1과 5-FU+leucovorin+irinotecan의 복합요법에서 별다른 차이를 발견하지 못하였다. 그러나 소그룹의 연구에서는 동시에 혹은 단계별로 표준 항암화학요법은 백신으로 유발된 면역을 억제하지 않았고 촉진하였다(Chen G, 2013).

면역관문억제제와 표준용량의 항암요법을 동시에 혹은 순차적으로 사용한 결과는 악성흑색종에서 항CTLA-4와 다카바진(850mg/m^2)을 사용한 결과 복합요법이 생존율의 향상을 보였다. 비소세포폐암 환자 204명과 소세포폐암 환자 130명에서 파클리탁셀(175mg/m^2) + 카보플라틴(AUC 6)과 이필리무맙의 사용결과 비소세포폐암에서 면역효과와 진행 없는 생존기간(PFS)의 향상을 보였다.

▌면역조절에 필요한 용량의 항암제 사용 경우

시클로포스파미드, 파클리탁셀, 시스플라틴과 테모조로마이드(temozolomide) 등의 항암제는 종양 면역을 조절하기 위한 경우 낮은 용량으로 사용한다(Chen G, 2013).

메트로놈 항암요법에 대한 연구는 대부분 시클로포스파미드를 사용한 것이다. 시클로포스파미드는 나이트로겐 무스타드(nitrogen mustard)계통의 세포독성 알킬화약물(alkylating agent)로서 항암요법제로 단독 또는 다른 항암제와 복합하여 사용한다. 적응증은 호지킨병, 림프육종, 급성 림프구백혈병, 기관지암, 신경아세포종, Burkitt 림프종, 유방암, 다발성 골수종, 만성 림프구성 백혈병, 난소암, 자궁경부암 등이다. 또한 장기이식 거부반응의 예방과 비정상적인 면역기능항진 때에도 사용한다. 시클로포스파미드 자체는 불활성이나 간의 마이크로솜에서 대사되어 여러 활성대사 산물이 생성된다. 흔히 볼 수 있는 부작용으로는 구역질, 구토, 골수억제, 탈모, 면역억제 등이 나타난다. 백색 결정성 분말로 알코올과 물에 용해된다.

시클로포스파미드를 항원에 노출되기 전 1-3일에 한 번의 낮은 용량을 사용한 경우 면역 내성을 극복하고 항체와 T세포 반응이 촉진된다. 그러나 동시에 주입하거나 항원노출 후에 주입하면 항원특이 내성을 보인다. 수술 전 저용량(백신투입 하루 전 200-300mg/m^2, 일주일 전 600mg/m^2)의 시클로포스파미드는 Tregs를 고갈시키고, 수지상세포의 성숙을 촉진하며, CD4+Th의 표현형을 Th2에서 Th1으로 바꾸며, Th17의 분화를 유도하고, IFNα의 분비를 통해서 CD44hiTmem반응을 촉진한다.

300mg/m^2 시클로포스파미드를 sialy-Tn-keyhole limpet hemocyanin(KLH, 이뮤코텔) 백신을 주입하기 3일 전에 주면, 백신만 준 경우보다 항체치가 높게 생기고 더 오래 생존하였다(Emens LA, 2003). 하지만 전이된 유방암 환자 523명을 무작위로 연구한 결과 진행없는 생존율과 전체생존율에서 의미 있는 차이를 발견할 수 없었다. 하지만 동시에 내분비치료를 받은 군에서는 생존이 좋았다.

HER-2+, GM-CSF-분비 유방암백신과 시클로포스파미드와 독소루비신의 용량을 달리한 결과 면역력을 유지하는 용량은 200mg/m^2, 독소루비신은 35mg/m^2이었다.

면역관문억제제와 저용량 항암화학요법의 복합요법은 경부암 모델에서 항PD-1항체를 저용량 시클로포스파미드와 같이 사용한 결과 항원특이 면역을 유도하였고, CD8+T세포와 CD4+FoxP3-T세포의 침윤이 생겼고, 종양이 없는 생존기간의 연장을 보였고, 말초와 종양에서의 Tregs의 감소를 보였다(Mkrtichyan M, 2011).

진행된 신세포암에서 다펩타이드 백신인 IMA901연구에서 IMA901+GM-CSF주사 3일전에 300mg/m^2 시클로포스파미드를 주입한 결과, Tregs를 20% 감소시켰으나 면역반응율은 차이가 없었다. 면역반응군에서는 전체생존기간이 길었으나 비면역반응군에서는 차이가 없었다.

저용량의 파클리탁셀은 TLR4연관 수지상세포 성숙을 촉진하고 CD4+Th세포를 Th1형으로 바꾼다. 그래서 친염증성 사이토카인의 분비와 CD8+T세포의 프라이밍을 촉진하고 세포 용해력을 올린다. 저용량의 독소루비신은 백신주입 후 7일 만에 주면 백신의 활성을 증가시키고, 종양의 성장을 억제한다.

항암화학요법제의 용량과 스케쥴

세포독성 항암화학요법제는 견딜 수 있는 최대한의 용량의 스케줄로 주게 되어 있고, 이는 높은 독성을 유발한다. 이러한 독성으로 인하여 회복기가 필요하고 회복기 동안의 장기간 약물의 투여가 없는 기간에 종양 혈관의 재성장과 종양 내에 약물내성세포군의 선택이 일어나게 된다. 반면에 메트로놈치료 스케줄은 전통적인 항암요법에 비해서 전체 독성이 더 낮은 저용량으로 주게 되고 더 자주 주거나 지속적으로 주입하게 된다(그림 5-7, Wu J, 2018). 메트로놈항암요법은 친면역학적인 특성을 갖고 있으며 항혈관신생치료로도 사용되고 있다(André N, 2014).

시클로포스파미드를 최대용량과 스케줄로 주입하면 일시적인 선천면역반응이 일어나나, 시클로포스파미드를 간헐적으로 6일간 반복하는 메트로놈 스케줄로 주면 면역반응이 지속되게 되고 종양의 퇴행 기간이 길어진다. 매 6일 만에 주입하는 메트로놈 스케줄도 매일 저용량으로 주는 스케줄과 동일한 효과를 보인다(Chen CS, 2014). 그리고 메트로놈 스케줄을 시행 후 6일을 쉬고 나면 Tregs가 증가하고 면역억제가 일어난다. 결국 항암제의 사용을 6일 이상 쉬면 면역억제가 일어나므로 일반적인 고용량의 항암요법 후 2주 동안의 휴약은 면역상으로 불리할 수 있다.

면역원성 세포사(ICD)를 이용한 항암요법은 이상적으로는 선천면역과 획득면역계를 활성화해서 항종양 면역기억을 갖고 종양을 제거하는 것이다. 이를 위해서는 중간용량으로 간헐적인 항암화학요법을 시행하는 것이다(MEDIC, 그림5-7, Wu J, 2018). MEDIC스케줄은 두 가지 목표가 있다. 첫째, 종양에 강하고 반복적인 세포독성 손상을 주는 것이고, 둘째는 지속적인 항종양 면역반응을 유지하는 것이다. 그리고 환자에게는 낮은 독성을 보여 장기간 치료를 할 수 있도록 하고 환자의 삶의 질을 향상시킨다.

다형성교아종 환자에서 수술 전에 5-7일간과 수술 후에 케이프사이타빈 300-450mg(대장암과 유방암에서 통상적인 용량은 1,250mg bid로 2주 투약하고 1주 휴지기)을 하루 두 차례 투여하고, 수술 후에는 메이프사이타빈과 혈관신생 억제제인 bevacizumab을 같이 사용하

[그림5-7] 암의 화학요법제의 저용량, 중간용량과 고용량인 경우의 면역효과

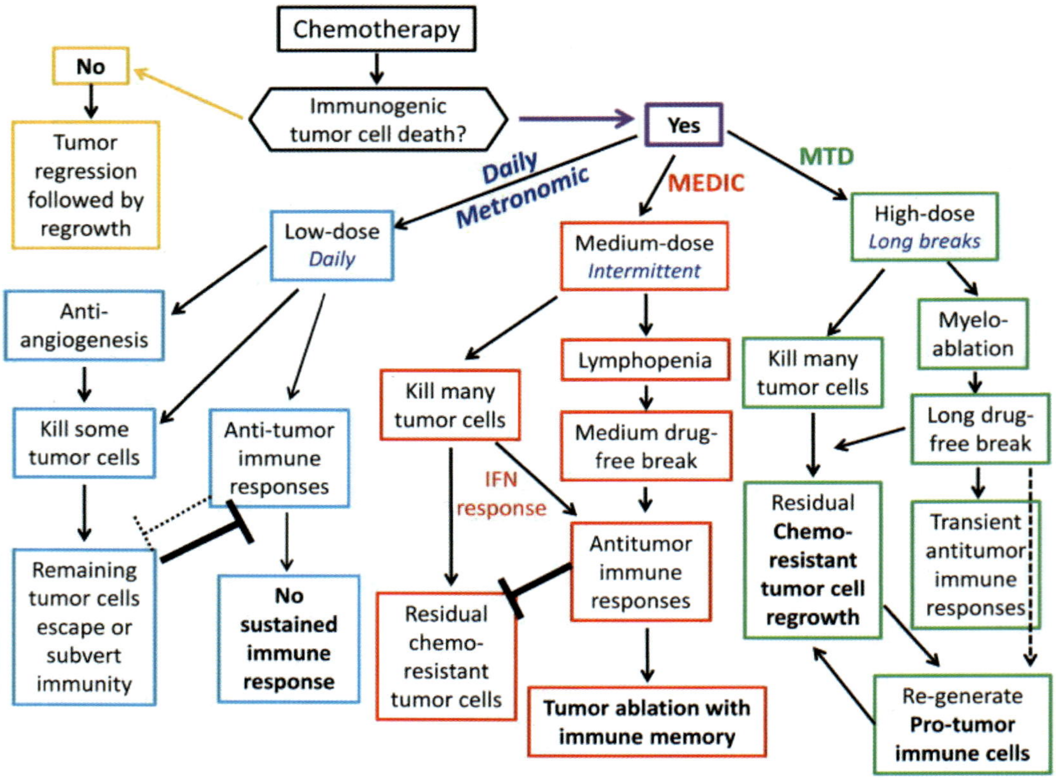

(Wu J, Waxman DJ: Immunogenic chemotherapy: Dose and schedule dependence and combination with immunotherapy. Cancer Lett. 2018 Apr 10;419:210-221.)

여 순환하는 MDSCs를 줄일 수 있었고, 종양에 세포독성 림프구의 침윤을 증가시킬 수 있었다(Peereboom DM, 2019).

새로운 항암과 면역효과를 보이는 항암화학요법제의 개발

항암 화학요법 약물인 독소루비신은 암세포를 죽일 뿐 아니라 암세포를 죽이면서 환자 면역력을 높이는 성분이 분비되게 하는 면역원성 세포사멸 효과가 있다고 알려져 있다. 하지만 암세포 외에 면역세포와 정상세포에도 독성과 염증반응을 일으켜 항암 면역치료용으로 사용하는 데는 한계가 있다.

최근 카이스트의 류주희 연구팀은 독소루비신이 환자의 면역능력을 높이는 점에 집중, 암세포에만 반응하게 해 부작용을 최소화하고 항암면역 기능을 강화해 항암면역 치료용으로 활용할 수 있는 약물(CAP-NP)을 만들었다. 독소루비신에 암세포에서 과발현되는 효소(cathepsin B)에 의해 분해되는 펩타이드를 붙여 나노입자로 만든 것이다. 펩타이드가 결합된 독소루비신은 정상 세포에서는 활성화되지 않아 약효나 독성, 염증반응 등을 일으키지 않고, 암세포를 만나면 펩타이드가 분해돼 활성화되면서 항암 면역반응을 유도한다.

항암 약물 전구체를 암세포에 적용한 결과 독소루비신 자체와 비슷한 수준의 면역 강화 작용을 하는 것으로 밝혀졌다. 또 대장암 모델 생쥐에 투여한 결과 암세포에만 독소루비신이 축적되면서 심각한 독성이나 염증반응 없이 항암 · 면역 강화 작용을 하는 것으로 확인됐다. 특히 이 항암 약물 전구체를 면역치료제인 PD-L1억

제제와 함께 투여한 결과 독소루비신과 PD-L1억제제를 투여했을 때보다 강력한 암 억제효과와 높은 생존율을 나타냈다.

5-3 방사선요법과 면역요법

방사선 치료는 직접적으로는 핵산의 두 가닥을 파괴하거나, 간접적으로는 유리기를 생성하여 핵산에 손상을 주어서 종양세포를 파괴하는 효과를 나타낸다. 핵산의 손상 외에도 방사선은 미토콘드리아의 산화환원반응의 균형을 깨뜨리고, 세포막의 지질 과산화를 일으키며, 여러 가지 신호전달을 촉발함으로써 세포가 방사선 유도 세포사를 유발하거나, 손상을 복구하기 위한 세포분열을 일시적으로 멈추게 한다.

방사선 치료와 암 면역

방사선치료는 방사선을 조사한 부위만 줄어드는 것이 아니라 치료받지 않은 다른 전이암까지 줄어드는 효과는 1954년도 처음 보고된 이래 가끔 증례로서 알려져 왔었고, 이를 '표적 외 효과(absocopal effect)'라고 하였다. 이러한 효과가 많이 나타나는 종양은 흑색종과 같은 피부암, 림프종, 신장암과 같이 면역치료에 반응이 좋은 암에서 흔히 나타난다. 그리고 특이한 점은 방사선조사를 받은 암의 반응이 좋은 즉 방사선조사로 암이 줄어드는 반응을 보이는 경우에만 방사선 치료를 시행하지 않았던 다른 부위의 전이된 부분도 같이 줄어든다는 점이다. 그리고 치료 중 완전히 좋아진 군에서 오랜 시간이 지나도 전이나 재발없이 잘 살 확률이 세 배가 넘었다.

방사선치료는 강력한 면역조절자(immune modulator)로서의 역할을 한다. 방사선으로 인해서 암세포가 파괴되면 암세포의 항원이 나타나고, 암세포에서 MHC가 발현되게 된다. 방사선 조사로 죽은 암세포들은 다양한 HMGB-1, ATP 등의 파편들이 나타나고 이를 제거하기 위해서 선천성면역계(innate immunity)를 작동시킨다. 방사선 조사로 암세포 표면에 ICAM-1과 같은 물질이 나타나 면역세포가 더 잘 부착할 수 있도록 하여 더욱 강력한 항암작용을 촉진한다. 방사선 치료에 의해 죽어가는 암세포는 면역세포가 인지할 수 있고 죽일 수 있도록 표식을 할 뿐 아니라 면역세포에 NKG2D와 같은 활성 신호를 더 많이 보낸다. 방사선 조사를 받은 암세포에서 면역세포를 끌어당기는 케모카인을 더 많이 분비하도록 유도하여 멀리 있는 면역세포가 암 주변에 몰려들게 된다. 방사선 조사로 비정상적으로 꾸불꾸불한 신생혈관이 정상화되고 각종 면역세포들이 잘 침투할 수 있도록 한다. 방사선은 암의 미세환경에서 면역반응이 더 잘 일어날 수 있게 여러 신호물질을 더 분비하게 된다(윤미선, 2020).

직장암이 직장 벽 전체를 침범하면 수술 전 항암방사선 치료를 권하게 된다. 그런데 수술 전 방사선요법으로 치료한 직장암 환자의 조직을 보면 방사선에 의한 암세포의 파괴보다는 면역작용에 의한 암세포의 파괴가 주를 이룬다. 그리고 이 환자의 병기는 방사선 치료 후의 병리학적인 소견에 따라 암병기를 따지고, 환자의 예후는 수술 전 방사선 치료를 받지 않았던 환자의 같은 병기의 환자와 유사하다. 결국 환자가 방사선치료에 반응이 있어서 암이 줄어들었던 경우에 줄어든 상태와 동일한 병기의 암 환자와 생존곡선이 비슷하게 된다. 물론 폐나 간 등의 장기에 전이의 가능성이 높은 데도 같은 예후를 보이는 것은 이러한 전이 병소도 방사선치료에 반응을 보이는 경우에는 없어질 것이라 예측할 수 있다. 그래서 수술 전 항암방사선치료로 원래 생겼던 직장암의 병변이 없어지면 수술여부와 관계없이 그 예후가 비슷하니 수술을 하지 말고 지켜보자고 주장하는 브라질의 학자들도 있다.

국소진행성 직장암에서 수술 전 항암방사선요법으로 항암면역요법의 반응을 나타내는 생물학적인 표지자로서 증가하는 것은 다음과 같다(Hiniker SM, 2014).

1) 면역원성의 향상: 신항원(Noeantigen)의 발현과 전이 병소에 대한 표적외효과(Abscopal effect)
2) mRNA 유전자 발현을 검사해 보면 방사선치료 후

[그림5-8] 방사선 치료와 면역치료 시 종양의 미세환경에서의 방사선 효과

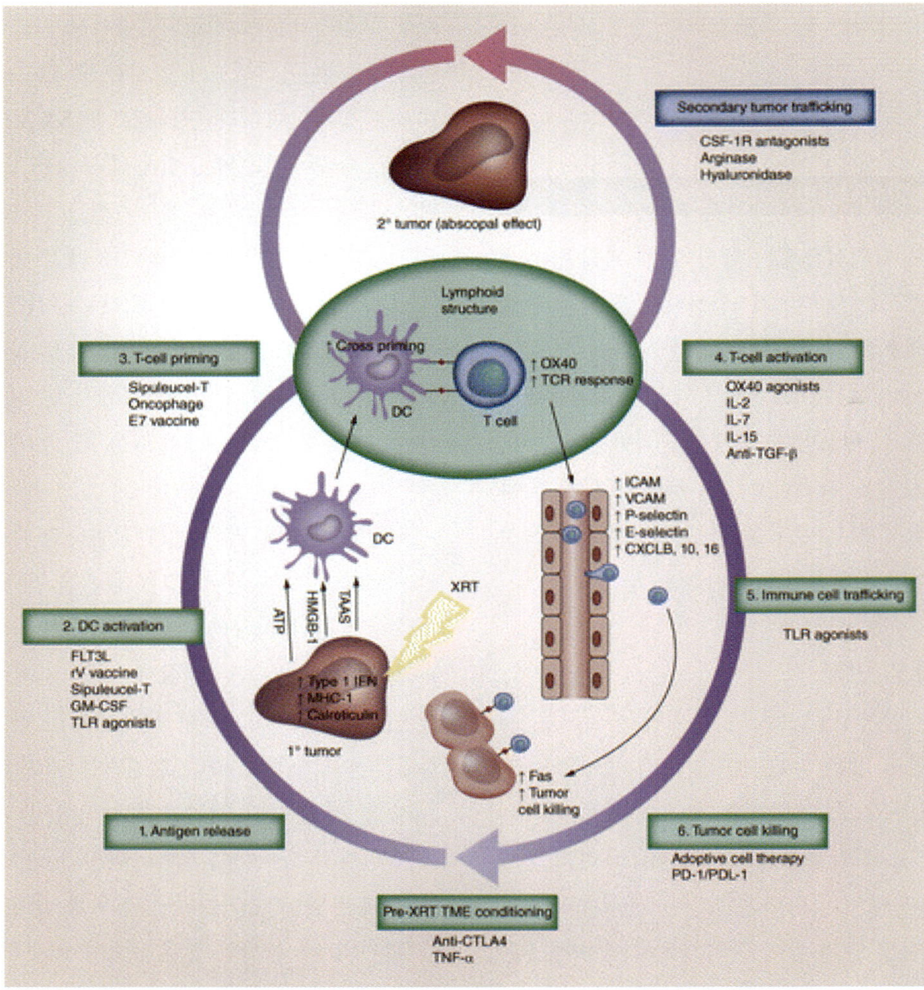

(Aliru ML, Schoenhals JE, Venkatesulu BP, et al.: Radiation therapy and immunotherapy: what is the optimal timing or sequencing? Immunotherapy. 2018 Feb; 10(4): 299–316)

100개의 변화된 유전자가 발현된다.

생물학적인 과정, 세포과정, 대사과정과 면역계의 변화를 유발한다.

MMR gene: 15개의 유전자가 의미있게 억제된다.

Cibsersort 검사 상 T세포가 증가한다.

3) 면역점수(Immune score), IFN-gamma와 PD-L1의 증가를 보인다.

방사선치료는 방사선량, 분할의 수, 종양의 종류와 위치에 따라서 면역을 자극하거나 억제한다. 종양의 MHC 항원의 발현의 증가, 종양관련항원의 유리를 통해서 백신효과를 유도하고 면역자극 신호를 촉진한다(그림5-8, Aliru ML, 2018). 반면에 방사선치료는 골수유래전구세포의 고갈, PD-L1의 상승과 Treg군의 비의 증가로 면역을 억제하기도 한다(Dunn GP, 2002).

방사선치료와 암백신

방사선치료는 암치료 백신과 같이 암태아성항원(CEA), 뮤신(mucin)-1과 같은 종양연관항원을 유리하여 종양특이 T세포를 만든다. 하지만 반복된 방사선은 면역계에 해를 끼쳐서 종양의 미세환경 내에서 항종양효과

의 활성을 위해 필요한 세포들을 없앤다. 그래서 암백신은 방사선 치료 후에 사용하여 방사선치료에 의해 발생한 면역세포에 대한 '부스터'로의 역할을 하도록 하는 것이 가장 좋다. 더욱이 방사선치료는 종양에 의한 CXCL 16의 생산을 유도하여 CXCR6수용체를 발현하는 CD8+ T세포를 종양부위로 동원하는 효과가 있다.

수지상세포백신을 투여하고 방사선치료를 하면 수지상세포가 항원을 표시하는 능력을 소실하기 때문에 수지상세포백신을 경정맥 주입 1–2주 후에 방사선치료를 하는 것이 좋을 것으로 생각된다. 고선량의 방사선치료를 1회 시행할 경우는 백신주사 후 이틀 후에 한다.

바이러스 백신은 종양을 공격하고, 면역을 자극하며 면역세포의 동원을 한다. CEA를 발현하는 동물모델의 대장암에서 재조합 바시니아와 계두벡터(rV-CEA/TRICOM과 rF-GM-CSF)백신을 종양이식 후 8일째 사용하고, 8Gy 방사선을 14일 째 조사하고, 그 후 15일째, 22일째 29일째 백신을 주입한 결과 치유율이 50%를 넘었다(Chakraborty M, 2004).

결국, 방사선 치료와 암백신의 관계는 방사선 치료 후 암백신을 주입하는 것이 효과적이다. 수지상세포 백신(Sipuleucel-T)과 방사선 치료를 병합해서 치료하는 연구가 많이 시행되고 있다. 바이러스, 방사선 치료 후 단백과 펩타이드 기반의 백신치료가 임상시험이 시행되고 있다.

방사선치료와 입양세포치료

입양T세포치료는 방사선 치료 이후에 시행하는 것이 가장 좋다. 예비연구에서 방사선 치료 후 CRT-T세포를 주입하는 것이 효과가 있었다.

방사선조사와 NK세포치료를 같이 병행하는 경우 외부에서 정맥으로 주입한 NK세포가 종양에 침투함을 보여 주었다(Yoon MS, 2020). NK세포치료도 방사선 치료 후에 투입하는 것이 시너지 효과가 있었다. 특정한 범위(윈도우영역)를 벗어난 고선량의 방사선의 경우 면역반응 효과가 미미하다. 그래서 면역유발 치료에 적합한 방사선량, 방사선 분할조건, 병합순서 등에 대한 연구가 필요하다.

방사선치료와 사이토카인 치료

방사선 치료 후 TGFβ 억제를 하는 것이 종양의 예민도를 높이고 독성을 완화시키는 효과가 있다. 방사선 치료 후 Flt3리간드 치료는 전신적인 항종양 면역반응을 유발하고 원격부위의 표적외치료효과(abscopal effect)를 보인다. 방사선 치료 전에 TNF-α를 주면 효과가 있다. 백신과 같이 GM-CSF는 방사선 치료 후에 주면 효과가 있다.

방사선치료와 면역관문억제제나 면역 자극분자치료

방사선 치료와 항CTLA-4치료를 병합할 때 고형종양 환자에서 표적이외의 치료효과를 기대할 수 있다. 대부분의 연구는 방사선 치료 후에 항CTLA4치료를 하는 방법으로 진행되고 있다. 방사선 치료 후 항PD-L1치료를 한 경우 국소의 종양반응이 좋다. 방사선 치료에 겸해서 항CTLA4와 항PD-L1치료는 반응율을 증가시킨다. OX40를 방사선 치료 후에 주면 전체 생존기간을 늘리고 국소 종양의 효과를 올린다. TLR(Toll like receptor)에 작용하는 물질은 방사선 치료 전에 줄 때 효과적이고 현재 임상연구가 진행 중이다(Aliru ML, 2018).

방사선치료, 면역요법과 스테로이드 치료

방사선 치료 전에 예방적으로 글루코코티코이드를 주면 생존율이 낮아진다. 방사선요법, 면역요법과 스테로이드를 같이 줄 때 항종양 면역반응을 억제하는데 이들의 상호 작용에 대한 연구가 필요하다.

미래의 방사선 치료와 복합요법에 대한 전망

단일 면역요법제를 사용하는 전략은 내성의 발생의 위험이 있다. 방사선치료와 더불어 여러 개의 면역관련 물질의 적절한 사용을 위한 전략이 전신적인 항종양 면역 활성화를 얻을 수 있는 기회를 최대화 할 수 있다. 방사선요법과 면역요법의 적절한 병합요법은 각 치료물

[그림5-9] 면역요법과 방사선요법의 시기와 순서

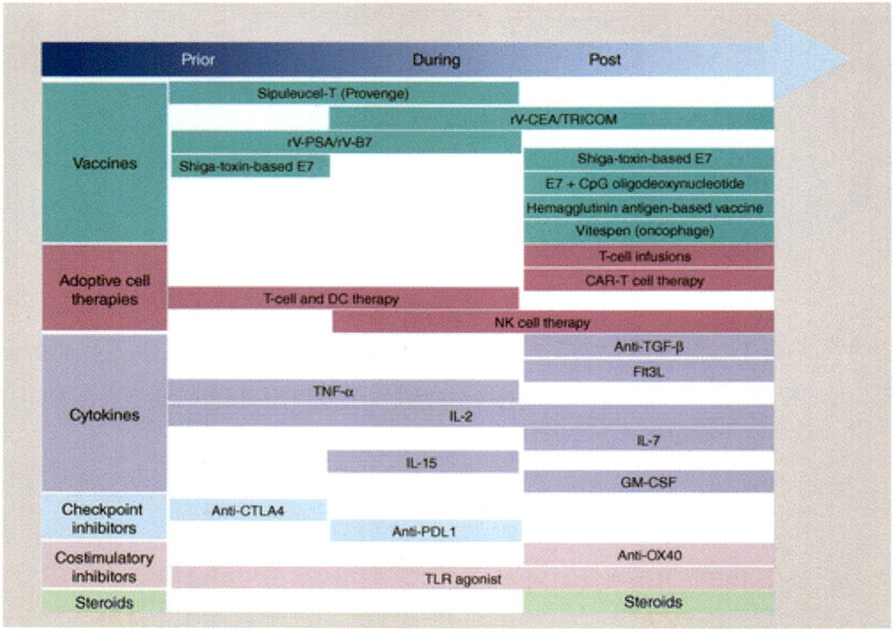

(Aliru ML, Schoenhals JE, Venkatesulu BP, et al.:
Radiation therapy and immunotherapy: what is the optimal timing or sequencing?
Immunotherapy. 2018 Feb; 10(4): 299–316)

질의 종양세포, 종양의 미세환경과 면역반응에 대한 효과를 알고 활용하는데 달려있다(그림5-9, Aliru ML, 2018).

결론

암은 자라면서 면역의 감시를 회피하게 되고 또한 대사작용과 혈관신생 등을 통해서 암의 미세환경을 자신에게 유리하고 암세포를 공격하는 면역세포에게는 불리한 환경을 만든다. 또한 암세포는 면역세포의 공격에 대해서 저항할 수 있는 여러 가지 면역관문을 갖게 된다.

암을 면역계가 공격하기 위해서는 암세포의 파괴가 필수적이다. 그럼으로써 종양특이 항원을 내보내고 이를 감지하는 면역세포들에 의해서 암에 대한 면역계가 활성화되는 것이다. 이와 함께 표준치료를 통해서 암세포가 파괴되면, 암의 미세환경은 저산소증이 해소되고, 구불구불한 신생혈관이 소실되며, 종양의 물리적인 압력이 낮아지면서 면역세포들의 증식이 억제되고 고사가 일어나는 종양의 미세환경이 잘 활동할 수 있는 환경으로 바뀌어 진다.

암의 표준치료 중 수술은 친염증적인 환경을 만들어서 면역을 억제하기 때문에 수술 전후에 이에 대한 치료가 필요하고, 항암화학요법은 항암제의 용량과 스케줄에 따라 면역에 도움을 주거나 해를 끼칠 수 있어서 각 항암제와 암의 종류에 따른 적절한 항암화학요법의 선택이 필요하다. 그리고 방사선 치료는 암에 한정된 방사선요법은 면역력을 증대시키므로 수술 전에 방사선 요법에 의한 암의 신항원의 유리를 도모하여야 할 것이다. 특이 이들과 면역요법의 방법들과의 조합을 통한 복합적이고 통합적인 전략이 필요하다고 할 것이다.

암치료의 순서는 수술 전에 항암방사선요법이나 방사선요법을 시행한다. 그리고 항PD-(L)1제제인 키투루다 옵디보나 테센트릭을 사용하고, T세포 활성화인자(thymocin -alpha) 치료를 시행한다. 수술 직전에 면역요법을 위한 수지상세포나 T세포, NK세포를 채취한다. 수술은 가능하면 덜 침습적인 방법으로 시행하고, 이 조직으로 염기서열분석, 리보핵산과 단백질을 분석하고 암의 조직과 면역학적인 미세환경분석을 시행한다. 수술직후에는 COX-2억제제, 베타차단제인 프로프라노롤과 양성자펌프억제제를 사용하여 수술에 의한 면역억제를 상쇄시킨다.

수술 후 4주경부터 수지상세포 백신과 입양T세포치료를 적응이 되고 준비가 된 경우에 시행한다. 이때 면역관문억제제나 표적치료를 같이 시행하는 것도 무방하다. 그리고 보조항암요법을 시행한다.

방사선요법, 항암화학요법, 표적치료 중에는 암세포의 사멸에 의해 생성되는 아데노신(adenosine)에 의한 면역억제가 예상되므로 CD73억제제인 트렌탈(penoxyfyline) 400mg과 함께 시메티딘 400mg와 레가론을 동시에 사용할 수 있다. 물리적으로 매우 단단한 종양이나 찬종양(cold tumor)인 경우에는 Tanilast(리자벤)을 같이 처방 가능하고, 말초혈액의 MDSCs가 증가된 경우에는 MDSCs의 기능억제제인 실데나필(비아그라)를 같이 주어도 되겠다. 그러나 이들 약제의 효용에 대한 잘 디자인된 연구가 필요하다.

참 고 문 헌

Amaria RN, Reddy SM, Tawbi HA, Davies MA, Ross MI, Glitza IC, Cormier JN, et al: Neoadjuvant immune checkpoint blockade in high-risk resectable melanoma. Nat Med. 2018 Nov; 24(11):1649-1654

Bakos O, Lawson C, Rouleau S, Tai LH Combining surgery and immunotherapy: turning an immunosuppressive effect into a therapeutic opportunity. J Immunother Cancer. 2018; 6: 86.

Brivio F, Fumagalli L, Lissoni P, Nardone A, Nespoli L, Fattori L, et al. Pre-operative immunoprophylaxis with interleukin-2 may improve prognosis in radical surgery for colorectal cancer stage B-C. Anticancer Res. 2006;26:599–603

Brøchner AC, Mikkelsen S, Hegelund I, Hokland M, Mogensen O, Toft P: The immune response is affected for at least three weeks after extensive surgery for ovarian cancer. Dan Med J. 2016 Jun; 63(6):.

Coffey JC, Wang JH, Smith MJ, Bouchier-Hayes D, Cotter TG, Redmond HP: Excisional surgery for cancer cure: therapy at a cost. Lancet Oncol. 2003 Dec; 4(12):760-8

Forde PM, Chaft JE, Smith KN, Anagnostou V, Cottrell TR, Hellmann MD, et al. Neoadjuvant PD-1 blockade in Resectable lung Cancer. N Engl J Med. 2018; 10.1056

Gao D, Li C, Xie X, Zhao P, Wei X, Sun W, et al. Autologous tumor lysate-pulsed dendritic cell immunotherapy with cytokine-induced killer cells improves survival in gastric and colorectal cancer patients. PLoS One. 2014;9:e93886.

Horowitz M, Neeman E, Sharon E, Ben-eliyahu S. Exploiting the critical perioperative period to improve long-term cancer outcomes. Nat Rev Clin Oncol. 2015;12:213–226

Ma W, Wang K, Du J, Luan J, Lou G. Multi-dose parecoxib provides an immunoprotective effect by balancing T helper1(Th1), Th2, Th17 and regulatory T cytokines following laparoscopy in patients with cervical cancer. Mol Med Rep. 2015;11:2999–3008

Markert JM, Liechty PG, Wang W, Gaston S, Braz E, Karrasch M, et al. Phase Ib trial of mutant herpes simplex virus G207 inoculated pre-and post-tumor resection for recurrent GBM. Mol Ther. 2009;17:199–207.

O'Donnell JS, Hoefsmit EP, Smyth MJ, Blank CU, Teng MWL: The Promise of Neoadjuvant Immunotherapy and Surgery for Cancer Treatment. Clin Cancer Res. 2019 Oct 1; 25(19):5743-5751

Rothschild SI, Zippelius A, Eboulet EI, et al: SAKK 16/14: Durvalumab in addition to neoadjuvant chemotherapy in patients with stage IIIA(N2) non–small-cell lung cancer—A multicenter single-arm phase II trial. J Clin Oncol 10.1200/JCO.21.00276 [epub ahead of print on July 12, 2021]

Rozeman EA, Menzies AM, van Akkooi ACJ, Adhikari C, Bierman C, van de Wiel BA, Scolyer RA, et al: Identification of the optimal combination dosing schedule of neoadjuvant ipilimumab plus nivolumab in macroscopic stage III melanoma(OpACIN-neo): a multicentre, phase 2, randomised, controlled trial. Lancet Oncol. 2019 Jul; 20(7):948-960

Shaashua L, Shabat-Simon M, Haldar R, Matzner P, Zmora O, Shabtai M, et al. Perioperative COX-2 and β-adrenergic blockade improves metastatic biomarkers in breast cancer patients in a phase-II randomized trial. Clin Cancer Res. 2017;23:4651–4661.

Shu CA, Cascone T: What Is Neo? Chemoimmunotherapy in the Neoadjuvant Setting for Resectable Non–Small-Cell Lung Cancer. J Clin Oncol. 2021, 10.1200/JCO.21.00276

Tai L, de Souza C, Bélanger S, Ly L, Alkayyal A, Zhang J, et al. Preventing postoperative metastatic disease by inhibiting surgery-induced dysfunction in natural killer cells. Cancer Res. 2013;1:97–107.

Tarhini AA, Edington H, Butterfield LH, Lin Y, Shuai Y, Tawbi H, et al. Immune monitoring of the circulation and the tumor microenvironment in patients with regionally advanced melanoma receiving neoadjuvant ipilimumab. PLoS One. 2014;9(2):e87705.

Topalian SL, Taube JM, Pardoll DM: Neoadjuvant checkpoint blockade for cancer immunotherapy. Science. 2020 Jan 31; 367(6477):

Xu P, Zhang P, Sun Z, Wang Y, Chen J, Miao C: Surgical trauma induces postoperative T-cell dysfunction in lung cancer patients through the PD-1pathway. Cancer Immunol Immunother. 2015;64:1383–1392

Zhou L, Li Y, Li X, Chen G, Wu Y, Tong J, et al. Propranolol attenuates surgical stress – induced elevation of the regulatory T cell response in patients undergoing radical mastectomy. J Immunol. 2016;196:3460–3469.

André N, Carré M, Pasquier E.: Metronomics: towards personalized chemotherapy? Nat Rev Clin Oncol. 2014 Jul;11(7):413-31

Bauer C, Sterzik A, Bauernfeind F, Duewell P, Conrad C, Kiefl R, Endres S, Eigler A, Schnurr M, Dauer M: Concomitant gemcitabine therapy negatively affects DC vaccine-induced CD8(+) T-cell and B-cell responses but improves clinical efficacy in a murine pancreatic carcinoma model. Cancer Immunol Immunother. 2014 Apr; 63(4):321-33.

Chen CS, Doloff JC, Waxman DJ: Intermittent metronomic drug schedule is essential for activating antitumor innate immunity and tumor xenograft regression. Neoplasia. 2014 Jan; 16(1):84-96

Chen G, Emens LA: Chemoimmunotherapy: reengineering tumor immunity. Cancer Immunol Immunother. 2013 Feb; 62(2):203-16.

Emens LA, Middleton G: The Interplay of Immunotherapy and Chemotherapy: Harnessing Potential Synergies. Cancer Immunol Res. 2015 May; 3(5): 436–443.

Emens LA, Jaffee EM: Toward a breast cancer vaccine: work in progress. Oncology(Williston Park). 2003 Sep; 17(9):1200-11; discussion 1214, 1217-8.

Mkrtichyan M, Najjar YG, Raulfs EC, Abdalla MY, Samara R, Rotem-Yehudar R, Cook L, Khleif SN: Anti-PD-1 synergizes with cyclophosphamide to induce potent anti-tumor vaccine effects through novel mechanisms. Eur J Immunol. 2011 Oct; 41(10):2977-86

Peereboom DM, Alban TJ, Grabowski MM, Alvarado AG, Otvos B, Bayik D, Roversi G, McGraw M, Huang P, Mohammadi AM, Kornblum HI, Radivoyevitch T, Ahluwalia MS, Vogelbaum MA, Lathia JD: Metronomic capecitabine as an immune modulator in glioblastoma patients reduces myeloid-derived suppressor cells. JCI Insight. 2019 Nov 14; 4(22):.

Wu J, Waxman DJ: Immunogenic chemotherapy: Dose and schedule dependence and combination with immunotherapy. Cancer Lett. 2018 Apr 10;419:210-221.

Aliru ML, Schoenhals JE, Venkatesulu BP, Anderson CC, Barsoumian HB, Younes AI, Mahadevan LSK, Soeung M, Aziz KE, Welsh JW, Krishnan S: Radiation therapy and immunotherapy: what is the optimal timing or sequencing? Immunotherapy. 2018 Feb; 10(4): 299–316

Chakraborty M, Abrams SI, Coleman CN, Camphausen K, Schlom J, Hodge JW: External beam radiation of tumors alters phenotype of tumor cells to render them susceptible to vaccine-mediated T-cell killing. Cancer Res. 2004 Jun 15; 64(12):4328-37.

Dunn GP, Bruce AT, Ikeda H, Old LJ, Schreiber RD: Cancer immunoediting: from immunosurveillance to tumor escape. Nat Immunol. 2002 Nov; 3(11):991-8.

Guo T, Zou L, Ni J, Chu X, Zhu Z: Radiotherapy for unresectable locally advanced non-small cell lung cancer: a narrative review of the current landscape and future prospects in the era of immunotherapy. Transl Lung Cancer Res. 2020 Oct; 9(5): 2097–2112

Hiniker SM, Knox SJ.: Immunotherapy and radiation. Semin Oncol. 2014 Dec;41(6):702-13.

Thompson MK, Poortmans P, Chalmers AJ, Faivre-Finn C, Hall E, Huddart RA, Lievens Y, Sebag-Montefiore D, Coles CE: Practice-changing radiation therapy trials for the treatment of cancer: where are we 150 years after the birth of Marie Curie? Br J Cancer. 2018 Aug 14; 119(4): 389–407

Yoon MS, et al: Combined NK cell therapy and radiation therapy exhibit long-term therapeutic and antimetastatic effects in a human triple negative breast cancer model. Int J Radioati Oncol Biol Phus, 2020 Sep 1:108:115-125

윤미선: 암을 키우는 면역. 상상창작소 봄. 2020

6 암과 대사작용(Cancer and Metabolism)

암은 정상세포와는 다른 독특한 대사과정을 보이며 이는 암의 성장 및 진행과 밀접한 관계가 있고, 이러한 과정을 통해서 암은 면역계의 공격을 회피하거나 억제하면서 성장한다는 점이다. 암에서 대사작용의 재프로그래밍은 암으로의 진행에서 중요한 특징이다. 암세포의 대사작용은 단세포 생물에서 영양소가 충분할 때 증식 상태의 양상과 유사하다.

암세포는 정상세포와 달리 충분한 산소가 있음에도 혐기성 당분해를 통해서 당을 젖산으로 분해한다. 이러한 과정은 산화적 인산화에 비해서 ATP의 생산에서 36:2로 효율적이지 않다. 그럼에도 85%의 당분해를 이러한 대사과정을 취하는 이유는 순환하는 혈액에는 당을 비롯한 영양소가 풍부해서 에너지를 생산하는데 이를 아낄 필요가 없다는 것이다. 즉 암세포에서 ATP/ADP의 비가 작은 변화가 있거나 ATP가 조금만 부족하여도 세포고사를 일으키는데 암세포에서의 ATP/ADP와 NADH/NAD+의 비율이 높게 유지되고 있어서 혐기성 당분해로 충분하다는 것이다. 두 번째는 증식세포가 복제를 위해서는 다량의 핵산, 아미노산과 지질이 필요하고, 당도 바이오메스를 형성하는데 많은 양이 필요하기 때문에 APT의 생산에 우선해서 복제에 필요한 물질의 생성에 필요한 물질을 만드는데 더 유리한 이러한 대사과정을 거치는 것이다(그림6-1, Warburg O, 1956, Vander Heiden MG, 2009).

대부분의 포유동물의 세포배양에서는 당과 글루타민 두 가지 분자의 이화작용으로 대부분의 세포증식에 필요한 탄소, 질소와 유리에너지를 생성한다. 그래서 이들을 통해서 지질, 핵산과 바이오메스를 형성하기 때문에 당의 산화적인산화를 통한 이산화탄소의 생성이 아닌 중간물질들이 필요하게 된다. 또한 암은 암 조직 내의 세포에 따라 그 대사도 이질성을 가져서 어떤 세포들은 과잉 생산된 젖산을 미토콘드리아에서의 산화적인산화의 연료로 사용하기도 한다.

신생물은 면역계에 의해 제거되거나 통제되지 못하면 악성종양으로 진행된다. 종양은 항원의 인식을 제한하거나, 면역계의 억제와 탈진을 유도하는 등의 다양한 방법을 통해서 면역계의 공격을 회피한다. 또한 종양의 미세환경 내에 특정 대사산물과 신호 인자를 축적하거나 면역세포가 이용 가능한 영양분을 제한하여 면역계를 억제하거나 회피한다. 종양은 이러한 제한적인 대사환경에 적응하기 위해 스스로의 대사과정을 리모델링하며 악성종양으로 진행한다. 암세포 뿐만 아니라 면역세

[그림6-1] 산화적인산화(oxidative phosphorylation), 혐기성 당분해와 호기성 당분해의 차이

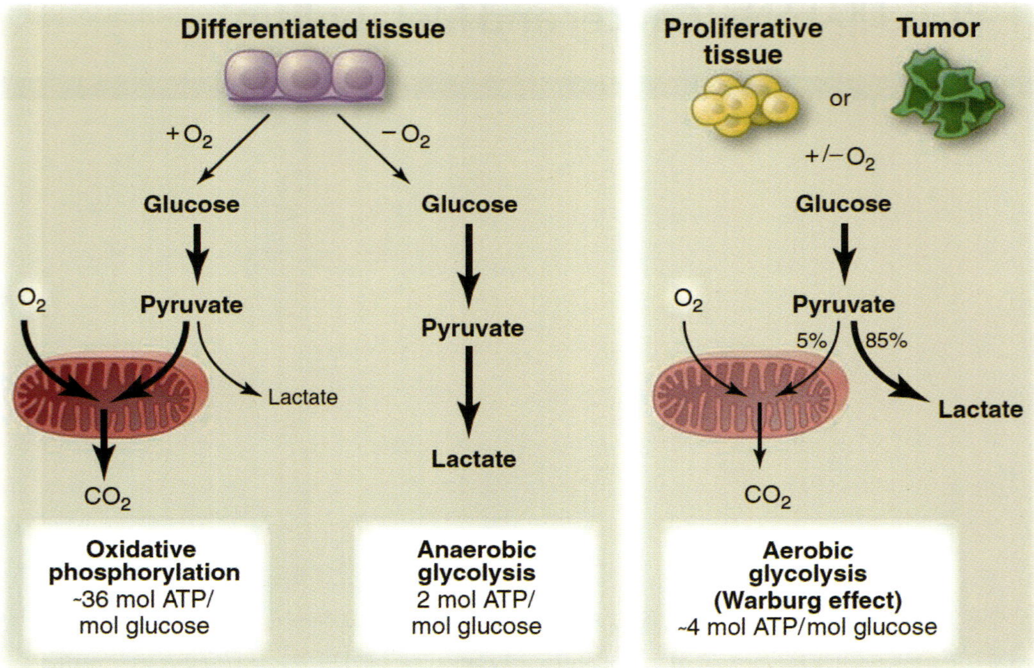

(Vander Heiden MG, Cantley LC, Thompson CB.: Understanding the Warburg effect: the metabolic requirements of cell proliferation. Science. 2009 May 22;324(5930):1029-33)

포 또한 체세포와는 다른 대사 특징을 가지는데, 면역세포의 대사 변화는 단순히 신호전달에 따른 결과가 아닌 분화와 기능을 촉진하기 위한 중요한 역할을 한다.

종양 미세환경에서의 면역세포의 성상과 기능은 암의 진행과 밀접한 관계를 가지고 있다. 암세포에 의해 조절되는 종양의 미세환경에서의 대사 상태는 암과 면역세포 사이에 주된 영양소인 당, 글루타민, 지질과 아미노산 등의 필요 영양소에 대해서 상호 경쟁적인 관계에 있고, 이러한 영양소의 유용 가능성은 대식세포, 수지상세포와 T세포의 분화를 조절한다. 젖산을 비롯한 많은 대사산물의 축적은 면역세포에 해를 끼쳐 대식세포와 수지상세포의 분화와 T세포의 항종양 효과와 활성에 악영향을 미친다. 그리고 종양 미세환경의 저산소증은 골수세포에서 HIF-1의 발현으로 PD-L1과 같은 억제 리간드를 상승시키고, T세포 면역억제를 조장한다. 이러한 저산소증은 조절 T세포(Tregs)의 분화를 촉진하고 종양특이T세포의 기능을 억제한다. 그래서 암의 특징으로 비정상적인 세포대사가 관여하게 되었다(그림6-2, McLelland J, 2018).

최근 대사경로와 면역신호 전달 및 기능 사이의 상호작용에 대한 연구가 진전되어, 암 환자의 치료에 암의 진행을 억제하고 면역반응을 조절하기 위한 특정 대사경로를 표적으로 하는 접근법이 암치료의 중요한 전략으로 대두되었다. 그래서 다양하고 적합한 약물들로 암의 대사경로를 차단하면 독성이 심한 항암이나 방사선요법과 같은 치료를 줄일 수 있다.

6-1 정상세포에서 암세포로 이행하는 과정 (그림6-2, Mclelland J, 2018)

암의 발생을 보면 암은 5가지의 특징을 갖고 있는데 이들은 다음과 같다.

1. 비정상적인 세포신호: TLR4/TLR9/PGE2/IL-6/Wnt, Hhg, Notch, ER, EGFR, Her2

2. 비정상 세포대사(포도당, 글루타민, 지방): Glycolysis, Gulutaminolysis, Mevolonate
3. 비정상 성장인자: VEGF, PDGF, FGF, MMP−2,3,9
4. 비정상적인 면역반응: Th1 및 종양인식은 감소하고 Th2가 증가
5. 빠른 세포분열과 암세포 고사는 감소한다.

그래서 Mclelland J는 이러한 암의 특징을 이용하여 암을 치료하는 방법을 제시하고 있다. 즉 비정상적인 세포신호를 차단하고, 세포대사를 재프로그래밍하고, 비정상적인 성장인자를 차단하고, 비정상적인 면역반응을 정상적인 면역반응으로 바꾸고, 세포분열이 빠르므로 이를 억제하고 세포고사를 촉진하는 방법이다(Mclelland J, 2018).

비정상적인 세포신호의 차단

내장지방과 만성간염 등 암의 발생을 잘 일으키는 IL-6와 같은 염증성 사이토카인에 장시간 노출되거나, 병원체를 패턴으로 감지하는 Toll like receptor(TLR)의 장기간에 걸친 자극, 그리고 여러 가지 성장인자와 인슐린, IGF-1과 같은 호르몬의 자극 등이 암을 일으키는 원인이 된다.

1. Hedgehog 경로

대부분의 암에 존재하고 이를 억제할 수 있고 치료 가능한 물질로는 베르베린, 메트포르민 등이 있고, 항구충제인 메벤다졸도 이를 억제하는 효과가 있다.

2. Wnt/β-catenin

바이러스 관련 암(자궁경부암, 간암, 육종 등), 결장암, 난소암, 신장암에서 발현되는데, Wnt신호는 항바이러스 효과를 가진 미세RNA인 mkR34a에 의해서 조절된다. 이 신호는 CMV, EB, HPV 등의 바이러스가 잠복상태를 지속하거나 인체의 면역계를 피하고 바이러스의 증식을 조장하기 위해 이러한 경로를 조절하고 수정할 수 있도록 되어 있어서 바이러스에 의한 암에 관련이 된다.

Wnt신호는 골아세포와 파골세포의 정상적인 활동을 방해하여 암이 뼈전이를 일으키도록 한다. Wnt신호는 cMyc과 cyclin D1유전자에 영향을 미친다.

Wnt신호의 이상을 치료 가능 물질로는 아스피린, 디피리다몰, 니클로스아마이드, NSAID, 비타민 D3 등이 있다.

3. Notch 신호경로

자궁경부암, 위암, 두경부암, 유방암 일부, 대장암, 백혈병, 신경교종, 교모세포종에서 상향되어있다. Notch는 암을 더욱 공격적으로 만드는 섬유아세포 주위의 변화와 cMyc 유전자와 관련이 있다.

Notch신호의 이상을 치료 가능한 물질은 루테올린(SREBP-2 저해제인 플라보노이드), 설포라판, 케르세틴, 니클로스아마이드 등이 있다.

4. TLR-4

두경부암, 식도암 위암, 결장암, 간암, 췌장암, 피부암, 유방암, 난소암, 자궁경부암에서 상향되어 있다. 이를 치료 가능 물질은 베르베린, 저용량 날트렉손 등이 있다.

5. TLR-9

바이러스 관련 암에 연관되고, 치료 가능 약물은 저용량 날트렉손, 클로로퀸(하드록시 클로로퀸, 클로퀸 셀피에트) 등이 있다.

6. Integrins(인테그린)

p53변이에 관계되는 암에서 관계가 있다. 세포막의 인지질 사이에 있고 세포 표면에 위치하는 단백질로 세포사이의 연결에 관여한다. p53신호가 잘못되면 인테그린은 세포 내로 밀려나고 이에 따라 세포의 유동성이 증가하여 암의 침윤과 전이에 관여한다.

[그림6-2] 암의 5가지 특징

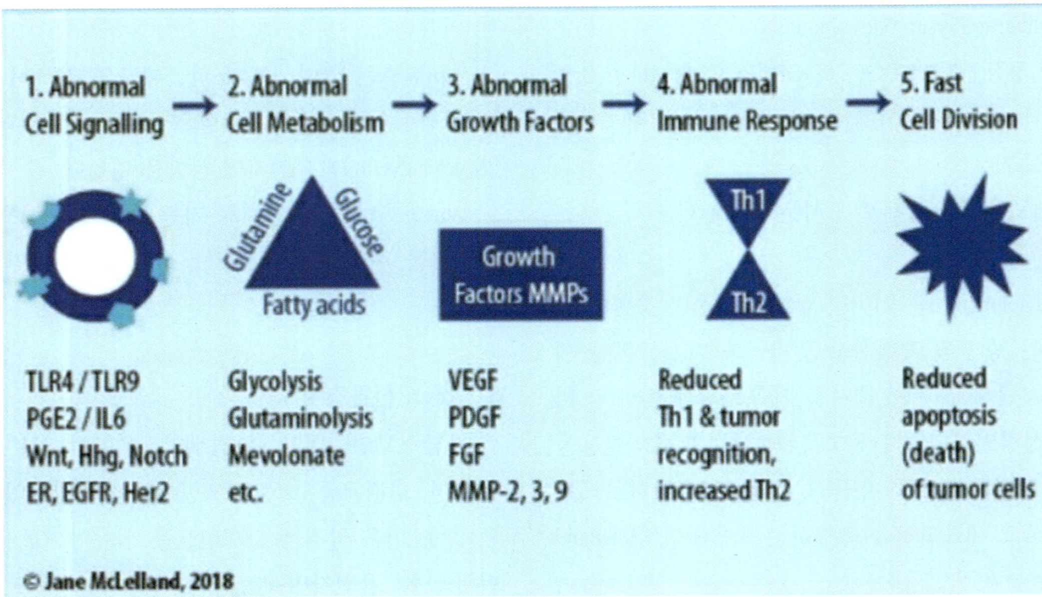

(McLelland J, 2018)

이의 치료 가능 약물은 디피리다몰이 있다.

7. 에스트로겐 수용체(ER receptor) 경로

유방암 난소암, 자궁내막암에서 항진, 위암, 비소세포폐암, 대장암, 간암에서도 발현된다. 이의 치료 가능 물질은 인돌-3-카비놀, 멜라토닌이 ER수용체를 차단한다.

8. 표피성장인자수용체(EGFR; epidermal growth factor receptor) 경로

치료에 활용될 수 있는 억제제로는 EGCG, 베르베린, 강황과 제피티닙, 엘로티닙, 라파티닙과 같은 약물이 있고, 클로로퀸은 HER2와 EGFR치료에 내성이 있는 경우 사용이 가능하다.

9. IL-1과 IL-6(PGE2) 등 염증반응 경로 작용 사이토카인

- 염증성 사이토카인으로 COX를 분비하여 암을 성장시키기 때문에 관련된 암
- 치료제: 아스피린(75mg/day), NSAID, 에토돌락

10. PPAR gamma(Peroxisome Proliferator Activated Receptor-γ)경로

- 핵에 있는 수용체로 지방저장과 포도당 대사의 조절자이고 염증과 인슐린을 조절. Wnt신호가 항진되면 PPARγ의 활성화가 감소.
- 치료제: PPARγ의 활성화제 스타틴, 베르베린, 호노키올.
- 치료보조: 이부프로펜, 바파도박테리아, 오메가-3, 비타민A, 비타민D, 오메가-7 등

6-2 암과 대사작용의 재프로그래밍 (Cancer and metabolic reprogramming)

암의 대사적인 재프로그래밍은 암의 중요한 특징으로 인식되고 있고, 고형종양에서의 대사환경 중 중요한 것은 저산소증과 산성화이다. 이러한 변화는 암세포의 성장과 대사, 종양의 방사선치료, 항암요법과 다른 치료에 대한 저항에 관여한다.

종양미세환경에서 암세포의 대사작용 재프로그램밍

은 유전적인 변화에 의한다. 정상적인 세포에서는 암세포에 비해서는 낮은 정도의 일정한 생합성 활동과 낮은 에너지가 필요하다. 정상 산소분압과 정상세포에서는 산화적인산화(oxidative phosphrylation: OXPHOS)에 의해서 APT를 생산하는데 지방산의 산화(FAO)도 ATP의 생산에 관여한다. 외부 자극이 없는 한 성장조절과 당대사에 관여하는 phosphoinositide 3-kinase(PI3K)-Akt경로는 비활성화 되어 있고, 그 하위 표적인 HK, PFK2, FOXO, HIF1α와 mTOR가 활성화 되지 않는다. AMPK가 낮아서 HF1α와 mTOR를 억제한다. p53이 TIGAR, PTEN과 SCO2, Myc과 PGC1α의 발현이 활성화 되지 못하게 하여 당분해를 억제한다.

암세포가 필요한 에너지를 확보할 때 케톤을 사용할 수 없다. 그리고 암세포의 미토콘드리아는 산소로 포도당을 태워서 ATP를 생성하지 않고 효모균처럼 발효시키는데 이렇게 하면 에너지를 신속하게 구할 수는 있지만, 대사 효율성은 크게 떨어진다. 그래서 암세포는 정상세포보다 최고 18배의 당을 필요로 한다. 독일의 오토 하인리히 바르부르크(Otto Warburg)는 1921년 이 현상을 처음 발견해 노벨상을 받았다. 이를 '와버그 효과(Warburg effect)'라고 한다. 암세포가 이렇게 비효율적인 대사 경로를 고집하는 이유는 암세포가 계속해서 분열하고 성장하려면 PI3라는 미토콘드리아 관련 효소의 신호가 필요하다. PI3의 활성도가 높아지면 세포가 분열하려는 힘도 강해진다. 이런 식의 대사 전환을 조절하는 스위치 역할을 하는 게 바로 PI3신호로 생성되는 '젖산탈수소효소'(LDHA)이다. 이 스위치가 켜지면 암세포는 포도당의 일부만 분해해서 신속하게 ATP를 만든다. 즉 에너지의 효율은 떨어지지만 신속하게 에너지를 생성할 수 있도록 전환된 것이다. 그리고 암세포는 포도당보다는 과당 형태의 당을 발효시키는 것을 선호한다.

암세포에서는 당분해를 촉진하는 방향으로 유전자의 변이가 생긴다. 발암에 관계되는 PI3K-Akt신호와 억제된 AMPK신호가 HK와 PFK2와 같은 당분해효소를 활성화시키고, FOXO와 같은 전사인자를 활성화시킨다. 대사에 관계되는 유전자의 변이는 다양한 암에서 발견된다. TCA회로에 관여하는 효소인 호박산탈수소효소(succinate dehydrogenase)와 푸마르산수화효소(fumarate hydratase)의 생식계열 돌연변이(germline mutation)가 신세포암, 부신경절종(paraganglioma)와 크롬친화세포종(pheochromocytoma)에서 보인다. 인체 다발성 교아세포종의 12%에서 세포질의 isocitrate dehydrogenase–1(IDH1)의 변이를 보인다.

PDK1은 전사조절, 단백신생, 세포 이동, 세포 성장, 분화, 증식과 고사에 관여한다. 암 조직에서는 피루빈산염 탈수소효소 키나제1(pyruvate dehydrogenase kinase1: PDK1)이 높게 발현되어 있고, 이는 종양의 성장을 촉진한다(Gan D, 2020). PDK1의 발현이 높으면 전이와 관련이 있고, 항암감수성과 생존율의 감소를 보인다. PDK1의 발현을 억제하면 상피성장인자(EGF)에 의한 세포 이동과 침윤을 차단한다.

저산소증이 유발하는 HIF1α 또한 당의 이동에 관여하는 glucose transporter 1(Glut1)과 Glut4 및 당분해효소의 활성을 촉진한다. mTOR신호는 항진되어 생합성 전구물질을 증가시킨다. PI3K-Akt신호의 활성화는 NRF2와 당분해유전자, NADPH와 항산화물을 증가시켜서 암세포를 산화손상으로 부터 보호한다. PGC1α는 세포 내의 항산화방어기전에 관여한다.

종양억제 경로도 세포의 대사를 조절하고 영양소의 이용에 관여하는데, p53의 변이나 소실은 TIGAR, PTEN과 SCO2 같은 당분해 억제의 소실을 초래한다. 반면에 발암을 유도하는 Myc유전자는 당의 이동과 당분해를 유발하는 유전자의 발현을 유도하여 암세포에서 주된 대사경로인 당분해를 대사의 주된 경로로 만든다. Myc유전자는 글루타민 이동과 GLS의 발현을 촉진한다. Myc은 세포 내 NAPDH와 PKM2를 통한 항산화경로를 촉진한다. Myc유전자 변이에 의한 암세포에서 글루타민의 결핍은 TCA회로의 중간물질의 상실로 인해서 세포사를 유발한다.

IDO의 발현은 트립토판을 분해해서 N-formylkynurenin으로 만드는데 이러한 분자변화는 핵산과 아미노산 및 지방의 생합성을 촉진하여 암세포가 빨리 증식하도록 한다(Bourgeois TL, 2018).

비만에서 자궁내막암과 여성호르몬과 관련된 암의 위험이 증가하는 것은 지방조직에 방향화효소(aromatase)가 존재하여 안드로겐을 에스트로겐으로 바꾸어서 여성호르몬이 과다한 상태를 만들기 때문이다. 그리고 비만은 일반적으로 종양형성에 관련이 있는 염증의 증가, 면역기능의 저하, 만성인슐린 저항성과 고인슐린혈증이 일어난다.

종양미세환경(TME)의 높은 산도 즉, 낮은 pH는 혐기성 당분해에 의한 젖산의 생산과 탄산가스와 물을 이용하여 탄산탈수효소(carbonic anhydrase)에 의해서 만들어진 탄산 때문인데, 탄산의 수소이온이 산성화의 중요한 원인이 된다. 종양 미세환경에서의 부분적인 저산소증은 혈관 네트워크의 분포와 세포 증식의 불균형 때문이다. 암은 에너지인 ATP의 필요에 의해서 당 섭취가 증가되어 있고, 당분해속도가 빠르다. 그래서 이러한 Warburg효과를 표적으로 한 치료법이 대두되었으나, 이러한 치료의 문제는 암세포는 당분해와 산화적 인산화의 두 가지 능력을 갖고 있으며, 이들이 암종 내에서 균일하지 않고 이질적으로 존재하기 때문이다.

6-2-1 암과 비만과의 관계

비만(체질량지수 30 이상)과 암 환자의 사망 위험 사이에 연관성을 분석했다. 체질량지수(BMI: body-mass index)는 체중(kg)을 신장(m)의 제곱으로 나눈 수치로 서방에서는 18.5~24.9가 정상, 25~29.9는 과체중, 30-34.9는 비만, 35~39.9는 고도비만, 40 이상은 초고도비만으로 분류된다. 그 결과 비만은 모든 원인에 의한 사망 위험의 평균 14% 상승, 암으로 인한 사망 위험의 17% 증가와 연관이 있는 것으로 나타났다.

암 종류별 분석에서는 유방암, 대장암, 전립선암, 자궁암, 췌장암은 비만이 생존 기간 단축과 연관이 있었고, 폐암, 신장암, 흑색종(피부암)은 비만이 오히려 생존 기간 연장과 연관이 있는 것으로 나타났다. 예를 들어, 유방암 환자 중 비만한 여성은 날씬한 여성에 비해 사망 위험이 26%, 췌장암의 경우는 36% 높은 것으로 분석됐다. 반면 폐암 환자는 비만한 사람이 오히려 사망 위험이 14% 낮았다. 폐암 환자는 칼로리를 보충해 주어도 영양학적으로 체질량의 소실이 나타나기 때문에 체질량지수가 높은 환자가 유리하다는 것이다.

6-2-2 암과 동물성 단백과의 관계

■ 동물성 단백질과 당의 섭취

동물성단백질에는 메티오닌, 루신, 이소루신 등의 필수아미노산이 식물성 단백질에 비해서 훨씬 많은데, 이들이 세포의 에너지 유용성 감지기인 mTOR을 활성화시킨다. mTOR이 에너지가 많다고 감지하면 성장할 때로 인식하고, IGF-1의 생산을 늘려서 수치를 높이고 세포성장을 촉진한다. mTOR가 가을, 가뭄, 굶주림 등으로 에너지가 적다고 감지하면 위기를 대비해야 할 때로 생각하고 필수적이지 않은 모든 기능을 줄이고 밥값하지 못하는 세포를 퇴출시킨다. 이 과정에서 IGF-1이 낮아진다. IGF-1은 암세포의 성장을 촉진한다.

6-2-3 암과 면역대사 (Cancer and Immunometaboloism)

암이 발생하면 특정 영양소의 영양고갈이나 대사산물의 생성으로 면역세포에 영향을 주고 암세포의 면역회피에 관여한다. 그리고 면역세포들은 각 아형과 기능에 따라 서로 다른 대사 프로그램을 이용하고 이러한 면역대사경로는 종양의 미세환경에 따라 바뀌어 질 수 있다(그림6-3, Singer K, 2018). 획득면역에서 중요한 T세포의 수용체와 자극신호 및 사이토카인 신호는 상호 작용을 하여, 특별한 신호 네트워크를 형성하고, T세포의 활성과 기능을 유발하는데 작용한다. 더불어서 세포의 대사는 면역세포의 반응을 촉진하고 영양소의 신호 네트워크 및 면역학적인 신호를 조절한다.

■ 면역세포의 기능에 중요한 영양소

1. 당대사(glucose metabolism)

호기성 당분해는 당이 피루빈산염(pyruvate)으로 대사되고 궁극적으로 젖산이 되며 ATP를 생산한다. 비악성 증식세포에서 호기성 당분해가 일어나고 이는 적절한 T세포의 기능을 위해 필요하다. 그러나 T세포는 유연성이 있어서 호기성 당분해가 T세포의 활성화나 생존에 필수적이지는 않다. 항원의 자극에 의해서 T세포의 증식을 위해서는 당의 섭취와 당분해가 필수적인데 정상적인 혈당 하에서는 T세포는 당의 운반자인 Glut1이 상승되고 당의 섭취가 증가하고 당분해가 증가하며 당분해의 최종산물인 피루빈산염(pyruvate)은 미토콘드리아 내에서 산화되기 보다는 젖산이 된다. 하지만 T세포는 세포독성을 유지하기 위해서 필수적인 호기성 당분해를 지속할 수 없다. 그래서 급성감염 시에는 호기성당분해를 하는 Teff세포군이 줄어들게 되고, 당분해에 덜 의존적이고 미토콘드리아 호흡에 더 잘 관여하는 기억T세포가 증가하게 된다(Buck MD, 2015).

당의 결핍은 면역세포에 많은 영향을 준다. 암세포는 당의 섭취와 당분해를 많이 하게 되고 종양 내의 당수치를 감소시킨다. 그래서 당이 부족하게 되면 종양침윤 CD8+ T세포의 주된 효과 분자인 IFN-γ를 직접 생산하는데 장애가 된다. 이러한 효과는 주된 당분해효소인 glyceraldehyde -3-phosphate dehydrogenase(GAPDH)를 통해서 일어나고, 이 효소는 mRNA의 전사 후 변화를 초래하여 당분해의 흐름이 저하된 경우에 IFN-γ의 단백생산을 막는다. 그래서 T세포의 기능을 저하시킨다. 또한 당의 결핍은 TCR의존성 Ca2+의 활성화와 활성화된 T세포의 핵인자(NFAT)신호를 억제하게 되고 T세포의 반응이 저하된다. 당의 결핍은 종양침윤 림프구의 기능을 저하시키고 EXH2발현을 억제하여 T세포의 다기능성을 감소시킨다. 그래서 신세포암의 종양 내 당대사의 촉진과 T세포 침윤이 역상관 관계를 보인다(Singer et al, 2011). 암세포의 당분해를 억제하면 T세포에 의한 종양의 거부반응을 촉진한다.

종양침윤 Treg는 항종양면역을 억제하는데 조절T세포인 Treg는 기억T세포인 Tmem과 마찬가지로 Glut1의 발현이 낮고 당의 섭취와 당분해에 영향을 받지 않는데 이는 FOXP3의 영향으로 이러한 현상이 생긴다. FOXP3의 발현은 당분해를 유도하는데 관여하는 PI3K-Akt-mTOR신호경로를 억제한다. 역설적으로 당이 풍부하면 Treg을 유도하고 Treg의 생존과 기능에 도움을 준다.

T세포와 마찬가지로 B세포도 자극을 받아 증식하면 당의 섭취와 젖산의 생성이 증가하게 되고, 항체의 생산을 위해서는 B세포의 대사과정의 재구성이 필요하다. 종양의 미세환경에서 당의 결핍과 저산소증은 면역억제환경을 만드는 B세포 표현형을 유발한다.

NK세포도 활성화되면 호기형 당분해가 증가하는데, IL-15의 자극으로 NK세포는 mTOR의 활성을 올리고, 당의 섭취를 증가시키고 transferrin수용체인 CD71과 아미노산운반체인 CD98을 증가시킨다. 그래서 당대사의 결손과 mTOR신호의 차단은 NK세포의 세포독성을 억제한다(Donnelly RP, 2014, O'Neill LA, 2016).

암의 미세환경에서는 포도당이 부족하게 되고, 과당이 포도당의 대체 에너지원이다.

2. 아미노산 대사

글루타민이 T세포의 효과를 내기위한 중요한 영양소인데, 글루타민은 TCA회로, 핵산합성, 반응산소족(ROS)의 해독에 중요하다. T세포의 글루타민 섭취는 ASCT2(neutral amino acid transporter 2)에 달려있는데 이의 결핍은 Th1과 Th17이 유도를 차단한다. 글루타민의 결핍은 Treg로의 분화를 돕는다. 글루타민은 B세포의 증식과 형질세포로의 분화에 필수적이다.

많은 암종에서 Myc유전자의 변이를 보이고 이는 글루타민의 섭취를 높인다. Myc유전자는 미토콘드리아에서의 글루타민 분해를 유도하고, 암세포에서 글루타민의 농도를 높게 만든다. 그래서 종양의 미세환경에서의 글루타민은 제한적이므로 글루타민 결핍이 일어나고 이는 종양에 의한 면역억제를 유발하는 역할을 하게 된다.

T세포가 활성화되면 다량의 아기닌과 트리토판을 소모하게 된다. L-arginine은 당분해를 OXPOS로 변환하여 Tmem의 생성을 촉진한다. 그리고 T세포의 생존에 도움을 주고 항종양기능을 촉진한다.

암세포는 아미노산 분해효소인 IDO(indolamine-2,3-dioxygenase)가 과발현되어 있는 경우가 많아서 세포외 트립토판의 고갈을 초래한다. 트립토판의 고갈은 T세포의 기능의 장애를 초래하고, Th17로의 분화에 장애를 초래하고 Treg의 생성을 촉진한다. 이는 트립토판의 고갈과 트립토판 대사산물에 Treg에 비해서 CD8+T세포가 더 예민하기 때문이다(Opitz, 2020). IDO와 같이 ECO(tryptophan 2,3-dioxygenase)가 암세포에서 발현되는데, 이도 프립토판을 고갈시키거나 kyurenine생성을 통해서 면역장애를 초래한다.

종양세포나 MDSC에 의한 아르기닌의 분해는 arginase-1의 증가에 의하고, 이는 CD3ζ chain의 발현을 감소하고, 세포주기의 정지와 항원특이 T세포 반응에 장애를 준다.

KHK-A는 단백질을 인산화시키는 생체신호전달자(signal transducer)의 역할을 하고 암을 진행시키는데, KHK-A가 'DDMA'라는 아미노산 서열을 인식해 단백질을 인산화 하는 것으로 이를 차단하여 암의 진행을 멈추게 하는 새로운 치료제의 개발도 가능할 것으로 생각된다.

3. 지질대사

종양 미세환경(tumor microenvironment)에 가용 지방이 늘어나면 암세포는 스스로 대사 프로그램을 재편해 지방을 게걸스럽게 빨아들이지만 CD8+T세포는 적응을 하지 못한다. 비만한 쥐에서 세포의 주된 연료 공급원인 유리 지방산이 풍부하지만 종양의 미세환경에서는 고갈을 보인다. 종양 주변의 지방이 이렇게 고갈되면 암 공격에 특화된 CD8+ T세포는 지방을 제대로 흡수하지 못해 굶어 죽을 처지가 되는 것이다. 비만한 사람에게 암이 생기면 CD8+ T세포의 수가 줄고 항암 작용이 현저히 약화하는 이유가 여기에 있다. 암세포가 비만한 환경에 처하면 PHD3 단백의 발현도가 현저히 떨어지는데, 이는 면역학적으로 '차가운(cold)'종양과 관련이 있다. PHD3의 발현을 높이면 종양 세포의 지방 섭취력이 떨어지고 T세포가 암세포를 공격할 수 있는 여건이 생긴다(Ringel AE, 2020).

4. 산소

암은 흔히 저산소증을 보인다. 그리고 저산소증은 당섭취와 당분해를 촉진하게 된다. 저산소증의 면역 활성화에 대한 효과는 TCR과 CD28에 의해 유발되는 T세포 활성화를 억제한다. 저산소증은 hypoxia-inducible factor(HIF)-1α를 안정화시켜서 올리는데, 실험적으로 HIF-1α가 저하된 환경에서 CD4+와 CD8+ T는 증식과 IFN-γ의 생성이 증가한다.

산소는 산화적인산화(OXPHOS)와 활성산소(ROS)의 생성에 필수적이어서 T세포의 효과를 내고 증식하는데 필요하다. CD8+T세포의 기능에 대한 활성산소의 효과는 림프구의 증폭분자(LEM; lymphocyte expansion molecules)에 의하는데, 이는 산화적인산화단백의 발현과 활성산소의 생성을 조절한다. 적절한 T세포의 기능을 위해서는 기저치의 활성산소가 필요한데, 저산소증이 있으면 활성산소치가 불충분하게 된다. 반면에 활성산소치가 높으면 독성이 있고, 종양의 미세환경에서 생성된 활성산소는 면역세포에서 CD3ζ chain의 저하나 Ca2+유동성의 장애로 면역세포의 기능의 장애를 초래한다. 활성산소는 4-hydroxynonenal(4-HNE)와 같은 지방의 산화를 유도하고 T세포에서 세포고사를 유발하고 NFκB신호의 결손을 초래한다. 더욱이 4-HNE는 종양 내의 수지상세포에서 X-box 결합단백1을 활성화하여 지방체를 축적시킴으로써 항종양 면역반응을 억제한다. 그리고 세포내의 높은 활성산소는 항종양 T세포의 기능에 장애를 준다(Siska PJ, 2017).

즉 저산소증은 피루베이트 탈수소효소 키나아제(pyruvate dehydrogenase kinase)를 증가시켜서, 피루베이트가 acetyl-CoA로 변환하는 것을 차단하고 미토콘드리아 호

[그림6-3] 면역대사(immunometabolism)

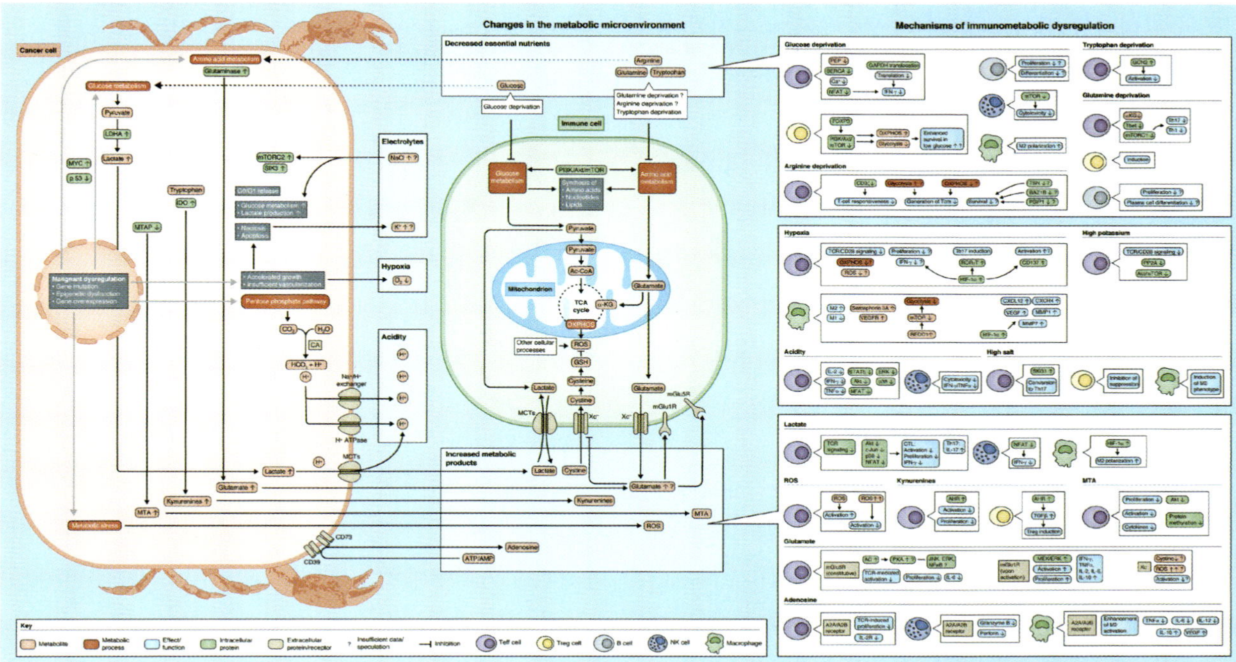

(Singer K, Cheng WC, Kreutz M, Ho PC, Siska PJ; Immunometabolism in cancer at a glance. Dis Model Mech. 2018 Aug 2;11(8). pii: dmm034272)

흡과 ROS생성을 차단한다. 저산소증은 젖산탈수소효소 A(latate dehydrogenase A)의 발현을 증가시키고, 피루베이트 탈수소효소(pyruvate dehydrogenase)를 불활성화시켜서, 피루베이트가 젖산으로 바로 가도록 한다. 그래서 저산소증은 종양의 미세환경에서 그란자임 B를 증가시키고, MDSC에서의 PD-L1을 상승시키며 T세포의 침윤을 감소시킨다(Lim AR, 2020).

대식세포는 산소에 따라 그 표현형이 바뀌는데 항염증 M2양 TAMs는 종양의 저산소 부위에 모이고, 친염증인 M1양 TAMs는 정상 산소분압 부위에 모인다. M2양 TAMs는 VEGF 수용체1 인산화를 통해서 저산소 부위에 친화력을 갖게 된다. 더욱이 M2양 TAMs는 REDD1(regulated in development and DNA damage responses 1)의 발현을 증가시키는데 이는 mTOR을 억제한다. 이는 TAMs 내에서 당분해를 억제하게 되고, 비정상적인 혈관형성을 초래하여 더욱 저산소증을 유발하게 되고 전이를 촉진한다(Wenes M, 2016). 더욱이 저산소증은 C-X-C motif chemokine ligand 12(CXCL12)와 receptor 4(CXCR4)뿐 아니라 VEGF와 같은 케모카인과 케모카인 수용체를 높게 만들어서 TAMs내의 HIF-1를 안정화한다. M2양 TAMs는 MMP-1과 7과 같은 단백분해효소를 분비하여 세포의 증식과 확산에 기여한다.

■ 면역에 관계되는 종양대사의 산물

1. 당대사 산물 및 산성도

종양의 미세환경에서 가장 많은 대사산물은 젖산인데, 피루베이트가 젖산으로 환원되면 monocarboxylate transporters(MCT)-1과 -4가 동시에 젖산과 양성자를 세포 밖으로 이동시킨다. 그래서 젖산이 축적되게 되면 세포 밖의 pH가 낮아지게 되고 종양 내의 젖산이 40mM에 이르게 된다. 종양 내 높은 젖산은 종양의 공격적인 생물학적인 특성과 환자생존의 감소를 초래한다.

젖산은 CD4+Th17세포에 의한 IL17의 생산을 촉진하고, CD8+ T세포의 증식과 활성화를 억제한다. 선천면역 세포도 젖산에 매우 예민한데 젖산은 종양의 미세환경에서 HIF-1α를 안정화시킴으로써 TAM을 M2형으로 극화되도록 한다. 그리고 젖산의 수치가 높으면 NK 세포의 활성화를 떨어뜨려 IFN-γ 생산을 감소시키고 종양이 면역회피를 일어나게 한다(Brand A, 2016). 그리고 젖산에 의한 미세환경의 산성화는 종양침윤림프구(TIL)의 기능장애를 유발하고, 사이토카인 생상을 억제하며 내성세포가 모이게 하여 면역내성을 유발한다. 이러한 환경은 국소의 간질 줄기세포에서 G-CSF와 GM-CSF분비와 종양세포에서의 CSF의 상승이 관여하는데, 이는 MDSC의 침윤을 유발한다. 이의 치료로 당분해를 억제하여 G-CSF와 GM-CSF 유리를 억제하면 MDSC를 억제할 수 있다.

낮은 pH는 암의 성장과 확산을 돕는다. 종양세포에서 양성자가 유리되면 세포외액의 산성화를 초래하는데 이는 Na+/H+exchanger(교환자), lactate/H+ co-transporting MCTs과 H+ ATPase와 같은 운반자에 의한다. 이에 더해 종양 내의 저산소증은 탄산탈수효소(carbonin anhydrase)를 유도하고 이는 이산화탄소의 가수작용을 촉매하여 양성자를 형성할 수 있어서 산성화를 더 강화한다. pH가 낮으면 선천성 및 획득면역세포의 기능에 부정적인 작용을 하고, 중탄산염을 이용하여 산성을 완충작용을 하면 T세포의 종양 내 침윤이 증가하고 종양의 성장을 억제한다. 또한 중탄산염과 면역관문억제제인 항CTLA-4, 나 항PD-1 치료를 하면 악성흑색종(B16)과 췌장암 모델에서 항종양반응을 향상시킬 수 있었다(Pilon-Thomas S, 2016).

2. 아미노산 대사산물

트립토판의 고갈과 함께 IDO의 활성이 높으면 트립토판 분해의 부산물인 kynurenine이 축적된다. kynurenine은 aryl hydrocarbon수용체(AHR)을 통해서 CD8+ T세포의 증식과 기능을 억제하고 Treg를 유도한다. 즉 트립토판(tryptophan)의 고갈과 트립토판 분해산물의 축적은 TCRδ를 감소시키고 Treg형을 유도한다(Mezrich JD, 2010).

많은 암에서 글루타민분해효소가 과발현 되어 있는데, 이는 글루타민치를 낮출 뿐 아니라 종양 내의 글루타민산염(glutamate)치를 상승시켜서 HIF-1α를 유도한다. 종양 내와 관류 림프절에 존재하는 대식세포와 수지상세포는 글루타민산염을 유리하여 그 농도가 30μM에 이르게 한다. 결국 글루타민산의 증가는 T세포의 활성화와 IL-6의 생산을 방해한다.

T세포가 자극되면 시스틴(cystine)의 섭취를 하게 되고 이는 세포 내에서 분해되어 시스테인(cysteine)으로 되고, 최종적으로 글루타치온(glutathione)을 합성하게 되는데, 이는 활성산소의 해독에 중요하다. 결국 시스틴 섭취를 억제하면 T세포의 활성화에 장애를 초래한다. 세포외액의 글루타민산염이 높으면 글루타민산염의 배출과 시스틴의 섭취가 장애를 초래하고 ROS의 조절장애와 T세포의 기능장애를 초래한다.

3. 핵산대사 산물

저산소증은 5'-nucloetidase경로를 통한 아데닌 뉴클레오타이드 파괴를 증가시켜서 종양 내에 아데노신(adenosine)의 축적을 일으키게 된다. 특이적으로 종양세포 내에 발현되는 CD39와 CD73 외부뉴클레오티드가수분해효소(ectonucleotidase)에 의해서 ATP는 아데노신으로 분해된다. 아데노신은 T와 NK세포의 활성화와 세포독성을 억제한다. 또한 아데노신은 TNFα, IL-6와 IL-12의 유리를 억제하고, IL-10을 증폭하고, VEGF를 생성하여 면역조절 M2대식세포를 활성화 시킨다.

종양에서 CD73는 세포 밖의 아데노신을 생성하여 면역억제 작용을 한다. 특히 Teff, NK세포, 수지상세포와 B세포의 기능을 억제하고, 조절면역세포인 Treg, MDSC, TAM, CAF의 기능을 유지하기 때문에 면역억제 작용을 한다. 이와 함께 CD73는 종양세포의 증식, 혈관신생, 침윤과 전이를 촉진한다(그림6-4, Zhang Q, 2018).

4. 종양미세환경 내의 염(salt)을 비롯한 다른 인자

지방산과 복합지질이 면역대사적인 역할을 할 수 있

[그림6-4] 면역세포에 항종양(antitumor), 친종양(protumor) 기능을 가진 종양의 미세환경에서의 대사산물

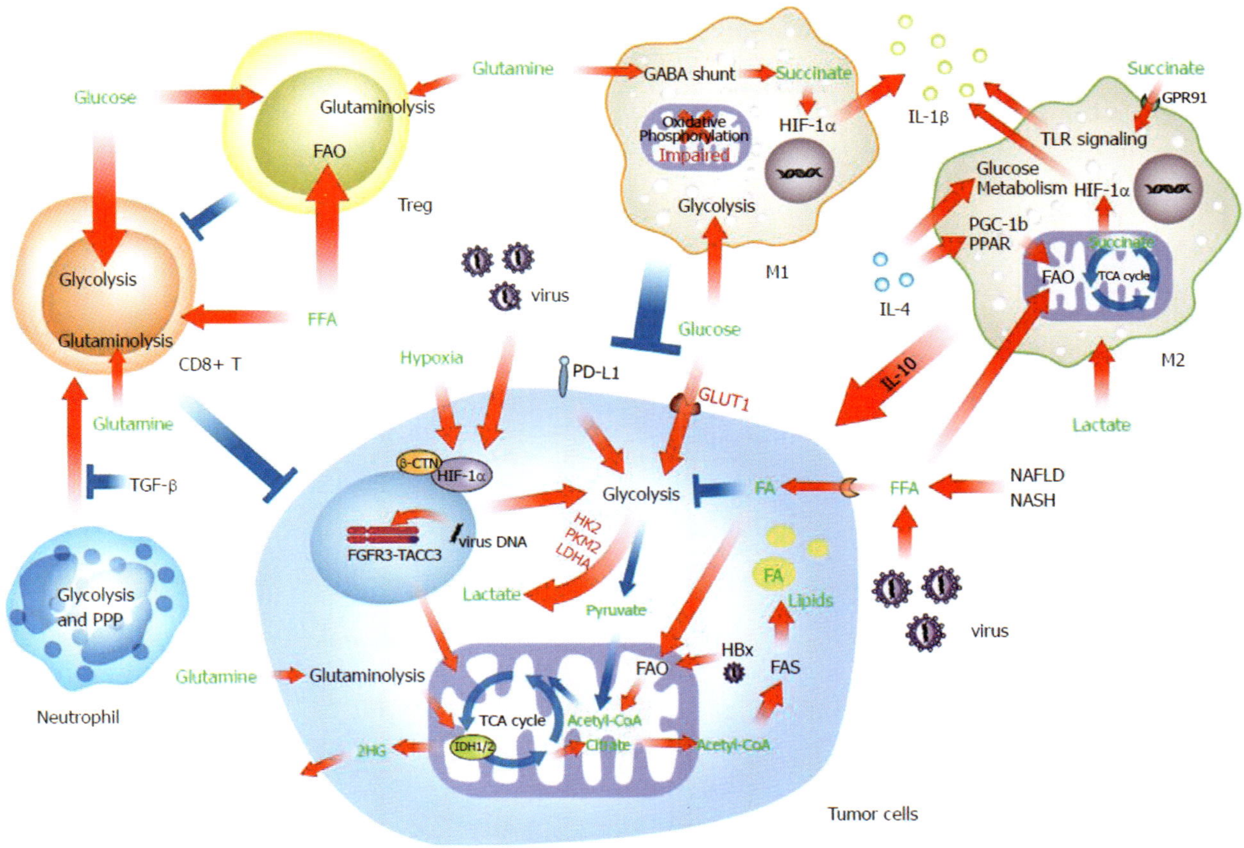

(Zhang Q, Lou Y, Bai XL, Liang TB.: Immunometabolism: A novel perspective of liver cancer microenvironment and its influence on tumor progression. World J Gastroenterol. 2018 Aug 21;24(31):3500)

고 비타민과 미세요소가 면역세포에서 활용된다.

소금 염(NaCl)의 농도가 높으면 암세포의 성장촉진, 당소비와 젖산생산의 증가를 초래한다(Amara, 2017) 그리고 고염식에서 위암이 증가하고 암세포의 증식을 유발하는 효과를 보인다. 그러나 다른 연구에서는 반대의 소견을 보고하고 있다. 면역세포에서의 반응은 고염상태에서는 염증성 Th17형으로 바뀌고, Treg의 면역억제 기능을 방해한다고 한다. 최근 백신연구에서는 고염이 백신형성을 향상시켜서 종양거부반응을 유발하였다고 한다. 반면에 친종양적인 M2형의 대식세포를 유도한다는 보고도 있다.

칼륨은 세포 내에 많은데 세포 밖의 고칼륨 농도는 종양의 괴사된 부위에서 높고, 고농도의 칼륨은 TCR-driven Akt-mTOR 인산화의 장애를 초래한다.

5. 종양유래 세포외소포체(EVs)

종양유래 세포외 소포체는 종양관련 대식세포(TAMs)와 다른 세포의 대사를 조절한다. 그래서 종양침윤 림프구의 항종양기능을 억제한다. 그래서 EV의 생성을 억제하면 T세포의 활성화, 증식과 효과가 증대된다.

■ 면역대사(immunometabolism)신호 네트워크의 상호작용

면역세포의 대사 프로그램에 영향을 주는 신호경로들은 대사산물과 영양소의 영향을 받는다. 이러한 쌍방향의 대사신호는 면역세포의 기능을 조절하는 키나아제 연

관신호와 유전자 전사에 대한 조절의 또 다른 기전이다.

영양소가 부족한 상태 즉 세포내 당이나 글루타민이 부족한 상태에서는 LKB1-AMPK 신호는 당분해와 지방산 합성과 동화작용 관련 프로그램을 억제하고 미토콘드리아 향상성 및 자가탐식을 촉진한다. 반면에 AMP나 ADP의 농도가 상승된 경우에는 AMPK활성을 촉진하여 동화작용을 제한하고 미토콘드리아의 항상성을 촉진하여 ATP를 풍부하게 한다. AMPK는 mTORC1을 직접 억제한다. 반면에 활성화나 영양소가 많은 상태에서는 PI3K-Akt와 mTORC1 신호가 당분해, 미토콘드리아 생성과 지방산합성을 촉진하고 자가탐식은 억제한다(그림 6-5, Saravia J, 2020).

■ 면역세포의 단계별 대사작용

면역세포 그 중에서도 획득면역의 주된 세포인 T세포는 각 단계에 따라 다른 대사 경로를 따른다. 원시 T세포에서는 산화적인산화의 연료인 충분한 양의 당을 흡수하고 생존하면서 항원을 추적한다. 항원을 인지하고 T세포가 활성화 되면 신속히 당과 글루타민을 흡수한다. 활성화된 T세포는 호기성 당분해를 하여 당분해 생산물을 증식과 T세포의 효과를 활성화시키는데 필요한 생합성 과정에 활용하고 부산물로 젖산을 만든다. 항원이 소실되면 T세포는 장기간 생존할 수 있는 기억T세포가 되고 이는 AMPK신호가 지방산의 산화를 자극한다. 기억T세포는 다음에 만나게 될 항원을 인지하는데 대한 대비로 미토콘드리아의 크기와 호흡능력을 남겨둔다. 만성 감염이나 암과 같이 항원이 없어지지 않고 지속적으로 자극을 하게 되면 T세포는 탈진하게 된다. 종양으로부터 분리된 T세포는 PD-1치가 상승되어 있는데 이 PD-1은 PI3K/AktmTOR신호와 당분해를 저하시킨다. 탈진된 종양침윤 림프구는 지방산의 산화에 의존하고 미토콘드리아의 기능 장애와 미토콘드리아의 수가 감소되어 있다(그림6-6, Lim AR, 2020).

[그림6-5] 면역대사 신호 경로의 상호 조절작용

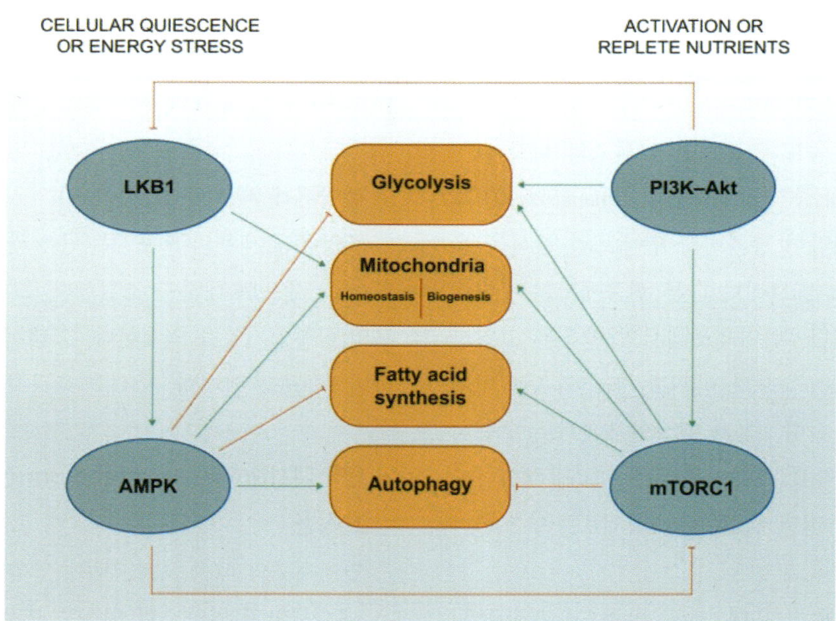

(Saravia J, Raynor JL, Chapman NM, Lim SA, Chi H.: Signaling networks in immunometabolism. Cell Res. 2020 Apr;30(4):328-342.)

[그림6-6] T세포의 각 시기에 따른 대사 경로의 변화

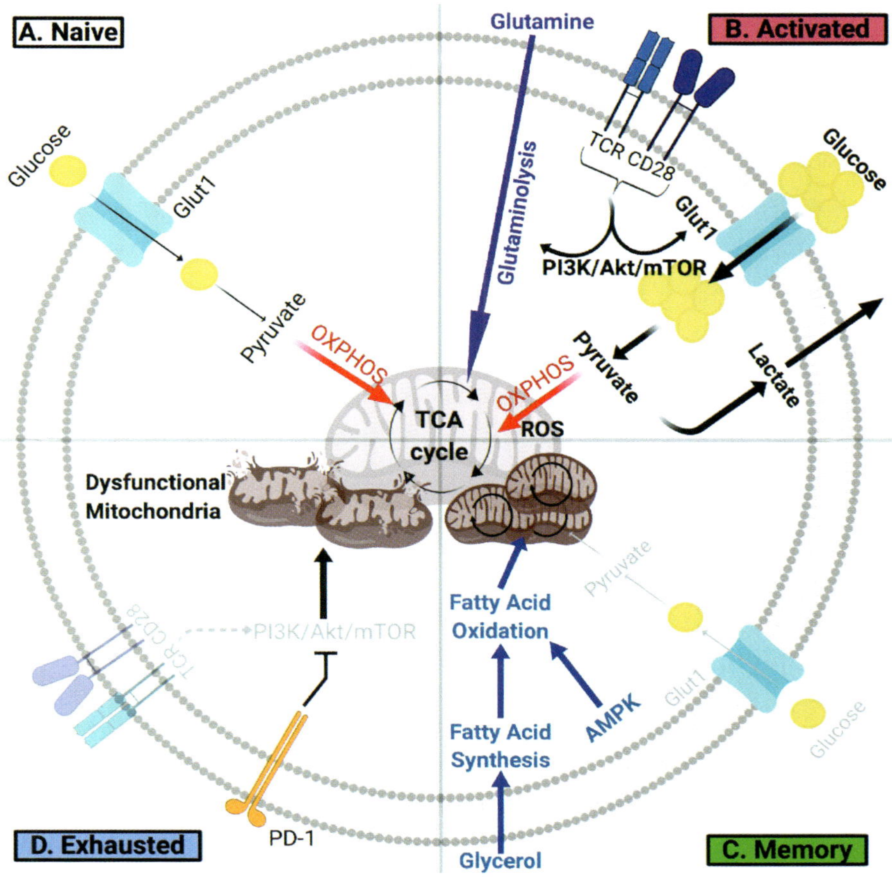

(Lim AR, Rathmell WK, Rathmell JC.: The tumor microenvironment as a metabolic barrier to effector T cells and immunotherapy. Elife. 2020 May 5;9:e55185)

6-3 암의 대사작용을 표적으로 한 치료 (Cancer Therapy Targeting Metabolism)

암의 대사 작용은 Warburg가 암세포의 대사가 호기성 당분해라고 기술한 후 약 70여년 동안 많은 대사작용들이 알려졌고, 이러한 대사경로의 억제를 통해서 암을 치료하는 많은 약물과 방법들이 개발되었고 이들은 서로 상승효과를 보였다. 몇몇 대사경로들이 표적이 되었고 많은 효소들과 대사물질들이 개발되었고 이들이 초기에는 실망스러웠으나 점차 세포주, 쥐모델, 그리고 인체 암에서 생화학적으로 여러 경로가 정상에 비해서 상향 조정되어 있음이 규명되었다.

예를 들면 암에서 지방산의 대사가 재프로그램되어 있어서, 많은 종양에서 지방산의 함량이 높으며 지방산의 합성이 증가되어 있고 불포화되어 있다. 종양의 성장에 있어서 phosphoinositide 3-kinase(PI3K), AKT와 mammalian target of rapamycin(mTOR)이 주된 역할을 한다(Harris AL, 2020).

6-3-1 당대사(Glucose Metabolism)에 관계되는 대사치료

▪ 당대사를 표적으로 하는 치료

자가면역질환의 일종인 I형과 당뇨가 있는 경우에 위암, 자궁경부암과 자궁내막암의 발병율이 약 20% 높고, 난소암은 두 배가 많다. 많은 암 환자에서는 이미 당뇨

를 앓고 있거나 종양 자체나 암치료의 결과로 고혈당이 발생한다.

인슐린유사성장인자1(IGF-1)이 높은 II형 당뇨에서는 IGF-1이 암의 진행에 도움을 준다. 당화혈색소를 측정하여 관찰한 결과 당화혈색소치가 높으면 유방암과 대장암이 각각 8.5%, 6.5% 높고, 위암, 췌장암, 간암의 발생빈도가 높으며, 전립선암의 발생은 감소하였다. 비만과 2형 당뇨가 있는 경우 고인슐린혈증, 고인슐린유사성장인자1, 지질대사이상(dyslipidemia), 아디포카인(adipokine)과 사이토카인과 장내미생물 등 다양한 인자들이 직접 혹은 간접적으로 암의 진행에 관여한다. 특히 당뇨가 있는 경우 저산소증과 고혈당의 상태에서 자궁내막암이 증가한다.

당뇨에서 암의 발생이 늘어나는 기전은 과도한 반응산소족(ROS)의 생성, 필수 생분자의 파괴, 만성염증과 치유장애가 당뇨에서의 암의 발생에 관여한다. 그리고 당뇨와 연관된 상피간질이행(EMT), 혈관내피간질이행(EndMT)가 암관련 섬유아세포(CAFs)의 형성에 관여하고, 상피와 혈관내피에서의 암세포의 혈관외 유출을 조장한다(Srivastava SP, 2020).

섬유아세포성장인자 수용체4(FGFR4)를 높여서 당의 대사를 증가시키면 유방암의 항암화학요법에 대한 내성이 올라간다(Xu M, 2018). 5FU로 치료한 SW480 대장암 세포주에서 베타히드록시뷰티르산(β hydroxybutyrate)로 치료하면 당분해를 억제하고 산화적인산화를 증가시켜서 증식, 전이와 줄기세포화를 조장하는 효과를 보고하였다(Shakery, 2018).

암세포와 미세환경에서 당의 상호작용을 바꿈으로써 치료하려는 전략은 유용한 당의 감소, 당분해 경로의 조절, 젖산의 대사를 바꾸는 등의 방법이 있다.

■ 인슐린과 인슐린유사체

인슐린수용체는 타이로신 키나아제(tyrosine kinase)의 하나로 두 가지 형태 즉 IR-A와 IR-B가 있다. IR-A는 태아조직과 암세포에서 발현되고 MAPK(Ras-mitogen activated protein kinase)경로를 통해서 세포의 생존과 증식의 신호에 관여한다. IR-B는 인슐린 감수성 조직에서 일차적으로 발현되고 이의 대사효과는 PI3K(phosphoinositide 3 kinase)경로의 활성화에 의한다.

단시간 작용하는 인슐린은 인슐린과 같은 효과를 가지나, 장시간 작용하는 인슐린 유사체인 인슐린-glargine이나 detemir는 인슐린 수용체와는 천천히 결합하고 IGF-iR에 더 잘 결합하기 때문에 전립선암과 유방암에서 암의 진행과 암의 위험과 관련이 있을 것으로 생각된다.

1. 설포닐우레아(Sulfonylureas)

당뇨약인 설포닐우레아(sulfonylurea)는 인슐린을 분비시키는 약으로 암 발생의 위험을 높인다고 알려져 있다. 그러나 메트포민(metformin)과 같이 사용 시는 암에 대한 효과는 없다.

2. 메트포민(Metformin)과 펜포민(Phenformin)

당뇨약인 메트포민과 펜포민(phenformin)은 에너지 조절경로인 AMPK경로를 활성화 시킨다. 펜포민은 젖산 산증의 위험이 있어서 현재는 사용하지 않지만 고형암과 혈액종양에서 항종양효과가 있었고, 악성 흑색종에서 MDSC를 감소시켰고, 면역관문억제제의 효과를 증가시킨다(Kim SH, 2017). 그리고 국소 혈관신생을 억제하고 AMPK활성화로 MAPK경로를 억제한다.

3. 치아조리이네이온(Thiazolidinediones)

peroxisome proliferator activated receptor-γ(PPAR-γ)의 길항제이고 인슐린 감수성을 촉진한다. PPAR-γ는 지방육종, 폐암과 전립선암에서 세포주기를 정지하고 종양 억제기능을 갖는다.

폐암 환자의 발생을 33% 감소시킨다는 보고가 있고, 간암에서 rosiglitazone이나 pioglitazone을 사용한 당뇨환자에서 간암의 위험이 의미 있게 감소함을 보고하고 있다.

[그림6-7] 암에서 DPP4의 역할

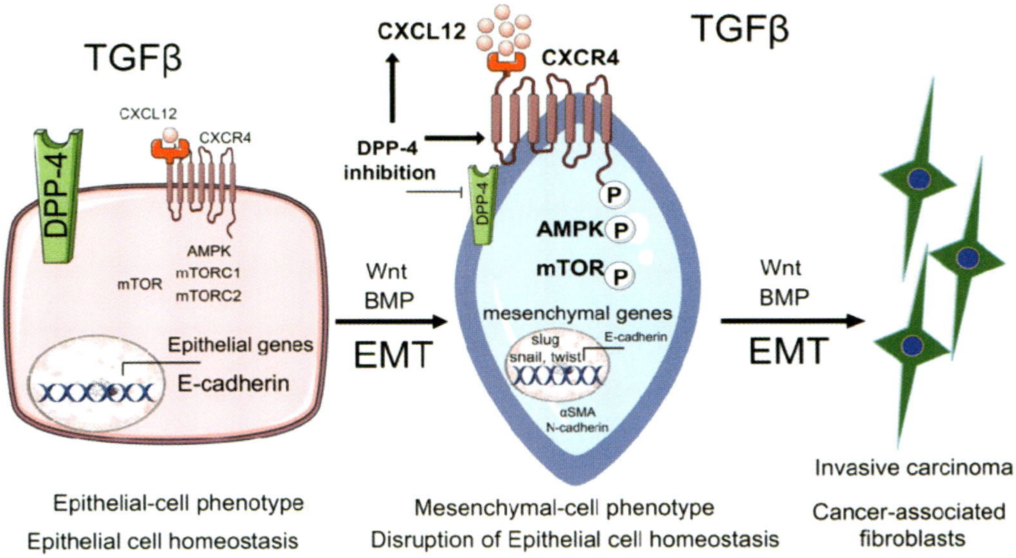

(Srivastava SP, Goodwin JE.: Cancer Biology and Prevention in Diabetes. Cells. 2020 Jun 2;9(6):1380.)

4. 인크레틴(Incretin)과 DPP4억제제

인크레틴은 위장관 호르몬으로서 식후 인슐린의 분비를 증가시키는 역할을 한다. 인크레틴은 GIP(glucose dependent insulinotropic polypeptide)와 그 수용체(GIPR)신호의 역할을 하는데, 이는 Akt-PKB의 활성화를 통해서 증식과 항고사 효과가 있다. 암세포의 표면에 GIPR의 발현이 증가되어 있고, 지방조직에서 GIPR의 발현이 낮으면 인슐린 저항 및 비만과 관계가 있다.

GLP1은 세포표면의 당단백인 DPP4(dipetidyl-peptidase-4)에 의해서 분해된다. DDP4는 성상세포종, 위장관간질세포종양(GIST)와 몇몇 림프종 등 여러 종양에서 종양발생에 역할을 하는데, DPP4의 과발현은 특히 요로상피세포암에서 종양세포의 성장, 증식과 세포이동 및 침윤의 촉진 등 종양의 악성도에 영향을 미친다.

DPP4억제재인 시타글립틴(sitagliptin)의 장기간 사용으로 혈중 GLP1과 GLP2치를 높이는데, 장기간의 사용으로 췌장암의 발생빈도를 2.7배 높인다고 보고되고 있으나 최근 별영향이 없다는 보고가 있고, 암의 전이와 관계된다는 보고도 있다. 유방암에서 C-X-C Motif Chemokine Ligand 12(CXCL12)/CXCR4는 CXCR4 양성인 세포에서의 전이가 어느 곳에 일어날지의 방향성, 예를 들면 폐, 골수와 림프절 등에서 CXCL12의 발현이 높은 부위로 전이되는데 결정적인 역할을 한다. 그래서 DPP4 억제제의 사용으로 CXCL12치가 증가됨은 CXCR4 양성암의 전이에 관련이 있다(Mortier A, 2016).

항-CD26(DPP4) 단일클론항체 치료는 림프종과 신세포암에서 항종양 효과를 보인다. 시타글립틴(sitagliptin)의 치료로 활성산소가 감소하였다. 그러나 DPP4억제로 유방암에서 CXCL12/CXCR4를 유도하여 mTOR을 활성화시켜서 상피간질이행을 일으켜서 전이를 촉진한다고 보고하고 있다(Yang F, 2019, 그림6-7, Srivastava SP, 2020).

그러나 면역세포의 이동과 동원에는 CXCL9, 10, 11이 관여하기 때문에 이들을 높은 치로 유지하는 것은 암면역치료에 도움이 된다.

5. mTOR억제제

mTOR신호의 억제는 암의 이동과 침윤을 억제한다.

그리고 이는 CXCL12/CXCR4과 연계해서 암세포의 전이와 성장을 억제한다. 그리고 mTOR이 면역세포에서 기억세포의 기능을 증대한다는 연구가 있으나, T세포가 Treg로 분화한다는 연구가 있어서 mTOR 억제는 복합적인 기능을 갖는다.

6. Sodium-Glucose Cotransporter2(SGLT2)억제제

SGLT2는 II형 당뇨에서 신장에서 당의 재흡수를 억제하여 소변으로 배설을 증가시켜 혈당을 낮추는데 사용되는 약물이다. SGLT-2 억제제(Dapagliflozin)를 사용할 경우 암의 발생에는 별다른 영향은 없고, 오히려 위장관 암의 발생을 감소시키는 결과를 보이지만 방광암의 빈도는 증가를 보인다.

7. 젖산의 감소

당분해가 높은 종양에서의 monocarboxylate transporter(MCTs)를 표적으로 하여 종양의 미세환경으로 젖산을 못 나오게 하는 방법과 LDHA억제제로 젖산을 생산하지 못하게 하는 방법들이 시도되고 있다(Kim EY, 2019).

6-3-1-가 메트포민(Metformin)

최근 종양이 아닌 질환의 일차적 혹은 부가적인 치료제가 항종양의 특성이 있음을 발견하여 이러한 약물에 대한 관심이 높아졌는데, 이중 췌장이 인슐린을 충분히 만들 수 있지만 몸이 인슐린에 반응을 하지 않아서 생기는 2형 당뇨병의 경구치료제인 메트포민이 악성종양의 예방과 치료에 효과적임이 알려졌다.

갈레가 오피키날리스(Galega officinalis)는 프랑스 라일락이라 불리며, guanidine(구아니딘)이라는 화학물질이 많아서 약초로 쓰였다. 그런데 티메틸 바이구아나이드(Dimethyl biguanide: 메트포민)가 제2형 당뇨병에 효과가 있다.

■ 당뇨와 암세포

당뇨는 암 발생을 증가시키고 체중 감량이 암의 발생을 억제할 뿐 아니라 당뇨에 대한 치료가 암의 진행을 감소시킨다(그림6-8, Gallagher EJ, 2015). 암 환자는 당뇨와 고혈당을 가진 경우 항암치료에 의한 백혈구감소증의 가능성이 당뇨가 없는 환자에 비해서 32% 높다(Alenzi EO, 2017).

당뇨의 약물요법으로 암의 발생과 진행을 억제한다고 알려져 있는데, 그중 인슐린감수성을 올리는 메트포민과 치아조리디네디온(thiazolidinedione)이 혈당을 낮추고 인슐린 감수성을 올리며, 혈청 내 공복 시의 인슐린치를 감소시킴으로서 항암효과가 있다고 알려져 있다. 인슐린 유사 성장인자로는 IGF-1, IGF-2, 인슐린이 있는데, 이중 IGF-2는 증식자극활성(MSA: multiplication stimulating activity)으로 알려져 있으며, 주로 간세포에서 생성되고 태생기 세포나 섬유아세포의 배양액에서도 생성된다.

■ 작용기전

메트포민은 미토콘드리아의 대사반응을 제한함으로써 대량영양소를 에너지로 전환하는 과정을 늦춘다. 그래서 AMP키나아제가 활성화된다. 간에서 AMP키나아제를 활성화하거나 인산화 함으로써 간 내 당신생(gluconeogenesis)을 억제한다. 현재 유방암 환자에서 보조요법으로서의 효용성에 대해서 연구 중이다.

메트포민의 작용기전은 첫째, 메트포민이 혈액 중 당을 감소시키고, 인슐린 저항성을 개선시켜서 순환하는 인슐린 치를 감소시킨다. 인슐린은 인슐린유사 성장인자 결합단백(insuline-like growth factor binding protein(IGFBP))의 발현을 감소시켜서 IGF-1의 발현을 유도하는데, 메트포민이 이를 억제하여 IGF-1의 발현을 억제한다. 인슐린과 IGF-1은 세포의 증식을 촉진하고 세포고사를 억제한다. 메트포민은 결국 종양세포에 대한 인슐린의 효과를 감소시켜서 종양의 성장을 감소시킨다. 두 번째 기전은 메트포민이 암세포에 직접 작용하는 데에는 organic cation transporter(OCT-1, OCT-2, OCT3/4)가 필요한데, 이러한 양이온 운반자들이 많은 인체 암에서 발현되고 있고, 특

[그림6-8] 비만과 당뇨 그리고 암

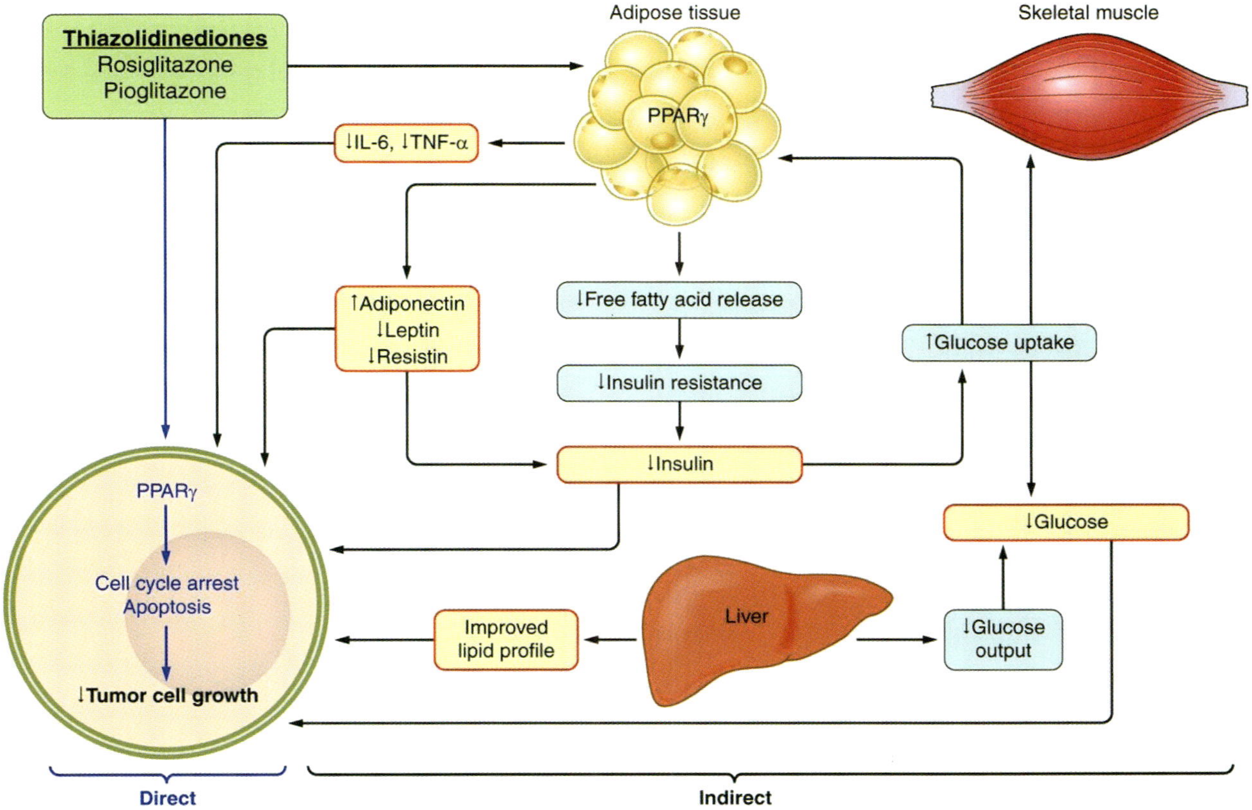

(Gallagher EJ, LeRoith D.: Obesity and Diabetes: The Increased Risk of Cancer and Cancer-Related Mortality. Physiol Rev. 2015 ;95(3):727-48)

히 OCT-4는 암 줄기세포에 발현되고 IL-6에 의해서 조절된다(그림6-9, Dowling RJ, 2012). 또한 메트포민은 hexokinase의 활성도를 억제하여 암세포의 당 섭취를 억제한다. 즉 AMPK/mTOR신호경로의 활성화로 종양세포 내에서의 단백합성과 당 신생을 억제한다.

메트포민은 당, 인슐린, IGF-1, CRP, 지질을 감소시키며, IGFBP 1을 증가시킨다. 메트포민은 암에서 인슐린 신호를 차단하고, 단백합성을 억제하며 지방산의 합성을 억제하고, 산소의 소모를 차단하여 증식을 억제한다(Febbraro T, 2014). 그리고 메트포민은 상피간엽세포 이행(EMT)를 억제한다. 메트포민은 상피세포 표지자인 E-cadherin, 케라틴을 증가시키고, 간엽조직의 표지자인 N-cadherin, 파이브로넥틴(fibronectin), 비멘틴(vimentin)의 발현을 감소시키고, EMT의 전사유발자인 Twist-1 snail-1, zinc finger E-box-binding homeobox-1(XEB-1)을 감소시킨다. 그리고 EMT를 유발하는 자극인 17β-estradiol과 TGF-β의 작용을 약화시킨다.

메트포민은 뉴클레오타이드 합성을 억제하고, 암세포의 염증신호를 억제하고, 혈관신생을 억제하여 전이를 감소시키고, 또한 유방암 줄기세포를 죽임으로써 암의 재발을 예방하는 것으로 알려져 있다. 메트포민은 PI3K/Akt/mTOR과 MAPK/ERK 등의 대사의 주된 신호경로를 억제한다. 메트포민은 전립선의 암줄기세포의 세포의 생존을 억제한다. 그리고 메트포민은 조기 세포고사를 유도한다. 그리고 세포주기에서 메트포민은 G0/G1기에 머물게 하여 전립선암의 암줄기세포를 표적으로 하는 항암제로서의 가능성을 보여준다(Acikgoz E, 2021).

메트포민은 단핵세포와 골수유래억제세포(MDSC)의 CD39와 CD73을 차단하여, 그 발현과 세포외효소활성을 억제하여, 종양의 미세환경에서의 MDSC의 활성을 차단하여 암의 치료에 도움을 준다(Li L, 2018). 메트포민은 종양의 미세환경에 작용하는데 종양세포의 산소 소모를 감소시켜서, 종양 내의 저산소 상태를 감소시켜 항종양 T세포를 자극시킨다. 또한 종양관련 대식세포(TAM)를 M2에서 M1표현형으로 재프로그레밍 한다.

근육조직의 인슐린 감수성 증가약물의 하나인 thiazolidinedione(TZD: rosiglitazone과 pioglitazone)은 peroxisome proliferator-activated receptor(PPAR)-γ를 활성화시켜서 지방세포를 분화시키고, 지방세포로 부터 유리 지방산의 유리를 감소시키며, 프로스타그란딘, THF-α, IL-6와 지방세포로부터의 레시스틴(resistin)의 생성을 억제하고, 아디프넥틴(adipnectin)의 생성을 증가시키고, 지방세포에 의한 당의 분산을 증가시켜서 인슐린 감수성을 향상시킨다(그림6-10, Rangwala SM, 2004).

당뇨치료로 외부에서 주입한 인슐린 특히 AspB10 인슐린은 세포의 증식을 가져와 유방암과 대장암을 유발하기 때문에 이에 대한 연구가 필요하다.

- **메트포민의 임상적용**: 부작용이 적어서 크레아티닌 >1.4-1.5mg/dl 이상의 신기능 장애가 없으면 사용이 가능하다. 그러나 전산화단층촬영의 조영제를 사용 시에는 2-3일 전부터 복용을 중단하는 것이 좋다.

■ 메트포민의 임상적인 암의 예방과 치료 효과

[그림6-9] Metformin의 암세포에 대한 작용기전

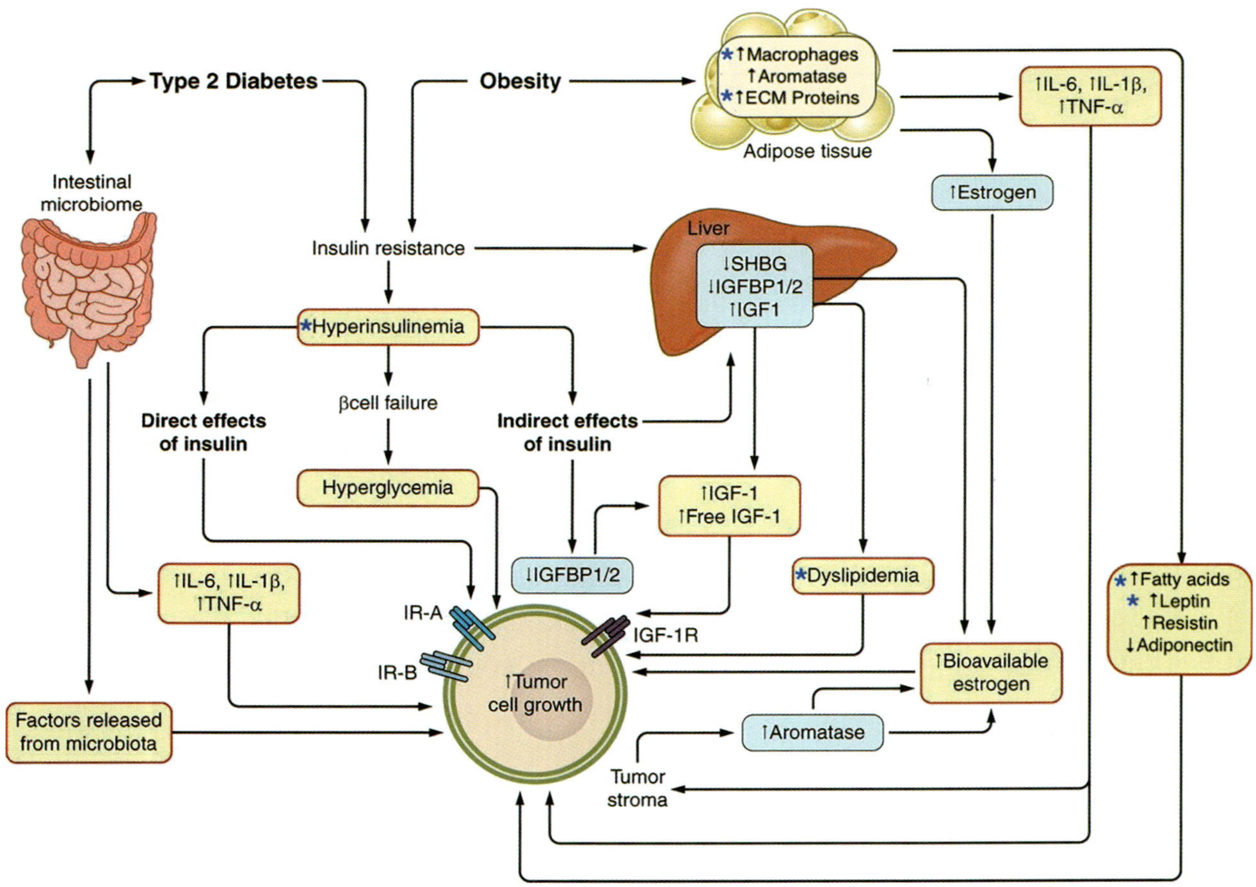

(Dowling RJ, Niraula S, Stambolic V, Goodwin PJ. Metformin in cancer: translational challenges. J Mol Endocrinol 48: 31–43, 2012.)

메트포민은 자궁내막암의 위험을 낮추는 효과가 있다(Lee TY, 2018). 3기와 4기 당뇨가 있는 자궁내막암 환자에서 메트포민을 복용한 환자 군에서 전체생존율의 향상을 보고하고 있고, 재발없는 생존기간의 연장을 보고하였다(Zhang ZJ, 2014). 메트포민은 실험실에서 자궁내막암 환자의 치료제인 파클리탁셀, 시스플라틴, 프로게스틴의 치료 시 약물저항의 매개물질인 glycoxylase I(GloI)을 감소시켜 세포고사를 촉진한다. 수술 전에 매일 850mg에서 2,250mg을 투여한 후 핵산 복제와 세포의 증식이 감소하였다.

설치류에서 메트포르민을 투여한 연구 26건 중 25건에서 암 발생이 억제되었다. 메트포민은 인슐린 감수성 증가 약물로서 암의 발생을 감소시킨다. 특히 제2형 당뇨환자에서 대장암의 발생을 현저히 감소시켰다. 그리고 당뇨가 없는 환자에서 대장선종 절제 후 1년간의 메트포민 사용으로 특별한 부작용 없이 선종의 빈도를 40%, 결장 용종의 수를 33% 감소시켰다(Higurashi T, 2016, Umezawa S, 2019). 그러나 메트포민이 암의 예방과 치료에 효과가 없다는 보고도 있다(Mamtani R, 2014).

■ 메트포민과의 복합요법

메트포민과 다른 당분해 억제제를 사용하면 종양 성장의 억제나 생존율의 증가 등의 효과가 동반 상승함이 알려져 있다.

BACH1은 힘(heme)결합전사인자인데 유방암을 포함한 많은 종양에서 증가되어 있고, 미토콘드리아 내의

[그림6-10] thiazolidinedione의 직접 혹은 간접적인 종양억제 효과

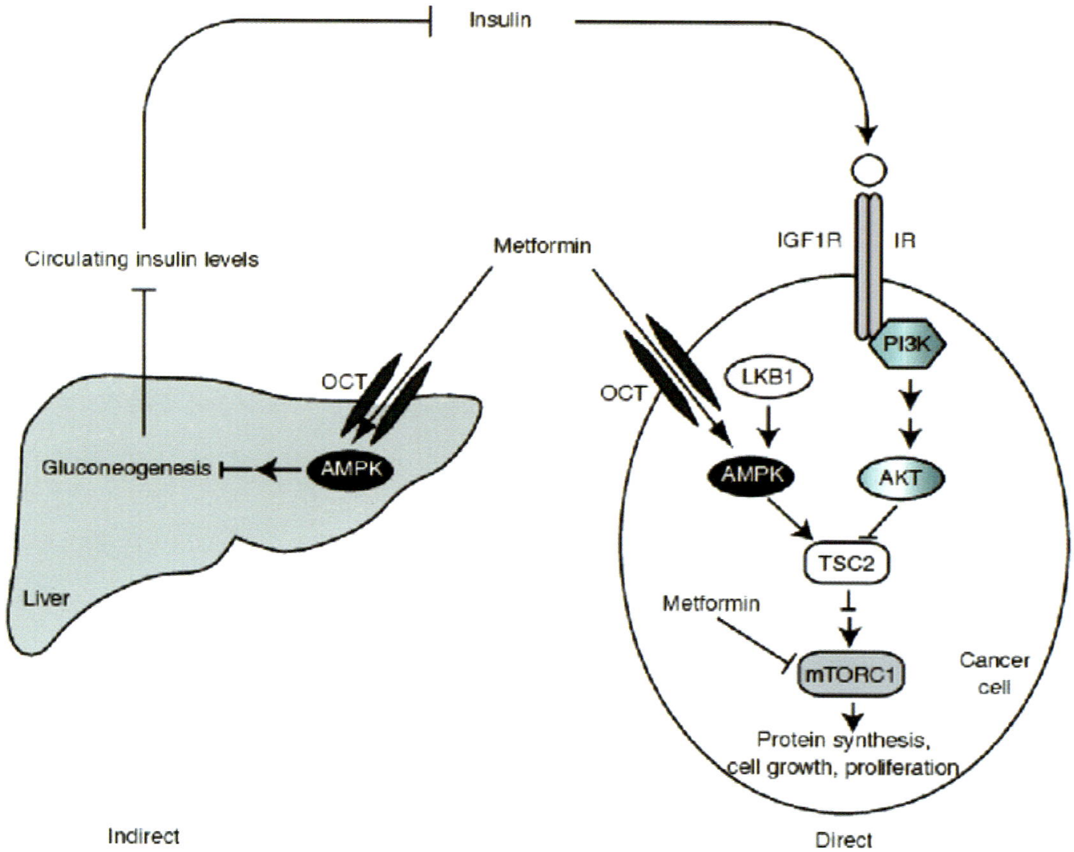

(Rangwala SM, Lazar MA. Peroxisome proliferator-activated receptor gamma in diabetes and metabolism. Trends Pharmacol Sci 25: 331–336, 2004)

ETC(electron transport chain)유전자의 발현과 피루베이트 탈수소효소(PDH: pyruvate dehydrogenase)의 활성도를 억제하는 작용을 한다. shRNA나 헤민(hemin)치료를 통해서 BACH1를 억제할 수 있는데, 이러한 치료를 시행하면 ETC억제제인 메트포민의 민감도를 올릴 수 있다.

자궁내막암 환자에서 메트포민과 프로게스테론(progesteron)치료를 병행한 결과 3년 재발없는 생존율이 89%로 기준인 52%에 비해서 증가하였다. 메트포민은 miR-497을 유도하여 식도의 편평상피암에서 암유전자의 발판이 되는 프로린-, 글루탐산- 및 루신풍부단백-1(leucine-rich protein-1: PELP1)을 하향 조절하여 파이로토시스(pyroptosis)를 유발한다. 그래서 메트포민은 식도암에서 항암요법이나 방사선요법의 대체요법으로 활용한다(Wang L, 2019).

■ 암에 대한 메트포민 치료의 미래

메트포민의 암에 대한 치료에서 당뇨가 없는 환자에서 효과가 있는지 여부와 악성종양을 예방하고 치료할 수 있는지에 대한 임상적인 연구가 더 필요하다.

그리고 메트포민의 저혈당을 유발하지 않고 가능한 사용량에 대해서 고찰이 필요하다. 현재는 매일 850에서 2,250mg을 투여하도록 되어 있다.

6-3-1-나 시타글립틴(Sitagliptin; DPP4억제제)

디펩티딜펩티드가수분해효소4(dipeptidyl peptidase 4: DPP4)는 220-240kDa의 경세포막 당단백으로서 II형 세포표면단백(CD26)으로 존재하든지, 혹은 용해된 단백으로 존재한다. DPP4의 기능은 세린(serine)단백분해효소로서 글루카곤유사펩타이드-1(GLP-1)과 GIP(glucose dependent insulinotropic peptide)를 분해한다. 반면에 암에서의 DPP4는 병리학적으로 종양 특히 대장암의 암병기, 분화정도와 예후와 관계가 있다(Lam SC, 2014). 그래서 DDP4의 억제제인 시타글립틴이 암의 진행을 억제하고 분자표적치료제나 면역치료제의 항종양 효과를 증대시킨다(Nishina S, 2018). 많은 DPP4억제제가 있는데 시타글립틴(sitagliptin)을 필두로 saxagliptin, alogliptin, vildagliptin, linagliptin, teneligliptin, trelagliptin, 및 omarigliptin이 있다.

당뇨환자에서 간암은 다른 암에 비해서 높은 발병율을 보고하고 있는데, 당뇨약이 암의 발병에 어떤 영향을 미칠 것인지는 매우 흥미로운 이야기이다. 메트포민이 암의 발병으로부터 보호한다고 알려져 있으나 간암의 성장을 억제하는 것에 대해서는 논란이 있다.

■ 작용기전

DPP4는 CD4+ 및 CD8+ T세포, B세포, NK세포, 수지상세포 및 대식세포의 표면에 광범위하게 발현되고 이들 세포의 기능을 조절한다. 그리고 여러 가지 많은 사이토카인, 케모카인과 펩타이드 호르몬을 조절하는 능력이 있다(Shao S, 2020).

DPP4억제제는 당뇨의 치료제로서 소개된 이후 많은 당뇨환자들이 복용하고 있고 안전한 약제이다. DPP4억제제는 생물학적 활성형인 CXCL10을 잘라서 짧게하여 그 기능을 상실하게 만드는 DPP4의 역할을 차단하여, 종양 내로의 NK와 T림프구의 침윤을 증가시키고, 혈관신생을 억제함으로써 암의 발병과 성장을 억제 한다(그림6-11, Nishina S, 2018). 종양세포에서의 CXCL9, CXCL10과 CXCL11과 같은 케모카인의 분비와 종양세포에서 떨어져 나온 CX3CL1/fractalkine이 종양을 억제하는 림프구를 종양 부위로 화학주성에 의해서 모이게 된다(그림6-12a). 이러한 케모카인을 표적으로 하는 MMPs, cathepsins과 DPP와 같은 단백분해효소에 의해서 림프구의 침윤이 장애가 오고 종양의 미세환경에서 면역세포의 양을 감소시킨다(그림6-12b, Bronger H, 2019).

■ 임상효과

DPP4억제제의 임상적인 이용은 자가면역 당뇨, 염증성장질환(IBD), 류마토이드 관절염과 동종이식의 거부반응과 천식에 활용된다. 간암은 세계적으로 암 관련 사

[그림6-11] DPP4억제제의 작용기전

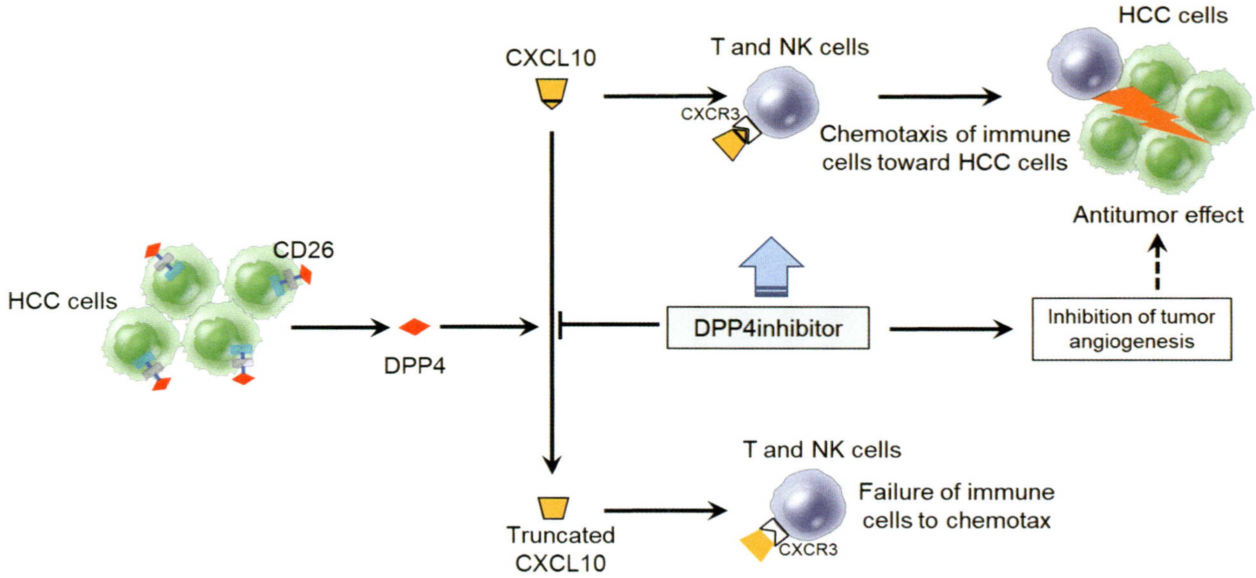

(Nishina S, Yamauchi A, Kawaguchi T, et al :Dipeptidyl Peptidase 4 Inhibitors Reduce Hepatocellular Carcinoma by Activating Lymphocyte Chemotaxis in Mice. Cell Mol Gastroenterol Hepatol. 2018 Sep 11;7(1):115-134)

[그림6-12] 케모카인에 의한 림프구 침윤이 단백분해에 의해 비활성화 되는 기전

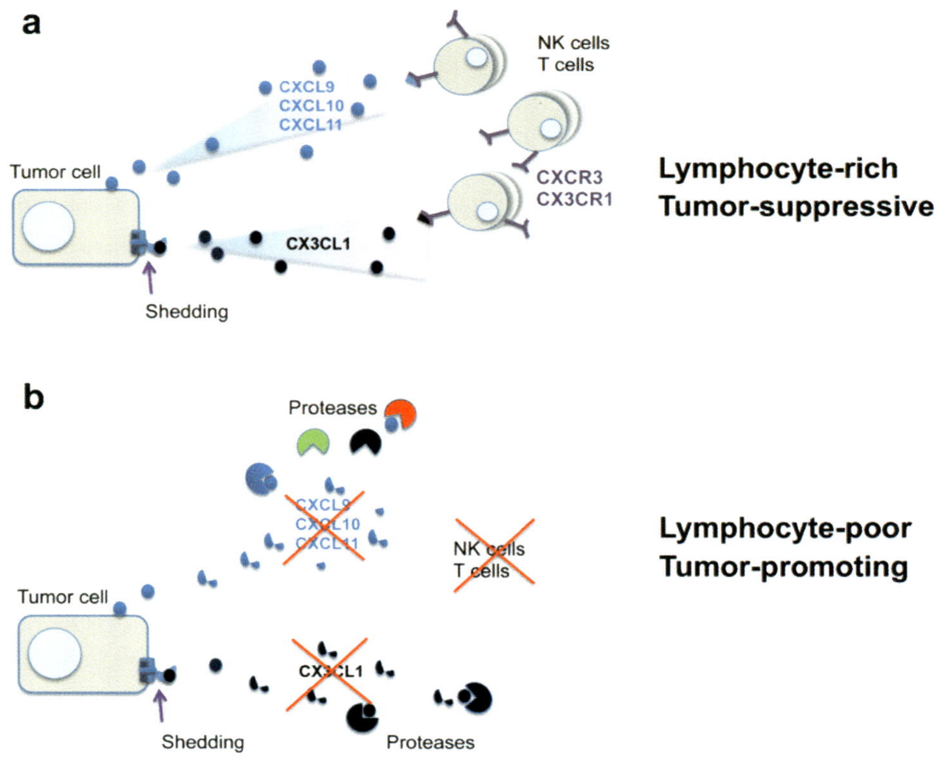

(Bronger H, Magdolen V, Goettig P, Dreyer T.: Proteolytic chemokine cleavage as a regulator of lymphocytic infiltration in solid tumors. Cancer Metastasis Rev. 2019 ;38(3):417-430)

망의 3번째로, 간암은 과거 간염바이러스에 의해서 많이 발생하였는데 최근에는 당뇨, 비만과 비알코홀성 지방간이 간암의 위험인자가 되고 있다.

2형 당뇨가 있는 사람에서 유방암, 갑상선암과 구강암의 빈도는 stagliptin의 사용으로 감소한다(Tseng CH. 2017). 췌장암, 전립선암과 유방암 환자에서 DPP4억제제가 전체 생존율에 좋은 결과를 보였다(Shah C, 2020).

6-3-1-다 인슐린 강화요법 (Insulin Potentiation Therapy)

■ **작용 기전**

항암제의 효과와 민감성을 향상시키고 항암치료와 연관된 부작용을 피하는 방법인데, 그 기전은 암세포는 정상세포에 비해서 인슐린 수용체가 10배에 이르는데, 인슐린의 투여로 암세포가 당을 흡수하기 시작하면 항암제를 투입하는 방법이다. 즉 항암제를 소량을 투여하여도 효과가 있고 적은 양의 항암제를 자주 치료하여 항암제의 효과를 높이는 방법이다.

■ **치료 적응**

암 진단을 처음 받은 환자, 종양의 크기가 적은 환자, 전이의 위험이 없는 환자, 암치료의 경험이 없는 환자나 다른 의학적인 문제가 없는 환자에서 적응이 된다고 한다.

■ **치료방법**

치료는 일주일 간격으로 치료하며 소량의 항암제와 고단위 비타민A와 D 등을 복용한다. 인슐린을 주입하고 15분이 지나면 피로감과 졸음, 땀과 심박수 증가하고, 30분이 지나면 덥고 뜨거운 느낌(최대 저혈당 시기: 혈당치의 20–40mg 감소)이 든다. 항암제 치료는 항암제(세포독성 항암제 용량의10–25%)와 포도당을 투여한다. 그리고 고농도 당과 과일주스를 주고, 45분 동안의 휴식을 취하는 코스로 시행한다고 한다.

■ **임상효과**

저자는 이 방법을 사용해본 경험이 없다. 그리고 이 방법에 대한 잘 디자인된 임상연구의 결과를 찾을 수 없었다. 이 방법을 사용하려면 잘 디자인된 연구 결과가 필요하다.

6-3-2 지질대사(Lipid Metabolism)에 관계되는 대사치료

■ **지질 대사를 표적으로 하는 치료제**

지질대사는 여러 가지 종양의 특징 즉 암의 발생, 침윤과 전이 등의 특성을 나타내는 매우 중요한 역할을 한다. 예를 들면 암세포의 세포막에 지질의 포화도가 높으면, 포화된 막지질은 과산화작용에 대한 감수성이 적어서 반응산소족(ROS)에 의한 손상에 대해서 보호 효과가 있다. 그리고 지질의 과산화작용에 의해 철촉매괴사(ferroptosis)가 유발되고, 지질 과산화물이 세포의 신호체계에 관여하여 세포의 증식, 생존, 침윤과 이동을 조절하는 아이코사노이드(eicosanoid)의 합성을 중계한다.

지방산 대사의 조절 장애는 암세포의 증식과 생존의 유지에 필수적이다. 여기에 더해서 arachidonoyl(AA)과 adrenoyl(AdA)은 acyl-CoA synthetase long-chain family member 4(ACSL4)와 15-lipoxygenase(15-LOX/ALOX15)의 촉매작용으로 지질과산화물로 변한다. 그래서 지질의 대사와 철촉매괴사의 조절은 암 치료 전략으로서 가능성이 있다. 지방산의 합성에 관여하는 여러 조절 효소를 표적으로 하는 항암제가 개발되고 있다.

1. 지방산합성효소(Fatty acid synthase; FAS) 억제제

지방산합성효소(FAS)는 지방산의 합성을 촉매 작용하는 유일한 포유동물의 효소이다. FAS의 발현정도는 암의 진행, 공격성과 전이와 관계가 있다. FAS억제제는 생물학적인 활성이 인정되고 부작용이 적어서 최근 많은 연구가 이루어지고 있다. 주로 훼놀수지류인 많은 천연 FAS억제제가 알려져 있다(Abdel-Magid AF, 2012).

▷임상효과: 폐암에서(Orita H, 2007) FDA의 공인된 재

제인 TVB316, TVB2640, 등이 사용되고 있다.

2. Stearoyl-CoA desaturase(SCD)효소 억제제

3. 지방산산화제(FAO) 억제제

지질의 작은 방울들은 영양의 고갈과 저산소증의 영향으로 만들어지고, 암을 유발하는데 중요한 역할을 하고 암세포의 생존을 증가시킨다. 영양소가 고갈된 암세포의 생존에 많은 ATP를 생산할 수 있는 지방산의 산화는 악성종양의 중요한 특징 중의 하나이다.

Lipin 1(LPIN1)은 포스파티데이트 인산분해효소(phosphatidate phosphatase)인데 트리글리세리드의 합성에서 포스파티탁산을 디아실글리세롤로 변환하는데 촉매작용을 한다. 지질 소방울에 저산소증으로 지질아 축적되면 동시에 LPIN1의 발현이 증가한다. LPIN1유전자의 염색질발현억제(silencing)로 유방암과 전립선암 세포주에서 증식과 이동이 억제된다. 지방산산화억제제인 ranolazine이 지방산의 합성과 산화를 차단하는 장점이 있는데 FDA의 허가를 얻어 사용되고 있다(Monaco ME, 2017).

4. Omega-3 지방산

음식 중 omega-3 지방산(α-linolenic acid)나 생선기름 성분의 연구에서 암 환자에서 의미 있는 장점은 없었다. 단 비타민D와 같이 투여 시에는 유방암의 예방과 관련이 있다. 그리고 생선의 섭취는 대장암의 발생을 억제한다.

오메가-3는 전통적인 치료의 부작용 감소의 효과가 있으나 그 역할에 대해서는 분명하지 않고 그 효과는 제한적이다.

오메가-3의 부작용이 있을 수 있으므로 항산화치료는 항암화학요법 중에는 조심해서 사용해야 한다. 방사선요법 중에는 β carotene과 비타민 E는 금기로 생각된다. omega-3 지방산은 하루 3gm까지는 안전하다. 그러나 당뇨가 있거나 출혈의 위험이 있거나 혈압이 낮은 경우 주의해야 한다.

5. 장쇄 지방산의 억제

종양의 미세환경에서 CD8+T세포에는 점차적으로 특정 장쇄지방산(LCFAs)이 축적되는데 이는 에너지 원료로서가 아니고, 미토콘드리아의 기능의 장애와 지질대사에 관여하는 경로의 재프로그램밍을 촉발하여 결과적으로 지방산의 이화작용을 억제한다. 췌장암내의 CD8+T세포에는 very-long-chain acyl-CoA dehydrogenase(VLCAD)효소가 결핍되어 있는데, 종양특이 T세포에서 이 효소의 발현을 증강시키는 방법으로 종양 내 T세포의 생존과 지속을 유지시키는 방법이 암치료의 하나의 방법이 될 수 있다(Manzo T, 2020).

6. 철촉매괴사(Ferroptosis)유발 물질과 약물

암세포는 정상세포에 비해서 세포가 죽는데 철분을 더 많이 필요로 한다. 그래서 암세포는 세포의 산화환원 균형을 깨고 많은 양의 지질 과산화물을 생산하게 되고 결국 세포사를 유발하게 된다. 즉 철촉매괴사(ferroptosis)에 더 취약하게 된다(Hassannia B, 2019). 철촉매괴사는 Scott J Dixon이 처음 괴사, 고사나 자가탐식의존세포사가 아닌 특별한 조절성 세포사과정으로 제시하였다.

▷철촉매괴사(ferroptosis)의 기전

지질과산화물은 원형질막의 손상을 일으킬 수 있어서 철촉매괴사에서 중요한 세포사 유발물질이다. 고도불포화지방산(PUFA) 산화물은 세포막의 온전성에 손상을 주고 철촉매괴사를 유발한다. 지방산산화효소(lipoxygenase, LOXs)는 ferroptosis의 가장 중요한 지질 산화효소인데, 이는 철분이 결합되어 있는 효소로서 고도불포화지방산 산화의 촉매작용을 한다.

원형질막을 통해서 글루탐산과 시스틴이 1:1로 교환되는데 시스틴은 시스테인으로 변하고 다음에 글루타치온(glutathione: GSH)으로 변한다. 또 하나의 시스테인(cysteine)생합성 과정은 메치오닌(methionine)에서 세린(serine)으로 황원자를 전달하여 시스테인을 만든다. 이것이 특정세포가 철촉매괴사에 저항하는데 관여하는 경

[그림6-13] 철촉매괴사(Ferroptosis)의 기전

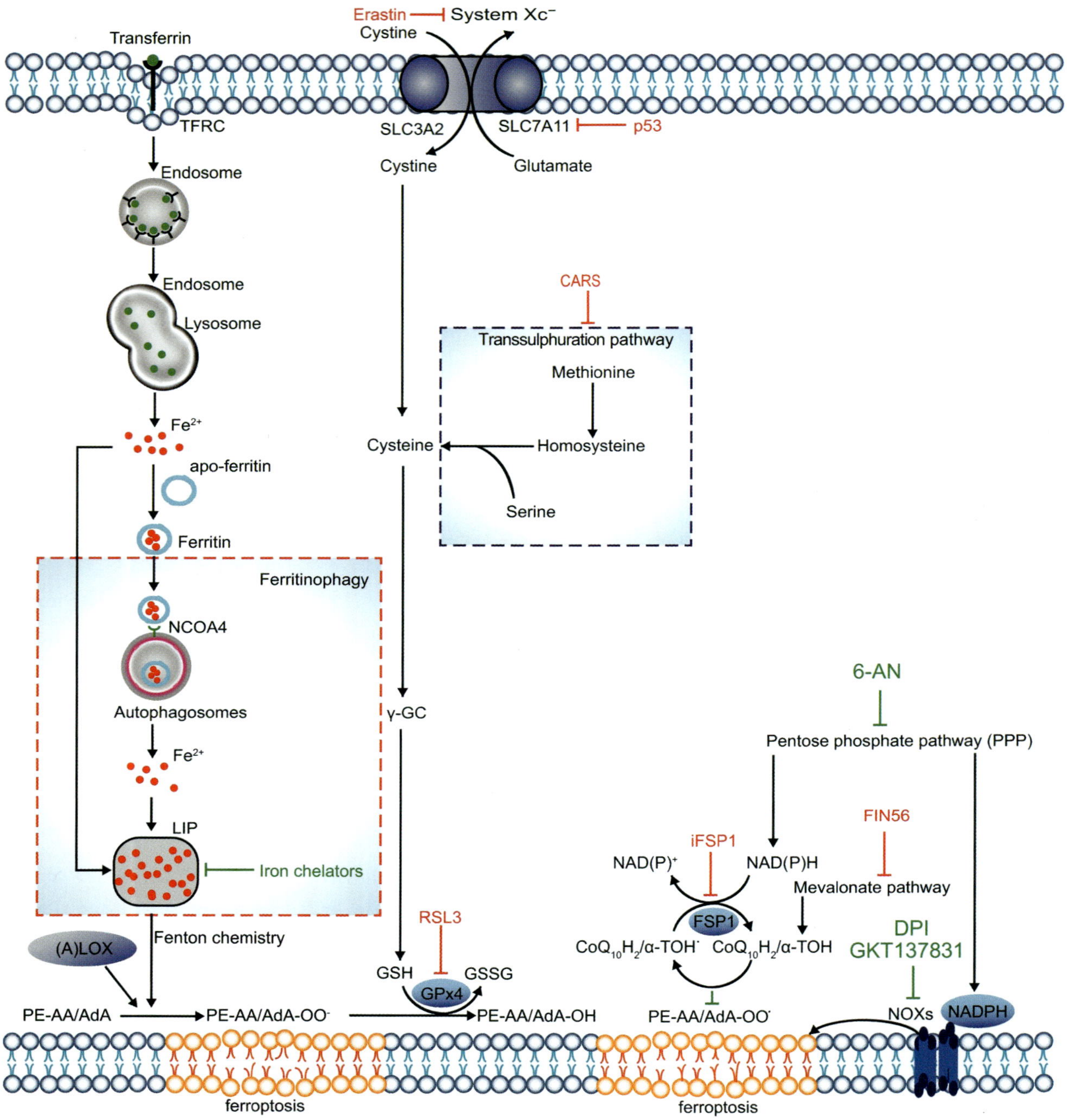

TFRC중계 endocytosis로 트란스페린이 세포 내로 들어오고, 페리틴이 ferritinophagy를 통해서 자가탐식으로 분해되고, LOX, NOX와 유리 철분에 의해서 지질 과산화물이 생긴다. cysteine은 cystine의 흡수로 Xc시스템이나 트랜스황화경로를 통해서 생성되고, GPx4이 GSH의 환원작용을 촉진한다. CoQ10H2/α-TOH가 지질 과산화 유리기를 포집하고 FSP1이 CoQ10의 재생산을 촉진한다. 그럼으로써 고도불포화지방산가 일어난다.

(Ye Z, Liu W, Zhuo Q, Hu Q, Liu M, Sun Q, Zhang Z, Fan G, Xu W, Ji S, Yu X, Qin Y, Xu X.: Ferroptosis: Final destination for cancer? Cell Prolif. 2020 Mar;53(3):e12761.)

로이다(그림6-13, Ye Z, 2020).

▷철 성분

대부분의 세포내 철분은 철분함유단백인 페리틴(ferritin)에 저장되어 있다. 철분저장단백으로 light chain ferrin과 heavy chain ferrin이 있다. 유리 철분은 주로 미토콘드리아, 세포질, 핵과 리소좀 내에 있는데 이는 매우 적고, 이 철분 농도의 아주 적은 변화로도 큰 반응을 초래한다. 세포 내의 유리 철분을 증가시키는 방법으로는 세포외부 환경에서 더 많은 철분을 흡수하는 방법이다. 이에는 철분의 흡수에 관계되는 TFRC, ISCU, FTH1과 FTL 등이 있다. 두 번째 방법으로는 ferritin의 ferritinophagy라 불리는 자가탐식적인 분해이다.

RAS단백은 인체 암에서 원인 역할을 하고, 많은 암에서 RAS변이(KRAS, NRAS, HRAS)가 많이 보고되었다. RAS변이가 있는 세포에서 에라스틴(erastin)이나 RSL-3유발 철촉매괴사에 더 감수성이 높다. KRAS 변이가 있는 경우 활성산소(ROS) 생산이 높아지는데, 글루타민(glutamine)과 글루타민분해효소(glutaminase)의 대사작용으로 활성산소를 낮추고 또한 Sod GPx4 Prdx3의 작용으로 활성산소를 제거한다. 그래서 활성산소가 세포사를 유발할 수 있는 수치보다는 낮은 중등도의 높은 치를 유지하는데, 이때 철촉매괴사유발제를 사용할 경우 균형은 파괴되고 세포사를 유발할 정도의 활성산소치를 보이게 된다. p53은 시스틴(cystine) 흡수를 억제하여 철촉매괴사에 대한 감수성을 올린다.

철촉매괴사는 세포 사이에 파도와 같은 방법으로 전파되어 인접한 세포에도 강력한 세포를 죽이는 효과를 보인다(bystander effect). 그러나 세포의 밀집도가 80%가 넘거나, 세포와 세포의 접촉으로 에라스틴(erastin)유발 철촉매괴사가 억제됨을 보고하고 있다.

▷혈중 철분

혈중의 유리 철분은 트란스페린(transferrin)으로부터 들어오거나 ferritinophagy에 의한 페리틴(ferritin)의 분해로 얻어진다.

페리틴 1ng/ml는 저장 철분 8mg에 해당한다. 혈청내에는 경쇄페리틴이 많다. 분비는 종양연관 대식세포에서 분비한다. 혈청 페리틴은 남자에 높고, 나이 들수록 많아진다. 전신적인 염증을 반영하고 손상된 세포에서 혈청 내로 유리된다.

▷증가

철분의 과부하, 염증, 간질환, 악성종양 등에서 증가되어 있다.

▷철촉매괴사(ferroptosis)와 암 면역

철촉매괴사는 철분의존성 지질과산화물의 증가에 의한 세포의 사멸을 말하는데, 면역치료로 활성화된 CD8+ T세포가 종양세포에서의 철촉매괴사 특이 지질과산화작용을 촉진하고, 증가된 철촉매괴사는 면역요법의 항종양 효과를 나타낸다. 철촉매괴사로 죽은 암세포는 지질 대사산물을 유리하여 면역세포에 영향을 준다. 이러한 지질이 모이면 아이코사노이드와 같은 지질중계신호가 형성되고 아이코사노이드산과 면역세포의 인지질(PLs)이 결합하여 exoPL(효소로 산화된 인지질)을 만든다.

15-hydroxyeicosatetraenoic acid(15-HETE), 산화된 AA-PE와 AdA-PE와 같은 exoPLs는 ferroptosis를 촉진하는데, 이들은 "find me"신호를 보내서 면역세포들이 철촉매괴사에 의해 죽은 암세포를 발견할 수 있도록 한다. 추가로 철촉매괴사에 의한 세포사는 PTGS2유전자의 발현이 높은데, 이는 PGE2을 생산하고 1형수지상세포(cDC1), 자연살세포와 세포독성T세포의 항종양 면역을 억제하는 면역억제 인자로 작용한다(그림6-14, Li D, 2020). 철촉매괴사에 의해 사멸된 암세포에서 유리되는 high mobility group box 1(HMGB1)가 철촉매괴사의 생표지자이고 또한 암 면역에 중요한데 이는 대식세포의 M1 극화를 유도한다.

철촉매괴사는 면역세포의 표현형과 기능에 직접 영향

을 준다. 암세포에 비해 대식세포가 그리고 M1 대식세포에 비해서 M2 대식세포는 철촉매괴사에 저항성을 갖는다. 암 환자에서 수지상세포는 지질치가 높아서 종양 특이 항원의 발현을 억제하고 T세포를 자극하는 기능이 낮다. 더욱이 고도불포화지방산(PUFA)의 치가 산화된 지질과 고도불포화지방산의 저장장소인 지질 작은방울의 축적의 정도를 결정한다. 수지상세포 내 산화지질치가 높으면 암의 표현형을 억제하고, 수지상세포의 성숙을 제한한다.

면역세포가 암세포의 철촉매괴사를 조절한다. 활성화된 CD8+T세포가 철촉매괴사를 유발하는데, 그 기전은 CD8+T세포에서 IFNγ가 유리되고, glutamate-cystine antiporter 시스템인 Xc의 하위단위인 SLC3A2와 SC7A11을 억제하고, 종양세포에서 시스틴(cystine)의 흡수에 장애를 주어서 종양세포의 지질 과산화와 철촉매괴사를 촉진한다. 암 환자에서 Xc시스템의 발현은 CD8+T세포, INFγ발현, 환자의 예후와 역 상관관계가 있다(Wang W, 2019).

결국 활성화된 CD8+T세포에 의해 분비된 IFNγ와 철촉매괴사의 유발자가 암세포의 철촉매괴사를 촉진하여 항종양 역할을 하고, 철촉매괴사로 인한 사멸된 암세포가 AA대사산물과 HMGB1과 같은 특별한 신호를 유리하여 항종양 면역을 유발한다(Ni L, 2018). 반면에 인접한 암세포의 생존과 면역회피를 돕는 역할을 하는데, 철촉매괴사에 의해 사멸된 암세포와 종양침윤 면역세포는 PGE2와 같은 면역억제 인자를 생산하거나 면역관문을 상향시켜서 항종양면역을 억제하고 종양의 성장을 촉진한다.

▷암의 예후인자

철분이 높을 경우 췌장암, 대장암, 폐암, 말초 T세포 림프종, 간암에서 예후가 불량하다.

▷암의 치료제

RAS 변이 암세포를 죽이는 방법으로 철촉매괴사를 유발할 수 있는 약물이 개발되었다. 이에는 철촉매괴사

[그림6-14] 종양면역을 조절하는데 철촉매괴사(ferroptosis)와 지질대사의 상호작용

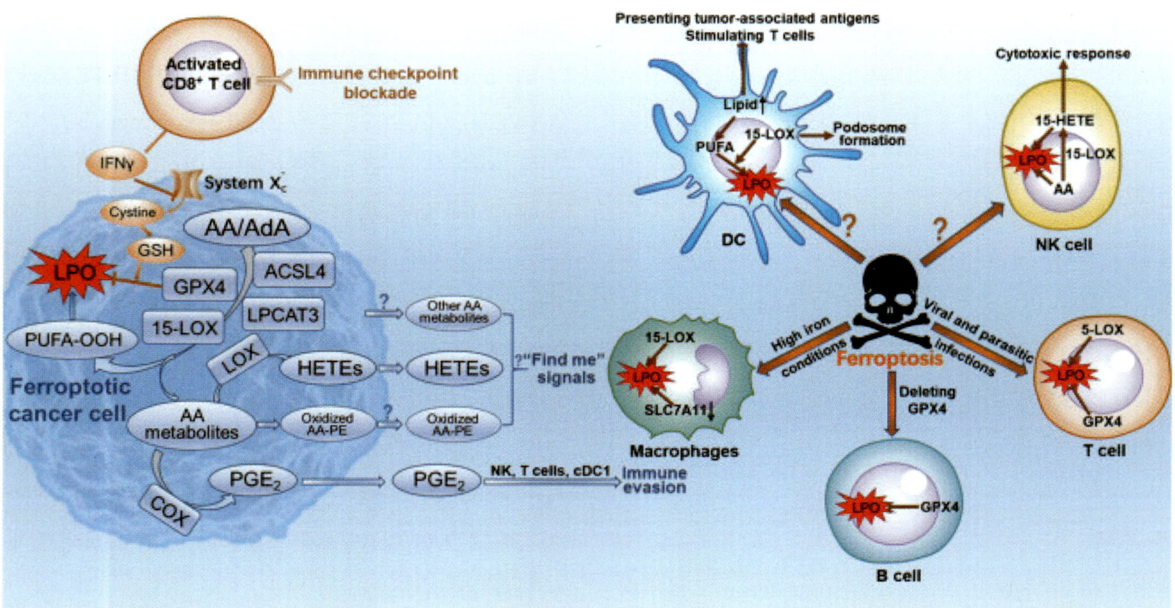

(Li D, Li Y.: The interaction between ferroptosis and lipid metabolism in cancer. Signal Transduct Target Ther. 2020 Jun 30;5(1):108)

를 촉발할 수 있는 조절물질로 Xc-시스템, GPx4, 자가탐식과 철분이 암 치료의 무기로서 사용된다(Hassannia B, 2019).

- **에라스틴**(erastin: RSL): 수용성이 낮고, 신독성 때문에 직접 사용하기가 힘든데, 40-150nm의 엑소좀이나 나노시스템을 활용하여 치료제를 개발하고 있다.

  철분을 종양에 보내는 방법으로 Fe^{3+}/gallic acid complex인 nanoprobe를 이용하여 종양의 미세환경이 산성인 것을 이용하여 Fe^{3+}가 종양에서만 유리되게 함으로써 철촉매괴사를 촉발하는 방법을 활용하고 있다(Zhang P, 2019). 그리고 Fe_3O_4 magnetic nanocluster인 마그네토좀(magnetosome)을 이용하기도 하고, 이 magnetosome에 TGF-β억제제와 PD-1항체를 막의 표면에 부착하여 철촉매괴사를 유발하고 면역조절을 하는 효과를 보기도 한다(Zhang F, 2019).

  암줄기세포에 일반 암세포에 비해서 철분이 높은데, 철분이온봉쇄제(chelator)를 사용하면 줄기세포의 특성을 억제하게 되고 철분을 공급하면 반대의 효과가 나타난다.

- system X-c **억제제**: 소라페닙(sorafenib)은 신세포암, 갑상선과 간암의 치료에 사용되었고, sulfasalazine은 신경교세포종의 치료에 활용되었다.
- GPX4**억제제**: 알트레타민(altretamine)은 난소암 세포에서 GPX4를 억제하여 철촉매괴사(ferroptosis)를 유발하였다.
- **타이로신키나제**(tyrosine kinase)**억제제**: 네라티닙(neratinib)은 유방암의 뇌전이에서 철촉매괴사를 촉진하고 종양의 성장을 억제하였다.
- **철분의 이동시스템의 변화 유발 물질**: 이리노마이신(ironomycin)은 salinomucin의 합성체인데 철분을 라이소솜 내에 축적하고 격리하여, 세포 내에 지질과산화물을 축적하게 하여 암의 줄기세포를 표적으로 한 치료제이다.
- **라파티닙**(lapatinib): 미토콘드리아 복합체1과 HIF-1을 억제하여 지질과산화물을 축적하여 철촉매괴사를 유발하는데 진행 암에서 일상 임상연구가 진행 중이다(Basit F, 2017).

6-3-3 콜레스테롤 대사(Cholesterol metabolism)와 암

■ 암세포에서의 콜레스테롤 생합성

콜레스테롤의 합성은 미토콘드리아의 TCA회로에서 구연산염(citrate)이 acetyl-CoA로 변하고, acetyl-CoA는 메발론산(mevalonate)경로를 통해서 라노스테롤(lanosterol)로 변하고, 이것이 콜레스테롤로 변한다. 암세포에서의 전통적인 특징 중 하나는 이화작용이 주였던 대사가 동화작용으로 변화하는 것이다. 이러한 대사 재프로그램밍은 당의 섭취와 당분해를 통한 젖산으로의 변환을 증가시키는 Warburg효과를 가져와서 종양의 환경이 산성화되도록 한다. 또한 암세포에서는 당분해 과정 중의 첫 번째 효소인 헥소키나아제 2(hexokinase 2: HK2)의 발현이 과발현되어 있다.

암세포에는 TCA회로의 대사산물을 다시 보충하는 글루타민 섭취와 글루타민 분해가 증가되어 있으며, 종양세포의 저산소증은 피루베이트(pyruvate)가 TCA회로로 들어가지 못하게 하고, 암세포에서는 TCA회로와 전자이동체인에 관련된 효소의 변이에 의해서 미토콘드리아의 산화대사가 장애가 있는데, 이러한 환경에서는 이소시트르산 탈수소효소(isocitrate dehydrogenase)의 세포질 내 동위효소의 활성으로 환원성 카르복시화에 의해서 세포가 성장한다.

암세포에서는 당과 글루타민 대사의 전위에 더불어서 지질의 합성이 증가한다. 많은 암세포에서 지방산의 합성이 증가하고 메발론산경로에 관계되는 효소의 활성이 증가되어 있다. 콜레스테롤 합성은 정상세포에서는 완벽히 조절되고 있으나 여러 암세포에서는 콜레스테롤 합성이 조절되지 않고, 스테롤(sterol)에 의해 조절되는 증식이 흔하고 이는 암의 진행을 유도한다. 더욱이 증식하는 암세포에서는 HMG-CoA환원효소와 저밀도지질단백(LDL: low-density lipoprotein) 수용체의 활성이 증가되어 있고, 이는 결국 콜레스테롤치의 증가와 정상세포에

[그림6-15] 유방암에서의 스타틴의 작용기전

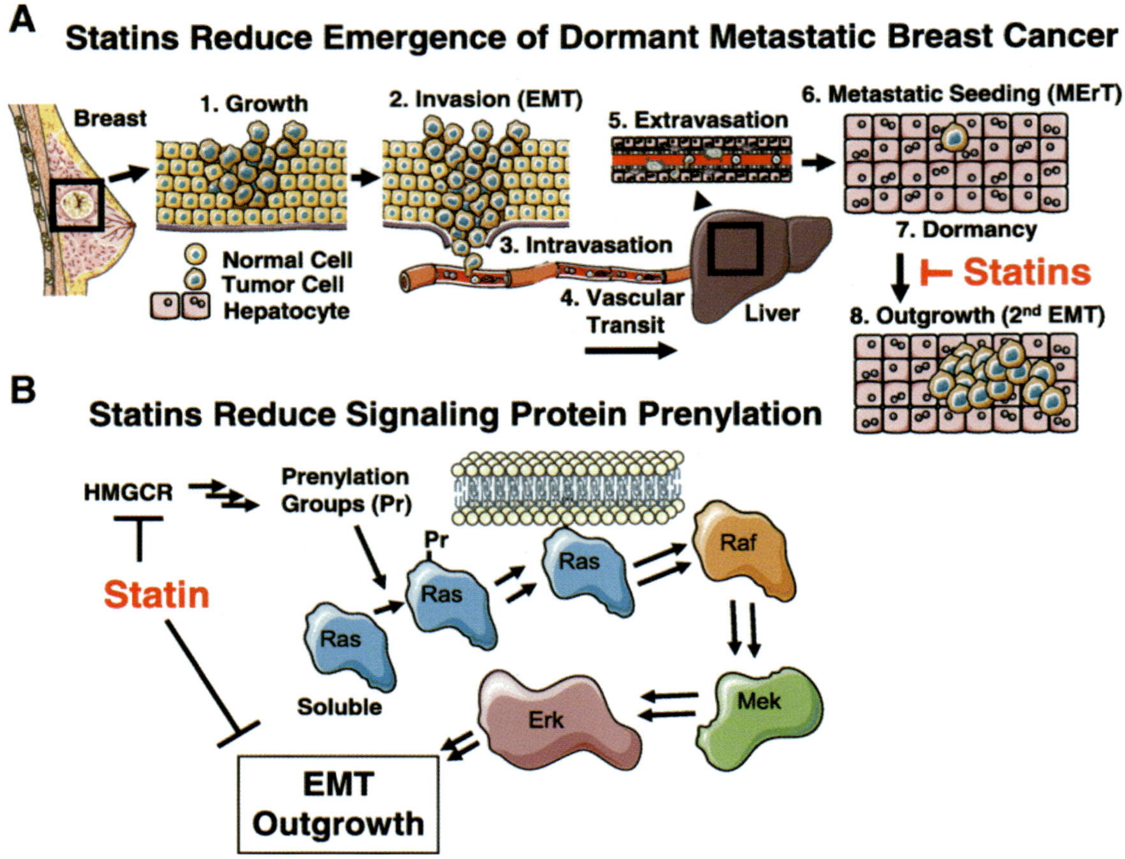

(Beckwitt CH, Brufsky A, Oltvai ZN, Wells A.: Statin drugs to reduce breast cancer recurrence and mortality. Breast Cancer Res. 2018 Nov 20;20(1):144.)

비해서 높은 콜레스테롤의 소비를 초래한다.

콜레스테롤을 낮추면 세포막의 지질래프트 내에 존재하는 CD44의 발산을 유발하여 세포의 이동을 억제하고, 림프구와의 유착을 촉진한다. 또한 세포막에서 콜레스테롤이 낮아지면 L1-세포유착분자(L1-CAM), 아밀로이드 전구단백(amyloid precursor protein: APP), IL-6 수용체, CD30와 지질단백수용체연관단백-1(lipoprotein receptor-related protein-1: LRP-1)의 발산을 촉진한다. 지질래프트는 세포의 고사에도 관여하는데, 세포막에 콜레스테롤이 결핍되면 Fas수용체와 TRAIL수용체 1과 2, FADD(Fas associated death domain protein), caspase-8, BH3-interacting domain death agoinist(Bid)와 c-jun N terminal kinase(JNK)가 지질래프트로 전위되어 세포고사를 유발한다.

스타틴은 암세포의 이동과 침윤을 억제하고 전이를 억제하는데, 스타틴은 혈관신생을 억제하여 종양혈관에 영향을 준다. 스타틴은 2차적인 상피간질전환(EMT)을 차단하고, Ras, Rac과 RhoA 단백지질화(prenylation)를 방지하여 종양세포의 성장을 차단한다(그림6-15, Beckwitt CH, 2018).

역학연구에서 콜레스테롤치가 낮은 경우 전립선암의 위험이 감소하고 스타틴을 이용한 콜레스테롤 조절은 암의 빈도를 감소시킨다고 한다. 더욱이 유방암의 성장에 콜레스테롤의 대사가 관여하고 있다.

스타틴 이외의 콜레스테롤을 낮추는 약제로는 콜레스테롤의 흡수를 차단하는 약물로 ezetimibe(Zeita)는 전립선 암 환자에서 종양의 혈관신생을 억제함으로써 전립선암의 성장을 감소시켰다.

■ 스타틴(statin)

스타틴은 3-hydroxy-3-methyl-glutaryl-coenzyme A(HMG-CoA)환원효소억제제로서 혈중 콜레스테롤을 감소시키는데, 이의 이용으로 암 발생 빈도를 감소시킨다고 알려져 있고 유방암의 성장을 억제한다고 알려져 있다.

스타틴은 atorvastatin(Lipitor), fluvastatin(Lescol), simvastatin(Zorcor)의 재제가 심혈관계의 질환을 예방하는데, 그리고 치매와 같은 퇴행성 신경질환을 예방하는데 상용되고 있다. 100만 이상의 많은 환자를 대상으로 한 메타분석 결과 다양한 암 환자에서 병기에 상관없이 모든 원인의 사망률을 30% 감소시키고, 암특이사망율을 40% 감소시켰다고 보고하고 있다(Mei Z, 2017). 그러나 암병기 3기 이상의 진행된 암 환자에서 전통적인 항암치료에 스타틴을 추가하는 것은 전체생존율과 진행없는 생존율의 향상을 보여주지 못하였다(Farooqi MAM, 2018). 그리고 암 진단을 받기 6개월 이내에 시작한 스타틴 치료는 3년 암특이생존율과 전체생존율에 영향이 없었다(Emilsson L, 2018).

콜레스테롤의 일차적인 대사산물인 oxysterol 27-hydroxycholesterol(27HC)는 종양의 성장과 전이를 증가시키며, 콜레스테롤은 에스트로겐의 전구물질이고 고농도의 에스트로겐 치는 유방암의 위험을 증가시킨다. 그래서 순환하는 콜레스테롤 치를 낮추는 것은 유방암의 예방이나 치료에 유용한 전략이다(그림6-16, Murai T, 2015). 향후 3가지 음성이거나 HER양성인 유방암 환자와 림프절 양성이거나 진행된 유방암 환자에서 재발이나 진행이 빠르기 때문에 이들을 대상으로 한 연구가 필요하다.

전립선암 세포에서 지방산과 콜레스테롤 합성경로는 매우 상승되어 있다. 전립선암을 콜레스테롤 합성억제 재제인 simvastatin으로 치료하면, 인체의 전립선암의 위험을 낮추고, 혈장 막의 콜레스테롤 치를 낮추고 암의 진행에 관련된 신호를 억제한다.

전립선암은 안드로겐(androgen)에 대한 반응으로 증식하는데, 최근 연구에서 전립선암세포가 안드로겐을 생산하여 증식을 촉진함이 밝혀졌다. 결국 콜레스테롤은 전립선암의 증식에 다양한 역할을 하므로 콜레스테롤 저하치료는 전립선암의 치료에 사용할 수 있다고 생각된다. 스타틴 사용자가 사용하지 않는 사람에 비해서 전립선암의 발생 빈도가 낮았고, 전이성 전립선암과 사

[그림6-16] 콜레스테롤과 암의 발생과 진행기전

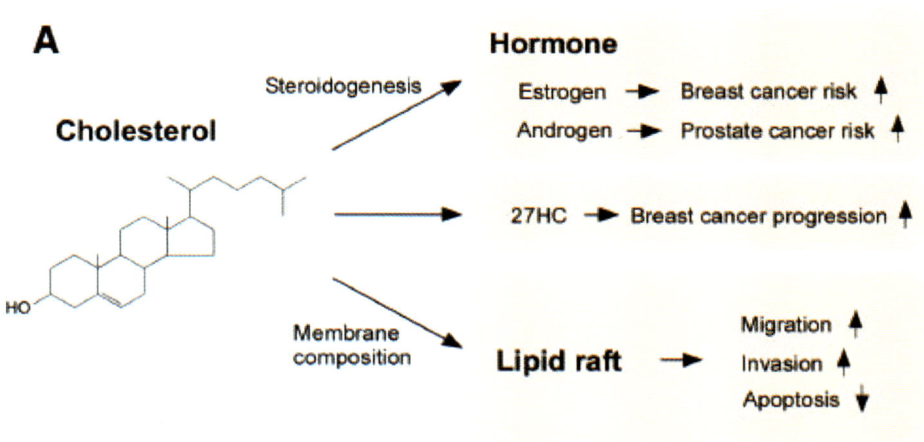

(Murai T: Cholesterol lowering: role in cancer prevention and treatment. Biol Chem. 2015 Jan;396(1):1-11)

망률에 나은 효과를 보였다(Van Rompay MI, 2019).

대장암은 식이지방이 관여하고 혈중 고콜레스테롤은 대장암의 위험을 높인다. 장기간의 스타틴의 사용은 대장암의 발생위험을 감소시킨다. 담즙산은 간에서 콜레스테롤로부터 합성되는데 담즙산이 높으면 대장암의 빈도가 증가하고 암을 촉진한다. 그리고 궤양성결장염 환자에서 염증상태의 한 현상으로 나타나는 장내상피의 지질레프트의 파괴가 암의 발생과 연관이 있다고 생각된다.

■ 베르베린(Berberine)

베르베린은 5,6-dihydro-dibenzo[a,g]quinolizinium 파생물로 하이드라스티스, 매자나무, 황련 등에서 추출되는 아이소퀴놀린알칼로이드이다.

- **작용기전:** 베르베린은 텔로머레이즈, 핵산 국소이성질화효소1(DNA topoisomerase 1), p53, NF-kB, MMP 및 에스트로겐 수용체에 작용한다. 베르베린 치료는 세포주기의 정지를 촉진하여 세포를 사멸시키고, 고사관련 인자의 발현을 증가시켜 인체의 암세포의 고사를 일으킨다. 베르베린은 핵산과 작용하여 핵산의 형태를 변형시켜 유전자의 프로모터에 있는 TATA결합단백과 TATA box사이를 억제하여 유전자의 전사를 억제한다(Sun Y, 2019).

- **표적:** 베르베린은 콜레스테롤의 합성과정에 작용한다.

- **적용 악성종양:** 림프암, 간암, 유방암 환자 중 고콜레스테롤혈증, 당뇨, 비만, 지방간인 경우, 폐암, 전립선암, 대장암, 백혈병, 골육종, Glioblastoma(교모세포종) 등에서 적용이 가능하다.

■ 제니스타인(Genistein)

제니스타인은 콩과 식물에서 유래한 이소플라보노이드이고 콩 100g에 약 81mg이 들어있다. 여러 암에서 항암치료제로서 사용되는데 세포고사를 일으키고, 세포주기를 억제하며 혈관신생과 전이를 억제하는 효과가 있다.

- **표적:** 제니스타인은 콜레스테롤의 대사과정에 관여한다.

- **임상효과:** 제니스타인은 아드리아마이신, 도시탁셀과 타목시펜의 항암효과를 올리는 효과를 보여서 복합요법으로 활용할 수 있는데, 우리가 실험실에서 항암효과를 보이는 연구하는 농도는 우리가 일상적으로 음식으로 섭취한 것에 비해서 무척 높다. 우리는 무엇을 섭취할 것인가 보다 흡수하는 것이 더 중요하다(그림6-17, Spagnuolo C, 2015). 전립선암에서 제니스타인은 MEK4를 억제하여 MMP-2발현을 감소시킨다(Zhang H, 2019)

■ 켐퍼롤(Kaempferol)

캠퍼롤은 많은 채소와 과일에 존재하는 가장 흔한 플라보노이드인데, 지방과 핵산의 산화위험을 막고 강한 항산화작용을 하며 암세포 형성을 억제하는 화학적 예방 작용제로서 활동한다. 유방암, 전립선암, 방광암, 자궁경부암, 대장암, 간암, 폐암, 난소암과 백혈병에서 항암효과가 있다고 알려져 있다.

- **함유식물:** 사과, 양파 부추, 포도, 토마토, 녹차, 감자, 브로콜리, 오이, 상추, 녹두, 복숭아, 블랙베리, 시금치

- **표적:** 3가지 기전에 의해서 항암효과를 보이는데 유방암세포의 성장을 억제하고 세포고사를 유도하며 이동과 침윤을 억제한다. 그러나 그 임상적인 치료를 위한 약제로서의 효과는 불확실하다(그림6-18, Wang X, 2019).

[그림6-17] 제니스타인(Genistein)의 항종양효과를 중계하는 분자 기전

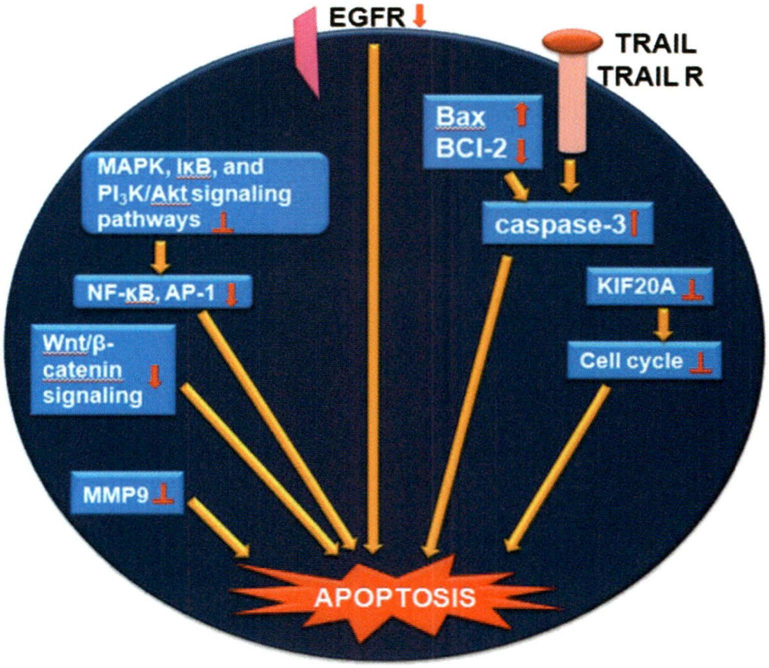

(Spagnuolo C, Russo GL, Orhan IE, et al: Genistein and cancer: current status, challenges, and future directions. Adv Nutr. 2015 Jul 15;6(4):408-19.)

[그림6-18] 켐퍼롤(Kaempferol)의 작용기전

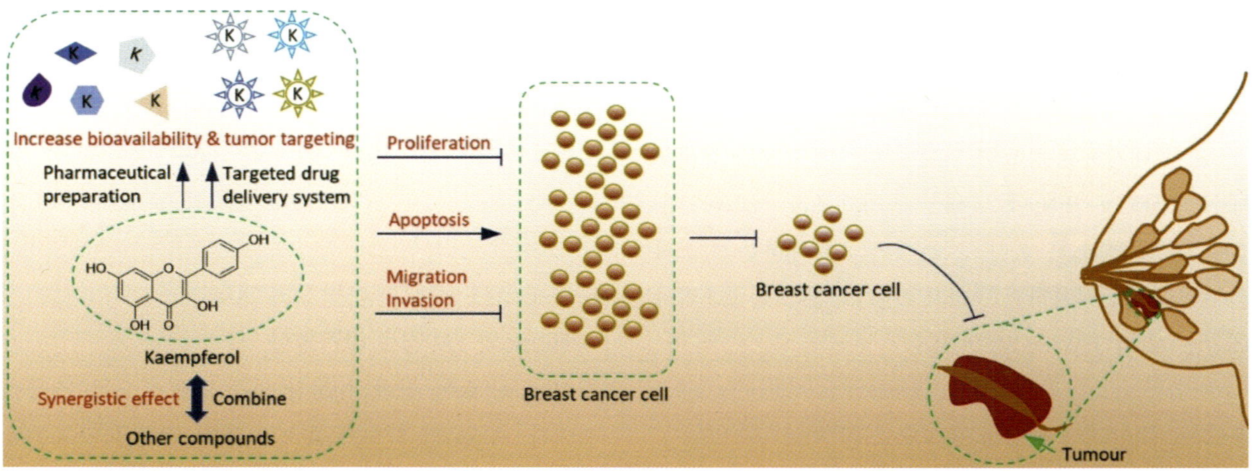

(Wang X, Yang Y, An Y, Fang G.: The mechanism of anticancer action and potential clinical use of kaempferol in the treatment of breast cancer. Biomed Pharmacother. 2019 Sep;117:109086)

6-3-4 아미노산 대사와 암의 치료제

■ IDO(indoleamine 2,3-dioxygenase) 억제제

indoleamine 2,3-dioxygenase-1(IDO1)억제제인 에파카도스타트(epacadostat)의 사용으로 종양의 미세환경에서의 높은 트립토판치와 활발한 IDO억제가 관찰된다(Muller AJ, 2019). 다른 면역요법제와의 병용으로 항암작용이 보고되고 있다.

■ 아르기닌(Arginine) 고갈

간암과 악성흑색종은 아르기닌을 합성하지 못하는데, 아르기닌을 고갈시키는 ADI-PEG 20이 효과를 인정받지는 못하였으나 안전하게 사용될 수 있어서 면역관문억제제와의 병행 치료가 시도되고 있다.

■ 아르기닌(Arginine) 분해억제

아르기닌이 고갈되면 Teff세포의 반응이 억제되어 암세포가 내성이 있는 세포로 되는데, 아르기닌이 증가하면 Teff세포의 반응이 촉진된다. 그래서 아르기닌의 분해를 억제하는 방법이 고려되고 있다.

■ 시스테인(cysteine)억제

시스테인은 CD8+ T세포로 유발된 철촉매괴사(ferroptosis)를 매개하는 중요한 역할을 하는데, CD8+ T세포에서 생산되는 IFNγ에 의해서 종양세포가 시스테인을 흡수하지 못하도록 한다. 시스테인을 분해하는 시스테인분해효소를 사용하면 종양세포는 더 쉽게 철촉매괴사에 이르게 된다(Wang W, 2019).

6-3-5 핵산대사 물질을 표적으로 한 치료

아데노신(ADO: adenosine)은 세포외핵산분해효소인 CD39와 CD73에 의해서 생성되는데, 이는 새로운 면역관문 매개자 역할을 함이 알려졌다. 면역관문억제제에 의해서 면역치료가 되면, 사멸된 세포들은 다량의 ATP(adenosine triphosphate)를 유리하게 되고, CD37과 CD73은 이러한 ATP를 아데노신으로 바꾸고, 이 아데노신은 T세포에 영향을 주어서 면역관문차단 치료로 유발된 면역반응을 방해한다. 아데노신 경로는 암세포와 종양 미세환경에 많은 영향을 준다(그림6-19. Huang Y, 2019).

다양한 암 즉, 난소암, 악성흑색종, 대장암, 두경부암에서 CD73의 발현이 증가되어 있는데, CD39/CD73의 발현이 증가되는 것은 암의 예후가 불량하고, 전이가 잘되며 항암제에 저항성을 갖게 된다(Jerry B, 2020). 또한 세 가지 음성인 유방암에서 아데노신 A2B수용체(A2BR)가 발현되는 경우에 예후가 나쁨을 보고하고 있다. 또한 비소세포폐암에서 아데노신 A2A수용체(A2AR)의 발현과 나쁜 예후와 관계가 있다.

Treg의 고사가 일어나면 ATP를 유리하게 되고, 이는 CD39와 CD73에 의해 아데노신이 되고, 이는 면역을 억제하게 된다. Treg의 고사가 역설적이게도 면역 내성을 강화한다. 치료로서 CD39와 CD73를 표적으로 하거나 A2A 아데노신 수용체를 차단하여, 아데노신을 억제하는 치료 전략이 있다(Leone RD, 2018). 그 방법은 아데노신(ADO)관련 분자의 발현을 감소시키거나, CD73 수용체나 세포외핵산분해효소를 억제시키는 방법이 있다.

항생제인 티아물린(Tiamulin)(Yang X, 2017)과 말초혈액순환 개선제인 펜톡시필린(트렌탈)이 기존의 약물로서 CD73를 차단하여 면역억제 기능을 회복할 수 있다.

6-3-6 세포 증식관련 물질의 대사

■ Hippo와 YAP경로 관련물질

Hippo경로는 장기의 성장과 증식에 중요한 조절기전이다. Hippo의 활성화 효소의 주된 표적은 포유동물의 전사 활성화단백인 Yes-associated protein(YAP)과 transcriptional co-activator with PDZ -binding motif(TAZ)이다. 암에서는 Hippo신호가 비활성화 되고 YAP과 TAZ가 활성화되어 핵 내로 들어가 세포의 증식을 촉진한다. 핵의 YAP/TAZ는 세포의 증식, 조직의 성장, 장기의 크기와 모양을 조절, 전이에 관여하는 표적 유전자를 조절하

[그림6-19] 종양의 미세환경에서의 아데노신의 경로와 면역억제, 암전이, 약물내성의 기전

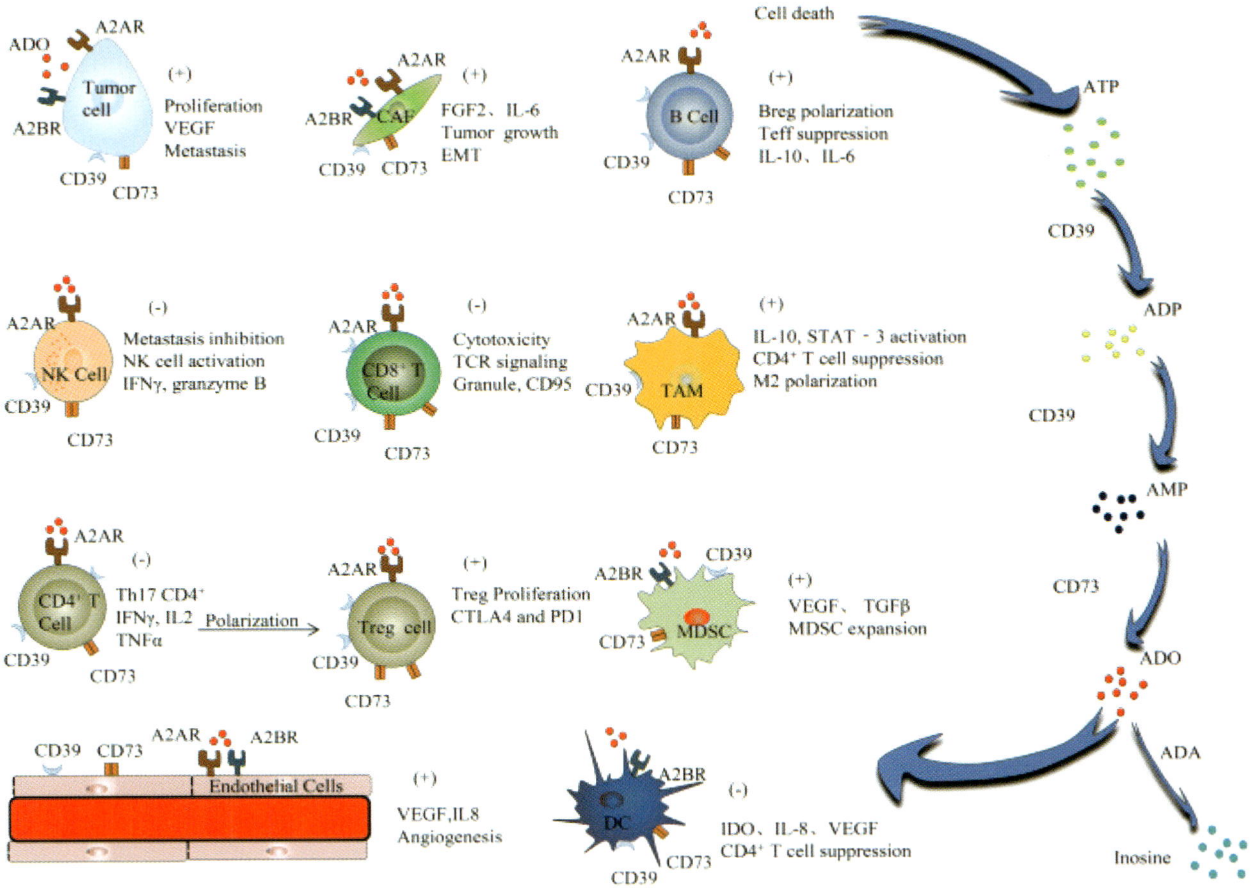

(Huang Y, Gu Z, Fan Y, Zhai G, ZhaoX, Sun Q, Shi Y, Lin G: Inhibition of the adenosinergic pathway: the indispensable part of oncological therapy in the future. Purinergic Signal. 2019 Mar; 15(1): 53–67.).

는 전사인자들을 활성화시키거나 억제한다(Zygulska AL, 2017). YAP/TAZ는 암의 시작이나 고형종양의 성장에 필수적이다. 이들의 활성화는 암줄기세포를 유도하고, 증식, 항암저항성과 전이를 유발한다. YAP/TAZ는 암의 미세환경에서의 구조적인 그리고 기계적인 감지자 역할을 한다. 암과 관련된 외적인 그리고 내적인 특징들은 정상조직의 미세환경에서 YAP이 억제된 상태를 없앰으로서 생기는 특징들이다. 즉 외부의 기계적인 자극에 대한 세포의 반응의 변화, 염증, 암의 발생에 관한 신호와 Hippo경로의 억제 등이다. 암세포에서의 YAP/TAZ의 기능은 증식과 생존 그리고 암줄기세포화인데, 암줄기세포화는 종양의 시작, 세포의 변화 가능성, 약물 저항성, 전이 등의 특성이 있다(Zanconato F, 2016)

암세포에서 YAP/TAZ의 활성을 조절하는 것은 Hippo 경로의 비활성화, 염증, 당분해와 AMPK의 감소, 미세환경의 단단함과 메발론산(mevalonate)의 유용성 등이 있다(그림6-20, Zanconato F, 2016).

암은 서로 다른 세포들이 집합되어 있고 그 중에서 암줄기세포라 불리는 세포들이 있는데, 이들은 종양을 형성하고 침윤과 전이의 능력을 갖고 있으며 여러 치료에 저항성을 갖고 있다. YAP/TAZ활성화가 보고된 인체의 암은 교세포종, 두경부암, 식도암, 육종, 간암, 췌장암, 위암, 비소세포암, 악성흑색종, 대장암, 방광암, 유방암, 난소암, 자궁암, 전립선암, 피부암 등이 있다.

[그림6-20] 암세포에서의 YAP/TAZ활성화의 조절

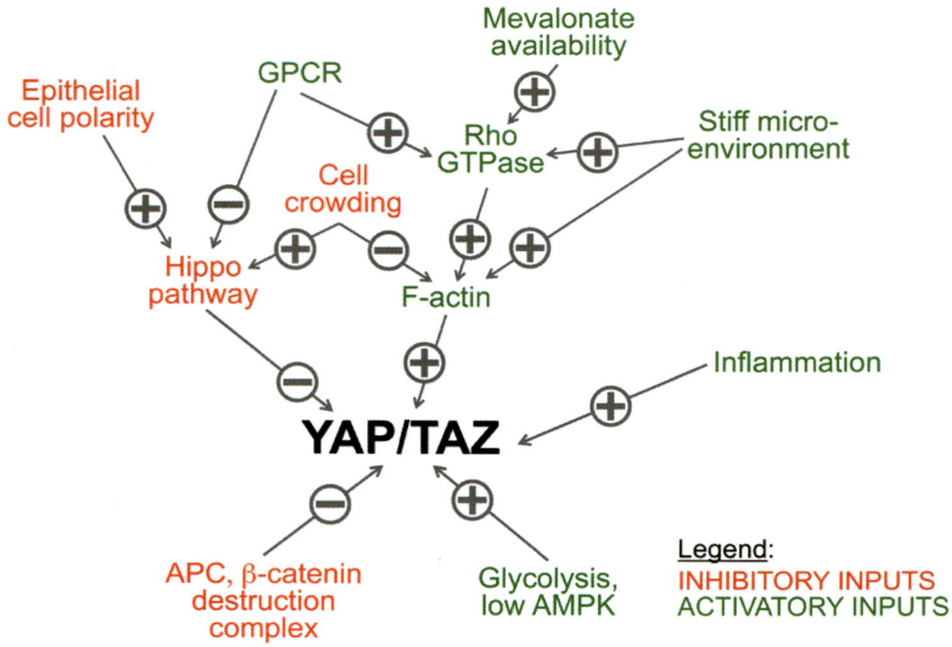

(Zanconato F, Cordenonsi M, Piccolo S.: YAP/TAZ at the Roots of Cancer. Cancer Cell. 2016 Jun 13;29(6):783-803.)

TAZ의 활성화는 유방암 환자에서 불량한 예후를 보이고, 대장암 세포에서 핵 내 YAP의 농도를 낮춤으로써 항암제 5FU 치료 중 휴면상태로 유지하게 하고 고농도의 5FU에 노출될 때 가역적인 G0기에 머물게 하여 항암제에 대한 내성을 나타낸다. 그리고 대장암의 선행 항암방사선요법 중 간전이를 보이는 환자에서 YAP 전사치가 높고 대장암의 재발이나 환자의 생존기간도 짧았다(Ma, 2015).

- Hippo 활성화 물질: 오메가3, 쇠비름
- YAP 불활성화 물질: 커큐민, 레스베라트롤(Resveratrol), 단식

6-3-7 암의 전이관련 물질의 대사를 표적으로 한 치료

■ 비스포스포네이트(Bisphosphonate)

골다공증의 치료제로 일부 암으로 인한 고칼슘혈증 및 뼈 통증을 치료하기 위해 사용하는 약제이다. 유도체인 메드로네이트(medronate)나 옥시드로네이트(oxidronate)는 뼈영상(bone imaging) 촬영 조영제로도 사용한다.

- **기전:** 비스포스포네이트는 파골세포의 세포고사를 유발하여 골의 흡수를 억제하고 T세포 기능에 영향을 준다.

- **임상효과:** 비스포스포네이트를 폐경 이후의 여자에서 처음 치료의 보조적으로 사용한 경우 유방암의 뼈에서의 재발을 감소시키고, 생존율을 향상시킨다(EBCTCG, 2019).

- **부작용:** 신독성의 가능성이 있으니 신장검사가 필수적이다.

- **결론:** 유방암 환자에서 갱년기 이후나 여성호르몬 억제제를 사용하는 경우 보조치료제로서 비스포스포네이트 사용을 하는 것이 좋다. 또한 전립선암에서 골전이의 통증을 완화하고 삶의 질을 향상시킨다(Zhang X, 2019). 조기 유방암 환자에서 비스포스포네이트는 골전이를 감소시키고 전체생존을 증가시키는 데에

효과적이다. 그리고 골전이가 있는 유방암 환자에서 골격에 관련된 문제가 덜 발생하고 또 늦게 발생한다(O'Carrigan B, 2017).

6-3-8 활성산소(ROS)와 암치료

■ 세포 내 활성산소(ROS)의 생성, 조절과 효과

암의 치료에서 항암화학요법과 방사선요법은 세포 내 활성산소(ROS)치를 증가시켜서 종양세포의 고사를 유발한다. 그리고 이러한 활성산소나 항산화제는 암의 발생과 치료에서 활용할 수 있다. 낮은 그리고 조절되는 활성산소 치는 정상 세포와 기관의 기능에 중요한 역할을 하고, 중등도의 활성산소 증가는 암 발생에 유리한 환경이 되어 이때는 항산화제가 활용된다. 하지만 높은 활성산소 치는 세포의 손상과 세포사를 유발하기 때문에 암세포의 세포사를 초래한다(그림6-21, Liou GY, 2010).

설린닥(sulindac)은 비스테로이드 항염증약물인데 대장암과 폐암에서 과산화수소 유발 세포고사의 민감도를

[그림6-21] 세포내 활성산소(ROS)의 생성, 조절과 효과

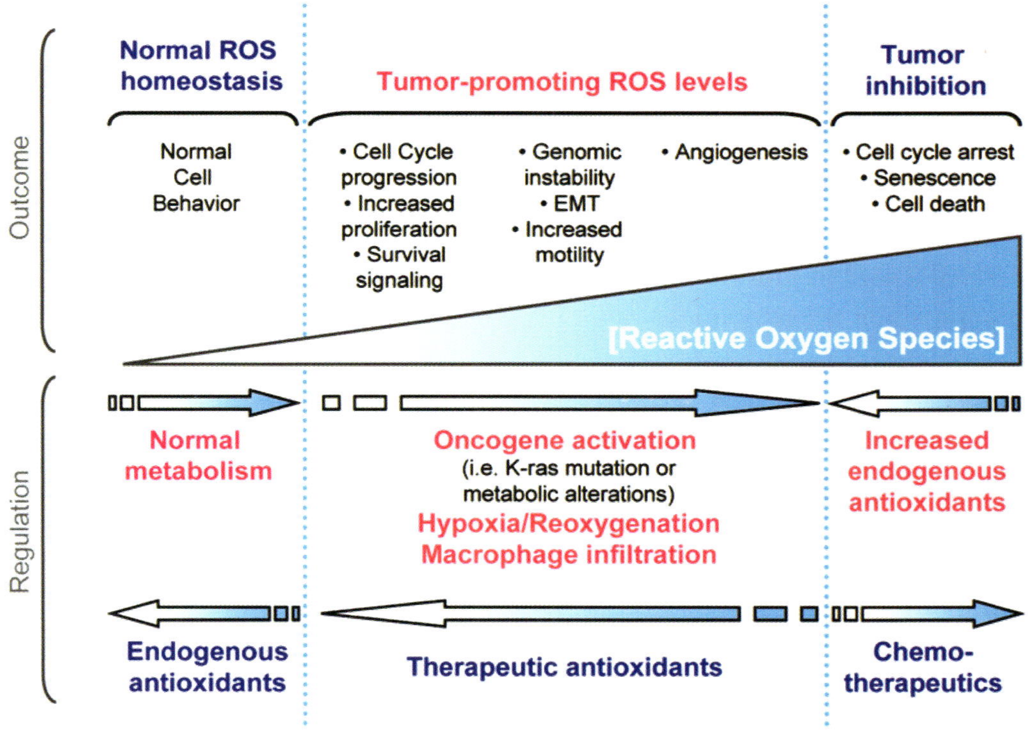

세포 내의 활성산소는 NADPH oxidase NOX1의 활성화나 미토콘드리아를 통해서 성장인자 신호에 의해 생성된다. 활성산소은 정상세포에서 세포의 대사과정에서 생성되고, 세포 내에서 이러한 산소기를 조절하기 위한 항산화제가 발현된다. 조직 내에서 암유전자의 활성화, 대사의 변화, 대식세포의 침윤이나 저산소 및 재산소공급과 같은 종양생성의 과정으로 세포 내의 활성산소치가 증가하게 되고, 이는 종양형성이나 진행을 촉진하게 된다. 이러한 종양 촉진 활성산소치는 세포주기의 진행, 증식과 생존신호의 증가, 상피세포간질이행(EMT), 운동성의 증가, 유전자적인 불안정성과 혈관신생을 증가하게 되고 이는 항산화치료에 의해 억제되게 된다. 궁극적으로 항암화학요법과 같은 치료에 의해 세포 내 활성산소치가 과도하게 증가되면, 종양의 세포주기가 멈추고, 노화나 세포사를 유발하게 된다. 그러나 세포 내의 내재된 항산화제의 증가로 종양세포가 다시 소생할 수 있다

(Liou GY, Storz P: Reactive oxygen species in cancer. Free Radic Res 2010,44(5);479)

올리는데 사용한다. 아미노플라본(Aminoflavone)은 유방암 세포의 세포사를 유발할 수 있고, 이때 활성산소의 생성을 억제하는 방법으로 이 효과를 반전시킬 수 있다. IOA, pancratistatin(PST), Triphala(TPL) 등도 유방암 세포에서 세포고사를 유발할 수 있다. 특히 미토콘드라아의 핵산은 활성산소 치에 더 예민하여 이의 변이를 유발하여 세포고사를 유발할 수 있다(Wen S, 2013).

암세포에서는 당 유발 세포독성에 대한 민감도가 높은데, 그 이유는 암세포에서 과도한 활성산소의 생성을 당 대사의 증가로 보상작용을 한다. 즉 당대사는 암세포에서 cytochrome C의 산화환원 비활성화를 통해서 활성산소의 생성을 감소시켜 고사를 억제한다. 그런데 당대사를 억제하면 암세포에서 산화스트레스를 증가시켜 세포사를 촉진한다. 그래서 암의 치료방법으로 당과 유사하지만 대사되지 않는 2-deoxyglucose(2DG)는 산화스트레스를 증가시켜 췌장암과 전립선암 세포에서 세포사를 유발하고, 여기에 미토콘드리아 전자이동체인의 차단제를 병용할 때 세포사를 촉진한다(Fath MA, 2009).

세포내 활성산소는 세포의 운동과 종양의 전이, 종양의 발생과 진행에 관여한다고 알려져 있고, 이를 차단하는 방법을 항암요법의 표적으로 삼기도 한다. 치료원칙에서 보면 항산화제의 사용은 항암약물의 활성산소를 증가시켜 암세포의 고사를 유발하는 효과에 반대되는 효과를 초래할 수 있는데, 항산화제와 산화스트레스와 관련이 없이 세포고사를 유발하는 암 치료제와의 병행요법은 효과가 있을 것이다.

암세포는 에너지대사의 변화, 막전하 차이, 반응산소족 생성 증가 등의 미토콘드리아의 기능이상을 보이고 있다. 이러한 변화에 대해서 암세포를 표적으로 하는 치료의 발전 가능성이 높다. 최근 미토콘드리아와 관련된 여러 가지 단백과 미토콘드리아를 표적으로 하는 미세분자들이 항암효과를 보이고 있다(그림6-21, Liou GY, 2014).

■ 항산화제(Antioxidant)

전통적인 암치료에 사용되는 방사선요법과 몇몇 항암화학요법제는 활성산소(ROS)을 생성하고 이들이 높으면 세포의 항산화능력은 떨어지고 세포고사와 암세포의 세포사를 유도하게 된다. 항산화제는 표준치료의 부작용을 줄이고 정상조직과 장기를 보호하기 위해 사용하는데 그 효과는 제한적이고 그 역할에 대해서도 명확하지 않다. 또한 항산화제는 치료의 효과를 줄일 수 있고 특히 방사선 치료 중 β carotene과 vit E의 사용은 금기이다.

비타민 중에는 유비퀴논(ubiquinone: 비타민 Q), 카로테노이드(carotenoid), 레티놀(retinol), 토코페롤(tocopherol), ascorbic acid(Vit C)와 엽산(folate)이 항산화제에 해당된다(Yosueda A, 2016).

■ Ubiquinone, 보조효소 Q10(CoQ10)

지용성 퀴논인데, ATP생성에 필수적이다. 이는 전자이동체인, 항산화작용과 지방의 과산화반응에 중요한 역할을 한다. 미토콘드리아의 반응산소족에 대한 보호작용이 있고, 전자이동시스템에 중요한 역할을 하고 세포내의 항산화작용으로 미토콘드리아의 손상을 예방한다. 보조효소 Q10의 결핍은 암 환자에서 흔하고, CoQ10은 면역계를 조절하고 촉진한다고 알려져 있다.

- **임상효과:** 악성흑색종 환자에서 γIFNα-2b의 치료에 보조요법으로 사용하여 전이율을 낮추는 효과를 보고하고 있고, 항암요법으로 인한 심독성으로 부터 보호하는데 효과적이라 보고되고 있다.

- **부작용:** 불면, 간 효소치의 상승, 발진, 오심, 상복통, 어지럼증, 광성 공포, 과민성, 두통과 속쓰림 등이 있다.

■ 레티놀(Retinol: Vit A)

레티노이드(retinoid)는 췌장의 외분비 및 내분비 종양 세포주에서 종양의 성장을 억제한다고 보고되고 있다. 더욱이 레티놀은 위장관 점막에 대한 보호작용이 있고, 고용량의 레티놀을 줄 때 백혈병과 림프종의 어린이에서 메쏘트렉세이트(methotrexate)로 치료받은 환자에서 흡수장애를 줄인다고 보고하고 있으나(Dagdemir et al, 2004), 일부에서는 사망률과 부작용을 증가시킨다는 보고도 있다.

■ 비타민 C(Ascorbic acid)

아스코빈산(ascorbic acid)는 a(없다는 접두사)와 scorburust(괴혈병)으로 이루어진다.

- **기전:** 비타민 C는 두 가지의 항암기전을 갖고 있다. 하나는 수산화기 유래 산화스트레스와 핵산의 탈메칠화에 의한다.

  비타민C는 경구투여의 저농도에서 Ten-eleven translocation(TET) 효소의 보조인자로 작용하여, 그 활성을 증가시키고 수산화메틸시토신(hydroxymethylcytosine) 치를 증가억제 유전자의 재 발현, 줄기세포의 분화를 촉진하고, 내부의 역전사 바이러스의 전사물의 발현을 증가시켜 핵산메틸전이효소억제제(DNMTi)를 통한 면역신호를 증가 시킨다. 고농도 비타민C는 세포 밖의 과산화수소를 만드는 이점이 있다. 이는 암세포에서 산화스트레스를 유발한다.

  이런 이유로 과메틸화가 되어있는 악성종양 즉, 만성골수단핵세포성 백혈병, 골수이형성증, 급성골수성 백혈병, 투명세포 신세포암, 호박산염탈수효소변이 부신경절종(paraganglioma)의 치료에 활용될 수 있다. 수산화메틸시토신의 소실은 많은 암에서 보고되고 있고 예후불량 표지자 중 하나인데, 비타민C로 수산화메틸시토신치를 증가시키기 때문에 비타민C 치료의 적응 표지자로 수산화메틸시토신치를 사용할 수 있다.

- **고용량 비타민C치료의 적응증(Kansas inclusion criteria, 2014):** 고용량 비타민 C치료의 적응증으로는 G6PD가 정상이고, 조직학적 세포학적으로 암으로 진단되었고, 척수의 압박이 없을 것, ECOG performance status가 0–3사이이고, 음식과 물을 경구로 섭취가능하며, 검사결과가 절대중성구수치가 1500/mm^3 이상, 혈색소가 8.0g/dl 이상, 혈소판이 10만/mm^3 이상이고, AST, ALT가 최대치의 2.5배 이하, 총비릴루빈치가 1.5mg/dL이하이고, 크레아틴이 2.0mg/dL 이하, 요의 요산치가 1,000mg/day 미만, 페하가 6 미만이고, 뇨 옥살산염이 하루 60mg 미만인 경우에 가능하다.

- **고용량 비타민C치료의 금기증(Kansas Exclusion criteria, 2014):** 금기증은 기왕력과 검사 상 심한 정신적인 장애가 있거나, ECGO performance state 4인 경우, 동반질환으로 말기 울혈성 심부전, 불안정성 협심증, 6주 이내의 심근경색증이나, 300mg/dL이상의 조절되지 않는 혈당, 만성 활동성간염이나 강경화증 등의 동반질환이 있거나, 알코올이나 약물 오용자나, 흡연자는 적응증이 안된다.

- **용량:** 최소한 1g/kg(체중)을 일주일에 두 번 2시간 이상에 걸쳐 정맥 주입하여야 하고 최소한 2개월 이상 3–4개월 사용한다. 고용량 비타민 C의 정의는 체중 kg당 0.5g, 하루 50gm 이상이다.

- **검사:** 시작 전 검사는 기본혈액검사(간기능, 신장기능, 전해질 등), 총혈구검사와 적혈구의 G6PD와 소변검사를 시행한다.

  고용량 비타민C치료 시 추가검사로는 백혈구와 절대중성구 수, 염증표지자인 hsCRP, 혈중철분과 페리틴으로 철분 과잉 여부의 검사하고, 혈중 Vit D, 혈중 호모시스테인(homocysteine), 혈중 셀레늄, 당화혈색소(HbAlc)와 시술 전후의 비타민C치를 측정한다. 그리고 종양표지자, 신기능검사, 중금속 검사, pepsinogen I, II와 흉부 X선 촬영을 한다.

- **고용량 비타민C치료의 기능:** 현재 보고되고 있는 기

능은 과산화수소 생성과 제거, 지질의 산화억제를 통한 항산화, 항암 방어체계 지원의 효과가 있다. 그리고 NK 활성도 증가, 대식세포와 호중구, 단핵구의 주화성과 탐식작용 증가, 림프구 생성, T세포기능 항진을 통한 면역반응 안정화와 결합조직 및 세포막의 안정화를 통한 상처치유 개선에 관여한다.

- **항암작용:** 고용량 비타민 C(하루 500mg 이상)는 정상세포에는 영향을 주지 않으면서 암세포에만 선택적으로 세포독성을 나타낸다.

  비타민 C는 장에서 잘 흡수되지 않으므로 경구투여로는 고농도를 유지할 수 없는데 고용량 비타민C를 주사하면 200배까지 높은 농도의 혈액수치를 보이는데 실험실에서 이 정도의 농도로 과산화수소를 생성하여 암세포를 파괴한다(Shenoy A, 2018).

- **임상효과:** 과거 1970년대 고농도 비타민 C가 암치료에 효과가 있다고 보고되었는데 그 후 메이오클리닉의 경구투여 연구에서는 효과가 없었다(Creagan ET, 1979). 그래서 그 후 비타민 C가 암의 치료에는 효과가 없다고 여겨졌었는데, 고농도의 경구 비타민C(> 200mg)는 흡수가 감소하고 소변으로의 배설이 증가하며 생체 내에서 활용할 수 있는 분획이 감소하게 되어서 혈장내의 농도가 220ugm을 넘지 않게 됨이 밝혀졌다(Padayatty SJ, 2004). 그러나 만일 정맥주사를 하게 되면 혈장내의 농도를 1-5mg까지 올릴 수 있었다.

  비타민 C는 고농도에서 자체의 산화에 의해서 과산화수소를 생성하고, 특히 철 촉매나 혹은 구리 촉매 하에서 비타민 C의 산화가 증가하며 과산화수소의 생성속도가 증가한다. 세포는 세포 밖의 과산화수소를 빠르고 효과적으로 제거하기 때문에 비타민C에 의한 세포독성이나 세포사는 실험실에서 세포의 농도에 반비례한다. 과산화수소를 제거하는 세포 안의 항산화효소는 카타라제(catalase), 글루타치온 퍼옥시다제(glutathione peroxidase)와 퍼옥시리독신(peroxiredoxin)이 있다. 포유동물세포의 peroxisome에 위치한 카타라제를 억제하거나 과발현시킴으로써 비타민 C의 세포독성을 조절할 수 있다. 항산화효소인 세포질 내의 글루타치온 퍼옥시다제(glutathione peroxidase)는 과산화수소를 물로 환원시킨다. 퍼옥시리독신(peroxiredoxin)은 적혈구에 존재하고 적혈구 내의 과산화수소를 제거한다.

  비타민 C의 세포독성은 정상세포에 비해서 몇몇 암세포에 더 예민하게 작용하는데(Chen, 2008), 그 기전은 암세포 내에 항산화효소가 낮고, 세포 내에서 발생하는 활성산소(ROS)가 높은데 있다. 또한 암세포에는 카타라제(catalase), 글루타치온 퍼옥시다제(glutathione peroxidase)와 퍼옥시리독신(peroxiredoxin)의 활성도가 낮아서 효율적으로 과산화수소를 제거하지 못하여 비타민 C의 세포독성에 더 예민하게 된다.

  산화스트레스는 조직 내 촉매작용을 하는 철의 농도를 올린다. 자외선은 피부에서, 열성스트레스는 간에서, 허혈과 재순환의 스트레스는 심장에서 촉매작용을 하는 철의 농도를 올린다. 촉매금속은 매우 낮은 농도에서도 비타민 C의 빠른 산화를 유발하므로 이러한 촉매 철의 증가하는 방법으로 비타민 C의 세포독성을 촉진시킬 수 있다(Kimoto E,1983). 또한 망간포피린과 아스코브산염을 같이 사용하면 암세포의 사멸에 상승효과를 기대할 수 있다(Batinic-Haberie I, 2010),(그림6-22, Solmonson A, 2018).

  아스코브산염 라디칼과 과산화수소는 세포외액에 형성되고 전혈에서는 검출되지 않으며 이들의 농도는 상관관계가 있다. 암조직의 혈관은 정상적인 혈관내피에 비해서 투과력이 높은데 그런 이유로 알부민과 같은 큰 분자가 세포간질로 나오게 된다. 인간의 알부민은 구리이온과 같은 금속이온과 결합하는데 이는 아스코브산염의 항암효과를 증강시킨다. 더욱이 세포외액에는 카타라제의 활성이 거의 없고 SOD와 GPx치가 낮아서, 아스코브산의 산화로 생성된 과산화수소가 세포 내에 비해서 그 농도가 높게 되고, 이것이 세포막을 통해서 세포 내로 확산되어서 암세포에 독성을 일으키게 된다(Chen Q, 2007). 아스코브산염은 동물실험에서 종양의 성장을 억제하고 이 치료를 중단하면 다시 비교군과 같은 속도로 종양의 성장속도가 증가한다. 경정맥으로 주입된 고농도 아스코브산염의 효과는 암세포의 증식억제 효과가 있으나, 세포사멸을 일으키지 않으므로 이의 단독 사용으로 치료되지는 않는다. 그래서 정통적인 항암화학요법이나 항암요법에 보조적인 요법으로 사용한다.

▷**온열요법과 관계:** 아스코브산염은 혈장에서 인체의 주된 항산화제이다. 저농도의 아스코브산과 고열요법은 과산화수소 생성으로 세포분열기의 정지와 세포고사를 통해서 종양세포의 성장을 억제한다. 그러나 아스코브산 단독으로는 효과가 없다. 유방암의 뇌 전이를 보인 환자에서 병소와 뇌부종의 감소, 수술 후 보조요법 중인 유방암 환자에서 비타민 C의 고용량요법은 재발없는 생존기간의 증가를 보였다. 그러나 비타민 C의 사용과 암의 발생은 유방암에서는 두 개의 무작위 연구에서는 효과가 없었다. 항산화제로 유리기를 감소시켜 암을 예방할 가능성에 대해서는 경구투여나 경정맥으로 고농도의 비타민 C의 투여도 효과에 대한 명백한 증거는 없다.

항암화학요법과 온열요법 중 활성산소(ROS)의 세포내 생성이 증가하는데 항산화제는 이러한 활성산소를 억제한다. 고열로 암세포 내의 활성산소의 생성이 증가하나 정상적인 세포에서는 증가하지 않는데, 이러한 활성산소의 증가를 아스코브산이 억제한다. 그러므로 암 환자에서 항암화학요법이나 온열요법 중에는 항산화제의 선택을 신중하게 해야 한다.

3기 및 4기 비소세포 폐암환자에서 고주파 온열요법 전, 중간 그리고 온열요법 후에 아스코브산염을 주입한 결과 온열요법과 동시에 경정맥 주입하는 것이 아스코브산염의 혈중농도의 최고치가 가장 높았고, 아스코브산염과 온열요법은 안전하고 동시에 투여 시에 아스코브산염의 혈중 농도가 가장 높았다는 보고가 있다(Ou J, 2017).

▷**항암화학요법과 관계:** 정통적인 항암화학요법과 같이 고농도 아스코브산염의 치료는, 실험실에서나 동물실험에서 그 효과를 증대시킨다고 한다. 특히 젬시타빈-아스코브산염의 치료로 쥐에 이식된 췌장암에서 젬시타빈 단독 사용군에 비해서 종양의 성장을 더욱 억제하는 결과를 얻었다(Espey MG, 2011).

▷**방사선치료와의 관계:** 방사선치료는 유리기 중 수산기(OH)를 형성하여 세포 내의 소기관에 손상을 주고 세포고사를 일으킨다. 하지만 비타민 C는 활성산소의 청소를 통해 방사선치료의 항암효과를 감소시킬 가능성이 있다고 알려져 있다. 그러나 실험실에서 비타민 C는 5mM 이상의 농도에서 세포 내의 농도 75μM의 농도를 보이는데 이때 방사선으로 생성된 세포 내의 수산기를 청소하지만 세포 밖의 농도가 높은 상태에서 비타민 C는 그 자체로 세포사를 유발하여 방사선의 항암효과가 없어지는 효과는 없었으며 비타민 C의 농도가 높을수록 세포고사의 빈도는 높았다(Hosokawa Y, 2017).

• **금기와 부작용:** 고농도 아스코브산의 금기증으로 알려져 있는 경우는 남성에서 간세포암인 경우, 혈중 과산화수소의 제거에는 글루타치온이 필요하고 glucose-6-phosphate dehydrogenase(G6PD)에 의해 생성된 NADPH가 필요하게 되므로 G6PD 결핍 환자에서 용혈반응을 보이므로 금기로 하고, 아스코브산염의 산화의 최종 산물중 하나인 수산염은 신부전 환자에서 요로에 칼슘수산염으로 결정화 될 수 있으므로 신부전 환자는 금기이다.

부작용으로는 진행된 암에서 종양 출혈이 보고되고 있고, 비타민 C 자체는 안전하나 볼테조밉(bortezomib)을 포함한 항암요법 중에는 피하는 것이 좋다. 검사상 혈당 300mg/dl 이상, 크레아티닌 2mg/dl 이상, 페리틴 500ng/ml 이상인 경우에는 사용하지 않는 것이 좋다.

당뇨환자에서 15gm이상의 비타민 C의 정주 후 8시간 이내에는 손가락을 찔러서 시행하는 혈당체크에서 위양성으로 나올 수 있다. 당뇨 환자에서 이 사실을 주지시켜 불필요한 인슐린을 주사하지 않도록 해야 한다. 혈액을 채취해서 hexokinase serum glucose method로 혈당을 검사하면 영향을 받지 않는다. 그리고 아스코브산염은 세포외액의 과산화수소를 유발하여 효과를 나타내는데, 글루타치온과 동시에 사용할 때는 그 효과를 떨어뜨릴 수 있다.

- **비타민 C고농도 요법의 결론:** 대부분의 암 환자에서 혈중 비타민 C치는 감소되어 있고 암병기가 진행될수록 비타민 C의 혈중 농도는 감소한다. 25gm까지의 고농도의 비타민 C를 정주하는 데는 G6DP결핍이나 300mg/dL이상의 고혈당이 없으면 안전하고, 염증, 피로감과 삶의 질에서 좋은 효과를 보인다. 항암화학요법과 방사선요법 같은 정통적인 치료와 같이 시행할 경우의 생존을 포함한 효과에 대해서는 위약군을 포함한 더 많은 연구가 필요하다(Jacobs C, 2015). 주의가 필요하지만 고농도 비타민 C를 수술, 항암화학요법과 방사선요법 등의 치유방법과 같이 사용하는 것은 낮은 가격과 안전성을 볼 때 보조요법으로서 효과적인 방법이 될 것이다(Klimant E, 2018).

하지만 고농도 비타민 C요법의 임상적으로 유효한 효과를 보고한 예에서는 대부분 우리가 평상적으로 사용하는 농도보다 훨씬 많은 용량과 농도로 치료한 결과를 보고한 것이기 때문에 더 많은 연구가 필요하다고 생각된다.

■ 리포익산(Lipoic acid)

리포익산은 티옥산(thioctic acid)이라 알려져 있는 단

[그림6-22] 비타민C의 생물학적인 역할 및 의학적인 적용

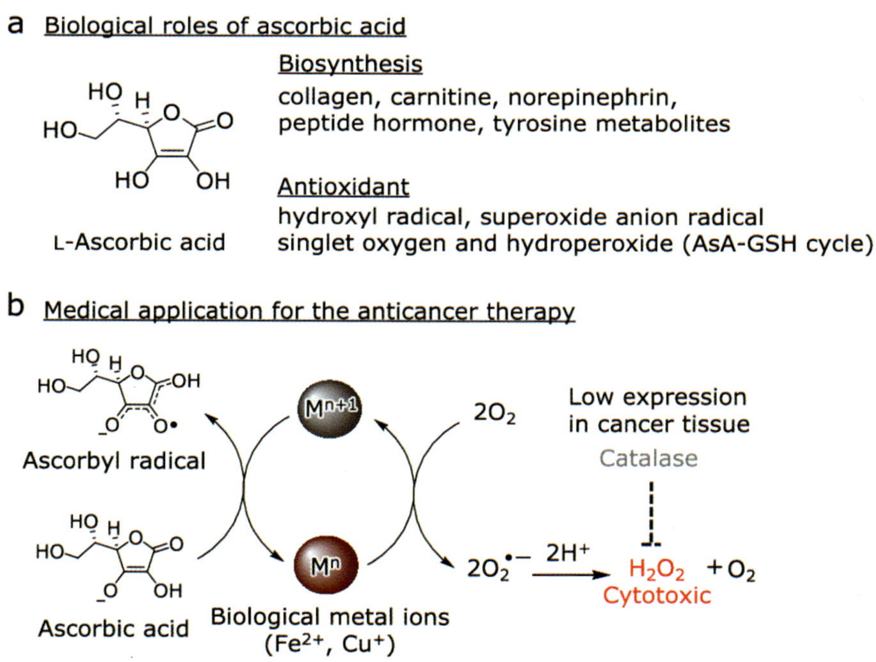

(Solmonson A, DeBerardinis RJ.: Lipoic acid metabolism and mitochondrial redox regulation. J Biol Chem. 2018 May 18;293(20):7522-7530

쇄 지방산인데, 미토콘드리아 대사작용의 보조인자로서 분자 내의 이황화결합의 환원작용을 한다. 그래서 리포익산은 2-케톤산 탈수소효소에 의한 미토콘드리아의 촉매작용에 필요한 환원작용을 하고 여러 복합효소의 산화환원 조절에 필요하다. 세포의 성장, 탄수화물과 아미노산 등의 산화와 미토콘드리아의 산화환원작용에 필수적이다. 알파케토글루타르산염 탈수소효소(α-ketoglutarate dehydrogenase: OGDH)는 TCA 사이클에서 알파케토글루타르산염을 이용해 succinyl CoA와 NADH를 형성하는데, 미토콘드리아 전자이동체인의 complex 1과 작용하여 활성산소(ROS)를 생성한다. 만일 활성산소치가 증가하면 두 복합체가 글루타치오닐레이션이 되어서 활성산소가 제거된다. 이러한 작용에 리포익산이 작용한다(그림6-22, Solmonson A, 2018).

- **항암작용:** 알파 리포익산은 당뇨, 고혈압, 치매, 다운증후군, 인지장애 등에 사용되고 있고, 특정한 암 특히 유방암에서도 사용된다. 알파 리포익산의 항산화 작용은 활성산소를 청소함으로써 암세포에 의해서 축적되어 높은 산화스트레스를 감소시키고 세포고사를 유도하며 세포의 증식을 억제한다(Salehi B, 2019). 비타민 C와 알파 리포익산은 항암제의 암세포에 대한 세포독성을 강화하고 동반상승을 일으키며, 정상조직을 보호하여 항암제의 부작용을 감소하고 환자의 생존을 증대한다고 한다(Fuchs-Tarlovsky V, 2013).

알파 리포익산과 비타민 C는 p53단백을 상승시켜

[그림6-23] VitC와 리포익산의 암 예방 효과와 항암효과

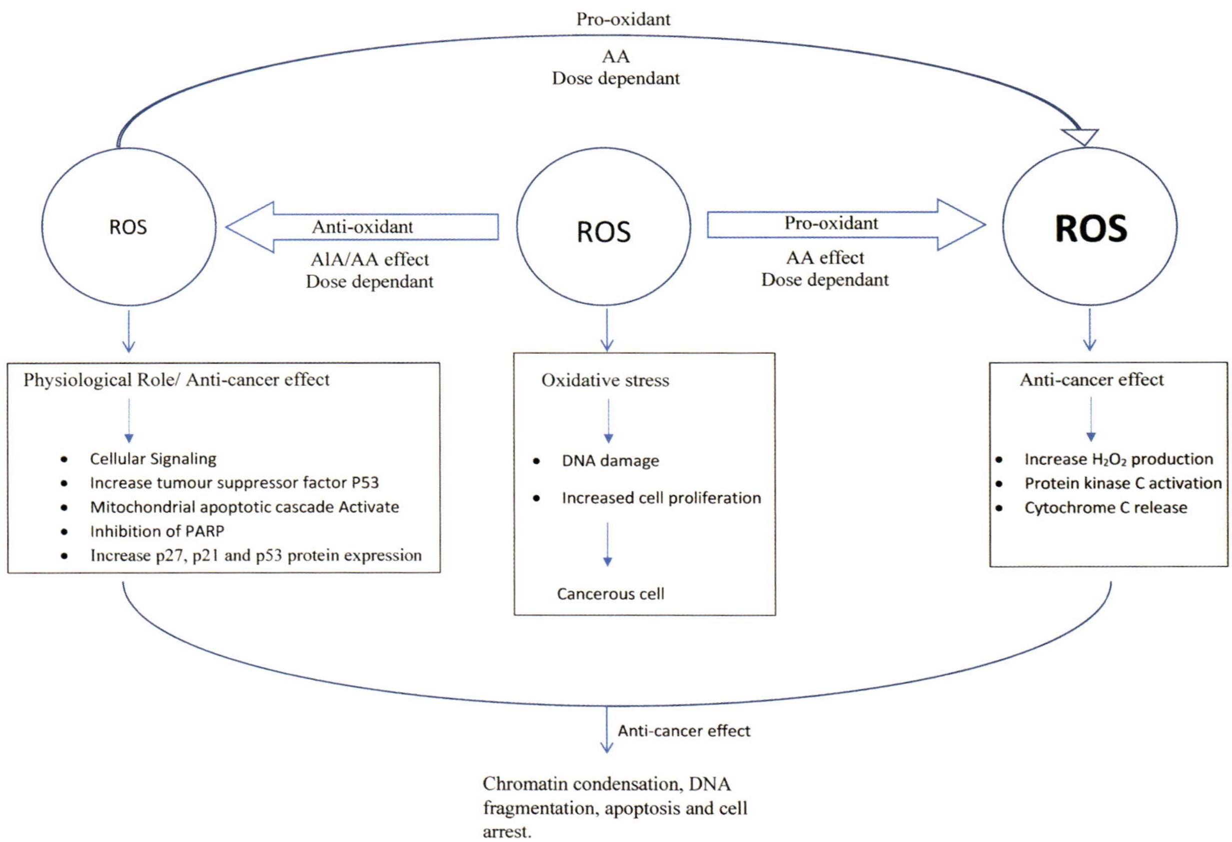

(Attia M, Essa EA, Zaki RM, Elkordy AA: An Overview of the Antioxidant Effects of Ascorbic Acid and Alpha Lipoic Acid(in Liposomal Forms) as Adjuvant in Cancer Treatment. Antioxidants(Basel). 2020 Apr 25;9(5):359)

서 세포주기를 G1기에 멈추게 하고, p53이 활성산소를 생성하는데 관여하고, 활성산소유래 산화스트레스를 유발한다. 알파 리포익산과 비타민 C를 사용한 환자의 조직에서는 증식의 표지자인 Ki-67의 발현이 감소되어 있고 상피성장인자수용체인 Erb B2와 Erb B3의 발현을 더욱 감소시킨다.

알파 리포익산은 세포사멸의 경로에 관여하는데, 이중 광용해 단백질인 케스페이스(caspase)에 관여하여 활성화될 경우 세포고사를 유발한다. 알파 리포익산을 사용하면 유방암과 신경아세포종 세포에서 caspase-3의 활성이 올라간다. 알파 리포익산은 p27, p21과 p53 단백의 발현에 관여하고, 유방암세포에서 항고사단백인 Mcl-1, Bcl-XL를 낮추고 상피세포간질이행(EMT)을 억제한다.

활성산소의 상승은 세포의 분열과 대사작용의 증가 및 내부 항산화작용의 장애로 인한 암세포의 진행을 일으키는데, 알파 리포익산은 활성산소제거 효과로 유방암세포에서 세포의 고사 및 세포사멸을 초래한다.

비타민 C와 알파 리포익산은 공히 그 농도와 산화환원작용의 조절에 따라 항산화작용이나 산화친화적으로 반대의 역할을 한다. 소량으로 활성산소를 제거하여 정상세포를 보호하는 역할을 하고, 특정 한계를 넘어가는 용량으로 암세포의 고사나 세포독성을 보인다(그림6-23, Attia M, 2020, Trachootham D, 2009).

■ 기타 암과 면역과 관계되는 대사작용제

• 마약진통제(opioid)

오피오이드는 자연살세포의 활성도를 억제하여 면역계를 억제한다. 모르핀은 혈관내피세포를 자극하여 혈관신생을 유발하고 혈관내피세포의 고사를 방해한다(Gupta K, 2002). 반면에 수술 후 사용하는 고용량의 오피오이드는 수술의 통증과 스트레스에 의해 유발된 전이의 증가를 상쇄할 수 있다. 같은 이유로 수술 후 수술의 통증과 스트레스를 경감할 목적으로 구역마취를 하는 방법이 유방암, 전립선암, 대장암 등의 재발을 낮춘다는 보고들이 있다.

• 담즙산(Bile acid)과 암

담즙산은 간에서 콜레스테롤로부터 만들어지는데 cytochrome P450(CYP)효소가 주된 작용을 한다. 담즙산은 간의 대사산물, 생체이물질과, 약물의 배설과 장관 내 지방과 영양소의 흡수에 관여함과 동시에 대사, 면역반응(Fiorucci S, 2018)과 세포의 성장에서 다양한 세포과정들을 조절하는 기능이 있다. 담즙의 정체는 간에 담즙산의 축적을 가져와 간세포와 담도의 손상과 염증을 유발한다. 만성담즙정체는 간경화를 초래하고 또한 간세포암과 담도 세포암을 유발한다.

일차담즙산인 케노데옥시콜산(chenodeoxycholic) 및 담즙산(cholic acid)과 이차담즙산 디옥시콜산(deoxycholic) 및 리토콜산(lithocholic acid)은 G protein-coupled bile acid receptor 1(GPBAR1 or Takeda G-protein receptor 5)와 Farnesoid-X-Receptor(FXR)를 포함한 몇 개의 수용체에 작용한다. 이 두 수용체는 장관 상피세포, 간의 실질세포, 간세포에 높게 발현된다. 인체의 면역계와 장내 미생물 사이에서 장관 및 간 대식세포, 수지상세포 및 자연살해세포 등 선천성 면역세포를 조절한다. 그런 이유로 우루사 등 담즙의 정체를 막는 약물의 사용을 하기도 한다.

■ 암의 대사작용에 대한 치료의 실제

암의 발생은 장기간 지속되는 염증에 의한 IL-6나 병원균의 TLR가 세포막에서 후생학적인 정보를 세포에 전달하는 마이크로(micro)RNA를 활성화하여 Stat3를 작동시킨다. Stat3는 유전자에 정보를 전달하고 유전자의 표현형에 변화를 일으켜서 Ras와 Akt 등을 과발현시킨다. 이와 같은 과발현된 유전자들은 아세틸코에이(Acetyle-CoA)의 생산을 촉발한다. 아세틸코에이는 딸세포의 생성과 유전자의 표현형을 통제하는데 아세틸코에이는 딸세포의 생성에 필요한 지방산, 스테롤(sterol), 아미노산과 핵산의 생성에 중요하다. 과도한 아세틸코에이의 생성은 DNA 히스톤(histone)을 아세틸화시키고, 이것은 DNA의 극성을 변화시켜서 전기적인 포텐셜을 양극에서 중립으로 상쇄시켜서 히스톤(histone)이 양극단으로 끌려가지 않는다. 그러면 DNA 가닥들이 갈라지고 느슨하게 되어 발암물질들과 바이러스들이 침입하게 되고 유전적인 변이가 나타난다.

암종에 따라 다르지만 일반적으로 암들은 일차적으로는 포도당 대사에 의존하고 암이 진행됨에 따라 단백질과 지방대사로 바뀐다. 호기성 해당작용은 와버그 효과로서 산소가 있는데도 세포질에서 미토콘드리아를 사용하지 않고 발효의 과정을 통해 에너지를 생산한다. 이러한 해당작용의 부산물은 증가된 에너지 요구량과 핵산, 세포막, 효소 등의 고분자를 만드는 요구를 충족하기 위해 지질생성에 사용되고 암의 성장과 확산을 초래한다.

모든 암종에는 줄기세포가 있는데 이러한 줄기세포는 기존의 대사경로에서 새로운 환경에 적응하기 위해서 대사 경로를 변경할 수 있다. 즉 1) mTOR을 차단하면 자가포식이 증가하고, 2) 세포질에서의 해당작용을 막으면 미토콘드리아에서의 산화적 인산화가 항진되고, 3) 메바로네이트(mevalonate)를 차단하면 SREBP-2를 통해서 콜레스테롤 경로를 항진시키며, 4) 육종이나 림프종은 에너지를 얻는데 아르기닌을 사용하고 양이 모자라면 자가포식을 통해 글루타민을 얻는다. 5) 지방산 대사를 억제하면 케톤대사와 글루타민 대사를 항진시키고, 6) 글루타민분해(glutaminolysis)를 억제하면 대음세포작용(macropinocytosis)를 항진시키고, 7) ACLY를 억제하면 SREBP2와 초산염(acetate)경로가 활성화된다. 즉 한 가지 경로가 차단되면 다른 경로가 활성화되기 때문에 다양한 경로를 동시에 차단하는 것이 암의 대사작용을 이용한 치료에 중요하다. 예를 들면 Glut 1, 호기성 해당작용, 인슐린 감소, IGF-1, mTOR, Mevalonate, SREBP-2, 지방산 합성, 글루타민분해의 방법을 같이 사용하는 것이 암의 대사작용에 대한 치료방법으로 유용하다.

세포에서의 모든 대사는 분해작용(catabolic reaction)과 생성작용(anabolic reaction) 둘 중 하나이다. 그런데 암세포는 세포가 이용하는 대사경로가 차단되면 다른 물질과 경로를 이용하게 되기 때문에 여러 가지 경로를 동시에 차단하는 전략이 필요하다. 일반적으로 한 가지 약물이 동시에 여러 곳을 타겟으로 작용하고 있고, 여러 가지 타겟을 동시에 차단하여야 암세포를 차단할 수 있다(그림6-24, McLelland J, 2018).

구체적인 암의 대사치료에 대한 저자의 생각은 첫째, 지질대사에서 스타틴은 콜레스테롤의 저하와 에스트로겐 및 안드로겐의 대사를 억제하므로 유방암과 전립선암 환자에게는 좋은 보조적인 치료방법이 될 수 있다. 둘째, 케톤체형성 식이(ketogenic diet)와 지방산생성(FAS)이나 지방산산화(FAO)억제제를 같이 사용하면 그 효과가 좋지 않을까? 생각한다. 셋째, 당의 대사와 관련된 여러 가지 신호경로들이 암의 발생, 증식, 침윤, 전이 등에 관여하는데 이들을 차단하는 약제들을 혼합하면 암의 치료에 활용될 수 있다. 특히 메트포민(metformin)은 활용도가 높고 현재 활용하고 있기 때문에 II형 당뇨환자에서는 특히 사용이 권장된다. 넷째, 당뇨치료제인 DPP4억제제인 시티글립틴은 CXCL9,10,11의 분해를 억제하여 종양 내로 NK와 T 림프구의 침윤을 활성화시키고 혈관신생을 억제함으로써 암의 발병과 성장을 억제한다. 반면에 CXCL12/CXCR4를 활성화시켜서 유방암 등에서 상피간질이행(EMT)을 초래하여 전이를 활성화 시킬 수 있으므로 사용에 주의가 요한다. 양면성을 고려해야 한다. 다섯째, 항암요법이나 고주파온열요법 중 고농도 비타민 C의 치료와 셀레늄의 타당성에 대해서 고찰이 필요하다. 즉 세포 내의 활성산소(ROS) 치가 적을 때 정상적인 세포의 대사, 중간정도일 때 종양의 진행(증식, 생존신호 증가, 유전자변이, 상피간질이행(EMT), 운동성 증가, 혈관신생)이 일어난다. 그리고 세포 내 활성산소치가 매우 높으면 세포주기 정지, 노화, 세포사 등을 유발하여 종양의 억제효과가 나타난다. 비타민 C는 일반적인 암 환자에서는 활성산소(ROS)를 줄여서 전이를 억제하는 반면, 암치료(항암치료, 방사선

[그림6-24] 암의 대사작용에 대한 종합적인 치료 지침

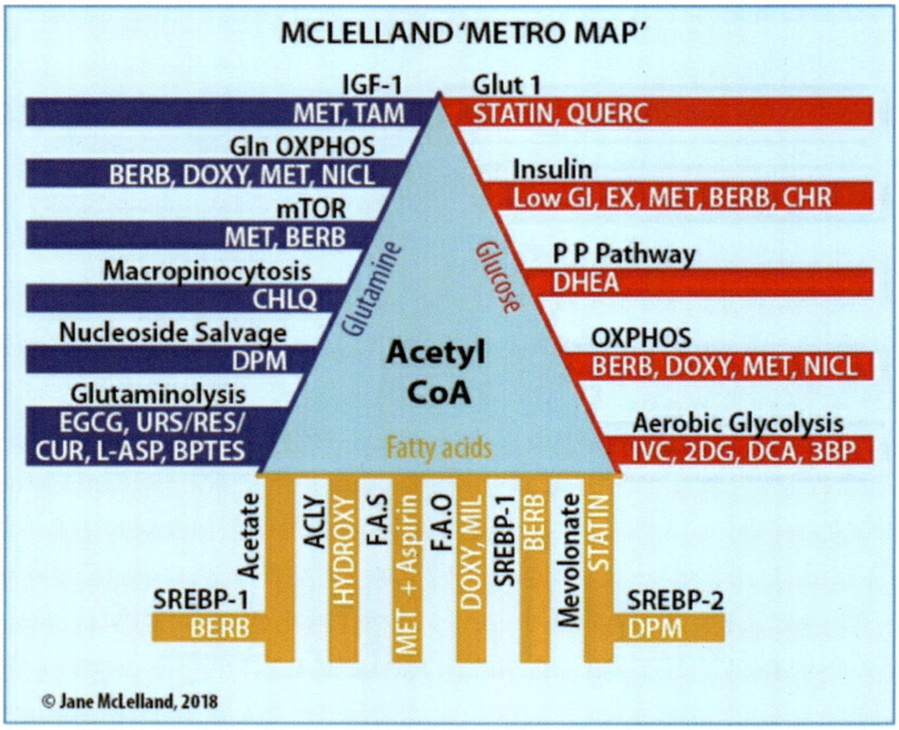

포도당 경로(glucose pathway)

Glut 1= Glucose Treanpoerter 1

Insulin, PP pathway = Pentose Phosphate pathway

OXPHOS = Oxidative Phosphorylation, Aerobic Glycolysis

글루타민/아미노산 경로(Glutamine/Amino Acid Pathways)

IGF-1 = Insulin like growth factor-1,

Gln. OXPHOS = Glutamin oxidative phosphorylation

mTOR = mammalian target of rapamycin, Macropinocytosis, Nucleosid Salvage, Glutaminolysis

지방산 경로(Fatty Acid Pathways)

Acetate pathway, SREBP-1 = Sterol Regulating End Binding Protein-1, SREBP-2

ACLY = ATP Citrate Lyase

FAS = Fatty Acid Synthesis

FAO = Fatty Acid Oxidation

Mevalonate pathway(메발론산염경로) 치료방법

MET: 메트포민, TAM: 타목시펜, BERB: 베르베린, DOXY: 독시사이클린, NICL: 니클로사이드, CHLQ = 클로로퀸, DPM: 디피리다몰, CUR: 커큐민, EGCG: 에피갈로카테킨 갈레이트, USR: 우르슬산, RES: 레스비라트롤, L_ASP: 아스파라기나제, BPTES = 비스-2-(5-페닐아세트아미도-1,2,3 티아티다졸-2-일) 이틸 설파이드), MIL: 밀드로네이트, IVC: 정맥내 비타민 C, 2DG: 2-디옥시 글루코스, DCA: 다이클로로아세테이트, 3BP: 3-브로모피루베이트, Low GI:저혈당 다이어트, CHR: 피콜린산 크롬, QUERC: 퀘르세틴

(McLelland J, 2018)

치료) 중일 때 고농도의 비타민 C는 과산화수소(H_2O_2)를 생성하여 암세포의 세포사를 유발한다. 이러한 기전으로 고농도 비티민 C를 암의 항암화학요법, 방사선요법과 면역치료의 보조요법으로 활용이 가능하다. 비타민 C, 리포익산으로 고농도 수산기를 유도하고, 셀레나제의 고농도요법 등의 항산화제의 고농도요법과 함께 철 촉매세포괴사유도자(ferroptosis inducer)를 같이 사용하면 항산화제의 활성산소(ROS)제거 효과보다는 활성산소를 올리는 역할을 강화할 가능성이 있겠다. 여섯째, 암세포의 당대사는 외부의 자극으로 바로 변할 수 있다. 혹시 다른 영양소의 대사작용도 종양의 미세환경의 변화에 따라서 변화하지 않을까? 생각되는데 암의 미세환경은 약 2주 만에 변화할 수 있다고 한다. 이러한 변화를 예측하면서 복합적인 암치료 방법을 사용하는 것이 타당하다. 그리고 결국 암의 대사작용의 경로를 차단하는 약제나 방법을 사용할 때는 여러 가지의 방법을 동시에 사용하여 암세포가 다른 경로를 이용할 수 있는 여지를 만들지 않아야 한다.

■ 암의 대사작용에 대한 치료제의 미래 전망

암의 예측과 진단, 표적예방과 개별화된 치료를 위해서는 새로운 치료전략을 위한 유전체학(genomics), 전사체학(transcriptomics), 단백질체학(proteomics), 대사체학(metabolomics)과 방사선체학(radiomics)을 포함한 다양한 생물학적인 분자물질들에 대한 지식이 암의 임상치료와 연구를 위해 활용될 것이며 이러한 자료가 모아질수록 암의 예측과 예방이 가능한 개별 맞춤형 의학 치료가 도래할 것이다.

암에 있어서도 다양한 물질의 양상과 분자 네크워크에 대한 접근이 복합적인 파라미터를 이용한 체계적인 전략으로 더욱 용이하게 될 것이다. 더욱이 암은 복합적인 질병이기 때문에 통합적인 다양한 물체에 대한 분석으로 암의 복합성에 대한 전체적인 관점을 볼 수 있을 것이고, 적절한 표적치료의 대상을 선택할 수 있고, 전통적인 치료전략의 치료효과를 향상시키기 위한 연구를 할 수 있게 할 것이다.

암의 대사작용 중 한 가지 경로를 차단하면 다른 경로가 항진되므로 다양한 경로를 동시에 막는 것이 경로의 변화를 차단하기 위해 필수적이다. 암의 대사작용은 암의 종류 및 진행 단계에 따라서 서로 상이하게 작용할 수 있고, 동일한 암이라도 암세포의 위치에 따라서도 이질적이다. 또한 동일한 물질이라도 항암작용이 있을 수 있고 또한 종양의 진행과 전이에 도움을 줄 수도 있다. 향후 이러한 암의 대사작용에 대해서 더 많은 지식의 축적이 필요하고 이를 바탕으로 한 암 환자의 개인 맞춤형 접근 전략이 암의 극복에 힘이 될 것이다.

향후 당과 지질, 아미노산의 대사에서 암 세포의 진행과 전이에 관여하는 플라보노이드(flavonoid), 캘콘(chalcone), 다수소퀴놀린(polyhydroquinoline), 프로피오페논유도체(propiophenone derivative), 디옥시안드로그래폴라이드와 thiazolidin-4-one유도제 등의 다양한 식물화학물질과 합성물질의 활용에 대해서 연구가 필요하다.

참고문헌

Amara S, Tiriveedhi V: Inflammatory role of high salt level in tumor microenvironment(Review). Int J Oncol. 2017 May; 50(5):1477-1481

Bourgeois TL, Strauss L, Aksoylar HI, Daneshmandi S, Seth P, Patsoukis N, Boussiotis VA: Targeting T Cell Metabolism for Improvement of Cancer Immunotherapy. Front Oncol. 2018; 8: 237. Published online 2018 Aug 3

Brand A, Singer K, Koehl GE, Kolitzus M, Schoenhammer G, Thiel A, Matos C, et al, : LDHA-Associated Lactic Acid Production Blunts Tumor Immunosurveillance by T and NK Cells. Cell Metab. 2016 Nov 8; 24(5):657-671.

Buck MD, O'Sullivan D, Pearce EL: T cell metabolism drives immunity. J Exp Med. 2015 Aug 24; 212(9):1345-60

Donnelly RP, Loftus RM, Keating SE, Liou KT, Biron CA, Gardiner CM, Finlay DK, : mTORC1-dependent metabolic reprogramming is a prerequisite for NK cell effector function. J Immunol. 2014 Nov 1; 193(9):4477-84

Gan D, Yue S, Jiang Y, Zhang D, Shi H, Qian H, Zhou T, Fang W, Yao M, Zuo G, Chen T.: Nucleus-located PDK1 regulates growth, invasion and migration of breast cancer cells. Life Sci. 2020 Jul 15;253:117722

Lim AR, Rathmell WK, Rathmell JC.: The tumor microenvironment as a metabolic barrier to effector T cells and immunotherapy. Elife. 2020 May 5;9:e55185.

McLelland J: How to Starve Cancer. 2018

Mezrich JD, Fechner JH, Zhang X, Johnson BP, Burlingham WJ, Bradfield CA : An interaction between kynurenine and the aryl hydrocarbon receptor can generate regulatory T cells. J Immunol. 2010 Sep 15; 185(6):3190-8.

O'Neill LA, Pearce EJ.: Immunometabolism governs dendritic cell and macrophage function. J Exp Med. 2016 Jan 11;213(1):15-23.

Opitz CA, Somarribas Patterson LF, Mohapatra SR, Dewi DL, Sadik A, Platten M, Trump S: The therapeutic potential of targeting tryptophan catabolism in cancer. Br J Cancer. 2020 Jan; 122(1):30-44

Pilon-Thomas S, Kodumudi KN, El-Kenawi AE, Russell S, Weber AM, Luddy K, Damaghi M, Wojtkowiak JW, Mulé JJ, Ibrahim-Hashim A, Gillies RJ, Neutralization of Tumor Acidity Improves Antitumor Responses to Immunotherapy. Cancer Res. 2016 Mar 15; 76(6):1381-90.

Ringel AE, Drijvers JM, Baker GJ, Catozzi A, García-Cañaveras JC, Gassaway BM, Miller BC, Juneja VR, Nguyen TH, Joshi S, Yao CH, Yoon H, Sage PT, LaFleur MW, Trombley JD, Jacobson CA, Maliga Z, Gygi SP, Sorger PK, Rabinowitz JD, Sharpe AH, Haigis MC.: Obesity Shapes Metabolism in the Tumor Microenvironment to Suppress Anti-Tumor Immunity. Cell. 2020 Dec 7:S0092-8674(20)31526-9.

Saravia J, Raynor JL, Chapman NM, Lim SA, Chi H.: Signaling networks in immunometabolism. Cell Res. 2020 Apr;30(4):328-342.

Singer K, Cheng WC, Kreutz M, Ho PC, Siska PJ; Immunometabolism in cancer at a glance. Dis Model Mech. 2018 Aug 2;11(8). pii: dmm034272

Singer K, Kastenberger M, Gottfried E, Hammerschmied CG, Büttner M, Aigner M, Seliger B, Walter B, Schlösser H, Hartmann A, Andreesen R, Mackensen A, Kreutz M, : Warburg phenotype in renal cell carcinoma: high expression of glucose-transporter 1(GLUT-1) correlates with low CD8(+) T-cell infiltration in the tumor. Int J Cancer. 2011 May 1; 128(9):2085-95.

Siska PJ, Beckermann KE, Mason FM, Andrejeva G, Greenplate AR, Sendor AB, Chiang YJ, Corona AL, Gemta LF, Vincent BG, Wang RC, Kim B, Hong J, Chen CL, Bullock TN, Irish JM, Rathmell WK, Rathmell JC: Mitochondrial dysregulation and glycolytic insufficiency functionally impair CD8 T cells infiltrating human renal cell carcinoma. JCI Insight. 2017 Jun 15; 2(12):.

Vander Heiden MG, Cantley LC, Thompson CB.: Understanding the Warburg effect: the metabolic requirements of cell proliferation. Science. 2009 May 22;324(5930):1029-33.

Wang X, Shen X, Yan Y, Li H.: Pyruvate dehydrogenase kinases(PDKs): an overview toward clinical applications. Biosci Rep. 2021 Apr 30;41(4):BSR20204402

Warburg O: On the origin of cancer cells. Science. 1956 Feb 24; 123(3191):309-14

Wenes M, Shang M, Di Matteo M, Goveia J, Martín-Pérez R, Serneels J, Prenen H, Ghesquière B, Carmeliet P, Mazzone M, Macrophage Metabolism Controls Tumor Blood Vessel Morphogenesis and Metastasis. Cell Metab. 2016 Nov 8; 24(5):701-715

Zhang Q, Lou Y, Bai XL, Liang TB.: Immunometabolism: A novel perspective of liver cancer microenvironment and its influence on tumor progression. World J Gastroenterol. 2018 Aug 21;24(31):3500

Harris AL.: Development of cancer metabolism as a therapeutic target: new pathways, patient studies, stratification and combination therapy. Br J Cancer. 2020 Jan;122(1):1-3

Kim EY, Chung TW, Han CW, Park SY, Park KH, Jang SB, Ha KT: Novel Lactate Dehydrogenase Inhibitor, 1-(Phenylseleno)-4-(Trifluoromethyl) Benzene, Suppresses Tumor Growth through Apoptotic Cell Death. Sci Rep. 2019 Mar 8; 9(1):3969.

Kim SH, Li M, Trousil S, Zhang Y, Pasca di Magliano M, Swanson KD, Zheng B: Phenformin Inhibits Myeloid-Derived Suppressor Cells and Enhances the Anti-Tumor Activity of PD-1 Blockade in Melanoma. J Invest Dermatol. 2017 Aug; 137(8):1740-1748

Mortier A, Gouwy M, Van Damme J, Proost P, Struyf S: CD26/dipeptidylpeptidase IV-chemokine interactions: double-edged regulation of inflammation and tumor biology. J Leukoc Biol. 2016 Jun; 99(6):955-69

Orecchioni S, Reggiani F, Talarico G, Mancuso P, Calleri A, Gregato G, Labanca V, Noonan DM, Dallaglio K, Albini A, Bertolini F: The biguanides metformin and phenformin inhibit angiogenesis, local and metastatic growth of breast cancer by targeting both neoplastic and microenvironment cells. Int J Cancer. 2015 Mar 15; 136(6):E534-44.

Srivastava SP, Goodwin JE.: Cancer Biology and Prevention in Diabetes. Cells. 2020 Jun 2;9(6):1380.

Yang F, Takagaki Y, Yoshitomi Y, Ikeda T, Li J, Kitada M, Kumagai A, Kawakita E, Shi S, Kanasaki K, Koya D: Inhibition of Dipeptidyl Peptidase-4 Accelerates Epithelial-Mesenchymal Transition and Breast Cancer Metastasis via the CXCL12/CXCR4/mTOR Axis. Cancer Res. 2019 Feb 15; 79(4):735-746

Acikgoz E, Cakir M, Guven M, Oktem G: Metformin Eliminates CD133high/CD44high Prostate Cancer Stem Cells Via Cell Cycle Arrest and Apoptosis. EJMO. 2021; 5(4): 298-304

Alenzi EO, Kelley GA:The association of hyperglycemia and diabetes mellitus and the risk of chemotherapy-induced neutropenia among cancer patients: A systematic review with meta-analysis. J Diabetes Complications, 31(1);267-272, 2017

Dowling RJ, Niraula S, Stambolic V, Goodwin PJ. Metformin in cancer: translational challenges. J Mol Endocrinol 48: 31–43, 2012.

Febbraro T, Lengyel E, Romero IL.: Old drug, new trick: repurposing metformin for gynecologic cancers? Gynecol Oncol. 2014 Dec;135(3):614-21.

Gallagher EJ, LeRoith D.: Obesity and Diabetes: The Increased Risk of Cancer and Cancer-Related Mortality. Physiol Rev. 2015 Jul;95(3):727-48

Guo H, Kong W, Zhang L, Han J, Clark LH, Yin Y, Fang Z, Sun W, Wang J, Gilliam TP, Lee D, Makowski L, Zhou C, Bae-Jump VL.: Reversal of obesity-driven aggressiveness of endometrial cancer by metformin. Am J Cancer Res. 2019 Oct 1;9(10):2170-2193.

Higurashi T, Hosono K, Takahashi H, et al. Metformin for chemoprevention of metachronous colorectal adenoma or polyps in post-polypectomy patients without diabetes: a multicentre double-blind, placebo-controlled, randomised phase 3 trial. Lancet Oncol. 2016;17(4):475-483

Lee TY, Martinez-Outschoorn UE, Schilder RJ, Kim CH, Richard SD, Rosenblum NG, Johnson JM. : Metformin as a Therapeutic Target in Endometrial Cancers. Front Oncol. 2018 Aug 28;8:341.

Li L, Wang L, Li J, Fan Z, Yang L, Zhang Z, Zhang C, Yue D, Qin G, Zhang T, Li F, Chen X, Ping Y, Wang D, Gao Q, He Q, Huang L, Li H, Huang J, Zhao X, Xue W, Sun Z, Lu J, Yu JJ, Zhao J, Zhang B, Zhang Y.Li L, et al. : Metformin-Induced Reduction of CD39 and CD73 Blocks Myeloid-Derived Suppressor Cell Activity in Patients with Ovarian Cancer. Cancer Res. 2018 Apr 1;78(7):1779-1791.

Mamtani R, Pfanzelter N, Haynes K, Finkelman BS, Wang X, Keefe SM, Haas NB, Vaughn DJ, Lewis JD: Incidence of bladder cancer in patients with type 2 diabetes treated with metformin or sulfonylureas. Diabetes Care. 2014 Jul; 37(7):1910-7

Rangwala SM, Lazar MA. Peroxisome proliferator-activated receptor gamma in diabetes and metabolism. Trends Pharmacol Sci 25: 331–336, 2004

Sivalingam VN, Latif A, Kitson S, McVey R, Finegan KG, Marshall K, Lisanti MP, Sotgia F, Stratford IJ, Crosbie EJ: Hypoxia and hyperglycaemia determine why some endometrial tumours fail to respond to metformin. Br J Cancer. 2020 Jan, 122(1):62-71.

Umezawa S, Higurashi T, Komiya Y, Arimoto J, Horita N, Kaneko T, Iwasaki M, Nakagama H, Nakajima A.: Chemoprevention of colorectal cancer: Past, present, and future. Cancer Sci. 2019 Oct;110(10):3018-3026

Wang L, Li K, Lin X, Yao Z, Wang S, Xiong X, Ning Z, Wang J, Xu X, Jiang Y, Liu D, Chen Y, Zhang D, Zhang H: Metformin induces human esophageal carcinoma cell pyroptosis by targeting the miR-497/PELP1 axis. Cancer Lett. 2019 May 28; 450():22-31

Zhang ZJ, Li S.: The prognostic value of metformin for cancer patients with concurrent diabetes: a systematic review and meta-analysis. Diabetes Obes Metab. 2014 Aug; 16(8):707-10

Bronger H, Magdolen V, Goettig P, Dreyer T.: Proteolytic chemokine cleavage as a regulator of lymphocytic infiltration in solid tumors. Cancer Metastasis Rev. 2019 Sep;38(3):417-430

Lam CS, Cheung AH, Wong SK, Wan TM, Ng L, Chow AK, Cheng NS, Pak RC, Li HS, Man JH, Yau TC, Lo OS, Poon JT, Pang RW, Law W: Prognostic significance of CD26 in patients with colorectal cancer. PLoS One. 2014;9:e98582

Nishina S, Yamauchi A, Kawaguchi T, Kaku K, Goto M, Sasaki K, Hara Y, Tomiyama Y, Kuribayashi F, Torimura T, Hino K.: Dipeptidyl Peptidase 4 Inhibitors Reduce Hepatocellular Carcinoma by Activating Lymphocyte Chemotaxis in Mice. Cell Mol Gastroenterol Hepatol. 2018 Sep 11;7(1):115-134

Shah C, Hong YR, Bishnoi R, Ali A, Skelton WP 4th, Dang LH, Huo J, Dang NH.: Impact of DPP4 Inhibitors in Survival of Patients With Prostate, Pancreas, and Breast Cancer. Front Oncol. 2020 Mar 31;10:405

Shao S, Xu Q, Yu X, Pan R, Chen Y.:Dipeptidyl peptidase 4 inhibitors and their potential immune modulatory functions. Pharmacol Ther. 2020 May;209:107503

Tokunaga R, Zhang W, Naseem M, Puccini A, Berger MD, Soni S, McSkane M, Baba H, Lenz HJ.: CXCL9, CXCL10, CXCL11/CXCR3 axis for immune activation - A target for novel cancer therapy. Cancer Treat Rev. 2018 Feb;63:40-47

Tseng CH. Sitagliptin use and thyroid cancer risk in patients with type 2 diabetes. Oncotarget. 2016 Apr 26;7(17):24871-9.

Tseng CH.: Sitaglitpin and oral cancer risk in type 2 diabetes patients. Oncotarget. 2017 May 27;8(57):96753-96760.

Yu H, Mei XP, Su PF, Jin GZ, Zhou HK.: A poor prognosis in human hepatocellular carcinoma is associated with low expression of DPP4. Braz J Med Biol Res. 2020 Apr 9;53(4):e9114.

Abdel-Magid AF.: Fatty Acid synthase inhibitors as possible treatment for cancer: patent highlight. ACS Med Chem Lett. 2012 Jul 5;3(8):612-3.

Ma Y, Temkin SM, Hawkridge AM, Guo C, Wang W, Wang XY, Fang X.: Fatty acid oxidation: An emerging facet of metabolic transformation in cancer. Cancer Lett. 2018 Oct 28;435:92-100.

Manzo T, Prentice BM, Anderson KG, Raman A, Schalck A, Codreanu GS, Nava Lauson C B, et al: Accumulation of long-chain fatty acids in the tumor microenvironment drives dysfunction in intrapancreatic CD8+ T cells. J Exp Med. 2020 Aug 3, 217(8):e20191920.

Monaco ME.: Fatty acid metabolism in breast cancer subtypes. Oncotarget. 2017 Apr 25;8(17):29487-29500.

Orita H, Coulter J, Lemmon C, Tully E, Vadlamudi A, Medghalchi SM, Kuhajda FP, Gabrielson E.: Selective inhibition of fatty acid synthase for lung cancer treatment. Clin Cancer Res. 2007 Dec 1;13(23):7139-45.

Shakery A, Pourvali K, Ghorbani A, Fereidani SS, Zand H: Beta-Hydroxybutyrate Promotes Proliferation, Migration and Stemness in a Subpopulation of 5FU Treated SW480 Cells: Evidence for Metabolic Plasticity in Colon Cancer Asian Pac J Cancer Prev. 2018 Nov 29; 19(11):3287-3294.

Xu M, Chen S, Yang W, Cheng X, Ye Y, Mao J, Wu X, Huang L, Ji J: FGFR4 Links Glucose Metabolism and Chemotherapy Resistance in Breast Cancer. Cell Physiol Biochem. 2018; 47(1):151-160

Basit F, van Oppen LM, Schöckel L, Bossenbroek HM, van Emst-de Vries SE, Hermeling JC, Grefte S, Kopitz C, Heroult M, Hgm Willems P, Koopman WJ: Mitochondrial complex I inhibition triggers a mitophagy-dependent ROS increase leading to necroptosis and ferroptosis in melanoma cells. Cell Death Dis. 2017 Mar 30; 8(3):e2716.

Hassannia B, Vandenabeele P, Vanden Berghe T.: Targeting Ferroptosis to Iron Out Cancer. Cancer Cell. 2019 Jun 10;35(6):830-849.

Li D, Li Y.: The interaction between ferroptosis and lipid metabolism in cancer. Signal Transduct Target Ther. 2020 Jun 30;5(1):108

Liu Z, Zhao Q, Zuo ZX, Yuan SQ, Yu K, Zhang Q, Zhang X, Sheng H, Ju HQ, Cheng H, Wang F, Xu RH, Liu ZX.: Systematic Analysis of the Aberrances and Functional Implications of Ferroptosis in Cancer. iScience. 2020 Jul 24;23(7):101302.

Ni L, Lu J: Interferon gamma in cancer immunotherapy. Cancer Med. 2018 Sep; 7(9):4509-4516

Wang W, Green M, Choi JE, Gijón M, Kennedy PD, Johnson JK, Liao P, Lang X, Kryczek I, Sell A, Xia H, Zhou J, Li G, Li J, Li W, Wei S, Vatan L, Zhang H, Szeliga W, Gu W, Liu R, Lawrence TS, Lamb C, Tanno Y, Cieslik M, Stone E, Georgiou G, Chan TA, Chinnaiyan A, Zou W.: CD8(+) T cells regulate tumour ferroptosis during cancer immunotherapy. Nature. 2019 May;569(7755):270-274

Ye Z, Liu W, Zhuo Q, Hu Q, Liu M, Sun Q, Zhang Z, Fan G, Xu W, Ji S, Yu X, Qin Y, Xu X.: Ferroptosis: Final destination for cancer? Cell Prolif. 2020 Mar;53(3):e12761.

Zhang F, Li F, Lu G-H, et al. Engineering magnetosomes for ferroptosis/ immunomodulation synergism in cancer. ACS Nano. 2019;13:5662-5673

Zhang P, Hou Y, Zeng J, et al. Coordinatively unsaturated Fe(3+) based activatable probes for enhanced MRI and therapy of tumors. Angew Chem Int Ed Engl. 2019;58:11088-11096

Beckwitt CH, Brufsky A, Oltvai ZN, Wells A.: Statin drugs to reduce breast cancer recurrence and mortality. Breast Cancer Res. 2018 Nov 20;20(1):144.

Emilsson L, García-Albéniz X, Logan RW, Caniglia EC, Kalager M, Hernán MA.: Examining Bias in Studies of Statin Treatment and Survival in Patients With Cancer. Version 2. JAMA Oncol. 2018 Jan 1;4(1):63-70

Farooqi MAM, Malhotra N, Mukherjee SD, Sanger S, Dhesy-Thind SK, Ellis P, Leong DP.: Statin therapy in the treatment of active cancer: A systematic review and meta-analysis of randomized controlled trials. PLoS One. 2018 Dec 20;13(12):e0209486.

Mei Z, Liang M, Li L, Zhang Y, Wang Q, Yang W: Effects of statins on cancer mortality and progression: A systematic review and meta-analysis of 95 cohorts including 1,111,407 individuals. Int J Cancer. 2017 Mar 1; 140(5):1068-1081.

Murai T: Cholesterol lowering: role in cancer prevention and treatment. Biol Chem. 2015 Jan;396(1):1-11

Van Rompay MI, Solomon KR, Nickel JC, Ranganathan G, Kantoff PW, McKinlay JB.: Prostate cancer incidence and mortality among men using statins and non-statin lipid-lowering medications. Eur J Cancer. 2019 May;112:118-126.

Abdel-Magid AF.: Fatty Acid synthase inhibitors as possible treatment for cancer: patent highlight. ACS Med Chem Lett. 2012. PMID: 24900519

Orita H, et al. : Selective inhibition of fatty acid synthase for lung cancer treatment. Clin Cancer Res. 2007. PMID: 18056164

Spagnuolo C, Russo GL, Orhan IE, Habtemariam S, Daglia M, Sureda A, Nabavi SF, Devi KP, Loizzo MR, Tundis R, Nabavi SM.: Genistein and cancer: current status, challenges, and future directions. Adv Nutr. 2015 Jul 15;6(4):408-19.

Sun Y, Wang W, Tong Y.: Berberine Inhibits Proliferative Ability of Breast Cancer Cells by Reducing Metadherin. Med Sci Monit. 2019 Nov 28;25:9058-9066.

Wang X, Yang Y, An Y, Fang G.: The mechanism of anticancer action and potential clinical use of kaempferol in the treatment of breast cancer. Biomed Pharmacother. 2019 Sep;117:109086

Zhang H, Gordon R, Li W, Yang X, Pattanayak A, Fowler G, Zhang L, et al: Genistein treatment duration effects biomarkers of cell motility in human prostate. PLoS One. 2019 Mar 27;14(3):e0214078.

Hensley CT, Wasti AT, DeBerardinis RJ.: Glutamine and cancer: cell biology, physiology, and clinical opportunities. J Clin Invest. 2013 Sep;123(9):3678-84.

Muller AJ, Manfredi MG, Zakharia Y, Prendergast GC.: Inhibiting IDO pathways to treat cancer: lessons from the ECHO-301 trial and beyond. Semin Immunopathol. 2019 Jan;41(1):41-48.

Wang W, Green M, Choi JE, Gijón M, Kennedy PD, Johnson JK, Liao P, et al.: CD8+ T cells regulate tumour ferroptosis during cancer immunotherapy. Nature. 2019 May;569(7755):270-274.

Huang Y, Gu Z, Fan Y, Zhai G, ZhaoX, Sun Q, Shi Y, Lin G: Inhibition of the adenosinergic pathway: the indispensable part of oncological therapy in the future. Purinergic Signal. 2019 Mar; 15(1): 53–67.

Jerry B. Harvey, Luan H. Phan, Oscar E. Villarreal, Jessica L. Bowser: CD73's Potential as an Immunotherapy Target in Gastrointestinal Cancers. Front Immunol. 2020; 11: 508.

Leone RD, Emens LA.: Targeting adenosine for cancer immunotherapy. J Immunother Cancer. 2018 Jun 18;6(1):57

Yang X, Pei S, Wang H, Jin Y, Yu F, Zhou B, Zhang H, Zhang D, Lin D.: Tiamulin inhibits breast cancer growth and pulmonary metastasis by decreasing the activity of CD73. BMC Cancer. 2017; 17: 255. Published online 2017 Apr 11.

Ma Y, Yang Y, Wang F, Wei Q, Qin H:Hippo-YAP signaling pathway: A new paradigm for cancer therapy.Int J Cancer. 2015 Nov 15;137(10):2275-86.

Zanconato F, Cordenonsi M, Piccolo S.: YAP/TAZ at the Roots of Cancer. Cancer Cell. 2016 Jun 13;29(6):783-803.

Zygulska AL, Krzemieniecki K, Pierzchalski P: Hippo Pathway - Brief Overview of Its Relevance in Cancer. J Physiol Pharmacol. 2017 Jun;68(3):311-335.

Early Breast Cancer Trialists' Collaborative Group(EBCTCG).: Adjuvant bisphosphonate treatment in early breast cancer: meta-analyses of individual patient data from randomised trials. Lancet. 2015 Oct 3;386(10001):1353-1361.

O'Carrigan B, Wong MH, Willson ML, Stockler MR, Pavlakis N, Goodwin A.: Bisphosphonates and other bone agents for breast cancer. Cochrane Database Syst Rev. 2017 Oct 30;10(10):CD003474.

Zhang X.: Interactions between cancer cells and bone microenvironment promote bone metastasis in prostate cancer. Cancer Commun(Lond). 2019 Nov 21;39(1):76.

Fath MA, et al. Mitochondrial electron transport chain blockers enhance 2-deoxy-D-glucose induced oxidative stress and cell killing in human colon carcinoma cells. Cancer Biol Ther. 2009;8(13):1228–36

Liou GY, Storz P: Reactive oxygen species in cancer. Free Radic Res 2010,44(5);479

Wen S, Zhu D, Huang P Targeting cancer cell mitochondria as a therapeutic approach.. Future Med Chem. 2013 Jan;5(1):53-67

Batinić-Haberle I, Rebouças, JS Spasojević I: Superoxide dismutase mimics: chemistry, pharmacology, and therapeutic potential. Antioxid. Redox Signal. 13(2010), pp. 877-918

Chen Q, Espey MG, Sun A, Lee J, Krishna MC, Shacter E, Choyke PL, Pooput C, Kirk KL, Buettner GR, Levine M: Ascorbate in pharmacologic concentrations selectively generates ascorbate radical and hydrogen peroxide in extracellular fluid in vivo. Proc. Natl. Acad. Sci. U. S. A., 104(2007), pp. 8749-8754

Creagan ET, Moertel CG, O'Fallon JR, Schutt AJ, O'Connell MT, Rubin J, Frytak S:

Failure of high-dose vitamin C(ascorbic acid) therapy to benefit patients with advanced cancer. A controlled trial. N. Engl. J. Med., 301(1979), 687-690

Dagdemir A, Yildirim H, Aliyazicioglu Y, Kanber Y, Albayrak D, Acar S. Does vitamin A prevent high-dose-methotrexate-induced D-xylose malabsorption in children with cancer? Support Care Cancer. 2004;12:263-267.

Espey MG, Chen P, Chalmers B, Drisko J, Sun AY, Levine M, Chen Q: Pharmacologic ascorbate synergizes with gemcitabine in preclinical models of pancreatic cancer. Free Radic. Biol. Med., 50(2011), pp. 1610-1619

Hosokawa Y, Saga R, Monzen S, Terashima S, Tsuruga E: Ascorbic acid does not reduce the anticancer effect of radiotherapy. Biomed Rep. 2017 Jan; 6(1): 103–107.

Jacobs C, Hutton B, Ng T, Shorr R, Clemonsa M: Is There a Role for Oral or Intravenous Ascorbate(Vitamin C) in Treating Patients With Cancer? A Systematic Review. Oncologist. 2015 Feb; 20(2): 210–223

Kimoto E, Tanaka H, Gyotoku J, Morishige F, Pauling L: Enhancement of antitumor activity of ascorbate against Ehrlich ascites tumor cells by the copper:glycylglycylhistidine complex. Cancer Res., 43(1983), pp. 824-828

Klimant E, Wright H, Rubin D, Seely D, Markman M: Intravenous vitamin C in the supportive care of cancer patients: a review and rational approach. Curr Oncol. 2018 Apr;25(2):139-148.

Ou J, Zhu X, Lu Y, Zhao C, Zhang H, Wang X, Gui X, Wang J, Zhang X, Zhang T, Pang CLK.: The safety and pharmacokinetics of high dose intravenous ascorbic acid synergy with modulated electrohyperthermia in Chinese patients with stage III-IV non-small cell lung cancer. Eur J Pharm Sci. 2017 Nov 15;109:412-418

Padayatty SJ, Sun H, Wang Y, Riordan HD, Hewitt SM, Katz A, Wesley RA, Levine M: Vitamin C pharmacokinetics: implications for oral and intravenous use. Ann. Intern. Med., 140(2004), pp. 533-537

Shenoy N, Creagan E, Witzig T: Ascorbic Acid in Cancer Treatment: Let the Phoenix Fly. Cancer Cell, 2018;34(5): 700-706

Yasueda A, Urushima H, Ito T. Efficacy and Interaction of Antioxidant Supplements as Adjuvant Therapy in Cancer Treatment: A Systematic Review. Integr Cancer Ther. 2016 Mar;15(1):17-39

Attia M, Essa EA, Zaki RM, Elkordy AA: An Overview of the Antioxidant Effects of Ascorbic Acid and Alpha Lipoic Acid(in Liposomal Forms) as Adjuvant in Cancer Treatment. Antioxidants(Basel). 2020 Apr 25;9(5):359.

Bansal A, Simon MC.: Glutathione metabolism in cancer progression and treatment resistance. J Cell Biol. 2018 Jul 2;217(7):2291-2298..

Fuchs-Tarlovsky V: Role of antioxidants in cancer therapy. Nutrition. 2013 Jan; 29(1):15-21

Ozben T.: Antioxidant supplementation on cancer risk and during cancer therapy: an update. Curr Top Med Chem. 2015;15(2):170-8

Salehi B, Berkay Yılmaz Y, Antika G, Boyunegmez Tumer T, Fawzi Mahomoodally M, Lobine D, Akram M, Riaz M, Capanoglu E, Sharopov F, Martins N, Cho WC, Sharifi-Rad J: Insights on the Use of α-Lipoic Acid for Therapeutic Purposes. Biomolecules. 2019 Aug 9; 9(8):.

Solmonson A, DeBerardinis RJ.: Lipoic acid metabolism and mitochondrial redox regulation. J Biol Chem. 2018 May 18;293(20):7522-7530

Trachootham D, Alexandre J, Huang P: Targeting cancer cells by ROS-mediated mechanisms: a radical therapeutic approach? Nat Rev Drug Discov. 2009 Jul; 8(7):579-91.

Gupta K, Kshirsagar S, Chang L et al. Morphine stimulates angiogenesis by activating proangiogenic and survival-promoting signaling and promotes breast tumor growth. Cancer Res. 2002; 62: 4491–4498

Fiorucci S, Biagioli M, Zampella A, Distrutti E: Bile Acids Activated Receptors Regulate Innate Immunity. Front Immunol. 2018; 9: 1853.

7 암의 명상이완 요법 (Psycho-oncological Therapy for Cancer)

암의 진단과 치료가 향상됨에 따라 생존자의 수가 증가하고 있어서 미국에서는 수년 내에 2,000만 명이 되고, 우리나라에서는 현재 160만 명의 암 생존자가 있다. 암을 치료하고 있는 환자들이나 암의 치료를 마치고 생존해 있는 사람들 모두가 암과 암을 앓았던 경험에 의해서 많은 정신적인 문제를 갖고 있다.

암 환자에서는 만성스트레스와 우울감이 생물학적인 혹은 행동에 영향을 주어서 직접 혹은 간접적으로 암의 발생과 진행 그리고 재발에 영향을 미친다. 특히 암의 재발에 대한 두려움이 중요한 정신의학적인 문제이다. 암이 있는 많은 사람들이 대체요법을 사용하고 있고, 이 중 가장 대중적인 것인 마음신체요법이다. 이러한 마음신체요법들에는 이완과 상상요법, 최면, 요가, 명상, 태극권과 기공 및 예술요법이 있다.

마음신체요법은 암과 관련된 부작용 중 흔한 오심과 구토, 통증, 피로감, 불안과 우울증 등을 치료하는데 효과가 있고 전반적인 삶의 질을 향상시킨다. 이들 중 일부는 면역기능과 스트레스 호르몬과 같은 생물학적인 표지자에 대한 다양한 효과가 있다(Carlson LE, 2017).

갈렌이 정신사회적인 인자가 암의 빈도에 영향을 준다고 한 이래 많은 연구가 행해졌는데, 신경계가 면역세포의 활성도를 조절한다고 하였고, 그 기전은 정신사회적인 스트레스들이 항종양 면역세포들의 억제를 통해서 종양의 성장을 촉진한다고 하였다. 암의 예후와 암에 대한 치료의 효과는 종양의 특성 뿐 아니라 환자의 내분비 및 면역상태에 따라 달라진다. 더욱이 암의 임상적인 경과는 환자의 심리정신적인 상태에 의해 영향을 받는다. 종양의 성장에 대한 이러한 영향은 면역신경내분비계(immunoneuroendocrine system)에 의한다고 알려져 있다.

René Dubos의 표현대로 '인간의 마음에 일어난 어떤 것이라도 항상 그 사람의 신체에 생긴 질환에 반영된다'.

암환자에서의 정신적인 문제

암의 생존자는 늘어나고 있고 이들은 불안과 우울에 대한 약물복용을 하는 경우가 일반인에 비해서 2배이다. 암 환자의 20-52%는 암에 의한 상당한 정도의 고통을 호소한다. 이러한 고통은 암의 종류, 병기, 환자의 나이와 성별 그리고 인종에 따라 다양하다.

암에서 고통(distress)의 정의

암의 고통이란 암과 신체증상 및 치료에 효과적으로 대처하는데 장애를 주는 인지, 행동, 감정 등의 정신적,

[그림7-1] 암환자의 고통을 검사하는 Distress Thermometer

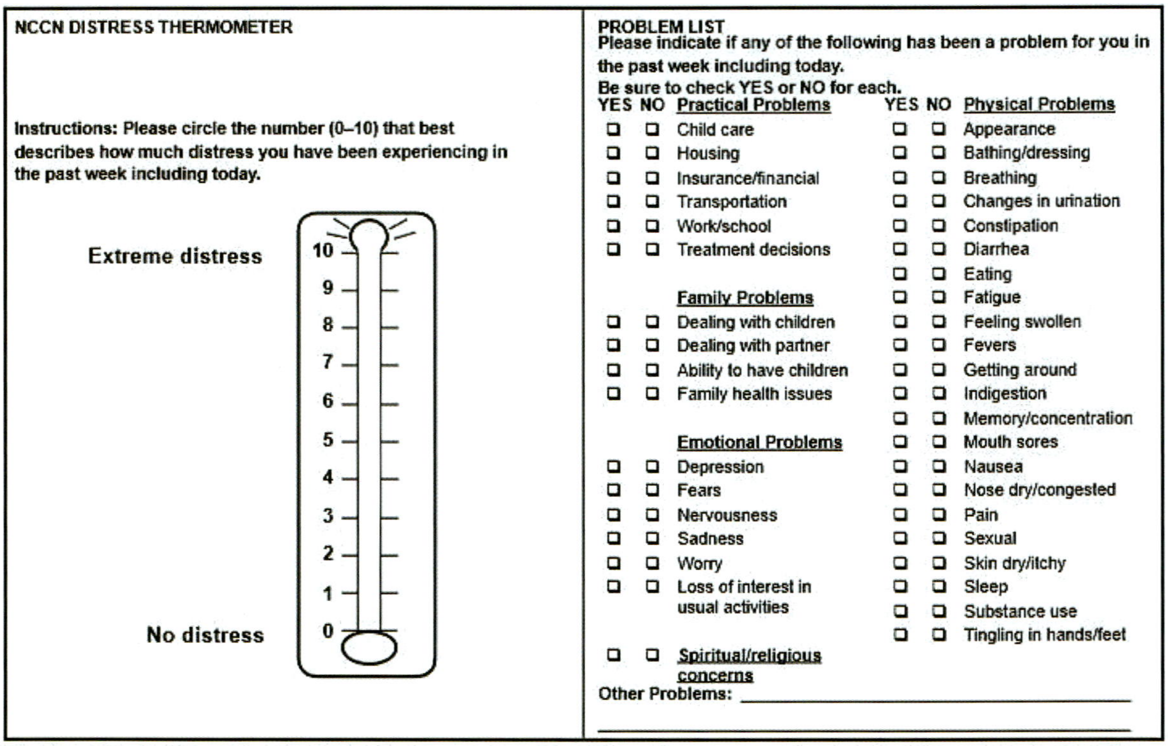
NCCN DISTRESS THERMOMETER

Instructions: Please circle the number (0–10) that best describes how much distress you have been experiencing in the past week including today.

Extreme distress 10 9 8 7 6 5 4 3 2 1 0 No distress

PROBLEM LIST
Please indicate if any of the following has been a problem for you in the past week including today.
Be sure to check YES or NO for each.

YES NO **Practical Problems**
- Child care
- Housing
- Insurance/financial
- Transportation
- Work/school
- Treatment decisions

Family Problems
- Dealing with children
- Dealing with partner
- Ability to have children
- Family health issues

Emotional Problems
- Depression
- Fears
- Nervousness
- Sadness
- Worry
- Loss of interest in usual activities

Spiritual/religious concerns

YES NO **Physical Problems**
- Appearance
- Bathing/dressing
- Breathing
- Changes in urination
- Constipation
- Diarrhea
- Eating
- Fatigue
- Feeling swollen
- Fevers
- Getting around
- Indigestion
- Memory/concentration
- Mouth sores
- Nausea
- Nose dry/congested
- Pain
- Sexual
- Skin dry/itchy
- Sleep
- Substance use
- Tingling in hands/feet

Other Problems: ______

(Riba MB, Donovan KA, Andersen B, Braun I, Breitbart WS, Brewer BW, Buchmann LO, et al: Distress Management, Version 3.2019, NCCN Clinical Practice Guidelines in Oncology. J Natl Compr Canc Netw. 2019 Oct 1;17(10):1229-1249)

사회적, 영적이나 신체적인 다원적인 불쾌한 경험을 말한다. 고통(distress)은 취약성, 슬픔과 공포와 같이 일반적으로 느끼는 정상적인 느낌에서 부터 우울, 불안, 공황, 사회적 격리와 존재나 영적인 위기까지 불능화될 수 있는 문제에까지 연속이 되고 두려워하게 된다(NCI정의, Riba MB, 2019). 미국의 NCCN은 고통의 온도계(그림7-1, Riba MB, 2019)을 통한 환자의 암에의 한 정신적인 문제를 측정한다.

7-1 암에 대한 스트레스의 반응과 심리요법의 효과에 대한 기전

신경내분비계의 스트레스반응

스트레스는 "투쟁 도주 반응"에 의해 교감신경의 활성화를 유발하고, 시상하부-뇌하수체-부신(HPA)축의 활성화에 의해 만성적인 스트레스는 인체가 글루코코티코이드(glucocorticoid)와 카테콜라민(catecholamine)에 노출되면서 대부분의 장기에 악영향을 준다. 이는 결국 심장질환 위험성의 증가, 상처치유의 지연과 감염의 위험성을 높인다. 시상하부-뇌하수체-부신(HPA)축의 반응은 시상하부에서 코티코트로핀(corticotrophin) 유리인자와 바소프레신의 생산을 초래하고, 이는 뇌하수체에서 부신피질자극호르몬(ACTH), 에케팔린(ehkephalin) 및 엔돌핀의 분비를 촉진하고, 부신피질자극호르몬의 분비는 부신피질에서의 코티솔과 같은 글루코코티코이드(glucocorticoid)의 분비를 자극하고, 이는 성장, 대사 그리고 면역기능에 영향을 준다.

급성 혹은 만성 스트레스에 의한 교감신경의 활성화에 의한 노아에피네프린(norepinephrine)과 에피네프린(epinephrine) 등의 카테콜라민(catecholamine) 분비는 심장, 호흡기, 혈관과 다른 장기에 영향을 준다. 결국 여러 스트레스 유발인자들은 이러한 경로를 통해서 TNF-α, IL-1β와 IL-6와 같은 친염증적인 사이토카인을 생산 분비하게 되고, 순환하는 활성화된 면역세포들이 나타나게 된다.

암의 발생과 스트레스

정신적인 스트레스는 에피네프린, 노아에피네프린과 코티솔의 생산을 증가시켜서 핵산의 손상을 일으키고, 이는 세포주기의 연장을 가져오고 세포의 변형과 종양형성을 초래한다. 조절되지 않은 스트레스는 PTEN(phosphatase and tensin homolog)과 같은 종양억제 유전자를 억제하고, BRCA와 같은 핵산 회복유전자를 억제한다(Hermes GL, 2009). 또한 우울과 스트레스는 암의 발생에 관여하는데 이는 NK세포의 활성화를 억제하여 암의 초기 발생단계에서 암세포를 제거하지 못하게 된다.

스트레스는 염증성과 항염증성 사이토카인 비를 변화시키는데 IL-1β, TNFα를 증가시키고, IL-2와 IFNγ의 발현을 감소시킨다. TNFα의 상승은 세포표면의 MHC-1항원의 생성을 억제하여 면역감시 특히 선천성 면역감시를 피하게 한다.

암의 침윤과 전이에 대한 스트레스의 영향

암이 전이가 일어나려면 종양세포는 기저막과 같은 주위조직을 통한 침윤이 일어나야 하고, 종양의 원발장소에서 떨어져 나와 혈관 내에 색전을 형성하고, 전이될 장기의 모세혈관에 정지하고 혈액에서 혈관 밖으로 빠져나와 주위의 실질조직으로 나와야 한다. 그리고 면역반응 등의 숙주의 방어를 피하여 자속적인 성장을 하여야 한다. 만성 스트레스에 의한 카테콜라민은 암세포와 기질의 유착을 촉진하고 기질단백분해효소인 MMP-2와 MMP-9 등을 증가시켜서 난소암 세포의 이동과 침윤을 촉진한다. 스트레스 호르몬은 인체 종양에서 VEGF와 IL-6와 같은 암의 진행과 혈관신생에 관여하는 사이토카인의 생성을 증가시켜서 혈관신생을 증가시킨다.

스트레스는 텔로미어의 단축, 염증성 사이토카인의 증가와 세포면역의 감소 등 광범위한 신체적인 영향을 미치고 이는 암의 위험을 증가시킬 뿐 아니라 암의 예후를 불량하게 한다. 코티솔과 카테콜라민은 암세포의 성장을 촉진하고, 폐암세포에서 IL-1α, IL-1β,과 TNF-α의 효과를 증가시킨다. β 아드레날린 차단제를 복용하는 사람에서 전립선암의 위험이 감소한다(Armaiz-Pena GN, 2009).

교감신경계(sympathetic nervous system: SNS)는 직접 교감신경섬유를 통하거나 여러 가지 신경전달물질을 통해서 면역기능을 변화시켜서, 종양의 생성, 진행과 전이에 영향을 미친다. 위암에서 교감신경섬유의 밀도가 낮은 경우에 종양의 침윤성이 높았고, 간암에서 교감과 부교감 신경섬유의 밀도를 면역조직화학분석을 통해서 검사하여 비교한 결과, 교감신경이 정상 건강조직에 비해서 간암에서 높았고 암의 진행에 관여함이 밝혀졌다(Stavropoulos I, 2020). 쥐에서 양측 교감신경 차단술을 시행한 결과 종양의 성장이 억제됨을 보였다(Raju B, 2009).

암의 재발은, 발생 초기 몸 안에 퍼진 휴면 암세포들이 다시 활성화하면서 시작된다. 스트레스 상황에 노출되면 이런 노아에피네프린과 같은 호르몬 수치가 올라가면서 호중구를 자극한다. 그러면 호중구에서 분비된 특정 단백질(S100A8/A9)과 변형 지질 분자가 잠자던 암세포를 깨운다. '베타 차단제(beta-blocker)'를 시험투여한 생쥐는 스트레스를 받아도 암세포의 휴면 상태가 유지됐다. 베타 차단제는 널리 쓰이는 협심증, 고혈압 치료제다. 프로프라노롤은 노아에피네프린의 VEGF, MMP-2와 MMP-9을 유리하는 작용을 차단함으로써 작용을 한다고 알려졌다(Yang EV, 2006).

폐암 절제 수술을 받은 80명의 혈청 샘플을 분석한 결과 호중구 분비 단백질 수치가 높으면 암 재발 위험이 커진다는 것이 확인됐다. 베타 차단제나 S100A8/A9 표적 화합물로 휴면 암세포의 재활성화 과정을 교란하는 치료법을 제안했다. 베타 차단제인 프로프라노롤이 노아에피네프린 유발 유방암세포의 이동을 억제한다. 그래서 혈압약으로 베타 차단제를 복용한 유방암 환자에서 전이와 재발의 감소를 보이고 재발없는 기간이 길었다. 10년 추적검사로 전이의 57%가 감소하고 유방암 사망을 71% 감소시켰다(Powe DG, 2010)

암의 혈관신생과 스트레스

암의 직경이 1mm 이상 되고 전이세포가 퍼지기 위해서는 혈관신생이 일어나야 한다. 스트레스는 교감신경계와 시상하부-뇌하수체-부신 축과 같은 신경내분비경로를 통해서 암의 성장과 진행을 촉진하는데, 이는 염증이 증가하고, 혈관신생을 촉진하며, 아노이키스(anoikis)를 통한 세포사멸이 감소하고, 항암요법에 대한 효율적인 반응을 억제한다(Lutgendorf SK, 2011).

스트레스와 면역효과

만성 스트레스는 여러 면역학적인 기전에 좋지 않은 효과를 미친다. 중성구, 대식세포, 항원제시세포(APC), NK세포, T와 B세포의 이동에 장애를 초래한다. 그리고 스트레스에 노출되면 림프구의 증식과 NK세포의 활성화를 억제하여 세포면역을 억제하고, 말초혈액에서의 CD4+세포의 수를 감소시키고, CD4/CD8 T세포의 비를 변화시킨다. 암의 진단과 치료는 불안과 무드장애와 같은 정신적인 고통을 수반하고 이는 면역장애를 동반한

[그림7-2] 스트레스와 암의 미세환경

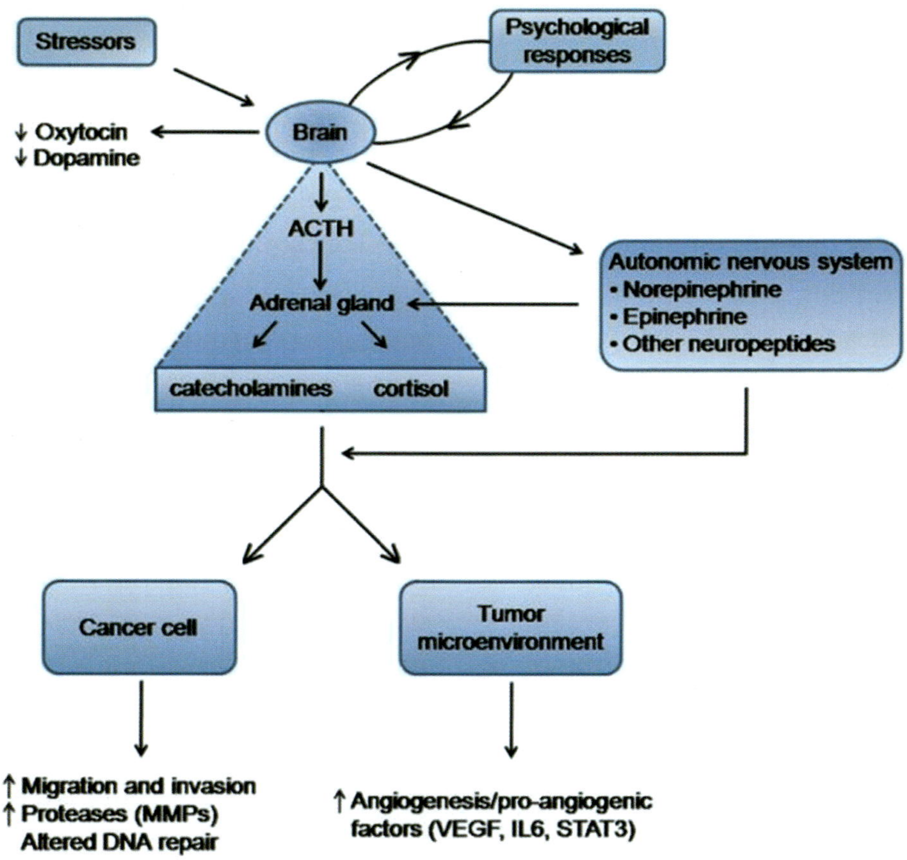

(Armaiz-Pena GN, Lutgendorf SK, Cole SW, Sood AK.: Neuroendocrine modulation of cancer progression. Brain Behav Immun. 2009 Jan;23(1):10-5.)

[그림7-3] 교감신경과 시상하부 뇌하수체 부신(HPA)축의 활성화의 종양관련 면역세포에 대한 영향

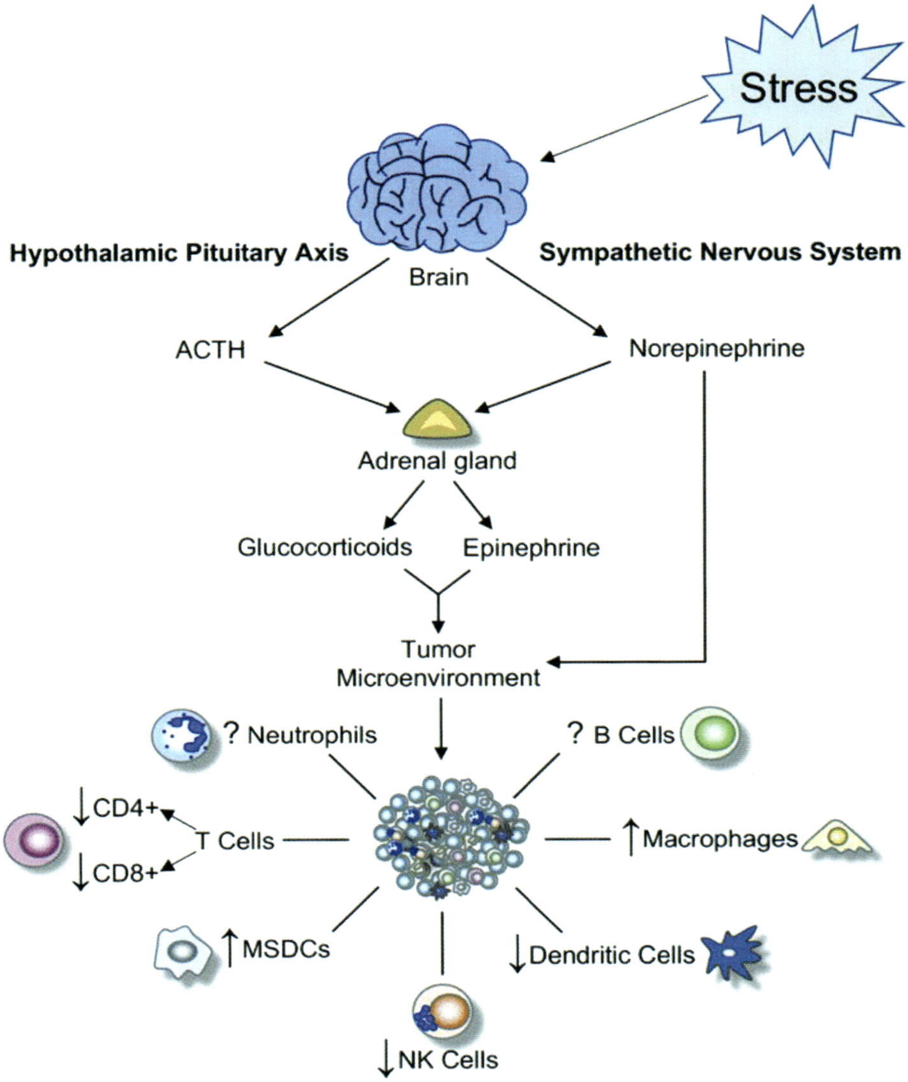

(Colon-Echevarria CB, Lamboy-Caraballo R, Aquino-Acevedo AN, Armaiz-Pena GN.: Neuroendocrine Regulation of Tumor-Associated Immune Cells. Front Oncol. 2019 Oct 29;9:1077.)

다. 면역장애는 IL-4, IL-6의 생성이 증가하고, 자연살해세포의 세포살해력(NKCA)와 IFNγ생성을 억제한다.

신경내분비계의 스트레스에 의한 암 미세환경에서 면역세포 조절은 T세포에 관해서는 항원제시세포(APC)와 Th1은 억제하고, Th2 사이토카인의 생산은 촉진하며, Tregs을 증가시켜 면역억제와 종양의 진행을 촉진한다. 그리고 CD8+ T세포를 억제하여 T세포 표적면역요법의 효과를 감소시킨다. NK세포의 수와 활성도를 억제한다. Bregs의 수를 증가시켜 종양의 진행을 유발한다. 수지상세포에서는 IL-12의 생성을 억제하고, VEGF를 유도하고, 수지상세포의 활성을 억제한다. MDSCs의 면역억제 활동을 자극하고 유방암 환자에서 MDSCs의 수와 종양의 침윤을 증가시킨다. 대식세포에서는 TAM을 자극하여 MMP2, MMP9, MMP12와 CTSL단백분해효소의 유전자의 발현을 증가시켜서 종양의 침윤을 증가시키고, M1이 M2표현형으로 전환을 촉진하고, 종양 내로 대식

[그림7-4] β 엔돌핀에 의한 암의 성장과 진행에 대한 영향

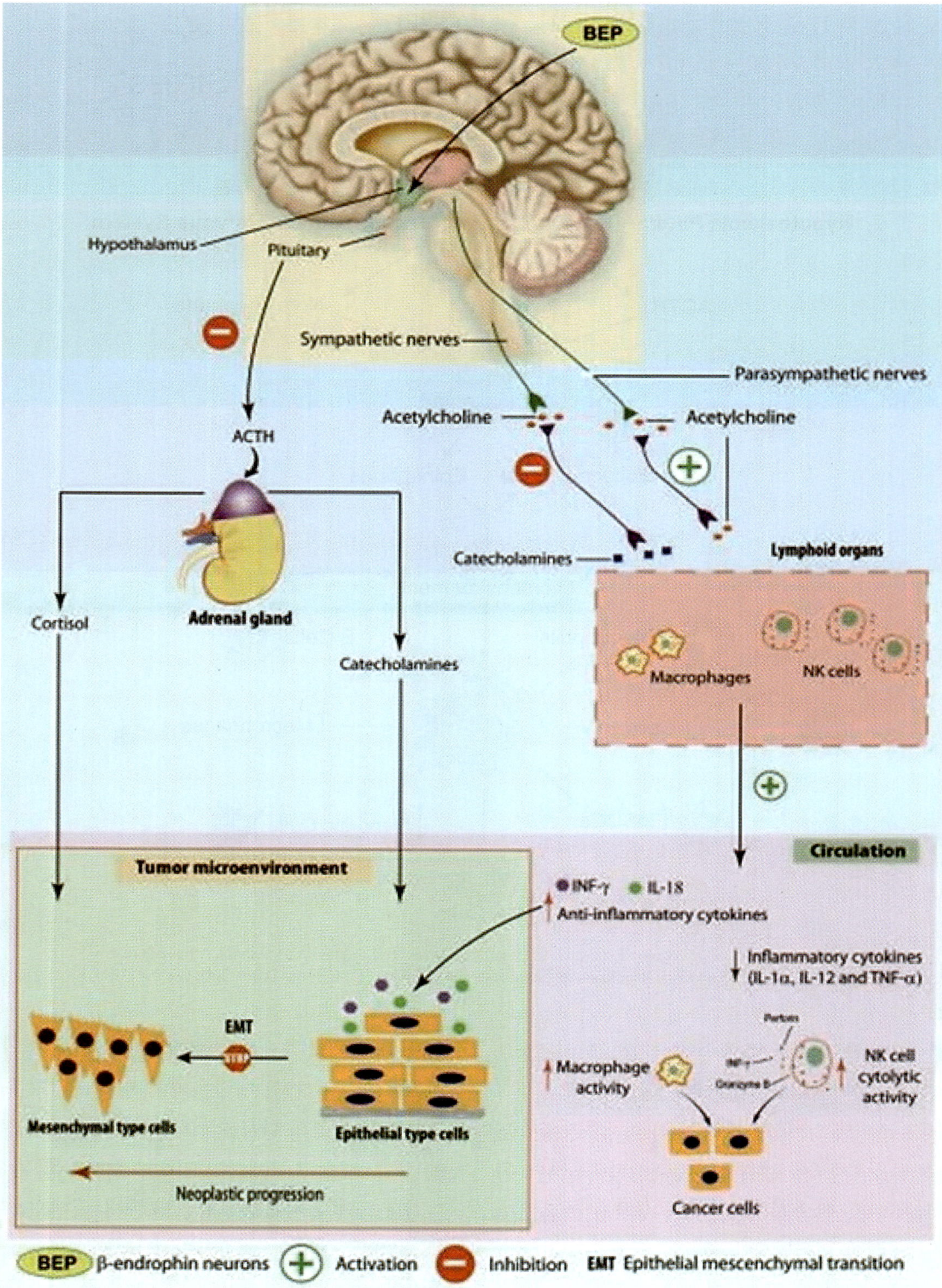

(Sarkar DK, Zhang C.: Beta-endorphin neuron regulates stress response and innate immunity to prevent breast cancer growth and progression. Vitam Horm. 2013;93:263-76)

세포의 침윤을 증가시켜서 암이 진행하도록 한다(그림7-2, Armaiz-Pena GN, 2009). 카테콜라민은 대식세포의 염증친화적인 사이토카인 생산을 자극한다(그림7-3, Colon-Echevarria CB, 2019).

명상과 이완의 암에 대한 효과에 대한 기전

마음신체요법은 우리 몸의 여러 시스템에 긍정적인 효과를 보이는데 삶의 질을 향상시키고, 스트레스의 해로운 효과를 역전시키며, 뇌기능에서 근본적인 변화를 일으킨다. 이러한 요법은 교감과 부교감 사이의 건강한 균형을 유지하는데 필수적인 글루타메이트와 GABA와 같은 신경전달물질과 도파민, 세로토닌과 에피네프린과 같은 신경조절물질에 영향을 주어서 스트레스 반응을 조절하게 한다(Jindal V, 2013).

동물실험에서 교감신경의 차단제인 프로프라노롤과 염증을 차단하는 인도메싸신(indomethacin)으로 행동 스트레스에 의한 폐종양 전이의 효과를 없앨 수 있었다.

베타 엔돌핀(β-endolphin)과 암의 면역관계

β-엔돌핀은 시상하부과 뇌하수체에서 생산되는데, 이는 스트레스 호르몬의 생성을 억제하고 진통 효과와 행복감을 느끼게 한다. β-엔돌핀은 우울증과 외상후스트레스 및 스트레스관련 정신질환에서 분비가 감소되어 있다. β-엔돌핀의 분비와 작용하는 신경기능의 장애는 암의 높은 빈도와 관련이 있다.

교감신경계의 활성화는 종양억제유전자를 억제하고, 면역기능을 억제하며, 종양의 성장을 촉진한다. 반면에 긍정적인 태도와 정신과적인 치료는 스트레스호르몬과 교감신경을 β-엔돌핀 신경경로를 통해서 억제하고, 부교감신경계를 활성화시켜서 종양억제유전자와 선천면역세포를 조절함으로써 암 환자의 생존을 증가시킨다. 시상하부의 β-엔돌핀 신경세포는 종양세포의 성장과 진행을 조절하는데, 부교감신경계가 비장과 다른 림프기관에서 대식세포와 NK세포와 같은 선천면역세포를 활성화시키고, IFNγ와 IL18과 같은 항염증성 사이토카인을 증가시킨다. 시상하부-뇌하수체-부신(HPA)축과 부신에서의 스트레스 호르몬의 분비와 교감신경 말단에서 글루코코티코이드와 카테콜라민의 분비가 억제된다. 종양의 미세환경에서 이러한 호르몬과 사이토카인의 변화는 염증유발과 상피세포의 간엽세포전환(EMT)을 억제하게 되고 결국 암의 진행을 억제한다. 결국 종양신생, 성장과 진행에 불리한 환경을 만든다(그림7-4, Sarkar DK, 2013).

환자의 태도와 암의 진행과의 관계

긍정적인 생각이 면역체계를 활성화시킨다(Lissoni P, 2008). 암의 진행과 면역체계에 관련된 변화에서 정신신경내분비계의 기능 중 쾌락의 수용에 근본적인 역할을 하는 도파민 경로에 대해 연구가 되고 있다. 암 환자에서 가장 흔한 정신적인 증상은 쾌락을 느끼는 능력의 감소이다. 암 환자에서는 암의 종류나 상태에 관계없이 성적이나 정신적으로 억압되어 있는 경우가 78%인데, 정신적인 상태를 검사하는 Rorscharch검사에서 정상인 경우에는 성장호르몬이나 코티솔이 정상적으로 반응하는 경우가 많았고, 전체 림프구수, T세포, 보조T세포, NK세포수가 많았다. 그러나 Rorscharch검사에서 이상소견을 보인 경우 IL-2가 낮았고 IL-10이 높았다. 결국 암은 성적인 그리고 정신적인 상태를 억제하고 이는 신경내분비의 변화와 면역억제를 유발함을 보여주었다(Messina G, 2003).

종양세포에는 β-아드레날린 수용체가 있다. 노아아드레날린은 종양의 성장에 자극효과가 있으며, 정신사회적인 스트레스가 교감신경을 통해서 종양의 성장에 자극효과가 있어서 전이를 발생한다(Boris M, 2018).

Rorscharch검사에서 암의 진단으로 자책하는 사람에서는 Tregs림프구의 증식과 활성화를 자극하여 항종양 면역반응을 유발하는 것을 억제하게 된다. 그래서 결국 항종양 면역을 억제하여 종양의 확산을 초래하게 된다(Messina G, 2010).

7-2 암 치료에 심리적인 접근

행복감을 촉진하고 암에 의한 고통(distress)을 경감하는 것이 암 치료의 기본적인 부분으로 여겨진다. 마음챙김 기반 스트레스감소법(MBSR: Mindfullness based stress reduction)은 암에 수반하는 감정적인 고통을 치료할 뿐 아니라 건강을 증진하고 암치료에 도움을 주고, 그 효과는 1년 이상 지속된다. 마음챙김 기반 스트레스감소법은 암 환자의 코티솔 분비를 정상화하고 말초혈액의 NK세포 활성화와 IFNγ생성 등의 면역기능의 장애를 정상화한다(Witek-Janusek L, 2009).

마음챙김 기반 스트레스감소법은 다음과 같은 과정을 거친다. 1) 삶의 이유를 찾아서 삶을 스스로 연장시킨다. 전체적인 행복감이나 치료와 연관된 부작용을 치료한다. 2) 개인적인 불안감 즉 죽음에 대한 불안감, 친숙한 환경으로부터의 박탈이 주는 불안감, 치료하는 의사들의 주관적인 불안감을 없애야 한다. 그러려면 치료의 방향을 설정하도록 도와주고 정보를 제공해 주어야 한다. 3) 암의 치료에서 희망은 생명을 구할 수 있는 명약이다. 통계 수치로 희망을 없애지 말라. 이 치료에서 피해야 하는 부정적인 말은 "오직 이 방법만이 혹은 이 의사에게 만 가야한다," "과학적이다" "전체적으로 본다." 라는 말로 환자의 희망에 부정적인 반응을 보이지 말자.

7-2-1 마음신체요법(mind body technique)

이 방법에는 명상(meditation), 최면(hypnosis), 이완요법(예, 자콥슨훈련), 인지행동요법(cognitive behavioral therapy), 생체되먹이기 요법(biofeedback), 요가, 태극권(tai chi), 기공(Qigong), 형상화요법, 작업 예술 음악치료 등이 있고 마음의 수용력을 키워서 신체의 기능이나 증상에 영향을 주려는 시도들이다.

암 치료 전이나 중간에 스트레스를 조절하는 프로그램은 환자로 하여금 치료에 잘 견디도록 하고 정신사회적인 치료는 우울감과 불안감을 감소시키고 자존감을 높인다. 요가나 태극권 및 명상은 삶의 질 면에서 기분을 향상시키고, 수면의 질과 신체적인 기능, 자존감 및 전체적인 행복감을 향상시킨다(Cohen L, 2004).

암에 의한 스트레스 중 가장 문제가 되는 것은 재발에 대한 두려움인데, 이는 치료 종료 후에도 진단 당시 경험했던 정도의 두려움을 수년간 지속해서 경험하게 된다. 이런 재발 두려움은 예후의 불확실성에 의해 확대되는데, 두려움은 인지작용의 장애, 감정적이고 행동양식에 대한 부적응으로 확대되고, 결국 걱정, 불안과 확신 확인이나 행동회피로 나타난다. 그리고 심한 경우에는 희망이 없다고 느끼고, 탈선과 자살 충동을 갖게 된다(Vehling S, 2017). 두려움을 해결하기 위한 방법으로는 다양한 정신신체요법(53%), 인지행동요법(58%), 명상요법(53%)를 시행하고 있다(Hall DL, 2018).

암 환자에서 정신요법은 인지행동요법, 보조정신요법과 가족과 배우자요법이 3가지 주된 치료방법이다.

■ 종양정신과적인 마음신체요법 (Mind body intervention)

신체기능과 증상에 영향을 주기 위해서 정신의 능력을 항진시키도록 고안된 기술이다. 이는 인지행동요법(Cognitive behaviour therapy), 명상요법(Meditation), 이완요법(relaxation technique)과 창조적 예술의 활용 등이 암 환자에서 광범위하게 도입되었다.

■ 인지행동요법(Cognitive behaviour therapy)

이완기술을 실행하고, 문제해결 능력을 고양하고, 느낌과 관련된 부정확한 생각을 교정하는 방법을 말한다. 생각, 감정, 행동의 양상을 인지할 수 있고 재발의 두려움을 촉발하는 것을 인지하는 기술을 가르치고, 조절할 수 없음에 대한 인지평가를 덜 위협적인 것으로 재구성함으로써 극복하는 기술과 문제해결을 하는 기술이나 암 관련 자극을 미리 피하는 행동노출 기술을 가르친다.

인지행동요법을 차용하는 대부분의 치료에서는 이완기술, 최면(hypnosis)과 마음챙김(mindfullness)요법을 병행하지 않지만 일부에서는 같이 사용하기도 한다. 인지행동요법은 임상적으로 암 환자에서 불안과 우울증과 같은 정신적인 증상을 감소시킬 뿐 아니라, 통증과 피로감과 같은 신체적인 증상을 효과적으로 감소시킨다(Jassim GA, 2015). 유방암 환자에서 기억과 주의 적응훈련(MAAT: Memory and Attention Adaptation Training)의 결과 기억력의 향상과 정신적인 행복감이 향상되었다.

■ 명상수련(Meditation training)

명상수련은 호흡, 주문(Matra)과 구문과 같이 인지하고 있는 선택된 것에 대한 주의를 스스로 조절하는 정신수련방법이다. 판단하지 않는 현재 순간의 인지 등과 같은 마음챙김 명상인데, 마음챙김 명상은 마음챙김 식사, 마음챙김 명상이나 춤을 통한 마음챙김 움직임 등의 방법으로 수련한다. 다른 명상으로는 사랑과 친절명상, 측은지심 명상이 있다. 명상의 방법으로는 좌식명상과 요가, 태극권이나 기공과 같이 명상운동이 있다.

대부분 명상의 방법으로 공통되는 것은 주의집중, 호흡의 조절된 통제, 마음으로 들어오는 생각과 느낌에 대한 조절을 포함한다. 마음챙김기반 스트레스경감(Mindfulness-Based Stress Reduction: MBSR)방법은 매주 2시간씩 8주간의 가르침과 하루 종일의 재치료를 포함한다.

명상수련의 임상효과는 유방암 환자에서 MBSR을 시행한 경우 불안과 우울의 감소와 수면질의 향상을 보고하고 있고, 내분비 치료와 같은 의학치료의 부작용을 감소시키며, 스트레스의 증상의 감소를 보였다(Chaoul A, 2014). 유방암 환자에서 티벳건강명상(Tibetan Sound Meditation: TSM)을 시행한 군에서 대조군에 비해서 더 나은 인지기능과 인지능력, 정신건강과 영성을 보였다(Milbury K, 2013).

■ 이완요법(Relaxation skill)

이완요법의 방법으로는 점진적인 근이완(PMR: progressive muscle relaxation), 늑막호흡과 유도된 상상법, 자연발생적 훈련, 생체되먹이기법(biofeedback), 자기최면법, 심호흡법, 시각화기법(visualization technique)이 있다. 이는 급성 고통, 공포나 신체 긴장과 같은 신체적인 자극을 감소시키고 암에 관련된 걱정에 대해 기분전환을 하는 기술이다.

이완요법의 목적은 스트레스와 관련된 신체증상을 감소시키고 수면개선, 불안감소, 자기수용의 증가, 부정적 사고의 감소, 면역력의 증가, 행복감 등의 심리적 변화를 유도하는데 있다.

임상적으로 난소암환자에서 항암화학요법 중에 이완훈련을 2개월을 시행한 결과 림프구의 수가 증가하였고 백혈구가 증가하는 경향을 보였다. 그러나 NK세포는 변화가 없었다.(Lekander M, 1997)

■ 최면요법(hypnosis)

암 환자는 암 관련 피로감, 수면장애와 감정적인 고통 등 삶의 질의 문제와 환자의 배우자와 그 관계에서 고통과 많은 소통의 장애를 초래한다. 최면요법은 암 관련 통증을 완화하고 예측성 오심과 수술 후 오심과 구토를 감소시킨다.

자존감을 고양하고 자신감을 확신할 수 있도록 집에서의 자가 치료를 시행하는데 이는 인지행동요법(cognitive-behavioral therapy; CBT)과 유사한 형태로 진행되고, 전문가의 지도하에 최면을 8주간 1주 간격으로 2시간씩 시행한 후 집에서 자기최면을 시행하도록 한 결과 피로감과 감정적인 고통의 경감을 보여 삶의 질의 증가를 보이고, 배우자와의 관계에서 양자관계의 대처와 소통의 향상을 보이고, 환자의 고통의 경감을 보였다(Gregoire C, 2018).

기타 마음신체요법은 감사의 글를 쓰면서 마음을 비우는 감사 저널링(gratitude journaling), 고마움 표시방법(noting appreciations), 비명상적인 자선운동(nonmeditative compassion exercises), 불교 교리기반 실행(Buddhist doctrine - based practice), 춤요법 등이 있다.

■ 태극권(tai chi)과 기공(Qigong)(TCQ)

태극권과 기공은 암 환자의 치료에서 심신에 대한 접근에 점차 많이 사용되고 있는데, 이는 느리고 부드러운 움직임과 호흡을 인지하고 조절할 뿐 아니라 생각, 관심, 상상과 감각을 의도적인 방향으로 집중하는 것이다. 그래서 신체적인 그리고 정신학적인 과정이어서 전통적인 단일한 치료보다는 장점이 있다(Klein PJ, 2016).

다양한 암 환자에서 무작위배정 임상시험 결과를 분석한 결과 태극권과 기공을 3-12주를 시행한 결과 피로감, 수면장애, 우울증과 전반적인 삶의 질을 향상시키는 효과가 있었다(Wayne PM, 2018). 나이 든 전립선암 환자에서 12주간의 기공을 한 경우 스트레칭을 한 경우에 비해서 피로감과 고통이 덜하다고 한다. 16주의 태극권을 한 군에서 INFγ 생산 CD3+ T세포와 IL-4생성 CD3+ T세포의 비와 세포독성 T세포 1형과 2형의 비가 비소세포폐암 환자의 수술 후 감소한데 비해서 태극권을 한 경우에서는 변화가 없었고, 코티솔치도 비교군에서는 상승하였으나 태극권군에서는 변화가 없었다. 즉 태극권을 함으로써 체액성과 세포성 면역의 조절장애가 적음을 보고하고 있다(Wang R, 2013).

■ 요가(Yoga)

요가는 움직임, 호흡, 명상과 요가철학적인 것을 포함하고, 60-90분 동안 하루 1번을 일주일에 3번을 시행하고 대개 3-10주간 시행한다. 요가에 대한 연구들을 검토한 결과 대부분 우울증, 불안과 고통 등의 정신과적인 문제에서 좋은 결과를 보고하고 있다. 몇몇 연구에서는 삶의 질을 좋게 하는데 반해 신체적이나 사회적 그리고 암 특이 효과에 대해서는 더 많은 연구가 필요하다고 하였다(Danhauer SC, 2017).

암치료 중 요가가 미치는 정신신체적인 영향은 스트레스를 줄이고 스트레스의 암에 대한 효과를 차단함으로써 암의 예후를 향상시킬 수 있는 가능성을 제시하고 있다. 요가의 효과는 소아암 환자에서 삶의 질이 좋아지고, 신체적인 활동, 운동성, 유연성이 좋아지고 스트레스와 불안을 치료하는데 효과가 있고, 에너지가 향상되고, 수면과 무드가 좋아지고, 오심이 줄어들고, 진통제의 사용이 감소한다.

성인 암환자에서는 불안, 우울, 무드, 부정적인 효과, 이완과 전반적인 정신건강의 향상을 보였고, 인지기증, 정신적인 건강, 사회지지와 자기 효능감과 극복력 등의 부가적인 향상을 보였다. 다기관무작위 연구결과 수면장애를 보인 암 생존자에서 요가 참여자 들에서 수면 질의 향상과 수면제의 사용 감소를 보였다. 또한 요가는 치료 관련 피로감을 감소시켰고 유방암 치료 후 피로감과 같은 증상에 결정적인 역할을 하는 염증신호의 감소를 보였다(Bower JE, 2014). 요가는 유방암 환자에서 우울감과 불안의 감소를 보였고(Pan. Y, 2017), 신체적인 면에서 삶의 질, 피로감, 상쾌감, 가장 귀찮은 증상에 대한 향상을 보였고, 면역과 관련된 유전자의 상승을 보였다.

한 연구에서 수술 후 결과가 비교군에 비해서 좋다고 하였는데 특히 배액이 줄어들고, 조기에 봉합사를 제거할 수 있었고, 재원기간이 단축됨을 보고하였다(Rao RM, 2008).

요가의 스트레스 호르몬과의 관계를 보면 침샘의 코티솔이 아침 6시 치와 평균이 낮고, 코티솔의 상승이 가파른 양상을 보여 생존이 향상될 것으로 예상되었다. 요가 참여자에서 혈청 면역글로부린과 림프구, TNF-α에서 좋은 면역반응을 보였고 핵산의 손상이 감소하였다(Banerjee B, 2007).

■ 아로마요법(Aromatherapy)

아로마요법은 자연 식물 추출물을 사용하여 신체와 정신건강을 향상시키는 방법으로 통증, 수면 및 스트레스의 감소와 함께 면역력을 강화하는 효과를 보고하고 있다.

암 환자에서의 에션셀 오일을 이용한 치료는 불면이나 오심과 같은 치료의 부작용을 치료하는데 사용한다(Reis D, 2017). 생강과 코코넛오일을 이용한 아로마요법과 타이 마사지를 일주일 이상 시행한 대장암 환자군에서 림프구 수가 대조군에 비해 11% 높았고, 피로감과 통증 및 스트레스가 의미있게 낮았다(Khiewkhern S,

2013).

■ 웃음요법(Laughter therapy)

미소는 코티솔과 아드레날린, 도파민과 같이 스트레스를 높이는 호르몬의 수치를 낮추는 대신, 엔돌핀과 같이 기분을 좋게 하는 호르몬을 분비시킨다. 위암과 대장암 환자에서 수술이나 화학요법 후 감소되어 있는 면역력이 웃음요법(smile sun methodology)을 시행한 군 중 대장암 환자에서 항암화학요법 후 증가되었다(Sakai Y, 2013).

■ 음악치료(Music therapy)

음악을 임상적으로 이용하는 것인데 암 환자에서 치료는 다양한 신체적, 감정적, 인지적 및 사회적 필요를 충족하기 위해서 시행된다. 음악치료가는 환자에게 작곡, 노래, 음악으로의 움직임과 음악 감상과 같은 지시된 치료를 시행한다. 음악치료는 의학적 치료 전에 음악을 듣는 등의 수동적인 방법이나 환자가 음악을 작곡하는데 참여하는 등의 능동적인 방법이 있다. 음악치료의 정확한 기전은 잘 알려져 있지 않으나 신경학적, 정신학적, 행동적이고 생리학적인 경로를 통해서 이루어진다는 것이 정설로 받아들여지고 있다.

■ 뉴로피드백(Neurofeedback)

뇌에어로빅(brain aerobic)이라고도 하는데 알파세타훈련은 명상치유를 통해 스트레스, 원망, 분노, 공포를 잠재의식에서 제거하는데, 그 방법은 호흡법, 손바닥을 가온시키는 방법, 아로마요법, 암시법 등이 있다.

그 외의 마음신체요법은 예술치료(Art therapy)와 두개천골요법(Craniosacral therapy) 등이 있다.

■ 암에 대한 정신이완요법의 임상적인 효과

전이성 비소세포암으로 시스플라틴과 젬시타빈으로 항암요법 중인 환자에서 림프구 수, 코티솔 생물학적주기 리듬, 정신학적인 상태를 검사하고 치료한 결과 암의 퇴행을 보인 경우는 항암치료에 반응이 없던 군에 비해 치료 전 림프구가 많고 코티솔의 생체리듬의 변화가 적었다. 그리고 림프구 감소증과 코티솔 리듬의 변화는 성적심리의 정체성의 소실과 낮은 정신적인 스코어와 관계가 깊었다(Lissoni P, 2008).

암 환자에서 항우울제와 항불안제 등의 약물에 의한 치료는 우울증과 불안의 치료에 효과가 있으리라 여겨졌지만 항불안제와 플라시보와의 차이를 발견하지 못하였다.

7-2-2 암 환자에 대한 심리적인 치료의 지침

미국의 NCCN의 암 환자에서의 고통을 치료하는 새로운 표준지침은 첫째 암으로 인한 고통과 정신과적인 필요에 대한 검사를 시행하고, 둘째 이러한 필요를 해결해줄 수 있는 치료계획을 만들고 시행하며, 셋째 정신과적인 치료를 위해 필요한 시설로 의뢰하며, 넷째 재검사를 실시하여 적절하게 치료계획을 조절하여야 한다(Riba MB, 2019)고 하였다.

암 환자의 스트레스를 해소하고 고통을 줄일 수 있는 방법을 소개하면, 스트레스 해소법(STRESS)은 다음과 같다.

1) Stretching: 몸을 푼다. 육체적인 운동을 한다.
2) Together: 많은 사람들과 원만한 관계를 유지
3) Relax: 긴장을 풀고
4) Entertainment: 일을 즐겨라
5) Simplify: 일과 생활을 단순화하라, 사소한 일에 목숨을 걸지 마라
6) Sweet: 인생은 달콤하다는 긍정적인 생각을 가져라

스트레스는 분명히 극복되며 치료의 대상이 아니라 관리의 대상이다. 잘 관리하면 우리가 원하는 그 이상의 건강, 그리고 성공과 행복을 가져다주는 메신저이다. 스트레스 유발약물을 주입하면 스트레스 호르몬(코티솔)이 분비되는데 피험자의 손에 이 약물을 주입할 수 있는 버튼을 주면 그 스트레스 호르몬 분비가 1/5로 줄어든

다. 즉 자신이 조절할 수 있다는 생각만으로도 스트레스를 줄일 수 있다.

7-2-3 암종별 심리적 치료의 효과

■ 유방암

유방암 환자에서 통합의학적인 치료는 많이 늘어나고 있고 특히 정신신체요법이 널리 통용되기 시작하였다. 불안과 스트레스 감소를 위해서는 음악치료, 명상, 스트레스치료, 요가를 이용하고, 삶의 질 향상을 위해서는 명상과 요가를 하고, 항암화학요법 중의 오심과 구토를 억제하기 위해서는 지압과 침술을 시행하면 좋았다(Greenlee H, 2017). 특히 유방암 환자에서 명상, 요가, 이완요법, 마사지와 음악요법 등이 우울증에 도움이 되었고 특히 음악요법이 불안감의 해소에 효과가 있었다.

■ 신장암

신세포암 환자에서 글쓰기 표현 방법으로 암 관련 통증, 오심, 피로감 등의 암관련 증상의 감소와 신체기능의 항진을 보였다(Milburry K, 2014).

■ 부인암

부인암 환자에서 정신적인 교육치료 후 장기적으로 삶의 질의 향상을 보였고, 우울증상에 효과적인 호전을 보였다(Chow KM, 2016).

■ 전립선암

전립선암 환자와 그 배우자에 대해서 암에 의한 정신적인 고통을 경감하기 위한 방법으로 치료를 한 결과 암에 대한 적응과 암을 대처하는데 좋은 결과를 보였고, 배우자와의 관계가 밀접하였다(Couper J, 2015).

7-2-4 정신신경면역치료의 미래

신경계, 면역계와 종양세포와의 사이에 신호전달을 조절하여, 종양의 성장과 전이를 억제하는 임상적으로 증명된 약제나 정신적인 처치를 통해서 암의 치료에 적용될 것이다(Boris M, 2018).

암 환자는 여러 가지 스트레스를 일으키는 환경에 처하는데 이러한 만성적인 스트레스는 글루코코티코이드와 카테콜라민에 의한 암의 생성, 성장, 침윤, 전이와 항암화학요법과 방사선요법 등에 대한 반응성 등에 영향을 미친다. 그러므로 향후 이러한 β아드레날린 차단제와 같은 스트레스의 매개 물질들의 차단방법(Ramondetta LM, 2019)과 심신요법 등을 통한 암의 정신신경적인 치료방법을 전통적인 치료방법과 함께 통합적으로 사용함으로써 환자에게 많은 도움을 줄 수 있을 것이다(Armaiz-Pena GN, 2008).

참고문헌

Armaiz-Pena GN, Lutgendorf SK, Cole SW, Sood AK.: Neuroendocrine modulation of cancer progression. Brain Behav Immun. 2009 Jan;23(1):10-5.

Banerjee B, Vadiraj HS, et al. Effects of an integrated yoga program in modulating psychological stress and radiation-induced genotoxic stress in breast cancer patients undergoing radiotherapy. Integr Cancer Ther. 2007;6:242.

Boris M, Miroslav T, Ľubica H.: Psychoneuroimmunology of Cancer - Recent Findings and Perspectives. Klin Onkol. Fall 2018;31(5):345-352.

Bower JE, Greendale G, Crosswell AD, Garet D, Sternlieb B, Ganz PA, Irwin MR, et al: Yoga reduces inflammatory signaling in fatigued breast cancer survivors: a randomized controlled trial. Psychoneuroendocrinology. 2014 May; 43():20-9.

Carlson LE, Zelinski E, Toivonen K, Flynn M, Qureshi M, Piedalue KA, Grant R.: Mind-Body Therapies in Cancer: What Is the Latest Evidence? Curr Oncol Rep. 2017 Aug 18;19(10):67

Chaoul A, Milbury K, Sood AK, Prinsloo S, Cohen L.: Mind-body practices in cancer care. Curr Oncol Rep. 2014 Dec;16(12):417

Chow KM, Chan JC, Choi KK, Chan CW: A Review of Psychoeducational Interventions to Improve Sexual Functioning, Quality of Life, and Psychological Outcomes in Gynecological Cancer Patients. Cancer Nurs. 2016 Jan-Feb; 39(1):20-31.

Cohen L, Warneke C, Fouladi RT, et al. Psychological adjustment and sleep quality in a randomized trial of the effects of a Tibetan yoga intervention in patients with lymphoma. Cancer 2004;100(10):2253–2260

Colon-Echevarria CB, Lamboy-Caraballo R, Aquino-Acevedo AN, Armaiz-Pena GN.: Neuroendocrine Regulation of Tumor-Associated Immune Cells. Front Oncol. 2019 Oct 29;9:1077.

Couper J, Collins A, Bloch S, Street A, Duchesne G, Jones T, Olver J, Love A: Cognitive existential couple therapy(CECT) in men and partners facing localised prostate cancer: a randomised controlled trial. BJU Int. 2015 Apr; 115 Suppl 5():35-45.

Danhauer SC, Addington EL, Sohl SJ, Chaoul A, Cohen L.: Review of yoga therapy during cancer treatment. Support Care Cancer. 2017 Apr;25(4):1357-1372

Greenlee H, DuPont-Reyes MJ, Balneaves LG, Carlson LE, Cohen MR, Deng G, Johnson JA, et al: Clinical practice guidelines on the evidence-based use of integrative therapies during and after breast cancer treatment. CA Cancer J Clin. 2017 May 6;67(3):194-232

Grégoire C, Faymonville ME, Vanhaudenhuyse A, Charland-Verville V, Jerusalem G, Bragard I.: Randomized controlled trial of an 8-week intervention combining self-care and hypnosis for post-treatment cancer patients: study protocol. BMC Cancer. 2018 Nov 15;18(1):1113

Hall DL, Luberto CM, Philpotts LL, Song R, Park ER, Yeh GY.: Mind-body interventions for fear of cancer recurrence: A systematic review and meta-analysis. Psychooncology. 2018 Nov;27(11):2546-2558.

Hermes GL, Delgado B, Tretiakova M, Cavigelli SA, Krausz T, Conzen SD, McClintock MK: Social isolation dysregulates endocrine and behavioral stress while increasing malignant burden of spontaneous mammary tumors. Proc Natl Acad Sci U S A. 2009 Dec 29; 106(52):22393-8

Jassim GA, Whitford DL, Hickey A, Carter B: Psychological interventions for women with non-metastatic breast cancer. Cochrane Database Syst Rev. 2015 May 28;(5):CD008729.

Jindal V, Gupta S, Das R: Molecular mechanisms of meditation. Mol Neurobiol. 2013 Dec; 48(3):808-11

Khiewkhern S, Promthet S, Sukprasert A, Eunhpinitpong W, Bradshaw P.: Effectiveness of aromatherapy with light thai massage for cellular immunity improvement in colorectal cancer patients receiving chemotherapy. Asian Pac J Cancer Prev. 2013;14(6):3903-7.

Klein PJ, Schneider R, Rhoads CJ: Qigong in cancer care: a systematic review and construct analysis of effective Qigong therapy. Support Care Cancer. 2016 Jul; 24(7):3209-22.

Lekander M, Fürst CJ, Rotstein S, Hursti TJ, Fredrikson M.: Immune effects of relaxation during chemotherapy for ovarian cancer. Psychother Psychosom. 1997;66(4):185-91

Lissoni P, Messina G, Balestra A, Colciago M, Brivio F, Fumagalli L, Fumagalli G, Parolini D.: Efficacy of cancer chemotherapy in relation to synchronization of cortisol rhythm, immune status and psychospiritual profile in metastatic non-small cell lung cancer.In Vivo. 2008 Mar-Apr;22(2):257-62.

Lutgendorf SK, Sood AK: Biobehavioral factors and cancer progression: physiological pathways and mechanisms. Psychosom Med. 2011 Nov-Dec; 73(9):724-30.

Messina G, Lissoni P, Bartolacelli E, Tancini G, Villa S, Gardani GS, Brivio F.: A psychoncological study of lymphocyte subpopulations in relation to pleasure-related neurobiochemistry and sexual and spiritual profile to Rorschach's test in early or advanced cancer patients. J Biol Regul Homeost Agents. 2003 Oct-Dec;17(4):322-6.

Messina G, Lissoni P, Bartolacelli E, Magotti L, Clerici M, Marchiori P, Colombo E.: Relationship between psychoncology and psychoneuroendocrinoimmunology(PNEI): enhanced T-regulatory lymphocyte activity in cancer patients with self-punishement, evaluated by Rorschach test. In Vivo. 2010 Jan-Feb;24(1):75-8.

Milbury K, Chaoul A, Biegler K, Wangyal T, Spelman A, Meyers CA, Arun B, Palmer JL, Taylor J, Cohen L: Tibetan sound meditation for cognitive dysfunction: results of a randomized controlled pilot trial. Psychooncology. 2013 Oct; 22(10):2354-63.

Milbury K, Spelman A, Wood C, Matin SF, Tannir N, Jonasch E, Pisters L, Wei Q, Cohen L: Randomized controlled trial of expressive writing for patients with renal cell carcinoma. J Clin Oncol. 2014 Mar 1; 32(7):663-70.

Pan Y, Yang K, Wang Y, Zhang L, Liang H: Could yoga practice improve treatment-related side effects and quality of life for women with breast cancer? A systematic review and meta-analysis. Asia Pac J Clin Oncol. 2017 Apr; 13(2):e79-e95

Powe DG, Voss MJ, Zänker KS, Habashy HO, Green AR, Ellis IO, Entschladen F.: Beta-blocker drug therapy reduces secondary cancer formation in breast cancer and improves cancer specific survival. Oncotarget. 2010 Nov;1(7):628-38.

Raju B, Hultstrom M, Haug SR, et al. . Sympathectomy suppresses tumor growth and alters gene-expression profiles in rat tongue cancer. Eur J Oral Sci. 2009;117(4):351–361

Ramondetta LM, Hu W, Thaker PH, Urbauer DL, Chisholm GB, Westin SN, Sun Y, et al: Prospective pilot trial with combination of propranolol with chemotherapy in patients with epithelial ovarian cancer and evaluation on circulating immune cell gene expression. Gynecol Oncol. 2019 Sep; 154(3):524-530

Rao RM, Nagendra HR, Raghuram N, Vinay C, Chandrashekara S, Gopinath KS, Srinath BS: Influence of yoga on mood states, distress, quality of life and immune outcomes in early stage breast cancer patients undergoing surgery. Int J Yoga. 2008 Jan; 1(1):11-20.

Reis D, Jones T.: Aromatherapy: Using Essential Oils as a Supportive Therapy. Clin J Oncol Nurs. 2017 Feb 1;21(1):16-19

Riba MB, Donovan KA, Andersen B, Braun I, Breitbart WS, Brewer BW, Buchmann LO, et al: Distress Management, Version 3.2019, NCCN Clinical Practice Guidelines in Oncology. J Natl Compr Canc Netw. 2019 Oct 1;17(10):1229-1249

Sakai Y, Takayanagi K, Ohno M, Inose R, Fujiwara H.: A trial of improvement of immunity in cancer patients by laughter therapy. Jpn Hosp. 2013 Jul;(32):53-9.

Sarkar DK, Zhang C.: Beta-endorphin neuron regulates stress response and innate immunity to prevent breast cancer growth and progression. Vitam Horm. 2013;93:263-76

Stavropoulos I, Sarantopoulos A, Liverezas A.: Does sympathetic nervous system modulate tumor progression? A narrative review of the literature. J Drug Assess. 2020 Jul 23;9(1):106-116

Vehling S, Kissane DW, Lo C, et al. The association of demoralization with mental disorders and suicidal ideation in patients with cancer. Cancer. 2017;123(17):3394–3401

Wang R, Liu J, Chen P, Yu D: Regular tai chi exercise decreases the percentage of type 2 cytokine-producing cells in postsurgical non-small cell lung cancer survivors. Cancer Nurs. 2013 Jul-Aug; 36(4):E27-34

Wayne PM, Lee MS, Novakowski J, Osypiuk K, Ligibel J, Carlson LE, Song R.: Tai Chi and Qigong for cancer-related symptoms and quality of life: a systematic review and meta-analysis. J Cancer Surviv. 2018 Apr;12(2):256-267.

Witek-Janusek L, Albuquerque K, Chroniak KR, Chroniak C, Durazo-Arvizu R, Mathews HL.: Effect of mindfulness based stress reduction on immune function, quality of life and coping in women newly diagnosed with early stage breast cancer. Brain Behav Immun. 2008 Aug;22(6):969-81.

Yang EV, Sood AK, Chen M, et al. . Norepinephrine up-regulates the expression of vascular endothelial growth factor, matrix metalloproteinase(MMP)-2, and MMP-9 in nasopharyngeal carcinoma tumor cells. Cancer Res. 2006;66(21):10357–10364.

8 미생물과 암

8-1 인체의 미생물

인체에는 수백 조에 이르는 다양한 종류의 미생물이 있고 그 총 무게는 대략 1.5에서 2킬로그램 정도가 된다. 인체의 세포 수가 30조인데, 이들 세포들 안에는 수백만 년 전 박테리아로 존재하던 미토콘드리아라는 구조가 세포 속으로 들어와서 동물의 몸에 에너지를 공급하는 배터리가 되었다. 우리 몸의 미생물은 주로 세균, 곰팡이균, 고세균(archaea), 원생동물과 바이러스 등의 5가지의 종류로 나뉜다. 인체에서 균이 살아가는 곳은 피부, 구강, 비강, 위, 소장, 대장, 요로와 질이 있다.

인체의 장내에는 30조의 세균이 있고, 이들 1,000종 이상의 세균과 그 세균이 갖고 있는 삼백만 종류 이상의 유전자가 4만 정도의 인체의 유전자와 공생한다. 장내미생물과 그 유전자들은 장관 내에 존재하거나 일시적으로 장관을 통과하면서 숙주에 영향을 미친다. 그리고 각 개인의 유전적 혹은 생활환경에 따라서 숙주의 장내미생물의 종류와 수가 서로 다르다(Ding T, 2014). 장내미생물은 남녀가 서로 다른데 이는 남성호르몬의 영향 때문이다(Yurkovetskiy L, 2013). 장내미생물의 게놈 연구결과 같은 종으로 분류되는 균주라도 대륙에 따라서 차이가 크고, 나라에 따라서도 차이가 있다. 즉 장내미생물도 사람과 함께 새로운 환경에 맞게 진화를 지속한다는 결과이다. 오랜 진화과정을 거쳐서 그 민족의 식이습관에 적절하게 진화한 미생물이 더 적합할 것이다.

장관 내에서 대장의 세균수가 소장에 비해서 약 1,000배 많은데, 대장에는 1kg의 세균이 있고, 이들의 전체 게놈은 인간 게놈의 100배에 이르기 때문에 인체에 있어서 가장 큰 항원의 공급처는 자기 자신이 아닌 장내미생물이다. 대장에서는 장관의 내강 쪽에 있느냐 혹은 점막표면의 아래쪽에 존재하느냐에 따라서 호기성과 혐기성균의 비율이 다르다. 신생아에는 균이 없는데 태어난 직후 자연분만 시에 만나게 되는 산모의 질과 제왕절개술로 태어난 경우에는 피부 등의 주위 환경과 어머니로부터 인체에 유해한 대장균, 장구균, 식중독을 일으키는 클로스트리디움균과 포도상구균이 먼저 장으로 들어와서 정착한 이후 1-2일이 지나면 유익균인 유산간균과 비피더스균이 정착한다. 이들은 장내의 산소를 소모하여 혐기성균 만이 증식할 수 있는 환경을 만든다. 그래서 유해균들의 생육이 억제되어 감소하고 비피더스균이 주요 균으로 우위를 점하게 된다. 태어난 직후의 신생아의 미생물은 동일하나 태어난 지 수일에서 수주가 지나면 개인별로 독특한 장내 미생물이 생성되게 된다. 비피더스균은 성인이 되고 노년기에 들어서 많이 감소하게 된다.

장내미생물은 인체의 여러 가지 생명에 필수적인 기능을 하는데 탄수화물의 소화, 유해균의 억제, 비타민 합성, 면역계의 활성 유지와 약물의 대사에 관여한다. 그래서 장내미생물은 인체의 에너지 항상성과 숙주의 면역을 자극하는 숨겨진 장기라고 여겨지며, 이들은 서로 협력해서 공생함으로써 미생물과 우리 몸에 공히 이로운 결과를 보인다.

출생 후 6개월에서 1년 이내에 면역의 70%가 결정되고, 3세까지 섭취하는 음식에 따라 평생 살아갈 장내미생물의 종류와 양이 결정된다. 초기 장내미생물의 서식과 조성은 그 개체의 면역계의 모습을 갖추는데 영향을 주고 나중에 천식, 알레르기와 염증성장질환 등의 발병 위험에 영향을 미친다. 장내미생물의 조성은 생활스타일, 지정학적인 위치, 인종과 개인에 따라 성인이 될 때까지 끊임없이 변화한다. 대부분의 장내미생물 변화는 크게 해가 없으나 커다란 변화로 인한 장내세균의 불균형으로 친염증성 변화를 초래하게 되면 나이가 들어감에 따라 병적이고 염증적인 여러 가지 상황이 발생한다.

인체의 미생물 종류

건강인에서 주된 장내미생물은 박테로이데테스(Bacteroidetes)와 퍼미큐티스(Firmicutes)가 전체 균의 90%에 이르고, 나머지 10%가 프로테오박테리아(Proteobacteria), 베루코마이크로비아(Verrucomicrobia) 및 악티노박테리아(Actinobacteria)가 차지한다(Jain N, 2015). 장내미생물은 인체가 건강한 상태에서는 균형을 이루고 있다. 이런 상태를 'eubiosys'라 하는데 이는 그리스어의 eu=good이고 bios=life를 말한다. 장내미생물의 'dysbiosis'는 미생물의 균형이 깨진 상태를 말하는데 이는 3가지 형태로 되어있다. 첫째, 유익미생물의 소실, 둘째, 유해미생물 가능성이 있는 균의 부적절한 성장, 셋째, 전반적인 미생물의 다양성의 감소가 있고 대부분은 이들이 동시에 일어난다.

건강 성인에서 기관지 폐포 세척액의 미생물은 4개의 문(phylum)의 세균으로 이루어져 있는데, 이는 악티노박테리아(Actinobacteria), 퍼미큐티스(Firmicutes), 박테로이데스(Bacteroides)와 프로테오박테리아(Proteobacteria)이고 이들은 약간의 차이는 있으나 구강, 인두부와 비강의 상기도내의 미생물과 동일하다. 그리고 우세한 속(genus)은 프리보텔라(Prevotella), 베일로넬라(Veillonella), 연쇄상구균(Streptococcus)과 녹농균(Pseudomonas)이다.

장내미생물과 신경계

인체의 미생물은 우리 몸의 상피방어막 표면에 서식한다. 미생물은 대사, 조직의 발생, 신경학적과 인지기능, 조혈작용, 염증과 면역 등의 생리적인 기능에 관여한다. 특히 장뇌축(gut-brain axis: GBA)라 불리는 신경계로 인체의 장은 양방향으로 연결되어 있고, 결국 장내미생물은 숙주의 장뇌축(GBA)과 연결되어 있다. 따라서 스트레스에 대한 반응으로 인해 인체의 호르몬과 신경호르몬은 장내미생물의 조성을 바꿀 수 있다(Sandrini S, 2015). 위장관의 장내분비세포는 위장관 운동, 소화기능 신경조절 기능을 담당하는 30가지 이상의 펩타이드 호르몬을 분비하는데, 이러한 호르몬이 장내세균에 의해 감지되어 장내미생물의 조성을 바꾼다. 장내미생물은 활성분자를 분비하는데 장관세포에 의해 감지되어 장뇌축(GBA)으로 전달된다. 이들은 인체의 대사조절, 장관장벽의 유지, 생체이물질(xenobiotics), 약물대사 위장관 병원균에 대한 방어와 인체 면역계의 조절에 관여한다.

장내미생물과 면역

Stitaya Sirisinha가 이르길 "우리의 건강과 우리의 행동과 기분까지도 우리가 먹는것이나 우리의 행동 뿐 아니라 우리가 어떠한 것들과 공생하는가에 달려있다."고 하였다(Sirisinha S, 2016). 장내미생물은 대사, 세포증식, 염증과 면역에 많은 영향을 미치기 때문에 암의 전구질환, 암의 발생, 유전적인 불안정성, 대부분의 면역반응에 대한 감수성의 각 단계를 조절 한다(Dzutsev A, 2017). 암의 발생은 미생물을 변화시키고 반면에 미생물의 변화는 암의 진행에 영향을 준다(Zitvogel L, 2017).

장내미생물은 면역의 항상성을 유지하는 조절자이다. 장내미생물의 다양성은 선천면역과 획득면역의 성숙과 발생과 기능에 영향을 준다. 인간의 게놈은 우리의 건강을 보장하는데 필요한 모든 정보를 코드화할 수 없기 때문에 이러한 결핍을 장내 미생물에 의해 유리되는 분자들에 의해서 극복한다고 생각된다(Macpherson AJ, 2004). 장내미생물의 존재는 IL-10과 TGFβ를 생산하는 Tregs, IgA를 분비하는 B세포, Th17세포와 2형림프양선천세포(ILC2)를 유도하여 면역계의 발생과 성숙을 조절한다(그림8-1, Soldati L, 2018).

장의 내강에 기생하는 미생물은 장 점막, 림프절과 전신적인 면역계에 막대한 영향을 준다. 면역계도 마찬가지로 장내미생물을 바꿀 수 있다. 장 상피세포는 여러 가지 사이토카인과 케모카인을 분비하고 반응하며 림프구와의 상호작용하는 분자를 발현한다. 반면에 장상피세포는 점액과 항균펩타이드(AMPs)를 분비하여 장내미

[그림8-1] 장내미생물과 면역

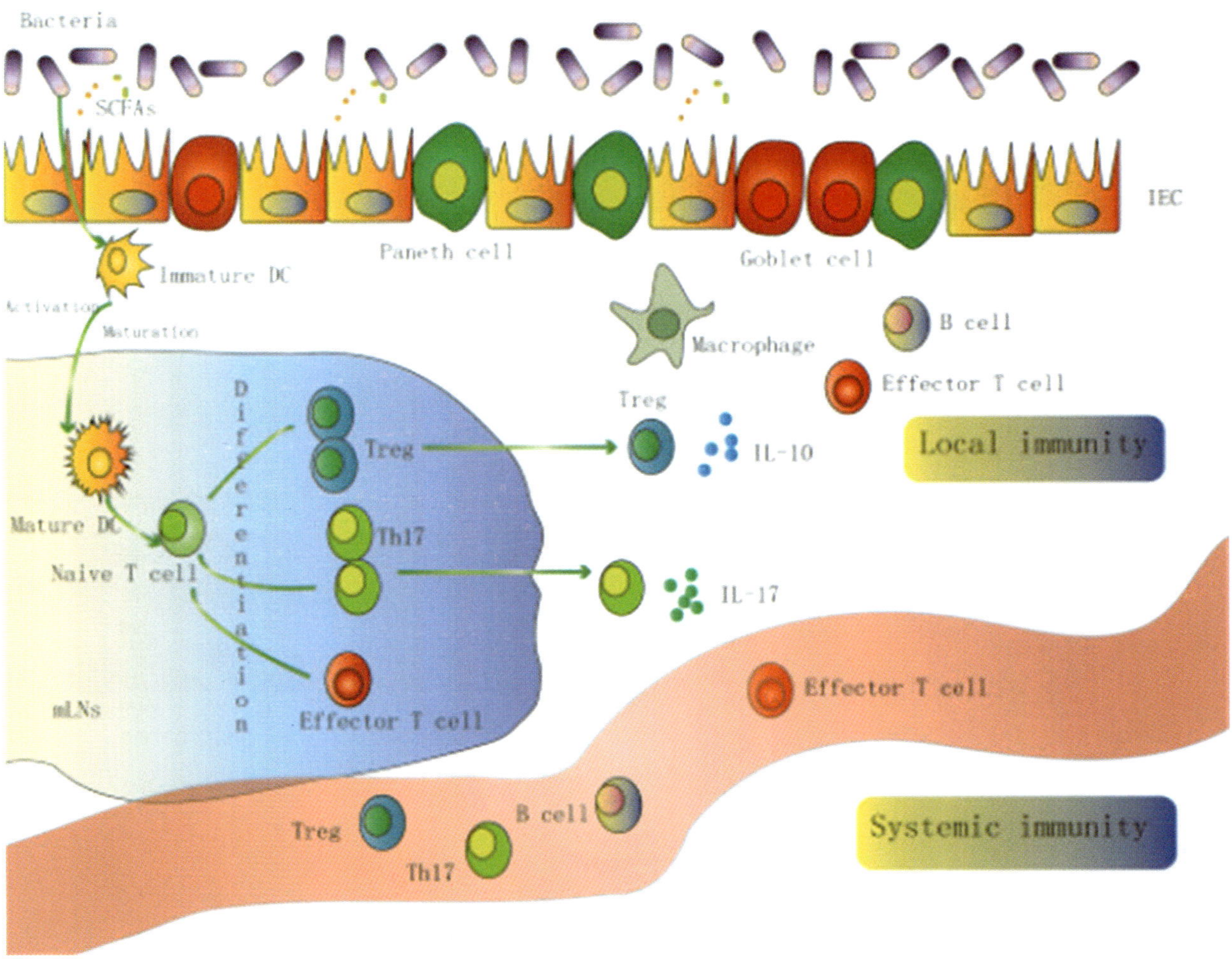

(Soldati L, Di Renzo L, Jirillo E, Ascierto PA, Marincola FM, De Lorenzo A: The influence of diet on anti-cancer immune responsiveness. J Transl Med. 2018; 16:75)

생물과 장상피세포 사이의 상호작용을 억제한다. 또한 장상피세포는 MHC와 유사한 분자인 CD1d를 발현하여 NK, T세포에 당지질을 발현하도록 하고 STAT3의 활성화 후 항염증사이토카인인 IL-10을 생산한다.

그람음성공생균인 박테로이데스 테타이오타오미크론(Bacteroides thetaiotaomicron)과 비피도박테리움 롱검(Bifidobacterium longum)은 장상피세포를 자극하여 항균펩타이드(AMP), α와 β-디펜신(defensins), C형렉틴(REGIIIγ), 카테리시딘(cathelicidins), 렉틴(lectins)과 많은 가수효소를 생산한다. 그리고 비활성 전구디펜신을 활성 디펜신으로 쪼개주는 기질금속단백분해효소(MMP)의 발현을 증가시킨다(Takiishi T, 2017). 박테로이데스 테타이오타오미크론은 NFkB의 활성을 방해하여 염증반응을 억제한다(Ong HS, 2017).

배상세포에서 점액을 분비하여 점막의 보호층을 형성한다. 고유층의 형질세포는 IgA를 장내에 분비한다. 파네스(paneth)세포는 항미생물 펩타이드를 분비한다. 박테리아와 그 대사산물은 국소의 수지상세포를 활성화시키고, 이 수지상세포는 관류되는 림프절로 이동하게 되고, 원시 T세포를 활성화시켜서 Teff세포, Tregs나 Th17세포로 변하게 하고, 이들은 다시 장 점막으로 혹은 순환계로 이동한다. 특정 대사산물이나 세균의 부산물이 수지상세포를 Treg나 Th17으로 이동하도록 하고, Treg는 점막의 면역회피를 만들고 IL10을 분비하여 국소의 항염증 사이토카인 환경을 만든다. Th17은 IL17을 생산하여 타이트 정션(tight junction)을 만들고 파네스세포가 항미생물펩타이드 생산을 증가시켜 말초 단핵구(PMN)세포를 모이도록 한다(그림8-2, Garrett WS, 2015). 고

[그림8-2] 장내 미생물이 항암요법과 면역요법의 효과를 조절하는 기전

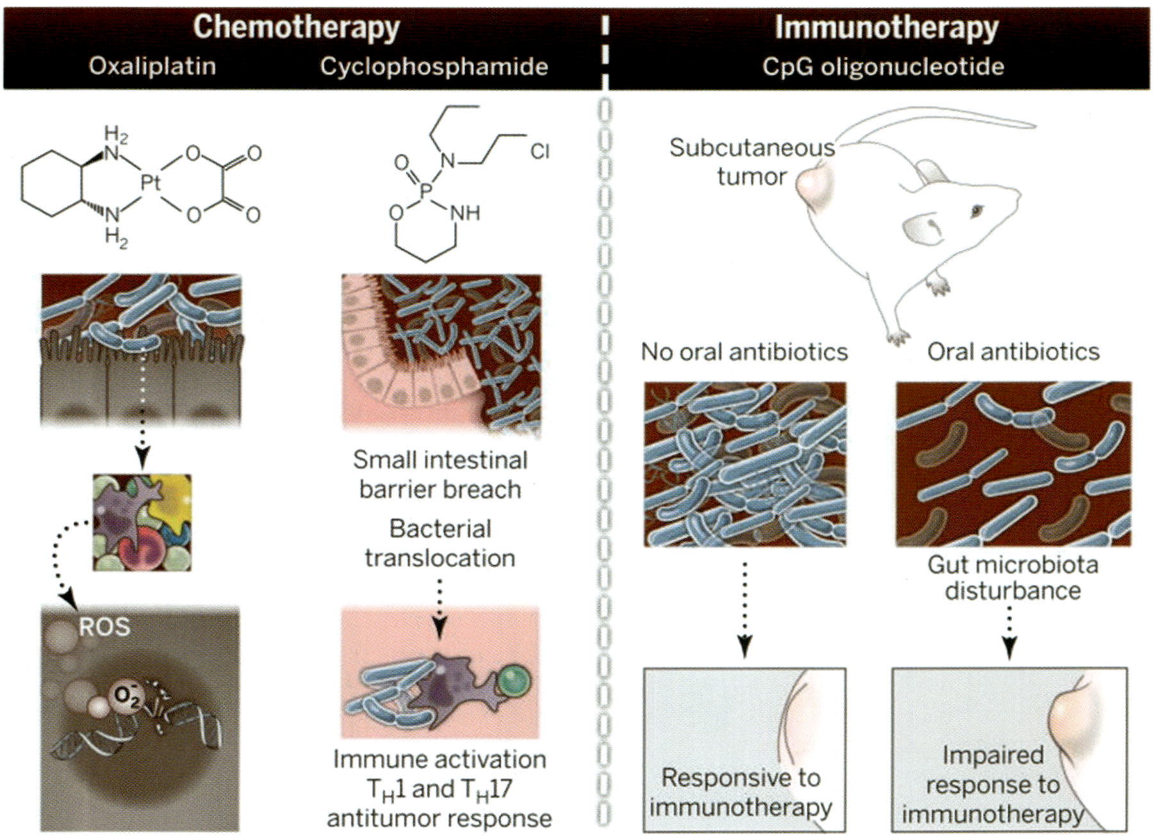

(Garrett WS: Cancer and the microbiota. Science. 2015 Apr 3; 348(6230): 80–86.)

유층에는 파이어판(Peyer's patche)과 항원제시세포(APC), T와 B세포 등의 선천면역세포(ILC)들이 있는데 이들은 국소와 전신면역반응의 결정적인 역할을 한다.

점막의 상피세포에는 선천림프양세포(ILC; ILC1, ILC2, ILC3)가 있는데, ILC2는 IL-4, IL-5, IL-9와 IL-13, ILC3는 상피세포와 술잔(goblet)세포에서 항미생물 펩타이드와 점액을 분비하는 IL-17과 IL-22를 분비한다.

박테로이데스 프라질리스(Bacteroides fragilis)는 면역억제 다당류A를 생산하여 Treg분화를 촉진하고, 일부 클로스트리디움(Clostridium)족에서도 TGF-β의 생산으로 Treg세포로의 분화를 촉진한다.

균형된 미세생태계는 면역을 유지하는데 중요하며 풍부하고 다양한 미생물이 백신에 대한 신생아의 획득면역반응에 중요하다. 자연적인 백신보조를 통하는 것과 같은 TLR신호 경로를 활성화시켜서 특정 미생물들은 면역반응을 유발한다. 반대로 생태적인 장애로 인한 장내세균의 불균형이 초래되면 장관의 미생물에 균형이 파괴되어 미생물의 안정성과 다양성이 감소되어 병원체의 가능성이 있는 미생물이 모이게 된다. 예를 들면 점막의 장벽이 파괴되면 국소와 전신면역반응의 장애가 생긴다. 장내세균이 림프절이나 말초혈액으로 순환한다. 장관의 점막과 장간막의 림프절 내의 사이토카인 환경이 변하면 염증성 표현형으로 된다. Th17과 Teff세포가 활성화되고 국소적으로 전신적으로 염증성 상태로 된다(Ragonnaud E, 2021).

▌장내미생물과 질병

장내미생물의 균형이상(dysbiosis)은 노화 뿐 아니라 노쇠함, 신경퇴행, 인슐린저항성 2형당뇨, 암, 심혈관 질환과 치매 등의 질병을 유발한다(Ragonnaud E, 2021). 최근 프로바이오틱스(probiotics)를 이용하여 특정 식이행동장애와 불안증을 치료하는데 활용하고 있다(De Lorenzo A, 2017).

▌장내미생물과 암

인체의 악성종양의 20% 정도는 미생물과 관계가 있다. 점막부위의 미생물은 호흡기와 소화기 암에서 종양의 미세환경의 일부가 되고, 종양 내의 미생물은 종양의 성장과 전파에 관여한다.

8-2 미생물의 종류와 동정 (Identification of Microbiome)

미생물의 종류와 수를 검사하는 데는 배양기반 방법과 배양독립방법(culture independent system), 그리고 이들을 동시에 사용하는 방법이 있다. 배양기반 방법에는 선택적인 배지와 배양조건을 통해서 특정 균을 분리할 수 있다. 배양독립분석은 샘플로 부터 추출한 DNA의 표적부위를 증폭하여 측정한다(Fricker AM, 2019).

리보솜의 RNA와 그 유전자를 검사하는 방법이 개발되었는데, 세균은 16S rRNA유전자, 곰팡이는 18S rRNA 유전자가 높은 유사성과 높은 염기서열상의 다양성을 갖고 있다. 16S rRNA유전자는 1,500염기쌍을 갖고 있고 10,000개의 염기서열이 등록되어 있다. OTU(operation taxonomic unit)가 97% 이상의 유사성을 가질 때 동일한 세균 종으로 본다(Morgan XC, 2012).

16S rRNA유전자 염기서열분석과 메타유전자분석을 통해서 배양으로는 발견할 수 없었던 하부호흡기 내의 생균, 사멸균과 DNA까지 모든 세균을 동정할 수 있고 널리 활용되고 있다. 특히 이러한 방법은 포괄적이고 빠르며, 경비가 덜 들기 때문에 미래의 미생물 연구를 더 왕성하게 할 수 있을 것이다.

8-3 유산균(Lactic Acid Bacteria)

유산균은 파스퇴르가 처음 당분을 젖산으로 바꾸어 포도주를 신맛으로 변하게 하는 유산균을 처음 발견하고 이를 저온살균으로 해결하였다. 그 후 앙리 티씨에(Henry Tissier, 1866–1926)가 혐기성 유산균인 바실러스 비피더스(Bacillus bifidus)를 분리하였고, 에른스트 모로(Ernst Moro, 1974–1951)가 바실러스 아시도필러스(Bacillus acidophilus)를 발견하였다. 20세기에는 러시아의 엘리 메치니코프(Elie Metchnikoff, 1845–1916)가 1907년 발효유에서 락토바시러스 불가리쿠스(Lactobacillus bugaricus)를 발견하였다. 1916년 올라 옌센(Orla-Jensen)이 치즈에서 락토바실러스 카사이(Lactobacillus casei)균을 분리하였고, 일본의 시로다 미노루(Shirota minoru, 1899–1982)는 1929년 위액이나 담즙에 강한 락토바실러스 카사이 시로타(Lactobacillus casei Shirota)를 발견하여 일본에서 요구르트를 개발하였다. 이는 인체에 유익한 프로바이오틱스임이 밝혀졌다.

국내에서는 한국야쿠르트에서 비피도박테리움 롱검(Bifidobactrium longum) HY8001이 분리되어 비피더스균을 종균으로 활용하였다. 현재까지 밝혀진 유산균은 300–400여 종류가 있고 그중 30–40여 종류가 다양한 발효유, 치즈, 프로바오틱스, 식품으로 개발되어 사용되고 있다. 우리나라는 식약처에서 2016년 프로바이오틱스로 사용 허가한 균은 락토바실러스 11종, 락토코커스 1종, 엔테로코커스 2종 연쇄상구균 1종, 비피더스균 4종 합계 총 19종으로 명시하였다.

유산균의 효능을 위해서는 비피더스균이 제조공정과 저장 기간 동안 생균상태를 유지하여야 하고, 소화기의 위산 담즙 등에 내성이 있어야 하며 장내에서 증식할 수 있어야 하는 조건이 있다.

유산균 중 비피더스균의 작용은 1) 장내 pH를 저하하여 장내 병원성미생물과 부패미생물의 증식을 억제하고, 2) 장내세균에 의한 암모니아, 아민류, 페놀류, 인돌, 유화수소 등의 부패산의 생성을 억제한다. 3) 설사 및 변비를 개선하고 4) 비타민 B1, B2, B6, B12 및 K를 합성한다. 5) 각종 효소를 분비하여 소화를 촉진하고, 6) 장내세균총의 정상화에 기여한다.

프리바이오틱스는 비피더스균을 포함한 유산균 증식용 기능성 첨가물로 올리고당, 락툴로스, 란티톨 등의 첨가물로 장내 유익균을 증식하는 인자로 장내 환경을 개선하는 효과가 있다. 또한 비피더스균이 잘 이용할 수 있는 다당류로 갈락토스, 글루코스 또는 프럭토스를 함유하는 다당류와 이눌린(inulin) 유도체이다.

유산균은 소장이나 대장의 장벽에 부착하여 증식하면서 유해균의 성장과 활동을 억제하다가 5–7일이 지나면 변으로 배출된다. 그래서 1주일이 지나면 섭취하기 전의 상태로 돌아간다.

장내미생물과 그 대사산물의 영향

공생하는 세균은 Vit K, Vit B와 같은 필수 미세영양분을 생성하고, 박테로이데스(Bacteroides)족 중 일부는 항당뇨물질인 리노레익(linoleic)산을 합성하며, 이차 담즙산을 분해하며 페놀화합물을 파괴한다. 장내 공생균은 히스티딘(histidine)과 같은 작은 아미노산을 신호전달분자인 히스타민(histamine)으로 글루탐산(glutamate)을 GABA(γ-aminobutyric acid)로 만든다.

장내 공생균은 대장에서 식이섬유의 세균성 발효로 단쇄지방산(SCFA: short chain fatty acid)과 같은 호르몬과 유사한 대사산물을 만든다. 단쇄지방산은 당과 지방의 대사를 조절한다. 그중 중요한 것은 뷰티르산(butyrate)이다. 단쇄지방산(SCFA)은 장내미생물이 소화되지 않은 섬유질을 분해하여 생산하는데, 단쇄지방산은 미생물의 에너지원이고 미생물의 기능을 조절하고, 병원균과 싸우고, 장의 온전함을 보호하고 유지하며 면역세포를 조절한다.

단쇄지방산은 CD4+T의 분화와 CD8+T세포의 활성화에 관여한다. 단쇄지방산을 생성하는 세균이 없으면 장내 면역세포인 Th17, 상피세포 내 림프구, Tregs의 분화와 성숙이 감소된다. 박테로이데스 프라질리스(Bacteroides fragilis)와 클로스트리디움종(Clostridium strains)이 FoxP3+Treg를 유도하고 IL-10과 TGFβ를 생성하여 염증을 억제한다(Ragonnaud E, 2021).

부티레이트(Butylate)는 GPR41과 Gpr43을 통해서 항원에 감작된 CD8+T세포의 기억능력과 기억을 촉진한다. 부티레이트는 Treg와 IL-10생산 T세포의 분화를 유도하여 항염증반응을 일으킨다. 친염증사이토카인인 IFNγ, IL-6, IL1-β의 생산을 억제하고, 항염증성 사이토카인인 IL-10과 TGF-β를 유도하여 염증을 억제한다. 그래서 결장염을 조절한다.

8-4 장내미생물에 영향을 미치는 인자

장내미생물의 수와 분포 그리고 다양성은 많은 외부와 내부의 인자들에 의해서 영향을 받는다. 장내미생물 균형상태(eubiosis)는 개체의 환경에 따라 많은 영향을 받으므로 일반적인 미생물의 조성으로 말할 수 없다.

식이인자

섬유질이 적고, 당이 많고 가공된 음식을 섭취하는 서구의 식이는 장내미생물의 다양성을 상실하게 하고, 장내세균 불균형을 초래하며, 비만, 심혈관질환, 대사질환과 암의 위험이 높아지게 된다. 장내미생물은 식이에 따라 영향을 받는데 식이를 채식에서 육식으로 바꾸면 장내미생물의 조성은 24시간 내에 변화한다(그림8-3, Singh RK, 2017). 일반적으로 동물단백과 포화지방산과 섬유소가 낮은 서구식 식이는 담즙에 내성이 있는 장내미생물이 증가하게 되고, 유익한 세균인 비피도박테리아(Bifidobacteria)와 유박테리아(Eubacteria)의 감소를 가져오고, 해로운 균인 박테로이데스(Bacteroides)와 클로스트리디아(Clostridia)가 증가한다. 그리고 포화지방산 식이는 혐기성 균과 박테로이데스(Bacteroides)가 증가하게 된다(Wu GD, 2011).

공생미생물은 대사작용에 의해서 필수영양소를 유리하고, 소화가 되지 않은 물질의 대사작용을 한다. 사람이 다중불포화지방을 섭취하면 장내 루미노코쿠스(Ruminococcus)가 존재하게 되고, 고탄수화물과 설탕을 소비하는 사람은 박테로이데스가 많다. 비만이나 과체중인 사람은 비피도박테리움(Bifidobacterium)이 감소하고, 식물의 다당류를 대사하여 에너지를 얻을 수 있는 퍼미큐티스(Firmicutes)와 프로테오박테리아(Proteobacteria)가 증가한다. 반면에 채식주의자와 채식은 발효 영양소가 많아서 유익균 종을 유도하게 된다(Xu Z, 2015).

1) 미생물과 단쇄지방산과 암

미생물에서 생화학다당류의 혐기성 발효에 의해서 생성되는 단쇄지방산(SCFAs)은 건강 증진 식품의 표지가 된다. 단쇄지방산(SCFAs)은 다양한 기전으로 암세포의 성장을 억제한다. 그중에서도 부티레이트(butyrate)가 중요한데 이는 버터와 치즈 그리고 인간의 젖 등 특정음식에서 직접 흡수되고, 퍼미큐티스(Firmicutes) 문에 속한 세균에 의한 식이섬유의 발효를 통해서 생성되고, 다른 미생물로부터 생성된 초산염과 젖산의 발효와 클로스트리디아 종인 Rosburia intestinalis와 Eubacterium rectaleamong 같은 특정 세균에 의해 점액이 분해되어 생긴다.

2) 단식

단식은 일정기간 동안 모든 고형음식을 섭취하지 않는 것을 말한다. 단식, 단기간의 칼로리 제한, 단백제한 식이 등이 암에 대한 유익한 효과와 항암요법의 부작용의 감소를 보인다는 보고는 많다. 단식에 의한 대사적인 향상은 장내미생물에 의하는데 예를 들면 하루 걸러하는 단식(EODF)치료는 장내미생물의 조성을 퍼미큐티스가 증가하고 다른 문(phyla)은 감소시켜서 결국 단쇄지방산의 생성을 증가시킨다.

단식은 대장암 모델에서 세포고사를 촉진하고, 반 Warburg효과를 유발하여 산소의 소비를 증가하고 ATP의 합성을 감소시킨다. 쥐에서 단식은 전통적인 치료와 같이 사용할 경우 생존을 증가시킨다. 단식은 병원성균의 가능성이 높은 프로테오박테리아를 감소시키고, 악커만시아 뮤시니필라(Akkermansia muciniphila)를 감소시킨다. 하지만 단식은 암 환자의 절반에서 겪게 되는 악액질을 악화시킬 수 있으므로, 프로바이오틱스와 프리바이오틱스를 이용하여 치료의 효과를 높이고 부작용을 감소시키는 것이 타당하다(Yoo JY, 2016). 락토바실러스 로이터리(Lactobacillus reuteri)를 복용시킨 쥐에서 악액질의 진행이 느려진다는 보고가 있고, L. reuteri를 주입한 쥐에서 근육양이 증가하고 염증반응의 신호인 중성백혈구의 감소를 보고하였다.

3) 지중해식 식이와 장내미생물과 암

지중해식 식이는 채소, 과일, 곡물, 견과와 콩을 많이 섭취하고, 포화지방, 당분과 고기를 적게 소모하며, 올리브오일과 같은 불포화지방의 섭취가 많고, 생선의 섭취를 중간정도에서 많은 정도, 중등도의 와인 소비, 요구르트와 치즈 등의 낙농제품을 중간에서 낮은 정도로 섭취하는 것을 말한다.

대장암 환자에서 많은 푸소박테리움 뉴크레아툼(Fusobacterium nucleatum)은 고지방, 저섬유 서구식 식이를 하면 2주 만에 증가한다(O'Keefe SJD, 2015). 지중해식 식이를 한 경우 위암의 위험을 33% 감소시키고, 염증의 표지인 CRP, 백혈구, 혈소판과 과립구/림프구 비가 낮다. 그리고 지중해식 식이를 한 원숭이의 젖샘에서 서구식 식이를 한 원숭이에 비해서 락토바실러스(Lactobacillus)가 10배 증가하였고, 유방 담즙산의 대사가 증가하고, 활성산소(ROS)대사가 감소하였다.

4) 저탄수화물 식이와 장내미생물과 암

탄수화물을 전체 에너지의 40% 미만으로 제한하는 것은 고혈당과 고인슐린혈증을 피함으로써 암으로부터 보호를 할 수 있다. 비만 환자에서 저탄수화물 고단백식이를 이용한 체중감량 식이에서는 장내미생물 중 콜린셀라 아에로파시엔스(Collinsella aerofaciens)와 E. rectale의 감소를 촉발하였고, 복합탄수화물 식이를 한 경우 유용한 비피도박테리아(Bifidobacteria) 특히 비피도박테리움 롱검(Bifidobacterium longum), 비피도박테리움 브레브(Bifidobacterium breve)와 비피도박테리움 테타이오타오비크론(Bifidobacterium thetaiotaomicron)이 증가하였다. 반면에 마이코박테리움 아비움(Mycobacterium avium)의 아족인 파라투버쿨로시스(paratuberculosis)와 엔테로박테리아시애(Enterobacteriaceae)의 성장이 감소하였다. 반면에 정제당을 과다하게 섭취하면 병원균인 클로스트리디움 디피실레(Clostridium difficile)와 클로스트리디움 퍼프링겐스(Clostridium perfringens)의 증식을 촉발하였다.

5) 케톤생성 식이와 장내미생물과 암

케톤생성 식이는 탄수화물을 하루 50gm 미만으로 제한하여 인슐린 치를 낮추고, 코티솔 치를 올려서 간에서 케톤체를 생성하게 하는 식이이다. 케톤생성식이는 대사적인 건강을 증진하고 암과 비전염성질환으로부터 보호를 하는 데 그 기전은 첫째, 인슐린 치를 낮추고, 둘째, 미토콘드리아의 기질산화로 미토콘드리아의 활성산소 생산을 약하게 올려서 건강한 상태로 항산화적응을 시키며, 셋째, 항산화작용과 항염증효과가 있는 케톤체인 베타하이드록시부티레이트(β-hydroxybutyrate)의 효과를 유도한다는 생각이다.

대부분의 종양모델에서는 케톤생성식이는 암세포의 당분해와 증식을 억제하고, 이러한 결과 환자의 항종양효과가 제시되었으나, 이러한 항종양효과를 중계하는 미생물의 효과에 대해서는 알려지지 않았다.

6) 구석기시대의 식이와 장내미생물과 암

구석기시대의 식이는 첫째, 과일, 약초, 향신료와 채소가 많고, 둘째, 살코기, 장기, 생선과 달걀의 중등도 혹은 많이 소비, 셋째, 견과와 씨의 중등도 소비, 넷째, 모든 가공식품, 콩류, 곡물, 낙농제품과 올리브오일이나 코코넛오일을 제외한 식물성 기름을 배제하는 것이다. 이러한 식이는 장내미생물의 다양성이 높아진다(Schnorr SL, 2014). 최근 1년간 구석기식이를 시행한 후 장내미생물의 변화를 보였는데 주된 종은 Firmicutes(65.1±2.1%), Bacteroidetes(24.6±2.2%)이고 Proteobacteria(4.4±1.6%), Actinobacteria(3.4±0.8%), Verrucomicrobia(1.2±0.5%)를 보여 지중해식 식이에 비해서 구석기식이의 장내미생물의 다양성이 훨씬 증가하였다.

비만 쥐와 비만인 사람에서 마른 쥐와 마른 체형의 사람에서 장내미생물의 조성이 틀리고, 비만 쥐에서 마

[그림8-3] 식이형태에 따른 장내미생물의 변화와 면역계의 기능에 대한 영향

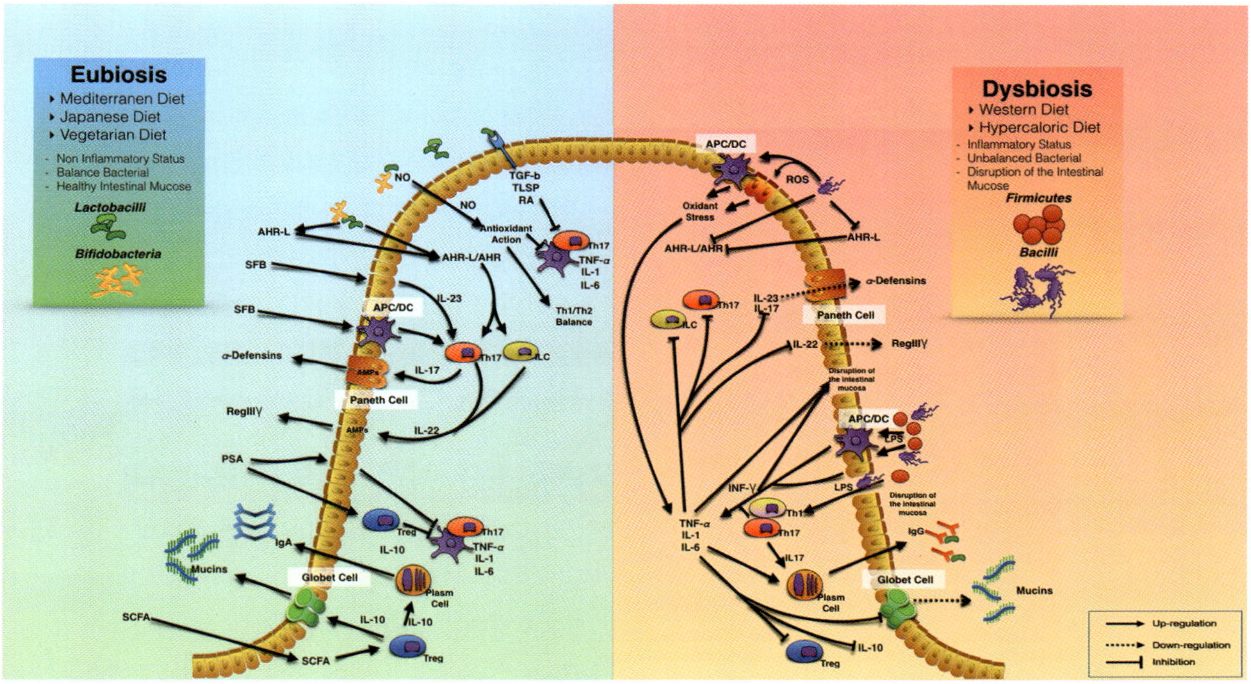

(Singh RK, Chang HW, Yan D, Lee KM, Ucmak D, Wong K, Abrouk M, Farahnik B, Nakamura M, Zhu TH, Bhutani T, Liao W: Influence of diet on the gut microbiome and implications for human health. J Transl Med. 2017 Apr 8;15(1):73.)

른 쥐로 분변이식을 한 결과 체중이 증가함을 보고하였는데, 이는 비만쥐의 미생물이 음식으로 부터 더 많은 에너지를 흡수하기 때문이라 생각된다(Turnbaugh PI, 2006).

환경인자

물, 잠자리, 빛, 온도, 케이지 형태와 얼마나 자주 바꾸어 주는지 여부, 습도와 심지어는 쥐와 접촉하는 사람에 따라서도 변한다. 소음환경에서는 퍼미큐티스(Firmicutes)가 증가하고, 치매모델의 쥐에서 나이가 들면서 박테로이데스(Bacteriodes)비율이 증가한다. 빛도 중요한 환경인자인데 12시간 간격으로 빛과 어둠을 주지 않고 계속 빛을 준 경우에는 소장의 클로스트리디아(Clostridia)가 증가하고, 자외선을 쬔 쥐에서는 퍼미큐티스(Firmicutes): 박테로이데스(Bacteroides)의 비가 증가한다.

온도와 장내미생물

4℃ 정도의 온도에 며칠간 노출하는 냉 스트레스에 노출하면 장내미생물이 변화하고, 22℃로 사육한 쥐에서 30℃로 사육한 쥐에 비해서 Firmicutes : Bacteroides 비가 증가하고, 담즙산의 생산이 증가하고 장내미생물의 열 생산을 증가시킨다. 약간 서늘한 온도에서도 항종양 면역반응이 억제된다. 이러한 온도가 장내미생물에 영향을 주는 기전은 열감작단백(HSP)이나 HIF(저산소유래인자)와 같은 단백에 대한 장상피의 타이트정션(tight junction) 단백인 오크루딘(occludin)과 크라우딘(claudin)에 의한다고 생각한다. 인체에서는 열사병에 의해서 체온이 43℃에 이르면 혈청 내독소가 나와서 장의 투과성을 올린다고 생각된다(Qi H, 2011).

인간유전자와 장내미생물

인체의 유전자에 따라 장내미생물의 구성이 달라진다. 31개의 인체 유전자위가 장내미생물과 관계가 있

는데 그중 20개 유전자위는 장내 미생물의 양에, 11개 유전자위는 장내 미생물의 존재 여부에 영향을 준다고 한다.

유당(락토스)을 분해하는 효소를 만드는 Lactase(LCT) 유전자에서의 변이는 유당을 분해할 수 있는 비피도박테리움(Bifidobacterium)의 양과 강한 연관성이 있고, Fucosyl transferase(FUT2) 유전자에서의 변이는 루미노코커스 토큐스(Ruminococcus torques)의 수량과 연관성이 있다. 특히 이 연구로 밝혀진 유전자 변이 정보를 이용, 비피도박테리움(Bifidobacterium)의 양이 증가할수록 염증성장질환인 궤양성대장염의 위험이 감소하고, 옥살로박테라시에(Oxalobacteraceae)는 류마티스관절염에 대한 보호 효과를 나타낸다는 인과관계를 찾았다. 질병에 대한 이러한 특정 미생물의 보호효과는 마이크로바이옴을 이용한 치료제 개발 등의 추가 연구에 확장될 수 있을 것이다. 또 이외에도 여러 유전자가 마이크로바이옴 구성에 영향을 미치며 인간의 대사, 영양 및 면역의 중요한 측면에 관여한다.

8-5 운동의 장내미생물에 대한 영향과 면역

운동은 장내미생물의 다양성이 높게 유지하도록 한다. 특히 탄수화물과 아미노산 대사에 관계되는 유전자가 증가하고 단쇄지방산(SCFA) 특히 낙산(butyrate), 초산염(acetate), 프로피온산염(propionate)의 생성을 증가하도록 한다. 건강한 장내미생물은 이차성 담즙산을 생성하는데 이는 근세포의 동화작용을 자극하는 farnesoid X 수용체의 활성을 유도한다. 단쇄지방산은 피칼리박테리움(Faecalibacterium), 부티리시모타스(Butyricimonas)와 석씨니비브리오(Succinivibrio) 등 건강한 성인에서 많고 노인에서는 줄어드는 장내세균에 의해서 생성되는데, 이러한 효과는 운동을 멈추면 바로 바뀌기 때문에 운동을 지속하는 것이 장내미생물의 생태계를 유지하는데 도움이 되고 이는 식이와 체형에 따라 달라진다.

운동 중 하프마라톤 등의 지구력이 요하는 고강도 운동은 장기에 많은 스트레스를 주기 때문에 장 점막에 허혈을 유도하고 복통, 오심 및 설사를 유발한다. 이러한 고강도 운동은 장내 투과성이 증가하고 몇몇 세균과 독성물질이 순환계에 들어오게 되어 전신적인 염증을 유발하는데, 이에는 미생물유래 지질다당류(lipopolysaccharide: LPS)가 관여한다. 골격근에서는 순환 LPS가 TLR4와 5를 활성화시키고, NF-kB경로의 활성화를 촉진하고, 인슐린의 민감도를 감소시키고 단백분해와 염증 사이토카인 생산을 촉진한다. 트레이닝으로 탈진하게 되면 장내미생물의 균형이 파괴되고 염증을 증가시키고 대사에 역작용을 일으킨다. 특히 고강도 운동 후에는 박테로이데스(Bacteroides)와 같은 병원성 균이 증가한다.

장내미생물은 근골격계에 영향을 미쳐서 장근육축(gut muscle axis)을 형성하고, 노화에 따른 근육의 소실과 기능장애를 유발하는 경우에는 변 미생물의 조성의 변화를 초래한다. 노화에 의한 근육감소증에서는 조직에 항염증작용이 있고 친동화작용을 가지는 Clostridium XIVa, Butyricicoccus, Sutterrella, Coprococcus와 Faecalibcaterium 등의 미생물이 감소한다. 장내미생물의 불균형은 염증을 조절하고 근육단백의 합성을 촉진하는 크립토판(tryptophan)과 같은 식이단백의 생체 이용을 감소시킨다. 그리고 장내미생물은 엽산, 비타민 B12와 리보플라빈(riboflavin, 비타민 B2)과 같은 비타민을 합성하는데 관여한다(그림8-4, Ticinesi A, 2019).

장내미생물과 근육은 정기적인 신체활동을 하는 건강한 사람에서는 균형을 이루고 있고, 운동은 건강한 미생물의 조성과 근육의 건강을 유지하는 미생물을 유지하는데, 좌식생활이나 과도한 운동을 할 경우에는 장내 미생물의 불균형을 초래한다.

건강한 장내 미생물은 국소와 전신면역반응을 조절하는 역할을 하는데, 공생균에는 면역내성을 보이고 병원균의 항원에는 활성화가 된다. 반면에 장내미생물의 불균형이 되면 공생균에 대한 면역학적인 내성이 소실되고, 상피세포의 장벽기능이 소실되고, 항염증 Treg세포와 종양친화적인 Th17세포 사이의 균형이 파괴된다. 이

[그림8-4] 운동, 장내미생물, 염증, 면역기능과 골격근의 기능

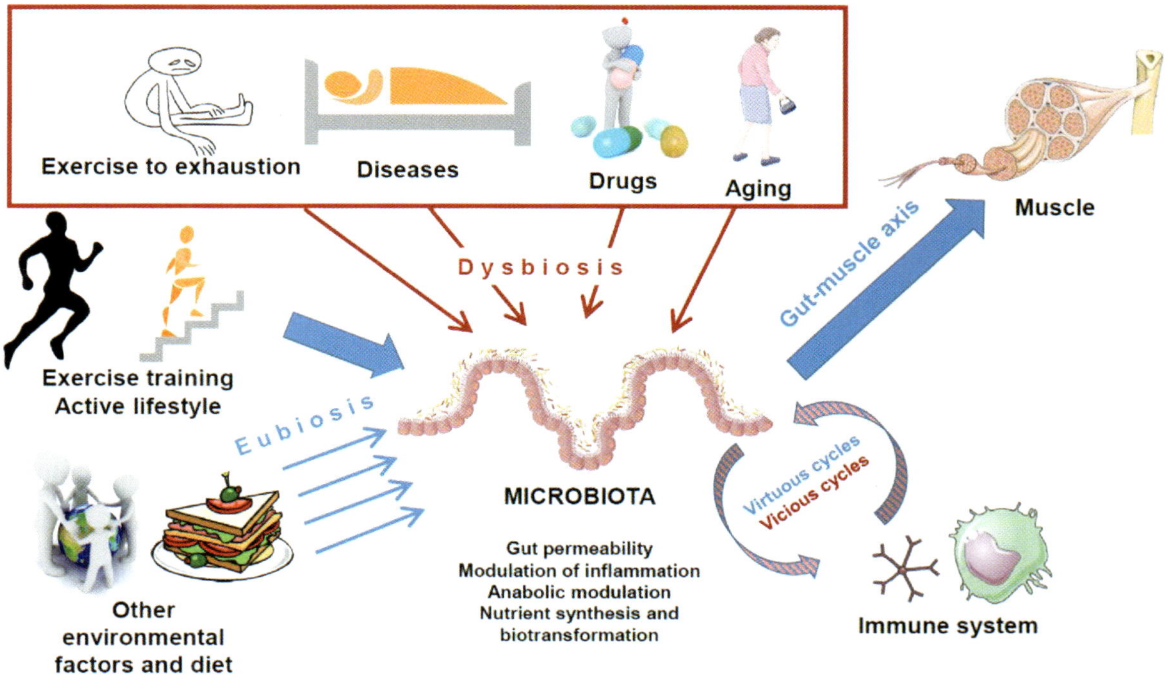

(Ticinesi A, Lauretani F, Tana C, Nouvenne A, Ridolo E, Meschi T.: Exercise and immune system as modulators of intestinal microbiome: implications for the gut-muscle axis hypothesis. Exerc Immunol Rev. 2019;25:84-95.)

[그림8-5] 근육과 장내 미생물의 관계

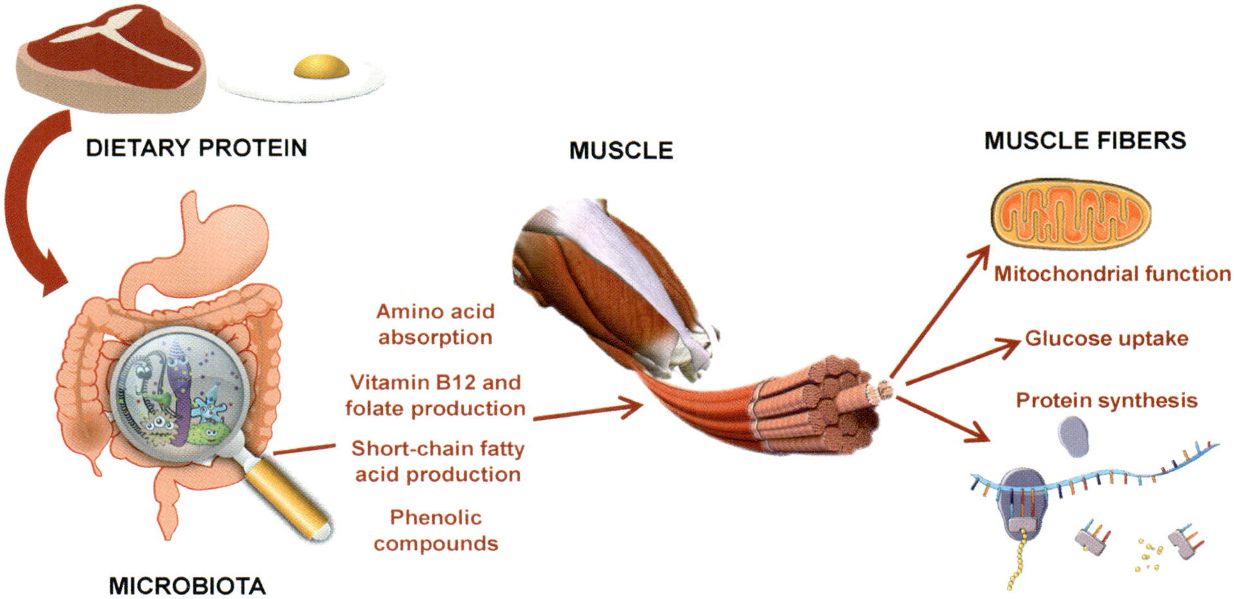

(Ticinesi A, Lauretani F, Tana C, Nouvenne A, Ridolo E, Meschi T.: Exercise and immune system as modulators of intestinal microbiome: implications for the gut-muscle axis hypothesis. Exerc Immunol Rev. 2019;25:84-95.)

는 감염성질환, 염증과 자가면역질환을 유발하게 된다. 또한 면역계가 장내미생물의 조성에 영향을 주는데, 장관세포에서 항미생물 펩타이드를 만들고, 점액분비, IgA 활성화, TLR(toll like receptor)활성화, 림프구의 이동과 분화와 NKT세포의 존재 등이다.

환경적인 인자들이 장내미생물과 면역계 사이의 평형에 영향을 미치는데 긍정적인 조절인자들은 정기적인 운동이 중요한 역할을 하고, 역으로 탈진될 정도의 운동, 질병과 노화는 이러한 균형상태를 파괴한다. 결국 전신적인 염증은 미생물의 변화를 초래하고 이러한 장내미생물의 불균형은 면역계의 조절의 변화를 조장하여 악순환을 초래한다(그림8-5, Ticinesi A, 2019).

8-6 장내미생물과 암

장내미생물은 공생하는 생태계에서 염증을 유발하거나 면역억제를 통해 발암 과정에 관여하고, 반면에 미생물은 숙주의 항종양 면역을 촉진하여 장으로부터 떨어져 있는 암과 싸우는데 역할을 한다(Zitvogel L, 2017).

장내미생물과 암의 촉진

장내미생물의 불균형은 숙주의 대사나 면역계의 기능에 악영향을 일으켜서 장내병원성균은 종양발생의 20%를 일으키고, 많은 악성종양이 미생물 공생의 불균형에 의한다(Bhatt AP, 2017).

장내세균이 발암과정을 촉진하는 기전은 장내미생물과 인체의 방어에 변화가 일어나서 세균이 전위가 증가하고, 미생물연관분자양상(microorganism-associated molecular patters: MAMPs)에 의해 염증을 유발한다. 미생물연관분자양상은 대식세포, 근섬유아세포(myofibroblast), 상피세포와 종양세포 등의 세포표면의 TLRs(Toll-like receptors)를 활성화시켜서 국소와 전신적인 영향을 준다. 콜리박틴(colibactin)이나 CDT(cytolethal distending toxin)과 같은 세균의 유전자독소는 미생물과 직접 접촉하는 위장관과 같은 장기에서 핵산의 손상을 초래한다. 대식세포와 같은 염증세포로부터 활성산소(ROS) 및 반응질소종(RNS: reactive nitrogen species)은 세균으로부터 황화수소(H2S: hydrogen sulphide)를 유리하여 유전자독소가 된다. 장내미생물의 대사작용은 아세트알데하이드(acetaldehyde), 식이 나이트로사민(nitrosamine)과 다른 발암물질을 활성화하고, 여성과 남성호르몬 같은 호르몬의 대사에 영향을 미치고, 담즙산의 대사 그리고 에너지 섭취를 변화시킨다(그림8-6, Schwabe RF, 2013).

장내미생물은 종양 억제작용을 하는데 이는 낙산(butyrate)과 같은 단쇄지방산(SCFA)를 만들고, 발암물질을 불활성화시키거나 암을 예방할 수 있는 식물성화학물질을 활성화시켜서 암을 억제하는 작용을 한다(그림8-7, Schwabe RF, 2013).

장내세균 중에는 헬리코박터 파이로리(Helicobactoer pylori)가 위암과 관계가 있고, 푸소박테리움 뉴크레아툼(Fusobacterium nucleatum)이 대장암과 관계가 있다. 그 외에도 장내세균이 췌장암, 후두암, 담낭암과 간암에 관여 한다고 알려져 있다. 많은 세균성 병원체의 독소는 핵산을 파괴하고 유전자의 불안정성, 종양의 발생과 진행을 유발한다. 그중 대장균(E coli)에 의해 생산되는 콜리박틴(colibactin)과 CDT(cytolethal distending toxin)이 핵산분해효소의 활성을 보여준다. 이 독소에 의해 핵산의 두 가닥이 깨지면 세포가 일시적으로 분열을 멈추게 되고 이때 유전자의 변이가 일어나고 종양을 형성한다. 장내 병원세균은 핵산의 손상반응과 복구과정에 관여하는데 시겔라 프렉스네리(Shigella flexneri)는 숙주세포의 p53분해를 유도하여 핵산의 복구과정에서 유전자의 변이를 일으킨다. 헬리코박터 파이로리(Helicobactoer pylori)는 CagA단백을 생산하고 이 단백이 위의 상피세포에서 프로테오솜(proteosome)이 관여하는 p53유전자를 분해하여 AKT과정을 활성화함으로써 위암의 발생을 촉진한다(Buti L, 2011). CagA는 세포 내에서 숙주의 단백과 결합하여 Ras/MAPK신호의 활성화를 촉진한다. 살로넬라 엔트리카(Salmonella entrica)에서 유래한 AvrA는 MAPK와 AKT경로를 활성화 한다.

푸소박테리움 뉴크레아툼, 장내독성유발 Bacteroides fragilis와 colibactin을 생산하는 대장균(Escherichia coli)이 염증환경을 만들고 대장암과 같은 종양생성을 촉진한다. 장내에서는 주로 장내 부패균들에 의해서 발암물질을 활성화하는 β-글루쿠론산분해효소(glucuronidase), 아조환원효소(azoreductase), 니트로환원효소(nitroreductase) 등의 효소들이 생산되는데 아시도필러스 유산균이 있으면 이들 효소의 활성이 절반으로 감소한다(그림 8-8, Schwabe RF, 2013).

노화와 장내미생물과 암

나이가 증가할 수 록 남녀 공히 암 발생이 증가하는데, 2030년까지는 미국의 노인에서의 암 발생율이 67%가 증가하는데, 그중 골수암(57%), 위(67%), 간(59%), 전립선(55%), 췌장(55%), 방광암(54%), 폐암(52%), 대장암(52%)이 50% 이상 증가하리라 생각된다. 나이가 들면 병원성 공생균의 팽창을 조절하고, 단쇄지방산(short chain fatty acid: SCFA)과 같은 지방대사산물과 점액의 생산으로 유지되고 있는 장내장벽의 완벽성을 유지하는 유익한 공생 미생물이 줄어들게 된다. 장관의 장내미생물의 불균형이 확대되고 미생물 산물이 누출되게 되면 병원성균연관분자패턴(pathogen-associated molecular patterns: PAMPs)이나 미생물연관분자패턴(microbe-associated molecular patterns: MAMPs) 등이 만성 염증친화적인 상태가 된다. 그렇게 되면 ROS, TNF, IL-1β, IL-18, IL-6를 생산하게 된다. 이는 획득면역에 중요한 새로운 항원을 인지하는 형질세포양 수지상세포의 능력에 장애를 초래하고, 호중구, 단핵구와 대식세포의 세포탐식작용을 억제한다. 그 결과 면역계에 불리하게 작용하게 되고 변이되고 노쇠한 세포를 제거하지 못하게 된다. 그래서 종양이 발생하게 된다.

장내미생물에 의한 면역저하 상태는 되돌릴 수 있기 때문에 장내 미생물의 조성을 바꾸는 노력을 함으로써 염증상태를 감소시키고 면역기능을 다시 젊게 하여 노인들에서 항종양 효과를 얻을 수 있다(Biragyn A, 2018). 예를 들면 카나키누맙(canakinumab)을 이용한 IL-1β억제로 폐암환자에서 염증의 생물학적인 표지자의 감소를 보였고 폐암 사망율을 감소시켰다(Ridker PM, 2017).

[그림8-6] 발암과정의 치료모듈로서의 세균에 대한 표적치료

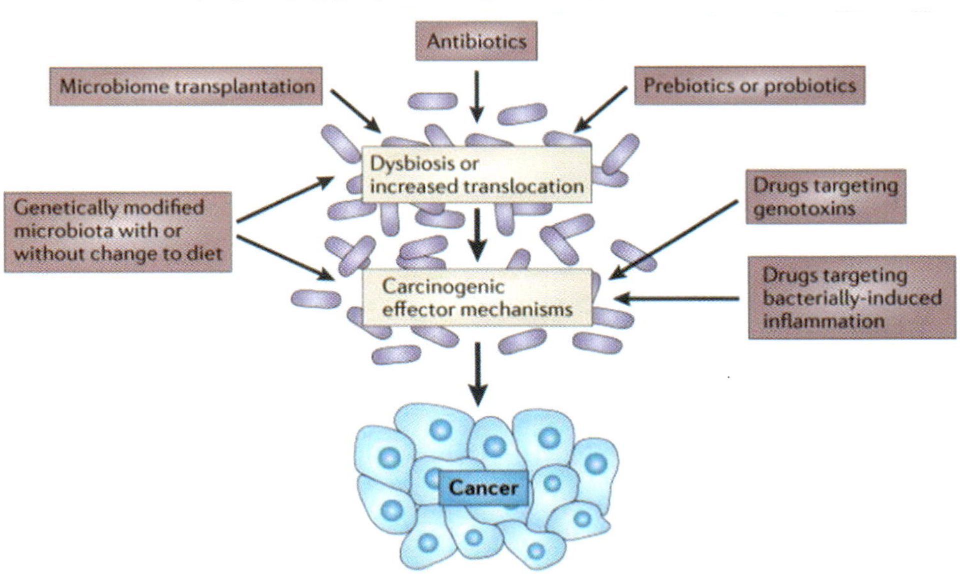

(Schwabe RF, Jobin C.: The microbiome and cancer. Nat Rev Cancer. 2013 Nov;13(11):800-12)

[그림8-7] 암의 치료와 장내 미생물과의 관계

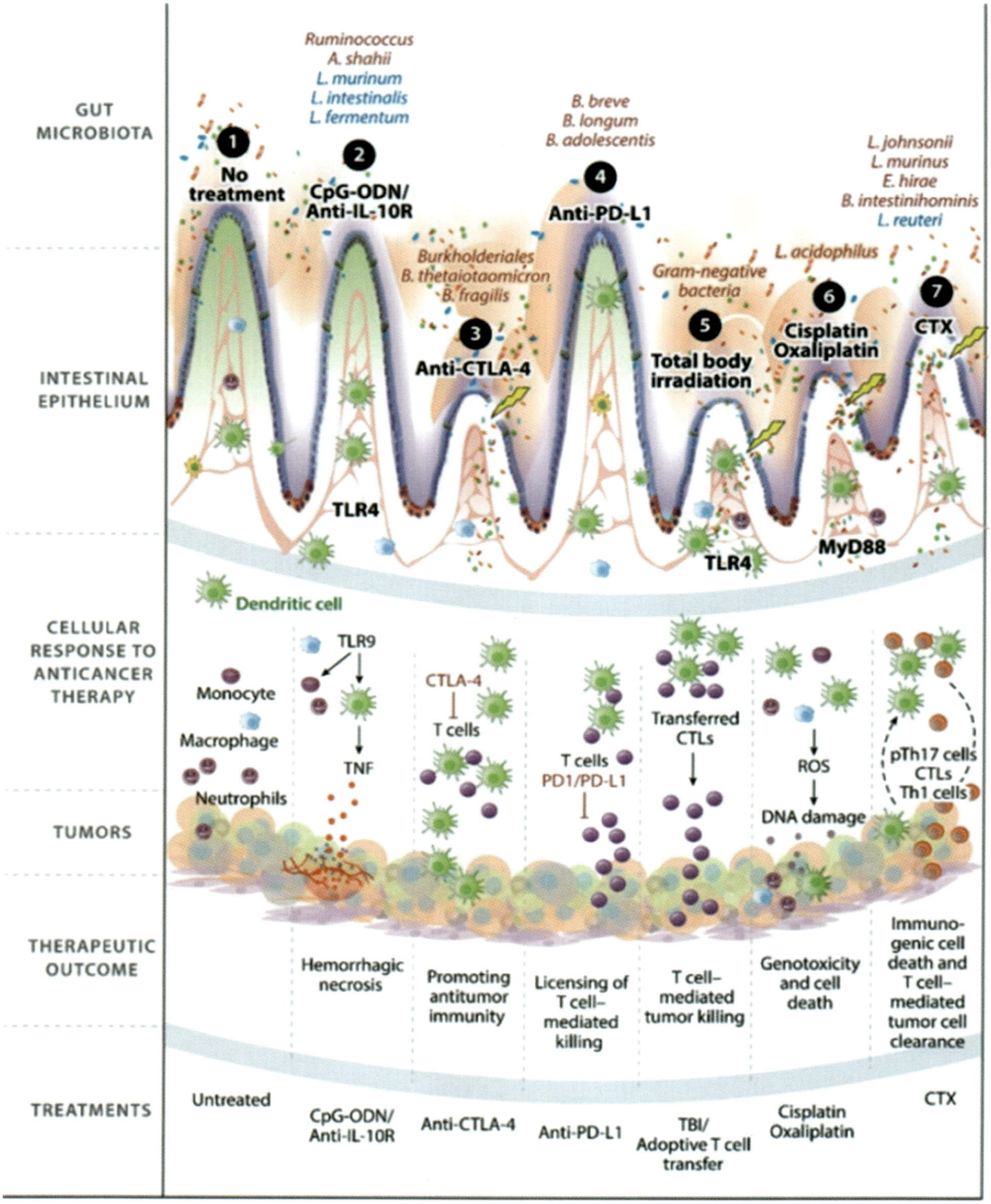

(Dzutsev A, Badger JH, Perez-Chanona E, Roy S, Salcedo R, Smith CK, Trinchieri G.:Microbes and Cancer. Annu Rev Immunol. 2017 Apr 26;35:199-228.)

[그림8-7]

장내 미생물이 복합적인 세포의 연계작용으로 암의 치료를 증대시키거나(붉은색) 억제(파란색)시킨다.

① 장관 내의 공생 미생물은 장관 상피와 점액으로 장벽이 잘 이루어져 있고 장관의 선천성과 획득면역계가 상호 잘 조절되고 있어서 점막의 항상성이 유지된다.

② 면역을 자극하는 TLR9의 작용물질인 CpG-ODN(oligonucleotide)과 함께 IL-10 신호를 억제하면 TNF를 생성하여 종양의 출혈성 괴사를 일으킨다. CPG-ODN에 대한 종양관련 골수세포의 반응은 항생제로 2-3주 치료하면 없어진다.

③ 항CTLA-4로 면역치료를 하면 점막 손상과 함께 Burkholderiales 및 Bacteroidales의 전위를 초래해서 항공생면역을 촉진하고 항종양 면역에 보조적인 역할을 하여 치료의 반응에 긍정적으로 작용한다.

④ 항PD-1이나 PD-L1 치료의 항종양효과는 장 상피의 손상을 일으키지 않기 때문에 기왕에 존재하는 항종양면역이 필요한데, 이는 장내 Bifidobacterium spp. 이 있는 경우에 효과적이다.

⑤ 전신 방사선치료를 받은 경우 입양T세포 치료는 점막 손상으로 그 효과를 증가시킬 수 있는데, 점막 손상은 그람음성 공생균이 TLR4 신호를 통해서 수지상세포를 활성화시키고, 종양의 미세환경에서 이식된 T세포의 증식과 세포살해능력을 증대시킨다.

⑥ 시스플라틴이나 옥살리플라틴과 같은 백금기반의 약물들이 종양세포 내의 핵산의 손상을 가져오는데, 이는 백금-핵산부가물의 형성과 공생 미생물의 구성물에 의한 MyD88 의존성 방식을 통한 종양침윤 골수세포(대식세포와 수지상세포)에 의한 DNADPH 산화제에 의한 반응성산소종(ROS)의 생산에 의한다.

⑦ 시클로포스파미드치료는 면역학적인 암세포 사망을 유발하는데, 이는 항종양(p)Th17 세포와 세포살해 T세포의 생성으로 유발된다.

세균과 세균의 부산물, 세균유도 염증인자 등이 점막장벽의 염증세포들을 활성화하여 세균이 점막에서 위치를 바꾸도록 하여 전신적인 효과를 나타낸다. LPS와 다른 TLR 촉진제 또는 단쇄지방산과 같은 발효된 세균의 산물들이 점막을 통한 전위를 일으켜서 국소 혹은 원격효과를 일으킨다. 그리고 상피 장벽에서 국소적으로 생산된 사이토카인이 국소 혹은 전신으로 확산된다.

[그림8-8] 장내세균과 발암기전

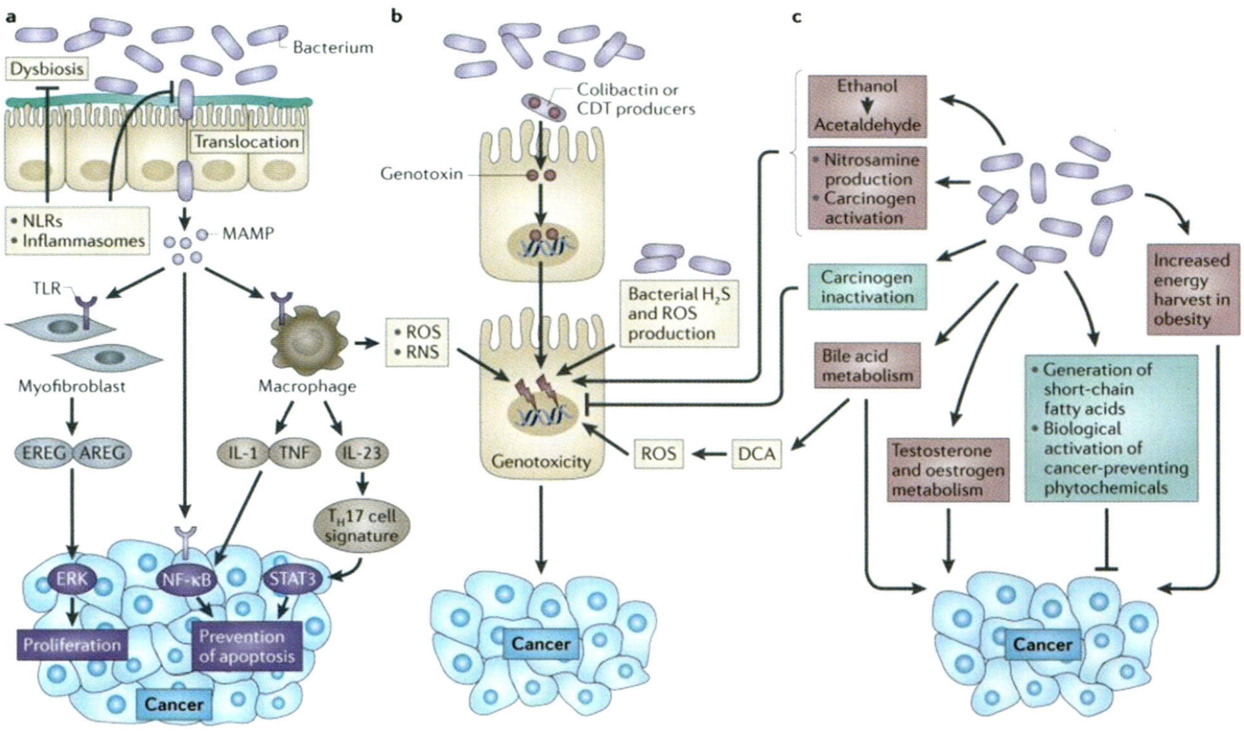

AREG, amphiregulin; DCA, deoxycholic acid; EREG, epiregulin; NF-κB, nuclear factor-κB; NLR, NOD-like receptor

(Schwabe RF, Jobin C.: The microbiome and cancer. Nat Rev Cancer. 2013 Nov;13(11):800-12)

나이에 따른 장내 미생물과 그 대사산물의 변화는 세균의 다양성이 감소하고, 병원성인 Firmicutes phylum의 증가, Alistepes genera, Oscillibacter genera, Eubacteriaceae family가 증가하여 장내 누출이 증가하고, Clostridium cluster IV(Faecalibacterium prausnitzii, Roseburia faecis), Clostridium cluster XIVa(Anaerostipes butyraticus, Ruminococcaceae) Christensenellaceae가 감소하여 단쇄지방산(SCFA)의 대사에 영향을 미치고 면역세포의 활성도에 영향을 미친다. Verrucomicrobia phylum, Akkermansia muciniphila, Bifidobacterium animalis subspecies lactis가 감소하여 장관의 누출이 증가한다. 즉 이런 영향으로 장내에 만성염증반응을 일으킨다(Woodmansey EJ, 2004).

각장기의 암과 장내미생물

대장암의 발생과 관계가 되는 세균은 구강 내 치태에 존재하는 Fusobacterium nucleatum이고, 이는 대장암 중에서 KRAS유전자 자연형, 미소부수체 불안정성이 높은(microsatellite instability-high: MSI-H), CpG island methylator phenotype(CIMP)-high, long interspersed nucleotide element-1(LINE-1) hypomethylated와 BRAF변이가 있는 대장암과 관련이 있고 전이 병소에서도 암의 전이가 세균과 함께 발견된다. 그리고 이와 관련된 대장암 환자는 섬유식이를 적게 섭취하고 있는 환자였고 예후도 나쁘다(Mima K, 2015).

결장암 특히 우측결장암은 항생제의 사용과 관련이 있었다. 영국 애버딘(Aberdeen) 대학 의대 암 전문의 새러 페로트 교수 연구팀은 잦은 항생제 사용은 모든 연령대의 대장암 증가와 연관이 있으며 특히 50세 이전에 발생하는 조발성(early-onset) 대장암과의 연관성이 강하다는 연구 결과를 발표하였다(ESMO발표).

유방암의 발생에 대장이나 유두분비물에서의 장독소 생성 박테로이드 프라질리스(ETBF)가 관계가 있고, 이 독소에 노출된 세포들이 종양진행이 더 빠르고 이 독소에 노출되지 않은 세포들보다 더 공격적인 종양이 생긴다. 그리고 이러한 기전에는 Notch1신호경로와 β카테닌 신호경로가 유방조직에서 장독소 생성 박테로이드 프라질리스의 역할을 촉진하는 역할을 한다(Parida S, 2021).

장내미생물과 암의 억제(표8-1, 표8-2. Vivarelli S, 2019)

1) 단쇄지방산(SCFAs: short-chain fatty acids)

낙산(butyrate)과 프로피오네이트(propionate)는 종양세포의 히스톤디아세틸레이스(histone deacetylase)를 억제하여 대장암과 림프종에서 항종양 효과가 있다. 특히 낙산은 암세포의 증식을 억제하고 분화와 세포고사를 촉진한다. 낙산은 몇몇 G protein-coupled receptor(GPRs)의 리간드 역할을 하는데 염증 친화적인 NF-kB신호와 종양 신생을 억제한다.

2) 면역조절

그람 음성균의 세포막의 주성분인 LPS(lipopolysaccharide)는 숙주의 세포표면수용체인 TLR-4(toll like receptor-4)를 활성화 시켜서 암세포에 대한 T세포 매개면역을 활성화한다. 살모넬라 엔터리카(Salmonella enterica)의 MPL(monophosphoryl lipid A)는 자궁경부암 백신을 만드는데 보조제로 사용된다. 더욱이 비타민 B군인 피리독신(pyridoxine)은 항종양 면역감시를 자극할 수 있다.

3) 프로바이오틱스(Probiotics)

락토버실러스 카사이(Lactobacillus casei)의 대사산물인 페리크롬(ferricrome)은 JNK경로의 활성화를 통해서 종양세포의 고사를 유발한다. 또한 Lactobacillus는 NK세포, 수지상세포(DC), Th1세포와 같은 면역세포를 자극하여 암이나 암전단계의 세포를 제거한다.

유산균은 장내에서 해로운 미생물들의 증식을 억제하고, 유해 미생물에 의한 발암물질의 생성을 억제하며, 장벽의 삼투압을 정상화해서 독소의 흡착을 차단하고 장의 면역력을 증가시켜 화학물질과 유해물질 감염에 대한 면역력을 높인다(백영진, 2020).

락토바실러스(Lactobacillus)계통인 L. casei, L. plantarum, L. acidophilus와 L. delbrueckii subsp, bulgaricus는 병원성균에 대해서 억제효과가 있고, TGFβ발현 T세포, 수지상세포와 대식세포의 조절과 IL-10의 생성을 통해서 염증반응의 억제를 하고, 박테로이데스(Bacteroides)속, 락토코커스 란티스(Lactococcus lactis), 비피도박테리움 아니말리스(Bifidobacterium animalis) 등은 산화질소(NO),의 생산과 IL-12의 생산으로 항염증작용이 있고, Th1/Th2의 균형을 변화시키고, 암의 발생을 예방하고 암세포에 대한 독성효과가 있다(Tsilingiri K, 2013).

4) 포스트바이오틱스(Postbiotics) 즉 장내미생물 대사산물

포스트바이오틱스 미생물의 대사산물인데 단쇄지방산, p40분자, 박테리오신(bacteriocin), 다당류 A 등이 있다. 이들은 숙주에 작용하여 직접 혹은 간접적으로 상피의 방어벽작용을 향상시킨다. L. paracasei에 의해 분비되는 lactocepin은 장상피세포에서 생산되어 림프구의 동원을 하는 CXCL-10을 비활성화하고, Lactobacillus plantarum은 배상세포에서의 점액분비를 증가시킨다. 장내

[표8-1] 항종양 장내미생물의 효과

암에서 역할	항종양(Anti-tumoral)					
미생물	Propionibacteria	S enterica	L casei	Gut bacteria spp	Gram negative bacteria	Lactobacilli spp
효과물질	Butyrate, propionate	MPL	Ferricrome	Pyridoxine	LPS	unknown
효과	Histone deacetylases inhibition	Used in anticancer vaccines as adjuvant	Apoptosis triggered in cancer cells	Anticancer immune response activation		

MPL: monophosphoryl lipid A

(Vivarelli S, Salemi R, Candido S, Falzone L, Santagati M, Stefani S, Torino F, Banna GL, Tonini G, Libra M.: Gut Microbiota and Cancer: From Pathogenesis to Therapy. Cancers (Basel). 2019 Jan 3;11(1). pii: E38)

[표8-2] 친종양 장내미생물의 효과

암에서 역할	친종양(Pro-tumoral)								
미생물	E coli	S flexneri	H pylori	F nucleotum	B fragilis	S enterica	F nucleatum	E faecalis	C leptum, C coccoides
효과물질	Colibactin CDT	IpgD, VirA	CagA	FadA	MP toxin	AvrA	Fap2	Superoxide	β-gluc
효과	DNA double strand break	p53 파괴	p53파괴 MAPK, AKT 경로활성화 활성산소 생성	β catenin 경로 활성화	β catenin 경로활성화, 활성산소 생성	β catenin, MAPK, AKT 경로활성화	항종양면역 반응 차단	활성산소 생성	Estrogen 수용체 활성화

CDT: cytolethal distending toxin, β-gluc: β-glucuronidase

(Vivarelli S, Salemi R, Candido S, Falzone L, Santagati M, Stefani S, Torino F, Banna GL, Tonini G, Libra M.: Gut Microbiota and Cancer: From Pathogenesis to Therapy. Cancers (Basel). 2019 Jan 3;11(1). pii: E38)

미생물에 의해서 유리되는 S층단백A와 다당류A와 같은 단백은 염증과정을 감소시키고, 수지상세포와 T세포에서 분비되는 친염증과 항염증 사이토카인의 균형을 조절한다.

8-7 장내미생물과 질병의 치료

장내미생물을 이용한 질병의 치료 방법은 식이요법, 프로바이오틱스(probiotics), 프리바이오틱스(prebiotics), 항생제와 분변미생물이식(FMT)이 있다.

장내 미생물이 성장하는데 필요한 먹이, 즉 프리바이오틱스는 인체 내에서 잘 소화되지 않는 저항성전분이 중요하고, 프락토올리고당은 장 내벽 근처의 장내미생물에 영양분을 공급하여 렉틴과 지질다당류(LPS)로부터 장 점막을 보호하는 점액분비를 촉진하고, 과일의 섬유소에 든 폴리페놀은 장내 미생물의 특정 효소를 무력화하여 그들이 동물성 단백질인 카르니틴과 콜린을 동맥에 손상을 입히는 화합물로 변하는 것을 방지한다.

분변미생물이식(FMT)은 건강한 사람의 장내미생물을 질병이 있는 사람에게 이식하여 장내미생물의 다양성을 유지하는 것이다. 처음 심한 설사와 식중독에서 분변을 사용한 것은 약 1,700년 전에 처음 시도되었고, 심한 위막결장염(pseudomembranous enterocolitis)에서 1,958년 Eisman이 사용하였다. 그 후 만성염증성 장염과 기능성 변비에서 사용되었고, 암에서 장내세균불균형이 보고된 이후 암의 치료에서 분변미생물이식(FMT)의 가능성이 대두되었다.

8-8 장내미생물과 항암요법의 효과

최근 미생물 특히 장내미생물이 암치료의 반응과 부작용을 조절한다고 알려졌다. 특히 옥살리플라틴(oxaliplatin)과 시클로포스파마이드(cyclophosphamide)의 항암작용은 장내세균의 영향을 받고, 옥살리플라틴의 경우 장내세균은 골수세포가 활성산소(ROS)를 생성하게 하여 핵산복제와 전사를 차단하고 세포사를 유발한다. 항암치료 중에 항암 T세포 반응을 유발한다. 그리고 방사선요법에서는 장내미생물은 방사선유발 점막독성의 정도에 영향을 주어서 정도를 심하게 한다(Kroemer G, 2018).

시클로포스파마이드의 치료는 소장의 Enterococcus hirae가 비장으로 자리를 옮기고, 결장 내에 Barnesiella intestinihominis가 모이게 되어 이들이 면역자극 역할을 하여 항종양 면역을 일으킨다(Daillere R, 2016). 또한 시클로포스파마이드는 소장의 장관의 방어막을 파괴하여 세균의 전위를 유발하고 항종양 Th1과 Th17의 반응을 강화한다(그림8-2, Garrett WS, 2015).

장내미생물은 항암요법의 효과에 영향을 준다. 장내미생물이 항암면역조절물질인 시클로포스파마이드의 치료 효과를 바꿀 수 있는데 그람양성균을 없애면 시클로포스파마이드 치료에 저항성을 갖게 되고, Enterococcus hirae와 Barnesiella intestinihominis가 있는 경우에 시클로포스파마이드의 효과를 증강시켰다(Daillère R, 2016).

8-9 장내미생물과 암의 면역요법의 효과

장내미생물은 국소적으로나 전신적으로 면역에 많은 영향을 주고 있다. 장내미생물은 선천성과 획득면역반응에 중요한 역할을 하고, 염증, 감염, 그리고 음식과 공생하는 항원에 대한 미세한 균형을 이루는데 장내미생물이 관여한다. 최근 면역요법이 종래의 치료에 반응이 없는 전이성 흑색종과 폐암 환자의 일부에서 완전 관해되어 오랜 기간 지속되는 결과를 보였으나, 아직 면역요법의 효과에 대해서는 서로 환자군 사이와 종양의 형에 따라 반응이 달라 면역요법의 한계를 보이고 있다.

장내미생물의 상태는 면역관문억제제나 입양세포치료의 반응을 예측할 수 있다고 알려져 있고, 또한 장내미생물을 이용해 면역치료의 반응을 조절할 수 있다고 알려지면서, 미생물을 표적으로 하여 면역요법의 효과를 향상시킬 수 있는 새로운 가능성이 제기되고 있다.

장내미생물의 조성의 변화는 염증과 입양면역을 조절하여 전신방사선치료 후 입양T세포치료와 CPG-oligonucleotide를 종괴 내에 주입하는 면역치료, 그리고 CTLA-4와 PDL1 단일클론 항체를 이용한 면역관문차단을 이용한 암 면역요법의 효과를 조절한다(Roy S, 2017).

■ 입양T세포요법(adoptive T cell transfer)

전신방사선조사 후 종양특이 살해 T세포를 이식하면 항생제로 치료한 쥐에서 그 효과가 감소함을 보인다. 그 이유는 장내미생물이 장간막의 림프절에 전위(translocation)되어서 종양 내에 들어간 T세포가 증식되는데 항생제에 의해서 이것이 차단되기 때문이다(Paulos CM, 2007).

■ CPG-oligonucloetide 종양 내 주입요법

CPG-ODN의 반응으로 생산되는 종양괴사인자(TNF)는 치료 시의 대변미생물 중 세균 균주에 따라 증가 혹은 감소한다. 예를 들면 그람음성 아리스티페스(Alistipes)와 그람양성 루미노코커스(Ruminococcus)는 TNF 생성을 증가시키고, 락토바실러스(Lactobacillus)는 감소시킨다. 장내세균을 완전히 없애면 CPG-ODN에 반응하는 골수세포의 'training'을 없앤다. 결국 항생제나 프리바이오틱스(prebiotics)나 프로바이오틱스(probiotics)를 이용하여 장내 미생물의 조성이나 각 균주의 빈도를 변화시키면 면역요법에 대한 반응을 조절할 수 있다.

■ 면역관문억제제와 장내미생물

많은 암 환자에서 항암면역은 잠재되어 있거나 억제되어 있다. 하지만 이는 암이 항암면역을 회피하는데 사용되는 면역학적인 차단을 풀어 줌으로써 다시 활성화될 수 있다(Cousin-Frankel J, 2013). 특히 활성화된 세포독성 T세포와 조절 T세포에 있는 CTLA4에 대한 항체와 PD1이나 PDL1에 대한 항체는 흑색종, 신세포암과 폐암에서 강력한 항암효과를 보이고 그 효과가 장기간 지속된다. 하지만 환자 간에 다양한 반응을 보이고 특정 형의 암에서는 실패하는 문제가 있다. 더구나 면역관문억제제는 이에 관계되는 부작용이 보이는데 특히 CTLA-4항체는 대장염과 송과체염증을 유발하고, PDL1항체는 갑상선기능장애와 폐렴을 보인다.

항생제 치료를 한 쥐에서 항CTLA-4(ipilimumab; 여보이)의 항종양 효과가 나쁘고, 장내에 Bacteroides fragilis는 항CTLA-4의 치료에서 항종양 효과를 증가시킨다(표8-1, Vétizou M, 2015). 장내와 분변의 미생물 조성의 변화에 따라 회장과 결장에 점막손상을 일으킨다. 항CTLA-4 치료에 따라 환자의 장관 내 Bacteroidales와 Burkholderiales를 가진 경우 이 세균들은 감소하고, Clostridial은 증가한다(표8-2, Vetizou M, 2015). 미생물을 없앤 쥐에서 B. thetaiotaomicron이나 B. fragilis를 경구 투여하면 종양 내 수지상세포의 성숙과 helper T(Th1) 세포의 반응을 촉발하여 항CTLA4치료에 대한 반응을 되돌릴 수 있다. 반면에 광범위 항생제를 이용한 미생물이 없는 환경을 만들면 항CTLA-4치료의 효과는 감소한다(Chaput N, 2017). 또한 B. phylum의 투여로 결장염의 위험을 감소시킨다(Dubin K, 2016). 그러나 Faecalibacterium prausnitzii이 많고 Bacteroides가 낮은 환자에서는 결장염의 위험이 높다.

Bifidobacterium bifidum의 세포벽 다당류 즉, cell surface β-glucan/galactan(CSGG)는 Poxp3+Treg의 생성과 관련이 있고 결장염의 치료에 관여하리라 생각된다(Verma R, 2018). 그러나 이러한 것은 국소의 암 면역에 어떤 영향을 미치는지에 대해서는 더 연구가 필요하다.

항PD-1이나 항PD-L1은 장 손상을 가져오지 않고 장내미생물이 필요 없는 것 같이 보이지만 상품화된 Bifidobacterium 혼합재제(B. breve, B. longum)를 단독으로 주거나 항PD-L1과 같이 투여한 경우 수지상세포의 성숙을 통한 CD8+ 세포유발 항종양 효과를 증대시킬 수 있다. 항PD-L1의 작용기전은 미생물 특이 염증과 면역 활성화에 의하지 않고 CD8+ 세포독성 T세포의 활성에 의한다고 볼 수 있다(Sivan A, 2015). 전이된 폐, 신장과 방광암에서 항생제가 PD-1/ PD-L1에 대한 면역관문억제제의 치료에 해로운 역할을 한다(Routy B, 2018). 상피종양 환자에서 항생제의 투여를 받지 않은 경우 항생제를 투여받은 환자에 비해서 항PD-1/ PD-L1치료로 전체생존율과 진행없는 생존율이 높다. 이는 항생제의 사용으로 장관 내 미생물을 파괴하여 항종양면역에 장애를 주고 면역관문억제제에 대한 반응에 방해를 한 결과로 생각된다(Routy B, 2018).

PD-1차단제에 반응이 있는 환자의 변에서 메타유전자검사를 하면 Akkermansia와 Alistipes가 많다. 그리고 세균이 없는 쥐에서 반응이 있는 환자의 변을 이식하면 면역력이 항진되고, 반응을 하지 않는 사람의 변을 이식한 무균 쥐에서 Akkermansia muciniphila단독이나 E. hirae를 동시에 주면 회복된다. 더욱이 A. muciniphila는 종양내의 CCR9+CXCR3+CD4+ T세포와 같은 면역세포의 침윤과 관계가 있고 CD4+T세포와 Treg세포의 비율이 증가한다(그림8-9, Elkrief A, 2019).

PD-1차단제에 반응이 있는 환자의 경우는 장내 미생물의 다양성이 증가되어 있고, Clostridiales, Ruminococcaceae와 Faecalibacterium이 증가되어 있다. 반면에 반응이 없는 환자의 경우는 장내세균의 다양성이 낮고 Bacteroidales가 많다(Gopalakrishnan V, 2018).

다른 연구에서 PD-1차단제에 반응이 있는 환자의 경우는 Bifidobacterium longum, Collinsella aerofaciens과 Enterococcus faecium이 많고, 반응이 좋은 환자의 변을 이식한 경우 종양의 성장이 느려지고 치료 효과가 좋은 것으로 보고하고 있다. 이는 종양의 미세환경에서 CD8+T세포의 증가와 Treg의 감소와 관계가 있다(Matson V, 2018).

종양 내로 CpG-ODN치료에 대한 종양관련 골수세포의 TNF생성의 정도는 그람음성 Alistipes와 그람양성

[그림8-9] 면역관문억제제의 치료 효과와 관련 있는 장내 미생물의 다양성

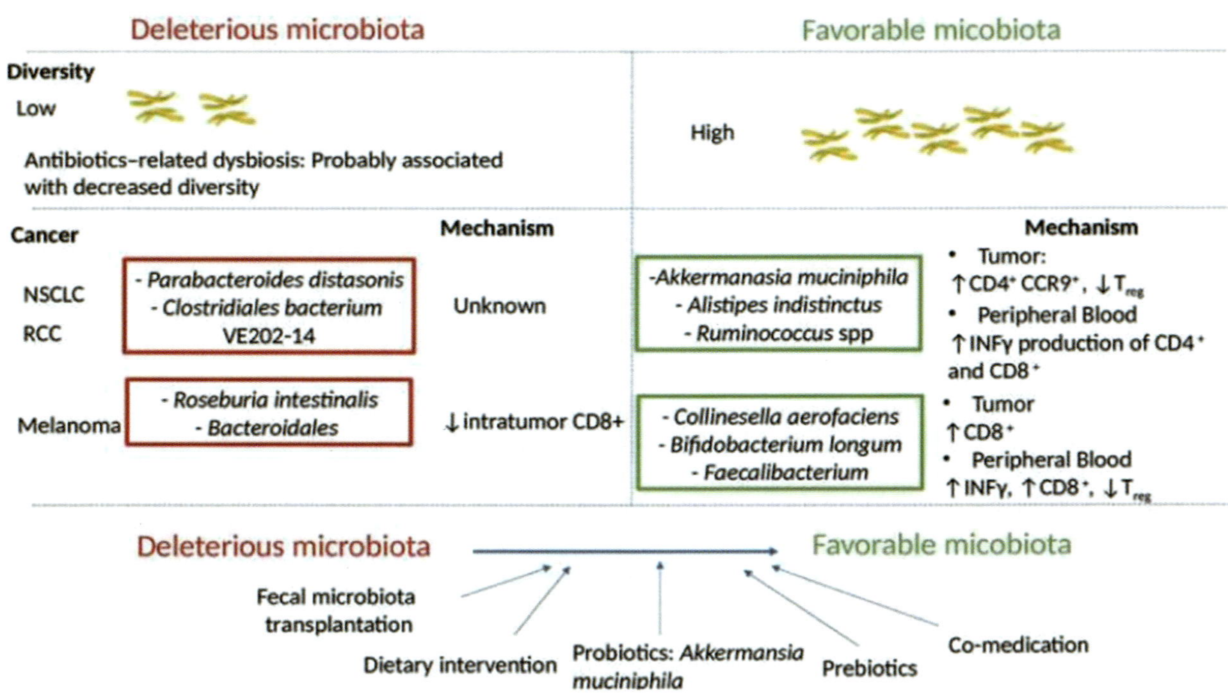

(Elkrief A, Derosa L, Zitvogel L, Kroemer G, Routy B.: The intimate relationship between gut microbiota and cancer immunotherapy. Gut Microbes. 2019;10(3):424-428.)

Ruminococcus와 같은 분변 미생물의 빈도와 관계가 있다. 역으로 TNF 생성은 항염증 특성이 있다고 알려진 Lactobacillus murinum, Lactobacillus intestinalis와 Lactobicillus fermentum을 포함한 Lactobacillus 속과 역상관 관계가 있다.

■ 장내미생물을 이용한 종양의 미세환경에서 면역세포의 증강방법

장내 Bifidobacterium은 수지상세포의 기능을 증가시키고, 세포독성 세포의 세포독성을 증가시킨다. Bifidobacterium을 항PD-L1과 같이 주었을 때 종양의 성장을 멈출 수 있다. Bacteroides thetaiotamicron과 독성이 없는 B. fragilis는 세포독성 T세포의 항종양면역을 향상시키고 항CTLA-4의 치료효과를 향상시킨다. 악성흑색종에서 항 PD-1치료에서 종양 내 CD8+T세포의 침윤정도와 Faecalibacterium이 치료 반응군에서 의미 있게 높았다. 면역관문억제제에 반응이 있는 환자의 변을 이식받은 경우 T세포의 반응이 증가되고, 항PD-L1이나 PD-1치료의 효과의 증가를 보였다.

8-10 장내미생물을 이용한 암 면역요법

장내미생물은 면역관문억제제의 효과에 영향을 주는데 여기에는 많은 의문이 있다. 우선 항생제 치료에 의해 변화된 장내미생물의 조성의 변화를 알기 위한 노력이 필요하고, 임상적으로 장내미생물의 새로운 생물학적인 표지자로 사용하려면 전향적인 연구가 필요하다. 하지만 프리바이오틱스(prebiotics), 프로바이오틱스(probiotics), 분변미생물이식(FMT: fecal microbiota transplantation)이나 세균이 들어있는 캡슐을 이용하여 장내미생물을 조절하여 임상적인 결과를 향상시킬 수 있다면 종양에서의 패러다임의 변화를 추구할 수 있다.

1) 장관 내 나쁜세균이 면역요법의 효과에 좋지 않게 작용할 때에는 위해한 세균을 제거하기 위해 항생제를 사용하나 항생제에는 특이성이 없기때문에 장내세균의 불균형을 초래할 위험이 있다. 식이나 화학물질을 포함한 프리바이오틱스를 사용하면 항종양면역에 효과적인 특정세균을 균체 형성하거나 증폭시킬 수 있다. 이런 프리바이오틱스와 더불어 프로바이오틱스라 불리는 특정 세균을 같이 사용하여 효과를 높일 수 있다.

   수용성 섬유질의 섭취는 장내미생물을 항염증성질을 갖고있는 세균인 Faecalibacterium prausnitzii 같은 미생물에 유리하게 만든다. Lactobacillus와 Bifidibacterium종은 대장에서 독성물질과 발암물질을 제거하고 숙주의 항종양면역을 자극하며 종양세포에 직접 작용하거나 성장을 억제하는 항종양 또는 항변이물질을 생산하며, 면역계의 조절에 중요한 부티레이트와 같은 단쇄지방산(SCFA)을 생산한다.

2) 적절한 장내세균 이식공여자가 선택되면 항종양면역을 증강시킬 수 있다. 지금까지 Bifidobacteria종, Akkermansia muciniphilia, E. hirae와 Bacteroides종이 항종양면역을 증가시키고 종양의 성장을 조절할 수 있는 좋은 세균으로 알려져 있다. 하지만 이러한 병원균을 옮기는 데는 병원성세균의 제거가 필요하다는 어려움이 있다. 더욱이 현재의 유전자 염기서열분석 방법은 가장 많은 세균을 우선적으로 감지할 수 있어서 적은 세균을 무시할 가능성이 있다. 그래서 조심스럽게 분리, 배양하고 드문 미생물종에 대한 검사가 필요하다.

   lipoteichoic acid(LTA)결핍 Lactobacillus acidophilus strain은 결장염을 개선하고 암 발생을 줄인다. pks-결손 대장균(E. coli)종은 결장염과 관계된 암 발생을 줄인다.

3) 식이, 수면주기, 운동과 명상 등의 다른 인자들이 장관 내의 미생물의 조성을 조절할 수 있고 이러한 인자들을 항종양면역을 촉진하도록 조절할 수 있다.

▌암의 면역요법에서의 미생물의 역할

장내 미생물은 암의 치료의 효율에 영향을 주는데 암

의 면역요법에 대한 반응군과 비반응군을 균유전체분석 연구로 장내미생물을 분석하여 보면, 반응군은 장내미생물이 높은 다양성을 보이고 비반응군에 비해서 서로 다른 미생물 조성을 보였다. Bacteroides ovatus와 Bacteroides xylanisolvens가 치료 결과에 긍정적인 연관관계를 보였고, 이들 균주를 위관을 통한 투입으로 erlonib의 치료효과를 올리고 폐암모델에서 CXCL9과 INF-γ의 발현을 유발하였다(Heshiki Y, 2020).

장내미생물은 악성흑색종과 다른 상피종양 환자에서 항CTLA-4와 항PD-1과 같은 면역관문억제제의 치료에 대한 반응에 영향을 미친다. 특히 폐, 신장과 뇨로계 상피암 환자에서 항PD-1제를 주입할 때 항생제를 투여한 군에서 재발이 빠르고 전체생존율이 낮았다(Routy B, 2018).

위암에서 항PD-1기반 면역치료인 Nivo로 치료 받은 환자 62.2%에서 암의 진행을 보였는데, 진행하지 않은 환자 군에서 진행 군에 비해서 장내 미생물의 다양성이 높았다. Odoribacter와 Veillonella가 Nivo의 치료반응과 관련이 있었다(Sunakawa Y, 2021).

암의 치료에서의 FMT(분변미생물이식)의 역할

암의 치료에서의 분미생물이식(FMT)은 장내미생물의 재구성, 담즙산대사의 개선과 면역치료의 효율의 조절에 활용될 수 있다(Chen D, 2019).

위장관암에서의 분변미생물이식(FMT)

- **위암:** 위암이 생긴 환자는 H. pylori, Parvimonas micra과 Peptostreptococcus stomatis가 많다. 최근 H pylori의 제균으로 위암의 위험이 감소함을 보고하고 있다.

- **대장암:** 대장암의 발암과정에는 Bacteroides fragilis가 관여하고 대장암 환자에서 Lactobacillus, Bifidobacterium이 감소되어 있고, Staphylococcaceae, Fusobacteria, Peptostreptococcus anaerobius가 증가되어 있다. 대장암에 대한 프로바이오틱스는 Clostridium butyricum과 Bacillus subtilis 그리고 Lactobacillus casei등이 있다.

- **간암:** 담즙산의 대사에 관여하는 Clostridium종이 그람 양성균을 없앤 쥐에서 간종양의 성장을 증가시킨다. 분변미생물이식(FMT)은 B형간염의 치료, 간성혼수의 치료에 효과적이다.

- **췌장암:** 췌장암의 76%에서 종양 내에 세균이 발견되었고, Gammaproteobacteria가 있는 경우에 젬시타빈에 저항성이 있고 항생제를 사용한 경우에 이러한 저항성이 없어졌다. 정상인에 비해서 췌장암 환자에서 Aggregatibacter actinomycetemcomitans과 Porphyromonas gingivalis이 증가되어 있고, phylum Fusobacteria과 genus Leptotrichia가 증가되어 있다. 또한 췌장암에서 Fusobacterium종의 존재는 나쁜 예후를 나타낸다.

- **유방암:** 유방암에서의 장내미생물의 역할은 아직 명확하지 않는데 장내미생물이 에스트로겐대사, 면역조절과 비만 등에 영향을 미쳐서 관계가 있으리라 생각된다. Lactobacillus acidophilus는 항종양면역반응에 의해서 유방암의 발생을 늦춘다.

- **악성흑색종:** Bifidobacterium은 항PD-L1치료의 효과를 증폭시키고, 면역요법에 반응이 좋은 군은 장내 Bacteroides thetaiotaomicron, Faecalibacterium prausnitzii과 Holdemania filiformis가 많고, 분변미생물이식(FMT)을 받은 경우 반응이 좋아졌다.

암치료의 합병증과 분변미생물이식(FMT)

방사선유발 장염: 건강한 쥐의 분변미생물이식(FMT)은 방사선유발 위장관염을 완화할 수 있고 방사선보호제로서의 역할을 할 수 있다.

식이를 통한 장내미생물의 변화와 암의 예방과 치료 가능성

서구식 식이, 현대적인 생활스타일, 좌식생활, 흡연과 약물소비는 장내미생물의 다양성을 저해하고 많은 비전염성 질환과 연관이 된다. 그 중 암은 매년 4,000만 명의 생명을 앗아가고 비전염성질환 사망의 27%에 이른다. 식이는 그리스어의 diaita에서 유래한 말로 '삶의 방식(way of life)'의 뜻을 갖고 있다. 그리고 식이가 영향을 미치는 가장 중요한 장기는 장내미생물이다(Klement RJ, 2019).

체온과 장내미생물의 변화와 이에 대한 면역요법의 가능성

환경적인 요인 특히 내부와 외부의 온도의 변화에 따라서 장내미생물의 조성과 기능이 변하게 되는데, 이러한 온열요법에 의한 영향과 다양한 온열요법에서의 장내미생물의 변화에 의한 면역학적인 변화에 대해서 연구가 필요하다(Hylander BL, 2019).

8-11 호흡기 미생물과 암의 관계

폐암의 발암과정에 미생물의 불균형이 관여한다고 알려져 있는데, 미생물은 세균독소와 친염증성인 인자들을 통해서 종양의 발생과 진행을 촉발한다. 그러나 하부호흡기 내의 세균을 배양하는 것은 매우 어렵다.

구강 내 미생물의 변화와 암과의 관계

구강 내에서 Fusobacterium nucleatum이 많으면 대장암의 발생율이 높다. F. nucleatum의 세포표면에 발현되는 FadA유착단백복합체(FadAc)가 결장의 상피세포의 세포 유착인자 E-cadherin과 결합하면 β-catenin신호경로를 활성화 시켜서 세포의 증식을 촉진한다(Rubinstein MR, 2013). F. nucleatum은 항종양면역을 억제하는데 F. nucleatum이 NK세포의 억제 수용체인 TIGIT와 결합하여 항종양면역을 억제하고 대장암의 발생을 촉진한다. 또한 F. nucleatum이 많으면 대장암의 예후가 불량하다.

구강 내 세균 중 박테로이데스와 스피로카에테스 세균의 양이 많은 것이 폐암의 위험이 낮은 것과 관련이 있고, 후벽균류 중 락토바실라엘레스 목에 속하는 세균의 양이 많은 것은 암 발생의 위험이 높은 것과 관련이 있다. 이는 입속의 세균이 만성염증을 유발하고, 세포증식을 촉진하고, 세포사멸을 억제하고, 핵산의 변화를 자극하는 등의 과정이 관여한다고 생각한다.

하부기도 내 미생물과 폐암의 관계

폐에는 2,200 bacterial genomes/cm^{3}의 세균이 있다. 그리고 그 종류는 Bacteroidetes, Firmicutes, Proteobacteria와 Actinobacteria의 4가지 문(Phylum), Prevotella, Streptococcus, Veilonella, Neisseria, Haemophilus와 Fusobacterium 등의 속이 건강 인에서 주로 존재한다(Sommariva M, 2020).

폐의 면역세포 특히 항원표지세포와 기도의 상피세포는 pattern recognition receptors(PRRs)라 불리는 센서로서의 기능을 하고, 숙주와 미생물유래 분자들을 인지한다. PRRs의 활성화는 선천과 획득면역반응을 촉진한다. 폐암 환자에서는 Chlamydia pneumoniae에 대한 항체의 역가가 높고 결핵균과 폐암과는 상관관계를 보인다. 항생제의 사용은 미생물의 세균불균형에 의해서 폐암의 발생과는 상관관계가 있다. 하부기도 내의 미생물은 숙주의 염증반응을 유도하고, 세균독소의 생산으로 인한 숙주의 유전적인 안정성을 바꾸고, 암 촉진 미생물 대사산물의 유리에 의해서 폐의 암 발생을 올린다(Mao Q, 2018).

폐암과 관련이 있는 미생물의 세균 속(genus)은 기관지내시경 샘플에서 Veillonella와 Megasphaera가 의미있게 폐암환자에서 높았다(Lee SH, 2016). 그리고 구강의 타액에서 폐암 환자에서 Capnocytophage, Selenomonas와 Veillonella가 높고 Neisseria가 낮았다(Lee SH, 2016). 절제된 폐암조직에서의 미생물은 Acidovorax, Klebsiella, Rhodoferax와 Anaerococcus가 편평상피세포암에서 선암에 비해서 높았다(Greathouse KL, 2018).

하부기도 내에서의 미생물이 폐암의 발생과 전이에 관여함이 알려졌고, 이러한 미생물을 새로운 진단 및 치료의 생표지자로 활용하여 개인 맞춤형 약물의 개발을 이룰 수 있다(Mao Q, 2018).

폐암의 발생에서 미생물의 작용기전은 CD36이 세포증식과 발암의 중요한 조절인자인 poly(ADP-ribose) polymerase 1(PARP1)경로에 영향을 주어서 폐암의 발암을 유발한다(Koch M, 2011). Veillonella, Prevotella와 Streptococcus에 기도의 상피세포가 노출되면 ERK, PI3K 신호경로가 활성화되어 비소세포폐암의 발암에 관여함을 보여 주었다(Tsay JJ, 2018). 면역의 항상성을 유지하기 위해서는 공생하는 세균이 중요한데 항생제 치료 후에 폐의 면역이 장애가 발생하였다(Cheng M, 2014).

폐암의 면역요법에 대한 미생물의 의미는 공생균인 Bifidobacterium이 수지상세포를 활성화하여 항종양면역과 항PD-L1항체의 항종양효과를 증가시켰다(Sivan A, 2015). 또한 Bacteroides thetaiotaomicron와 Bacteroides fragilis는 항CTLA-4항체를 이용한 치료에서 효과를 증가시켰다. 그리고 항생제는 면역관문억제제의 효과를 감소시켰다. 폐암 환자에서 폐의 미생물을 에어로졸로 흡입시키면 암의 미세환경에서의 면역 억제를 역전시키거나 면역반응을 좋게 할 수 있다.

미생물과 암의 치료에서의 미래

인간의 장내미생물, 호흡기미생물, 피부의 미생물과 암과의 관계는 매우 밀접하고, 암의 치료에도 미생물을 이용한 치료가 가능하다고 생각된다. 그러나 인체의 미생물군은 얼마나 장기적으로 안정적인지? 인간의 미생물이 변화한다면 왜 그렇게 변하는 것인지? 음식물과 주위 환경에 노출 되었을 때의 인체 내의 미생물은 어떤 영향을 받는지 등의 의문점에 대한 해답이 중요하다. 그리고 인체의 미생물의 대사산물 즉 단쇄지방산(SCFA)과 부티레이트(butylate) 등의 포스트바이오틱스(postbiotics)를 활용하는 방법도 암의 예방과 치료의 하나의 방법으로 생각할 수 있다.

참고문헌

De Lorenzo A, Costacurta M, Merra G, Gualtieri P, Cioccoloni G, Marchetti M, Varvaras D, Docimo R, Di Renzo L: Can psychobiotics intake modulate psychological profile and body composition of women affected by normal weight obese syndrome and obesity? A double blind randomized clinical trial. J Transl Med. 2017 Jun 10; 15(1):135

Ding T, Schloss PD: Dynamics and associations of microbial community types across the human body. Nature. 2014 May 15; 509(7500):357-60.

Dzutsev A1, Badger JH1, Perez-Chanona E1, Roy S1, Salcedo R1, Smith CK1, Trinchieri G1. Microbes and Cancer. Annu Rev Immunol. 2017 Apr 26;35:199-228.

Jain N, Walker WA: Diet and host-microbial crosstalk in postnatal intestinal immune homeostasis. Nat Rev Gastroenterol Hepatol. 2015 Jan; 12(1):14-25

Macpherson AJ, Harris NL: Interactions between commensal intestinal bacteria and the immune system. Nat Rev Immunol. 2004 Jun; 4(6):478-85

Ong HS, Yim HCH: Microbial Factors in Inflammatory Diseases and Cancers. Adv Exp Med Biol. 2017; 1024():153-174.

Ragonnaud E, Biragyn A: Gut microbiota as the key controllers of "healthy" aging of elderly people. Immunity & Aging, 2021, 18:2

Sandrini S, Aldriwesh M, Alruways M, Freestone P.: Microbial endocrinology: host-bacteria communication within the gut microbiome. J Endocrinol. 2015 May;225(2):R21-34.

Sirisinha S. The potential impact of gut microbiota on your health: current status and future challenges. Asian Pac J Allergy Immunol. 2016;34:249–264.

Soldati L, Di Renzo L, Jirillo E, Ascierto PA, Marincola FM, De Lorenzo A: The influence of diet on anti-cancer immune responsiveness. J Transl Med. 2018; 16: 75.

Takiishi T, Fenero CIM, Câmara NOS: Intestinal barrier and gut microbiota: Shaping our immune responses throughout life. Tissue Barriers. 2017 Oct 2; 5(4):e1373208

Yurkovetskiy L, Burrows M, Khan AA, Graham L, Volchkov P, Becker L, Antonopoulos D, Umesaki Y, Chervonsky AV: Gender bias in autoimmunity is influenced by microbiota. Immunity. 2013 Aug 22; 39(2):400-12.

Zitvogel L, Daillère R, Roberti MP, Routy B, Kroemer G : Anticancer effects of the microbiome and its products. Nat Rev Microbiol. 2017 Aug; 15(8):465-478

Fricker AM, Podlesny D, Fricke WF: What is new and relevant for sequencing-based microbiome research? A mini-review. J Adv Res. 2019 Sep; 19():105-112

Morgan XC, Huttenhower C: Chapter 12: Human microbiome analysis. PLoS Comput Biol. 2012; 8(12):e1002808.

O'Keefe SJ, Li JV, Lahti L, Ou J, Carbonero F, Mohammed K, Posma JM, et al: Fat, fibre and cancer risk in African Americans and rural Africans. Nat Commun. 2015 Apr 28; 6():6342

Qi H, Wang P, Liu C, et al. Involvement of HIF-1alpha in MLCK-dependent

endothelial barrier dysfunction in hypoxia. Cell Physiol Biochem. 2011;27:251–262.

Ragonnaud E, Biragyn A: Gut microbiota as the key controllers of "healthy" aging of elderly people. Immunity & Aging, 2021, 18:2

Schnorr SL, Candela M, Rampelli S, et al: Gut microbiome of the Hadza hunter-gatherers. Nat Commun. 2014 Apr 15;5:3654.

Singh RK, Chang HW, Yan D, Lee KM, Ucmak D, Wong K, Abrouk M, Farahnik B, Nakamura M, Zhu TH, Bhutani T, Liao W: Influence of diet on the gut microbiome and implications for human health. J Transl Med. 2017 Apr 8; 15(1):73.

Turnbaugh PJ, Ley RE, Mahowald MA, et al. An obesity-associated gut microbiome with increased capacity for energy harvest. Nature. 2006;444:1027–1031.

Wu GD, Chen J, Hoffmann C, Bittinger K, Chen YY, Keibaugh SA, et al. Linking long-term dietary patterns with gut microbial enterotypes. Science. 2011;334:105–108

Xu Z, Knight R. Dietary effects on human gut microbiome diversity. Br J Nutr. 2015;113:S1–S5.

Yoo JY, Kim SS: Probiotics and Prebiotics: Present Status and Future Perspectives on Metabolic Disorders. Nutrients. 2016 Mar 18; 8(3):173.

Ticinesi A, Nouvenne A, Cerundolo N, Catania P, Prati B, Tana C, Meschi T. : Gut Microbiota, Muscle Mass and Function in Aging: A Focus on Physical Frailty and Sarcopenia. Nutrients. 2019 Jul 17;11(7):1633.

Ticinesi A, Lauretani F, Tana C, Nouvenne A, Ridolo E, Meschi T.: Exercise and immune system as modulators of intestinal microbiome: implications for the gut-muscle axis hypothesis. Exerc Immunol Rev. 2019;25:84-95.

Bhatt AP, Redinbo MR, Bultman SJ: The role of the microbiome in cancer development and therapy. CA Cancer J Clin. 2017 Jul 8; 67(4):326-344

Biragyn A, Ferrucci L: Gut dysbiosis: a potential link between increased cancer risk in ageing and inflammaging.Lancet Oncol. 2018 Jun;19(6):e295-e304.

Buti L, Spooner E, Van der Veen AG, Rappuoli R, Covacci A, Ploegh HL: Helicobacter pylori cytotoxin-associated gene A(CagA) subverts the apoptosis-stimulating protein of p53(ASPP2) tumor suppressor pathway of the host.. Proc Natl Acad Sci U S A. 2011 May 31; 108(22):9238-43.

Daillere R, Vetizou M, Waldschmitt N, et al. : Enterococcus hirae and Barnesiella intestinihominis facilitate cyclophosphamide-induced therapeutic immunomodulatory effects. Immunity, 45(2016), pp. 931-943.

Garrett WS: Cancer and the microbiota. Science. 2015 Apr 3; 348(6230): 80–86.

Kroemer G, Zitvogel L : Cancer immunotherapy in 2017: The breakthrough of the microbiota. Nat Rev Immunol. 2018 Jan 30; 18(2):87-88

Mima K, Nishihara R, Qian ZR, et al: Fusobacterium nucleatum in colorectal carcinoma tissue and patient prognosis. Gut. 2016 Dec; 65(12): 1973–1980.

Parida S, Wu S, Siddharth S, Wang G, Muniraj N, Nagalingam A, Hum C, et al.: A Procarcinogenic Colon Microbe Promotes Breast Tumorigenesis and Metastatic Progression and Concomitantly Activates Notch and β-Catenin Axes. Cancer Discov. 2021 May;11(5):1138-1157

Ridker PM, MacFadyen JG, Thuren T, Everett BM, Libby P, Glynn RJ, CANTOS Trial Group.: Effect of interleukin-1β inhibition with canakinumab on incident lung cancer in patients with atherosclerosis: exploratory results from a randomised, double-blind, placebo-controlled trial. Lancet. 2017 Oct 21; 390(10105):1833-1842

Schwabe RF, Jobin C.: The microbiome and cancer. Nat Rev Cancer. 2013 Nov;13(11):800-12

Tsilingiri K, Rescigno M: Postbiotics: what else? Benef Microbes. 2013 Mar 1; 4(1):101-7.

Vivarelli S, Salemi R, Candido S, Falzone L, Santagati M, Stefani S, Torino F, Banna GL, Tonini G, Libra M.: Gut Microbiota and Cancer: From Pathogenesis to Therapy. Cancers(Basel). 2019 Jan 3;11(1). pii: E38

Woodmansey EJ, McMurdo ME, Macfarlane GT, Macfarlane S: Comparison of compositions and metabolic activities of fecal microbiotas in young adults and in antibiotic-treated and non-antibiotic-treated elderly subjects. Appl Environ Microbiol. 2004 Oct; 70(10):6113-22.

Zitvogel L, Daillère R, Roberti MP, Routy B, Kroemer G : Anticancer effects of the microbiome and its products. Nat Rev Microbiol. 2017 Aug; 15(8):465-478

백영진: 유산균과 발효유의 알파와 오메가. 유한문화사. 장이 바뀌면 인생이 바뀐다.

Chaput N, Lepage P, Coutzac C, Soularue E, Le Roux K, Monot C, Boselli L, et al.: Baseline gut microbiota predicts clinical response and colitis in metastatic melanoma patients treated with ipilimumab. Ann Oncol. 2017 Jun 1;28(6):1368-1379

Couzin-Frankel, J. Breakthrough of the year 2013. Cancer immunotherapy. Science 342, 1432–1433(2013).

Dubin K, Callahan MK, Ren B, Khanin R, Viale A, Ling L, No D, et L: Intestinal microbiome analyses identify melanoma patients at risk for checkpoint-blockade-induced colitis. Nat Commun. 2016 Feb 2;7:10391

Elkrief A, Derosa L, Zitvogel L, Kroemer G, Routy B.: The intimate relationship between gut microbiota and cancer immunotherapy. Gut Microbes. 2019;10(3):424-428.

Gopalakrishnan V, Helmink BA, Spencer CN, Reuben A, Wargo JA. The Influence of the Gut Microbiome on Cancer, Immunity, and Cancer Immunotherapy. Cancer Cell. 2018 Apr 9;33(4):570-580

Gopalakrishnan V, Spencer CN, Nezi L, et al Gut microbiome modulates response to anti-PD-1 immunotherapy in melanoma patients. Science, 359(2018), pp. 97-103

Matson V, Fessler J, Bao R, Chongsuwat T, Zha Y, Alegre ML, Luke JJ, Gajewski TF: The commensal microbiome is associated with anti-PD-1 efficacy in metastatic melanoma patients. Science, 359(2018), pp. 104-108

Paulos CM. et al. Microbial translocation augments the function of adoptively transferred self/tumor-specific CD8+ T cells via TLR4 signaling. J. Clin. Invest. 117, 2197–2204(2007).

Routy B, Le Chatelier E, Derosa L, et al : Gut microbiome influences efficacy of PD-1-based immunotherapy against epithelial tumors. Science, 359(2018), pp. 91-97

Roy S, Trinchieri G: Microbiota: a key orchestrator of cancer therapy. Nat Rev Cancer. 2017 May;17(5):271-285

Sivan A. et al. Commensal Bifidobacterium promotes antitumor immunity and facilitates anti-PD-L1 efficacy. Science 350, 1084–1089(2015).

Verma R, Lee C, Jeun EJ, Yi J, Kim KS, Ghosh A, Byun S, Lee CG, et al: Cell surface polysaccharides of Bifidobacterium bifidum induce the generation of Foxp3+ regulatory T cells. Sci Immunol. 2018 Oct 19;3(28).

Vetizou M, Pitt JM, Daillere R, et al : Anticancer immunotherapy by CTLA-4 blockade relies on the gut microbiota. Science, 350(2015), pp. 1079-1084

Heshiki Y, Vazquez-Uribe R, Li J, Ni Y, Quainoo S, Imamovic L, Li J, Sørensen M, Chow BKC, Weiss GJ, Xu A, Sommer MOA, Panagiotou G.: Predictable modulation of cancer treatment outcomes by the gut microbiota. Microbiome. 2020 Mar 5;8(1):28

Routy B, Le Chatelier E, Derosa L, et al. Gut microbiome influences efficacy of PD-1-based immunotherapy against epithelial tumors. Science. 2018;359:91–97.

Sunakawa Y, et al: The Gut Microbiome Offers Clues to Immunotherapy Efficacy in Advanced Gastric Cancer, J Clin Oncol 39, 2021(suppl 3; abstr 161)

Chen D, Wu J, Jin D, Wang B, Cao H.: Fecal microbiota transplantation in cancer management: Current status and perspectives. Int J Cancer. 2019 Oct 15;145(8):2021-2031

Hylander BL, Repasky EA. : Temperature as a modulator of the gut microbiome: what are the implications and opportunities for thermal medicine? Int J Hyperthermia. 2019 Nov;36(-sup1):83-89

Klement RJ, Pazienza V.: Impact of Different Types of Diet on Gut Microbiota Profiles and Cancer Prevention and Treatment. Medicina(Kaunas). 2019 Mar 29;55(4):84.

Cheng M, Qian L, Shen G, Bian G, Xu T, Xu W, Shen G, Hu S: Microbiota modulate tumoral immune surveillance in lung through a γδT17 immune cell-dependent mechanism. Cancer Res. 2014 Aug 1; 74(15):4030-41

Greathouse K.L., White J.R., Vargas A.J., Bliskovsky V.V., Beck J.A., von Muhlinen N., Polley E.C., Bowman E.D., Khan M.A., Robles A.I., et al. Interaction between the microbiome and tp53 in human lung cancer. Genome Biol. 2018;19:123.

Koch M, Hussein F, Woeste A, Gründker C, Frontzek K, Emons G, Hawighorst T: CD36-mediated activation of endothelial cell apoptosis by an N-terminal recombinant fragment of thrombospondin-2 inhibits breast cancer growth and metastasis in vivo. Breast Cancer Res Treat. 2011 Jul; 128(2):337-46

Lee SH, Sung JY, Yong D, Chun J, Kim SY, Song JH, Chung KS, Kim EY, Jung JY, Kang YA, Kim YS, Kim SK, Chang J, Park MS: Characterization of microbiome in bronchoalveolar lavage fluid of patients with lung cancer

Mao Q, Jiang F, Yin R, Wang J, Xia W, Dong G, Ma W, Yang Y, Xu L, Hu J: Interplay between the lung microbiome and lung cancer. Cancer Lett. 2018 Feb 28; 415():40-48.

Parida S, et al: A pro-carcinogenic colon microbe promotes breast tumorigenensis and metastatic progression and concomitantly activates Notch and βcatenin axes. Cancer Discov 2021m Jan 6:CD-20-0537

Rubinstein MR, Wang X, Liu W, Hao Y, Cai G, Han YW: Fusobacterium nucleatum promotes colorectal carcinogenesis by modulating E-cadherin/β-catenin signaling via its FadA adhesin. Cell Host Microbe. 2013 Aug 14; 14(2):195-206

Sivan A, Corrales L, Hubert N, Williams JB, Aquino-Michaels K, Earley ZM, Benyamin FW, Lei YM, Jabri B, Alegre ML, Chang EB, Gajewski TF: Commensal Bifidobacterium promotes antitumor immunity and facilitates anti-PD-L1 efficacy. Science. 2015 Nov 27; 350(6264):1084-9

Sommariva M, Le Noci V, Bianchi F, Camelliti S, Balsari A, Tagliabue E, Sfondrini L: The lung microbiota: role in maintaining pulmonary immune homeostasis and its implications in cancer development and therapy. Cell Mol Life Sci. 2020; 77(14): 2739–2749

Tsilingiri K, Rescigno M: Postbiotics: what else? Benef Microbes. 2013 Mar 1; 4(1):101-7.

9 암의 온열치료(Hyperthermic Therapy for Cancer)

9-1 온열요법의 역사

고대 파피루스에 종양의 치료를 위해 불을 사용하였다는 기록이 있고, 발열은 셀수스(-30BC)에 의해서 통증, 발적, 부종과 함께 염증의 4가지 징후 중의 하나로 기술되었다. 그리고 히포크라테스는 "약으로 치료되지 않는 것은 절개수술로 치료하고, 그래도 안 되면 불이 치료할 것이며, 열로도 치료되지 않는 병은 치료가 불가능하다"고 하였다.

감염이 있을 때 체온을 올리는 것이 온열동물 뿐 아니라 변온동물에서도 매우 유리하기 때문에 감염이 되면 잡아먹힐 위험을 감수하고도 변온동물들이 온도가 높은 따뜻한 양지쪽으로 나가게 되고, 콩과 식물 중 일부는 곰팡이에 감염이 되면 잎의 온도를 2℃ 정도 올릴 수 있도록 형태를 조정한다고 한다.

19세기에서 20세기 사이에 세균독소를 이용한 발열로 다양한 종류의 암에서 괄목할 만한 반응율을 보고하였고, 발열 후에는 암이 자연 소멸되는 경우가 더 흔했다. 1866년 Busch는 단독감염 후 2년 만에 악성육종이 완전관해 됨을 보고하였고, 1900년 William Coley는 수술이 불가능한 900례의 암 환자를 세균의 추출물인 Coley의 독소로 치료하여 60%에서 퇴행을 보였고, 20%에서는 치유되었다고 보고하였다. 1913년 William Mayo는 자궁경부암 환자에서 질을 통한 자궁절제술 전에 국소 열을 가하면 치유 가능성이 높다고 하였다.

9-2 온열치료의 기전

발열은 많은 에너지가 소모되는데 체온을 1℃를 올리는데 대사율이 10-12.5%가 상승되어야 한다. 결국 이러한 막대한 에너지의 소모에도 불구하고 감염이나 몸에 이상이 있을 때 체온을 올리는 것은 그만큼 많은 이점이 있기 때문이다. 해열제의 사용이 독감바이러스에 감염된 환자의 사망률을 5% 증가시키고, 체온이 40-41℃가 되면 포유동물의 세포 내에서의 소아마비 바이러스 증식이 200분의 1로 감소하였다고 보고되고 있다.

온열치료는 암 조직과 정상조직의 열에 대한 반응이 상이함에 기반을 둔다. 종양의 혈관은 평활근층과 신경분포가 없다. 그래서 종양 내에 저산소증을 유발하고, 경도의 온도 상승에도 국소혈관의 확장과 혈관 내 혈액의 관류를 증가시켜서 종양의 산소공급을 향상시킨다. 그런데 온도가 42℃가 되면 종양의 혈관은 손상되어 투과성이 높아지고 액체와 단백이 종양의 미세환경에 축적되어 세포사이의 압력이 올라가서 혈관을 압박하게 되고, 혈관 관류를 더욱 감소시킨다. 이와 더불어 혈관 손상이 더 활발해져서 종양의 성장과 증식이 억제되고 온도가 더 올라가면 세포막의 액상화가 증가하고 투과성이 더 증가한다. 세포골격과 세포막구조가 변화하면 종양세포의 이동, 세포 내의 신호전달이 손상되고 결국 암의 성장과 전이가 억제된다.

온열요법의 기전은 건강한 세포는 보호하고 암세포는 화학요법 및 방사선요법에 민감해지도록 하는데 다음과 같은 기전들이 관여한다. 첫째, 종양조직 내의 순환계가 파괴되어 종양의 산성화가 촉진되어 암 세포의 괴사를 일으키고, 둘째, 세포막과 세포원형질의 리보좀을 파괴하고 열충격단백질 생성에 영향을 주어 핵산 합성을 저지한다. 셋째, 종양의 미세혈관구조는 구부러지고 불규칙하게 확장된 혈관을 이루어 혈전증이 쉽게 일어난다. 그래서 혈관내피의 부종과 허혈을 초래한다. 넷째, 종양 내 혈류 속도가 늦고 종양 내 온도는 지속적으로 상승하여 종양 내의 온도가 더 과도한 상승을 보인다.

결국 온열치료는 암세포를 직접 죽이고, 약물의 투과성을 높이고, 방사선 감수성을 올리고, DNA회복을 막고, 항원을 유리하고, 면역을 활성화시킴으로써 암세포를 죽이고 항종양 효과를 낸다.

9-3 온열치료의 면역학적인 효과

온열요법은 국소, 구역 및 전신요법이 있다. 그리고 고열의 범위는 종양의 완전한 제거를 위해서는 80℃, 주위조직의 심각한 손상을 피하면서 생리학적인 효과를 얻기 위해서는 41-45℃, 어떤 조직의 손상도 원치 않을 때는 39-41℃의 열을 사용한다. 암은 그 크기가 1mg 즉, 반지름이 200μm가 되면 확산작용에 의해서는 영양분과 산소공급을 할 수 없기 때문에 혈관신생을 하게 되는데, 이 혈관은 완벽한 혈관이 아닌 신생혈관으로 수축이나 이완을 할 수 없기 때문에 온도조절을 할 수 없다. 고열요법을 사용하면 암종 내의 온도가 올라가서 암세포가 파괴되고 손상된 암세포의 복구가 되지 않아서 암세포의 사멸을 가져온다.

■ 온열요법의 면역과의 관계

심부체온을 올리면 혈액 내의 TNF, IL-1과 IL-6을 상승시킨다. 이러한 사이토카인 특히 IL-6는 아라키돈(arachidonic)산에서 PGE2를 생성하게 되는 COX2의 합성을 촉진하게 된다. IL-6는 NF-kB리간드(RANKL)의 수용체를 활성화시키는데 이는 COX2-EP3-PGE2경로에서 발열을 하도록 한다. 전신발열에 대해서는 선천면역세포가 처음 반응을 하는데, 이러한 선천면역은 발열 후 수시간 내에 반응하고 약 1주일이 걸리는 획득면역이 정점에 이를 때까지의 시간을 번다. 선천과 획득면역을 향상시키는 온도는 기본체온에서 1-4℃를 올리는 38-41℃의 범위가 적합하다.

■ 온열요법의 선천면역과의 관계

발열은 과립구콜로니자극인자(G-CSF)를 자극하는 방법으로 골수에서 중성구의 유리를 자극하게 되고, 이 중성구는 CXCL-8(CXC-chemokine ligand 8)의 자극에 의해 국소에 도달하고, 열에 의해 혈관의 투과성이 증대되어 조직에 모이게 된다. 온열요법은 표적세포의 MICA(MHC class I polypeptide related sequence A)를 유도하고 NK세포의 표면에 MICA의 수용체인 NKG2D를 모이게 하여 세포의 용해활성을 향상시킨다. 그리고 온열은 종양세포 표면의 MHC class 1의 발현을 감소시키고 동시에 HSP70의 생산을 증가시켜서 NK세포의 세포독성을 향상시킨다. 종양세포에서의 열충격단백의 상승은 항원특이 세포독성 T세포의 프라이밍을 촉진한다(Shi H, 2006). 온열은 항원제시세포를 증가시켜 획득면역의 형성을 돕는다. 온열은 대식세포와 수지상세포의 탐식세포력을 향상시킨다. 온열요법은 종양괴사인자(TNF), 산화질소(NO), HSP70 등의 면역조절 분자의 유리를 유도한다.

온열요법은 수지상세포의 탐식작용을 촉진한다. 미성숙수지상세포는 온열로 TLR2와 TLR4의 발현을 증가시키고, 수지상세포에서의 MHC I과 MHC II분자와 동시자극 분자인 CD80과 CD86의 발현이 증가하여, Th1으로의 극성화 사이토카인인 IL-12와 TNF의 분비를 증가시킨다. 또한 온열요법은 피부의 랑거한스(Langerhans)세포와 같은 항원제시세포(APC)가 림프절로 이동하는 것을 촉진한다. 그리고 수지상세포의 CCR-7 의존성 이동을 촉진하고, 림프절로 들어가는 림프관으로 들어가게 하여 관류하는 구역림프절로 들어가게 한다. 수지상세포가 Th1세포의 극성을 갖도록 유도한다(그림9-1, Evans SS, 2015). 온열은 수지상세포의 증식, 성숙 및 항원표시를 상승시킨다.

전신온열요법은 종양세포를 파괴하는데 이는 자연살해(NK)세포와 수지상세포를 통하고 이들은 인체의 항종양 방어에 있어서 중요한 역할을 한다. 열의 항종양효과는 열과 PAMPs(pathogen-associated molecular patterns)가 세포독성 T세포를 활성화시켜서 발생하는데, 이러한 PAMPs 중에는 세균에서 유래한 지질다당류(lipopolysaccharide)나 미슬토의 주성분인 렉틴(lectin)이 있다. 이들이 TLR을 인지하고 결국 세포독성 T세포를 활성화한다.

[그림9-1] 온열요법의 선천면역 증강효과

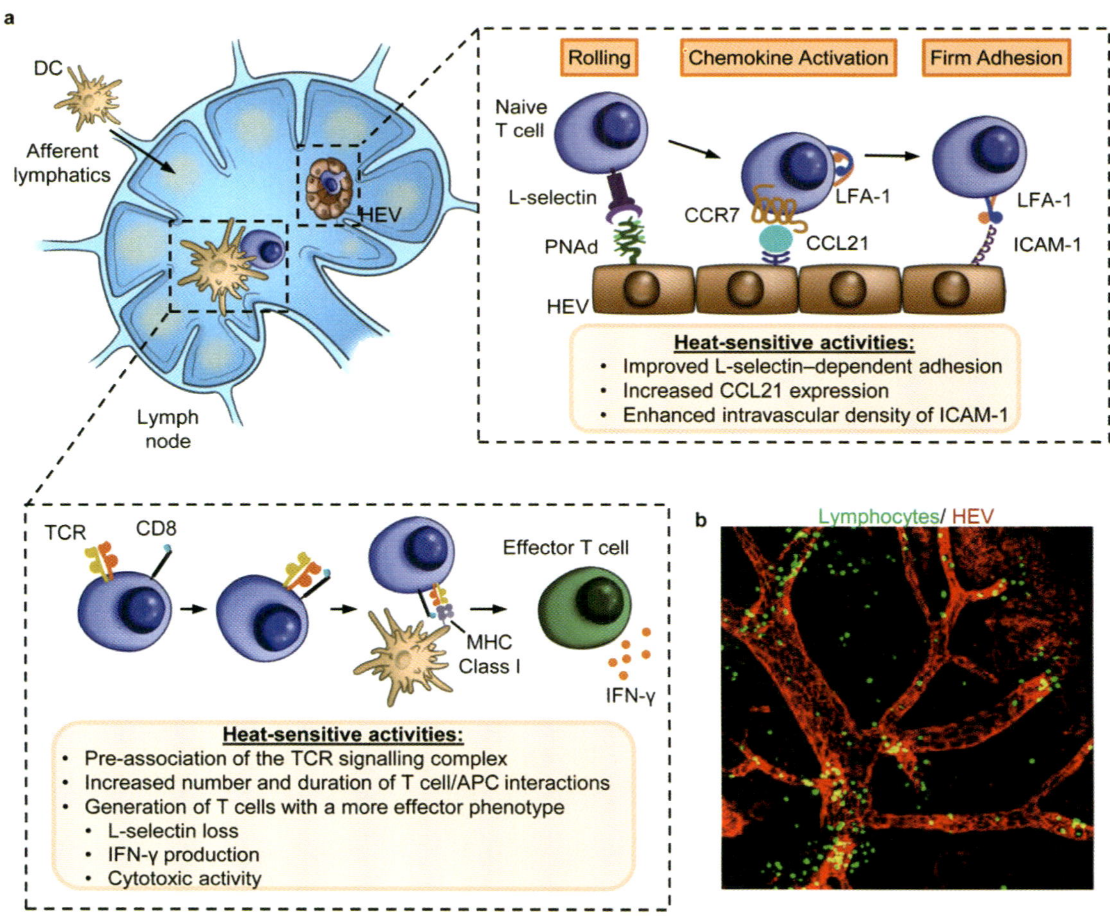

(Evans SS, Repasky EA, Fisher DT.: Fever and the thermal regulation of immunity: the immune system feels the heat. Nat Rev Immunol. 2015 Jun;15(6):335-49.)

[그림9-2] 온열요법과 획득면역과의 관계

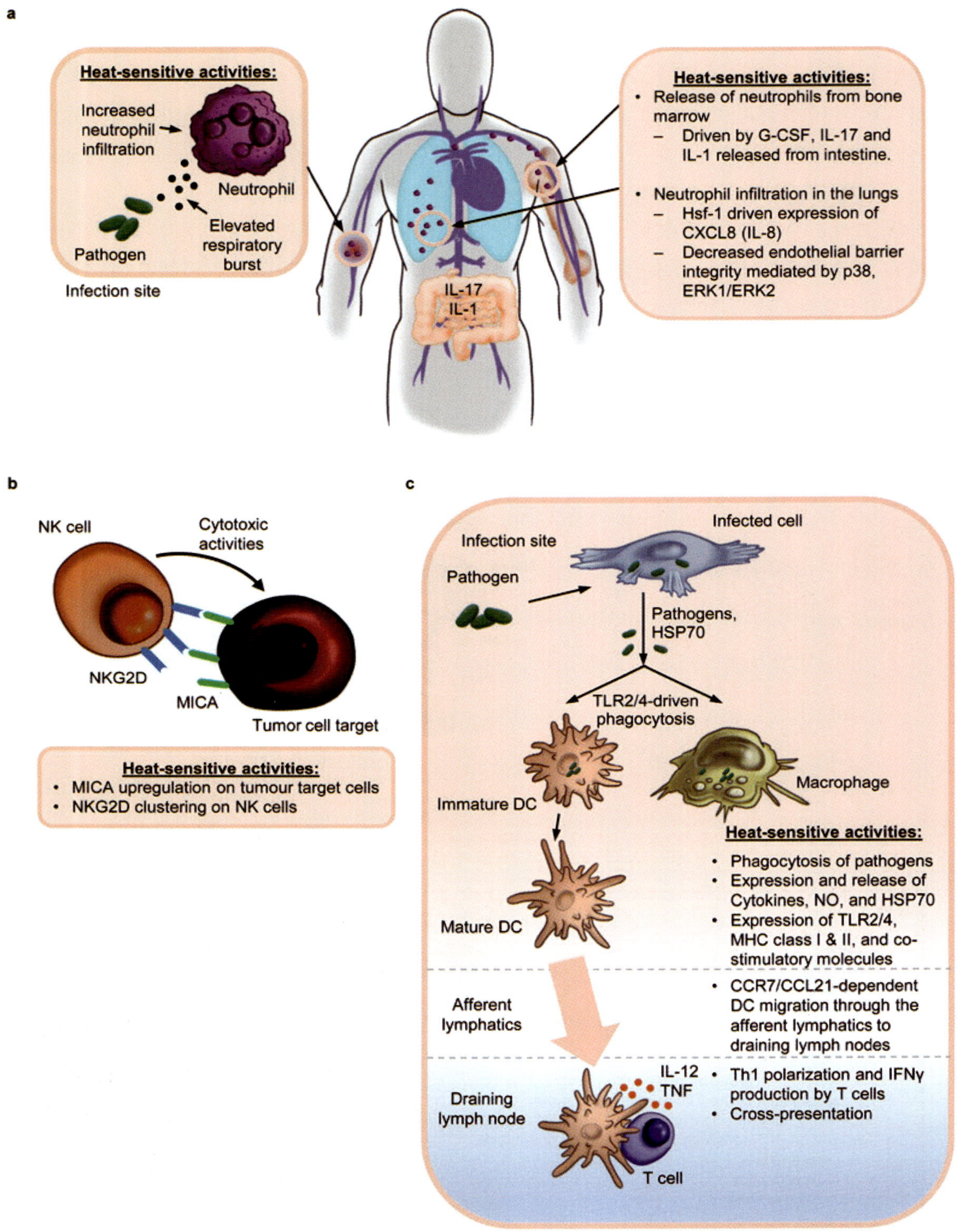

(Evans SS, Repasky EA, Fisher DT.: Fever and the thermal regulation of immunity: the immune system feels the heat. Nat Rev Immunol. 2015 Jun;15(6):335-49.)

■ 온열요법의 획득면역과의 관계

림프절에서는 원시T세포의 전체 풀(pool)이 하루에 2-3차례 바뀐다. 그래서 십만 혹은 백만 개 중의 하나인 항원특이 T세포가 수지상세포로부터 활성화신호를 받을 수 있게 한다.

온열요법은 두 가지의 경로를 통해서 획득면역을 활성화시키는데 첫째 림프구가 소정맥(HEV: high endothelial venules)을 통해서 말초의 림프절에 들어가는데 이 림프구를 L-셀렉틴(selectin)을 이용하여 이 소정맥에 묶어두고 단계적인 과정을 밟아가는 것이 중요하다. 혈중 T와 B세포가 림프절과 페이어(Payer's) 패치에 들어가기 위해서는 L-셀렉틴과 또는 α4β7 인테그린과 유착이 되어야 하고, 부착된 림프구의 CCR7가 활성화되는 것이 필요하다. 그리고 ICAM-1과 ICAM-2의 혈관내피의 수용체에 부착되어 LFA-1를 매개로 한 단단한 부착이 필요하다. 두 번째는 림프양 장기에 있는 T세포가 TCRβ와 CD8과 면역학적인 연결을 통해서 항원발현세포(APC)와 장기간의 접촉해서 CD8+ T세포로의 분화를 이루고, 그 후 L-셀렉틴이 감소하여 떨어질 수 있게 되고, 세포독성기능을 갖고 IFNγ를 생산하도록 한다(Mace TA, 2012, 그림9-2, Evans SS, 2015).

국소 혹은 전신의 고열은 항원의 발현과 결과적으로 수지상세포의 활성을 유발한다. 그 기전으로는 국소염증과 전신고열은 종양부위에 림프구가 더 많이 모이게 하고 항원에 대한 활성도를 올리고 림프구의 숫자를 늘린다(Fisher DT, 2010).

▌국소온열요법의 항암작용과 면역작용의 기전과 복합효과

고열로 치료한 암세포는 면역성이 증가하게 되고, 열충격단백(HSP)과 동시에 자극하는 분자들의 생성을 증가시켜서 국소의 자가백신의 효과를 일으킨다.

열충격단백(HSP)은 세포를 보호하는 단백질로 열, 저산소, 산화스트레스, 독소노출, 영양고갈과 감염 등의 단백질 독성 스트레스 하에서 유도된다. HS90은 MAPK, JAK-STAT와 CDK1신호경로에서 200여종이 넘는 단백질을 단백분해 작용으로부터 보호한다. 암세포는 만성적으로 단백질독성 스트레스 상태 하이기 때문에 열충격단백에 중독되어 있다. 종양세포 내에 이러한 HSP70이나 HSP90의 발현이 높은 경우 암 환자의 예후가 좋지 않고 그래서 열충격단백의 억제제가 암의 치료방법이 될 수 있다(Trepel J, 2010). 그러나 온열은 HSP70을 세포 밖으로 배출하여 종양의 미세환경에서 DAMP(손상관련분자패턴)로서의 작용을 하고, 산화질소(NO), TNF, IL-6, IL-1β와 IL-12를 유리하여 염증을 유발하고 대식세포와 수지상세포를 자극한다. 반면에 열충격단백이 대식세포 내에 있을 때는 염증반응을 억제한다(그림9-3, Evans SS, 2015).

고주파 온열요법과 방사선요법의 차이점은 온열요법은 핵산합성기(S기)에 방사선요법은 세포 분열기(M기)에 작용한다. 그리고 온열요법은 산성 환경에서 방사선요법은 알칼리상태에서 작용하고 온열요법은 저산소 상태에서 효과가 있고, 방사선요법은 산소공급이 충분한 상태에서 효과가 있다. 그래서 온열요법과 방사선요법을 병행해야 하는데, 방사선요법 후 온열요법을 시행하면 다른 세포주기 즉 핵산합성기에 작용하고, 종양이 저산소 상태이고, 페하(PH)가 낮을 때 작용하여 방사선요법으로 인한 파괴된 핵산의 복구를 억제하게 되고, 온열요법으로 산소분압을 높인 후, 대사작용이 증가하고 독성 유리기가 증가하여 방사선치료를 하게 되어 방사선요법의 효과를 높일 수 있고, 열충격단백에 의해 면역반응을 증대시킬 수 있다.

온열요법과 항암화학요법을 같이 시행하는 장점은 약물의 세포 내 섭취가 증가하고, 산소기의 생성증가, 핵산 손상이 증가하고, 손상된 세포의 복구가 낮고, 혈류가 늘어나고 세포막의 투과성이 증가하기 때문에 약물의 상승효과가 나타난다.

온열요법은 방사선요법과 항암화학요법의 강력한 증강제(sensitizer)로서의 역할을 하는데 직접 혹은 간접적으로 면역계를 조절한다고 알려져 있다. 온열요법은 NK

[그림9-3] 콜드스트레스의 항종양 면역에 대한 작용

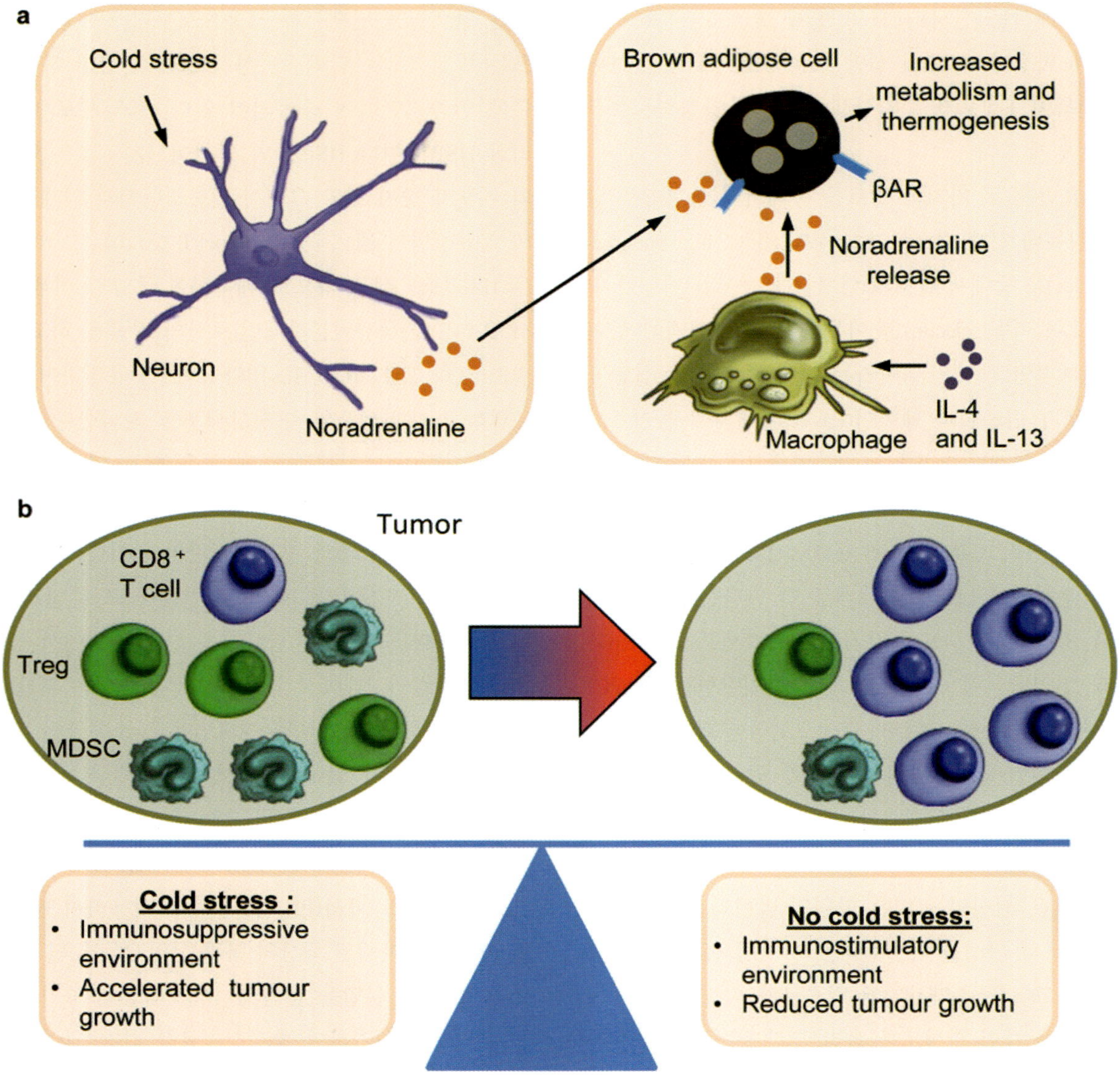

(Evans SS, Repasky EA, Fisher DT.: Fever and the thermal regulation of immunity: the immune system feels the heat. Nat Rev Immunol. 2015 Jun;15(6):335-49.)

세포와 과립세포와 같은 탐식세포의 종양에 대한 효과를 활성화시킨다. 그리고 온열은 수지상세포를 활성화시켜서 괴사된 종양세포로부터 유래한 종양항원을 부과하기 때문에 방사선요법, 항암요법과 면역요법의 병합요법으로서 더 나은 효과를 기대할 수 있다.

T세포가 풍부하게 되고 활성화하기 위해서는 호기성의 당분해를 촉진하는 CD28과 지방산의 산화로 유도되는 4-1BB와 같은 자극신호에 의해 최적화 된 환경이 필요하고, 이러한 신호들은 기억 T세포와 혈액 내의 CAR-T세포의 생존에 필요한데 산소의 결핍은 이러한 환경에 장애가 된다. 온열요법으로 국소의 혈류가 늘어나고 산소공급이 원활해지면 T세포의 생존과 활성에 도움을 준다.

열충격단백 중 HSP90는 종양억제 단백인 p53단백과

[그림9-4] 국소온열에 의한 면역활성화의 기전

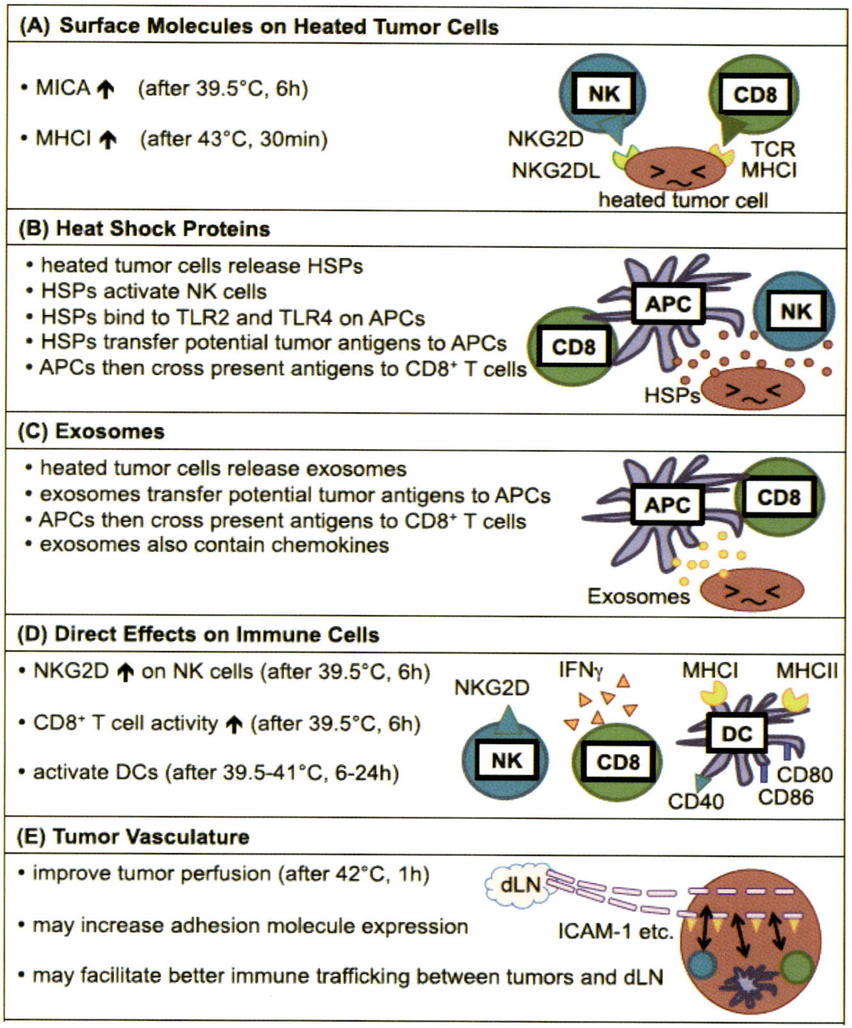

A) 가열된 종양세포의 표면에는 MICA, NKG2D, MHC class 1의 발현이 증가하여 종양세포가 NK세포나 CD8+ T세포에 더 예민하게 용해되도록 한다.

B) 가열된 종양세포는 열충격단백(HSP)를 유리시켜 NK세포나 APC를 활성화 한다. 열충격단백에는 종양항원의 가능성이 있는 단백을 포함하고, 항원제시세포(APC)가 항원-HSP복합체를 감지하여 항원을 CD8+ T세포에 같이 발현시킨다.

C) 가열된 종양세포는 엑소좀(exosome)을 유리하는데 이들은 종양항원의 가능성이 있고, APC가 종양항원을 감지하여 CD8+ T세포에 감작시킨다.

D) 종양 내의 NK세포, CD8+ T세포와 수지상세포와 같은 면역세포도 가열되어 활성화된다.

E) 종양의 혈관이 투과성이 증가되고 가열에 의해서 유착분자가 증가하게 되어 면역세포가 종양이나 배액 림프절에 더 잘 모이게 한다.

(Toraya-Brown S, Fiering S.: Local tumour hyperthermia as immunotherapy for metastatic cancer. Int J Hyperthermia. 2014 Dec;30(8):531-9.)

상호작용하여 이를 억제함으로써 세포고사를 차단한다. 그래서 HSP90의 억제제 예를 들면 17-allylamio-17-des-methoxygeldanamycin(17-AAG)를 항암치료에 사용할 수 있다고 생각하고 있다. HSP110은 종양항원과 복합체를 이루어 수지상세포를 자극하여 염증성 사이토카인을 생성하고 항원특이 원시T세포를 유도하지만, 수지상세포 표면의 청소수용체(scavenger receptor) A와 결합하면 이러한 효과가 억제된다. 어떤 HSP는 종양세포를 공격하는 면역계를 활성화시키지만 반면에 다른 HSP는 가열로 인한 종양세포의 세포사를 방지하거나 면역을 억제하기도 한다.

열충격단백(HSP)은 온도와 세포형에 따라서 발현되는 정도가 다른데 흑색종 환자에서 HSP70은 섭씨 41도에서 나오기 시작하여 섭씨 43도에서 최대치에 이르고 섭씨 45도에는 완전히 없어진다. 시간은 30분이 좋다(그림9-4, Toraya-Brown S, 2014, Ito A, 2005)

콜드 스트레스에 의한 면역변화

신체가 찬 곳에서 콜드 스트레스에 노출되면 신경세포에서 노아에피네프린이 분비되고 IL-4와 IL-13이 유리되어 대식세포를 분화시키고, 여기에서 추가로 노아에피네프린이 분비되면 이들이 면역세포에서의 β아드레날린의 수용체에 부착함으로써 면역을 조절하게 된다. 콜드스트레스는 갈색지방조직의 미토콘드리아로부터 열을 생산하여 체온을 유지하기 위해 노력을 한다. 최근 연구에서 노아에피네프린에 의한 β아드레날린 수용체의 활성은 림프구가 림프절에서 밖으로 나오는 것을 억제하고, 사이토카인의 생산을 조절하며, 기억T세포의 증식을 조절하여 면역을 억제한다. 콜드스트레스에 노출되면 수지상세포가 T세포를 자극하는 것이 줄어들고 종양 내 골수유래면역억제세포(MDSC)와 Treg가 증가하고 CD8+ T세포가 감소한다(Eng JW, 2015, 그림9-3, Evans SS, 2015).

9-4 온열치료의 방법

온열치료는 능동적 온열치료와 수동적 온열치료가 있다. 능동적 온열치료는 감염 시 발열이 나는 것을 말하며, 수동적 온열치료는 의료기기를 이용해 인위적으로 열을 발생시켜주는 치료법으로 국소온열치료와 전신온열치료가 있다. 온열요법은 국소, 구역 및 전신요법이 있고, 온열의 범위는 종양의 완전한 파괴와 제거를 위해서는 80℃, 주위조직의 심각한 손상을 피하면서 생리학적인 효과를 얻기 위해서는 41-45℃, 어떤 조직의 손상도 원치 않고 종양의 미세환경에서 보조적인 목적을 위해서는 39-41혹은 38-42℃의 열을 사용한다.

온열요법의 발열매개체에 따라 극초단파(microwave) 온열치료, 적외선(infrared) 온열치료, 자기(magnetic) 온열치료와 광열요법(photothermic therapy)이 있다.

국소 혹은 전신에 고열을 주면 항원의 발현과 결과적으로 수지상세포의 활성을 유발한다. 그 기전으로는 국소염증과 전신고열은 종양부위에 림프구가 더 모이고 항원에 대한 활성도를 올리고 숫자를 늘린다(Fisher DT, 2010). 고열로 치료한 암세포는 면역성이 증가하게 되고, 열충격단백(HSP)과 동시에 자극하는 분자들의 생성을 증가시켜서 국소의 자가백신의 효과를 일으킨다.

1) 전신온열치료(Whole body Hypertheremia)

전신을 섭씨 39-40도까지 가온하여 3-8시간 유지하는 방법으로 전신에 전이된 암의 치료에 주로 사용된다. 보통 근적외선 전신온열요법을 사용한다. 근적외선을 중심으로 한 Hydrolight를 이용한다.

전신온열요법의 신체변화는 혈관의 확장으로 혈류량, 대사량, 산소포화도 의 증가하고 면역기능을 강화한다. 임상효과로는 온열요법은 혈관신생을 억제하고, 항암화학요법과 방사선 감수성을 증대시키며 종양 내 항암제의 농도를 증가시킨다고 보고하고 있다(Sumiyoshi K, 2003).

■ 근적외선 치료(near infrared therapy)

근적외선은 파장이 약 860nm되는 파장의 근적외선을 조사하면 60%는 10cm, 40%는 25.4cm의 깊이에 도달하기 때문에 적혈구내의 산화질소를 증가시켜서 분비시키는데 이는 혈관을 확장하고, 근육과 신경조직의 산소 수치를 회복시켜 통증을 완화한다.

- **인체효과:** 산화질소를 증가시켜 혈관을 확장, 소염작용, 조직재형성, 신경전달의 개선과 통증 완화, 국소부분혈액증가, 세포재생 증가 등의 효과가 있다.
- **임상효과:** 뇌경색, 정상적인 산화질소의 생산이 결핍된 당뇨환자에서 당뇨신경병증, 요추 및 경추 디스크의 통증관리에 활용된다.
- **미래의 치료:** 외상 후 스트레스 장애, ADHD, 알츠하이머 등에 활용되고 암의 치료에도 활용의 가능성이 있다.

2) 국소온열요법(Local Hyperthermic Therapy)

국소 종양의 온도를 올리는 방법으로 주로 피부암이나 경부림프절 전이 등의 신체표면의 종양에 사용된다.

국소온열 치료방법으로는 1) 적외선(infrared light), 수조를 통한 피부암 치료, 2) 프로브(probe)를 넣어서 초단파(microwave)나 방사파(radiowave)로 가열하는 방법으로 부위별로 온도 차가 크다는 단점이 있다. 3) 하이푸(HIFU: high intensity focused ultrasound)와 4) 나노입자를 이용하여 외부에서 활성화시키는 방법이 있다.

■ HIFU(High intensity focused ultrasound)치료

음파에너지로 암세포 내 온도를 섭씨 72도 이상으로 상승시켜 세포의 즉각적인 괴사를 유도한다.

■ 국소온열치료(Local Hyperthermia)

전자기파를 이용하여 암조직의 온도를 섭씨42-48도로 올려서 악성 암 조직을 점진적으로 파괴하는 방법이다.

■ 나노 입자를 이용한 국소온열요법

나노입자를 주입하면 암세포에 많이 흡착되는데 여기에 자기장을 형성하면 암세포에만 열이 발생하여 암세포가 사멸하는 표적치료도 가능하다.

3) 구역온열요법(Regional Hyperthermic Therapy)

■ 방법

- 장기의 격리관류(isolated perfusion of organ)
- 공동 내 관류(intra/endocavitary perfusion)
- 심층부의 온열치료(deep hyperthermia)-고주파 온열요법

■ 고주파온열요법(Radiofrequency Hyperthermia)

수술받은 폐암 환자에서 수술 후 항암화학요법만 시행한 경우 5년 생존율이 42%인데 반해 항암화학요법과 온열요법을 병행한 경우 생존율이 증가하였다. 그리고 간 전이 환자에서 고주파 온열치료를 시행한 결과 평균 생존기간이 4.4년이었다.

■ 구역온열요법의 효과

1) 전통적인 표준치료 후의 미세 전이 암의 치료에 효과, 2) 통증의 완화와 몸속의 유해물질의 배출, 3) 지방세포에 저장된 독소의 배출로 해독요법, 4) 암세포의 숫자를 줄여서 면역계가 처리할 수 있도록 하고 인터페론의 생성을 증가, 5) 암의 성장과 전이를 방지하여 동면효과로 생명연장의 효과, 6) 암세포 내의 에너지원(ATP)이 감소되고 암세포 내 젖산 형성, 7) 암세포 주위의 정상조직의 혈액 흐름을 개선하여 면역작용의 상승을 얻을 수 있다(그림 9-5, van den Temple N, 2016).

■ 복막강, 흉강에 대한 온열화학요법

진행된 난소암, 대장암에서 광범위한 복막전이는 예후가 좋지 않다. 이들에서 복강내 고열항암요법(HIPEC)이 환자의 생존에 긍정적인 효과를 보인다고 알려져 있다(Glehen G, 2004). 복막 파종환자에서 화학요법에 반

[표9-1] 온열요법의 방법에 따른 생물학적인 효과

방법		HIFU(국소)	구역온열치료	전신온열치료
상승작용	대사작용	−	+	++
	면역시스템	+	++	++
	디톡스	−	+	++
	생기	−	+	+
완화	항염증	−	+	++
	통증	−	+	++
	스트레스	+	+	++
	독성화	−	+	++
제거/장애	암세포	+++	+++	++
	종양성장	+	++	++

[그림9-5] 종양에서의 국소온열요법의 생물학적인 효과

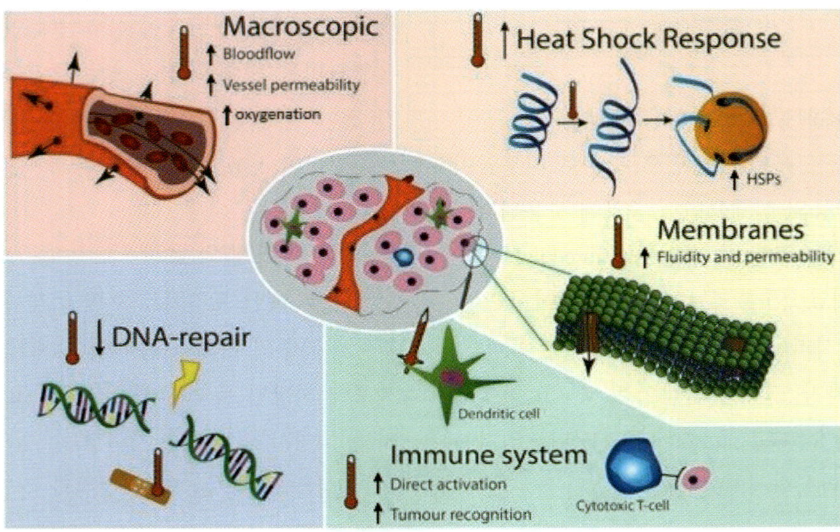

Ⓐ 종양의 혈관에서 온열은 혈액순환을 증가시키고 혈관의 투과성을 높인다.
Ⓑ 열은 단백의 꼬임을 풀어서 세포내 열충격단백(HSP)을 증가시킨다.
Ⓒ 열이 섭씨37도를 넘으면 세포막의 수용성을 증가시켜 투과성에 영향을 준다. 그리고 세포막에 결합된 단백의 성상을 바꾸어서 더 많은 영향을 준다
Ⓓ 면역계를 활성화 시켜서 종양을 직접 공격하게 하고 전신에 영향을 주어서 면역세포가 가열된 종양과 떨어져 있는 종양세포를 공격하도록 한다.
Ⓔ 특정 복구단백을 비활성화시켜서 핵산손상의 복구경로를 억제한다.

(van den Tempel N, Int J Hyperthermia, 32(4);446-454, 2016)

응이 저조한데 항암제를 포함한 42℃의 식염수를 복막 고열관류요법으로 치유될 수 있다.

복강 내 온열 항암요법은 항암효과가 일반적인 항암요법에 비해서 증가되는데 그 기전은 열에 의한 세포막의 투과 증가로 약제의 내성이 감소하고, 손상된 암세포의 복구기전이 감소하며, 온도에 따른 약제의 효과 증대를 기대할 수 있다. 복막 고열 항암요법 후의 생존기간은 복강 내의 남아있는 종양의 부가된 양에 반비례하는데, 이는 뜨거운 관류액의 열이 복막이나 장간막의 깊은 부위에 침윤되어 있는 암세포에는 도달하지 못하기 때문이다. 일반적으로 1–2mm 깊이의 암세포에만 이러한 방법이 효과적이다(Yonemura Y, 1998). 그래서 외과의사들은 원발 종양 뿐 아니라 2mm 이상의 전이병소를 절제하여 복막 고열 항암요법(HIPEC)을 시행하기 전에 크기가 큰 전이 종괴를 감소시킨다. 최근 Graeber 등(1996)은 고열이 p53 유전자를 상향 조절한다고 보고하고 있다. 이러한 기전들이 복막 고열 항암요법의 항암기전에 관여하리라 생각된다.

Pingpang 등(2003)은 위장관 암에서 유발된 복막파종 환자 101명에서 복막병변을 절제하고 복강 내에 고열항암요법을 시스플라틴 250mg/m^{2}을 이용하여 시행한 결과에서 복막병변을 완전 절제한 경우에 평균 생존기간이 24개월로 불완전절제가 된 12개월보다 좋은 결과를 보고하고 있다.

Yonemura 등(1998)은 장막이 침윤된 위암환자에서 예방적으로 시스플라틴과 마이토마이신C를 혼합한 항암제를 복막강에 지속적인 고열관류(continuous hyperthermic peritoneal perfusion)를 시행하여 5년 생존율을 48%로 통계적으로 유의하게 높였다고 보고하고 있다. 또한 복막에 대한 고열항암요법과 정상적인 온도의 항암요법을 비교한 결과 고열항암요법이 의미 있게 생존율이 좋았다. 더욱이 복막전이를 보인 경우에 Yonemura 등은 CDDP, MMC 및 VP16의 세 가지 항암제와 고열요법을 하였던 경우에 재수술의 결과 32%의 환자에서 복막전이가 없어졌고 이중 절반의 환자에서 병리학적으로 복막전이가 완전히 없어진 상태를 보이고 이중 2예의 환자에서 5년 생존을 보였다고 한다.

56명의 재발성 난소암환자에서 세포 감소수술과 복강내 고열항암요법(HIPEC)을 시행한 결과 전체생존 중앙값은 25.7개월, 진행 없는 생존기간은 10.8개월이었다. 5년 생존율은 23%, 진행 없는 생존율은 7%였다(Deraco M, 2012). 반면에 세포감소수술 만을 시행한 군에서는 중앙 생존기간은 11.2개월, 3년 생존율은 18%였다.

9-5 온열요법의 임상효과

온열요법은 두경부암, 유방암, 뇌암, 방광암, 직장암, 폐암, 피부와 부속기암, 난소암과 여러 종류의 육종에 사용되고 있다.

수술, 항암화학요법, 방사선치료와 같은 표준치료는 공격적인 암치료법이기 때문에 부작용이 심하고, 1/3 가량 재발한다. 그래서 온열치료와 같은 추가적인 보완지지요법이 필요하다. 표준치료와 병행하면 치료효과를 높여주는 역할을 한다. 그래서 온열치료는 단순한 대체요법이 아니며, 표준치료의 부작용을 줄이면서 재발을 방지하며, 암 환자의 재활과 통증을 완화시키는 효과가 있다. 암 환자의 삶의 질을 향상시켜 주는 보완지지요법이기도 하다.

온열요법과 항암화학요법의 복합요법

온열치료로 약물의 세포 내로의 이동이 증대되고, 산소기의 생성의 증가, 핵산손상의 증가와 복구의 억제, 혈액순환의 증가와 세포막의 투과성이 증대된다.

43℃의 온열요법과 시스플라틴(cisplatin)의 병용요법에서 온열요법은 시스플라틴의 세포내로의 흡수를 증가시켜서 세포독성을 강화한다. 이러한 이유로 복강내온열화학요법(HIPEC)과 방광암에서 방광내 온열화학요법(HIVEC)이 개발되었다.

온열요법은 실험상 나이트로겐 무스타드(nitrogen

mustard), 멜파란(melphalan), 시클로포스파마이드(cyclophosphamide), BCNU, ACNU, 블레오마이신(bleomycin), 마이토마이신C, 아드리아마이신(adriamycin), 시스플라틴(cisplatin), 5FU 여러 가지 항암제와 상승작용을 갖고 있다(Yenemura Y, 1991).

61례의 육종 환자에서 28례는 수술 전 항암방사선요법을 시행 받았고 33례는 수술 전 항암요법(isocyclophosphamide)과 온열요법(42℃, 60분)을 받았는데, 두 군 간의 종양반응의 차이는 없었고, 독성반응은 항암방사선치료를 받은 군이 온열항암요법을 받은 군에 비해 많았다. 전체생존율은 차이가 없었다(Zschaeck S, 2018). 341명의 치료받지 않은 국소의 고위험 육종환자에서 169명은 수술 전 항암요법(etoposide, ifosfamide, adriamycin)과 구역온열요법을 시행하였고 나머지는 항암요법만 시행한 환자를 비교한 결과, 항암요법 주기의 1일과 4일째에 온열요법(42℃, 60분)을 시행한 군에서 국소진행이나 사망이 위험비가 0.58이었고 2년 추적조사에서 15%의 차이를 보였다. 그리고 부작용도 적었다(Issels RD, 2010).

간 전이를 보이는 유방암 환자에서 항암제와 중등도의 온열요법을 시행한 결과 치료효과가 향상됨을 보고하고 있다. 간 전이에서 고주파 온열치료는 평균 생존기간이 4.4년이었다(Klimanov MY, 2018).

수술받은 폐암환자에서 수술 후 항암화학요법만 시행한 경우 5년 생존율이 42%인데 반해 항암화학요법과 온열요법을 병행한 경우 생존율이 100%였다.

온열치료와 방사선요법의 복합치료

방사선요법 중에 온열치료를 하면 방사선치료에 대한 암세포의 감수성을 증가시킨다. 방사선치료에 내성을 보이는 것은 저산소증과 관련이 많은데 종양조직의 저산소 환경을 개선하는 것이 방사선 감수성을 증가시키는 방법이다. 이는 온열이 저산소증의 암세포를 혈류의 증가로 산소 공급을 다시 시킨다. 그러나 적절한 온도가 중요한데 고온인 경우 혈액관류를 억제하고 혈관손상을 가져와 세포의 저산소증을 악화시켜서 방사선 감수성을 떨어뜨린다(Song CW, 2005).

방사선치료 후에 시행하는 온열치료는 항암효과가 세포주기 중 S기에 예민하게 하고, 종양의 저산소와 산성의 유지 및 핵산손상의 복구를 억제하는 효과가 있어서 온열치료의 효과를 증대한다. 또한 온열요법 후 방사선 치료를 하는 것은 산소의 재공급이 나타나고 대사작용이 증가하고 독성 유리기가 증가하게 되어서 방사선치료의 효과를 증대한다. 또한 온열요법은 열충격단백(HSP70)이 생성되어 텔로머라제의 활성을 억제하여 암세포의 세포고사를 조장한다.

세포주기에 따라 방사선치료는 G0와 S기에 감수성이 적은데, 이때는 온열요법에 더 예민하다. 더욱이 방사선치료는 암세포의 온도 내성을 감소시켜서 온열요법의 치유효과를 증대한다. 진행성 자궁경부암 환자에서 온열요법은 방사선요법의 부작용을 줄이고 생존율을 향상시킴을 보고하고 있다.

진행성 골반 종양에서 방사선치료 단독과 방사선치료 후 매주 1-4시간 동안의 온열요법을 5회 같이 시행한 결과 3년 생존율이 27%와 51%로 2배로 상승하였고, 3년 재발율은 79분 이상의 장시간의 온열요법이 좋았으며 부작용은 차이가 없었다. 그런데 대부분의 방사선 치료에 의한 DNA의 손상이 복구되는 것이 2시간 이내에 일어나므로 방사선치료와 온열요법 사이의 간격이 1-2시간으로 늘어나면 온열요법의 방사선 감수성 증가 효과는 감소된다(van der Zee J, 2000).

두경부암에서 방사선치료가 주된 치료방법이나 진행된 재발 두경부암에서는 그 치료율이 26-52%에 이른다. 두경부암 환자에서 방사선 치료를 시행한 군과 동시에 42℃로 60-90분간의 구역온열요법을 시행한 군에서 완전관해율이 42%와 79%로 온열요법을 시행한 군에서 더 높았다(Huigol NG, 2010).

온열치료와 항암방사선요법의 복합치료 시의 효과

항암방사선요법과 온열치료를 병행하는 것은 방광암,

직장암 등에서 보고되고 있다.

T1과 T2 방광암 환자 45명에서 경요도절제 후 1주일에 5일간 방광과 골반내 림프절에 방사선치료를 하고 일주일에 한 차례 구역심부온열요법을 시행하고 시스플라틴과 5FU로 항암화학요법을 1주와 5주째에 시행한 결과, 완전관해는 96%, 국소 재발이 없는 3년 생존율은 85%, 방광보존율은 96%였고, 환자들은 삶의 질에 대해서 만족하였다(Wittlinger M, 2009).

직장암 환자에서 수술 전 항암방사선요법과 구역온열요법을 같이 한 경우 조직학적인 완전관해가 6.7%에서 16.4%로 향상되고, 항문괄약근 보존술을 시행하는 비율이 대조군 35%에 비해 57%로 더 나은 수술방법을 선택할 수 있었다(Schroeder C, 2012). 온열요법이 종양세포에 대한 면역성을 올려서 방사선치료에 대한 감수성을 향상시킨다(Lee S, 2018).

온열치료와 면역요법의 효과

암의 면역회피는 면역계에 의한 종양세포에 대한 종양항원의 인지와 항종양 T세포의 공격을 종양 자체와 종양의 미세환경을 변화시킴으로써 피하기 때문이다. 온열치료는 종양 미세환경에서의 저산소증을 완화하여 면역요법의 효율을 증대한다. 면역요법과 더불어서 표적 종양에 가열을 하여 산소공급을 다시하고, 열이 면역반응을 유도하게 되어 전신면역반응이 자극된다.

림프절, 폐전이가 있었던 3가지 수용체가 음성인 유방암 환자에서 저용량 면역관문억제제(nibolumab+ipilirumab)와 일주일에 3차례의 구역온열요법을 시행하고, 5일간 전신온열요법을 위한 IL-2을 주입하는 스케쥴로 1년 치료한 결과 면역감시가 증강되었다. 면역관문유전자가 과발현되고, IL-2, INFγ, TGFβ의 사이토카인이 과발현되었다. 그리고 양측의 폐전이가 완전관해 됨을 보고하고 있다(Kleef, 2018).

췌장암은 종양 내의 미세환경이 저산소 상태여서 방사선치료와 항암화학요법의 효과가 억제되고, 췌장암의 미세환경에서 면역억제 세포가 많아서 면역요법도 효율적이지 않다. 그러나 온열요법으로 췌장암의 방사선요법과 항암화학요법의 효과를 증강시킬 수 있다. 최근 항PD-1/PD-L1면역요법에서 방사선요법과 온열요법을 병행할 때 그 효과가 증가함을 보고하고 있다(Wang R, 2019).

9-6 온열요법의 통합의학적인 복합치료 상승효과

1. 온열요법과 고농도 비타민 C

비타민 C와 온열요법의 병용요법은 안전하고 또한 선택적으로 혈장 내의 비타민 C의 농도를 올린다. 암 억제 효과는 세포의 주기에서 G2M기에 정지시키고, 온열요법 중에는 저농도에서도 과산화수소의 생성에 의한 세포고사를 일으켜서 종양세포의 성장을 억제한다.

비타민 C는 온열요법의 더 높은 항암효과를 나타낸다고 하는데 고온과 항암제에 의해 세포 내 활성산소(ROS: reactive oxygen species) 생성을 증가시키는데, 고농도의 비타민 C가 이를 촉진한다. 그러나 비타민 C는 항산화제의 역할과 과산화수소의 생성을 촉진하는 등의 복합적인 기능을 함으로 암 환자에서 항암요법이나 온열요법 중에는 항산화제의 선택에 신중해야 한다.

2. 온열요법과 Thymosin-α1

수술 후 항암화학요법과 방사선 요법을 시행하였던 윌름스씨(Willms)종양 환자에서 폐전이와 간전이를 보여서 시행한 고열온열요법과 싸이모신알파1(Zadaxin)으로 치료한 결과 간전이의 소실을 보고 하였다(Lee D, 2016).

3. 온열요법과 미슬토(mistletoe)

미슬토는 발열을 초래하는데 경정맥 주입 후 24시간 내에 76%에서 38.5℃까지 올릴 수 있었고, 부작용은 발열에 관계되는 두통과 관절통, 오한 등을 보였다(Schläppi M, 2017).

4. 온열요법과 고압산소치료

케톤생성 식이, 온열요법과 고압산소치료를 병합으로 하는 대사적인 보조를 통한 항암요법이 진행된 암의 치료에서 생존 결과를 향상시킬 수 있다고 보고하였다. 전이된 췌장암 환자에서 항암요법 전 12시간의 금식과 항암요법 직전에 인슐린을 주입하여 세포막의 투과성을 증가시키고 경도의 저혈당을 유도하여 암세포에 대사적인 스트레스를 주고, 사용 가능한 당을 줄여서 암의 진행을 느리게 하는 케톤생성 식이를 투여하고, 항암화학요법과 방사선요법의 감수성을 증가시킬 수 있는 온열요법을 시행하고, 고압산소를 공급하여 저산소증이 없이 산소공급을 하여 항암제의 효과를 증대시킬 수 있도록 하고, 항암제로 FOLFIRINOX를 사용하여 전체생존의 중앙값이 15.8개월, 진행 없는 생존기간은 12.9개월을 보고하였다(Iyikesici MS, 2020).

5. 온열요법과 수지상세포치료의 상승효과

면역원성 세포사멸은 소포체(ER)에 대한 스트레스를 통해 생산된 활성산소를 통해서 촉발된다. 이러한 소포체에 대한 스트레스를 유발하고 칼레티큐린(calreticulin: CRT)은 광치료와 근적외선으로 유도된 광온열치료와 같이 시행하면서 면역요법을 시행하면 면역요법의 효과를 상승시킬 수 있다(Li W, 2019).

6. 온열요법과 자가탐식(autophagy) 억제제의 병합치료

고온에 의한 단백의 손상은 세포사를 유발하든지 폴리펩타이드의 질적 조절경로를 통해서 보수된다. 이 경로에는 분자작용에 의한 단백질의 중첩풀림의 제지, 프로테오좀 내에서 변성된 단백질의 단백분해와 열충격세포 내에서 단백 덩어리의 형성에 의한다. 이러한 덩어리를 분쇄할 수 있는 자가분해소체라 불리는 특별한 소기관으로 운반되어 자가탐식(autophagy)으로 세포의 생존이 촉진된다. 온열요법과 자가탐식을 억제하는 억제제를 같이 사용할 때 이러한 온열요법에 의한 세포사를 촉진할 수 있다(Zhang Y, 2011).

7. 온열요법의 면역학적 효과에 영향을 주는 다양한 식물화학물질(Phytochemicals)

최근 페놀계 화합물이 암의 예방과 치료에 연구가 되고 있는데, 특히 폴리페놀이 많은 암의 위험을 낮추는데 관련이 있다. 특히 차와 커피에 많이 함유된 epigallocathechin gallate(EGCG)와 클로로겐산(chlorogenic acid: CGA)이 항산화, 항염증 및 항암작용이 있다고 알려져 있다. 실험실에서 이러한 식물화학물질과 주기적인 고온을 이용한 온열이 동반상승 작용을 보이고 세포의 고사를 일으킨다(Lu CN, 2019).

폴리페놀계의 음식은 온열요법의 면역학적인 효과에 항암작용의 동반 상승의 영향을 줄 수 있다. 이에 해당하는 물질들은 다음과 같다. 라이코펜(Lycopen): 토마토, 수박, 파파야, 구아바, 루페올(Lupeol): 망고스틴, 망고, 올리브, 딸기류, 레스베라트롤(Resveratrol): 포도씨, 베리류, 딸기류, 베르베린(Berbrein): 암팔라야, 황련, 황백, 매발톱나무, 베타 카리오필렌(β Caryophyllen): 구아바, 오레가노, 정향, 비타놀라이드(Vithanoride): 비타니아, 알파 망고스틴(α Mangosteen): 망고스틴, 아피게난과 커규민, 류메릭 등이 있다.

■ 온열요법 시의 장내미생물의 관계

체온과 외부에서 온열요법으로 도입된 열이 장내 미생물에 영향을 주는데 그 기전은 열감작단백(HSP)이나 저산소유발인자(HIF)와 같은 물질에 대한 장상피 세포의 타이트정션(tight junction) 단백인 오쿠루딘(occludin)과 클라우딘(claudin)의 변화에 의한다고 생각한다. 인체에서는 열사병에 의해서 체온이 43℃에 이르면 혈청 내 독소가 나와서 장의 투과성을 올린다고 생각된다.

9-7 온열요법의 부작용과 금기증

국소온열요법의 부작용은 대부분 경미한 부작용인 피하지방이 뭉치는 느낌 등으로 별다른 부작용은 보고되고 있지 않다. 고주파 온열요법의 적응이 되지 않는 경우는 몸속의 고주파 온열요법 부위에 금속이 있어서 고온을 만들 위험이 있거나 이식을 한 경우 등이다.

9-8 온열요법의 미래

온열은 세포의 단백질의 변성과 결집, 단백합성의 억제, 세포골격의 파괴와 칼슘항상성의 변화 등으로 세포에 직접적인 영향을 주고, 여기에 온열은 면역반응을 활성화시키고, 종양의 산소공급을 증가시키며 약물의 배달을 향상시킨다. 하지만 온열 자체만으로는 암세포를 죽이는데 충분하지 않다. 그렇기 때문에 온열치료의 개선과 함께 다양한 치료방법을 복합적으로 사용하여야 한다.

미래에는 암에 대한 온열요법의 역할이 증가할 것이다. 그리고 여러 가지 생물학적인 효과에 대한 적절한 열용량이 밝혀지면 온열요법의 중요성이 증대되고 열을 가열하는 기술이 발달하면 더욱 적절한 치료방법이 될 것이다. 특히 열 축적 정도를 볼 수 있는 자기공명촬영과 같은 기술이 발달하거나, 양성자 조사와 같이 열을 깊은 부위에 전달할 수 있는 방법이 발달되면 온열요법은 미래에 더 광범위하게 사용될 것이다. 특히 자기기반 혹은 금나노입자 기반 치료나 이를 이용한 유전자치료로 많은 발전의 가능성이 있다.

온열요법은 표준치료와 면역치료의 보조수단으로 활용하면 다른 치료의 취약한 부분을 보완하는 방법으로써 활용될 수 있다. 그래서 미래에는 전통적인 표준치료에 반응하지 않는 종양의 저산소 부위의 치료에 온열요법이 활용됨으로써 암의 일차적인 치료방법으로 활용되리라 생각된다. 온열기술이 발전하면 온열과 다른 치료의 복합치료에 대한 더 많은 기초연구, 임상과 기술적인 연구가 필요하다. 그러나 내 생각으로는 암의 치료에서 온열요법 단독 혹은 두 가지를 함께 사용하는 병합요법(Joint therapy) 보다는 항암화학요법, 방사선요법, 표적치료와 면역요법 등과 같은 전통적인 요법과 다양한 통합의학적인 암치료 방법을 같이 복합하여 치료할 때 임상적인 효과를 입증할 수 있겠다고 생각된다.

참고문헌

Evans SS, Repasky EA, Fisher DT.: Fever and the thermal regulation of immunity: the immune system feels the heat. Nat Rev Immunol. 2015 Jun;15(6):335-49.

Eng JW, Reed CB, Kokolus KM, Pitoniak R, Utley A, Bucsek MJ, Ma WW, Repasky EA, Hylander BL: Housing temperature-induced stress drives therapeutic resistance in murine tumour models through β2-adrenergic receptor activation. Nat Commun. 2015 Mar 10; 6():6426

Ito A, Fujioka M, Tanaka K, Kobayashi T, Honda H. Screening of cytokines to enhance vaccine effects of heat shock protein 70-rich tumor cell lysate. J Biosci Bioeng. 2005;100:36–42

Mace TA, Zhong L, Kokolus KM, Repasky EA: Effector CD8+ T cell IFN-γ production and cytotoxicity are enhanced by mild hyperthermia. Int J Hyperthermia. 2012; 28(1):9-18

Shi H, Cao T, Connolly JE, Monnet L, Bennett L, Chapel S, Bagnis C, Mannoni P, Davoust J, Palucka AK, Banchereau J: Hyperthermia enhances CTL cross-priming. J Immunol. 2006 Feb 15; 176(4):2134-41.

Toraya-Brown S, Fiering S.: Local tumour hyperthermia as immunotherapy for metastatic cancer. Int J Hyperthermia. 2014 Dec;30(8):531-9.

Trepel J, Mollapour M, Giaccone G, Neckers L.: Targeting the dynamic HSP90 complex in cancer. Nat Rev Cancer. 2010 Aug;10(8):537-49

Angele MK, Albertsmeier M, Prix NJ, Hohenberger P, Abdel-Rahman S, Dieterle N, Schmidt M, Mansmann U, Bruns CJ, Issels RD, Jauch KW, Lindner LH: Effectiveness of regional hyperthermia with chemotherapy for high-risk retroperitoneal and abdominal soft-tissue sarcoma after complete surgical resection: a subgroup analysis of a randomized phase-III multicenter study. Ann Surg. 2014 Nov; 260(5):749-54;

Cheng Y, Weng S, Yu L, Zhu N, Yang M, Yuan Y.: The Role of Hyperthermia in the Multidisciplinary Treatment of Malignant Tumors. Integr Cancer Ther. 2019 Jan-Dec;18:1534735419876345.

Deraco M, Virzì S, Iusco DR, Puccio F, Macrì A, Famulari C, Solazzo M, Bonomi S, Grassi A, Baratti D, Kusamura S: Secondary cytoreductive surgery and hyperthermic intraperitoneal chemotherapy for recurrent epithelial ovarian cancer: a multi-institutional study. BJOG. 2012 Jun; 119(7):800-9.

Fisher DT, Vardam TD, Muhitch JB, Evans SS:Fine-tuning immune surveillance by fever-range thermal stress. Immunol Res. 2010 Mar;46(1-3):177-88

Glehen O, Mohamed F, Gilly FN: Peritoneal carcinomatosis from digestive tract

cancer: new management by cytoreductive surgery and intraperitoneal chemohyperthermia. Lancet Oncol. 2004 Apr; 5(4):219-28

Graeber TG, Osmanian C, et al. Hypoxia-mediated selection of cells with diminished apototic potential in solid tumor. Nature, 379:88-89, 1996

Huilgol NG, Gupta S, Sridhar CR. Hyperthermia with radiation in the treatment of locally advanced head and neck cancer: a report of randomized trial. J Cancer Ther Res. 2010;6:492-496

Issels RD, Lindner LH, Verweij J, Wust P, Reichardt P, Schem BC, Abdel-Rahman S, et al,: Neo-adjuvant chemotherapy alone or with regional hyperthermia for localised high-risk soft-tissue sarcoma: a randomised phase 3 multicentre study. Lancet Oncol. 2010 Jun; 11(6):561-70

Ito A, Fujioka M, Tanaka K, Kobayashi T, Honda H. Screening of cytokines to enhance vaccine effects of heat shock protein 70-rich tumor cell lysate. J Biosci Bioeng. 2005;100:36–42

Iyikesici MS.: Long-Term Survival Outcomes of Metabolically Supported Chemotherapy with Gemcitabine-Based or FOLFIRINOX Regimen Combined with Ketogenic Diet, Hyperthermia, and Hyperbaric Oxygen Therapy in Metastatic Pancreatic Cancer. Complement Med Res. 2020;27(1):31-39.

Kleef R, Moss R, Szasz AM, Bohdjalian A, Bojar H, Bakacs T. : Complete Clinical Remission of Stage IV Triple-Negative Breast Cancer Lung Metastasis Administering Low-Dose Immune Checkpoint Blockade in Combination With Hyperthermia and Interleukin-2. Integr Cancer Ther. 2018 Dec;17(4):1297-1303

Klimanov MY, Syvak LA, Orel VE, et al. Efficacy of combined regional inductive moderate hyperthermia and chemotherapy in patients with multiple liver metastases from breast cancer. Technol Cancer Res Treat. 2018;17:1533033818806003.

Lee D, Kim SS, Seong S, Cho W, Yu H.: Stage IV Wilms Tumor Treated by Korean Medicine, Hyperthermia and Thymosin-α1: A Case Report. Case Rep Oncol. 2016 Feb 20;9(1):119-25

Lee S, Son B, Park G, Kim H, Kang H, Jeon J, Youn H, Youn B.: Immunogenic Effect of Hyperthermia on Enhancing Radiotherapeutic Efficacy. Int J Mol Sci. 2018 Sep 17;19(9):2795.

Li W, Yang J, Luo L, Jiang M, Qin B, Yin H, Zhu C, Yuan X, Zhang J, Luo Z, Du Y, Li Q, Lou Y, Qiu Y, You J.: Targeting photodynamic and photothermal therapy to the endoplasmic reticulum enhances immunogenic cancer cell death. Nat Commun. 2019 Jul 26;10(1):3349.

Lu CH, Chen WT, Hsieh CH, Kuo YY, Chao CY.: Thermal cycling-hyperthermia in combination with polyphenols, epigallocatechin gallate and chlorogenic acid, exerts synergistic anticancer effect against human pancreatic cancer PANC-1 cells. PLoS One. 2019 May 31;14(5):e0217676

Pingpang JF, Libutti SK, Bartlett DL, et al: Aggressive surgical resection/debulking and continuous hyperthermic peritoneal perfusion(CHPP) with cisplatin(CDDP) for patient with peritoneal carcinomatosis from primary gastrointestinal adenocarcinoma. Proc Am Assoc Cancer Res 2003:R4487

Schläppi M, Ewald C, Kuehn JJ, Weinert T, Huber R.: Fever Therapy With Intravenously Applied Mistletoe Extracts for Cancer Patients: A Retrospective Study. Integr Cancer Ther. 2017 Dec;16(4):479-484.

Schroeder C, Gani C, Lamprecht U, von Weyhern CH, Weinmann M, Bamberg M, Berger B: Pathological complete response and sphincter-sparing surgery after neoadjuvant radiochemotherapy with regional hyperthermia for locally advanced rectal cancer compared with radiochemotherapy alone. Int J Hyperthermia. 2012; 28(8):707-14

Song CW, Park HJ, Lee CK, Griffin R: Implications of increased tumor blood flow and oxygenation caused by mild temperature hyperthermia in tumor treatment. Int J Hyperthermia. 2005 Dec; 21(8):761-7

Sumiyoshi K, Strebel FR, Rowe RW, Bull JM: The effect of whole-body hyperthermia combined with 'metronomic' chemotherapy on rat mammary adenocarcinoma metastases. Int J Hyperthermia. 2003 Mar-Apr; 19(2):103-18

van den Tempel N, Int J Hyperthermia, 32(4);446-454, 2016

van der Zee J, González González D, van Rhoon GC, van Dijk JD, van Putten WL, Hart AA: Comparison of radiotherapy alone with radiotherapy plus hyperthermia in locally advanced pelvic tumours: a prospective, randomised, multicentre trial. Dutch Deep Hyperthermia Group. Lancet. 2000 Apr 1; 355(9210):1119-25.

Wang R, He Z, Cai P, Zhao Y, Gao L, Yang W, Zhao Y, Gao X, Gao F: Surface-Functionalized Modified Copper Sulfide Nanoparticles Enhance Checkpoint Blockade Tumor Immunotherapy by Photothermal Therapy and Antigen Capturing. ACS Appl Mater Interfaces. 2019 Apr 17; 11(15):13964-13972

Wittlinger M, Rödel CM, Weiss C, Krause SF, Kühn R, Fietkau R, Sauer R, Ott OJ: Quadrimodal treatment of high-risk T1 and T2 bladder cancer: transurethral tumor resection followed by concurrent radiochemotherapy and regional deep hyperthermia. Radiother Oncol. 2009 Nov; 93(2):358-63.

Yonemura Y, Fujimura T, Fushida S, et al. Hyperthermo-chemotherapy combined with cytoreductive surgery for the treatment of gastric cancer with peritoneal dissemination. World J Surg. 15:530-536, 1991

Yonemura Y: Peritoenal dissemination - molecular mechanisms and the latest therapy- Maeda Shoten Co. Kanazawa, Japan, 1998

Zhang Y, Calderwood SK.: Autophagy, protein aggregation and hyperthermia: a mini-review. Int J Hyperthermia. 2011;27(5):409-14

Zschaeck S, Wust P, Melcher I, et al. Neoadjuvant chemotherapy plus radiation versus chemotherapy plus regional hyperthermia in high-grade soft tissue sarcomas: a retrospective comparison. Int J Hyperthermia. 2018;35:1-9.

10 운동과 암 면역(Exercise and Cancer Immunology)

10-1 운동면역학(Exercise Immunology)

신체적 생리적 스트레스의 한 형태인 운동에 대한 면역반응을 연구하는 학문인 운동면역학(exercise immunology)은 운동이 면역반응에 어떠한 영향을 미치는가에 주안점을 두고 운동 시 일어나는 면역증진과 면역억제와 감염, 암, 자가면역질환, 노화, 질병에 대한 저항성 등에 대한 관점과 연계하여 급속히 발전하고 있다.

운동과 신체의 변화

BC400년경에 히포크라테스는 "걷는 것이 인간에게 가장 좋은 약-Walking is man's best medicine"이라고 하였는데, 운동은 다양한 생리학적인 변화를 초래하고, 그 정도는 운동의 강도와 기간에 영향을 받는다. 운동으로 인한 산소의 요구를 충족하기 위해서 심 박출량이 늘어나고 혈류의 패턴이 바뀐다. 대사반응이 올라가고 당의 소모와 방출이 늘어나며 근육세포에서의 혐기성 대사작용으로 인해서 젖산치가 올라간다. 내분비계의 변화도 일어나는데 에피네프린과 노아에피네프린을 포함한 카테콜라민 치가 운동 중 부신에서 분비되어 올라간다. 또한 면역기능의 변화가 일어나는데 급작스러운 운동으로 면역세포가 올라가고 다음 기준치 아래로 내려가고 다음에 정상치로 된다.

운동과 신체활동은 다음과 같이 정의된다. **신체활동**(physical activity)은 기저수준보다 더 많은 에너지 소모를 유발하는 근골격근의 수축에 의한 신체의 움직임이고, 운동(exercise)은 신체건강을 향상시키거나 유지함이 목적인 계획되고, 구조화되고, 반복적이고, 목적적인 신체활동의 일종이다.

10-2 운동의 호르몬에 대한 영향

운동은 혈중 순환 호르몬을 증가시킨다.

1) 카테콜라민(cathecholamine)

운동으로 교감신경계 활동이 항진되면 교감신경말단에서 방출되는 노아에피네프린에 의해 호흡 순환기능이 촉진되고, 부신수질에서 에피네프린 분비가 촉진되어 신체항상성의 유지에 요구되는 에너지를 공급하기 위한 대사작용 즉 지방분해와 근육 및 간에서 글리코겐 분해를 증가시킨다. 이의 분비는 운동의 최대산소섭취량(%VO_2max)과 상관관계가 있고, 규칙적인 트레이닝으로 이 반응의 정도가 감소한다. 에피네프린은 림프구의 기능 감소, 항체생산 감소, 백혈구 증가, CD4+T/CD8+T 세포비율의 감소를 보인다.

2) 인슐린과 글루카곤

운동 중 혈중 인슐린은 감소하고 활동 근육의 포도당 흡수는 증가한다. 인슐린은 암세포의 증식을 촉진한다. 운동 중 글루카곤의 농도는 증가된다.

3) 성장호르몬

운동은 성장호르몬 분비를 자극하는데 이는 혈당치나 혈액 중 지방산을 높임으로써 뼈, 근육, 간에서의 리보핵산 및 단백질 합성을 자극하고 근육의 아미노산 섭취를 높이는 등의 대사항진 작용이 있다.

4) 갑상선호르몬

최대산소섭취량의 60% 이상의 운동 강도에서 혈중 갑상선호르몬은 증가한다.

5) 부신피질 자극호르몬(ACTH)

정신적, 신체적 스트레스나 혈중 포도당치가 감소되면 사상하부를 자극하여 분비되게 된다. 혈중 부신피질 자극호르몬은 60%의 최대산소섭취량이 필요한 운동 강도에서 증가하고 운동 시간에 영향을 받는다.

6) 코티솔

혈중 코티솔 농도는 저강도와 중간 정도의 운동 시 심리적 생리적 스트레스 정도에 따라 그 변화가 다양하고 장시간 고강도의 운동에는 증가한다.

7) 베타엔돌핀

운동 중 분비가 증가한다. 사람에서 자연살해세포의 세포독성(NKCA)과 림프구 증식을 증가시키고, 림프세포계에서 IL-1유발에 의한 IL-2의 생성을 증가시킨다.

림프구와 교감신경계와의 연관, 림프구의 호르몬 분비 능력, 림프구의 호르몬에 대한 특이 수용체의 존재 등은 곧 면역계와 신경내분비계 사이에 완전한 조절회로가 존재함을 뜻하며, 면역성 신경내분비 조절회로(immunoneuroendocrine regulatory circuits)가 있다는 것을 시사한다. 많은 호르몬, 신경호르몬과 신경전달물질이 면역계에 지대한 효과를 갖고 있다. 반면에 면역계의 세포에서 생산되는 사이토카인들은 신경내분비 기능의 변화에 중요한 결과를 초래한다(Arteaga M, 2002, Gerez J, 2007).

신체적, 정신적 화학적인 스트레스는 코르티코스테로이드와 카테콜라민이 분비되고 이러한 화합물은 면역을 억제하는 역할을 한다.

▌운동과 말초혈액의 변화

1. 호중구

• 중간 정도 운동에 의한 영향

운동에 의한 백혈구 증가가 보고된 이래 유산소 운동은 일시적인 백혈구 증가를 초래하는데, 이러한 변화는 이상성(biphasic)이고 변화의 크기는 운동 시간에 달려있다. 이는 운동 초기의 카테콜라민 의존성 림프구 증가와 운동 후반부의 코티졸의존성 과립구 증가에 기인한다. 운동에 의한 백혈구의 증가 기전은 심박출량의 증가, 세포외액 증가에 의한 혈액농축, 아드레날린의 작용에 의한 것이라 생각된다.

중간 정도의 운동 중과 후에 순환 호중구의 증가가 일어나는데, 이는 골수세포형 과산화효소(myeloperoxidase; MPO)의 증가에 의한다고 알려져 있다. 호중구의 주화성이 증가한다. 중간 정도의 운동에서 일반인 혹은 훈련인에서 호중구의 탐식작용은 증가한다.

• 격렬한 운동의 영향

격렬한 운동에는 호중구 기능이 억제되고 이는 1-3일 지속된다. 또한 호중구의 유착이 감소한다.

결국 규칙적인 중간 정도의 운동은 호중구 살해능력 활성화에 의해 감염에 대한 저항성을 증가시키나, 격렬한 지구성 트레이닝은 이러한 활성을 감소시킴으로써 감염에 대한 감수성을 증가시킬 수 있다.

2. 단핵구 및 대식세포

단핵세포와 대식세포 그리고 호중구는 면역반응을 개시하고 조절하고 실행하는 중요한 역할을 하는데, 주당 3-10시간의 지구성 트레이닝은 단구를 중등도로 활성화시키나 격렬한 운동은 효과가 없다. 대식세포의 부착과 탐식작용에 대한 연구에서 운동이 대식세포의 기능을 항진시킨다고 보고하고 있다. 또한 침입물질에 대한 탐식작용의 과정에서 주요 세포성대사의 자극, 소화성 효소 및 산소라디칼의 생성이 이루어지고 신체운동 후 탐식작용에 관여하는 효소의 농도가 증가한다.

3. 자연살해세포(NK cell)

자연살해세포는 운동에 대해서 가장 반응이 높은 것으로 나타나고 있다. 탈진적인 장기적인 운동과 격렬한 트레이닝 후에는 근육 손상에 NK세포가 침윤되게 되어 말초의 자연살해세포의 비율과 절대수가 감소하는데, 중간 정도의 운동에 의해서는 자연살해세포의 수와 기능이 증가한다. 또한 중간 정도의 운동 후 자연살해세포의 세포독성 활성도 증가는 24시간 지속되는데, 인터루킨 1과 2, 인터페론, 성장호르몬, L-카르니틴 및 아세틸콜린에 의한다고 알려져 있다.

격렬한 운동 후 자연살해세포는 운동 직후 최대이나 120분에 최하점까지 떨어지고, 그 후 20시간 동안 회복되는데, 회복기에 자연살해세포의 세포독성 활성도(NKCA: natural killer cell cytotoxicity activity)의 감소 기전은 자연살해세포 수의 변화 외에 프로스타글란딘 방출 증가, 코티솔과 같은 스트레스 호르몬치의 상승과 관련이 있다.

4. T 림프구

운동 종료 후 회복기 1시간에서의 림프구 수는 45%VO_2max 운동을 4시간 한 경우 증가되었고, 그 보다 강도가 강한 60%VO_2max 3시간과 75%VO_2max 2시간에서 감소를 보였다.

세포면역기능을 측정하는 T4/T8비율, 사이토카인 생산, 유사분열물질 유발성 림프구증식, 자연살해세포의 세포독성 활성도(NKCA) 및 면역글로불린은 매우 격렬한 운동 혹은 장기간의 격심한 트레이닝에 의해서 일시적으로 억압될 수 있고, 임상적으로 감염에 노출될 수 있다. 이는 스트레스에 의한 반응으로 글루코코르티코이드의 생산에 기인한다.

5. B 림프구

B세포는 운동과 연관이 없는 것으로 알려져 있다. 면역글로블린은 매우 격심한 운동과 매우 격렬한 트레이닝에 의해서 감소되나 중간 정도의 유산소 운동과의 관계는 명확하지 않다.

45분의 걷기운동은 면역글로블린G(IgG)가 상승하고 1.5시간 후에는 운동 전의 상태로 돌아온다.

6. 사이토카인(cytokine)

사이토카인은 세포 간의 소통을 원활하게 하는 물질로 면역계뿐만 아니라 신경계, 내분비계와도 밀접한 관계를 가지면서 면역조절작용, 항암작용, 조혈조절작용, 염증 유발작용, 신경내분비의 조절기능 등을 한다.

격렬한 신체운동은 근육통과 손상을 초래하고 운동 후 조직손상에 대한 반응은 염증과 관계되는 TNFα, IL-1α/β, IL-6와 같은 염증 유발 사이토카인을 유도한다. 이들은 코티솔의 작용에 의해서 역 피드백이 작용한다.

1시간 중간 정도 운동으로 IL-1은 증가하여 자연살해세포의 세포독성활성도를 올리고, 다형핵림프구를 모이게 하고, 혈관내피세포에서의 투과성을 증대, 대식세포에서 프로스타글란딘 생성과 세포치사활성도를 증가하고, 화학주화성을 자극하며, B세포에서 항원제시세포로 증식과 분화를 촉진한다. 염증의 정도를 나타내는 CRP(만성반응성단백)유리를 증가시킨다.

운동 시 IL-2는 증가 혹은 감소하는데, 내부온도를 증가시키는 지속정인 중간 정도의 운동은 혈장 IL-2를 증가시킨다. 그래서 T세포와 자연살해세포를 활성화시킨다. 그러나 단기간의 급성운동이나 트레이닝과 같은 장시간 운동 시 운동 강도와 시간에 관계없이 혈장 IL-2는 감소하였다.

60분 혹은 그 이상의 격렬한 운동 후 IL-6가 증가한다. 그래서 T세포와 B세포의 활성화를 시키고 만성반응성단백(CRP)유리를 증가시킨다. IFN-α는 중간 정도의 운동 후 증가하는데 이는 항바이러스 작용과 자연살세포의 활성화, 항종양효과와 발열기능이 있다. TNF-α는 달리기 후나 훈련이 안된 사람에서 중간 정도의 운동으로 증가하는데, 항종양효과와 발열의 효과가 있고 항바이러스의 효과가 있고 악액질을 유도한다.

10-3 노화에 의한 변화와 면역기능

노화와 함께 신체활동이 줄어들고 많이 먹게 되어서 여러 시스템의 기능에 장애를 초래하고 결국 심혈관계 질환, 비만, 제2형 당뇨와 암 같은 많은 발병과 사망에 이르게 된다. 노화에 대한 운동의 영향을 보면 운동은 니코틴아미드(NAD)농도를 증가시켜서, 생존회로를 활성화하고, 에너지 생산량과 근력이 늘면서 산소를 운반하는 모세혈관이 더 성장한다. 장수 조절 인자인 AMPK, mTOR, 써투인은 모두 열량 섭취에 상관없이 운동을 통해 새 혈관을 생성하고, 심장과 폐를 더 건강하게 하고, 몸을 더 튼튼하게 하고, 텔로미어를 늘리는 방향으로 조절된다. 건강을 개선하는 유전자들을 가장 많이 참여시키는 운동은 고강도 인터벌 트레이닝(high intensity interval training: HIIT)이다.

면역성노화(immunosenescence): 노화에 따라 면역계가 리모델링되는데 이를 '면역성노화(immunesenescence)'라 하고 결국 노인들에서 바이러스와 세균의 감염과 잠복바이러스의 재감염, 암의 증가, 전신적인 만성염증, 백신효율의 감소, 자가면역의 증가와 같은 질병들의 위험을 증가시켜서 노인들의 건강을 나쁘게 만든다. 면역성노화의 기전은 흉선의 퇴화에 의하고 청년기에 시작되고 40세 이후에 가속된다. 흉선이 지방세포의 침윤으로 흉선의 기질과 흉선세포의 감소가 오고, 조직의 구조가 소실되어 말초로 원시T세포의 유리가 감소된다.

노화에 의해 면역계는 변화하는데, 그 변화를 보면 호중구와 단핵구는 그 총 숫자는 증가하나 이동이 감소하고 항미생물 기능이 저하된다. 자연살해세포(NK)세포와 NKT세포의 수는 증가하나, NK세포에서의 퍼포린의 분비가 감소하여 세포독성이 감소한다. 노화는 NK세포와 T세포의 이동의 저하를 가져오고, 운동에 의한 카테콜라민 반응의 저하를 가져온다. B세포에서의 항체생성의 양과 질이 저하된다. 흉선이 위축되고 전체 T세포와 B세포는 감소하는데, 분화가 잘된 T세포의 분획은 늘어난다. 이는 증식의 감소로 인한 노화에 기인한다고 생각된다. 잘 분화된 기억T세포 및 기억B세포는 노화연관분비형(senescence-associated secretory phenotype: SASP)과 유사한 친염증적인 사이토카인을 분비하여 염증상태에 기여한다.

노화에 따라 습관적인 신체활동의 정도는 줄어들게 되고 그럼으로써 근육의 크기와 기능이 떨어진다. 노화에 의한 근육감소는 근육의 모세혈관의 감소, 인슐린민감성의 감소, 염증의 증가, 미토콘드리아의 생성과 기능의 변화와 근육단백의 합성과 분해의 균형의 변화를 초래한다.

빨리 걷기나 수영과 같은 중간 강도의 신체활동을 일주일에 150분 정도하는 것이 노화의 효과를 없애 면역이나 염증성 장애 뿐 아니라 여러 질병과 사망으로부터 보호할 수 있다. 운동은 면역계에 도움을 주고 염증반응을 감소시킬 뿐 아니라 인지장애에 도움을 준다. 그리고 자가면역질환의 증상을 완화한다.

신체활동과 운동은 노화에 수반하는 여러 가지 기전에 대항하는 역할을 하는데 노화에 따른 텔로미어의 단축, 세포의 노화, 자가탐식작용, 염증과 유전자외적인 (epigenetic) 변화를 억제하는 작용을 한다.

10-4 운동과 면역기능

운동에 대한 급성반응이란, 한 차례의 운동에 의해서 유발되는 면역체계의 갑작스럽고 일시적인 변화를 말하는 것으로 그것은 운동 종료 후 곧 사라진다. 그리고 규칙적인 운동트레이닝 후 면역체계의 구조와 기능에 있어서 지속적인 변화를 운동에 대한 만성적인 적응(chronic adaptation)이라 한다.

운동의 면역에 미치는 영향

운동에 의한 면역기능의 변화는 물리적인 변화를 초래하거나, 호르몬을 분비함으로써 면역기능의 변화를 유발하고, 골격근 자체에서 면역조절 물질을 분비하여 신체의 면역기능을 변화시킨다.

1) 카테콜라민, 림프구와 β-아드레날린수용체에 대한 운동효과

급성운동으로 가장 예민하게 반응하는 면역세포는 자연살해세포(NK)인데 운동 수분 내에 유리되고 30분에 최대치가 되는데 이는 4배에서 5배까지 증가한다. 이러한 자연살해세포의 유리는 카테콜라민에 대한 β-아드레날린수용체가 NK세포에 가장 높게 발현되는 것과 관계가 있고, 에피네프린을 주입하여 운동에 의한 자연살해세포의 유리와 같은 효과를 낼 수 있다(Dimitrov S, 2010). 또한 β차단제인 프로프라노롤을 사용하면, 운동으로 인한 자연살해세포의 유리와 종양 내로의 침윤을 차단하고, 종양의 성장을 촉진시킬 수 있다.

신체활동이 암의 발생과 진행을 억제하는 데는 카테콜라민에 의한 NK세포의 재분포가 가장 근본적인 기전이다. 신체활동은 종양 미세환경의 변화에 중요한 역할을 하고, 종양침윤 림프구 특히 마이오카인 민감 NK세포의 이동과 재분포에 중요하다.

신체활동은 카테콜라민 감작 CD8+ T세포의 재분포를 증가시켜서 항바이러스 면역감사를 증가시키고, 거대세포바이러스(CMV)와 같은 바이러스 수를 감소시킨다.

2) 골격근의 면역조절조직으로서의 기능

골격근은 중요한 면역조절기관이고 항염증과 면역보호 효과가 있는 마이오카인이라 하는 단백을 생산한다. 자전거타기와 같은 활동적인 운동을 하는 사람은 활동적이지 않은 사람에 비해서 원시T세포와 흉선으로의 들어오는 세포의 수가 많아서 젊은 성인과 유사하다. 활동적인 사람은 면역성노화가 감소되어 있고, Th17으로의 극화가 낮고 Breg가 낮다(Duggal NA, 2018).

운동은 수축하는 근육으로부터 마이오카인(myokine)이 유리된다. 이러한 마이오카인 중 가장 중요한 것이 인터루킨-6이다. 세균감염이나 손상으로 인해서 분비되는 IL-6는 TNF와 같은 사이토카인에 대한 반응으로 NF-κB신호 경로를 통해서 생성되는 염증친화인자인데 반해, 운동을 통해서 근육에서 JUN N-terminal 키나제와 활성화 단백 I신호를 통해서 만들어지는 IL-6는 항염증작용을 한다. IL-6는 TNFα와 IL-1의 생성을 억제함으로써 항염증작용을 갖고, 면역억제인자인 IL-10을 활성화시킨다(Cullen T, 2016). IL-6는 이차적으로 부신에서의 코티솔 분비를 자극하여 항염증작용을 한다.

운동하는 근육에서 유리되는 다른 마이오카인은 메테오린(Meteorin) 유사물질(MTRNL)로서 지방조직의 갈색화를 유도하고, 호산구관련 IL-4를 증가시키고, 염증친화적인 M1대식세포의 표현형을 항염증인 M2대식세포 형으로의 극화를 촉진한다. 운동근육에서는 IL-7과 IL-15의 분비가 증가하는데, 이중 IL-7은 흉선세포의 발생에 필요하고, IL-7과 IL-15는 림프구 특히 원시 T세포의 증식인자인데 노화에 의해서 감소하는데 운동으로 분비를 늘릴 수 있다.

3) 신체활동이 선천면역에 미치는 효과

운동 중 혈중 IL-6치는 운동의 강도와 기간에 따라서 운동에 동원된 근육에서 분비되어 급격히 상승하는데 NK세포에도 IL-6의 수용체가 있다. 그래서 NK세포가 유리되고 종양에 침윤하게 된다. IL-15은 NK세포의 생성과 세포독성에 필요하다.

1. 급성운동의 면역기능

급성운동의 면역세포 기능에 미치는 영향은 총백혈구수, 호중구수, 림프구수, T세포수, B세포수, CD4+T와 CD8+T세포수, NK세포수 및 NK세포 살해력이 증가하고, CD4+T/CD8+T세포 비율은 감소한다. 그러나 급성운동은 면역기능을 향상, 억압 혹은 변화시킬 수 없는 것으로도 나타났다.

점증적 최대부하운동 후에는 백혈구, 호중구수, 림프구수, 단핵구수, 호산구 및 호염기성세포 수는 운동 후 증가하고, 회복기 30분에 림프구비율, 단핵구비율, 호산구비율은 감소를 보이며, 호중구/림프구의 비율은 증가한다. 그런데 운동 직후와 회복기 1시간에 글루타민(glutamine)을 투여하면 과립구의 수를 억제하고 림프구의 수의 감소를 완화시킨다. 이는 근 글리코겐이 고갈되는 장시간 지구성 운동 후반부에 근육과 면역세포의 에너지원인 글루타민의 보충이 회복기에 나타나는 일시적인 면역저하 현상을 최소화하고 막을 수 있다고 생각된다.

중간 정도의 지구성운동은 림프구아형의 수는 증가하고 CD4+T/CD8+T세포의 비는 감소한다. 이는 코티솔의 분비에 의한다. 그리고 NK세포의 수와 활성도는 운동 후 증가하고 에피네프린 주입 후에는 감소한다. 결국 에피네프린, 프로스타글란딘의 분비와 코티솔의 분비로 신체적인 스트레스 후 NK세포의 활성도가 억제된다.

격렬한 지구성운동은 림프구아형에 부정적인 영향을 주고, 탈진적인 지구성운동 시에 T림프구 아형의 면역장애와 NK세포억압의 기전은 호르몬의 균형 장애, 심리적 스트레스와 근육 상해가 관여한다.

장기간 고강도의 운동 트레이닝은 면역을 억제하고, 규칙적인 중간 정도의 운동은 면역에 도움이 된다. 한차례의 운동은 백혈구증다증을 초래하고 혈류역학적인 작용과 교감신경과 시상하부-뇌하수체-부신축의 활성화에 따른 카테콜라민과 글루코코르티코이드의 분비로 효과세포가 혈액과 림프 및 말초조직에서의 재배치를 초래하는데, 한차례의 장기간 운동은 T세포, NK세포, 호중구의 기능의 장애를 초래하고 I형과 II형의 사이토카인 균형을 바꾸고, 일차 및 기억 항원에 대한 면역반응을 둔화시킨다. 반면에 한차례의 중간 정도의 운동은 면역을 증강시키고 위험환자에서 백신의 반응을 증가시키는데 유용하다(Simpson RJ, 2015).

2. 운동트레이닝의 면역반응

중간 정도 운동트레이닝 시의 면역반응은 면역기능에 긍정적이고, 격렬한 트레이닝은 T림프구의 감소 및 면역기능에 역효과를 보인다. 격렬한 운동은 대식세포를 활성화시켜서 TNF-α를 과잉분비하게 하고 우리 몸에 염증을 유발한다.

중간정도의 정기적인 트레이닝의 면역에 대한 효과는 염증의 감소, 흉선크기의 유지, 노쇠하고 젊은 면역세포들 사이의 조성의 변화와 면역감시의 항진, 정신적인 스트레스의 제거에 의한다. 운동은 노인, 비만, 암 환자와 만성바이러스 감염증 등의 질환에서 면역을 증가시켜서 건강하게 하는데 중요하다(Simpson RJ, 2015).

3. 운동 시 혈장글루타민과 면역세포

면역세포는 에너지와 핵산 대사를 위해 혈장의 글루타민을 이용하는데 대식세포와 림프구의 중요한 에너지원으로써 면역기능에 중요한 역할을 한다. 따라서 격렬한 지구성 운동 후 혈장 및 근육글루타민의 농도의 감소는 면역기능을 약화시킨다. 글루타민은 근육운동으로 생성되는 암모니아의 조직 내 축적을 방지하고 근육의 피로도를 감소시킨다.

저강도운동(30–40%VO_2max)과 1시간 이내의 단시간 운동은 혈장 글루타민의 경미한 증가를 보이나 저강도 운동이 장시간 지속되면 떨어지는 경향이 있다. 단시간의 중간 정도 이상의 격렬한 운동은 혈장글루타민의 농도를 증가시키지만 2시간 이상의 장기 운동에는 감소한다. 이는 근 글리코겐의 고갈에 따른 골격근에서의 글루타민 생산 감소 때문이다. 과도한 트레이닝과 장시간 운동은 근육으로부터 글루타민의 방출을 감소시키고 혈장의 글루타민치를 떨어뜨려 면역기능의 약화를 초래한다.

4. 운동 시 혈장 지방산치와 면역세포

장시간의 격렬한 트레이닝 후에 발생되는 지방산은 림프절 내에서 림프구의 증식억제를 하여 면역의 억압을 초래한다.

말초혈액에서 면역검사

말초혈액에서의 인체의 일반적인 면역능의 검사는 시험관에서 시행하는 검사로 유세포분석기를 이용한 탐식과 산화버스트분석(oxidative burst assay), 세포독성림프구(CTL)와 NK세포에 대한 세포독성분석, 림프구증식검사가 있고, 면역세포의 이동과 다른 표지자에 대한 검사는 백혈구수, 감염을 나타내는 호중구의 핵좌방이동(shift to left), NK세포수, 림프구수, CD4/CD8비율, 호중구/림프구의 비율, 사이토카인과 사이토카인수용체 검사, CRP 등이 활용되고 있다(Bermon S, 2017).

격렬한 운동 후에는 운동 전에 비해서 호중구/림프구의 비가 증가하고, 자연살해세포 세포살해능(NKCA)은 감소한다. 그리고 T세포의 기능은 3시간 이상 강한 운동 후 35-50%가 감소한다. 이는 혈중 코티솔과 아드레날린에 의하고 림프구의 아형의 농도의 변화에 의한다.

운동의 감염에 대한 효과

적절한 중간 정도의 운동 강도로 운동할 때 상기도 감염율이 저강도나 고강도에 비해서 낮다. 즉 저강도, 중간 정도, 고강도의 운동을 할 때의 감염은 'J'자 형태를 만든다(그림10-1, Nieman DC, 1995).

장기간의 운동 중 탄수화물의 투여가 혈장 포도당치를 높게 하고 혈장 내의 코티졸과 같은 스트레스 호르몬의 증가를 완화시키고 면역계에 대한 스트레스를 감소시킨다.

운동의 장내미생물에 대한 영향과 면역

운동은 장내미생물의 다양성이 높게 유지하도록 만드는데, 특히 탄수화물과 아미노산 대사에 관계되는 유전자가 증가하고 단쇄지방산(SCFA) 특히 부티르산(butyrate), 아세테이트(acetate), 프로피오네이트(propionate)의 생성을 증가하도록 한다.

장내미생물과 근육은 정기적인 신체활동을 하는 건강한 사람에서는 균형을 이루고 있고, 운동은 건강한 미

[그림10-1] 운동과 상기도감염에 대한 J모양의 모델

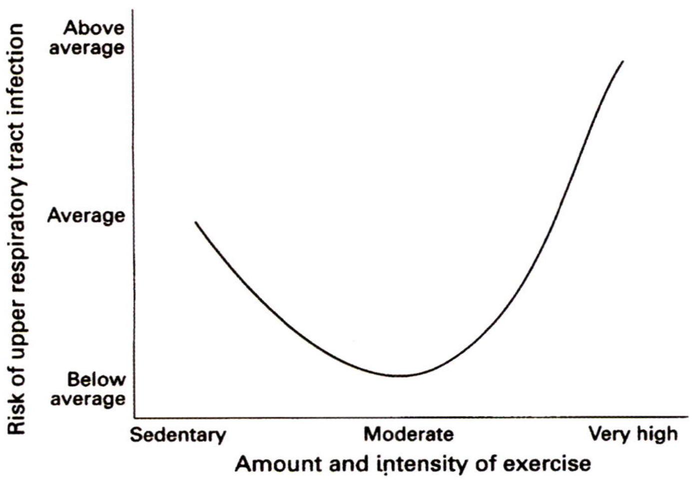

(Nieman DC: Upper respiratory tract infections and exercise. Thorax. 1995 Dec; 50(12): 1229-1231.)

생물의 조성과 근육의 건강을 유지하는 미생물을 유지하는데, 좌식생활이나 과도한 운동을 할 경우에는 장내 미생물의 불균형을 초래한다. 육체활동을 하는 사람에서는 장내 미생물의 다양성이 증가한다. 럭비선수에서 Firicutes가 증가하고 Bacteroides가 감소한다.

환경적인 인자들이 장내미생물과 면역계 사이의 평형에 영향을 미치는데 긍정적인 조절인자들은 정기적인 운동이 중요한 역할을 하고, 역으로 고갈될 정도의 운동, 질병과 노화는 이러한 균형상태를 파괴한다.

10-5 운동의 암에 대한 효과의 기전

운동은 암에 대한 다양한 효과가 있으나 기전에 대해서는 잘 알려져 있지 않은데, 운동은 육체의 구성요소, 성호르몬의 수치, 전신염증반응과 면역세포의 기능을 변화시키는데 중요한 역할을 한다. 운동을 하게 되면 혈액순환이 증가하고 대사속도가 빨라지고, 당의 소비와 젖산이 증가한다. 그리고 호르몬의 변화가 오는데 에피네프린과 노아에피네프린이 운동 중에 부신에서의 분비로 증가한다. 그래서 심박과 혈압이 증가하고 혈당과 면역기능이 증가한다. 그래서 운동을 '암치료 약물(cancer medicine)'이라 칭하기도 한다.

동물연구에서 운동트레이닝은 다음과 같은 효과가 있다. 1) 종양의 성장속도, 전이, 종양의 대사와 종양의 면역성 등의 종양의 내적인자에 대한 직접적인 작용을 통해서 암의 진행은 조절한다. 2) 운동은 전신인자들과의 상호작용을 통해서 종양의 성장을 조절한다. 3) 운동은 암과 치료의 부작용을 완화한다. 4) 운동은 암 치료의 효과를 향상시킨다.

운동의 종양내적인 효과(운동의 종양미세환경에 대한 효과)

운동은 여러 가지 외적인 인자들을 변화시켜서 종양내 신호 네트워크가 변한다. 외적요인은 혈액순환의 증가, 혈관기저부의 절단스트레스, pH조절, 열 생산과 교감신경의 활성화 등의 생리적인 효과와 스트레스호르몬, 마이오카인과 순환하는 엑소좀 등의 내분비 효과가 있다(Howley JA, 2014).

운동의 효과에 대한 기전은 잘 알려져 있지 않은데 주된 가설과 증거들은 저강도 만성염증의 조절, 인슐린, 혈당, 인슐린양성장인자와 같은 대사적인 조절 이상을 일으키는 물질과 성호르몬의 조절, 그리고 운동은 산화스트레스와 면역관련기능에 관여하여 항종양면역을 증가시키고, 종양의 미세환경과 관련이 있는 혈관신생을 증가시켜서 혈액관류를 증가시키고 저산소증을 억제하며, 세포의 증식억제와 세포고사를 증가시킨다(그림10-2, Koelwyn GJ, 2017).

■ 암세포에 대한 효과

암에 대한 운동의 효과는 종양의 성장 속도를 최대한 67%까지 감소시킨다. 그러나 운동으로 종양자체를 없앨 수는 없다. 운동한 사람의 혈장을 이용한 시험관 내의 연구에서도 종양세포의 증식속도를 대조군에 비해서 10-15% 감소시키나 암세포를 직접 없앨 수는 없었다(Dethlefsen C, 2017). 운동한 쥐의 혈장으로 배양한 암세포는 다른 쥐에 주입했을 때 종양형성을 하는 경우가 절반으로 줄어드는데, 이는 종양형성에 필수적인 Hippo 신호경로가 운동과 카테콜라민에 의해서 하향 조정되기 때문이라고 알려져 있다(Gabriel BM, 2016).

운동은 에너지를 소모하는 활동이어서 운동에 의한 전신과 종양세포의 대사에 대한 효과는 높은 대사를 요하는 악성 종양이 영양차단과 칼로리 제한과 같은 스트레스 인자와 마찬가지로 작용한다.(Higgins KA, 2014). 암의 대사에 관여하는 Akt/mTOR신호경로는 세포의 성장과 단백합성 그리고 지구력 운동 시의 근육반응에 있어서 중요한 역할을 하는데 운동으로 암의 이 경로가 억제된다.

■ 종양미세환경에 대한 효과

운동에 의해서 세포독성 면역세포의 동원과 재배치

[그림10-2] 운동과 암 미세환경(TME)의 변화

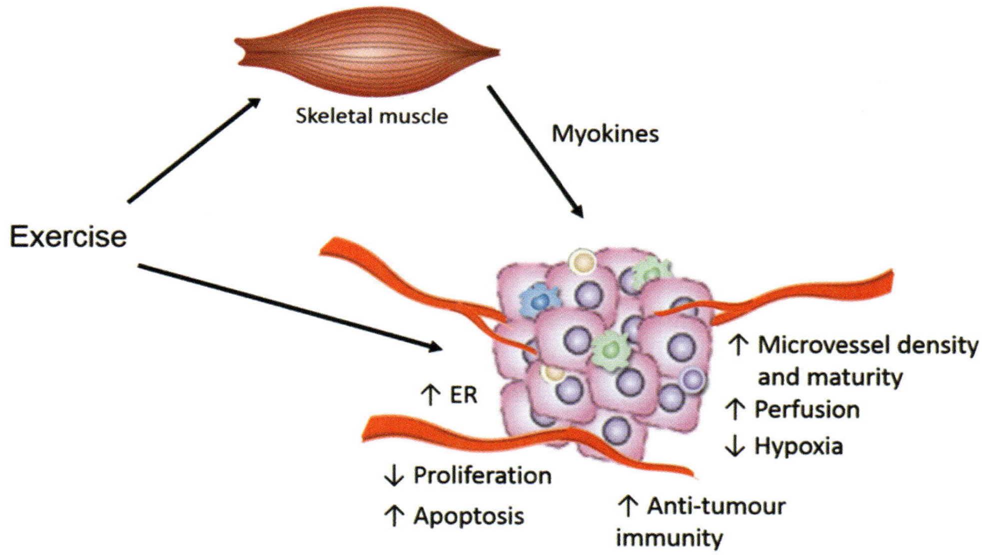

(Koelwyn GJ, Quail DF, Zhang X, White RM, Jones LW.: Exercise-dependent regulation of the tumour microenvironment. Nat Rev Cancer. 2017 Sep 25;17(10):620-632)

가 일어나는데, 운동은 면역친화 케모카인, NK세포활성화수용체 리간드 및 면역관문억제 리간드를 증가시킨다. 운동은 면역세포의 텔로미어의 길이를 조절하여 면역세포의 노화를 감소시킨다(Arsenis NC, 2017). 운동이 종양의 대사부산물에 대해서 작용하여 종양의 면역성을 조절하는데 종양은 유산소 당분해를 하여 젖산치가 높고 종양의 미세환경 내에 축적되는데 이는 T세포를 비롯한 세포독성면역세포의 기능을 억제하게 된다. 하지만 이러한 면역세포의 억제는 운동을 함으로써 젖산탈수소효소(LDH)를 조절하여 종양 내 젖산의 농도를 낮아지게 함으로써 해소 된다(Aveseh M, 2015). 악성 흑색종 환자에서 종양 내의 LDH가 높으면 예후가 불량하다.

운동 중 가장 예민하게 증가하는 면역세포는 자연살세포인데 운동 시작 수분 내에 에피네프린이 작용하여 증가하기 시작하여 30분에 최고에 달하고 운동을 지속하면 3시간까지 최고치로 유지된다. 우리가 운동을 하면 근육에서 마이오카인(myokine)이 분비되는데 이중 IL-6가 가장 중요하고 이 IL-6도 NK세포의 유리에 관여한다. 그러나 자연살세포의 작용은 종양생성의 초기에 관여하고 한번 종양이 생기면 그 작용이 현저하지 않다.

운동에 의한 종양성장의 억제는 교감신경의 신호에 의하고 이러한 효과는 베타차단제인 프로프라노롤에 의해서 교감신경에 의한 종양성장의 억제, 자연살해세포의 동원과 종양 내 면역세포의 침윤등의 운동에 의한 효과가 약화된다(Pedersen L, 2016).

■ 운동의 물리적인 인자에 대한 효과

운동관련 물리적인 인자도 면역세포의 이동과 기능을 증가시키는데 체온이 올라가면 종양 내 혈관의 내강이 커져서 면역세포의 이동을 용이하게 하고, IL-6에 의한 종양 혈관의 변화가 세포독성 T세포가 종양 내로 더 잘 이동하게 한다. 그러나 운동을 통한 체온상승보다는 온열요법에서 이러한 효과가 더 잘 나타나기 때문에 특정 암에서 온열요법이 사용되고 있다.

■ 운동의 마이오카인 분비 효과

운동을 하면 근 수축에 따라서 근골격근인 횡문근에서 여러 펩타이드를 분비하는데 이를 마이오카인(myokine)이라 하고, 여기에는 약 600여 개의 마이오카인 가능 물질이 있고, 그중에서 잘 알려진 것은 IL-6이다. 마이오카인의 암에 대한 역할은 몇몇 전임상 연구에서 근유래 Oncostatin M(OSM)과 이리신(Irisin)이 유방암 세포의 생존을 억제하고, 마이오카인인 SPARC는 운동하는 쥐에서 결장의 종양신생을 억제하였다(Aoi W, 2013). 일반적으로 마이오카인의 효과는 TGF-β나 Wnt신호에 대한 대항하는 역할을 한다고 생각된다.

운동유래 마이오카인은 간접적인 방식으로도 면역세포의 활성에 영향을 미치는데 이러한 면역조절 사이토카인은 IL-6, IL-7, IL-15이 있다. 많은 연구에서 IL-15은 NK와 T세포의 증식, 분화 및 성숙에 중요한 역할을 한다(Marçais A, 2014). IL-6는 운동 중에 운동의 기간, 강도와 관여된 근육의 양에 비례해서 종양 내의 면역세포의 침윤을 촉진하는데 항IL-6 단일클론 항체를 운동 중에 사용하면 이 효과는 사라진다(Petersen L, 2016).

자연살해세포(NK)는 종양에 침윤 시에 예후와 관계되고 또한 암의 발생 위험을 감소시킨다. 정상인의 NK세포를 입양이식하는 것은 다발성골수종을 포함한 다양한 인체 암에서 암의 확산을 조절하는 방법으로 활용될 수 있는데 장기적인 운동이 암 환자의 NK세포 세포살해력, 예후와 생존율을 증가시킬 수 있다.

암의 유전적 배경이 다르면 운동에 대한 민감도가 다르다고 보고되고 있는데, p53결손 MMTV-Wnt 쥐유방암모델에서는 운동의 효과가 없고, 반면에 폐경 후에 발생한 호르몬반응 유방암에서는 운동의 효과가 더 크다(Jones LW, 2016).

결국 운동은 면역요법과 복합요법으로 효과가 있어서 반응율을 높이고 완전관해를 얻을 가능성을 높이는 효과가 있다. 그래서 앞으로 면역요법은 어떻게 면역세포가 침윤되지 않은 'cold tumor'를 면역세포가 많아서 면역치료에 효과가 양호한 'hot tumor'로 바꿀 것인가?가 관건인데, 운동요법은 림프구의 침윤을 증가시키기 때문에 이에 활용할 수 있고 특히 종양을 제거하려고 수술하기 전에 운동요법을 하여 입양면역요법으로 종양특이 T세포 즉 TIL(종양침윤림프구)세포의 침윤을 증가시킨 후에 수술을 하는 방법 등을 병용할 수 있겠다.

10-5-1 암의 발생과 운동

운동은 암의 위험을 감소시키는데 효과적이라는 것은 잘 알려져 있다. 특히 운동은 식도암, 간암, 폐암, 신장암, 위암, 자궁내막암, 대장암, 두경부암, 방광암, 유방암과 백혈병과 골수종의 위험도를 감소시킨다(Moore SC, 2016). 유산소 운동은 대장암, 유방암과 전립선암의 발생을 감소시킨다고 한다. 많은 연구에서 좌업식 직업을 갖은 사람에 비해서 레크레이션과 신체활동을 하는 사람에서 직장암의 발생이 40% 감소한다. 폐경 후 여성에서 활동적인 여성이 비활동적인 여성과 비교해서 유방암의 위험성이 유의하게 감소한다. 이는 내인성 에스트로겐에 대한 노출을 감소시키는 것과 관계가 있다. 특히 운동은 월경주기의 패턴을 변화시키고 배란빈도에 영향을 미쳐서 에스트로겐에 대한 노출을 감소시킨다. 지속적인 신체활동은 폐암의 위험성을 감소시킨다고 한다. 전체적으로 신체활동을 보이는 사람에서 암 발생이 46% 감소한다고 알려져 있다.

여가에 권장량의 신체 활동을 꾸준히 하면 남성 대장암, 여성 유방암, 자궁내막암, 신장암, 골수종, 간암, 여성 비호지킨 림프종 등 7개 유형의 암 발생 위험을 최하 6%에서 최고 27%까지 줄일 수 있다. 미국인 성인 75만 명을 대상으로 신체 활동과 암 발생의 상관관계를 분석한 연구는 미국 국립 암 연구소(NCI), 미국 암학회(ACS) 등에서 수행했는데 그 결과를 보면 유형별로 남성 대장암은 8%(7.5 MET 시간/주) 내지 14%(15 MET 시간/주), 여성 유방암은 6% 내지 10%, 자궁내막암은 10% 내지 18%, 신장암은 11% 내지 17%, 골수종은 14% 내지 19%, 간암은 18% 내지 27%, 여성 비호지킨 림프종은 11% 내지 18%로 낮아졌다(Matthews CE, 2020).

운동은 암 발생의 억제에 좋은 효과를 보이는데 이는 내장지방의 감소와 지방조직으로부터 생기는 염증을 감소시켜 암 발생의 위험을 감소시킨다. 비만환자의 비대한 지방세포는 150−200um로 자라는데, 이는 산소의 확산 가능 최대거리에 이르거나 초과하게 되어 저산소 상태에 이르게 되고, 저산소유도인자(hypoxic inducible factor: HIF)가 활성화되어 결국 조직이 섬유화가 되고, 염증성 아디포카인(adipokine)의 분비가 증가하게 되며 대식세포가 침윤하게 된다. 이러한 만성염증 상태는 대사상의 조절장애를 유발한다. 비만은 유방암과 같은 특정 암의 발생이 높고 예후도 좋지 않다.

운동은 면역감시를 증강시켜서 암의 발생과 전이를 감소시킨다고 생각된다. 단기 혹은 장기적인 운동은 악성흑색종과 림프종에서 세포당 NKCA(자연살해세포 세포살해활성도)을 증가시킨다(Moro-Garcia MA, 2014). 특히 자연살해세포는 초기 암 발생의 초기 감시에 효과적이고 암이 형성되면 그 효과는 적다. 반면에 암이 형성되면 T세포가 더 많은 역할을 한다(Stojanovic A. 2013)

그런데 일부 연구에서 악성흑색종과 전립선암에서는 운동이 위험도를 증가시킨다. 그 이유는 흑색종은 자외선노출과 관계되고, 전립선암은 잠복 암에 대한 검진의 적극성이 관여한다고 생각된다(Moore SC, 2016). 그러나 전립선암과 운동에 관해서는 일치되지 않은 결과를 보인다.

10−5−2 암의 치료와 운동의 효과

운동은 보조면역요법으로서의 역할을 한다. 운동을 통한 면역기전은 T세포가 작용할 부위의 대식세포와 항원제시세포의 침윤, 원시 T세포의 증가와 B세포 기능의 항진이 일어난다. 운동과 자연살해세포와의 관계를 보면 급성운동의 반응은 운동 중이나 운동 직후에 순환 NK세포(대부분 CD56+dim)의 상승을 보인다(Bigley AB, 2015).

■ 항암치료의 효과를 향상시키는 운동

운동은 항암 치료의 독성을 완화시킬 뿐 아니라 표준요법의 능력과 효과를 증대한다. 항암화학요법과 면역치료도 항암제와 면역세포가 종양 내로 들어가기 위해서는 혈액관류가 중요하다. 운동이 항암제치료와 병행할 때 효과가 증대되는데, 반면에 혈관신생억제제와 병용할 때 서로 반대 방향의 치료가 될 수 있다.

■ 방사선치료의 효과를 향상시키는 운동

방사선치료는 충분한 산소를 종양에 공급하여야 방사선 치료에 효과를 낼 수 있는 반응산화족(ROS)의 생성을 촉진하는데, 운동트레이닝은 말초조직에 혈액순환과 산소의 공급에 효과적이다. 운동 중 혈액순환은 교감신경계에 의해서 조절되는데 심박과 혈압의 상승과 혈압의 조절은 적응과정을 거쳐 종양의 혈액관류를 증가시키고 시간이 지나면 혈관신생과 종양 내 혈관화를 증대시킨다. 결국 혈액관류의 촉진은 저산소와 관련된 종양 내 스트레스에 반대되는 작용을 한다. 최근 방사선요법 전에 운동을 하여 치료의 반응을 촉진하는 시도를 하고 있다(McCullough DJ, 2013).

■ 수술요법과 운동요법

대부분의 고형종양의 치료는 수술인데 근치적 종양 절제 수술 전에 운동을 함으로써 신체능력을 향상시키고 수술 후 합병증과 재원기간이 늘어나는 것을 막을 수 있다.

■ 면역요법과 운동요법

최근 운동이 면역세포의 동원과 종양 내의 침윤에 관련이 있어서 이제는 운동이 단순히 건강문제가 아닌 치료방법으로서 면역요법과 같이 시행하는 암치료 방법의 하나로 여겨진다. 면역관문억제제의 사용이 몇몇 암에서 효과가 입증되었는데 종양에 면역세포의 침윤이 많은 경우에 그 반응이 좋다(Spranger S, 2014). 즉 면역관문억제제를 사용하기 전에 운동을 함으로써 T세포, NK세포, 수지상세포 등의 항종양면역세포의 침윤을 보이는 'Hot'종양으로 바꾸고, 종양침윤림프구를 이용한 입양세포치료의 임상반응을 좋게하기 위한 방법으로 운동요법이 활용되고 있다(그림10−3, Olofsson GH, 2020).

[그림10-3] 운동에 의한 종양의 미세환경과 면역세포의 조절

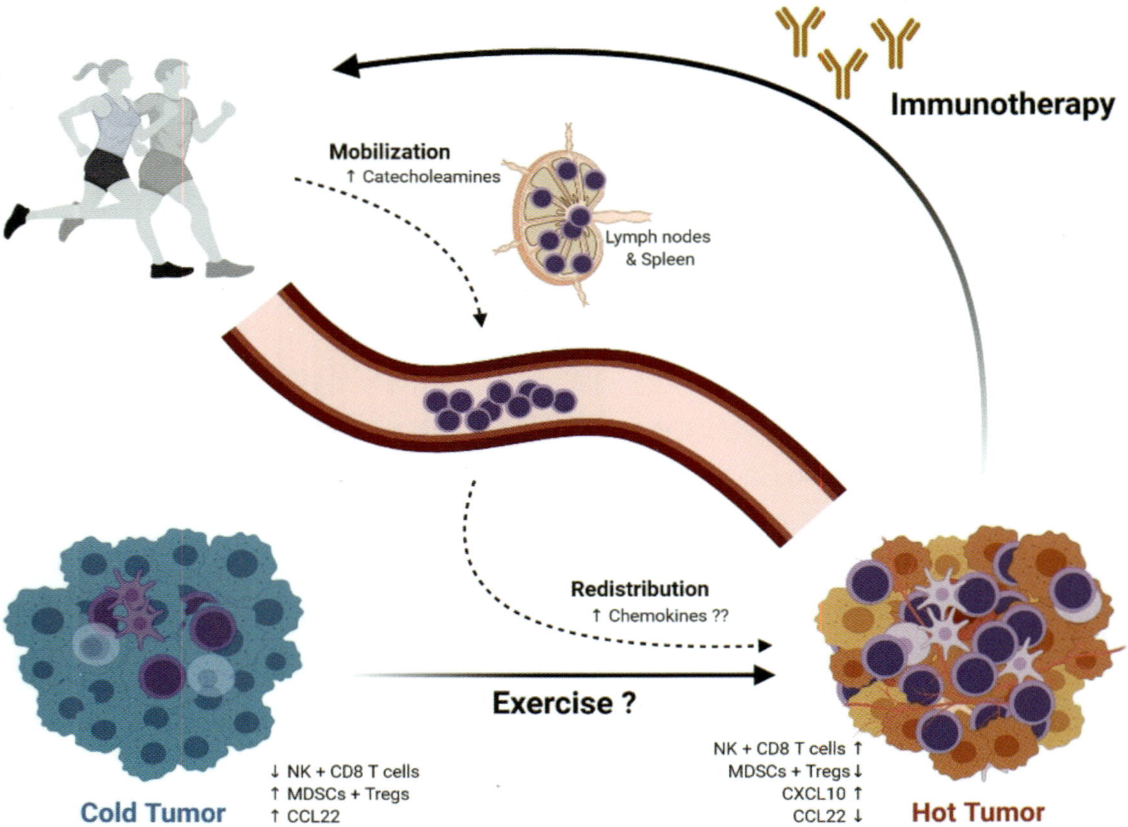

(Olofsson GH, Jensen AWP, Idorn M, Straten P: Exercise Oncology and Immuno-Oncology; A(Future) Dynamic Duo. Int J Mol Sci. 2020 Jun; 21(11): 3816.)

동종 입양세포면역치료에서 공여자를 운동을 시켜서 생물학적인 스트레스 반응을 활성화시킴으로써 백혈구증다증을 촉발하였고, 순화하는 NK세포와 항원특이 T세포의 수를 증가시켰다. 특히 T세포의 사이토카인 생산을 증가시키고, 텔로미어의 길이가 더 길고, 외부자극에 더 민감하게 되었다. 그리고 NK세포의 세포독성이 더 강해졌다(Simpson RH, 2017).

■ 사전재활치료(prerehabilitation)

인플루엔자와 폐렴 백신접종과 암치료의 새로운 항원인 이뮤코텔 백신 투여 전에 운동을 함으로써 백신의 반응을 향상시킬 수 있음을 보고하고 있고, 그 기전은 국소염증과 대식작용과 항원을 제공하는 세포의 침윤을 증가시켜서 T세포 반응을 일으키고, 원시 T세포의 수를 증가시키며, B세포의 기능을 항진시킨다. 하지만 백신 투여 전에 45분 정도의 빨리 걷기나 최대심박수의 55%에서 65%의 운동을 40분 정도 하는 등의 단기간의 낮은 강도의 운동은 노인에서 백신의 효과를 올리는데 실패하였다.

자가 T세포치료에서 T세포를 채취하기 전에 운동을 함으로써 면역세포의 양과 질을 좋게 할 수 있다. 신체활동을 단순히 늘리는 것이 암치료의 부작용을 억제하고 효율을 증대하는 보조적인 방법이고 노화에 의한 면역의 저하에 대항하는 방법이 된다.

암 환자는 치료에 의해서 매우 약해져 있고 병적이어서 필요한 신체적인 운동을 수행하기가 곤란하다. 그래

서 이제는 필요한 정도의 운동처방을 암에 대한 치료를 시작하기 전에 시행하는 사전재활(prehabilitation)을 시행한다. 대장암 환자에서 수술 전 24일 동안 유산소운동과 지구력운동을 시행한 결과 신체기능의 수술 후 회복이 향상됨을 보고하고 있다. 또한 골수이식 환자에서 높은 강도의 운동으로 사망률과 병원 재원기간의 감소를 보고하고 있다. 결국 운동은 면역요법과의 복합요법으로 효과가 있어서 반응율을 높이고 완전관해를 얻을 가능성을 높인다.

10-5-3 암의 예후와 운동

유방암과 대장암 환자에서 습관적으로 운동을 하는 사람은 암의 재발과 생존율의 향상을 보인다(Ballard-Barbash R, 2012). 혈액종양 환자에서 유산소운동을 많이 하는 경우 골수이식 후 생존율의 향상과 폐 독성의 감소, 그리고 재발없이 다른 이유로 사망하는 율을 감소시킬 수 있다(Kelsey CE, 2014). 근육감소증은 영양결핍, 활동이 없는 상태, 염증성질환과 암에서 생기기 쉽다. 직장암에서 수술전 항암방사선 요법을 시행한 환자에서 근육감소증이 없는 군이 근육감소증이 있는 군에 비해서 병리학적인 완전관해율이 21.4%:3%로 높아서 재발이 감소하고 생존율의 상승이 예측된다.

운동은 단기간의 영향으로 생리적으로 혈류를 증가시키고 혈관베드에 팽창 스트레스를 주고, 체온이 상승하며, 교감신경을 활성화시키고, 내분비적으로는 카테콜라민과 운동호르몬의 유리와 마이오카인 분비를 초래하여 종양 내 혈액관류를 증가시키고, 산소공급과 종양 내 대사스트레스와 세포손상 및 ROS생성을 촉진하게 되어 암의 전이를 예방하는 신호경로를 이끌어 낸다. 장기간의 만성 트레이닝으로 적응이 되면 면역기능이 개선되고, 전신염증을 감소시키고 대사적으로 건강을 증진할 뿐 아니라 종양 내 혈액순환, 면역적인 양상과 면역세포의 침윤을 촉진한다(그림10-4, Hojman P, 2018).

암과 면역관계를 보면 운동을 한 환자의 종양에서 T세포, B세포, 수지상세포와 자연살세포 등 면역세포가 더 밀집되어 침윤되어 있는 것을 보여준다. 그리고 운동은 유방암, 대장암과 전립선암에서 암의 재발을 감소시킨다(Ballard-Barbash R, 2012). 특히 운동의 암에 대한 효과는 자연살해세포에 대한 단일클론항체를 사용할 때 없어지는 것으로 봐서 자연살해세포의 영향이 주된 역할을 한다고 생각된다(Pedersen L, 2016).

우리나라에서 운동의 기간과 암특이 사망에 대한 연구 결과 모든 경우의 사망은 약 30%, 암 사망은 23%의 감소를 보였다. 그리고 운동을 하는 남자에서 운동을 하지 않은 경우에 비해서 식도암(HR=0.67), 간암(FR=0.83), 폐암(HR=0.71), 대장암(HR=0.65), 위암(HR=0.62)에서 사망률의 감소를 보였다(Jee Y, 2018).

10-5-4 암의 증상과 치료와 연관된 부작용에 대한 운동 효과

암 환자는 선행 질환, 컨디션 불량과 대사장애 등이 있고, 특히 근육의 소실, 대사의 교란과 우울증이 가장 흔하고 심각한 암과 관련된 증상이며 이들은 환자의 불량한 예후와 관련이 있다(Christensen IF, 2017).

■ 암에 의한 피로와 운동의 효과

암 환자에서 일주일에 3차례 운동하는 프로그램을 한 결과 혈중 8-OdDG치가 감소하고 항산화능이 41% 증가하고 단백산화가 36% 감소하였다. 그래서 암 관련 피로를 감소시킬 수 있었다(Repka CP, 2018).

■ 근육장애와 암 악액질의 예방

암 환자에서의 근육의 소실은 종양에서 유래한 PTHrP와 마이오스타틴과 같은 인자가 순환 혈액으로 분비되고 이들이 근육을 분해함으로써 생긴다(Kir S, 2016). 이러한 암의 효과는 쥐 실험에서 자발적인 휠 운동으로 완전히 없앨 수 있었다.

일반적으로 근육의 소실은 10%를 넘기면 면역력이 장애가 오고 감염이 늘어나게 되며, 20%일 때에는 쇠약과 치유력이 감소한다. 30%의 근육 소실에는 신체적인

[그림10-4] 운동과 암으로부터 보호의 분자기전

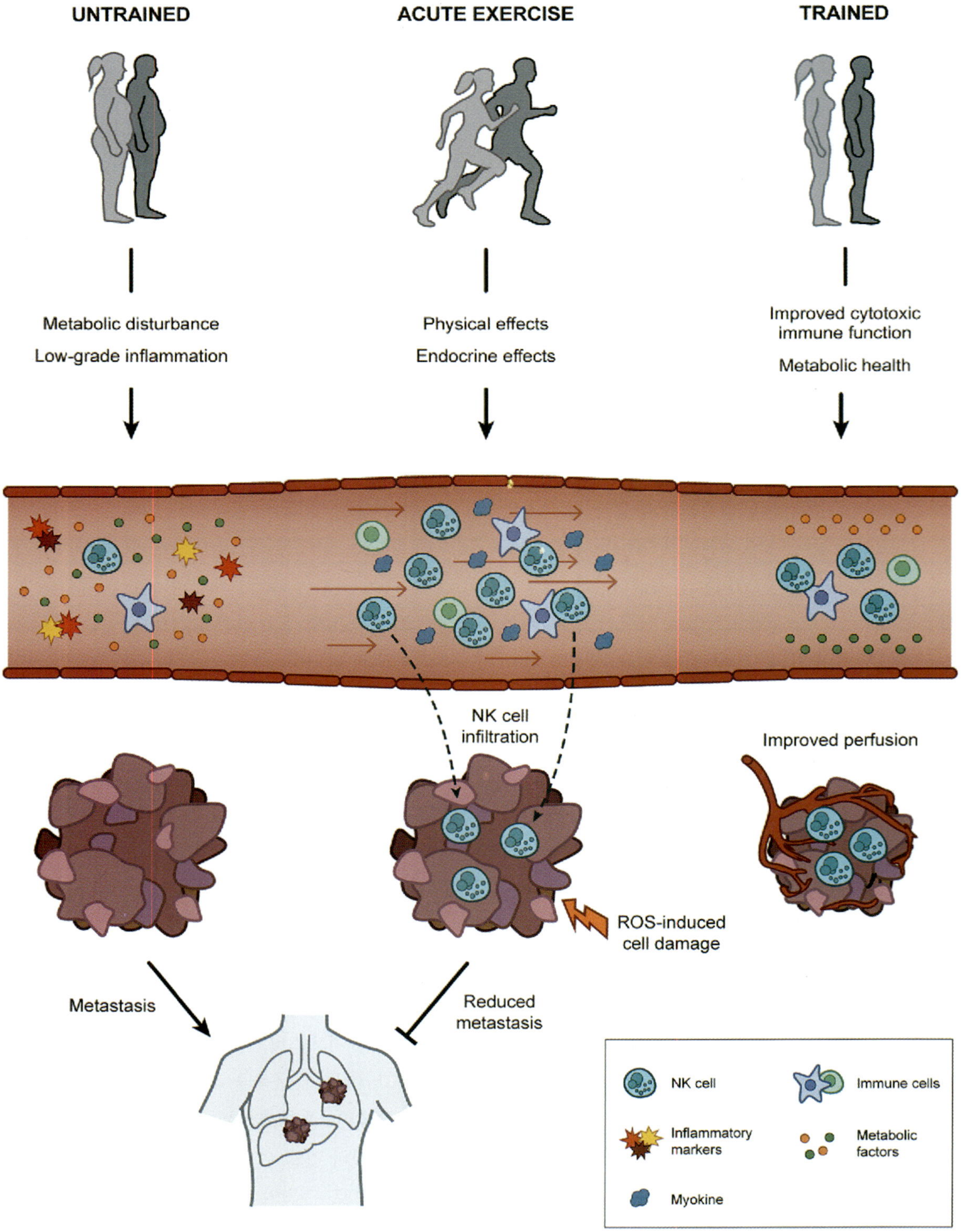

(Hojman P, Gehl J, Christensen JF, Pedersen BK.: Molecular Mechanisms Linking Exercise to Cancer Prevention and Treatment. Cell Metab. 2018 Jan 9;27(1):10-21)

운동 장애를 초래하고 상처가 치유되지 않는다. 그리고 40% 이상의 근육소실을 보일 때는 사망에 이르게 된다.

항암치료에 의해서도 근육소실이 발생하는데 이는 치료에 관련한 식욕부진, 활동부족과 ubiquitin ligases Atrogin-1과 MuRF와 같은 인자들에 의해서 직접적으로 근육단백을 분해하여 생긴다. 운동은 시스플라틴에 의한 근육 소실과 전신적인 염증을 완화할 수 있다. 또한 운동은 식욕조절 호르몬인 그레린(ghrelin)을 유도하여 음식섭취를 정상치까지 회복시킬 수 있다. 또한 전립선암에서 안드로겐 고갈 치료 시 근육의 소실과 지방의 축적을 보이는데 운동은 지방 과다와 인슐린 민감도에 영향을 주어서 이를 완화한다.

■ 운동의 비만, 대사 및 전신염증에 대한 영향

암 환자 중 많은 사람이 항암치료 중에 체중 증가를 보인다. 암의 발생은 전신적인 염증과 성호르몬치와 인슐린신호에 관계되는 인자들과 관계가 있는데, 운동은 항염증 사이토카인의 분비, 병행하는 질환의 회복과 심혈관계의 위험인자들 중 특히 내장지방을 줄임으로써 만성염증의 악순환을 차단하여 암의 발생을 낮춘다. 12-16주 정도의 장기간의 운동은 CRP, TNF-α, IL-6와 다른 친염증인자들의 수치를 감소시켜서 만성염증을 억제한다.

■ 우울증과 인지기능에 대한 운동의 효과

항암치료의 부작용으로 우울증, 불안과 인지장애가 흔한데, 운동 중에서 지구력 트레이닝은 이러한 증상을 완화 시킬 수 있다. 트립토판(tryptophan)대사의 결과 키누레닌(kynurenine)을 생성하는데 이는 뇌혈관장벽을 통과하여 우울증을 유발할 수 있다. 골격근은 키누레닌(kynurenine)을 뇌혈관장벽을 통과할 수 없는 키누레익(kynureic)산으로 만들어서 우울증으로부터 보호할 수 있다. 이러한 대사는 PGC-1α전사인자의 활성도에 달려있는데 이 인자는 지구력트레이닝에 따라서 상승된다(Agudelo LZ, 2014). 혈액암 환자에서 유산소운동으로 우울증을 감소시켰고 암에 의한 고통으로 악화된 피로감에 좋은 효과를 보였다.

암 치료의 결과로서 근육이 약화된 많은 암 환자에서 규칙적인 운동은 근력과 유연성을 유지하는데 도움을 준다. 규칙적인 운동은 긍정적인 심리적 효과를 가지며 생명을 위협하는 암과 불편한 치료를 겪고 있는 환자들의 일반적인 심리적 상태를 향상시킨다. 따라서 규칙적인 신체 운동은 스트레스를 감소시키고 암에 대한 저항성에 긍정적인 효과를 갖고 종양 성장에 대한 면역계의 방어를 증진시킬 수 있다.

■ 운동의 의료비용 효과

운동을 한 환자들은 응급실 내원, 30일 재입원율의 감소와 재원기간의 단축 등을 보여서 암 환자의 건강관리 비용을 절감할 수 있다(Wonders K. 2018).

10-6 암 환자의 운동방법

미국 스포츠의학회에서는 암 환자의 건강을 위해 한 번에 20-60분, 일주일에 3-5회, 자신의 최대 운동능력의 55% 수준의 운동을 권장한다. 심박수를 통한 운동강도의 계산 공식에 따라서 자신이 필요로 하는 운동량이라 할 수 있는 심박수에 도달하도록 운동하여야 한다. 운동 강도에 따른 목표심박수를 계산하고 이러한 목표심박수에 도달하도록 운동한다.

운동시의 목표심박수=〔(220-나이)-안정시 심박수〕×운동강도(%)+안정시 심박수

암 환자의 운동 방법은 빠르게 걷기, 자전거 타기, 계단 오르기, 등산 등의 유산소운동과 근력운동을 병행하여야 한다. 근력운동만을 시행한 암 환자는 암 관련 사망률을 21% 감소시켰으나, 유산소운동과 근력운동을 병행한 암 환자는 암 관련 사망률을 40% 감소시켰다고 한다. 유산소운동은 산화적대사를 주도하여 지근 즉 적색근이 많아지고 오랫동안 피로하지 않게 되고, 백색근은 산화적대사보다는 당분해대사를 주도하고 근육을 수축하고 이완하는 순간적인 힘을 낼 수 있다.

미국 보건 당국의 신체활동 가이드라인은, 한 주에 2.5~5시간을 적당한 강도로 하거나 1.25~2.5시간을 강한 강도로 하는 것이다. 1분간 가만히 앉아 있을 때 들어가는 에너지(1 MET)를 기준으로, 적당한 강도의 활동은 기준량의 3~6배를, 강한 강도의 활동은 6배 이상을 소모할 만큼 빠르게 또는 계속해서 움직이는 것을 말한다(Matthews CE, 2020). 그러나 운동하기 전에 자신의 몸 상태를 확인하고 운동을 시작한다. 현재 치료로 인하여 몸이 지치고 힘든 상황일 경우라면 운동의 강도를 여기에 맞추는 것이 좋다.

10-6-1 운동을 정지해야 할 경우

운동은 많은 장점을 갖고 있으나 운동을 잠시 멈추어야 할 때가 있다. 특히 잠을 제대로 못 잤을 때는 전날 수면 상태를 감안해서 운동량을 결정해야 한다. 운동 못지않게 수면 역시 건강을 결정하는 중요한 요인이기 때문이다. 수면이 부족한 상태에서 운동으로 체력까지 소모하면 스트레스 호르몬인 코르티솔의 수치가 높아지고 체내 염증 수치가 올라간다. 부족한 에너지를 음식으로 채우려는 욕구가 생겨 과식할 우려도 있다.

운동을 하는 도중에도 입안이 마르고 두통이나 현기증이 느껴지는 등의 탈수 증세가 나타날 땐 무조건 운동을 멈춰야 한다. 물만이 아니라 몸이 필요로 하는 영양

[그림10-5] 폐암환자에서 신체생리, 정신적, 생물학적인 효과

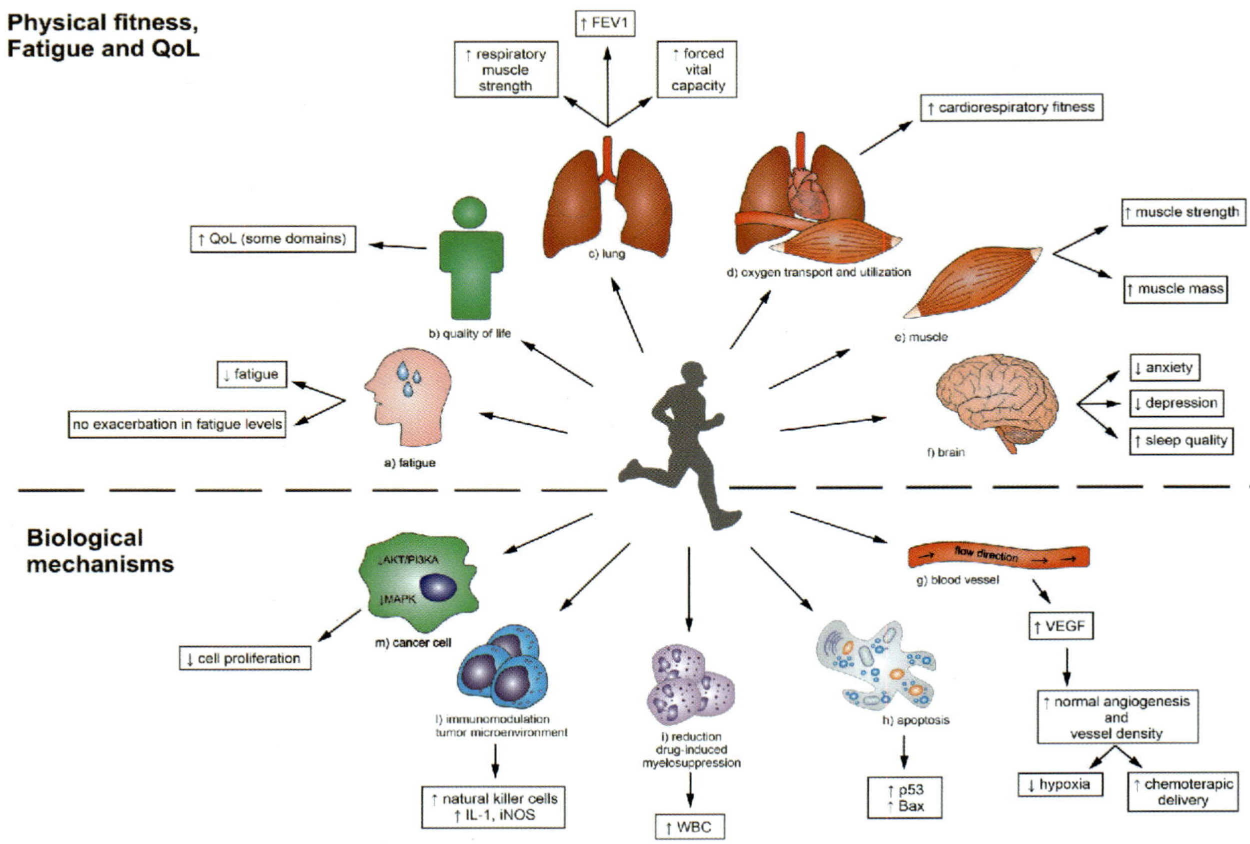

FEV1, forced expiratory volume in one second;

(Avancini A, Sartori G, Gkountakos A, et al.:Physical Activity and Exercise in Lung Cancer Care: Will Promises Be Fulfilled? Oncologist. 2020 Mar;25(3):e555-e569)

성분을 평소 골고루 섭취하는 것 역시 중요하다. 고강도 운동의 중요성이 강조되고 있지만, 고강도 운동 역시 본인의 체력을 고려한 수준에서 강도를 결정해야 한다. 자신의 체력을 넘어선 오버 트레이닝은 면역력의 저하를 가져오고 오히려 암 환자에게 좋지 않은 결과를 나타낼 수 있다.

10-6-2 암의 종류와 암 환자의 개별 맞춤형 운동요법

각 암에 대한 적합한 운동이 있을 것으로 생각되는데 이에 대한 연구나 문헌을 찾기 힘들다. 예를 들면 폐암 환자에서는 나중에 폐의 기능이 소실 될 경우를 대비해서 흉곽과 늑막에 대한 운동을 한다든지, 유방암 환자에서는 방사선치료에 의한 부작용을 감소시키기 위한 상지운동 등이 이에 해당할 것으로 생각된다.

중간 정도의 신체활동과 운동이 에너지와 삶의 질을

[그림10-6] 암환자에서 맞춤형 운동 프로그램

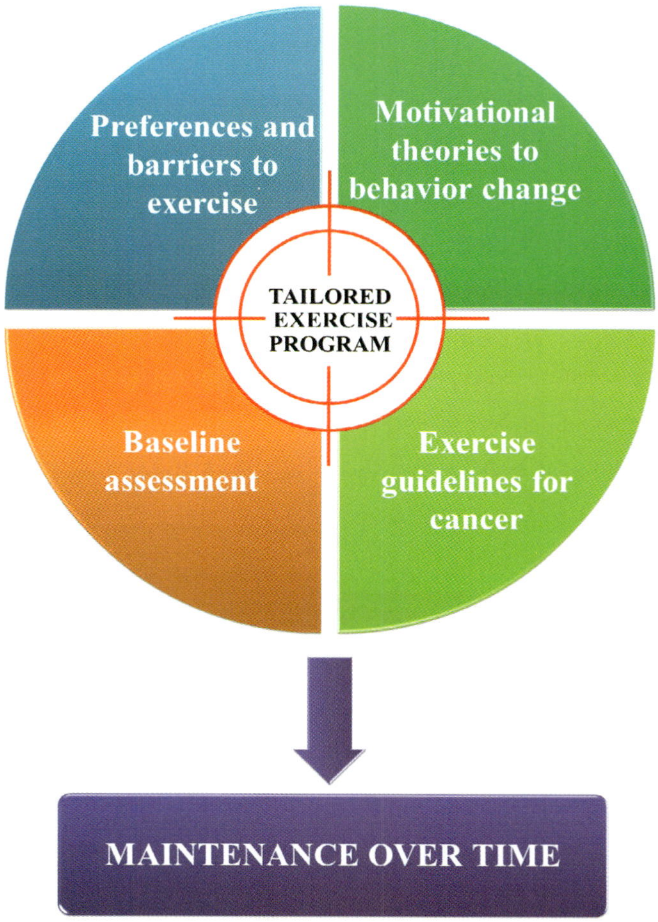

ASO, ASSM(Schimitz KH, 2010,& Rock CL, 2012)
150min moderate or 75min vigorous aerobic /wk
flexibility & strength exercise 2 or 3 times /wk

(Avancini A, Sartori G, Gkountakos A, et al.: Physical Activity and Exercise in Lung Cancer Care: Will Promises Be Fulfilled? Oncologist. 2020 Mar;25(3):e555-e569)

증가시키는 결정적인 역할을 한다. 운동은 건강한 체중의 유지, 산화스트레스의 감소와 면역의 촉진에 많은 도움이 된다.

■ 폐암

폐암 환자는 암과 치료와 관련된 많은 합병증을 겪게 되는데 호흡곤란, 근소실, 통증, 피로감, 식욕의 소실, 신체건강과 폐기능의 장애 등의 합병증을 초래하는데 신체활동과 운동은 피로감, 삶의 질, 심폐기능, 폐기능, 근육량과 강도 및 정신적인 상태를 호전시킨다. 특히 심폐기능과 근육의 증가는 생존에 독립적인 예측인자이다(Avancini A, 2020).

폐암 환자에서 운동의 신체건강, 정신적 및 생물학적인 효과는 잘 알려져 있다(그림10-5, Avancini A, 2020). 폐암 환자에서 수술 후나 약물요법 중에 운동은 안전한데 다양한 운동방법이 개발되었다. 가장 흔한 방법은 일주일에 2회 혹은 3회, 5분에서 120분 정도의 운동 시간을 한 세션으로 하여 저강도, 중간정도 및 고강도 운동을 할 수 있고 환자들은 이에 잘 견딘다. 그러나 대부분 환자들이 활동이 불충분하거나 좌업식의 생활을 하여서 운동프로그램에서 탈락하는 경우가 많은데 그 이유는 암과 관련된 부작용과 더 큰 이유는 흥미와 동기를 잃기 때문이다.

■ 암 환자에 적합한 운동

미국암학회와 스포츠의학회의 암 환자에 대한 권장사항으로는 비활동을 피하고, 정기적인 신체활동을 하기를 권장하는데, 구체적으로는 최소한 매주 150분 동안 중간 정도의 유산소운동을 하거나, 75분의 고강도 유산소운동을 하고, 일주일에 2회 혹은 3회의 유연성과 근육 강화운동을 권장하고 있다(Schimitz KH, 2010, Rock CL, 2012). 그러나 암 환자에서 이러한 목표를 달성하기가 쉽지 않아서 운동프로그램은 환자의 리듬과 신체반응에 따라 유연성을 갖고 시작을 쉽게 하고 점차 천천히 진행할 수 있도록 하여야 한다. 더욱이 환자 간에 신체적, 정신적 상태와 치료와 관련된 부작용 등이 서로 다르므로 이러한 것들을 고려하여야 한다. 극심한 피로감이나 신체적인 제한이 높을 때는 운동프로그램을 시작하는 것은 금기이고, 심폐건강이 좋지 않은 경우에는 저강도로 짧은 시간의 운동을 하는 것이 좋다(그림10-6, Avancini A, 2020).

10-6-3 암 환자에 대한 운동치료의 미래

현재까지는 종양의 내적인자인 교감신경계의 활성화, 카테콜라민 신호와 세포독성면역세포의 유리를 표적으로 할 때는 중간 정도에서 고강도의 지구력운동이 가벼운 운동보다는 나은 것으로 되어있다. 그리고 지구력트레이닝은 암 악액질을 예방하는데 도움이 되는데 이는 환자의 기본 신체건강과 신체기능에 따라 결정해야 한다. 미래에 운동의 효과에 대한 분자기전이 알려지면 적절한 운동의 양, 운동의 강도와 운동의 방식을 처방할 수 있게 될 것이다.

종양에서 저산소와 산성 미세환경과 관련된 산화스트레스는 종양의 공격적인 성상과 암에 의한 피로와 관계가 깊은데, 운동은 이러한 인자들을 제거하여 산화스트레스를 조절하는 비약학적인 방법을 제공한다. 더욱이 운동은 저산소증, 혈관정상화, 대사의 재프로그램 등의 종양의 생리학적인 면과 면역세포의 유리와 같은 작용을 한다(그림10-7, Ashcraft KA, 2019).

운동요법은 진행된 암에서도 암 환자에서 안전성, 가능성과 효과가 인증되고 있는데도 불구하고 현재까지는 임상에서 제한된 역할 만을 하고 있을 뿐이다. 암 환자 뿐 아니라 암 생존자에서도 환자 개개인에 대한 맞춤형 운동프로그램을 통해서 신체적으로 활동적인 생활스타일을 적용하고 유지시켜야 한다(Garcia DO, 2014).

10-6-4 암 환자에 대한 개인 맞춤형 운동치료 처방

개인 맞춤형 운동치료는 우선 암종별로 차별화하여 각 암종에 따른 운동요법을 제시함으로써 환자의 신뢰성을 확보하고 환자의 순응도를 높인다. 예를 들면 유방암

[그림10-7] 운동의 종양의 미세환경과 항종양면역반응의 조절

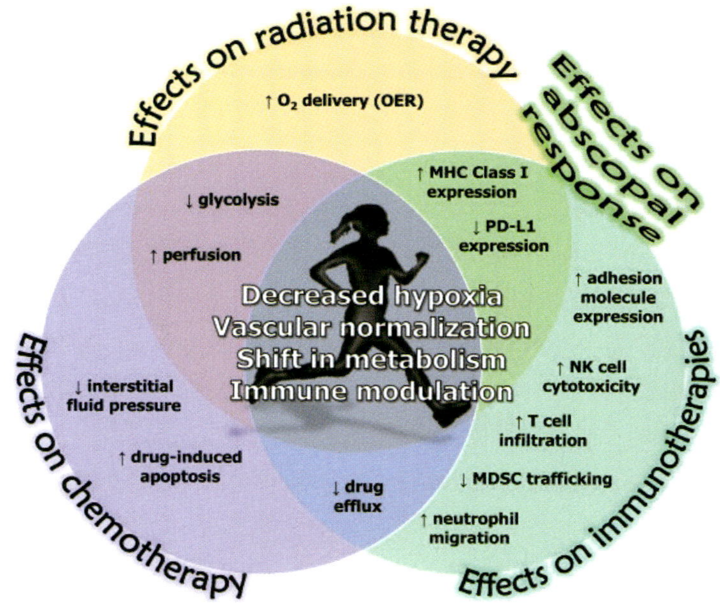

(Ashcraft KA, Warner AB, Jones LW, Dewhirst MW.: Exercise as Adjunct Therapy in Cancer. Semin Radiat Oncol. 2019 Jan;29(1):16-24)

은 상지운동을 하여 림프부종을 억제하거나, 폐암 환자는 흉곽근 운동으로 호흡을 원활히 하여 나중에 발생할 수 있는 호흡부전 등의 합병증을 예방하는 노력을 한다.

그리고 암의 병기와 상태에 따른 개인 맞춤형 운동을 처방한다. 암의 치료 전 즉 진단 시부터 운동을 처방하여 암의 치료에서 좋은 결과를 얻을 수 있는 방안을 마련한다. 수술 후에는 수술 부위에 따른 운동을 처방하고, 항암요법 중이거나 방사선요법 중에는 이러한 치료의 효과를 극대화할 수 있도록 운동을 처방하고, 암의 재발 예방을 위해서 면역의 증강에 도움을 줄 수 있는 운동을 처방한다. 그리고 말기 암 상태에는 악액질을 예방할 수 있는 운동처방을 한다(그림10-8, Hojman P, 2018).

그리고 무엇보다도 연령 및 성별과 환자의 상태에 따라서 운동요법을 차별화하여 환자가 잘 순응할 수 있도록 한다. 그리고 암의 면역에 최적인 O_2Vmax 40-60% 정도의 운동 강도를 갖는 운동 스케쥴을 개발하여 처방하고 지속적인 관찰을 함으로써 운동의 강도와 근력운동, 유산소운동 등을 잘 조합하여 처방하는 것이 좋다. 그리고 명상 등의 심리적인 안정을 위한 요법을 같이 병행하는 것이 좋다.

[그림10-8] 암의 각 단계에 따른 운동의 효과

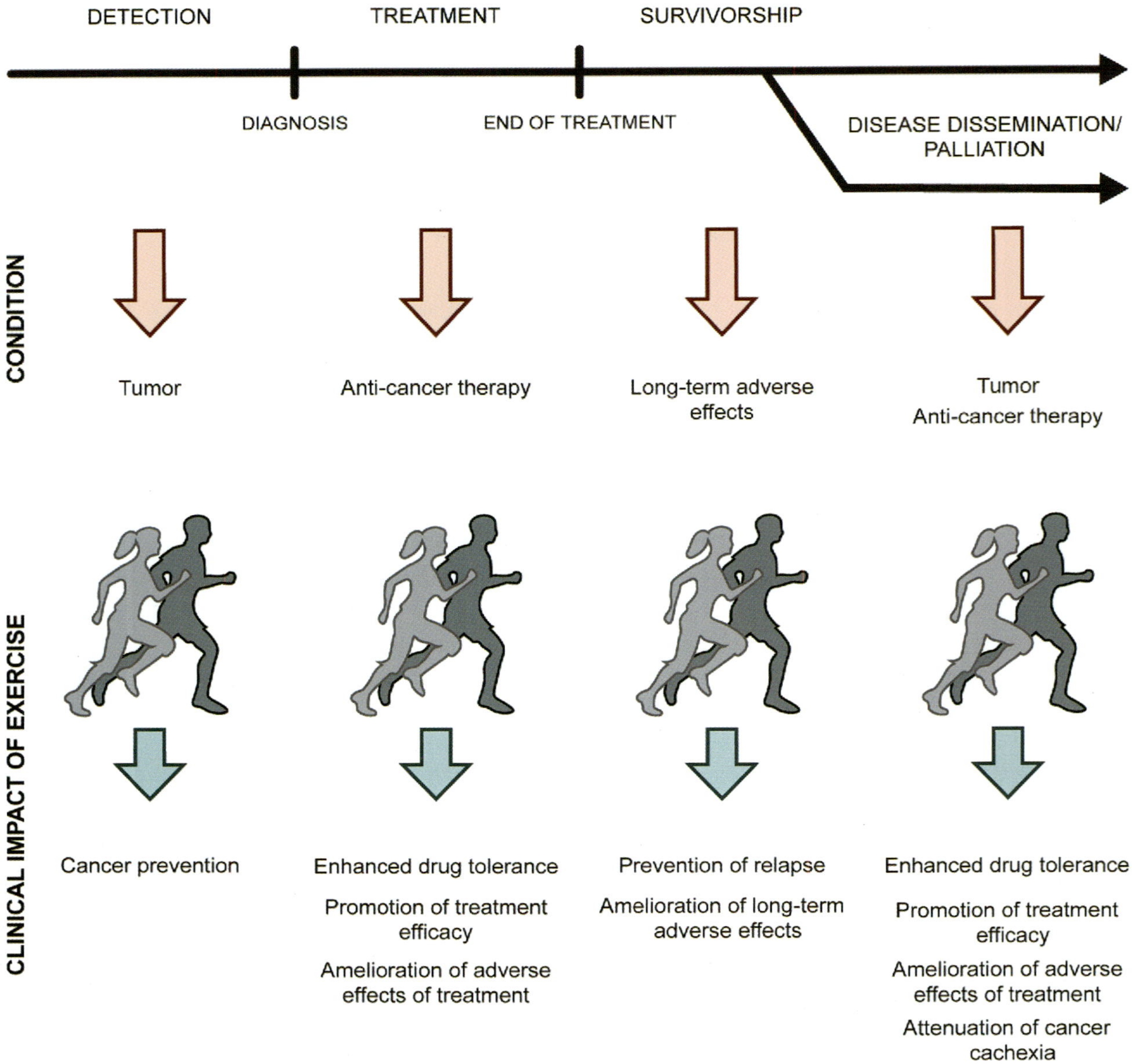

(Hojman P, Gehl J, Christensen JF, Pedersen BK.: Molecular Mechanisms Linking Exercise to Cancer Prevention and Treatment. Cell Metab. 2018 Jan 9;27(1):10-21)

참 고 문 헌

Agudelo LZ. Femenía T. Orhan F. Porsmyr-Palmertz M. Goiny M. Martinez-Redondo V. Correia JC. Izadi M. Bhat M. Schuppe-Koistinen I. et al.: Skeletal muscle PGC-1α1 modulates kynurenine metabolism and mediates resilience to stress-induced depression. Cell. 2014; 159: 33-45

Aoi W. Naito Y. Takagi T. Tanimura Y. Takanami Y. Kawai Y. Sakuma K. Hang LP. Mizushima K. Hirai Y.et al.: A novel myokine, secreted protein acidic and rich in cysteine(SPARC), suppresses colon tumorigenesis via regular exercise. Gut. 2013; 62: 882-889

Arsenis NC. You T. Ogawa EF. Tinsley GM. Zuo L.: Physical activity and telomere length: impact of aging and potential mechanisms of action. Oncotarget. 2017; 8: 45008-45019

Arteaga M, Chavarría A, Morales Montor J.: Immunoneuroendocrine communication network and homeostasis regulation: the use of hormones and neurohormones as immunotherapy. Rev Invest Clin. 2002 Nov-Dec;54(6):542-9

Ashcraft KA, Warner AB, Jones LW, Dewhirst MW.: Exercise as Adjunct Therapy in Cancer. Semin Radiat Oncol. 2019 Jan;29(1):16-24

Avancini A, Sartori G, Gkountakos A, Casali M, Trestini I, Tregnago D, Bria E, Jones LW, Milella M, Lanza M, Pilotto S.:Physical Activity and Exercise in Lung Cancer Care: Will Promises Be Fulfilled? Oncologist. 2020 Mar;25(3):e555-e569

Aveseh M. Nikooie R. Aminaie M.: Exercise-induced changes in tumour LDH-B and MCT1 expression are modulated by oestrogen-related receptor alpha in breast cancer-bearing BALB/c mice. J. Physiol. 2015; 593: 2635-2648

Ballard-Barbash R, Friedenreich CM, Courneya KS, Siddiqi SM, McTiernan A, Alfano CM Physical activity, biomarkers, and disease outcomes in cancer survivors: a systematic review. J Natl Cancer Inst. 2012 Jun 6; 104(11):815-40

Bermon S, Castell LM, Calder PC, Bishop NC, Blomstrand E, Mooren FC, Krüger K, Kavazis AN, Quindry JC, Senchina DS, Nieman DC, et al,: Consensus Statement Immunonutrition and Exercise.. Exerc Immunol Rev. 2017;23:8-50.

Bigley AB, Simpson RJ.: NK cells and exercise: implications for cancer immunotherapy and survivorship. Discov Med. 2015 Jun;19(107):433-45

Christensen JF. Jones LW. Andersen JL. Daugaard G. Rorth M. Hojman P.: Muscle dysfunction in cancer patients. Ann. Oncol. 2014; 25: 947-958

Cullen T, Thomas AW, Webb R, Hughes MG: Interleukin-6 and associated cytokine responses to an acute bout of high-intensity interval exercise: the effect of exercise intensity and volume. Appl Physiol Nutr Metab. 2016 Aug; 41(8):803-8

Dethlefsen C, Pedersen KS, Hojman P: Every exercise bout matters: linking systemic exercise responses to breast cancer control. Breast Cancer Res. Treat. 2017; 162: 399-408

Dimitrov S, Lange T, Born J: Selective mobilization of cytotoxic leukocytes by epinephrine. J Immunol. 2010 Jan 1; 184(1):503-11

Duggal NA, Pollock RD, Lazarus NR, Harridge S, Lord JM.: Major features of immunesenescence, including reduced thymic output, are ameliorated by high levels of physical activity in adulthood. Aging Cell. 2018 Apr;17(2):e12750

Duggal NA, Niemiro G, Harridge SDR, Simpson RJ, Lord JM.: Can physical activity ameliorate immunosenescence and thereby reduce age-related multi-morbidity? Nat Rev Immunol. 2019 Sep;19(9):563-572

Gabriel BM, Hamilton DL, Tremblay AM, Wackerhage H: The Hippo signal transduction network for exercise physiologists. J Appl Physiol. 2016; 120: 1105-1117

Garcia DO, Thomson CA.: Physical activity and cancer survivorship. Nutr Clin Pract. 2014 Dec;29(6):768-79.

Gerez J, Bonfiglio J, Sosa S, Giacomini D, Acuña M, Nagashima AC, Perone MJ, Silberstein S, Renner U, Stalla GK, Arzt E: Molecular transduction mechanisms of cytokine-hormone interactions: role of gp130 cytokines. Exp Physiol. 2007 Sep;92(5):801-6

Hawley JA, Hargreaves M, Joyner MJ, Zierath JR: Integrative biology of exercise. Cell. 2014; 159: 738-749

Higgins KA. Park D. Lee GY. Curran WJ. Deng X.: Exercise-induced lung cancer regression: mechanistic findings from a mouse model. Cancer. 2014; 120: 3302-3310

Hojman P, Gehl J, Christensen JF, Pedersen BK.: Molecular Mechanisms Linking Exercise to Cancer Prevention and Treatment. Cell Metab. 2018 Jan 9;27(1):10-21

Idorn M, Thor Straten P: Exercise and Cancer: From "Healthy" to "Therapeutic"?

Cancer Immunol Immunother 66(5), 667-671, 2017

Jee Y, Kim Y, Jee SH, Ryu M.: Exercise and cancer mortality in Korean men and women: a prospective cohort study. BMC Public Health. 2018 Jun 19;18(1):761

Jones LW, Kwan ML, Weltzien E, Chandarlapaty S, Sternfeld B, Sweeney C, Bernard PS, Castillo A, Habel LA, Kroenke CH, et al.: Exercise and prognosis on the basis of clinicopathologic and molecular features in early-stage breast cancer: the LACE and pathways studies. Cancer Res. 2016; 76: 5415-5422

Kir S. Komaba H. Garcia AP. Economopoulos KP. Liu W. Lanske B. Hodin RA. Spiegelman BM.: PTH/PTHrP receptor mediates cachexia in models of kidney failure and cancer. Cell Metab. 2016; 23: 315-323

Koelwyn GJ, Quail DF, Zhang X, White RM, Jones LW.: Exercise-dependent regulation of the tumour microenvironment. Nat Rev Cancer. 2017 Sep 25;17(10):620-632

Matthews CE, Moore SC, Arem H, Cook MB, Trabert B, Håkansson N, Larsson SC, Wolk A, Gapstur SM, Lynch BM, Milne RL, Freedman ND, Huang WY, Berrington de Gonzalez A, Kitahara CM, Linet MS, Shiroma EJ, Sandin S, Patel AV, Lee IM:Amount and Intensity of Leisure-Time Physical Activity and Lower Cancer Risk. J Clin Oncol. 2020 Mar 1;38(7):686-697.

Marçais A. Cherfils-Vicini J. Viant C. Degouve S. Viel S. Fenis A. Rabilloud J. Mayol K. Tavares A. Bienvenu J. et al.: The metabolic checkpoint kinase mTOR is essential for IL-15 signaling during the development and activation of NK cells. Nat. Immunol. 2014; 15: 749-757

McCullough DJ. Nguyen LM. Siemann DW. Behnke BJ.: Effects of exercise training on tumor hypoxia and vascular function in the rodent preclinical orthotopic prostate cancer model. J. Appl. Physiol. 2013; 115: 1846-1854

Moore SC Lee IM. Weiderpass E, Campbell PT, Sampson JN, Kitahara CM, Keadle SK, Arem H, Berrington de Gonzalez A, Hartge P. et al. : Association of leisure-time physical activity with risk of 26 types of cancer in 1.44 million adults. JAMA Intern. Med. 2016; 176: 816-825

Moro-Garcia MA, Fernandez-Garcia B, Echeverria A, Rodriguez-Alonso M, Suarez-Garcia FM, Solano-Jaurrieta JJ, Lopez-Larrea C, Alonso-Arias R. Frequent participation in high volume exercise throughout life is associated with a more differentiated adaptive immune response. Brain Behav Immun 39:61-74, 2014

Nieman DC: Upper respiratory tract infections and exercise. Thorax. 1995 Dec; 50(12): 1229–1231.

Olofsson GH, Jensen AWP, Idorn M, Straten P: Exercise Oncology and Immuno-Oncology; A(Future) Dynamic Duo. Int J Mol Sci. 2020 Jun; 21(11): 3816.

Pedersen L. Idorn M. Olofsson GH. Lauenborg B. Nookaew I. Hansen RH. Johannesen HH. Becker JC. Pedersen KS. Dethlefsen C. et al.: Voluntary running suppresses tumor growth through epinephrine- and IL-6-dependent NK cell mobilization and redistribution. Cell Metab. 2016;23: 554-562

Repka CP, Hayward R: Effects of an Exercise Intervention on Cancer-Related Fatigue and Its Relationship to Markers of Oxidative Stress. Integr Cancer Ther. 2018 Jun; 17(2):503-510.

Rock CL, Doyle C, Demark-Wahnefried W et al. Nutrition and physical activity guidelines for cancer survivors. CA Cancer J Clin 2012;62:243–274.

Schmitz KH, Courneya KS, Matthews C et al. American College of Sports Medicine roundtable on exercise guidelines for cancer survivors. Med Sci Sports Exerc 2010;42:1409–1426

Simpson RJ, Kunz H, Agha N, Graff R.: Exercise and the Regulation of Immune Functions. Prog Mol Biol Transl Sci. 2015;135:355-80.

Simpson RJ, Bigley AB, Agha N, Hanley PJ, Bollard CM: Mobilizing Immune Cells with Exercise for Cancer Immunotherapy. Exerc Sport Sci Rev. 2017 Jul; 45(3): 163–172.

Spranger S, Koblish HK, Horton B, Scherle PA, Newton R, Gajewski TF : Mechanism of tumor rejection with doublets of CTLA-4, PD-1/PD-L1, or IDO blockade involves restored IL-2 production and proliferation of CD8(+) T cells directly within the tumor microenvironment. J Immunother Cancer. 2014; 2():3

Stojanovic A, Correia MP, Cerwenka A : Shaping of NK cell responses by the tumor microenvironment. Cancer Microenviron. 2013 Aug; 6(2):135-46

Ticinesi A, Lauretani F, Tana C, Nouvenne A, Ridolo E, Meschi T.: Exercise and immune system as modulators of intestinal microbiome: implications for the gut-muscle axis hypothesis. Exerc Immunol Rev. 2019;25:84-95.

Ticinesi A, Lauretani F, Milani C, Nouvenne A, Tana C, Del Rio D, Maggio M, Ventura M, Meschi T.: Aging Gut Microbiota at the Cross-Road between Nutrition, Physical Frailty, and Sarcopenia: Is There a Gut-Muscle Axis? Nutrients. 2017 Nov 30;9(12):1303.

Wonders K. Supervised, individualized exercise programs help mitigate costs during cancer treatment. J Palliat Care Med. 2018;8:4

나재철: 운동면역학, 2002, 대명북스

Gleeson M, Bishio N, Walsh N: Exercise Immunology. Routledge,

11 암의 통합의학적인 치료에 대한 이해

인간의 생명이란 우리가 도달할 수 없는 미지의 세계이고 이를 좌우할 수 있는 사람은 없다. 다만 생명은 신의 영역일 수밖에 없다. 우리는 최선의 치료로 현재의 의학이 도달할 수 있는 가장 먼 곳까지 환자가 갈 수 있도록 도와줄 뿐이다. 니폴레옹이 센트 헬레나 섬에서 피를 토하고 죽을 때 의사는 감홍을 처방하였다. 나중에 부검에서 위암에 의한 출혈로 판명되었는데, 그 당시에 그 증상의 환자에게 할 수 있었던 치료로는 감홍이 가장 최선의 방법이었으리라.

항상 생각하라. 나보다 이 암에 대해 더 많은 지식을 가졌거나 환자의 삶에 대한 지혜를 가진 사람이 또 어디엔가 반드시 있음을. 우리가 할 일은 우리가 할 수 있는 일을 다함으로써 환자를 현재의 과학이 갈 수 있는데 까지 데려가는 것이다. 그리고 새로운 치료방법과 다른 의사가 이 환자를 더 먼 곳까지 데려갈 수 있도록 시간을 버는 것이다.

나는 1985년 이래로 35년간 암에 대해서 의과대학 학생들에게 강의를 했고, 만여 명에 이르는 암 환자를 수술하며 그 환자의 암과 치유에 대해서 고민하였다. 그러나 암세포와 암의 미세환경에 대해서, 그리고 환자의 면역작용에 대해서 공부하면서 암세포를 죽이고 제거하는 방법을 공부하고 있는 나를 암세포가 누가 이기는가 보자고 노려보고 있는 거 같다. 왜냐면 암세포는 암의 치료 방법을 사용되는 수많은 방법들에 대해서 숙지하고, 그것들을 피해갈 수 있는 다양한 생존전략을 구사한다고 생각되기 때문이었다. 그래서 우리는 암의 유전자의 변이나 후생적인 변화, 대사, 그리고 나타나는 한두가지 특징이나 면역계를 회피하는 암에 대한 한두 가지의 치료로는 암을 치료할 수 없다. 우리는 우리의 생명을 위협하는 암과 싸우기 위해서 총동원령을 내려서 아무리 하찮게 생각되는 것이라도 우리가 사용할 수 있는 모든 무기와 우리가 가질 수 있는 새로운 무기들을 알아내서 암을 이겨내야 한다. 물론 그 방법이 과학적이고, 근거에 기반한 치료이어야 한다. 그리고 어떤 치료이든지 환자에게 해가 될 수 있다는 것을 명심하고 환자에게 도움이 될 수 있는 방법을 취사선택하여야 한다.

암 환자의 38%에서 60%는 치료 팀에 이야기하지 않고 대체의학적인 치료를 받고 있다. 그 이유는 환자들은 특정 한약재는 많은 약물과 상호작용을 하고 암의 위험을 증가시키기도 하고, 특정 장기에 독성이 있음에도 환자들은 '자연'은 안전하다는 믿음 때문이다. 암을 치료하는 의사는 최선의 치료를 위해서 통합의학적인 암의 치료 여부를 알아야 하고, 모든 치료방법에 대해서 환자와 의논하여야 한다. 그리고 그 방법이 무엇이든지 고민하고 알려고 노력하여야 한다. 여기에는 내가 그동안 고민하고 알고자 했던 자료들을 정리하였다. 그러나 여기에 기술한 내용이 진리일 수는 없다. 여러분들이 더 연구하고 노력하여 암의 치료에 도움이 되기를 기대하고, 그 과정에서 여러분들에게 조금이라도 도움이 되었으면 한다.

11-1 암의 발생과 치료의 통합의학적 개념

의학사전을 보면 사람에 발생하는 질병은 선천적인 기형, 손상, 기능이상, 감염과 신생물로 나눈다. 그런데 암이란 단순한 신생물이라기 보다는 대사장애, 염증장애 그리고 무엇보다도 면역의 이상으로 생기는 복합적인 질병으로 생각된다. 그래서 암에 대한 검사와 치료가 단순히 현재 나타난 현상을 보고 이를 치료하는 방법으로는 완치되지 않을 것이다. 아직까지 모든 암을 치료하는 하나의 결정적인 방법은 없다. 결국은 여러 가지 방법을 어떻게 적용하고 활용해서 암 환자의 생명을 암으로부터 지켜낼 수 있는지를 고려하는 전략이 중요하다. WHO의 보고에 의하면 2018년에 암 사망자는 960만에 이르고 2025년에는 2,000만 명으로 증가할 것으로 예측하였다. 암의 발생은 복합적이고 다양한 과정을 통해서 유전적인 변이와 후생적인 변화에 의한다. 암의 발생의 원인은 5-10%는 유전된 유전자변이에 의하고, 대부분의 암은 환경과 생활습관에 의한 비정상적인 세포의 발생과 기능의 후생적인 변화에 의한다. 그리고 암 발생의 2/3는 중독, 식이, 운동부족, 과도한 일광 노출이나 감염과 같은 인간의 행동양식에 기인한다.

암이 발생하는 데는 수년이 걸리고 폐암, 대장암, 유방암, 전립선암, 췌장암과 난소암 등의 흔한 상피세포암은 20년 이상이 걸린다. 그리고 이들이 임상적으로 발견이 될 때 암세포는 서로 다른 유전자에서 수백 개의 변이를 보인다(Sporn MB, 2011). 그래서 암의 치료의 적기는 수많은 변이를 보이고 있는 그리고 계속 변이하고 있는 암을 치료하는 것 보다는 암이 발생한 초기에 단일세포일 때 치료하거나 이러한 변이를 되돌릴 수 있으면 한다.

암의 발생은 유전적인 변이보다는 유전자 핵산의 메칠화, 히스톤(histone)의 단백생성 이후의 변화, 염색질 리모델링과 비코드화 RNAs(miRNA와 긴비코드화 RNAs)의 발현 등의 후생적인 기전에 의해서 유전자 발현의 조절이 장애를 초래하여 발생한다. 이러한 후생적인 기전은 유전자 전사의 활성화나 불활성화에 대한 후생학적인 표시를 하는 특정 물질에 부착하고 이러한 물질을 제거하거나 유지하는 특정 단백에 의해 조절된다. 최근 암의 발생에서는 유전적인 기전과 후생적인 기전이 분리되지 않고, 후생적인 기전에 의해서 유전적인 변이가 일어나고, 후생적인 조절인자들의 유전적인 변이는 후생유전자의 변화를 보인다(그림11-1, Timp W, 2013).

암은 여러 가지 정상적인 생리과정이 제대로 작동하지 않아 악성세포가 발생해서 통제할 수 없을 정도로 확산된 것이다. 보통은 인체의 방어기제가 암세포를 자살하게 만들거나 다른 기제를 통해 돌연변이 세포를 제거하는데, 이러한 통제를 상실할 때 암은 발생하게 되고 암이 인체의 여러 가지 기제를 장악해서 실질적으로 종양의 성장과 확산을 촉진하는 환경을 만든다. 이러한 다양한 생리학적인 기제를 통제해서 암의 성장과 확산을 막을 수 있도록 하는 것이 암의 통합의학적인 치료이다.

정통적인 암 치료인 암을 제거하는 수술, 암을 태우는 방사선요법, 암을 독살하려고 하는 항암화학요법, 암의 생존을 위한 특징을 표적으로 하는 표적치료, 그리고 암 숙주의 공격으로부터 회피하게 만드는 기전을 공격하는 면역요법 등이 있다. 암은 우리가 암을 진단하는 정도까지 클 동안에 수백 가지의 서로 다른 변이가 발생하고, 이러한 변이에 의한 종양 내 암세포들이 이질적으로 되기 때문에 한 가지 치료 방법에 반응을 하지 못하도록 하고, 또한 치료 중에도 수시로 이러한 치료를 피하기 위한 변이를 지속하기 때문에 암의 치료가 힘든 이

[그림11-1] 발암과정에서 핵산 메칠화(DNA methylation)의 후생적인 변화

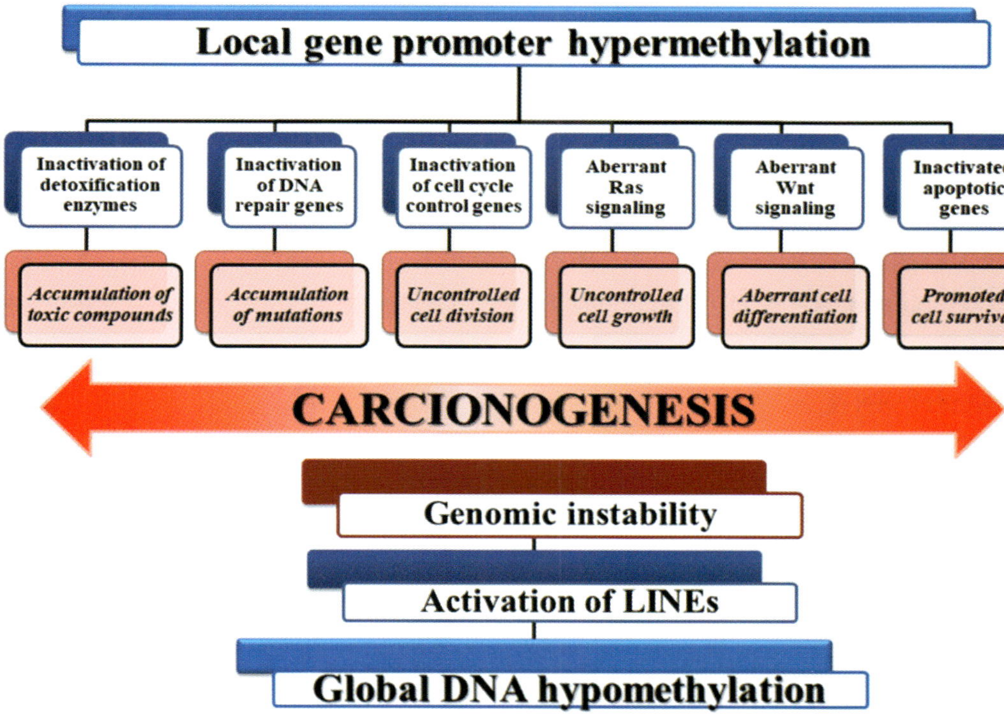

(Timp W, Feinberg AP: Cancer as a dysregulated epigenome allowing cellular growth advantage at the expense of the host. Nat Rev Cancer, 2013, 13:497–510)

유이다. 더군다나 정상적인 세포들의 다양한 생존 기전과 면역회피 기전을 이용하여 암의 치료와 숙주의 공격을 피하기 때문이라고 생각한다.

암세포는 이러한 정통적인 표준치료들이 표적으로 하는 유일한 타겟을 보여주지 않는다. 그래서 단일 탄환으로는 치료하기가 힘들고 여러 가지 특징을 표적으로 하는 다양한 무기들을 사용하여야 그 환자에서 암 치유라는 고지를 점령할 수 있다.

우리는 암의 악성도를 말할 때나 치료 방법의 효과를 이야기할 때 통계를 동원한다. 5년 생존율이 몇 퍼센트라든지 생존기간이 얼마라는 식의 비교 등이다. 그러나 이러한 통계는 집단에 해당되는 말이지 개개인의 암과 투병하고 있는 환자에 대한 이야기는 아니다. 당신이 현재 싸우고 있는 암은 당신의 개인적인 암이다. 물론 앞으로 이러한 통합적인 암 치료의 결과에 대한 객관적인 비교연구가 필요하고 그런 다음에 행하여 져야 한다. 그러나 결과가 없더라도 꼭 그것을 무시하거나 배척할 필요는 없다.

11-2 암의 진행과 치료의 통합의학적 개념

암은 우리가 진단한 상태에 이를 때까지 생존하였기 때문에 암 자체가 이질적이어서 많은 암에서는 암이 진행되고 전이의 가능성이 있다. 암은 수술, 방사선요법, 항암화학요법, 표적요법과 면역요법 등의 정통적인 표준치료를 하게 된다. 그러나 이러한 치료 후에도 암 환자의 약 절반 이상에서는 우리들이 통상적인 진단 방법으로 발견할 수 없는 일부 잔여 암세포가 남아있을 가능성이 있다. 또한 암이 제거 되었다고 하더라도 인체의 다른 부분으로 미세전이가 생겨서 자리 잡고 있을 가능성이 있다.

암은 통상적인 치료 후 탐지할 수 있는 암이 소실된

후에도 남아있는 암세포가 다시 자라게 되는 재발의 약 80%는 2년 이내에, 그리고 5년 이내에 약 95%의 암이 재발한다. 이 암의 재발은 정통적인 표준치료에도 불구하고 남아 있는 암세포가 다시 성장하게 되는 것이다. 그래서 통상적인 암치료 외에도 다양한 방법의 통합적인 암의 치료가 필요한 것이다.

암은 인체의 모든 기제를 활용하여 증식과 확산을 하는데, 화학물질을 분비하여 혈전을 일으키거나, 인체의 탄수화물과 지방 및 단백질의 신진대사를 왜곡시켜서 영양소의 탈취로 식욕저하와 체중저하 만성 피로 등을 일으킨다. 그리고 인체의 호르몬 수치를 변화시켜서 우울증과 체중증가, 혹은 몸무게의 상실과 골격근의 상실을 유발할 수 있으며 심리적인 고통과 우울증 혹은 절망감이 암 환자들의 재발률 및 조기 사망률에 영향을 미친다. 이러한 암의 부수적인 영향까지 치료하고 관리하는 것이 통합의학적인 암의 치료방법이다.

11-3 통합암의학(Integrative Oncology)

암은 세계적으로 매년 1,410만 명이 암에 걸리고 사망은 820만 명에 이른다. 최근 20여 년간 암의 치료방법은 많은 향상을 보였으나 그 치료의 부작용이 매우 심한 상태이다. 암치료 전략에서 새로운 패러다임이 필요한 것은 암의 완치율이 크게 나아지고 있지 않기 때문이다.

정통적인 암치료인 수술요법은 조기 암에 유용한데 진행되거나 재발한 경우에 그 한계가 있고, 방사선요법의 경우 항암요법을 병합한다고 하더라도 완치율은 10-12% 정도에 이르며, 항암요법이나 호르몬 요법, 그리고 표적치료의 완치율은 생식기암이나 림프종과 같은 혈액성 종양에서는 완치율에서 상승을 보이나 전이된 고형 종양에서의 완치율은 5% 미만이다. 그리고 암의 성장과정과 진행에 관여하는 경로들을 억제하는 분자표적치료제도 암의 수많은 변이와 진행과정 중의 하나를 차단함으로써 암의 완치효과를 얻기는 어렵다.

특히 암세포는 암세포의 생존친화적인(pro-survival)경로와 핵산보수효소의 조절되지 않는 활성화, p53과 같은 종양억제인자의 변이나 불활성화, 해독하는 단백의 증가, 이동펌프(transporter pump)를 통한 약물의 방출, 면역관용과 비정상적인 혈관신생 등과 같은 많은 분자기전에 의해서 내적인 내성을 갖고 있든지 또는 내성을 획득하게 된다.

항암화학요법, 방사선요법과 표적치료를 하여도 종양이 검사 상 발견하지는 못하더라도 눈에 보이지 않는 수많은 암세포가 남게 되고 이들이 나중에 재발이나 전이를 유발하기 때문에 현대의학적인 정통치료에 보완대체의학적인 지식을 결합시키는 통합적인 암 치료가 필요하게 된다. 결국 암치료는 현재까지의 정통 암치료의 부족한 부분을 보완할 수 있는 치료방법이 필요하고 여기에 삶을 몇 달 추가하는 것에서 삶의 질을 좋게 함으로써 환자들의 의미 있는 삶을 지속하도록 하여야 한다.

미국 통합암학회(The Society for Integrative Oncology)는 "근거중심의 통합적인 의학을 어떻게 암의 치료에 적용시킬지에 헌신하는 다학제적인 전문적 학회이다". 즉 암 환자의 치료를 위해서 과학적으로 증명된 통합의학적인 방법들을 암 환자의 치료에 적용하는 다학적인 전문가들의 모임이고 이러한 방법들이 통합암치료의 근간이다.

미국 NCI에 지정된 45개의 보완 암센터의 흔한 통합의학적인 치료는 운동(97.8%), 침술(88.9%), 명상(88.9%), 요가(86.7%), 마사지(84.4%), 음악치료(82.2%)이고, 여기에서 제공하는 정보에는 영양(95.6%), 식이보조물(93.3%), 한약(88.9%) 등이 있다(Yun H, 2017).

11-3-1 암치료에서 통합의학은 무엇인가?

암치료에서 보완의학(complementary medicine)은 자연치유, 생물학, 면역학, 물리적 및 심리학 등의 주된 치료방법이 아닌 방법으로 정통의학과 함께 시행하는 것이고, 대체의학(alternative medicine)은 정통의학의 방법이

전혀 없을 때 가능성이 있는 방법이거나 최소한 삶의 질을 향상 시키리라고 예상될 때 정통의학 대신에 적용하는 것이고, 통합의학(Integrative Medicine)은 정통의학의 방법과 보완, 대체의학의 방법을 통합하여 치료하는 것이다. 환자 개개인의 임상적, 심리학적, 생화학적, 분자적인 특성에 맞추어 특별히 계획된 혁신적인 시술과 치료법을 통해 단순히 암만이 아니고 전인적인 치료를 하는 것이다(Block KI, 2015).

1999년 미국에서는 성인 암 환자의 25에서 87%가 통합의학적인 치료를 받고 있는데 지정학적인 위치나 암의 종류에 따라 다양하며 점차 증가하고 있다. 최근에는 보완대체의학보다는 통합의학으로 용어가 대체되고 있다. 이는 전통적인 치료에 보완의학적인 시도들을 같이 환자의 진료에 포함시키는 것으로 더욱 복합적이고 환자 중심적인 치료를 의미한다. 통합의학적인 의학은 점자 전통적인 치료방법과 보완의학적인 방법을 통합하여 전인적인 치료로 환자의 안녕, 삶의 질과 환자의 자발적인 참여의 한 방법으로 이용되고 있다.

11-3-2 통합암 치료의 목표

통합암치료의 모델은 통합적이고, 환자 개인 맞춤형이고, 근거중심적이며 안전하여야 한다. 전통적인 암의 치료 모델은 수술, 방사선치료와 항암화학요법이고 통합의학적인 암치료는 침, 요가, 명상, 식이, 운동과 다른 방법들을 포함하는 다학제적인 방법을 동원한다(그림 11-2, DeVita VT, 2019). 이러한 치료는 암 환자의 전체적인 건강, 삶의 질과 웰빙을 향상시키는 좋은 방법이 될 것이다.

통합암치료의 목적은 정통적인 항암치료들의 반응을 상승시키고 순응도를 증대하며, 종양파괴 치료의 부작

[그림11-2] MD Anderson 암센터의 통합암치료요법

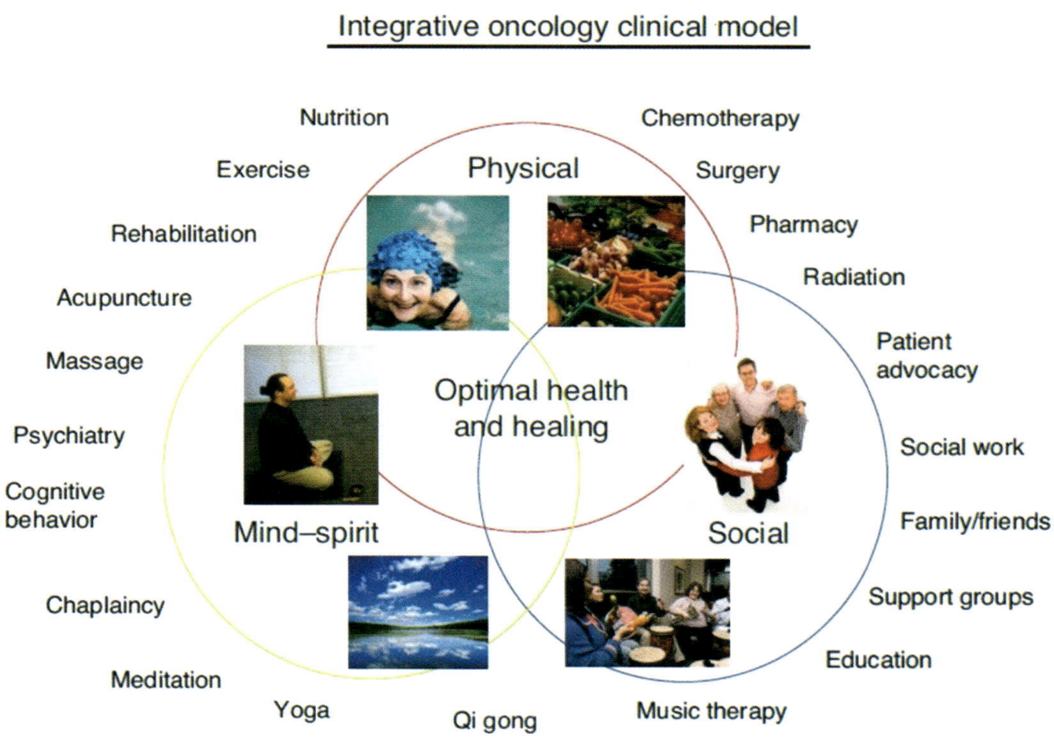

(DeVita VT, Lawrence TS, Rosenberg SA: DeVita, Hellman, and Rosenberg's Cancer. Principles and Practice of Oncology. 11th ed. p3966, 2019 Wolters Kluwer9)

용을 감소시키며, 감염성 질환의 위험을 감소, 심리적인 지지와 재발 및 전이의 위험의 예방과 삶의 질을 향상시키는데 있다. 통합의학적인 암치료는 통증, 불안, 불면, 치료와 관련되거나 예측성 오심, 작열감을 감소시키고 무드를 향상시키는 역할을 한다(Eikins G, 2010).

암치료의 통합의학적인 세 가지 패러다임은 1) 암의 예방, 2) 암의 치료와 3) 암과 정통적인 치료와 동반하는 부작용의 완화에 있다(Molassiotis A, 2006). 암의 통합의학적인 접근방법은 정통치료의 부작용의 치료, 정통치료의 보조요법으로서의 암치료 방법, 정통치료 후의 유지요법, 정통치료를 대신하는 대체의학적 치료로서 활용된다.

통합의학의 치료와 그 방법은 1) 비타민, 미량원소 등의 결핍을 보충하고, 2) 암의 재발을 예방하는데, 비타민 C, 비타민 D, 셀레늄(selenium), 녹차, 미술토, 동종요법(homeopathy), 식이요법 등을 활용하고, 3) 부작용의 치료로 미슬토, 동종요법, 침술, 한약 등을 활용하고, 4) 암 통증의 치료로 침술 등을 활용한다(Hubner J, 2013).

암의 통합의학적 목표는 암세포를 파괴하고, 스트레스 강도를 줄이고, 면역계를 활성화하고, 염증을 감소하고, 대사작용을 촉진하며, 중독을 치료한다. 통합의학적 치료의 시기는 "빠르면 빠를수록 좋다. 가장 좋은 시기는 진단을 받고 바로 시작해야 한다"

11-3-3 보완의학적이고 생물학적인 암 치료 방법

통합의학적 암치료는 몇 가지 원칙이 있는데, 이는 포괄적이고, 각 개인에 따라 다르고, 근거 중심이고 안전에 관해서 고려해야 한다. 이러한 통합의학적 치료의 카테고리에 들어가는 것은 전체의료 시스템으로는 전통중국의료, 아유르베다 치료가 있고, 생물학적인 기반의 치료에는 한약, 보조제와 특정 식이방법 등이 해당되고, 마음신체요법에는 명상, 기도, 요가 등이 있다. 신체 조절에 의한 치료는 카이로프로틱, 마사지, 에너지치료는 기공, 기치료, 자기장치료가 있다(DeVita VT, 2019).

통합의학에서 사용하는 보완의학적이고 생물학적인 암 치료 방법은 첫째, 면역요법으로는 겨우살이 추출물, 흉선팹티드, 사이토카인, 단클론항체, 유전자요법, 무기질 및 미량원소, 아미노산 팹티드 효소, 심리운동요법, 특수면역요법 등이 있고, 분자교정요법은 마그네슘, 셀레늄, 칼슘 등의 보충, 둘째, 분화치료, 셋째, 온열요법, 넷째, 영양요법으로 영양보충과 식이요법, 다섯째, 물리치료와 여섯째, 운동요법(스포츠, 이완, 운동), 일곱째, 중재적치료, 여덟째, 심리치료와 아홉째, 식물요법, 장기추출물치료, 한약 등이 있다.

그중에서 Block 암센터의 암을 극복하는 프로그램을 소개하면 다음과 같다(Block KI, 2015).

1. 생활양식의 개선

생활양식을 저지방과 채소 위주의 식이요법, 유산소운동과 유연성, 근력운동, 스트레스 완화 활동 등의 건강의 기본요소와 암의 상태와 관계없이 생활습관들을 실천에 옮기는 것이 필수적이다. 그리고 식이요법, 운동요법과 긴장이완요법 등을 시행한다.

근육의 소실은 암 환자에서 삶의 질을 감소시키고, 치료를 지연시키며, 수명을 단축시키는데 신체활동 스케쥴은 이러한 근육의 소실을 예방할 수 있다.

지방섭취를 24% 줄이면 암의 재발율을 낮춘다(Chlebowski RT, 2006). 과일과 채소의 섭취를 증가시키고 지방섭취를 줄이면서 운동을 하면 유방암의 생존의 증가가 50%에 이른다. 그리고 수술 전 항암화학요법 중에 비만인 유방암 환자의 경우에 생존의 감소를 보인다.

2. 항암 생명활동(Biology)의 지원

종양을 키우는 생화학적인 환경을 방치하면 회복력이 낮아지기 때문에 내적인 산화작용과 염증의 정도, 면역상태 여러 수준의 성장신호를 암의 성장과 확산을 지지하는 상태를 항암생명활동으로 바꾸는 것이다.

그리고 특정 식물화학물질은 암 신호경로로 알려진 분자표적에 약물학적인 효과를 보인다. 산화손상 대처에는 식물성 생리활성화물질(phytochemical)의 섭취를 위한 채소 과일즙을 권유하고, 코티솔 분비의 정상화를 위한 가시오카피 섭취, 정상적인 인슐린의 분비를 위한 타우린 복용과 대체요법으로 인삼과 황기(astragulus)를 섭취한다.

3. 암의 치료향상 방법

수술과 항암화학요법, 방사선 치료, 분자표적요법과 면역요법 등의 표준요법과 더불어 미국식품의약국의 인가를 받지 않았더라도 검증된 약품의 사용, 식습관과 보충제, 건강 식이요법, 마음 정신 치료법 등의 자연의학을 사용하여 정통치료를 보완해 주고 유독성을 최소화하여 부작용을 약화시키며 그 효과를 증대시키는 치료방법이다.

정신사회적인 웰빙 즉 심신연결은 전인적인 암치료로 중요한 통합의학적인 암요법의 방법이다. 암 환자의 스트레스는 중대한 정신적인 그리고 행동적인 장애를 가져오는데 식이섭취의 불량, 운동의 결핍, 약물 오남용 등의 건강장애 행동을 하고, 불면과 삶의 질의 저하를 가져온다. 스트레스는 많은 면역지표의 장애를 초래하는데, 스트레스는 암의 진행, 치료, 회복, 재발과 생존에 많은 영향을 준다(Spiegel D, 2007). 그리고 방사선치료 중과 후에 무드의 개선과 삶의 질의 향상을 보인다(Guo Z, 2013).

11-3-4 영양요법

적절한 영양의 공급과 항산화제의 사용으로 화학요법, 방사선요법 등의 항암요법의 치료효과를 상승시키고 정상세포의 손상을 최소화하고자 하는 방법이다.

1. 영양보충요법

1) 제니스타인(genistein): 콩추출 단백질로 암세포의 분열억제(타이로신 키나아제 억제와 싸이미딘의 세포내로의 이동을 억제, 신생혈관 억제, 에스트로겐 수용체의 억제
2) 이소플라본(isoflavon): 콩 추출 단백질
3) 레티노이드, 칼시트리올-비타민 D 유도체로서 세포분화유도 및 신생혈관 억제

2. 물의 섭취

1) pH 6.5의 불소가 함유되지 않은 약산성의 천연수나 정수된 물을 섭취
2) 암 환자는 일반인에 비해서 더 많은 물의 섭취가 권장된다.

3. 산소공급과 암

1) 신선한 공기, 심호흡으로 산소의 공급
2) 유산소 운동
3) 영양이 풍부한 음식과 소식
4) 혈관정화-저지방식물성 식단, 운동, 금연, 명상
5) 항산화제
6) 매연, 담배연기, 가스불꽃 등의 일산화탄소는 금한다.

4. 암과 비타민

1) 지용성 비타민(비타민 A, D, E, K)

비타민 A와 베타 카로텐은 발암유도와 종양의 증식을 억제하고 종양의 퇴행을 촉진한다. 음식으로는 생선간유, 간, 녹황색채소, 달걀, 유제품이 있다.

▷**비타민 D(칼시페롤)**: 칼시트리올이 유도되어 암세포의 성장을 억제와 정상 세포로의 분화를 촉진한다. 음식으로는 생선간유, 간, 참치, 연어, 달걀노른자를 섭취하고 하루 30분 햇빛에 노출한다.

▷**비타민 E(토코페롤)**: 지방세포의 산화제로부터 보호하는 항산화제인데, 음식으로는 곡류, 엿기름, 땅콩, 개암나무 열매, 아몬드에 풍부하다.

2) 수용성 비타민

가. 비타민 C

(1) 흉선과 림프절의 면역조직을 활성화하여 각종

암을 예방하고 치료효과를 갖는다.

(2) 중금속의 해독(납, 수은, 카드뮴, 구리)

나. 바이오플라보노이드(비타민 P)

바이오 플라보노이드의 일종인 퀘르세틴이 암 환자의 항암효과가 높다.

다. 비타민 B

암 환자에서 흡수장애가 있으므로 다량을 섭취하는 것이 좋다.

라. 글루타치온(glutathione)

항산화제로 암의 발생과 성장을 억제

마. 알파리포익산(alpha lipoic acid)

암 환자에서 다량 섭취

3) 비타민과 미네랄 요법

암 예방을 위한 비타민과 미네랄의 하루 권장량

비타민 C: 12gm, B3: 1.5–3gm, 비타민 A: 25,000–50,000IU, 베타카로틴: 30,000–60,000IU, 비타민 E: 800IU, 비타민 B 복합체: 50s(mg), 아연: 30–50mg, 마그네슘: 500mg, 셀레늄: 400–500㎍

4) 암 환자에서 비타민과 미네랄 요법의 장점은 방사선 치료와 항암제 치료에 잘 견딜 수 있게 하고, 면역기능을 높인다. 그리고 항증식인자를 공급한다.

■ 영양과 암 면역

영양은 면역을 담당하는 세포의 활성화에 영향을 주어서 면역반응을 조절한다. 영양실조에 의한 면역기능이 저하된 경우에는 암과 관계되는 세포매개 면역이 떨어진다. 그래서 면역체계를 유지하기 위해서는 영양소가 매우 중요하다. 인체의 면역기능은 영양실조와 과체중에서 면역기능의 저하를 보인다.

인체의 면역기능을 향상시킬 수 있는 물질로는 셀레늄, 아연, 프로바이오틱스, 마늘의 황, 글루타민, 아르기닌 등의 영양소가 있다.

■ 건강한 면역체계를 위한 음식

- **포화지방 섭취감소:** T세포의 기능저하를 일으키는 LDL 콜레스테롤, 오메가6 지방산 줄이기
- **카제인 섭취감소:** 우유속의 카제인 섭취 줄이기
- **철분섭취 줄이기:** 철분은 Treg의 활성을 증가시키기 때문에 줄인다.
- **고섬유소, 저지방 식품먹기:** 통곡류, 콩과식품, 채소 과일, 어유가 많은 식이섭취

11-3-5 분자교정요법(Orthomolecular Therapy)

■ **종류:** 미네랄(아연: 30–50mg, 마그네슘: 500mg, 셀레늄: 400–500㎍, 리큠), 미량원소, 비타민, 아미노산, 지방산, 이차적인 식물추출물, 효소 등을 사용한다.

■ 셀레늄 Selenium

- **성분:** 아셀레늄산 나트륨(Selenase)
- **투여방법:** 경구투여
- **용량:** 예방적 치료로 하루 50–100㎍, 수술 1시간 전, 수술 중, 수술 후 1,000㎍, 림프부종 시 하루 500–1,000㎍를 사용하고, 항암화학요법 시에는 약물 주입 1시간 전 1,000㎍, 치료 없는 날 하루 500㎍을 사용한다. 방사선치료 중에는 방사선치료 1시간 전 1,000㎍, 치료 없는 날 하루 500㎍을 사용하고, 회복기 치료에는 하루 2,000㎍을 사용한다.

• **작용기전:** 셀레늄은 라디칼(radical) 포획자, 면역자극제, 항종양 물질의 역할을 한다.

첫째, 셀레늄은 인체에서 가장 강력한 항산화제이며 해독제인 글루타티온을 생성하고 활성화시킨다. 정상세포에서 글루타티온(GSH)은 글루타티온 과산화효소(glutathione peroxidase)에 의해서 glutatione disulfide(GSSG)로 산화되면서 유리기를 감소시키는데, 이때 셀레늄이 필요하다. 또한 산화된 글루타티온이 환원되기 위해서 글루타티온 환원효소(glutathione reductase)가 필요하고 비타민 B1, B2와 라이포산이 필요하다. 이 글루타티온은 활성산소를 없애주고 세포막은 안정화시키고, 미토콘드리아에서 산화환원 반응을 조절하고 단백질, 핵산 합성, 세포성장을 조절하고 면역에도 관여한다.

암세포에는 항산화효소인 글루타티온이 정상세포에 비해서 더 많이 존재한다. 그래서 암세포보다 정상세포가 더 쉽게 산화적 손상을 입게 되며, 항암화학요법 등의 집중 치료를 통해 암세포에 더 많은 글루타티온이 축적되어 집중치료의 내성을 유발하기 때문에 암세포 속의 글루타치온의 함량을 낮추는 것이 암세포의 성장을 억제하는 길일 것이다. 셀레늄은 글루타티온 분자 2개와 결합하여 셀레노글루타티온(selenodiglutathione: SDG)을 만든 결과 암세포 내부의 항산화 기전인 글루타티온이 없어지게 된다. 결국 SDG로 인해 항산화작용이 없어져서 SDG이 의해 발생한 활성산소(ROS)에 의해 DNA가 손상된다.

둘째, 고용량의 아셀렌산나트륨이 암세포에 선택적으로 항암작용을 한다. 그 기전은 암세포 외부에서 시스테인(6 Cys-SH)이 시스틴(3 Cys-S-S-Cys)으로 산화되면 이에 따라서 셀레나이트(SeO)가 가벼운 분자량을 가진 세레나이드(HSe)로 환원되어 쉽게 암세포 내로 흡수되고 암세포 내의 세레나이드의 농도가 높게 된다. 그래서 정상세포에 비해서 암세포에서 10-13배의 농도로 분포한다. 암세포의 수용체인 X-cystine transporter가 글루타티온의 생성에 필요한 시스틴을 암세포 내로 끌어들인다. 암세포 내부로 들어온 시스틴은 산화환원계에 의해 시스테인으로 환원되고 다약제저항단백(MRP: multidrug resistance protein)에 의해 다시 세포 밖으로 배출된다. 암세포 특히 약제에 내성이 있는 암세포는 X-cystine transporter와 다약제저항단백(MRP)이 과도하게 발현되어 있어서 스스로를 지키기 위한 산화환원계가 활성화 되어 있어서 항산화력이 강해지게 되는 것이다. 고농도의 셀레늄과 글루타티온이 반응해서 셀레노글루타티온(selenodiglutathione, SDG)가 발생하는데 이 SDG는 셀레나이트에 비해 독성이 강하고 단백질 합성의 강력한 억제제이다. SDG는 가장 강력하게 세포성장을 억제하는 셀레늄 화합물로서 세포자연사를 유도하고, 활성산소를 생성하고, SDG는 셀레나이드로 다시 환원되어 DNA가닥을 절단하고, 셀레나이드는 SAM(S-아데노실메티오닌)에 의해 메틸셀레놀로 메틸화되는데 메틸셀레놀은 핵과 친해서 세포핵에 들어가서 세포자연사를 유도한다(그림 11-3, Diwakar BT, 2017).

• **투여효과**

1) 셀레늄의 결핍 시 균형을 이루도록 한다. 암 환자에서는 대부분이 셀레늄이 결핍되어 있고, 여기에 항암이나 방사선요법 등의 전통치료로 혈중 셀레늄이 감소한다. 암 환자는 45%에서 심한 셀레늄의 결핍을 보인다. 그리고 셀레늄의 수치가 낮은 환자는 높은 환자에 비해 나쁜 예후를 보인다. 건강한 사람에서도 셀레늄의 수치가 낮은 경우 암 발생의 위험이 더 높다.
2) 면역계를 안정화시킨다. 종양에서의 종양침윤림프구(TIL)를 증가시키고, Treg를 감소시킨다.
3) 마취제와 수술에 의한 유리기를 중화한다. 면역결핍으로 인한 국소적 감염과 패혈증 같은 합병증을 예방한다.
4) 항암화학요법제의 부작용을 줄인다. 시스플라틴의 신독성, 간독성, 골수독성을 감소시키고, 아드리아

마이신의 심장독성감소, 탈모 복부팽만, 복통, 허약, 권태감, 식용상실의 발생을 감소시킨다.

5) 항암화학요법제의 저항성 즉 내성을 줄인다. 메팔란과 아드리아마이신 치료 시 세포내의 글루타티온과 글루타티온과산화효소(glutatione peroxidase)의 상승은 이들 항암제의 내성과 관계되는데 셀레늄의 투여로 셀레노글루타티온이 생성되어 종양세포 내의 글루타티온의 수치를 낮추어서 종양세포의 세포자멸사를 유도한다.

6) 방사선치료의 부작용을 줄인다. 정상세포는 보호하고 종양세포들은 방사선에 더 예민하게 반응하도록 한다.

7) 전통적인 항종양 요법의 치료 효과에 지장을 주지 않는다.

[그림11-3] 셀레늄의 면역학적인 효과

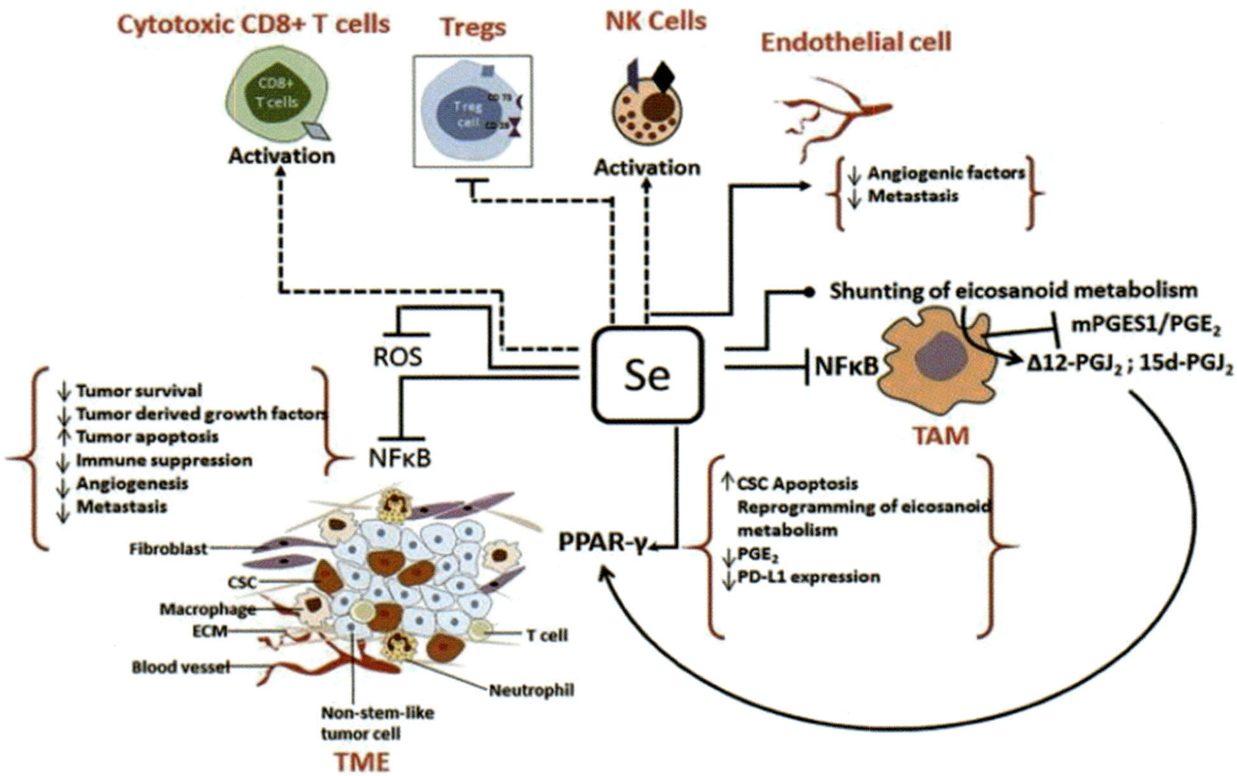

셀레늄은 종양미세환경을 바꾸어서 종양줄기세포의 고사, 종양세포의 생존을 억제한다. NFκB의 조절되지 않은 활성화로 TAMs에 의해 유발된 면역억제, 암 성장의 촉진, 혈관신생과 종양세포의 증식이 일어나는데 세레니움은 대식세포 내의 산화환원 작용으로 IKKβ를 억제하여 NFκB의 활성화를 억제하여 NFκB의 면역억제, 종양세포의 생존과 혈관신생 기능을 억제한다. 셀레늄은 세포질 내의 IKKα의 반감기를 증가시켜서 NFκB의 억제를 통해서 종양세포가 TRAIL유도 세포고사에 대한 암세포의 민감도를 올린다. 셀레늄은 혈관내피세포의 반응산소족(ROS)에 의한 핵산의 손상에 의해 발생하는 안지오포이에틴(angiopoietin), PDGF, VEGF의 발현을 감소시켜서 종양 내의 혈관신생을 일어나지 않게 한다. 셀레늄은 NK세포 및 CD8+T세포의 세포독성을 증강시키고 Treg를 억제한다. 셀레늄은 대식세포 내의 아라키돈산(arachidonic acid) 대사작용을 재조정하여 암줄기세포 내의 PPARγ를 활성화시키는 CyPGs를 해결하기 쉽도록 하고 TAMs에 의해 생성되는 PGE2의 생성을 억제하여 종양의 공격성, 혈관신생과 면역억제를 영향을 주는 PD-L1의 발현을 억제한다(Diwakar BT, 2017).

(Diwakar BT, Korwar AM, Paulson RF, Prabhu KS: The regulation of pathways of inflammation and resolution in immune cells and cancer stem cells by selenium. Adv Cancer Res. 2017; 136: 153–172.)

8) 암이 새로 생기는 것을 예방하는 기능이 있다.
9) 림프부종이 있는 경우 이를 줄이고 단독이 생기는 빈도를 줄인다. 방사선 치료 후 림프 부종은 유방암은 6-30%, 골반암은 1-47%, 두경부암은 22-56%에서 발생한다. 림프부종의 치료는 마사지와 운동, 압박치료가 있고 조직을 제거하는 수술을 할 수도 있다. 또한 약물로는 스테로이드, 쿠마린, 플라보노이드 등으로 치료한다. 셀레늄은 방사선 치료 후의 림프 부종에서 물리치료의 효과를 증대한다.

• **주의:** Vit C와 동시에 투여하지 않는다(최소 1시간의 간격)

• **부작용:** 아셀렌산나트륨을 통한 셀레늄 1,000-2,000ug은 안전하고 용량이 10.2gm/m^2이하인 경우 용량제한 독성은 발생하지 않았다. 혈장반감기는 18.25시간이다. 만성 독성에 대한 셀레늄치에 대한 명확하지 않으나 하루 건강한 성인에서 200ug을 넘기지 않도록 한다.

• **임상효과:** 셀레늄을 하루 200ug을 보충하면 암의 발생 특히 전립선암의 발생을 50%정도 줄일 수 있다고 보고하고 있다. 혈중농도를 120-150μg/L로 유지하는 것이 적절한 농도이다. 셀레늄 결핍환자에서 보충하면 암 발생의 비교위험도가 0.64로 보호 효과가 있다(Lee EH, 2011). 그러나 셀레늄의 보충은 오히려 전립선암의 위험을 증가시켰고, 당뇨병의 발병을 증가시켰다는 보고도 있다(Klein EA, 2011).

방사선 치료 중에 셀레늄의 치료군에서 암세포의 치료 민감성이 증가되고 정상적인 세포는 셀레늄에 의해 보호된다. 무작위 연구결과 폐암, 결장암, 전립선암의 사망률을 감소시키는 효과가 있다. 항산화제와 같이 사용하는 경우 남자에서 암의 위험을 감소시키는 효과가 있다고 하였는데 나중의 메타분석결과는 암의 위험을 감소시키는 효과는 없다고 하였다(Myung SK, 2010).

• **상용재제:** Seleno Met(Selenium(as L-selenomethionine) 200mcg · Klaire Labs, USA암환자보조요법제

• **안전성:** 만성독성은 명확하지 않으나 성인에서 하루 섭취량은 200ug을 넘지 않아야 한다.

■ 아연(Zinkotase)

• **성분:** 아스파라긴산 아연

• **효과:** 수술 등에 의한 아연결핍의 보상, 상처치료의 개선, 면역기능의 활성화, 방사선 치료 중 혈구의 감소 예방에 효과가 있다.

■ 페리틴(Ferritin)

암세포는 정상세포에 비해서 세포가 죽는데 철분을 더 많이 필요로 한다. 그래서 암세포는 세포의 산화환원 균형을 깨고 많은 양의 지질 과산화물을 생산하게 되고, 결국 세포사를 유발하게 된다. 즉 철촉매괴사(ferroptosis)에 더 취약하게 된다(Hassannia B, 2019).

• **성분:** 페리틴은 철분 저장 단백으로 경쇄페리틴(light chain ferritin)과 중쇄페리틴(heavy chain ferritin)이 있는데, 세포 내에 주로 존재하고, 페리틴 1ng/ml로 철분 8mg을 저장할 수 있다. 혈청 내에는 경쇄페리틴이 많다. 혈청 페리틴은 남자에 높고, 나이 들수록 많아진다. 전신적인 염증을 반영하고 손상된 세포에서 혈청 내로 유리된다.

• **증가:** 철분의 과부하, 염증, 간질환, 악성종양 등에서 증가한다.

• **암의 예후인자:** 페리틴이 높을 경우 췌장암, 대장암, 폐암, 말초 T세포림프종, 간암에서 예후가 불량하다.

- **암의 치료제:** 철축매괴사(ferroptosis)를 유발할 수 있는 약물로 에라스틴을 사용한다(Hassannia B, 2019). 미래 암의 치료방법으로 유용한 방법으로 생각된다(Ye Z, 2020).

11-3-6 물리적인 자극에 의한 암의 치료

■ 물리치료(Physical therapy)

- **물리치료의 종류:** 치료적 마사지, 전기자극, 열요법 및 물리치료, 림프액 배출, 자기장요법이 있다.

■ 침술(Acupuncture)과 지압(Acupressure)

침술은 가늘고 단단한 금속 바늘로 피부를 통과하여 특정한 장소(경혈)를 자극하는 방법이다. 이의 변형으로는 더 강한 자극을 주는 전기적인 침술이 있다. 이는 에너지의 단절을 제거하여 항상성을 재구축한다.

종양학에서 침술의 이용은 항암화학요법 유발 오심과 구토, 통증치료, 근골격 증상호소, 일과성 열감, 피로감, 스트레스, 불안과 수면장애에 사용된다(Greenlee, 2017).

지압은 침술과 같은 지식과 철학을 갖고 행하는 시술로 손과 손가락을 이용하거나 압력을 가할 수 있는 도구를 이용하여 경혈을 압박하는 방법이다. 종양학에서는 오심과 구토, 스트레스와 피로감의 치료에 쓰인다.

- **임상효과:** 침술은 방사선 유발 구강건조증, 안면홍조와 아로마타제유발 관절통에 효과가 있다(Chen L, 2017). 그리고 불안, 우울, 피로감, 변비, 식욕부진, 말초신경염, 불면, 호흡곤란과 백혈구 감소증에 효과가 있다(Lewith G, 2006).

■ 힐링터치(Healing Touch: HT)

생체에너지가 인체를 통과하거나 주위에 흐르고 있어서 전달하거나 조절할 수 있다는 개념에 의하는데 환자의 신체 위로 손을 통과하거나 부드럽게 만져서 환자의 에너지의 균형을 유지하거나 증가시키는 방법이다. 암 환자에서는 삶의 질의 향상과 통증과 피로감 그리고 우울증을 해결하는데 사용한다.

■ 레이저치료(Laser therapy)

650-1,000nm 파장의 레이저를 이용하여 유방암 수술 후의 림프부종의 치료에 활용한다. 저강도의 레이저 치료는 대식세포를 자극하고 면역을 자극하며, 반흔조직을 억제하고 림프액의 흐름을 증진한다.

■ 마사지(Massage)

다양한 압력으로 일정한 템포로 강찰법(stroking), 근육을 주물러서 뭉친 것을 풀어주는 니딩(kneading), 마찰과 특정 근육과 결합조직의 스트레칭을 이용한 물리치료이다. 암 환자에서 마사지의 목적은 이완을 촉진하고 근육의 강직과 통증을 해결하고, 근골격에 관한 불편사항을 해결하는 것이다.

마사지는 이완과 통증, 불안, 피로감과 스트레스를 완화하는데 효과가 있다. 유방암 환자에서 20분간 5차례의 마사지로 항암요법 후의 오심을 감소시킨다(Billhult A, 2007).

암 환자는 수술이나 방사선을 받은 부위와 깊은 부위의 조직은 피하고, 마사지는 숙련된 사람이 가볍게 하는 것이 좋다. 손바닥, 발바닥과 두피부위를 마사지함이 좋다(Myers CD, 2008). 암 환자에서 주의할 점은 신체의 약한 부위의 마사지를 피하여야 하는데 예를 들면 개방된 창상, 타박상, 피부단절, 정맥의 혈전, 종양부위, 의료기구의 근처나 방사선치료에 의한 예민한 피부 등을 피해야 한다고 한다(Greenlee H, 2017).

11-3-7 정화 및 해독요법

장청소, 식이요법, 킬레이션 요법, 수치료, 온열치료, 영양치료 등의 방법이 있는데 이에 대한 치료의 근거는 없다.

■ 소화기 정화요법

• **기전:** 소화기관의 기생충과 칸디다 및 다른 곰팡이 감염에 의해서 에탄올이 발생하는데 이는 철분의 흡수를 방해하여 산소공급을 받지 못하게 하여 암을 발생한다는 근거

• **방법:** 약초와 물

■ 커피관장

• **기전:** 간으로 흡수된 카페인이 담관으로 독소를 배출하도록 한다는 이론으로 시행.

• **방법:** 1리터의 끓인 물+2 스푼의 커피를 5분 끓임 → 섭씨32도로 식힌후 2개 컵에 담음 → 관장기를 통해서 관장 → 10분 참은 후 배변(1주일)

■ 킬레이션 요법(Chelation Therapy)

Ethylene diamine tetraacetic acid(EDTA)를 1933년 독일에서 합성되었고, 납중독의 치료에 사용되었다.

• **기전:** EDTA를 이용하여 체내에 축적된 불필요한 금속물질을 소변으로 배출하는 중금속 해독작용, 혈관 청소 효과, 항산화작용

• **방법:** Ethylene diamine tetraacetic acid(EDTA)를 정맥으로 1.5-3시간동안 주입 한다. 총 20-50회 시행하고, 매주 2-3회 치료하는데 신장기능이 장애가 있는 사람은 주의가 요한다.

11-3-8 면역강화요법

■ 효소요법

• **효소요법의 기전:** 대식세포의 세포독성을 증가시키고, 항혈전작용 및 항염증작용, CD-44부착분자의 파괴로 전이가 감소, 면역을 억제하는 TGF-β가 분해된다.

• **효소요법의 효과:** 형질세포종 환자의 생존기간의 증가와 화학요법의 부작용을 감소시킨다고 한다.

• **효소요법의 방법**

가. **식물성 효소요법:** 식물성효소는 음식의 소화에 도움을 주어 신진대사를 원활히 해주는 역할을 한다. 효소가 원활히 작용할 수 있도록 음식을 적절히 씹어 먹는 것이 중요하다고 한다.

나. **췌장효소요법:** 완전히 소화되지 않은 단백질이 혈액내로 흡수되어 여기에 항체가 복합체를 형성하여 순환면역 복합체(circulating immune complex)를 형성하는데, 정상인에서는 림프계에서 중화되나 암환자에서는 혈액에 축적되어 알레르기 반응과 염증반응을 일으키는데 환자의 췌장기능을 도와 소화능력을 회복시키고 몸에서 분비되는 췌장효소의 부담을 덜어주어 순환면역복합체의 형성을 예방한다. 췌장효소가 암세포를 보호하고 숨겨주는 단백질세포벽을 녹여서 면역계의 자연살해세포가 암세포를 공격하도록 한다. 그리고 자연살해세포, T세포, 종양괴사인자의 생성을 촉진한다고 한다.

■ 면역강화주사요법

가. 흉선제 주사요법(Thymosin alpha 1)

인체의 면역을 담당하는 흉선에 존재하는 면역조절물질로 정상인의 혈액 중에 극미량(1-2ng/dl) 존재하는 면역조절 펩타이드로 28개의 아미노산으로 구성되어 있다.

▷**작용기전:** 싸이모신 알파(thymosin alpha)는 골수의 줄기세포를 자극하고 흉선에서 T림프구의 성숙을 촉진시켜 세포독성 T림프구와 보조 T림프구를 증가시키고, 자연살해세포의 수와 활성을 증가시킨다. 면역조절 물질인 IL-2와 감마인터페론의 분비를 촉진시키고, 염증유발 사이토카인인 IL-4와 면역억제 사이토카인

인 IL-10의 분비를 억제한다. 항암제에 의한 골수의 파괴를 방지한다.

▷**적용**: 면역조직화학검사에서 HLA calss 1: dull 이하, IFN-γ score 1이하

▷**효능**: 비특이적 면역활성화(NK, T, LAK 세포활성화)와 면역회복 및 감염억제를 통해서, 통증이 없는 환자의 비율을 증가시키고, 용량 의존적으로 재발없는 생존기간을 늘린다.

▷**투여방법**: 일반적으로 미슬토주사를 하지 않는 기간에 교차적으로 일주일에 두차례 투여하는 방법을 사용한다.

나. 이뮤코텔(Immucothel)

▷**구성성분**: 이뮤코텔은 바다에서 서식하는 조개류인 Megathura crenulata의 키홀림펫헤모시아닌(Keyhole Limpet Hemocyanin: KLH)의 분리체인 이뮤노시아닌으로 12,000-32,000kDa의 분자질량인 다중집합체이다. KLH는 Gal(β1-3)GalNAc를 가진 올리고당인데 Gal(β1-3)GalNAc은 항원결정기 즉 암세포의 발생과 전이와 관계가 있는 Thomas Friedenreich(TF) 항원을 갖고 있다. KLH로 면역한 경우 항KLA항체가 암세포의 TF항원과 결합하여 암세포를 파괴한다.

TF 항원은 T-Crypt 항원이라고도 불리는데 Crypt는 "hidden(숨겨진)"을 뜻한다. 말 그대로 TF 항원은 숨겨진 항원인데 그 이유는 정상세포에서는 나타나지 않기 때문이다. 정상세포 표면의 TF 항원은 다른 당류(N-아

[그림11-4] Thomsen-Friedenreich 항원에 대한 면역조직화학검사

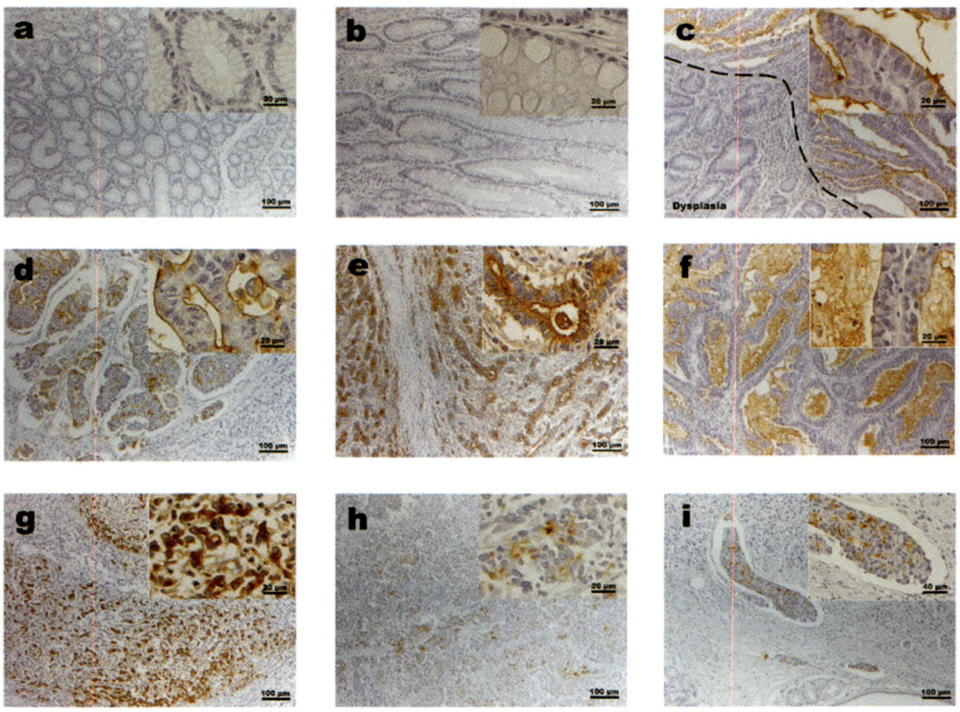

a: 정상음성, b: 장화생, c: 이형성, def: 고분화선암, ghi: 저분화선암

(Mereiter S, Polom K, Williams C, Polonia A, Guergova-Kuras M, Karlsson NG, Roviello F, et al.: The Thomsen-Friedenreich Antigen: A highly sensitive and specific predictor of microsatellite instability in gastric cancer. J Clin Med, 2018, sep)

세틸뉴라민산)와의 결합으로 인해 완전히 가려져 있다. 그러나 암세포는 세포막이 비정상적으로 당질화 되어있어 TF 항원과 다른 당류와의 결합이 끊어지게 되고 TF 항원이 표면에 드러나게 된다. 그 결과 TF 항원은 정상세포에는 거의 나타나지 않지만 90%의 암세포에서 발현되는 것이다.

TF 항원은 암세포의 악성도, 전이도의 지표이기도 하다. 위암세포에서 면역조직화학염색을 통해 TF 항원 발현 양상을 확인한 결과, 정상 위 점막세포에서 TF 항원은 발현되지 않았고, 암세포에 근접한 전암 병변에서도 TF 항원은 발현되지 않았다. 그러나 고분화 암세포 표면에서 TF 항원을 확인할 수 있었고 악성도, 전이도가 높은 저분화 암세포에는 세포 표면뿐 아니라 세포 내부에서도 TF 항원이 확인되었으며 이는 MSI의 발현과 상관관계가 있었다(그림11-4, Mereiter S, 2018).

▷**면역작용**

1) 특이적, 비특이적인 면역을 활성화 시켜서 면역반응을 유도하는데, 면역체계가 미뮤코텔을 처음 접하면 대식세포가 활성화되고 대식세포는 즉시 암세포에 작용한다. 대식세포는 사이토카인을 통해 NK세포와 과립성백혈구를 활성화시킨다. NK세포의 활성화로 IFN-α, IFN-γ, IL-1a와 IL2의 생산이 활성화된다. 대식세포는 T세포 또는 B 림프구에 항원(Thomas Friedenreich: TF)을 제시하고 동시에 사이토카인을 이용하여 이들을 자극한다. 그래서 Th세포와 세포살해T세포를 생성하거나 활성화 시킨다.
2) T세포와 B 림프구에 항원을 제시하여 종양특이적 항체를 생성한다. KLH를 주입하면 종양관련 올리고당 항원에 결합하는 항체가 만들어지고 반응을 보이는 환자에서 항체가 증가되어 있다. 수지상세포와 같이 투여한 경우 IL-10, IL-12의 발현이 KLH를 사용하지 않은 군에 비해서 현저히 증가한다(Presicce P, 2008).
3) 암의 재발 방지 및 암백신으로서의 역할을 수행한다.

▷**임상효과:** 방광암에서 경요도절제술 후 방광 내로 사용할 때 재발율이 30%로 감소하였고, BCG에 비해서 더 낮은 재발율과 더 적은 부작용을 보인다(5%). 그리고 방광 내 사용 시 재발없는 생존기간을 100%이상 증가시킨다. 피부감작을 통해서 암의 재발율을 감소시켰다. 또한 방광암 환자에서 방광 내 주입을 하는 센터에서 하지 않는 센터에 비해서 재발없는 중간생존기간의 증가를 보였다(Prasad NN, 2017). 방광암의 재발을 줄이는데 마이토마이신을 사용하는 것보다 이뮤코텔을 사용하는 것이 더 나은 효과를 보인다(Lamm DI, 2000). 악성흑색종에서 표준 면역치료인 α인터페론과 IL-2의 치료효과를 증가시켰다.

다. Factor AF2

▷**구성성분:** 간과 비장의 펩티드 혼합물

▷**작용기전:** 면역체계의 비특이적 면역활성화를 통해 식균작용 증가, B 및 T세포의 전구세포 활성화, 사이토카인과 인터페론 방출과 골수 보호효과가 있다. 그리고 구토방지효과가 있는데, 항암제 투여 후 처음 24시간은 5-HT3 길항제가 효과가 있는데 그 이후에는 효과가 없다. 그리고 암의 관해유지와 삶의 질 향상에 효과가 있다고 한다.

라. 돼지 지라 추출물

▷**구성성분:** 돼지의 지라에서 얻은 펩티드 혼합물

▷**작용:** 면역계를 안정시키고, 항암화학요법의 순응도를 높인다. 그리고 삶의 질을 개선한다고 한다.

▷**임상효과:** T3, T4의 위암 환자에서 6주간 매일 1ml, 다음 2년간 이틀에 한번씩 근육 혹은 피하주사하여 5

년 생존율(44%:11%)의 상승과, 전이성 대장암 환자에서 생존율의 상승을 보고하고 있다.

11-3-9 메트로놈 화학요법 (Metronomic Chemotherapy)

- **작용기전:** 항암제의 용량을 감소시키는 저용량 항암화학치료(사이클로포스파미드 하루 50-100mg, 트로포스파미드 하루 50-100mg, 에토포시드 하루 50mg, 케이프사타빈 하루 500-1,500mg, 이리노테칸, 탁산)인데 암세포 효과와 민감성을 향상시키고, 항암치료와 연관된 부작용을 피하는 방법인데, 이는 암세포가 아닌 암의 혈관을 목표로 한다. 이 치료는 암세포의 분화효과, 혈관신생억제와 항 혈관성의 효과를 가지고 Tregs 등의 면역억제의 장벽을 무너뜨리고, 세포독성T세포와 NK세포의 기능을 되돌린다고 한다.

- **효과:** 특히 노인 환자나 전신상태가 좋지 않은 환자에서 효과가 있을 가능성이 있다.

11-3-10 통합의학적 암치료의 안전성에 대한 고려

많은 통합의학적인 암치료는 부작용을 초래할 수 있다. 특히 한약과 보조제는 처방약과 같이 신체의 생물학적인 과정에 강력한 효과를 보이기 때문에 통합의학적인 치료는 부정적인 임상결과를 초래할 수 있고, 이러한 임상경로는 대사적인 상호작용, 치료의 상호작용 직접적인 장기독성, 암에 대한 직접적인 생물학적인 효과와 규제되지 않고 안전하지 않은 제조방법에 의한다(DeVita VT, 2019).

■ 대사적인 상호작용

항암화학요법 중에는 한약, 비타민이나 영양보조제를 주기 전에 부정적인 상호작용에 대해서 고려하여야 한다.

일반 항암화학요법제는 사이토크롬 P-450시스템을 통하는데, 고추나물은 간의 사이토크롬 P-450를 억제하여 이리노테칸의 작용을 50%, 이마티닙(Imatinib)의 작용을 감소시킨다.

■ 다른 치료와의 상호작용

산화손상은 암의 위험을 높이기 때문에 항산화 한약제와 비타민을 암의 치료와 예방에 활용하고 있다. 이러한 항산화제는 비타민 A, C, E와 라이코펜, 녹차, 콩, 포도씨 추출물, 멜라토닌, 셀레늄이 사용되고 있다.

항암화학요법제 중 알킬레이팅재제, 안쓰라사이클린, 백금재제 및 방사선치료의 효과는 산화작용에 의한 손상에 의하므로 연구 결과도 부작용은 줄일 수 있지만 효과를 억제한다는 보고가 있다. 그러나 대부분 별로 관계가 없다.

■ 직접적인 장기독성

타이완에서 장기적인 한약을 복용하여 신기능장애의 위험이 높아졌다는 보고가 있다. 여러 가지 약제를 혼합하여 사용한 경우 간독성을 일으킬 수 있다. 대부분의 보조제는 만성독성을 유발할 가능성이 있다.

혈액학적인 독성이 가능한데, 많은 한약제와 보조제는 혈소판의 기능에 영향을 주어서 출혈의 위험성을 증가시킨다. 이러한 가능성이 있는 약제로는 은행나무가 있고, 증례보고로는 톱야자, 생선기름, 마늘 등이 보고되었다(Ulbricht C, 2008).

- **암에 대한 직접적인 생물학적인 영향:** 한약과 보조제는 친종양적인 영향을 줄 수 있다. 예를 들면 엽산이 암의 진행을 촉진한다는 결과를 보고 개발한 것이 항엽산재제인 메쏘트렉세이트이다. 그러므로 다양한 한약과 보조제를 복용할 때는 이러한 암에 대한 영향을 고려하여야 한다(Hardy ML, 2000).

- **한약과 보조제의 생산의 표준화와 질의 문제:** 한약과 보조제는 GMP시설에서 생산되지 않기 때문에 오

염될 수 있고, 표준화되지 않아서 약물추출비율(DER)에 대한 표준화가 되어 있지 않다.

11-4 통합의학적 암 치료방법의 실제

원칙

암의 치료에서 환자에 대한 통합의학적인 치료의 적용은 첫째, 수술, 항암화학요법과 방사선요법 등의 정통적인 표준치료에서 나타나는 부작용을 줄인다. 둘째, 정통적인 치료에 환자가 더 잘 순응하도록 하고 따라서 치료효과를 높인다. 셋째, 치료 도중에 중단하거나 의인성 감염이 생기는 것을 피할 수 있다. 넷째, 인체가 원래 지니고 있는 종양에 대한 저항력을 북돋운다. 다섯째, 암 환자의 삶의 질을 높인다. 여섯째, 수동적인 태도를 버리고 종양에 대한 후속 치료를 능동적으로 하게 된다.

세계적으로 통합의학적인 암치료를 시행하고 있는 나라와 기관은 많은데, 실제 행해지고 있는 통합의학적인 암치료에 대해서 살펴보고자 한다.

11-4-1 미국과 유럽에서의 통합의학적인 암치료의 실제

미국에서 성인 암 환자의 38%, 유럽에서는 1/3 - 1/2정도의 환자가 통합의학적인 암치료를 받고 있다. 유럽에서 통합의학적인 치료에 관여한 의사들은 총 25명 중 종양내과 8, 다른 내과 17, 일반의사 12, 소아과의사 3명 등이고 대부분 암센터와 협업하고 있다(Kienle GS, 2016).

1. 정통적인 치료 중(수술, 항암화학요법, 방사선치료)

- 셀렌(Selenase): 진단 시 하루 500㎍, 치료 시 하루 1,000㎍, 치료받지 않은 날 하루 500㎍를 사용하고, 회복기에는 하루 200㎍을 사용한다.
- 이종팹티드: factor AF2, 이뮤코텔 등을 사용한다.
- 아연(Zinkotase): 수술 후 4주 동안 하루 25mg을 투여한다.

그 외에 미량영양소(Careimmun)와 온열요법을 시행한다.

2. 종양에 대한 정통적인 치료 후 후속치료 과정

셀렌(Selenase), 이종팹티드(factor AF2, 이뮤코텔), 겨우살이 추출물(미슬토, 압노바), 흉선 펩티드(Thymoject, 자닥신), 스플레노펜틴/티모펜틴(Kimun), 미량영양소, 비타민 C와 온열요법 등을 사용한다.

11-4-2 닥터 Williams의 암 면역요법 전략

인터넷과 책자에 소개된 닥터 윌리암스의 암 면역요법을 소개하면 단계별로 적응시켜가면서 치료하고 있다(그림11-5, Williams JR, 2019).

■ 1단계

• 장내미생물군 관리

장내미생물은 면역력과 관계가 깊고 또한 면역관문억제제 성공률과도 관계가 깊다. 방법으로는 장내미생물 검사, 식이섬유 섭취증가, 메트포민, 오메가3, 캐슈너트와 프리바이오틱스(FOS, 프락토올리고당), 프로바이오틱스(Bifido breve와 Bifido longum) 2-5회/주, 루바브(Rhubarb) 또는 크린베리 추출물과 췌장효소(Creon)인 노자임캅셀을 복용시킨다.

• TAMs(종양관련대식세포) 감소

암관련대식세포는 암의 미세환경에 존재하며 다양한 사이토카인을 분비하여 암의 신생혈관 형성, 증식, 전이 및 면역억제를 촉진시킨다. 이를 억제하는 방법으로 사용하는 것은 다음과 같다.

골다공증 치료제인 Clodronate 또는 Zoledronic acid를 사용하고, Silibinin(밀크씨슬/엉겅퀴), 종양 내 STING (aMangostin) 주입 방법, 마라비록(Maraviroc:에이즈 치료제), 진저롤(6-Gingerol), 클로로퀴인(Chloroquine) 등의 사용을 한다.

[그림11-5] 닥터 Williams'씨의 암 면역요법 피라미드

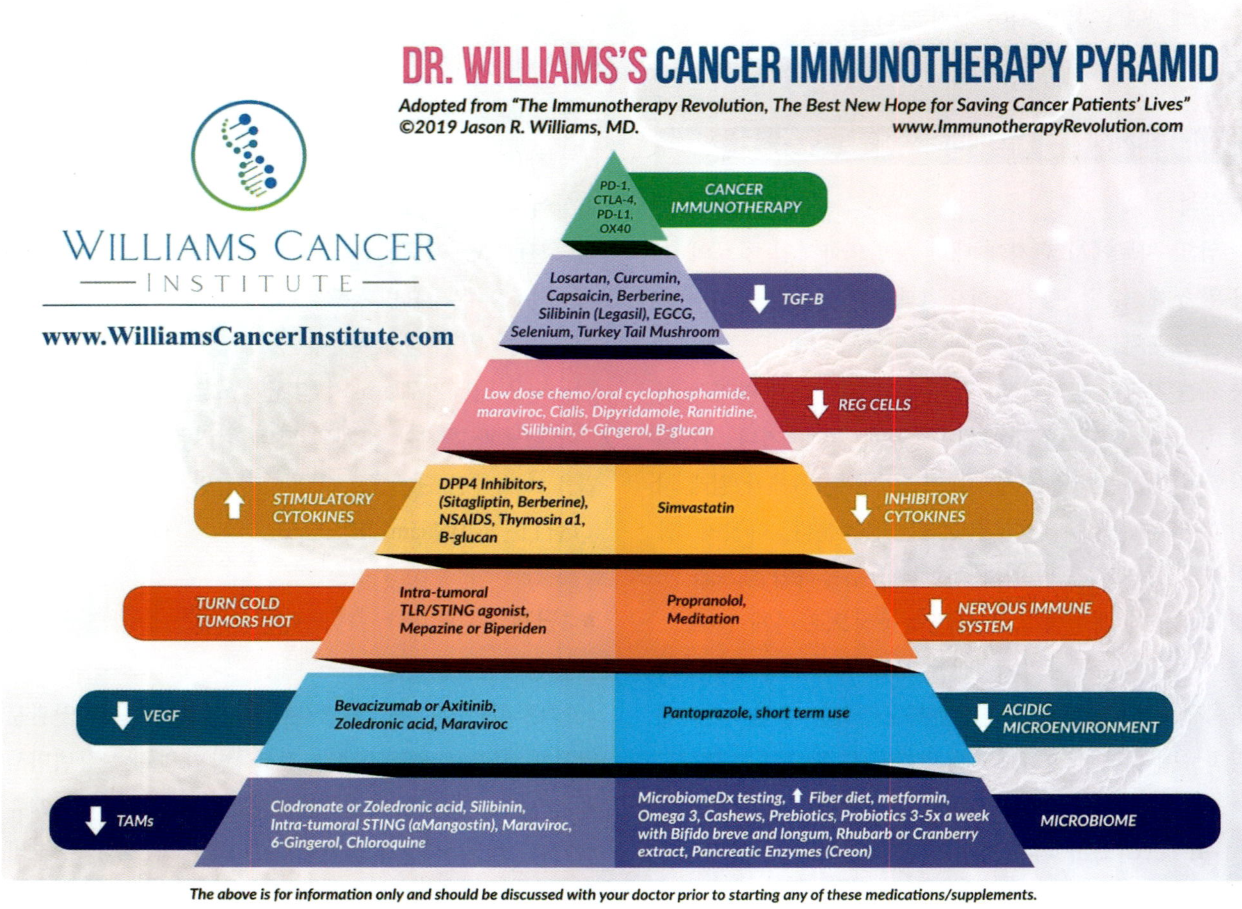

(Williams JR: Revolution of Immunotherapy, The Best New Hope for Saving Cancer Patients' Lives. 2019)

■ 2단계

• VEGF(혈관내피세포성장인자) 감소

무한증식하는 암세포는 생존하기 위해 새로운 혈관이 필요하기 때문에 혈관신생을 통해 영양분과 산소를 공급받아 성장과 전이를 가속화하고, 종양의 미세환경 내에서의 면역을 억제하여 암세포의 성장을 촉진한다. 이를 차단하는 방법으로는 Bevacizumab(아바스틴), Axitinib(안리타), Xoledronic acid(골흡수 억제제), Maraviroc(에이즈 치료제)를 사용한다.

• 산성 암 미세환경의 감소

암은 젖산 생성으로 암의 미세환경을 산성화해서 주변의 면역시스템을 억제하고 암의 성장과 전이를 촉진한다. 그래서 Pantoprazole 등의 프로톤 펌프 억제제를단기간 사용한다.

■ 3단계

• 면역학적으로 뜨거운 종양으로 변화

암 미세환경의 염증반응 상승으로 찬 종양을 뜨거운 종양으로 만든다.

암의 미세환경에는 충분한 면역세포들이 존재하지 않고, 면역세포들이 존재하면 '염증화된 또는 뜨거운' 종양환경이라고 하고 면역세포들이 없으면 '면역사막 또는 차가운 종양'이라고 하는데, 뜨거운 종양이 예후가 더 좋

다. 그 방법으로 종양 내 TLR/STING작용제 주입, Mepazine(조현병 치료제) 또는 Biperiden(파킨슨 질환치료제)을 사용한다.

• 신경면역 시스템 조절(교감신경 감소 = 부교감신경 상승)

암의 수술과 치료 도중에 스트레스 상승에 의하여 종양이 진행될 수 있다. 프로프라놀롤(베타차단제)는 스트레스 상황에 대응해서 스트레스에 의한 종양의 진행을 막을 수 있을 가능성이 있다. 실제 임상시험에서 베타차단제를 사용하여 고혈압을 치료한 환자의 생존율이 증가를 보고하고 있다. 그러나 주의할 점은 시알리스, 디피리다몰과는 같이 사용하는 것은 금한다. 그 대안으로 명상 등의 마음챙김요법을 시행할 수 있다.

■ 4단계

• 면역자극 사이토카인 사용

사이토카인은 여러 다른 세포에서 분비되며, 호르몬과 같이 저 분자량의 단백질로서 면역반응의 강도와 지속기간을 조절하며 세포와 세포 사이의 전달에 관여하고 있다. 그중에서도 면역을 자극하는 사이토카인에는 TLR작용제와 비슷한 역할을 하는 인터페론 감마, IL-2, IFN-g 등이 있다. DDP4억제제로 스티글립틴(stigliptin), 베르베린(berberine)을 사용한다. DDP4가 분해되면서 자극 사이토카인을 비활성화하기 때문에 DDP4억제제를 사용하면 좋다. 비스테로이드성 항염증제로 COX-1, COX-2를 억제하여 종양의 생존, 성장에 도움을 주고, 면역시스템을 억제하는 PGE2를 억제한다. 싸이모신 1알파(Thymosin 1α), 베타글루칸(β-glucan)을 사용하기도 한다.

• 면역억제 사이토카인의 차단

면역을 억제하는 사이토카인에는 IDO, TGFβ, IL-10, CCR5, IL-6가 있다. 이에는 콜레스테롤 저하제/면역억제 사이토카인인 IL-6를 감소시키는 심바스타틴을 사용한다.

■ 5단계

• 조절 T세포(Treg)의 감소

면역반응을 억제하는 T세포로 암의 미세환경에서 암을 보호하는 역할을 하므로 이를 억제한다. 그 방법으로는 저용량 항암제, 경구용 시클로포스파마이드(cyclophosphamide), 마라비록(maraviroc: CCR5수용체 길항제), 시알리스(발기부전 치료제), 디피리다몰(항혈전제), Ranitidine(히스타민 작용억제제, 소화궤양 치료제), 밀크시슬, 6-Gigerol, β-glucan 등이 있다.

■ 6단계

• TGF-β의 억제

TGF-β는 면역반응에 중요한 면역세포에서 분비되는 단백질 면역조절제로서 암을 공격하는 면역세포를 억제하고 암을 보호하는 Treg세포로 바꾼다. 이를 억제하는 방법으로는 Losartan(혈압약), 커큐민(강황성분), capsicin(캡사이신, 고추에서 추출되는 화합물), 베르베린, 실리마린(실리비닌, Legasil: 엉겅퀴 추출물), EGCG(녹차추출물), 셀레늄, Turkey tail mushroom 등이 효과가 있고 이를 사용한다.

■ 7단계

• 면역항암제의 사용

면역관문은 면역세포 표면에 있는 브레이크인데 이것을 망가뜨려서 이 기전을 이용해서 면역세포의 공격을 회피하는 암세포를 공격하는 방식이고, OX40은 면역세포 표면에 종양괴사인자 수용체를 직접 자극해서 사이토카인의 방출을 통해 공격하는 방식이다. 방법으로는 PD-1(옵디보, 키트루다), CTLA-4(여보이), PD-L1(티쎈트릭) 등을 활용하고, OX40를 사용하기도 하는데 이는 T세포와 결합해서 자가면역질환을 일으킬 수 있다. 따라서 종양 내 주입이 좋다.

11-4-3 암종별 통합의학적인 치료방법과 결과

■ 두경부암

두경부암에서의 통합의학적인 치료는 유럽에서는 1/3-1/2 정도의 환자가 이용하고 있으며 매우 급격하게 증가하고 있다(Matovina C, 2017).

1) **예방:** 커규민, 항산화제로 녹차, 포도씨추출물(resveratrol)과 석류(polyphenol)가 항종양효과가 있다. 음식으로는 과일, 채소, 통곡식, 생선과 가금류의 섭취가 두경부암의 예후에 좋고(Arthus AE, 2013) 이소플라본(isoflavone)의 섭취로 암의 예방에 도움이 되고 갑상선암의 위험을 줄일 수 있다(Horn-Ross PL, 2002).

2) **암의 치료:** 두경부 암 환자의 치료에는 5% 미만의 적은 수가 통합의학적인 치료를 받는데, 무명씨 추출물은 종양의 성장을 억제하고 세포고사를 촉진한다. 미슬토 추출물은 인후암에서 임상적인 효과는 입증되지 않았다(Steuer-Vogt MK, 2001).

3) **증상의 치료:** 감정적인 안정감과 희망과 낙관적인 상태로 호전시키는 방법으로 통합의학적인 방법을 사용한다(Frenkel M, 2010). 그리고 두경부암에서 항암화학요법과 방사선요법을 사용하는데 따른 부작용을 완화하는데 점막염에 꿀, 피부독성에 금잔화크림을 사용하기도 하다. 침술은 통증, 오심과 구토와 같은 암과 방사선 관련 증상을 완화하는데 사용된다.

■ 폐암

폐암 환자에서 한약을 이용한 통합암치료 결과는 Panax notoginseng Radix, Cordyceps militaris, P ginseng C.A.Mey와 Boswellia carterii BIRDWOOD(HangAm-Dan-B)로 치료한 군에서 즉 통합의학적인 치료를 한 군에서 사망률은 50% 감소하였다고 보고한다(Bae K, 2019).

■ 유방암

유방암 환자에서 통합의학적인 치료는 많이 늘어나고 있고, 특히 정신신체요법이 널리 통용되기 시작하였다. 불안과 스트레스 감소를 위해서는 음악치료, 명상, 스트레스치료, 요가를 이용하고, 삶의 질 향상을 위해서는 명상과 요가를 하고, 항암화학요법 중의 오심과 구토를 억제하기 위해서는 지압과 침을 시행한 유방암 치료의 부작용에 대한 특별한 식이요법의 효과는 입증되지 않았다(Greenlee H, 2017).

11-5 통합의학적인 암치료의 현재와 미래

암 환자에서 많은 보완의학이나 대체의학적인 방법들이 암 환자에게 사용되고 있으나 현재까지 그 효과가 입증되지 않았고 이에 대한 연구가 더 필요하다(Jeppesen E, 2011).

암에 대한 지식이 축적되고 다양한 치료방법이 개발되고 환자에 적용되고 있지만 현재까지는 암의 발생을 예방하거나 치료할 수 있는 방법은 없다. 그리고 지금까지의 연구는 어떤 치료 방법의 효과에 대해서 연구가 되어 왔으나 통합적인 치료 방침에 대한 연구는 거의 없는 상태로 이를 근거로 다른 치료방법이 효과가 없다고 하기에는 너무 무책임하다. 그렇기 때문에 표준치료인 수술, 화학요법, 방사선치료, 생물학적인 치료법, 분자표적요법 등과 함께 항암영양학(anticancer nutrition), 식물화학물질을 이용한 약초치료, 보충제(supplements), 운동(Physical exercise)와 심신수련과 같은 대체의학적인 암치료 방법들을 동시에 적용하는 통합의학적인 방법이 미래의 암치료의 골격이 되리라 생각된다.

암의 예측과 진단, 표적예방과 개별화된 치료를 위해서는 새로운 치료전략을 위한 유전체학(genomics), 전사체학(transcriptomics), 단백질체학(proteomics), 대사체학(metabolomics)과 방사선체학(radiomics)을 포함한 다양한 생물학적인 분자 물질들에 대한 지식이 복합적인 파라미터를 이용한 체계적인 전략으로 더욱 용이하게 될 것이다. 더욱이 암은 복합적인 질병이기 때문에 통합적인 다양한 물체에 대한 분석으로 암의 복합성에 대한 전체적인 관점을 볼 수 있을 것이고 적절한 표적치료의 대상을 선택할 수 있고, 전통적인 치료전략의 치료효과를 향상시키기 위한 방법에 접근할 할 수 있게 될 것이다.

많은 약물이나 물질이 세포의 증식기전에 관여하고, 또 암세포의 사멸을 위한 기전에 관여하는데 이 모든 물질을 다 적용시킬 것인지? 이들 약물들과 면역과의 관계는 어떤 관계인지 혹은 이들을 혼용했을 때 이것들이 상승효과가 있는지? 혹은 부작용이 있는지를 고려하면서 치료하는 것이 좋겠다. 그렇기 때문에 암을 치료하기 위한 전략을 만들어서 치료방침을 정하고 이 치료법이 문제가 없다는 것을 확인하면서 교정해나가는 노력이 필요하다. 미래에는 인공지능이나 정보학 등의 도움을 받아서 이러한 다양한 암치료방법들을 통합하여 암치료전략을 수립하는 날이 곧 올 것으로 생각한다.

통합의학적 암치료는 개인 맞춤형이고 환자 중심적인 접근으로 전통적인 암치료법과 다양한 보완의학적인 접근이 아우르는 환자의 신체적인 요구와 기능적인 요구, 그리고 감정적인 요구와 정신적인 요구를 통합해서 시행하여야 한다(Kienle GS, 2016). 그러기 위해서는 환자의 원래의 질병과 생화학, 분자지문, 개인적인 요구, 치유 철학을 고려하는 개인 맞춤형 치료를 시행하여야 한다. 그럼으로써 환자의 삶을 재프로그래밍 할 수 있고 오랫동안 보람있는 삶을 살게 된다.

치료를 포기하고 환자를 도와야 할 때가 온다. 의료에는 과학 외에도 따뜻함, 연민, 이해가 때로는 외과의사의 칼이나 약물보다도 더 중요할 때이다. 마지막으로 우리가 환자에게 더 이상 치료를 제공할 수 없는 시점에 우리가 고민해야 하는 것은 '환자에게 더 나은 삶을 줄 수 없다면 더 나은 죽음을 줄 수는 없을까?' 이다.

11-6 통합의학적인 암치료의 결론

암의 치료에서 통합의학적인 방법은 그 효과를 입증하여야 할 임상연구에서 많은 어려움이 있다. 그 이유는 통합의학적인 방법은 암의 치료에 관련된 여러 가지 치료 방법을 복합적으로 사용함으로써 대조군을 만들기가 곤란하고 치료 방법에 따른 효과를 검증하기가 어렵다. 그래서 대부분의 치료방법이 경험학적인 결과에 의존하고 있다.

현재 사용되고 있는 암의 통합의학적인 방법을 크게 분류하여 보면 다음과 같다.

1) 암 면역 증강 및 면역회피의 교정: 자닥신, 미슬토, 이뮤코텔
2) 암세포의 증식억제 및 전이차단: 실리마린, 셀레늄
3) 암의 미세환경에서의 암촉진인자의 차단: COX억제제, 시메티딘
4) 암대사에 관련: 메트포민
5) 항산화작용: 비타민 C, 리포익산
6) 온열요법
7) 운동요법
8) 장내미생물의 활용요법
9) 아유르베다 및 명상 등을 통한 암 억제 등으로 분류를 하여 각 암치료 방법의 효과에 대한 과학적인 증빙이 되지 않았더라도 각각에 해당하는 치료를 복합적인 방법으로 시행하여 추가적인 효과를 추구하는 방법으로 암 치료를 시행되고 있다.

우리는 우선 이러한 방법들의 효과에 대한 근거중심의 검증과 무엇보다도 안전성에 대한 충분한 연구가 필요하다. 암의 통합의학적인 치료는 정통적인 암의 치료법을 사용하고, 통합의학적인 암 치료법을 과학적인 근거를 찾아서 같이 활용하는 방법으로 점차 확대해 나가는 것이 타당하다고 생각한다.

참 고 문 헌

Block KI: Life Over Cancer. 2015

Chlebowski RT, Blackburn GL, Thomson CA, et al. Dietary fat reduction and breast cancer outcome: interim efficacy results from the Women's Intervention Nutrition Study. J Natl Cancer Inst 2006;98(24):1767–1776.

DeVita VT, Lawrence TS, Rosenberg SA: DeVita, Hellman, and Rosenberg's Cancer. Principles and Practice of Oncology. 11th ed. p3966, 2019 Wolters Kluwer

Elkins G, Fisher W, Johnson A.: Mind-body therapies in integrative oncology.

Curr Treat Options Oncol. 2010 Dec; 11(3-4):128-40.

Guo Z, Tang HY, Li H, et al. The benefits of psychosocial interventions for cancer patients undergoing radiotherapy. Health Qual Life Outcomes 2013;11:121.

Hübner J. Hanf V: Commonly Used Methods of Complementary Medicine in the Treatment of Breast Cancer Breast Care 2013;8:341-347

Keith I. Block: Life Over Cancer. The Block Center Program for Integrative Cancer Treatment.

Molassiotis A, Ozden G, Platin N, Scott JA, Pud D, Fernandez-Ortega P, Milovics L, Panteli V, Gudmundsdottir G, Browall M, Madsen E, Patiraki E, Kearney N: Complementary and alternative medicine use in patients with head and neck cancers in Europe. Eur J Cancer Care(Engl). 2006 Mar; 15(1):19-24

Spiegel D, Butler LD, Giese-Davis J, et al. Effects of supportive-expressive group therapy on survival of patients with metastatic breast cancer: a randomized prospective trial. Cancer 2007;110(5):1130–1138.

Sporn MB: Perspective: the big C—for Chemoprevention. Nature, 2011, 471:S10–S11

Timp W, Feinberg AP: Cancer as a dysregulated epigenome allowing cellular growth advantage at the expense of the host. Nat Rev Cancer, 2013, 13:497–510

Yun H1, Sun L1, Mao JJ: Growth of Integrative Medicine at Leading Cancer Centers Between 2009 and 2016: A Systematic Analysis of NCI-Designated Comprehensive Cancer Center Websites. J Natl Cancer Inst Monogr. 2017 Nov 1;2017(52).

Diwakar BT, Korwar AM, Paulson RF, Prabhu KS: The regulation of pathways of inflammation and resolution in immune cells and cancer stem cells by selenium. Adv Cancer Res. 2017; 136: 153–172.

Klein EA, Thompson IM Jr, Tangen CM, et al. Vitamin E and the risk of prostate cancer: the selenium and vitamin E cancer prevention trial(SELECT). JAMA 2011;306(14):1549–1556.

Lee EH, Myung SK, Jeon YJ, et al.: Effects of selenium supplements on cancer prevention: meta-analysis of randomized controlled trials. Nutr Cancer 2011;63:1185-1195.

Myung SK, Kim Y, Ju W, et al. Effects of antioxidant supplements on cancer prevention: meta-analysis of randomized controlled trials. Ann Oncol 2010;21(1):166–179.

Hassannia B, Vandenabeele P, Vanden Berghe T.: Targeting Ferroptosis to Iron Out Cancer. Cancer Cell. 2019 Jun 10;35(6):830-849.

Song A, Eo W, Kim S, Shim B, Lee S: Significance of serum ferritin as a prognostic factor in advanced hepatobiliary cancer patients treated with Korean medicine: a retrospective cohort study. BMC Complement Altern Med. 2018 Jun 7;18(1):176.

Ye Z, Liu W, Zhuo Q, Hu Q, Liu M, Sun Q, Zhang Z, Fan G, Xu W, Ji S, Yu X, Qin Y, Xu X.: Ferroptosis: Final destination for cancer? Cell Prolif. 2020 Mar;53(3):e12761.

Billhult A, Bergbom I, Stener-Victorin E. Massage relieves nausea in women with breast cancer who are undergoing chemotherapy. J Altern Complement Med 2007;13(1):53–57.

Chen L, Lin CC, Huang TW, et al. Effect of acupuncture on aromatase inhibitor-induced arthralgia in patients with breast cancer: a meta-analysis of randomized controlled trials. Breast 2017;33:132–138.

Greenlee H, DuPont-Reyes MJ, Balneaves LG, Carlson LE, Cohen MR, Deng G, Johnson JA, Mumber M, Seely D, Zick S, Boyce L, Tripathy D,: Clinical practice guidelines on the evidence-based use of integrative therapies during and following breast cancer treatment. CA Cancer J Clin. 2017 May 6; 67(3): 194–232.

Lewith G, Berman B, Cummings M, et al. Systematic review of systematic reviews of acupuncture published 1996-2005. Clin Med(Lond) 2006;6(6):623–625.

Myers CD, Walton T, Small BJ. The value of massage therapy in cancer care. Hematol Oncol Clin North Am 2008;22(4):649–660.

Lamm DL, Dehaven JI, Riggs DR.: Keyhole limpet hemocyanin immunotherapy of bladder cancer: laboratory and clinical studies. Eur Urol. 2000;37 Suppl 3:41-4

Mereiter S, Polom K, Williams C, Polonia A, Guergova-Kuras M, Karlsson NG, Roviello F, Magalhaes A, Reis CA: The Thomsen-Friedenreich Antigen: A highly sensitive and specific predictor of microsatellite instability in gastric cancer. J Clin Med, 2018, sep

Prasad NN, Muddukrishna SN.: Quality of transurethral resection of bladder tumor procedure influenced a phase III trial comparing the effect of KLH and mitomycin C. Trials. 2017 Mar 14;18(1):123.

Presicce P, Taddeo A, Conti A, Villa ML, Della Bella S. Keyhole limpet hemocyanin induces the activation and maturation of human dendritic cells through the involvement of mannose receptor. Mol Immunol. 2008 Feb; 45(4): 1136–1145.

DeVita VT, Lawrence TS, Rosenberg SA: Cancer, Principle and practice of Oncology. 11th ed. 2551, 2019, Wolters Kluwer, Lippincott, Williams & Wilkins

Hardy ML. Herb drug interactions: an evidence based table. Alt Med Alert 2000;6:64–69

Ulbricht C, Chao W, Costa D, et al. Clinical evidence of herb-drug interactions: a systematic review by the natural standard research collaboration. Curr Drug Metab 2008;9(10):1063–1120.

Arthur AE, Peterson KE, Rozek LS, Taylor JM, Light E, Chepeha DB, Hébert JR, Terrell JE, Wolf GT, Duffy SA, UM Head and Neck SPORE Program.: Pretreatment dietary patterns, weight status, and head and neck squamous cell carcinoma prognosis. Am J Clin Nutr. 2013 Feb; 97(2):360-8

Bae K, Kim E, Kong JS, Kim J, Park SJ, Jun HJ, Cho CK, Kim MK, Yoo HS.: Integrative cancer treatment may have a survival benefit in patients with lung cancer: A retrospective cohort study from an integrative cancer center in Korea. Medicine(Baltimore). 2019 Jun;98(26):e16048.

Devita, Principles & Practice of Oncology, 2019 11th ed.

Frenkel M, Cohen L, Peterson N, Palmer JL, Swint K, Bruera E: Integrative medicine consultation service in a comprehensive cancer center: findings and outcomes. Integr Cancer Ther. 2010 Sep; 9(3):276-83.

Greenlee H, DuPont-Reyes MJ, Balneaves LG, Carlson LE, Cohen MR, Deng G, Johnson JA, Mumber M, Seely D, Zick S, Boyce L, Tripathy D,: Clinical practice guidelines on the evidence-based use of integrative therapies during and following breast cancer treatment. CA Cancer J Clin. 2017 May 6; 67(3): 194–232.

Hanahan D, Winberg R: Hallmarks of cancer"The next generation. Cell, 144(5), 646-674

Horn-Ross PL, Hoggatt KJ, Lee MM: Phytoestrogens and thyroid cancer risk: the San Francisco Bay Area thyroid cancer study. Cancer Epidemiol Biomarkers Prev. 2002 Jan; 11(1):43-9.

Jeppesen E, Juvet LK.: Complementary and Alternative Medicine for Patients with Cancer. Report from Norwegian Knowledge Centre for the Health Services(NOKC) No. 12-2011

Kienle GS, Mussler M, Fuchs D, Kiene H: Individualized Integrative Cancer Care in Anthroposophic Medicine: A Qualitative Study of the Concepts and Procedures of Expert Doctors. Integr Cancer Ther. 2016 Dec;15(4):478-494. Epub 2016 May 4.

Matovina C, Birkeland AC, Zick S, Shuman AG: Integrative Medicine in Head and Neck Cancer. Otolaryngol Head Neck Surg. 2017 Feb;156(2):228-237.

Steuer-Vogt MK, Bonkowsky V, Ambrosch P, et al. The effect of an adjuvant mistletoe treatment programme in resected head and neck cancer patients. Eur J Cancer. 2001;37(1):23–31.

Williams JR: Revolution of Immunotherapy, The Best New Hope for Saving Cancer Patients' Lives. 2019

12 암 환자의 식이(Diet of Cancer Patients)

'Let food be thy medicine and medicine be thy food' 히포크라테스의 말이다. 먹는 것이 우리 몸의 일부가 되고, 결국은 모든 질병은 우리가 섭취하는 것들에 달려 있어서 이를 조절하는 것이 건강을 유지하는데 중요하다. 그와 더불어 우리가 먹고 섭취하는 것이 우리 몸의 상태를 결정한다는 의미이다.

12-1 암의 예방과 식이요법

암의 발생과 진행에는 수년에서 수십 년이 걸리는데, 특히 흔한 상피세포암은 20년 이상의 기간이 소요된다. 이러한 긴 기간 동안의 암 발생을 차단하거나 역전시킬 수 있는 많은 예방 방법이 있는데, 이 중 하나는 초기의 후생적인 변화를 표적으로 하거나 역전시키는 것이다. 유전적인 변이에 비해서 후생적인 변화는 가변성이 있고 정상상태로 되돌릴 수 있어서 생활양식을 바꾸면 정상상태로 될 수 있다.

암의 발생에는 환경과 개인의 생활양식이 중요한데, 생활양식은 신체활동과 식이가 가장 중요한 역할을 한다. 특히 비만, 과일과 채소의 섭취가 낮은 경우, 신체활동이 적거나 알코올 섭취와 흡연이 인체의 암 유발에 5가지의 중요한 위험인자이다.

최근 식물화학물질을 이용하여 핵산메칠전달효소(DNMT)를 활성화시키거나 메칠을 공급하여 유전자 특이 핵산메칠화의 양상을 원상회복함으로써 유전자의 후생적인 변화를 조절하고자 하는 시도들이 되고 있다. 이러한 작용을 할 수 있는 자연산물 들은 핵산메칠전달효소(DNMT)를 억제하는 특성을 갖는 녹차 성분(Epiallocatechin-3-Gallate: EGCG), 커큐민, 설포라판(sulforaphane) 등이 있다(Sharma S, 2010).

자연발생적인 유전자의 다양성은 1-50%로 높고, 가장 흔한 것은 단일 뉴클레오타이드의 다형성(polymorphism)이 가장 흔하다. 핵이 호르몬과 같은 내부의 인자와 음식과 같은 외부인자로부터 받은 대사신호에 반응하여 유전자가 발현이 되거나 되지 않거나 한다. 이러한 차이에 의해 최근 각 개인에 따른 유전적인 차이가 음식에 대한 반응을 달리한다는 보고가 있어서, 이제는 환자에 대한 개인 맞춤형 식이를 시행할 필요가 있다(Theodoratou E, 2017).

12-2 암의 예방식품, 암과 싸우는 음식 (Food that fight cancer)

음식과 암에 대한 대부분의 연구에서 암 발생의 위험을 낮추는데 과일, 채소, 통곡과 콩 등을 섭취할 것을 권유하고 있다. 그리고 과학자들은 미네랄, 비타민과 식물화학물질들에 대해서 연구하여 어떻게 그리고 왜 이러한 음식이 암의 발생을 예방하거나 정지시키는지를 알기 위해 노력하고 있다.

하나의 식품이나 음식이 암으로부터 당신을 보호하지는 않는다. 그러나 음식을 옳게 조합하여 식물 위주의 식이를 할 때 우리는 암에 걸리지 않을 수 있다. 그리고 많은 식물성 음식의 미네랄, 비타민과 식물화학물질이 시너지 효과를 보여 암으로부터 당신을 보호해 줄 수 있다. 과학자들이 왜 당신의 식탁의 접시의 2/3를 채소, 과일, 통곡과 콩으로 채워야 한다고 하는지를 알려주는 이유이다(그림12-1, AICR, 2021).

과일, 채소, 콩, 통곡, 생선, 저지방 낙농산물, 해이즐넛이 산화과정과 염증을 감소시키고 만성 비감염성 질

[그림12-1] 암의 예방식품

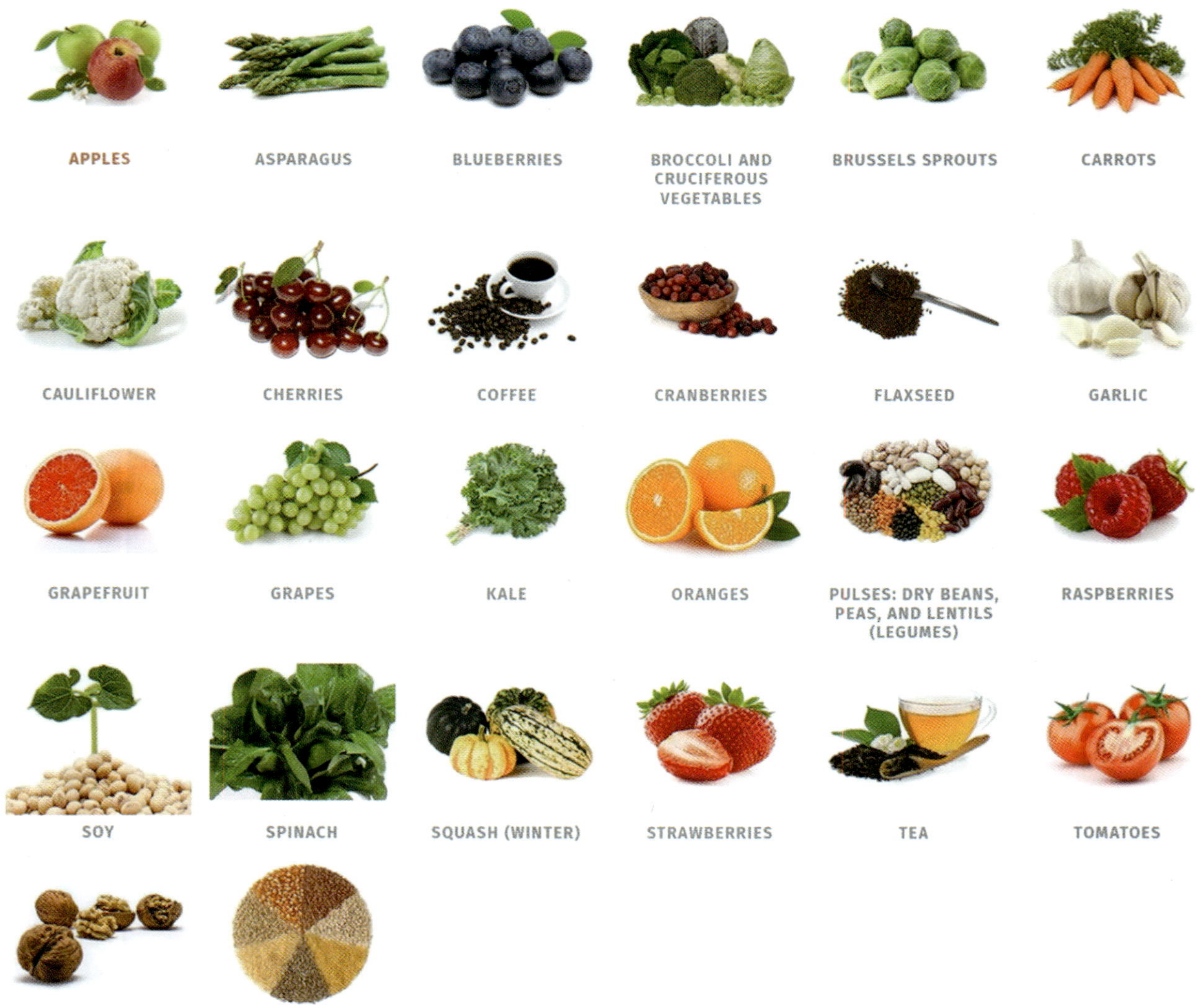
APPLES
ASPARAGUS
BLUEBERRIES
BROCCOLI AND CRUCIFEROUS VEGETABLES
BRUSSELS SPROUTS
CARROTS
CAULIFLOWER
CHERRIES
COFFEE
CRANBERRIES
FLAXSEED
GARLIC
GRAPEFRUIT
GRAPES
KALE
ORANGES
PULSES: DRY BEANS, PEAS, AND LENTILS (LEGUMES)
RASPBERRIES
SOY
SPINACH
SQUASH (WINTER)
STRAWBERRIES
TEA
TOMATOES

(AICR, 2021)

환의 발생을 억제한다고 알려졌다(Di Renzo L, 2017). 더욱이 식물에서 항산화제, 미네랄, 비타민과 페놀산물을 섭취하면 건강에 도움이 된다(그림12-2, Soldati L, 2018).

오메가 3, 6와 9 지방산, 지용성 생활성 기능식품 토코페롤(phytosterols), 비타민(비타민 B1, B2, B6, niacin, thiamin과 α-tocopherol(vitamin E)), 필수미네랄(셀레늄, 칼륨, 마그네슘, 인, 망간, 철분, 아연과 구리와 저염식), 필수아미노산, 항산화 페놀인 카페산(caffeic acid), 수용성 식이섬유, 플라보노이드인 카테킨(catechin), 에피카테킨(epicatechin), 쿠에프세틴(quercetin), 프로사이아니딘(procyanidins), 페놀산인 마늘과 프로토카테츄산 등이 생리적인 효과가 있는 기능식품이다(Di Daniele N, 2017).

규칙적인 과일과 채소 특히 마늘과 양배추, 브로콜리, 방울양배추, 고추냉이와 같은 십자화과 채소를 섭취하여, 결국 그 성분인 셀레늄, 엽산, 비타민 B12나 비타민 D와 항산화물질인 카로티노이드와 피코펜을 섭취함으로써, 이들이 암의 발생에 보호역할을 하여 유방암, 대장암, 전립선암을 60 - 70%, 폐암을 40 - 50% 감소시킬 수 있다(Donaldson MS, 2004). 그리고 우선 과체중을 피하고 건강체중을 유지하는 것이 암으로부터 당신을 보호하는데 중요하다.

술은 일치된 견해가 없고 하루 30그램까지 중등도의 알코올 섭취는 신장암에서 보호역할을 하나, 과도한 섭취는 구강암, 식도암, 유방암, 대장암, 위암과 간암에서 위험인자이다.

미국의 암연구재단인 AICR(American Institute for Cancer Research)에서 권장하는 음식은 식물화합물로 염증억제와 항산화 기능을 가져서 암을 예방할 수 있는 식품은

[그림12-2] 기능 영양소의 면역계와 염증에 대한 효과

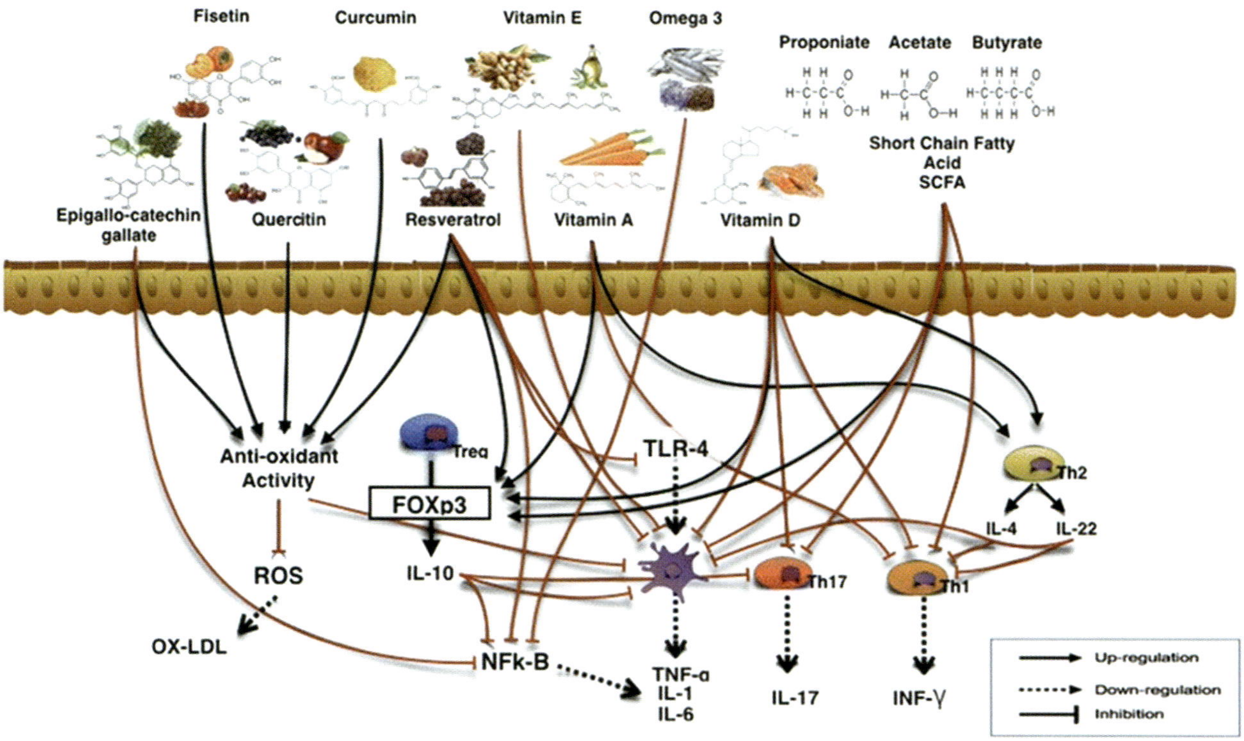

(Soldati L, Di Renzo L, Jirillo E, Ascierto PA, Marincola FM, De Lorenzo A: The influence of diet on anti-cancer immune responsiveness. J Transl Med. 2018; 16:75.)

다음과 같다(그림12-1, AICR, 2021).

1) 클로로필(녹색식물)

- **작용:** 해독 및 항암작용

- **함유식품:** 클로렐라 등의 남조류, 케일, 무청, 민들레, 쇄기풀

2) 카로티노이드(베타카로텐, 루테인, 라이코핀)

- **작용:** 지질의 활성산소제거, 면역증강, 자외선으로부터 세포의 보호, 암 예방효과(폐암, 유방암, 난소암, 전립선암)

- **함유식품:** 주황색 또는 노란색 음식

3) 안토시아닌(플라보노이드 복합체)

- **작용:** 결합조직의 재생, 염증억제, 혈액순환, 콜레스테롤 하강, 항산화성분

- **함유식품:** 파란색, 보라색, 붉은색 식품 – 체리, 포도, 보라색 양배추

4) 리모넨(Limonene)

- **작용:** 간의 글루타치온 전이효소와 사이토크롬 p450 해독시스템의 활성화, 발암물질의 분해, DNA 손상을 막음

- **함유식품:** 신 과일의 껍질

5) 카테킨

- **작용:** 항산화 효과 및 간의 해독작용으로 유방암을 비롯한 각종 암의 예방

- **함유식품:** 녹차

6) 물

천연수 2리터로 충분한 수분 섭취와 탈수 예방이 중요하다.

7) 기타

- 브로콜리, 양배추, 컬리플라워, 파인애플, 마늘, 양파, 파, 부추 – 암의 예방(nitrate 및 nitrite의 발암을 억제)과 확산 방지

- **식기:** 유리, 세라믹, 주물 용기, 스테인레스의 사용이 권장된다.

12-2-1 지방산(Fatty acid)

식이지방산은 암의 위험, 발생과 생존에 관계되는데, 단일불포화지방산(MUFAs)은 올리브 기름에 있고, 이는 유방암의 예방과 생존에 효과적이다. 그러나 폐경여성에서 유방암 환자에 효과가 없다고 보고되기도 하는데, 올리브 기름은 삼중음성 유방암 환자에서 효과가 있다. 고도불포화지방산인 DHA, 에이코사펜타엔산(eicosapentaenoic acid: EPA)과 장쇄 다중불포화지방산(polyunsaturated fatty acids: PUFAs)도 중요한 지방산인데 유방암의 예후에 좋은 효과를 보여서, 유방암 환자의 사망률을 감소시킨다.

생선 기름과 몇몇 식물 기름은 만성염증과 산화스트레스를 감소시켜서 보호하는 역할을 한다. 오메가-3 지방산은 NF-kB활성과 사이토카인의 생성을 억제한다. DHA와 EPA는 산화스트레스를 억제하여 유방암의 발생과 전이를 억제한다. 유전적으로 생선의 오메가-3 지방산으로부터 생성된 지질 과산화물질이 암세포의 증식을 억제하는데, 글루타치온S전이효소(glutathione-S- transferase: GST)의 활성이 높은 유전형인 경우는 이러한 과산화물을 제거하기 때문에 폐경 이후 유방암의 위험이 높다(Gago-Dominguez M, 2004).

12-2-2 폴리페놀(Polyphenols)

■ **음식**

과일, 채소, 올리브오일, 적포도주, 차, 커피, 블루베리, 콩에 함유되어 있다.

■ **성분**

폴리페놀에는 4가지 주요 형태가 있는데 석탄산(phenolic acid), 스틸벤(stilbenes), 플라보노이드와 기타의 폴리페놀이다. 폴리페놀은 프테로스틸벤(pterostilbene: trans-3,5-dimethoxy-4′-hydroxy-stilbene), 피세아타놀(piceatannol: trans-3,5,3′, 4′-tetrahydroxystilbene), 퀘르세틴(quercetin), 아피게닌(apigenin), EGCG, 제니스타인(genistein), 피세틴(fisetin) 등을 포함하고 있다.

■ **항암기전**

항산화와 항염증작용이 있다(그림12-2, Soldati L, 2018).

1) 레스베라트롤(Resveratrol: 3,5,4′-trihydroxystilbene)은 천연 폴리페놀인데, 이는 글루타치온 과산화효소(glutathione peroxidase), 힘산화효소(heme-oxygenase), 과산소디스뮤타아제(superoxide dismutase)와 같은 항산화효소를 유도하여 산화스트레스를 완화함으로써 심장보호, 신경보호와 항종양과 항산화제의 특성을 갖는다(Gatouillat G, 2010).
2) 레스베라트롤은 강력한 COX-2억제제로서 전립선암, 유방암, 뇌암, 자궁내막암, 직장암, 췌장암, 피부암, 폐암, 난소암과 방광암에 대해서 강력한 예방효과가 있고, 항고사분자를 억제하여 친고사 신호분자를 활성화시킨다(Kundu JK, 2008).
3) 레스베라트롤은 탈아세틸효소나 모노리보실기 전이효소(monoribosyltransferase)의 활성을 갖고 있는 써투인(SIRT)을 활성화시켜서 탈아세틸화 전사인자로서 작용한다.
4) 프테로스틸벤(pterostilbene)과 피차탄올(piceatannol)은 여러 가지 암에서 miRNA를 조절하여 세포고사, 세포주기의 정지, 성장억제, 세포의 활력을 억제하고 세포의 이동과 침윤을 억제한다.
5) 폴리페놀은 유리산소족 뿐 아니라 반응질소족(RNS), 과산화류아초산(peroxynitroid acid), 염소(chlorine)족, 차아염소산(hypochlorous acid) 등을 제거한다.
6) 역으로 폴리페놀(커큐민, EGCG)은 친산화 효과를 가질 수 있고 이는 항암작용을 유도한다. 예를 들면 대두의 이소플라본인 제니스타인(genistein)은 유방암 세포에서 구리이온을 동원하여 친산화 효과를 통해서 핵산의 손상, 활성산소(ROS)생산의 증가와 세포고사를 일으킨다(Ullah MF, 2011).
7) 폴리페놀은 자가탐식을 유도한다.

■ **플라보노이드(Flavonoid)**

• **음식:** Alium wallichii(마늘, 양파, 파, 부추), 적포도주

• **성분:** 플라보노이드, 스테로이드, 글리코시드, 테르페노이드가 많은 식품

• **항암기전:** 플라보노이드는 신호전달경로를 조절하고, 세포의 분열과 성장, 고사, 염증, 혈관신생과 전이를 조절하여 발암 과정의 시작과 촉진과 진행의 과정에 영향을 준다.

• **항암효과:** 역학조사에서 플라보노이드 섭취는 암 발생율을 낮춘다(Shukla Y, 2011). 림프종에 대해서 세포독성을 갖고 있고, 전립선암, 자궁경부암, 유방암 세포주에 대한 중등도의 세포독성을 보인다(Bhandari J, 2017).

■ **레스베라트롤(Resveratrol)**

비플라보노이드 폴리페놀인 레스베라트롤은 땅콩, 포도, 소나무와 블루베리를 포함한 많은 식물에 있고, 암의 예방과 항암특성을 갖고 있다. 그리고 레스베라트롤은 항암제에 대한 내성을 역전시키고, 항산화와 항염증,

[그림12-3] 암세포의 세포고사를 유발하는 플라보노이드(falvonoids), 쿠마린(coumarin), 레스베라트롤(Resveratrol)의 표적이 되는 주된 경로

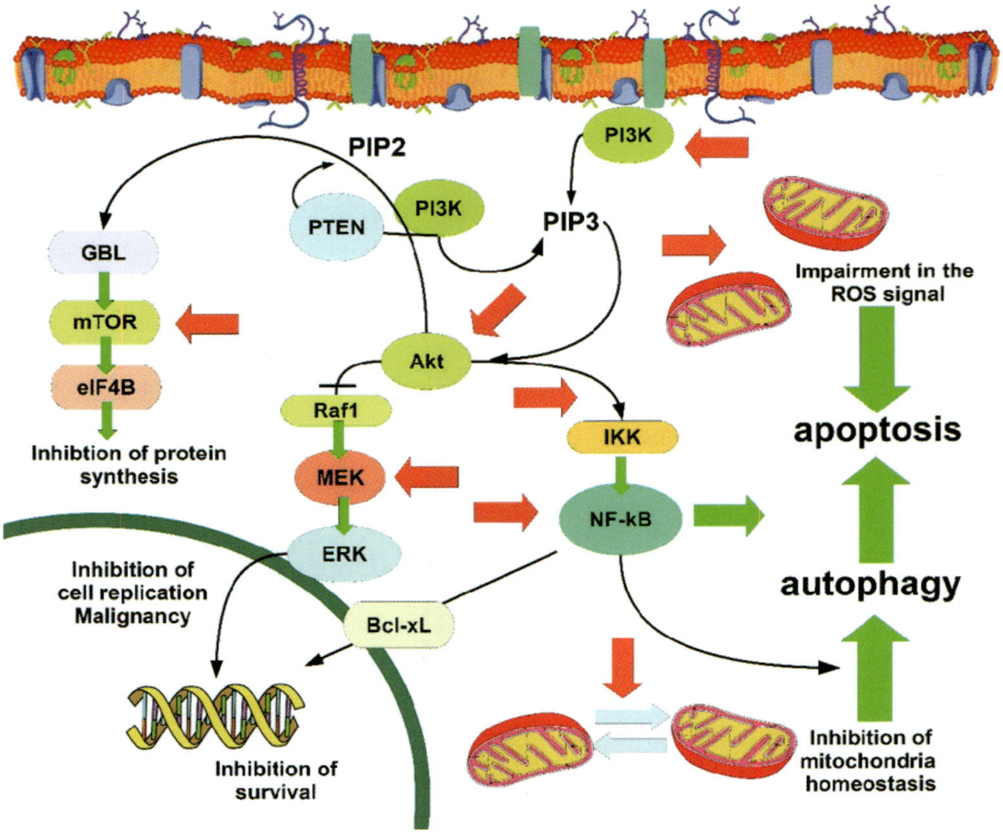

(Chirumbolo S, Bjørklund G, Lysiuk R, Vella A, Lenchyk L, Upyr T: Targeting Cancer With Phytochemicals via Their Fine Tuning of the Cell Survival Signaling Pathways. Int J Mol Sci . 2018 Nov 12;19(11):3568.)

항노화 작용이 있다(그림12-3, Chirumbolo S, 2018).

- **표적:** 활성산소와 저산소증을 완화한다.

- **작용기전:** 레스베라트롤은 하이드록실과 과산화물을 청소하여 종양의 발생 초기 유리기의 형성을 억제하고, 돌연변이 유발요인을 억제하여, 암의 시작을 억제한다. 그리고 레스베라트롤은 암세포의 세포고사를 유발하고 항증식작용을 하는데, 이러한 것은 세포주기를 정지시키고 p53연관경로를 활성화 함으로써 이러한 작용을 한다. 레스베라트롤은 PI3K/Akt/mTOR경로를 억제하고, mitogen-activated protein kinase(MAPK)의 경로를 조절하고 NF-κB활성을 억제하여 세포고사를 유발한다. 레스베라트롤은 활성산소가 촉발하는 자가탐식을 유도하여 암세포사를 유발한다. 그리고 레스베라트롤은 RASSF1A의 핵산메칠화 억제, DNMT3B억제, COX, NF-κB, RASSF1A 억제 작용을 한다(Carter LG, 2014).

레스베라트롤은 MMP(특히 MMP-9)와 혈관신생표지자인 혈관내피성장인자(VEGF), 상피성장인자수용체(EGFR)나 FGF-2의 발현을 억제하고, 상피간질이행(EMT)에 연관된 신호경로를 억제하여 암의 침윤과 전이를 방지한다(그림12-4, Ko JH, 2017).

- **임상효과:** 동결건조 포도가루로 대장암의 암세포의 증식을 억제하고 세포고사를 늘리는 효과가 있었다.

[그림12-4] 레스베라트롤(Resveratrol)의 항암효과의 기전

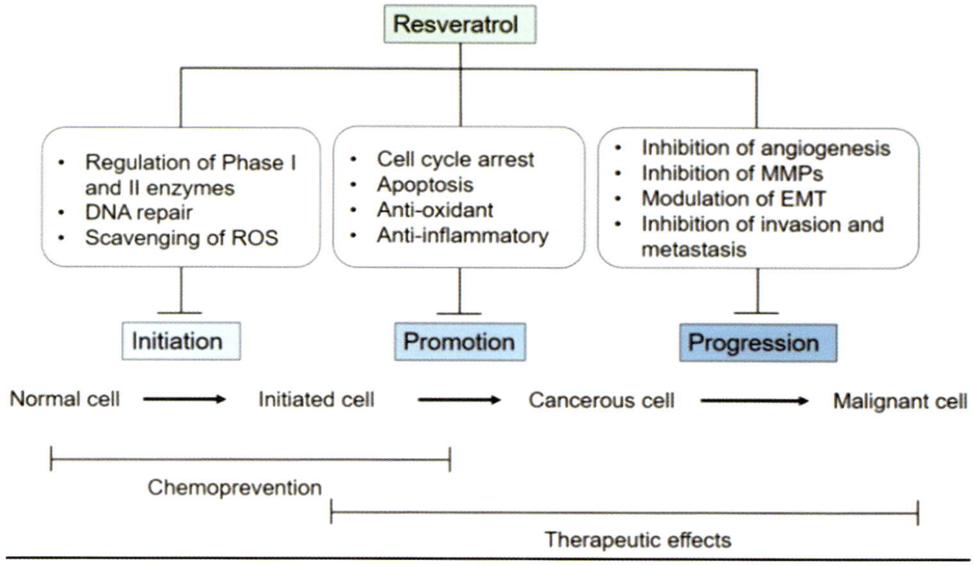

(Ko JH, Sethi G, Um JY, Shanmugam MK, Arfuso F, Kumar AP, Bishayee A, Ahn KS.: The Role of Resveratrol in Cancer Therapy. Int J Mol Sci. 2017 Dec 1;18(12):2589.)

레스베라트롤의 유용성을 증대시키기 위해서는 레스베라트롤의 투여방법, 제형과 대사의 조절과 다른 제재와의 가능한 상호작용 뿐 아니라 더욱 생물학적인 활성도가 높은 유사체의 개발이 필요하다.

레스베라트롤은 에스트로겐 수용체 양성 유방암에서 세포고사를 유도한다.

■ 녹차 성분: Epiallocatechin-3-Gallate(EGCG)

녹차는 여러 가지의 암에서 발암의 위험성을 감소시킨다고 알려져 있는데, 녹차는 EGCG를 함유하고 있다. EGCG는 종양억제유전자 촉진자 부위의 메칠화의 억제, 핵산의 메칠전달효소(DNMT: DNA methyltransferase)의 억제작용을 함으로써 인체에서 항암작용이 있다고 알려져 있다(Pandey M, 2010).

EGCG는 텔로머라제역전사효소(telomerase reverse transcriptase: hTERT) 촉진자의 메칠화를 억제하고 히스톤 H3 Lys9 아세틸화를 억제하여 세포의 증식을 감소시키고, 세포고사를 촉진한다. EGCG는 TIMP-3를 유도하고, 기질금속단백분해효소(MMP)3과 MMP9를 감소시켜서 세포의 침윤과 전이를 억제한다.

EGCG는 활성산소(ROS)의 생성을 감소시키고, NF-kB, COX-2와 Akt 활성을 차단하고, 종양억제 유전자인 p53유전자를 과발현 시킨다. EGCG는 아로마타제를 억제한다.

• **임상연구:** 대부분의 연구는 암의 발병 위험성에 대한 연구들인데 그 결과는 다양하다. 그러나 역학연구에서는 녹차의 장기간 복용이 암에 대해서 보호하는 역할을 한다고 알려져 있다. 전립선의 고도이형성증을 보이는 환자에서 1년간 녹차를 복용시킨 결과 종양의 발생이 감소함을 보고하고 있다(Kumar NB, 2015). 진단 후 60개월 이상 차를 마신 유방암 환자에서 그렇지 않은 환자에 비해서 유방암의 재발의 위험이 줄어들고, 유방암 특이 생존이 증가되었다(Bao PP, 2015). 난소암 환자에서도 많은 양의 녹차의 소비는 생존기간과 상관관계가 있었다(Zhang M, 2004). 그러나 폐암의 1상연구와 전립선암의 2상연구에서 녹차의 사용으로 효과를 입증하지 못하였다(Laurie SA, 2005,

Gontero P, 2015).

- **안정성:** 녹차 성분을 갖는 보조제는 간독성을 보이고 급성간염을 유발할 수 있다(Bonkovsky HL, 2006). 녹차폴리페놀은 사이토크롬 P450효소의 억제하는 항암제와 볼테조밉(bortezomib)과 같은 항암제의 효과를 차단할 수 있다(Golden EB, 2009).

■ 쿼르세틴(Quercetin)

사과, 포도와 같은 과일과 양파, 케일 브로콜리, 상추, 토마토와 같은 채소에서 발견되는 플라보노이드물인데, COX-2와 NF-kB의 활성을 억제하여 항암작용이 있다. 독소루비신과 같은 항암제와 시너지효과가 있고 독성은 감소시키는 효과가 있다.

■ 캠페롤(Kaempferol)

캠페롤은 자몽, 포도와 브로콜리와 콩과 같은 과일과 채소에서 발견되는 식물에스트로겐과 플라보노이드이다. 캠페롤은 TNF-α와 IL-1β의 발현을 억제한다. 그리고 IL-8을 감소시키고, NF-kB의 활성을 차단하고, 활성산소(ROS)의 생성을 억제하여 염증을 감소시키고, 암의 발생을 억제한다.

캠페롤은 포도당과 젖산의 섭취를 억제하여, 세포주기를 멈추고 p53을 올려서 증식억제 효과를 보이고, 세포의 침윤을 차단한다(Qiu W, 2017, Lu L, 2018).

- **식물:** 과일 채소

- **후생적인 변화:** 핵산메칠화의 조절, DNMT1, DNMT3B, HDACs의 억제

- **표적유전자:** GSTP1, PTEN, DACT2

- **임상효과:** 방광암과 대장암의 예방이나 감소, 몇 암세포주에서 증식과 전이의 감소

■ 아피게닌(Apigenin)

파슬리, 케모마일 차, 오렌지와 자몽에 들어있는 플라보노이드물이다. 암세포의 증식, 세포주기 정지의 촉진, ROS생성을 촉진한다. 그리고 MDR1의 발현을 감소시키고, p-glycoprotein을 감소시켜서 약물내성을 억제한다.

- **식물:** 파슬리, 셀러리, 마늘, 케모마일차(chamomile tea), 과일, 중국한약

- **후생적효과:** 유전자 프로모터의 탈메칠화 유도, DNMTs의 발현 감소

- **표적유전자:** GST, Nrf2, p21, PTEN, Cyclin-D1, MAPK, PI3−Akt

- **암의 예방:** 해독효소의 효율증가, 몇몇 악성종양에서 항암특성이 있고, 피부암 발생 억제(Li Y, 2010, Shukla S, 2010, Khan MI, 2018)

■ 그라브리딘(Glabridin)

인체암에서 항종양효과, 간과 유방암에서 암줄기세포 유사특성을 억제하는 효과가 있다.

- **식물:** 감초(Glycyrrhiza glabra)의 뿌리에서 나오는 이소플라보노이드

- **후생적 변화:** miR-148a와 miR-200c의 프로모터의 탈메칠화의 유도, DNMT1과 DNMT3A의 발현 감소

- **표적유전자:** NF-κB, AP-1(Hsieh MJ, 2014, Dietz BM, 2016, Jiang F, 2016)

■ 리코펜(Lycopene)

- **식물:** 토마토, 당근

- **후생적 변화:** 유전자 프로모터의 탈메칠화 유도, LINE-1의 전반적인 메칠화 방지, DNMT3A의 억제 (Fu LJ. 2014, Dietz BM. 2016).

- 표적유전자: GSTP1, ERO1, CLIC-1, NF-κB

- 항산화력이 강하고 항증식효과가 있어서 전립선과 유방암에서 호르몬 비의존성 활성 암의 예방효과가 있다. 그래서 암의 40% 가량의 암의 발생을 감소시킨다. 특히 전립선 암의 가족력이 있는 경우의 전립선암의 발생을 감소시킨다(Chen J, 2013).

■ 잎새버섯(Maitake)

암 환자의 면역세포에 대한 반응이 혼재되어 이 버섯이 면역자극적이라고 보기는 어렵다. 잎새버섯이 2기에서 4기의 유방암, 폐암, 간암에서 50%의 종양퇴행을 보였고, 백혈병, 위암과 뇌종양에서는 효과가 없었다는 보고가 있다(Kodama N, 2002).

■ 케르세틴(Quercetin)

유전자 프로모터의 탈메칠화, DNMTs의 활성을 억제하고, 유방암, 결장암, 췌장암, 세포의 성장억제, 화학발암물질의 발암을 억제한다고 알려졌다(Gibellini L, 2011, Guo Y, 2015).

- **식물:** 감귤류, 양파, 적포도주, 티, 밀랍(propolis)

- **표적유전자:** ER-β p16INK4a RASSF1A, AR, COX-2

■ 유기유황물(Organosulfur compound) – 설포라판(Sulforaphane)

방울양배추와 브로콜리와 같은 십자화과 채소와 마늘로부터 얻을 수 있는 이소티오시안산(isothiocyanate)과 같은 설포라판(sulforaphane군)을 말한다. 설포라판은 유방암, 전립선암과 대장암 세포에서 HDAC를 억제하는 중요한 역할을 한다.

마늘의 추출물은 IL-2, IL-12, TNFα와 같은 사이토카인의 유리를 증가시켜서, 림프구의 증식을 재활성화하고, 대식세포의 식세포 작용을 증가시키며, 암의 미세환경으로의 림프구와 대식세포의 침윤을 증가시키고, NF-kB의 활성을 자극한다.

- **식물:** 십자화과 채소, 브로콜리

- **후생적 변화:** Global DNA hypo-methylation 유전자 프로모터의 탈메칠화 조절, DNMT1과 DNMT3B의 억제제, miRs발현의 조절, m6A RNA 메칠화를 억제

- **표적유전자:** Bax, GSTP1, COX-2, NF-κB cyclin D2 hTERT, Nrf2, NQO1
- 유방암 줄기세포의 성장방지, 대장암, 전립선암, 피부암, 구강암 췌장암의 발암을 방지함을 보고하고 있다.(Kwon KJ, 2007, Leone A, 2017, Lewinska A, 2017, Cao S, 2018)

■ 펜에칠 이소티오시안산(Phenethyl isothiocyanate: PEITC)

몇 몇 유전자프로모터의 탈메칠화, DNMTs과 HDACs 활성의 억제를 하여, 항산화작용, 일부 암에서 화학예방효과가 있고, 유방암과 대장암의 성장을 억제한다고 알려져 있다.

- **식물:** Cruciferous vegetables(십자화과의 채소)

- **표적유전자:** CYP1A1 CYP1A2 GSTP1, p21, RASSF1A, PcG complex(Gupta P, 2014, Park JE, 2017)

■ 캡사이신(Capsaicin)

암세포의 세포증식의 억제와 고사의 유도, 혈관신생의 억제, 발암물질로 작용 가능하다(Wang F, 2016, Nishikawa Y, 2018).

• **식물:** 고추, Capsicum genus

• **후생적인 변화:** LINE-1 retrotransposition억제, HATs 발현의 재활성

• **표적유전자:** hMOF, p21, p53, CDK4, CDK6, cyclin E

■ 제니스타인(Genistein)

일부 암에서 화학예방 특성이 있고, 조기 결장과 위암의 발생 예방, 아시아인에서 유방암의 예방(Fang MZ, 2005, Dietz BM, 2016)

• **식물:** 대두

• 광범위한 핵산의 메칠화의 억제, TSG promoters의 탈메칠화 유도, DNMT1억제제

• **표적유전자:** p16INK4a, RAR β, MGMT, hTERT, PTEN, CYLD

■ 로즈마리(Rosmarinic acid)

실험실에서 유방암, 대장암, 위암, 전립선암, 난소암, 피부암의 항암효과, 생체에서 화합물 유도 종양형성을 예방, 쥐에서 유방, 대장, 폐암의 성장을 억제한다고 보고되었다(Moore J, 2016, Venkatachalam K, 2016, Khan MJ, 2018). 그 기전은 DNMT1 억제제로 작용하고 표적유전자는 GSTP1, COX-2, p-ERK, IL-6, STAT3이다.

■ 실리비닌(Silibinin)

암의 화학 예방 작용이 있고, 화학물 유도 피부, 결장, 폐의 발암을 예방한다. 그 기전은 DNMTs의 억제제로 작용한다. 밀크씨슬(Silybum marianum)에 함유되어 있고, 표적유전자는 EGFR, p21CIP1, p27KIP1, NF-κB 이다(Ramasamy K, 2008, Ting H, 2013, Anestopoulos I, 2016).

12-2-3 미세영양소(Micronutrients)

■ 아연(Zinc)

아연은 세포의 증식, 분화, 발생, 고사와 변형에 관여하고, 음식은 난황, 고기, 가금류, 콩, 땅콩, 무지방 밀크, 체다 치즈, 밀과 코코아에 들어있다.

인체에는 2gm의 아연이 있고, 대부분은 골격근, 뼈와 간 등의 조직에 있고, 0.1%만이 순환하는 혈장에 존재한다. 그래서 혈중 아연의 농도는 쉽게 결핍될 수 있다.

• **기능:** 아연은 항산화작용과 유전자의 안정성을 유지하는데 필수적이다. 아연은 핵산의 합성과 분열을 조절하기 때문에 세포증식과 분화에 반드시 필요한 물질이다. 아연은 세포주기의 G1/S기를 조절하여 세포의 성장을 자극하고, 기관지 상피세포에서 세포 내의 아연은 p53과 p21의 활성을 올려서 G2/M이행을 차단한다(Wong SH, 2008).

아연의 결핍은 의식장애, 염증, 흉선의 위축, 피부병변, 불임, 성장장애, 암의 발생 등을 초래한다(To PK, 2020). 특히 폐암, 유방암, 두경부암 환자에서는 아연의 혈중 농도가 낮다.

• **항암작용:** 아연은 암의 발생과 진행에 대한 보호작용에 중요한 역할을 한다(Dhawan DK, 2010). 아연은 핵산의 복제와 복구에 중요하다. 그리고 아연의 결핍은 유방암의 진행과 발생에 중요하고 혈중 농도가 높으면 유방암의 빈도가 낮다.

• **임상효과:** 음용수로 아연을 공급함으로써 전립선암의 발병 위험이 감소하였다(Epstein MM, 2011). 그러나 다른 연구에서는 효과가 없거나, 작은 군에서 진행된 연구에서 전립선암의 위험이 증가함을 보고하기도 한다(Leitzmann MF, 2003).

• **아연과 면역:** 면역계는 아연치의 변화에 매우 민감하고, 면역작용의 각 반응은 직접 혹은 간접적으로 아연의 영향을 받는다. 아연 결핍은 과립구의 동원, 활성산소(ROS)의 생성, 화학주향성과 탐식작용에 영향을 준다. 단핵구의 상피세포와의 유착에도 아연이 관여한다. 아연의 농도가 낮으면 과립구와 자연살세포의 수가 감소하고, 대식세포의 탐식능이 감소한다. 아연 결핍은 친염증적인 사이토카인인 IL-1β, IL-6와 TNF-α의 생성을 증가시킨다(Wessels I, 2013). 아연은 표적세포의 MCH-1의 인지에 필수적이어서, 아연 결핍은 세포독성의 약화를 가져온다.

아연의 결핍은 Th1과 Th2 림프구의 균형의 장애를 초래한다. 아연의 보충으로 이러한 불균형을 없애고, 말초의 단핵구로 부터 항바이러스, 면역조절과 항암 성질을 갖고 Th1을 유도하는 인자인 IFN-γ의 분비를 증가시키고, 이러한 IFN-γ는 Th2형의 활성을 억제한다. Th1은 IL-2, IL-12, IL-18, IFN-γ와 TNF-α와 같은 사이토카인을 분비하고, 가장 강력한 항암역할을 한다.

Th17은 초기 종양의 성장을 촉진하고, 진행된 면역

[그림12-5] 아연의 농도와 선천 및 획득면역세포와의 관계

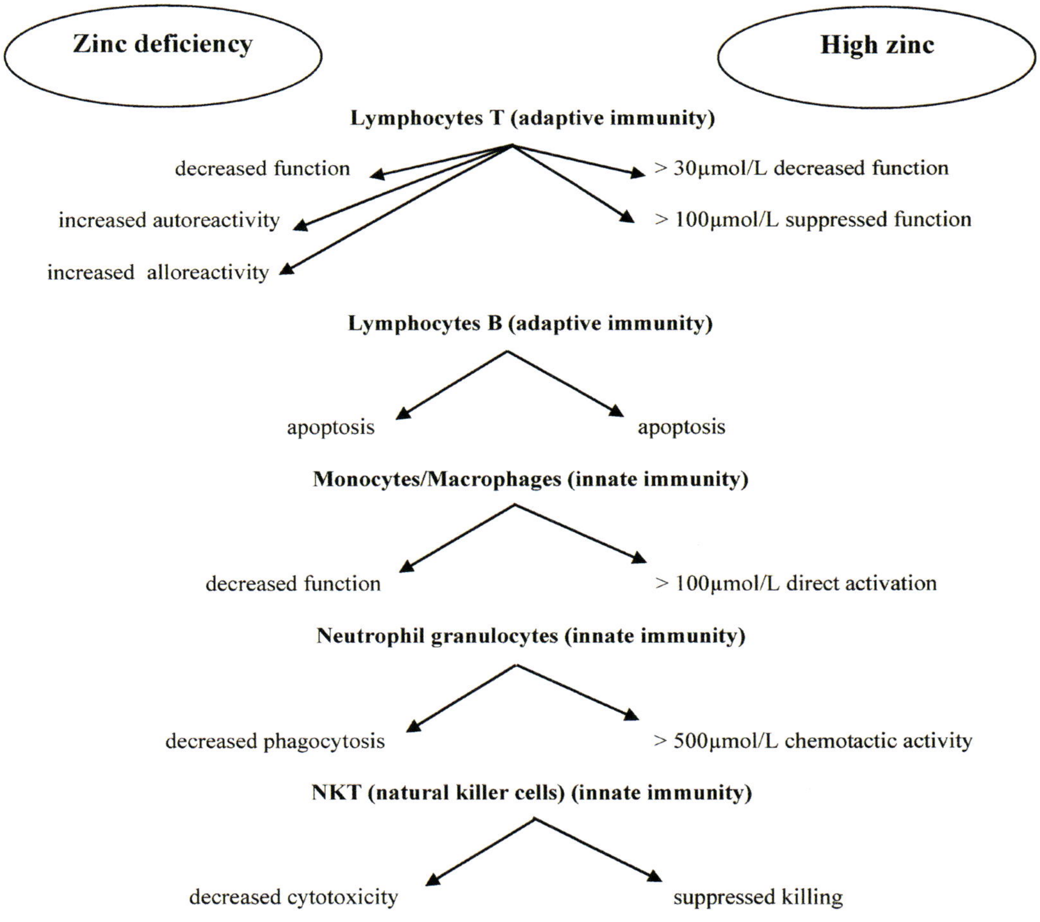

(Skrajnowska D, Bobrowska-Korczak B: Role of Zinc in Immune System and Anti-Cancer Defense Mechanisms. Nutrients. 2019 Oct; 11(10): 2273)

원성인 종양의 경우에는 Th17은 항암효과가 있는데, 아연은 STAT3의 활성을 억제하여 Th17세포의 생성의 중요단계를 억제한다.

아연은 T림프구를 통해서 면역계에 강력한 영향을 주는데, 아연은 흉선세포에서 T세포의 분화와 말초혈액에서의 T세포 성숙기능을 갖는 활성 싸이뮤린(Thymulin)을 유리하는데 보조인자로 작용한다. 아연 결핍은 흉선의 위축을 초래한다. 혈중 아연 농도의 작은 변화에도 T세포의 수가 감소한다. 아연은 T세포의 세포독성을 자극한다.

아연 결핍 소아에서 하루 20mg의 아연을 보충한 결과 CD4+와 CD8+세포의 퍼센트가 증가하고, 노인에서는 48시간의 보충으로 Th림프구의 상승을 보였다. 다른 연구에서는 아연보충(5mg/kg)을 4주 시행한 결과 NK세포의 증가를 보였다.

과량의 아연은 면역세포의 기능과 IFN-γ의 생산을 억제하여 면역 억제작용이 있어서 암환자에서는 위험하고 자가면역질환이나 이식환자에서 사용할 수 있다(그림12-5, Skrajnowska D, 2019). 항암요법 중의 아연의 섭취는 해가 될 수도 있다. 항암화학요법제가 보충제와 상호작용이 일어날 수 있어서 주의가 필요하다.

- **암의 치료에서의 응용:** 아연은 전립선에 고농도로 존재하는데 전립선암에서의 농도는 낮다. 그리고 아연을 주입하면, 세포의 고사, G2/M기에 정지하고, p21의 발현이 증가하여 전립선암의 성장이 억제된다(To PK, 2020). 아연은 저산소유도인자1알파(hypoxia inducible factor-1 alpha: HIF1α)의 발현을 억제하고, VEGF와 Bcl2와 같은 암의 자극경로를 억제하는 효과를 보인다. 그리고 아연은 크랩스싸이클을 차단하고, 구연산 산화를 억제하여, 암세포의 성장과 증식을 억제하고 침윤이나 이동을 억제한다(Costello LC, 2006).

아연을 혈관, 복강 내의 주입으로 전립선 암의 크기가 줄고, 안드로겐 수용체의 발현이 감소하였다.

■ 셀레늄(Selenium; Se)

셀레늄은 양파, 브로콜리, 곡물로부터 섭취할 수 있다. 셀레니움 치료로 활성산소(ROS) 치가 낮고 세포고사가 잘 일어난다. 혈중 셀레니움치가 높은 군에서는 유방암 환자에서 생존율이 높았다(Lubinski J, 2018).

12-3 장기별 암에 따른 발암식품과 항암식품

유방암 발생율의 음식에 따른 변화는 알코올 섭취는 ER(+)에서 1.35(1.23-1.48), ER(-)인 경우에 1.28(1.10-1.49)로 위험성이 높고, 채소 섭취는 0.82(0.74-0.90), α카로텐은 0.91(0.87-0.96)의 소견을 보인다.

유방암에서 알코올의 섭취는 에스트라디올(estradiol) 치를 증가시킬 수 있고 유방암의 재발위험을 높인다(Hankinson SE, 1998). IGF-1치와 인슐린저항성이 유방암의 위험을 올리는데 관여하고, IGF-1/insulin유전자에서 54SNP의 발현은 알코올의 섭취와 체질량지수(BMI)의 상승에 따라서 증가하기 때문에 특정유전형의 사람에서는 알코올의 섭취가 유방암 발생위험의 중요한 인자가 될 수 있다(Jung SY, 2018).

폐암은 베타크립토산친(β-crypoxanthin)이 암의 위험도가 0.80(0.72-0.89), 카로테노이드(carotenoid): 0.79(0.71-0.87), 과일: 0.82(0.76-0.89), 감귤류 과일: 0.85(0.78-0.93)을 보인다. 전립선암은 식이 칼슘의 섭취가 1.18(1.08-1.30)으로 높고, 셀레늄은 0.79(0.69-0.90)으로 발생율이 낮다.

대장암은 알코올섭취가 1.57(1.38-1.80), 가공육이 발생율이 높고, 칼슘, 섬유질, 채소, 통곡, 낙농제품, 비발효유, 우유, 혈중 비타민 D 등이 암의 발생율이 낮다. 위암은 소금의 과량섭취가 1.11(1.05-1.16)으로 높다.

12-3-1 암의 발생에 관여하는 식품

암의 발생에 관여하는 식품에는 첫째, 육류, 생선, 계란, 유제품으로 이는 지방층에 독성물질의 축적이 원인이 될 수 있고, 대체식품으로는 산양유로 만든 무설탕 요구르트가 좋다. 둘째, 식품첨가물 중 염소는 불포화지방산과 비타민 E를 파괴, DNA 돌연변이를 유발하고, 인공첨가물 중 청량음료에 함유된 아스파탐은 뇌종양과 관계가 있고, 그 외에 글루탄산나트륨(MSG), 사카린 등의 첨가물도 좋지 않다. 셋째, 그 이외의 문제는 알류미늄이나 플라스틱 용기와 플라스틱 랩이 발암과 관계가 있다.

우리가 먹는 음식은 암 발생위험의 증가와 직접적인 상관관계를 지닌다(그림12-6, Shaikh AA, 2019). 미국 드렉셀대학 영양학부 부교수인 Brandy-Joe Milliron는 "암 유전자가 있다고 해서 반드시 암에 걸리는 것은 아니"라며 "식생활 습관이 암 발생률에 더 큰 영향을 미칠 수 있다"고 말했다. 미국건강정보사이트 'Eat This Not That'은 암에 걸릴 확률을 높이는 음식을 소개했다.

■ 가공육

세계보건기구(WHO)는 2015년 가공육을 담배나 석면처럼 암을 유발하는 물질이라고 선언했다. 햄, 살라미, 페퍼로니, 소시지, 베이컨, 핫도그, 육포 등의 가공육을 섭취하면 특히 대장암의 위험이 커진다. 가공육의 주요 성분 중 하나인 질산염과 아질산염이 특히 문제다. 이는 위암과 대장암 위험을 높이는 발암물질인데, 고기에서 박테리아가 성장하는 것을 막아 방부역할을 하고 짠맛을 내는 역할을 한다.

■ 소금

소금을 많이 먹으면, 고혈압과 심혈관 질환 그리고 위암의 발병 위험이 커진다. 소금 그 자체의 섭취량을

[그림12-6] 염증에 의한 암의 발암과정에서 음식의 영향

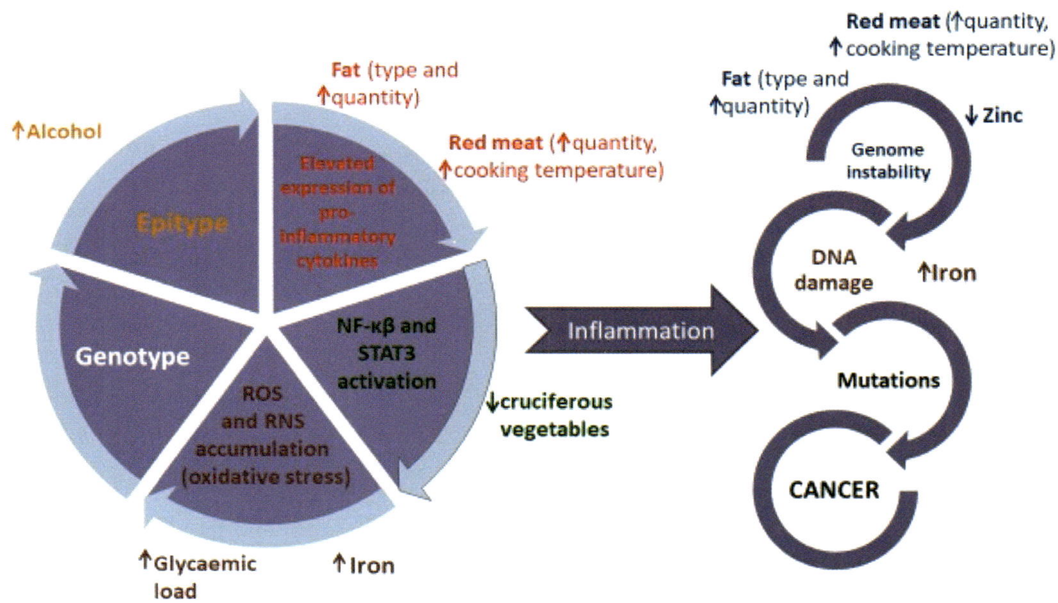

NF-κβ: nuclear factor kappa-light-chain-enhancer of activated B cells, RNS: reactive nitrogen species, ROS: reactive oxygen species, STAT3: Signal Transducers and Activators of Transcription 3.

(Shaikh AA, Braakhuis AJ, Bishop KS: The Mediterranean Diet and Breast Cancer: A Personalised Approach. Healthcare(Basel) 2019 Sep; 7(3):104)

줄여도 간장, 고추장, 케첩, 파스타 소스 등 각종 양념 및 소스에 소금이 많이 들어있다. 세계보건기구(WHO)가 권장하는 하루 소금 섭취량은 1인당 5g 이하다.

▪ 통조림

생선, 채소, 과일, 수프, 햄. 통조림에 든 어떤 형태의 음식이든 건강에 좋지 않다. 통조림 식품 대부분은 나트륨 수치가 높으며 각종 방부제와 첨가물을 포함하기 때문이다. 아울러 '퓨란'이라는 화학 오염 물질이 증발할 수 있도록 캔 뚜껑을 딴 후에는 5분 정도 기다려야 한다.

▪ 술

미국 임상종양학회는 2017년 알코올을 소량이라도 섭취하면 암 발생위험이 커진다고 경고했다. 학회는 새로 발생하는 모든 암의 5.5%, 암으로 인한 사망의 5.8%가 알코올이 원인이라고 지목했다. 미국 심장 협회, 미국 암 협회 등은 남성의 경우 하루 두 잔 이하, 여성은 하루 한 잔 이하로 마실 것을 권고한다. 술을 자주 마실수록 암 발생 위험이 커지는데 맥주, 소주, 와인 등 술의 도수와 관계없이 모든 술은 암에 걸릴 위험을 증가시킨다.

▪ 붉은 고기

돼지고기와 소고기 등 적색육은 단백질, B12, 철 그리고 아연 같은 우리 몸에 중요한 영양소를 함유한다. 하지만 암 가족력이 있다면 이 영양소를 다른 음식에서 섭취하고 적색육 섭취는 줄여야 한다. 특히 붉은 고기 섭취는 대장암의 위험을 증가시키는 것으로 알려졌다. 세계 암 연구기금은 조리된 적색육 섭취를 일주일에 500g 이하로 제한했다. 아울러 기름에 튀긴 고기나 까맣게 탄 고기 섭취는 지양해야 한다. 적색육을 먹어야 한다면 삶거나 조려 먹는 것이 좋다.

특히 적색육은 적색근섬유가 많이 포함되어 있고, 근섬유가 붉다는 것은 마이오글로빈이란 색소 단백질이 있기 때문이다. 적색육은 상대적으로 많은 포화지방산과 철에 의한 유해산소의 생선, 지방산화를 일으키기 때문에 건강에 해롭다.

몸에 공급되는 필수아미노산 중 전반적인 결핍이나 어느 한 가지의 부족으로 스트레스를 받아서 생존회로를 활성화시키는데, mTOR라는 효소가 억제될 때 세포가 분열에 분배하던 에너지를 덜 쓰고 자가포식 과정에 에너지를 더 쓰며, 그럼으로써 손상되거나 비정상적인 구조를 지닌 단백질을 분해해 재활용을 한다.

동물성단백질에는 메티오닌, 루신, 이소루신 등의 필수아미노산이 식물성 단백질에 비해서 훨씬 많은데, 이들이 세포의 에너지 유용성 감지기인 mTOR을 활성화시킨다. mTOR이 에너지가 많다고 감지하면 성장할 때로 인식하고, IGF-1의 생산을 늘려서 수치를 높이고 세포성장을 촉진한다. 가을, 가뭄, 굶주림 등으로 mTOR가 에너지가 적다고 감지하면 위기를 대비해야 할 때로 생각하고 필수적이지 않은 모든 기능을 줄이고 밥값하지 못하는 세포를 퇴출시킨다. 이 과정에서 IGF-1이 낮아진다. IGF-1은 암세포의 성장을 촉진한다. 그래서 동물성 단백질은 암의 성장을 촉진하고 암의 예후에 좋지 않은 영향을 미친다.

▪ 튀김

생선튀김, 감자튀김 등 각종 튀김에는 '아크릴아미드'라는 발암성 물질이 들어 있다. 특히 180℃ 이상의 고온에서 식재료를 오래 튀길수록 아크릴아미드 발생량이 많아진다.

▪ 빵

도넛, 파이, 페이스트리 등 각종 가공된 빵에는 첨가제, 방부제 그리고 소금이 가득하다. 빵에 든 설탕과 정제된 탄수화물, 포화지방과 트랜스지방은 나쁜 콜레스테롤 수치를 높이고 체내 염증을 증가시키며 암을 유발할 수 있다.

▪ 단 음료

청소년기부터 설탕이 든 음료를 섭취하는 습관은 대

장암 위험을 높인다. 탄산음료뿐만 아니라 과일주스에도 설탕이 많이 들어가기 때문에 음료 구매 전 설탕 함량을 확인해야 한다. 목이 마를 땐 음료 대신 물이나 차를 마시는 습관을 들이는 것이 좋다.

■ 암의 예방을 실천하는 식생활

1) 육류는 피하고 생선을 섭취
2) 두부 등 콩 식품을 많이 섭취
3) 흰쌀보다 현미나 잡곡
4) 담배, 술, 커피, 설탕을 피함
5) 당근 주스의 섭취
6) 우유보다 생 요구르트가 좋다.
7) 섬유질을 많이 섭취
8) 양배추와 브로콜리, 토마토의 섭취
9) 다시마, 미역 등의 해조류의 섭취
10) 평소 식사량의 70–80% 정도로 소식한다(칼로리 섭취를 줄인다).
11) 하루 2리터의 천연수나 생수를 마신다.

12-3-2 암의 치료에 해가 되는 식품 (그림12-7, AICR, 2021)

1. 당류

- 정제된 탄수화물(꿀, 설탕, 정제된 곡물: 인슐린과 혈당의 상승을 초래하여 암세포의 성장) 면역계의 약화
- 대체식품: 스테비아

2. 소금

- 정제염은 적혈구를 뭉치고 산소 흡수 능력의 감소
- 적당량의 천연소금: 미네랄, 칼슘염, 마그네슘염을 포함하여 유익

3. 지방과 오일

1) 트랜스 지방은 피함

▷세포의 혐기화를 유발하여 암세포의 발생과 성장을 촉진한다.

▷함유식품: 마가린, 케이크, 크래커, 쿠키, 프렌치프라이, 칩

2) 다가포화지방

▷프로스타그란딘(prostaglandin)의 생성을 촉진하여 혈관신생 유도

▷함유식품: 옥수수기름, 오메가-6

4. 우유 및 유제품

종양의 성장과 전이를 가속화시키는 단백질인 카제인 함유

5. 인공 조미료와 가공식품 기타

검은 후추

[그림12-7] 암에 제한하여야 할 음식

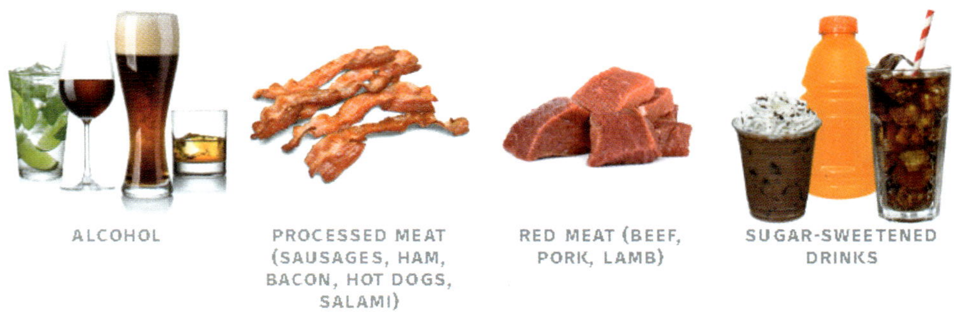
ALCOHOL
PROCESSED MEAT (SAUSAGES, HAM, BACON, HOT DOGS, SALAMI)
RED MEAT (BEEF, PORK, LAMB)
SUGAR-SWEETENED DRINKS

(AICR, 2021)

12-4 암과 비타민요법

비타민 C의 암과의 관계와 치료에서의 사용은 대사요법의 항산화제에서 이미 기술하였기 때문에 여기에서는 다른 비타민에 대해서 기술한다.

12-4-1 비타민 A

■ 비타민 A

레티놀과 그 카로테노이드전구물질로 되어 있고, 급성 골수성 백혈병 환자에서 분화물질로 알려져 있다. 그러나 암의 발생에서는 그 결과가 다양하다. 그리고 장기간 고용량 복용은 지용성인 비타민A의 고혈증을 유발할 수 있으므로 주의가 필요하다.

■ 임상효과

베타카로텐의 보충은 흡연과 석면에 노출된 사람의 폐암의 위험을 증가시킨다. 유방암은 관계가 없거나 그 위험을 감소시킨다고 한다.

12-4-2 비타민 B12

■ 비타민 B12란?

수용성 비타민으로 코발라민(cobalamin)이라 알려져 있고, 인체에서는 합성하지 못하고 고기(10μg/100gm)로부터 섭취하고 생선이나 달걀노른자(1-10μg/100gm)에도 있다. 하루 성인 남자는 2.4μg이 필요하다. 비타민 B12는 세포기능에 필수적인데 65세 이상에서 15%에서 결핍되어 있고, 비타민 B12가 낮으면 심혈관 질환의 발생과 연관이 많고, 높은 경우에는 염증반응을 일으킨다(Roman M, 2016). 비타민 B12는 지방, 탄수화물과 대사과정에 관여하고 조혈작용에도 관여한다.

■ 비타민 B12의 결핍

비타민 B12 결핍의 원인은 채식주의자, 알코올중독증, 노인과 같이 섭취가 적은 경우, 악성빈혈과 쇼그렌증후군과 같은 자가면역질환, 위축성위염, 만성위염과 헬리코박터 파이로리 관련 위염과 같이 흡수장애, 위절제술이나 회장절제와 같은 수술, 소장 세균과잉증식, 췌장외분비결핍, 크론씨병 등과 같은 흡수장애, 경구용 피임약, 호르몬 보충요법과 같은 산부인과 질환, TC(transcobalamine)II결핍과 같은 유전질환, 메트포민, 양성자펌프억제제, 히스타민H2-수용체 억제제와 같은 약물 등에 의한다(Shipton MJ, 2015).

비타민 B12의 결핍의 임상 증상을 보면, 혈구부피의 증가, 혈색소의 감소, 중성구감소증, 혈소판감소와 전혈구감소증 등의 혈액소견을 보이고, 신경학적으로는 말초 신경장애, 척수의 아급성 퇴행성병변을 보이고 장이나 뇨의 실금을 보이고 발기부전을 보이며, 신경정신적으로는 알츠하이머 질환, 우울증, 조증, 섬망증세와 정신병을 보인다.

■ 암의 발생과 비타민 B12

비타민 B12는 디-류신(d-leucine)이 류신(leucine)으로 이성질화되는데 필요한데, 류신은 NF-kB, Myc과 Fox와 같은 전사인자들을 조절하는 단백에서 발견된다. 그래서 비타민 B12는 2차적인 암유전자의 역할을 갖고 있다. 비타민 B12와 엽산으로 치료받은 환자에서 암의 발생 특히 폐암의 발생이 높았으며(Ebbing M, 2009) 전립선암의 빈도가 높았다(Collin SM, 2013)는 보고가 있다.

■ 암의 예후와 비타민 B12

혈중 비타민 B12치가 높은 경우에서 암의 생존 가능성이 정상인 군에 비해서 더 낮았고 30일 사망률이 높았다(Arendt JF, 2016).

■ 암의 치료와 비타민 B12

유방암 환자에서 항암화학요법 기간 전이나 중에 항산화제(비타민 A,C,E, 카로테노이드, 보조효소 Q10)를 사용하는 경우 재발의 위험이 높았고, 항산화제가 아닌 비타민 B12를 사용한 경우에는 무병생존기간과 전체생존율이 낮았다.

항암화학요법 중 철분의 사용도 재발의 위험이 높았

다. 그러나 복합비타민은 생존과는 상관관계가 없었다(Ambrosone CB, 2020).

2형 당뇨치료제인 메트포민은 암의 치료에도 활용되고 있는데, 메트포민 치료를 6개월 한 결과 비타민 B12치가 더 낮았으나 빈혈은 많지 않았다(Lohmann AE, 2017).

■ **결핍의 치료**

하루 5μg(ASPEN 지침)−6μg(Danish study)으로 결핍을 치료할 수 있고, 고용량의 비타민 B12도 일반적으로 안전하다.

■ **비타민 B12의 과잉**

비타민 B12의 과잉(350−1200pmol/L)은 많은 질환에서 보이는데 신부전, 암, 혈액암(급성과 만성백혈병), 진성다혈구증(polycythemia vera), 과다호산구증후군, 간경화와 간염 등의 간질환과 간세포암에서 높다. 최근 연구에서는 알코올중독증, 간질환과 암에서 높다고 한다(Urbanski G, 2020). 그 기전은 다양한데 골수와 간세포에서 생산되는 운반단백인 TC1/III단백의 수치가 높거나, 간에서의 비타민 B12의 청소율(clearnace)의 감소, 간에서의 TCII의 생산이 감소되어 말초조직에서의 흡수가 감소되고, 많이 섭취하거나 치료목적으로 투여한 경우가 있다.

비타민 B12는 염증반응과 상관관계가 있고 비타민 B12치와 만성반응성단백(CRP)과 관계가 있다.

■ **고용량 비타민 B12치료**

치료목적으로 시안중독의 치료, 패혈증과 창상감염의 치료에서 대식세포와 응고작용의 정상 기능을 유지하고, NF-kB를 조절하고 항염증효과를 강화할 수 있다. 비타민 B12는 항산화물질이다.

■ **비타민 B12치료**

B12-loaded SLNs(B12-SLNs)를 이용한 동물실험에서 암세포에 더 효과적으로 세포독성을 보이고, 그 크기가 작아서 암의 치료에 운반시스템으로서의 역할을 할 수 있으리라 생각된다(Genç L, 2015).

■ **결론**

Vit B12는 일부 발암과정과 예후에 관계가 있으므로 Vit B12가 부족하지 않는 상태에서 주입은 주의를 요한다.

12-4-3 비타민 D

비타민 D는 태양의 자외선에 노출된 피부를 통해 체내에서 합성되기 때문에 '햇볕 비타민'(sunshine vitamin)이라고도 불린다. 이를 통해 우리 몸에 필요한 비타민 D의 90%가 공급된다. 비타민 D는 지용성 비타민으로 식품 중에는 기름 많은 생선(연어, 참치, 고등어), 간, 계란 노른자, 치즈 등에 들어 있으며, 비타민 D가 첨가된 시리얼과 우유 그리고 비타민 D 보충제를 통해서도 섭취가 가능하다. 비타민 D는 D2(ergocalciferol)와 D3(cholecalciferol)가 있는데 비타민 D3가 보충제로 타당하다.

비타민 D2는 식물이나 이스트, 곰팡이에서 자외선을 받아 에르고스테롤로부터 합성된다. 비타민 D3는 피부의 상피에서 7−데히드로콜로스테롤로부터 합성되거나 동물성 식품으로부터 흡수된다. 그리고 간에서 비타민 D는 비타민 D 25−수산화효소(CYP2R1, CYP27A1)에 의해서 혈청 중의 25(OH)D로 대사되고, 신장에서 25(OH)D 1α−수산화효소(CYP27B1)에 의해서 생물학적으로 활성이 높은 칼시트리올로 된다(그림12−8, Jeon SM, 2018).

비타민 D의 결핍은 30nM/L 미만인 경우이고 일반적으로 하루 4,000IU의 섭취는 안전하다고 생각되고, 하루 4,000−10,000IU는 단기간에 안전하게 사용할 수 있고 혈중 25(OH)D치를 250nM/L 이상으로 올리지는 않고 정상은 50−125nM/L이다(Giustina A, 2020).

비타민 D는 칼슘과 인의 대사를 조절하여 뼈의 리모델링에 관여하는데, 비타민 D의 결핍은 암과 같은 골격 이외의 질환을 유발한다고 알려져 있다.

[그림12-8] 비타민 D의 대사작용

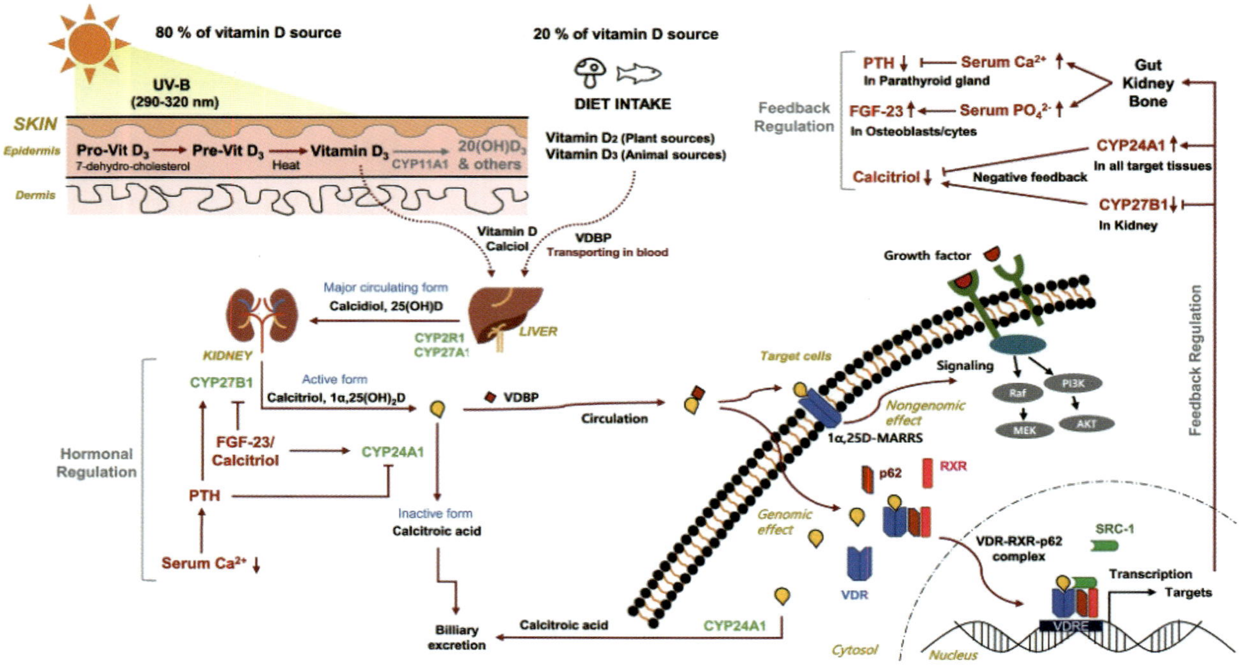

Overview of vitamin D metabolism

(Jeon SM, Shin EA.: Exploring vitamin D metabolism and function in cancer. Exp Mol Med. 2018 Apr 16;50(4):1-14)

[그림12-9] 비타민 D의 항암 특성

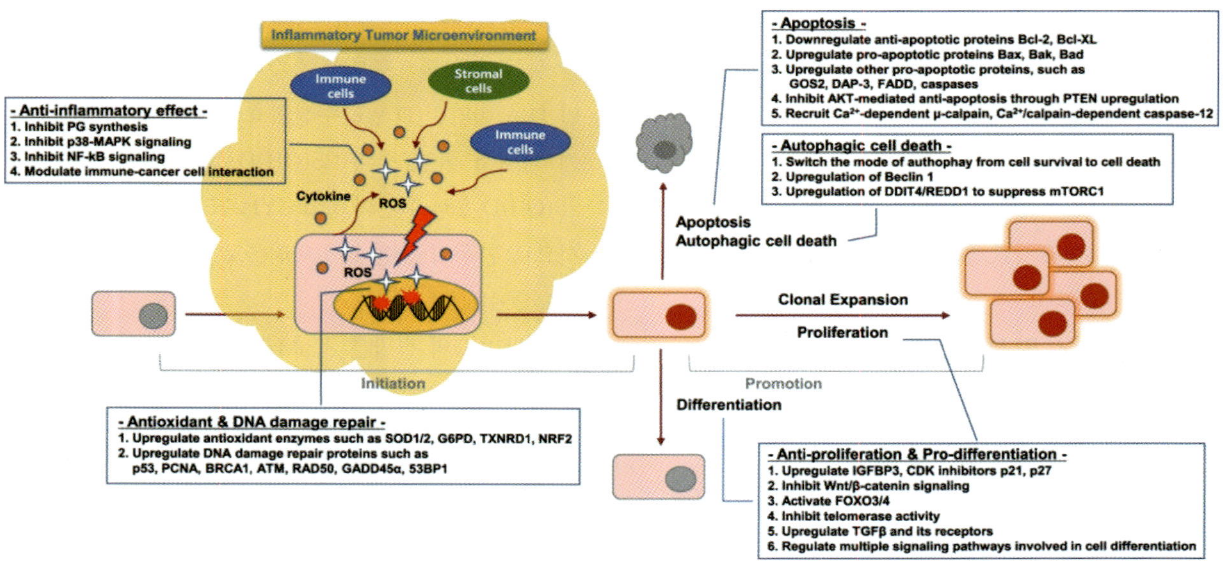

Anticancer properties of vitamin D

(Jeon SM, Shin EA.: Exploring vitamin D metabolism and function in cancer. Exp Mol Med. 2018 Apr 16;50(4):1-14)

■ 암에 대한 비타민 D의 작용기전

비타민 D의 작용은 종양세포의 비타민 D 수용체에 직접 작용하든지 혹은 종양의 미세환경에서의 세포들에 작용한다. 비타민 D의 보충은 유방암 세포의 증식을 자극하는 내부의 SERM으로 알려진 순환하는 혈중 27-수산화콜레스테롤(27-hydroxycholesterol)을 감소시킨다(Going CC, 2018). 비타민 D는 발암에서 전이 그리고 미세환경에서 암의 진행 전과정에 관여한다. 이는 증식, 분화, 고사, 자가탐식과 상피간질전환(EMT)과 함께 암세포와 미세환경에서의 상호 작용에도 영향을 미쳐서 혈관신생, 항산화, 염증과 면역계에 영향을 준다(그림 12-9, Jeon SM, 2018)

■ 암의 예방과 비타민 D

태양광의 노출이 적은 경우 전체 암의 빈도와 사망률을 증가시킨다는 보고가 있고, 보충은 암으로 인한 사망을 감소시킨다고 보고하였는데(Keum N, 2019), 최근 순수한 비타민 D만을 보충한 연구들을 메타분석한 결과 암 사망율을 15% 통계적으로 의미있게 감소시켰고, 이는 비타민 D2에서는 아니고 비타민 D3의 보충에서만 보였다. 이는 비타민 D3가 효율적으로 25수산화비타민(hydroxyvitamin) D를 올릴 수 있기 때문이라 생각된다(Zhang Y, 2019).

VITAL 연구에서 비타민 D의 보충과 암 사망율과 모든 원인의 사망률에 차이가 없었으나, 1-2년 간의 짧은 기간 추적 조사한 경우를 제외하면 암 사망의 위험도와 모든 원인의 사망률을 감소시켰다(Manson JE, 2019). 결국 비타민 D의 보충의 사망에 대한 영향은 그 추적조사의 기간과 관계가 있다.

대장암의 발생에 비타민 D의 보충이 효과가 있다(Giustina A, 2020). 암 진단 전의 혈중 비타민 D 치는 대장암의 발생위험과 역상관 관계가 있었고, 대장암의 발병의 위험을 감소시키는 혈중 25(OH)D의 적절한 농도는 75-100nM/L로 권장 비타민 D의 수치보다 높았다(McCullough ML, 2019). 간암의 발병과 낮은 25(OH)D와 관련이 있고, 비타민 D치가 낮으면 전립선암의 발병과 밀접한 관계가 있다(Schenk JM, 2014).

자외선B는 또 비타민 D의 전구체인 7-디하이드로콜레스테롤을 프로비타민 D3로 전환하고 이를 통해 간(肝)에서 비타민 D가 합성된다(그림12-9, Jeon SM, 2018). 이를 통해 우리 몸에 필요한 비타민 D의 90%가 공급되는 것으로 알려져 있다. 세계 186개국의 자외선B 노출강도와 '전 세계의 암'(GLOBOCAN: Global Cancer) 데이터베이스에 수록된 이들 나라의 대장암 발생률(2018년)을 비교한 결과 태양의 자외선B 노출이 적은 나라는 대장암 발생률이 높았다.

■ 암의 예후와 비타민 D

무작위 연구에서 비타민 D 보충은 암의 위험을 의미있게 낮추지는 못하지만 암생존을 향상시켰다(Giustina A, 2020). Song Yao 연구팀(Yao S, 2017)은 유방암 진단 때 혈중 비타민 D 치가 충분했던 환자는 유방암과 모든 원인에 의한 사망 위험이 낮다는 연구 결과를 발표했다.

유방암 환자 약 4,000명을 대상으로 평균 10년에 걸쳐 진행한 추적 조사 연구팀은 이들을 비타민 D 혈중 수치가 '결핍'(deficient)에 해당하는 20ng/ml 이하, '부족'(insufficient)에 해당하는 20~20ng/ml, '충분'(sufficient)에 해당하는 30ng/ml 이상 등 3그룹으로 나누었다. 비타민 D '충분' 그룹은 '결핍' 그룹보다 향후 10년 사이에 모든 원인에 의해 사망할 위험이 27% 낮은 것으로 나타났다. 특히 유방암으로 인한 사망 위험은 '충분' 그룹이 '결핍' 그룹보다 22% 낮았다. 유방암 치료 중 그리고 치료 후 내내 비타민 D 혈중 수치가 넉넉히 유지된 환자의 경우 이러한 효과가 나타났다.

이러한 효과는 유방 종양이 에스트로겐 수용체(ER: estrogen receptor) 양성이든 음성이든 관계없이 비슷했다. 또 이러한 효과는 체중이 적은 환자 그리고 암세포가 전이된 진행성 유방암 환자에게서 더 강력하게 나타난다.

비타민 D의 두 가지 활성 성분인 칼시트리올(calcitriol)과 칼시포트리올(calcipotriol)이 암세포가 항암제에 저항하는 메커니즘을 차단할 수 있다는 연구 결과가 2019년 발표되기도 했다.

■ 암의 치료와 비타민 D

칼시페롤(calciferol)의 합성에서 마지막 효소인 CYP27B1은 신장 뿐 아니라 종양세포나 종양의 미세환경 내의 세포들에서도 존재한다(Höbaus J, 2013). CYP24A1효소를 억제하거나 변이를 일으켜서 비활성화시키면 1,25(OH)2D생산이 과도하게 증가하고 고칼슘혈증이 생긴다. CYP24억제제인 케토코나졸(ketoconasole), 리아라졸(liarazole), 제니스타인(genistein)은 비타민 D의 항암작용을 증가시킨다. 최근 CYP24A1의 억제제인 소분자로 CTA091이 개발되어, EGFR-TK1인 엘로티닙(erlotinib)에 내성이 있는 폐암에서 전신적인 부작용을 예방하기 위하여 종양표적시스템을 사용하여 치료한 결과 부작용이 없이 효과적이었다(Liu C, 2018).

ER+유방암 환자에서 에스트로겐 합성을 억제하기 위한 방향화효소억제제(AIs), 에스트로겐과 수용체의 결합을 차단하는 선택적인 에스트로겐 수용체 조절인자(SERMs)와 종양 내의 ER의 농도를 줄이는 ER저하제(SERDs)를 사용하는데, 칼시페롤이나 식용 비타민 D는 쥐와 인체의 유방암의 성장을 억제하였다(Krishnan AV, 2013).

■ 비타민 D의 부작용

비타민 D의 보충은 어떤 경우에는 골절, 낙상과 기능감소, 신석, 심혈관질환과 사망률을 포함한 부작용의 위험을 증가시킬 수 있다. 75세 이상에서 1년에 한차례 3년간 비타민 D2를 30만IU를 근육 주사한 연구와 70세 이상의 여성에서 1년에 비타민 D3를 50만IU를 근육주사한 경우와 한 달에 비타민 D3를 6만IU를 준 경우에서 낙상과 골절의 위험을 증가시킴을 보고하였다(Smith H, 2007). 매일 400IU의 비타민 D3와 칼슘 1,000mg을 준 경우 신석의 발생이 17% 증가하였다(Wallace RB, 2011).

심혈관질환은 50-84세의 환자에서 매달 10만IU의 비타민 D3를 3.3년간 준 경우에 심혈관질환의 위험에 효과는 없었고, 오히려 비타민 D와 칼슘을 같이 사용한 경우 고령층에서 사망률을 감소시켰다(Rejnmark L, 2017).

12-4-4 비타민 E

자연상태의 비타민 E는 α, β, γ, δ-토코페롤과 α, β, γ, δ-토코트리에놀이 있다. 비타민 E는 지용성 비타민으로 항산화작용을 하는 지질유리기의 청소를 하는 역할을 한다. 비타민 E는 식물에서 생성되고 너트, 식물의 씨와 식물기름에 많다.

■ 비타민 E의 항암 작용기전

조직에 비타민 E의 가장 많은 형태인 α토코페롤은 보고자에 따라 암의 발병 위험이 서로 다르고 별 효과가 없거나 심지어는 전립선암의 증가를 보이기도 하였다(Klein EA, 2011).

α토코페롤(αT)은 항암효과가 약하거나 없는 반면에 특수한 형태의 비타민 E인 γ-T(토코페롤), δ-T과 토코트리에놀(특히 γ-TE와 δ-TE)은 과산화디스무타제(superoxide dismutase), 퀴논옥시드환원효소(quinoneoxidoreductase), 글루타치온 과산화효소(glutathione peroxidase)를 유도하고, 시클로옥시게나아제(cyclooxygenase: COX)-2, signal transducer and activator of transcription-3(STAT3), nuclear factor kappa-light-chain-enhancer of activated B cells(NF-κB), TNF-α, 인터루킨(IL-1, IL-6, IL-8)과 같은 사이토카인을 억제하고 산화질소 합성효소를 유도하여 항염증과 항산화 효과가 있다(Papageorgiou N, 2013).

• 항염증작용

암의 발생과 침윤 그리고 치료에 대한 내성이 생기게 하는 종양의 미세환경에서의 친염증환경을 중화시킨다(그림12-10, Klein EA, 2011). 그리고 비타민 E와 그 대사산물은 세포고사를 촉진하고, 항혈관신생작용 및

[그림12-10] 비타민 E의 항암효과를 보이는 분자기전

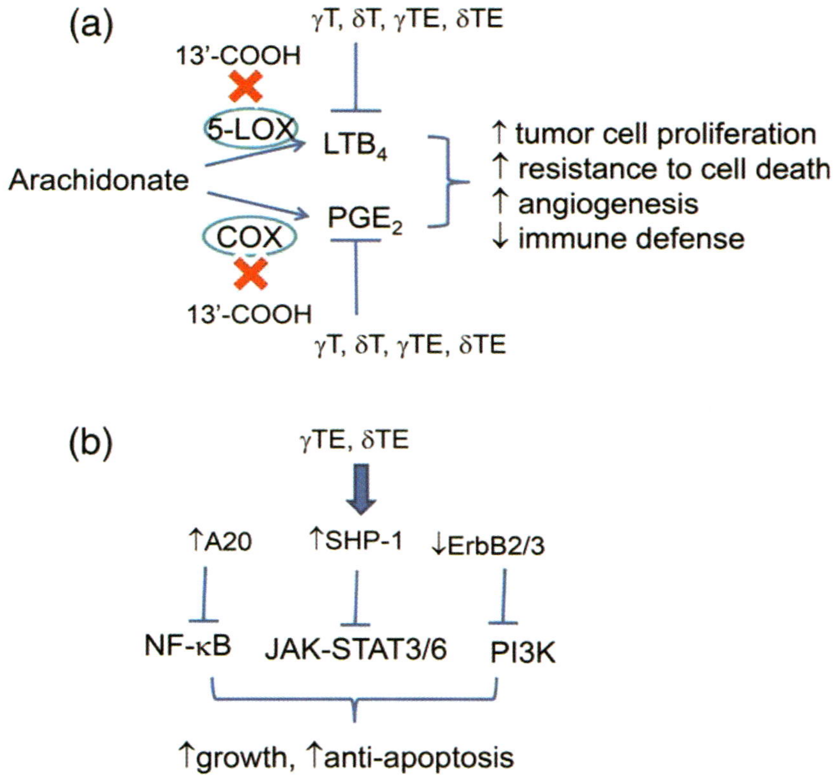

(Klein EA, Thompson IM Jr, Tangen CM, Crowley JJ, Lucia MS, Goodman PJ, Minasian LM, Ford LG, et al: Vitamin E and the risk of prostate cancer: the Selenium and Vitamin E Cancer Prevention Trial(SELECT). JAMA. 2011 12; 306(14):1549-56)

항증식작용을 통하여 암세포와 암의 줄기세포를 표적으로 작용하고, 토코트리에놀(tocotrienol)은 암의 예방에 관여하는 면역을 조절한다.

항염증작용을 통한 비타민 E의 항암작용은 COX와 5-LOX촉매반응에 의해서 합성되는 프로스타글란딘과 류코트리엔이 종양생성과 혈관신생 및 전이를 촉진하는데 이러한 반응을 억제한다.

비타민 E 특히 γT, δT, γTE와 그 대사산물은 COX와 5-LOX의 촉매작용하는 아이코사노이드(eicosanoid)를 억제한다. 그리고 면역세포 특히 대식세포와 암세포에서의 세포의 생존, 증식, 혈관신생과 침윤에 관여하는 NF-κB와 STAT 경로를 억제한다.

• **암세포에 직접작용**

암세포에 대한 직접적인 작용으로 항증식작용, 세포고사와 침윤을 억제한다. γT, δT, γTE, δTE, 13′-COOHs는 여러 가지 암세포에서 성장을 정지시키고, 세포고사와 자가탐식을 유도한다. 토코트리에놀(tocotrienol)은 암세포에 정상조직에 비해서 더 높은 농도로 모인다. 여기에는 PPAR-γ발현의 상승, PI3K 경로를 통한 AKT인산화의 억제, caspase 9 cleavage와 같은 미토콘드리아 관련 세포고사 단백의 상승, 자가탐식의 표지인 LC3II의 상승, JNK인산화와 같은 세포질 망상구조 스트레스표지자의 상승 등과 함께 NF-κB와 STAT3의 차단 등이 항암작용을 일으킨다.

γTE는 암치료의 내성에 중요한 암줄기세포를 표적으로 한다. γTE는 전립선암의 암줄기세포표지인 CD133/

CD44의 발현을 억제한다.

비타민 E는 암의 발생에 중요한 역할을 하는 후생학적인 변화에 중요한데, δTE는 비소세포폐암 세포의 Notch-1경로를 억제하여 세포고사를 유발하고, 세포의 성장과 침윤성을 억제한다(Ji X, 2012).

• 혈관신생억제

δ-TE는 종양세포에 의해 유도되는 혈관신생을 억제한다.

• 면역조절작용

토코트리엔(tocotrien)은 노화에 의해 억제되어 있는 림프구의 증식을 촉진하고 면역을 증강시켜서 암의 발생을 억제한다(Ren Z, 2010). 간질줄기세포(MSC)는 골수, 지방조직과 태반 등에 존재하는 줄기세포인데 이는 단핵구가 수지상세포로 분화하는 것을 막고, T와 B림프구에 억제효과가 있다. 비타민 E와 셀레늄과 같은 항산화제가 간질줄기세포의 생존을 향상시킨다는 보고가 많다(Ghasemi F, 2021).

■ 비타민 E와 암의 예방

유방암이 발병한 환자에서 대조군에 비해서 혈중 α토코페롤 치가 낮고, 식도암, 위암과 전체암에서도 α토코페롤 투여군에서 전체사망에서 의미 있는 효과가 있었다(Cardenas E, 2013). 무작위 이중맹검 연구에서 50mg의 α토코페롤을 매일 5-8년간 복용시킨 결과 전립선암의 발병과 사망을 감소시켰고, 이 환자들에서 방광암의 발병도 줄어들었다(Alkhenizan A, 2007). 팜유에 있는 토코트리에놀이 유방암의 발병에 보호효과가 있다(Nesaretnam K, 2007). 메타분석에서 비타민 E의 섭취와 혈중 비타민 E치는 자궁경부암의 위험을 감소시켰다(Hu X, 2017).

그러나 비타민 E가 유방암과 부인암에서의 암의 예방효과가 없다는 보고가 있고(Leng Y, 2019), 셀레늄과 비타민 E를 사용하여서 전립선암이 오히려 증가했다는 보고도 있다(Klein EA, 2011). 전립선암의 증가는 비타민 E가 인체의 전립선 상피에서의 발암물질 생활성효소(CYP)의 발현을 증가시키고, 활성산소(ROS)를 증가시키기 때문이라고 하였다(Vivarelli F, 2019).

■ 비타민 E와 암의 치료

항암화학요법의 약제내성은 P-glycoprotein(당단백)과 같은 운반단백(transport protein)의 과발현이 가장 흔한 이유이다. α토코페롤의 파생물인 D-α-tocopheryl polyethylene glycol succinate(TPGS)는 가장 강력한 계면활성제인데 이는 P-gp의 억제제로 작용한다. 독소루비신, 탁솔, 이리노테칸, 도시탁셀 등의 세포독성을 증가시킨다. α토코페롤의 합성물인 TS도 MDR억제제로 작용하고 ATPase의 억제 효과로 파클리탁셀의 세포 내 농도를 증가시키고 세포독성을 증가시킨다(Tang J, 2013).

12-5 암 환자에서 식이 원칙

한가지의 음식이 그 자체로 암과 싸우는 당신을 보호하지는 않는다. 그러나 많은 채소, 과일과 통곡과 콩과 다른 식물을 이용한 음식들이 많은 암의 위험을 줄여 준다. 특히 저지방식이, 양질의 식이와 신중한 식이의 선택은 암의 진단 후의 생존율을 높인다. 특히 지방의 섭취를 감소는 유방암의 재발을 감소시키고, 유방암 환자에서 서구식이는 전체사망율과 다른 원인의 사망을 증가시킨다(Jochems SHJ, 2018).

채소와 생선의 섭취는 전체 사망률과 역상관 관계를 보이고 알코올 섭취는 전체 사망률과 연관이 있다. 서구식의 식이는 전체 사망률을 높인다(Schwedhelm C, 2016). 암 환자에서 체중 유지는 중요하다. 특히 유방암 환자에서 진단 후 5% 이상 특히 5-10%의 체중의 증가는 모든 원인의 사망률을 높인다(Playdon MC, 2015).

암 환자에서 고려해야 할 건강식이는 다음을 고려한다.

1) 건강식이(Hormetic diet)

가. 식물 기반의 식이

암의 치료에 도움이 된다. 암과 싸우는 식품, 피할 식품과 허용되거나 피해야할 개별 식품을 고려해야 한다.

나. 금식, 칼로리 제한과 암

칼로리 제한에 필수적인 관여 경로는 IGF1, AMPK, 서투인(sirtuins), Nrf2인데, 정상세포와 암세포의 서로 다른 칼로리 제한 스트레스 반응을 보인다.

다. 저탄수화물과 고불포화 식이

케톤체 생성 식이(ketogenic diet)

2) 적절한 영양소의 유지

12-5-1 암의 치료와 식이요법(Diet for Cancer)

암을 치료 중인 환자에서의 식이는 다음을 고려한다. 첫째, 채소와 과일을 더 많이 먹는다. 둘째, 설탕, 카페인, 소금과 술을 제한한다. 셋째, 섬유질이 많은 음식을 먹는다. 넷째, 건강한 지방을 섭취한다. 다섯째, 정제 탄수화물을 줄인다. 여섯째, 가공되거나 붉은 고기를 제한한다. 일곱째, GMO식품과 MSG와 발암물질은 피한다. 여덟째, 음식을 건강한 방법으로 조리한다.

12-5-2 암의 치료에 도움이 되는 식품(그림12-1)

1. 야채, 견과류: 바이오플라보노이드 등 항산화제와 비타민이 있어 면역증진
   예외: 캐슈너트, 땅콩, 오렌지, 귤, 말린 과일
2. 과일: 파인애플, 짙은색 포도, 살구씨, 딸기, 산딸기, 블루베리, 신선한 레몬주스, 라임주스, 그레이프프루트 주스 – 플라보노이드 함유
   베리류에 함유된 엘라그산은 화학요법 치료효과 증진, 암세포 성장억제, 암세포들의 고사유도, NFkB활동을 억제한다.
3. 십자화과 채소: 청경채, 케일, 생당근, 생브로콜리, 생양배추, 아스파라거스, 비트뿌리, 아몬드-인돌-3-카비놀(암전이 차단) 함유, 페네킬 이소시오시아네이트(PEITC)함유-암세포고사를 유도하고, 세포성장 억제한다.
4. 통곡류: 도정하지 않으면 미네랄 등을 함유하여 좋다. 그러나 입맛이 떨어지거나 소화가 안 되면 미음, 죽, 부드러운 과일, 수란
5. 콩과식품: 칼로리와 식물성 단백질의 보충
6. 뿌리, 뿌리줄기: 인삼, 강황(카레), 우엉, 비트, 무 등은 DNA손상 및 종양성장 촉진을 억제, 인체 염증반응 감소로 항암효과가 있다.
7. 마늘, 양파, 쪽파: 알리신과 같은 유기황화물이 풍부하여 인체 유해물질 제거하고 간암, 대장암 세포를 억제한다.
8. 싹이 핀 씨앗, 시리얼순: 밀순 또는 보리순으로 만든 주스, 파슬리 주스, 클로렐라, 스피룰리나
9. 약용버섯: 잎새버섯, 표고버섯, 영지버섯, 차가버섯 등-세포독성 T세포의 항암능력 촉진하는 베타 글루칸 함유
10. 프로바이틱스와 프리바이오틱
11. 필수지방산: 심해생선, 올리브유, 아보카도, 견과류에 함유된 오메가-3지방산: 염증을 억제하는 프로스타글란딘으로 변함
12. 해초와 조류: 후코이단이 종양성장, 혈관형성, 전이를 저해한다.
13. 비타민, 미네랄: 비타민 E, 아연, 셀레늄, 마그네슘 등을 섭취

암 생존자들에 대한 식이는 건강한 식이와 체중조절을 권장하고 있으나, 일률적이지 않다. 그래서 식이의 습관, 체형, 건강의 질과 관련된 생활습관 등을 고찰하여 성인에서 암의 생존자의 이환율과 사망률을 비교한 결과는 사망률과 이차암의 발병에서 거의 차이를 발견할 수 없었다. 식이조절한 군에서 약간의 체중감소를 보였으나 엉덩이의 허리에 대한(waist to hip) 비율에서는 차

이가 없었다(Burden S, 2019). 결국 암의 종류, 환자의 상태에 따라서 개인 맞춤형의 식이요법을 시행하는 것이 암 환자의 생존과 질병의 치료에 도움을 준다.

12-5-3 암의 면역반응에 영향을 주는 식이

많은 암의 치료에서 면역치료가 표준치료의 하나가 되었는데, 영양상태가 면역반응에 영향을 주고 면역반응을 촉진할 수 있다. 면역치료의 반응을 결정하는 데는 환자의 유전적인 성상, 암세포의 체세포적인 양상과 주변의 미세환경이 중요하다. 그런데 매일의 생활, 식이습관이 암의 성장과 또는 면역조절에 대한 반응을 결정하는데, 종양의 미세환경에서 전신적 혹은 국소적인 효과를 통해서 영양이 암의 성장과 면역에 영향을 준다.

환자의 이상적인 체중에서 어느 정도 벗어났는지가 면역상태에 영향을 주고, 비타민과 같은 식이 성분은 영양상태에 의해 달라지고, 더욱이 영양은 장내미생물에도 영향을 주어서 면역기능에 영향을 준다.

■ 면역과 영양의 관계

식품은 신체의 상장을 위한 영양소원이자 필수적인 기능을 유지하는 원천이고, 항원을 갖고 있다. 장점막 고유층이나 2차적인 림프양 장기인 페이어 패치나 결장의 림프여포에 선천 혹은 획득면역세포들이 흩어져 있고, 식품항원에 의해 자극되면 반응이 일어난다.

과일주스에 있는 폴리페놀과 비타민 C를 섭취한 사람과 달리 서구식 고칼로리 고지방식으로 아침을 섭취한 후 1시간에 염증 사이토카인인 IL-17의 혈중 치가 상승한다(Peluso I, 2014). 1년간 지중해식 식이를 한 어린이에서 타액에서의 항염증 사이토카인인 IL-10이 증가되어 있고, IL-17을 감소되어 있으며, 그렇지 않은 군에서는 IL-17이 증가되어 있다. IL-10은 FOXP3+Treg세포에서 주로 분비되고, 이들 세포는 장관에서 비타민 A와 D, 다중불포화지방산(오메가-3)과 폴리페놀에 의해서 유도된다. 비만인 경우 전신적인 염증 상태가 특징적인데, IL-17과 IL-21의 생성이 증가되고, 이는 염증세포인 Th17세포를 유도한다(Magrone T, 2017). 그리고 이러한 비만 환자에서의 지속적인 만성염증 상태는 당뇨, 심혈관질환, 퇴행성 신경질환 및 암의 발병과 관련이 있다.

노화로 인한 저영양상태, 단백의 부족과 아연의 결핍 등이 흔하다. 이들은 T세포의 기능장애를 일으켜 감염증의 위험이 높아진다.

자연산물에 의한 장내미생물을 이용한 면역장애의 개선은 다음과 같은 방법을 사용한다.

1. 프리바이오틱스(과일, 채소)

- **성분:** 비타민 A, B1, B2, B6, B3, B12, D, E(토코페롤: α, β, γ, δ-토코페롤(αT, βT, γT, δT)와 α, β, γ, δ-토코트리에놀(αTE, βTE, γTE, δTE), MUFA, PUFA(ω-9, ω-6); 철분과 아연, 식물스테롤, 이뉴린, 섬유소를 포함한다.

- **효과:** ↓Bcl-2, ↑BAX, ↓NF-kB, ↓Cyclin D1, ↓MMP-9, ↓iNOS, ↑Caspase, ↑GPX1, ↓IRAK1, ↓IL-1, ↓CAT, ↓CCL5, ↓DUOX2, ↑SOD1, ↓COX2, ↓TNF-α, ↓IL1, ↓IL6, ↓IL8

2. 프로바이오틱스

- **성분:** 박테로이데스(Bacteroides), 클로스트리디움(Clostridium), 피칼리박테리움(Faecalibacterium), 유박테리움(Eubacterium), 펩티도코커스(Peptidococcus), 펩티도스트렙초코커스(Peptidostreptococcus)와 비피도박테리움(Bifidobacterium)

- **효과:** 선천과 획득면역을 원래 상태로 돌림, 변화된 장내미생물을 교정, T세포를 조절T세포(Treg)와 보조T세포2(Th2)로 분화, 항염증활성, GALT, MLNs, ILFs, TLRs, α-및 β-defensins, cathericidin LL-37, lectins과 다른 항미생물단백의 발현을 자극한다.

3. 포스트바이오틱스(postbiotics)

- **성분:** 단쇄지방산(SCFA), p40분자, 박테리오신(bacteriocin), L. paracasei과 Lactobacillus plantarum에 의해 분비된 락토세핀(Lactocepin), S-layer protein A와 Bacteroides fragilis에 의해 생산된 다당류 A를 사용한다.

- **작용:** 상피의 장벽기능의 향상, 배상세포(goblet)에 의한 점액생산 증가, 비활성 IP-10, 염증 과정의 감소, 장 상피에 의한 친염증사이토카인 생산의 감소의 효과가 있다.

4. 폴리페놀

- **성분:** 레스베라트롤(Resveratrol), 테로스틸벤(pterostilbene), 피사타놀(piceatannol)

- **효과:** ↓Survivin, ↓cyclin D1, ↓cyclin E, ↑p53, ↓Bcl-2, ↑BAX, ↑Caspase, ↓Bcl-XL, ↓CIAP, ↓Egr-1, ↓PKC, ↓PKD, ↓IL-6, ↓VEGF, ↓IL-1, ↓IL-8, ↓CYP1A1, ↓5-LOX, ↑HO-1, ↑Nrf2, ↓COX2, ↑SIRT2, ↓CCL5, ↓TNF-α ↓IL-1β, ↓NF-kB, ↑IL10, ↓IL-1β, ↓IL-1β, ↑IL10(Soldati L, 2018).

암의 발병에서 영양조절은 Th17에 의한 염증경로와 Treg의 활성에 의하는 항염증경로 사이의 균형을 유지하는 것이 중요하다.

면역기능에 영향을 주는 식이 양식은 인간의 건강에 효과적인 건강식이양식과 건강에 해가되어 만성질병을 유발하는 염증과 산화스트레스를 유도하는 식이양식이 있다. 이러한 식품의 종류에 따라서 장내미생물의 균형이 바뀌게 되고, 그럼으로써 환자의 면역상태가 바뀌게 된다.

항염증성 음식인 식이섬유, 오메가-3, 지방산, 비타민, 트립토판과 그 부산물, 단쇄지방산은 항염증 사이토카인인 IL-10과 IL-22를 분비를 활성화하여 만성염증을 억제하고, 암의 발생을 최소화할 수 있다.

12-5-4 콩과류의 이소플라본(Isoflavone)과 유방암과의 관계

콩에서의 이소플라본(isoflavone)은 폴리페놀 제니스타인(polyphenol genistein)과 다이드제인(daidzein)인데, 이러한 이소플라본(isoflavone)은 음식에서 유래되는 식물에스트로겐의 주를 이룬다. 그래서 유방암이나 자궁내막암 등 여성호르몬과 연관성이 많은 환자에서 콩으로 만든 음식을 먹지 말라는 충고와 또 식물성 단백성분이므로 먹으면 좋다는 의견이 분분하다. 특히 항에스트로겐이나 아로마타제 억제제를 복용하고 있는 환자들은 서로 다른 의견들을 접하여 환자들이 혼란에 빠진다.

이소플라본은 일반적으로 에스트로겐 생산을 감소시키고, 세포의 증식을 억제하며, 활성산소의 생성을 억제하여 유방암의 발생을 억제한다고 알려져 있다. 하지만 이소플라본은 유방암 조직의 수용체에 결합하고 활성화 시켜서 에스트로겐과 같은 효과를 보여서 타목시펜(tamoxifen)치료의 효과를 감소시킨다는 보고가 있어서 이소플라본을 함유하는 식품을 권장할 것인지 또는 중지시킬지에 대해서는 논란이 있다.

■ 콩의 이소플라본이 유방암에 유해하다는 의견

유방암 환자나 유방암의 고위험군에서 콩의 이소플라본에 의한 에스트로겐 효과는 에스트로겐 의존성 유방암의 성장을 증가시킬 것이라는 추정이 가능하다(Shike M, 2014). 이소플라본은 쥐의 유방암 모델에서 폐 전이를 증가시키고, 콩의 보조식품을 사용한 환자에서 유방암 세포의 증식을 증가시켰다고 보고하고 있다. ER+ 유방암세포주에서 콩의 이소플라본인 다이드제인으로 처치하면 BRF2의 활성화가 생긴다(Koo J, 2015).

■ 콩의 이소플라본이 유방암 환자의 재발을 억제한다는 의견

음식의 이소플라본 섭취는 인종 간에 서로 다르다.

미국인에서 이소플라본의 섭취는 처음 유방암으로 진단을 받았던 환자에서 사망률을 21% 감소시켰다. 그리고 종양의 ER-PR-인 환자와 호르몬치료를 받지 않았던 환자에서 그 감소가 심했다(Zhang FF, 2017). 중국여성에서와 같이 콩의 섭취가 높은 환자에서 유방암의 재발이나 사망률이 낮았는데(Shu XO, 2009), 미국에서의 연구는 ER-PR-인 유방암을 가진 여성에서 모든 원인의 사망률을 감소시켰다(Caan BJ, 2011).

식이 이소플라본의 섭취는 호르몬치료를 받고 있는 환자의 생존에 나쁜 영향을 주는 것으로 생각되지는 않고, 호르몬수용체 음성이거나 호르몬치료를 받지 않는 유방암 환자에서는 도움이 된다고 생각된다(Zhang FF, 2017).

콩의 이소플라본의 섭취는 ER+PR+이고 아나스트로졸(anastrozole)의 치료를 받고 있는 폐경 후의 유방암 환자에서 재발의 위험이 낮았다(Kang X, 2010). 폐경 이후에는 난소의 호르몬이 상실되므로 말초조직에서 대부분의 에스트로겐이 생성된다. 폐경 이후의 여자는 유방암 조직에서 여성호르몬 중 발암과 관련이 있다고 알려진 17β 에스트라디올치가 순환혈액에 비해서 20배가 높은 반면, 폐경 전의 여자의 유방암 조직에서는 5배 높다. 콩의 이소플라본은 순환하는 전구물질로부터 유방조직에서의 국소 에스트로겐의 생성을 억제하기 때문에 유방암의 발생과 진행을 억제하는 효과가 있다고 생각된다. 시험관 연구에서 이소플라본은 순환하는 안드로겐과 에스트론(estrone)으로부터 에스트라디올(estradiol)을 합성하는 아로마타제와 17β-hydroxysteroid 탈수소효소를 억제한다(Lacey M, 2005). 그래서 폐경 후 호르몬 요법을 시행중인 환자에서는 콩의 이소플라본이 효과적이다. 이러한 효과는 에스트로겐의 합성에 이소플라본과 아나스트로졸이 시너지 효과를 보이는 것으로 생각된다(Kang X, 2010).

콩으로 만든 제품의 섭취와 위장관암의 발생위험과 사망률과의 관계는 큰 관련이 없었으나 전체 위장관암과 위암의 위험은 여성에서 감소하나 대장암은 관련이 없었다(Lu D, 2017).

12-5-5 지중해식 식이(Mediterranean diet)

지중해식 식이는 일반적인 사람들의 사망률을 감소시키고 고혈압, 당뇨가 적은 것으로 알려져 있다. 지중해식 식이는 탄수화물과 단불포화지방산과 다불포화지방산, 비타민, 엽산과 카로테노이드의 섭취가 많고, 콜레스테롤과 동물단백의 섭취가 낮다. 특히 과일, 채소, 통곡류, 콩과 생선이 풍부하고, 낙농제품과 붉은 살코기가 적다.

지중해식식이는 세포의 산화와 염증 과정을 감소시켜서 핵산의 손상, 세포의 증식과 암세포의 생존, 혈관신생, 염증과 전이를 피할 수 있어서 암의 빈도를 줄일 수 있다(Mentella MC, 2019). 그래서 전체사망율의 빈도가 낮고 심혈관질환에 의한 사망률이 낮고, 더욱이 암, 파킨슨병과 치매에 의한 사망의 빈도가 낮다.

건강한 지중해식 식이는 다량영양소와 미세영양소의 함량에 기초한 좋은 음식과 더불어 장내미생물을 변화시킬 수 있는 살충제, 비료와 내분비교란물질이 없는 식이를 말한다. 이러한 지중해식 식이에는 지방산, 폴리페놀(epigallocatechin-3-gallate: EGCG), 레스베라트롤, 유기황화물질, 퀘르세틴(quercetin), 켐페롤(kaempferol), 아피제닌(apigenin)과 아연과 셀레늄 등의 미세영양소와 함께 다양한 영양소가 있고, 수분 섭취량이 많다(Shaikh AA, 2019).

지중해식 식이에 대한 분석에서 지중해식이를 한 경우에 유방암, 대장암, 위암, 전립선암, 간암, 두경부암, 췌장암과 폐암의 발생위험과 암에 의한 전체사망율과 역상관관계를 보였다(Schwingshackl L, 2015). 특히 올리브기름이 유방암과 대장암의 발생의 위험을 낮추는 효과가 있었다. 특히 올리브기름 중 단일불포화지방산(MUFA)과 페놀, 알데하이딕 세코이리도이드(aldehydic secoiridoids), 플라보노이드(flavonoids)와 리그난(lignans)을 포함하는 페놀성 물질이 항산화작용을 한다고 생각된다.

유방암 환자에 대한 리뷰 연구에서 지중해식 식이는 일반적인 건강상태나 유방암의 발생위험 그리고 재발의 위험에 대해서 도움을 준다. 그리고 전형적인 지중해식 식이는 유방암의 치료 결과에 영향을 미칠 수 있는 염증의 생물학적인 표지자, 핵산의 손상, 산화스트레스와 유전적인 변화에 긍정적인 영향을 준다(Shaikh AA, 2019).

55세 이상의 유방암 환자에서 지중해식 식이는 일반적인 식이에 비해서 예후가 좋아서 15년 전체 생존율이 63.1%: 53.6%였고, 모든 경우의 사망의 위험도는 0.72이고 유방암의 사망위험도는 0.65로 낮았다(Di Maso M, 2020). 그리고 지중해식의 식이는 유방암 특히 삼중음성 유방암환자의 사망위험을 낮추는 효과가 있다(Castelló A, 2014).

12-5-6 채식주의자 식이(Vegetarian diet)

채식주의자의 식이는 다양하지만 고기와 생선이 없는 것이 일반적이다. 항산화제, 섬유, 단불포화와 다중불포화 지방산이 많은 식이는 암의 발생과 사망률을 낮춘다. 채식주의자의 식이에 대한 연구결과 암의 빈도가 8%의 감소를 보였다. 하지만 9개의 연구를 다중 분석한 결과는 채식주의자의 식이와 비채식주의자의 식이가 유방암, 대장암과 전립선암에서 차이를 보여주지 못하였다(Godos J, 2017).

음식에서 달걀, 낙농과 꿀 등의 동물성 산물을 철저히 배제하는 경우에는 비타민 D는 논란이 있지만 비타민 B12, 아연, 철분과 n-3 다중 불포화지방산이 결핍되어 있다(Li D, 2011).

12-5-7 일본식 식이(Japanese diet)

일본인들은 저콜레스테롤과 저칼로리 식이를 한다. 그리고 항산화와 항암 특성을 갖는 식물화학물질인 녹차와 플라보노이드가 많은 음식을 섭취한다(Ivey KL, 2017). 그리고 항산화와 항암력이 높은 채소와 미역이 든 된장국, 퓨코산친(fucoxanthin)이 풍부한 해조류와 항산화와 항암효과가 있는 카로테노이드(carotenoid)를 섭취한다. 그리고 단백으로는 연어와 참치와 같은 생선을 섭취하여 n-3 다중불포화지방산(PUFA)의 공급원이 된다. 이러한 지방산은 대장암의 성장과 빈도, 유방암의 치료 효과와 전립선암의 예방에 영향을 준다.

단백의 공급원으로서 대두 산물인 두부가 있는데, 콩과 이의 성분인 단백질, 이소플라본(isoflavone)과 사포닌(saponin)의 항암효과가 증명되었다(Lima A, 2017). 일본식 식이는 암과 같은 만성질환의 사망률을 낮춤이 보고되었다(Kurotani K, 2016).

12-5-8 케톤체 생성식이(Ketogenic diet), 극저탄수화물 케톤체 생성식이(very low carbohydrate ketogenic diet: VLCKD)

암세포는 산소가 있으면 대부분의 에너지를 당으로부터 얻는다. 그리고 당의 분해는 암 발생 초기에 산화적 인산화(OXPHOS)에서 당분해로 변한다. 케톤체생성식이는 이러한 당의 대사변화를 표적으로 하는 방법으로 종양의 성장을 제한하고 항암요법이나 방사선요법으로 인한 정상세포의 손상을 방지하고, 암세포에 대한 항암화학요법제의 독성을 증강시키고 염증을 감소시키는 방법이다(그림12-11, Bourgeois TL, 2018).

■ 방법

전통적인 방법은 지방대 탄수화물과 단백질의 비율을 4:1로 하는 것인데, 이는 지방섭취를 늘리고 저단백과 하루 50gm 미만의 저탄수화물의 90%:8%:2%의 비율로 칼로리를 얻는 식단으로 하여 ATP의 생산을 지방이 하도록 하는 방법이다. 이의 변형으로 중쇄중성지방(MCT: medium chain triglyceride)기반 케톤체 생성식이와 아트킨(Atkin)식이가 있다. MCT 식이는 장쇄중성지방에 비해서 혈중으로 흡수가 잘되고 간에서의 케톤체합성을 촉진한다. 아트킨(Atkin)식이는 전통적인 케톤체생성식이와 유사한데 단백이나 칼로리를 제한하지 않는다.

■ 기전

당과 인슐린과 인슐린유사성장인자(IGF-1)의 농도가 감소하면 암세포의 민감성은 올라가고 정상세포의 저항성이 올라간다. 암세포에는 만성 대사성 산화스트레스에 의해서 당대사가 증가되어 있고 미토콘드리아의 산화대사가 변화를 보이는데, 미토콘드리아가 세포 내 ATP를 생성하기 위해서는 미토콘드리아 전자전달체인(ETC: eletron transport chain)이 원활해야 하는데 당대사가 되지 않으면 이의 기능이 장애를 초래하거나 차단되고, 지방에서 생성된 케톤체가 가장 유용한 에너지의

[그림12-11] 종양미세환경에서(TME)의 암세포의 대사 재프로그램밍

A. 정상세포: 세포와 대사의 항상성 B. 암세포: 고대사상태- 빠른 증식

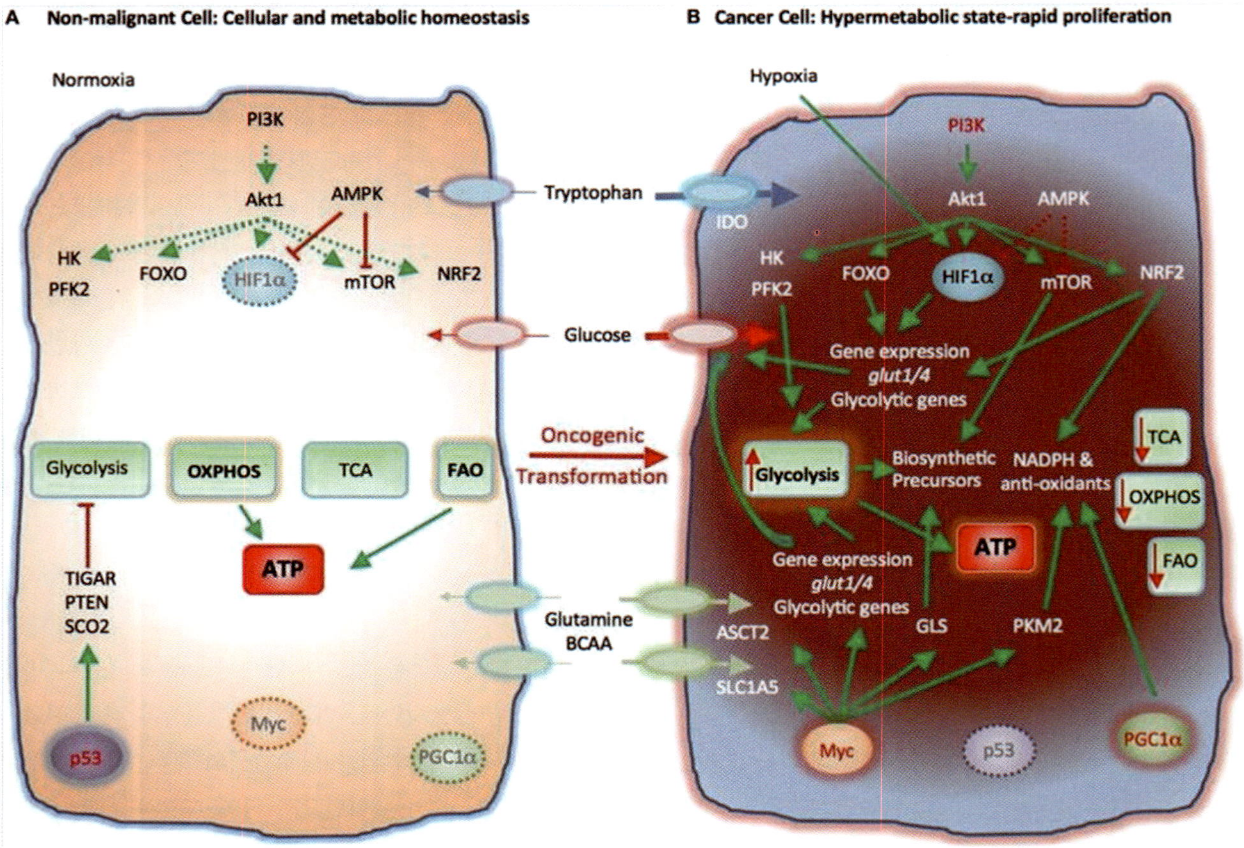

Akt1, protein kinase B; AMPK, AMP-activated protein kinase; ASCT2, alanine, serine, and cysteine system amino acids transporter 2; ATP, adenosine triphosphate; BCAA, branched-chain amino acids; FAO, fatty acid oxidation; FOXO, forkhead-Box O; Glut1/4, glucose transporter1/4; HIF1α, hypoxia-inducible factor 1α; HK, hexokinase; IDO, indoleamine-pyrrole 2,3-dioxygenase; mTOR, mechanistic/mammalian target of rapamycin; Myc, Myc proto-oncogene; NADPH, nicotinamide adenine dinucleotide phosphate; NRF2, nuclear factor(erythroid-derived 2)-like 2; PFK2, phosphofructokinase 2; PGC1a, PPARg coactivator-1a; PI3K, phosphatidylinositol-4,5-bisphosphate 3-kinase; PTEN, phosphatase and tensin homolog; SCO2, cytochrome C oxidase assembly protein; TCA, tricarboxylic acid cycle; TIGAR, TP53 induced glycolysis regulatory phosphatase.(Bourgeois TL, 2018).

(Bourgeois TL, Strauss L, Aksoylar HI, Daneshmandi S, Seth P, Patsoukis N, Boussiotis VA: Targeting T Cell Metabolism for Improvement of Cancer Immunotherapy. Front Oncol. 2018; 8: 237)

공급원이 된다. 그럼으로써 활성산소(ROS)의 생성과 세포의 성장과 증식이 감소하게 된다(Stocks T, 2009). 결국 케톤체생성식이는 암세포에 불리한 대사환경을 만드는 방법으로 전통적인 암치료에 대한 암세포의 감수성을 증가시킨다(Allen BG, 2014).

▪ 효과

동물실험에서 교세포종, 대장암, 위암, 전립선암에서 종양의 성장을 줄이고 생존기간을 증가 시킨다. 단식으로 인하여 항암화학요법과 방사선요법의 효과를 증대시킨다(de Groof S, 2019)

▪ 임상효과

다양한 암에 대한 전임상을 시행하여 약 60%에서 항종양효과를 보였고 17%는 종양의 성장에 영향을 보이지 않았고, 10%에서는 증식을 좋게 하는 효과를 보였는데, 환자를 대상으로 한 임상연구에서는 대부분 증례보고이든지 아니면 가능성과 안전성에 대한 연구였다. 암환자의 치료에 적용하기 위해서는 효과를 증명하기 위한 무작위 대조실험이 필요하다(그림12-12, Weber DD, 2020).

케톤체생성식이의 임상적인 효과에 관한 보고는 성상세포종이 있는 두 명의 소아에서 전통적인 치료와 함께 8주간 케톤체생성식이를 하였는데, 종양부위의 당 흡수가 21.8% 감소하였고, 둘 다 5년과 4년 동안 관해상태를 유지하였다. 세 가지 음성인 유방암 환자에서 항암화학요법, 온열요법과 고압산소요법과 함께 케톤체생성식이를 같이한 결과 완전한 임상적, 방사선학적 그리고 병리학적인 관해를 보고하였다(Iyikesici MS, 2017). 더욱이 4명의 진행암 환자에서 항암화학요법 없이 16주의 변형된 Atkin식이요법 만을 시행한 결과 안정화되거나 호전되는 결과를 보였다(Tan-Shalaby JL, 2016).

다양한 암에서 단식기간 동안의 종양의 성장이 저하되었고, 항암화학요법에 대한 민감도가 증가하였다(Lee C, 2012).

종양의 성장에 더불어서 전반적인 건강상태와 삶의 질이 개선되었다. 케톤체생성식이는 인슐린의 수치를 낮추었고 IGF-1과 BHB의 수치도 역상관 관계를 보였다.

그러나 최근의 리뷰연구에서 케톤체 생성식이가 암의 치료에서 보조요법으로 사용한 경우에 암표지자인 CEA와 CA19-9를 측정한 연구에서 차이가 없었고, 전립선암에서 전립선특이항원(PSA)치를 비교한 결과 오히려 비케톤생성식이가 더 나았고, 만족도도 높았다. 그리고 케톤생성식이에서 케톤증의 가능성이 높았다. 그리

[그림12-12] 암에 대한 케톤생성식이의 효과

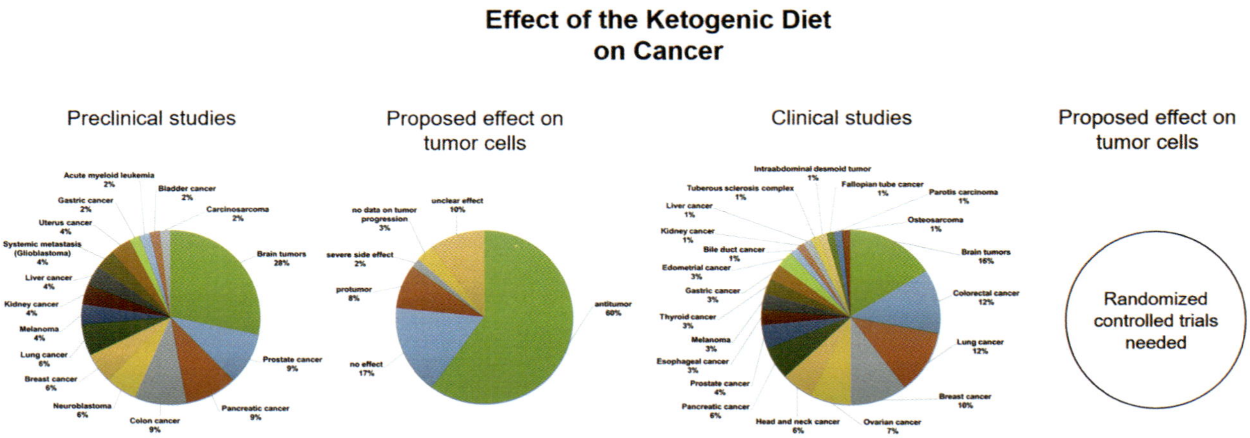

(Weber DD, Aminzadeh-Gohari S, Tulipan J, Catalano L, Feichtinger RG, Kofler B.: Ketogenic diet in the treatment of cancer - Where do we stand? Mol Metab. 2020 Mar;33:102-121.)

고 지질 양상은 전체 콜레스테롤, HDL, LDL, TG, 체중, 공복혈당과 인슐린이 통계적으로 유의한 차이를 보이지 않았다. 결국 케톤체생성식이가 현재까지는 암의 보조요법으로 유익한 효과가 있다는 증거는 부족하다는 결론을 내렸다(Yang YF, 2021).

다양한 4기암 환자에서 새로운 케톤체생성 식이(1주에 탄수화물식이 하루 10gm, 2주에서 3달까지 20gm, 그 후 30gm)를 시행한 결과, 총 37명의 환자에서 케톤체가 상승하였고, 공복혈당치와 인슐린치가 떨어졌다. 그리고 1년 후 양성자방출 단층촬영상 3명의 환자에서 완전반응, 7명에서 부분반응을 보였고, 중앙생존기간은 32.2개월, 3년 생존율은 44.5% 보고하였다(Hagihara K, 2020).

■ 문제점

해당작용의 경로를 차단하면 지방생성 대사 경로도 억제할 수 있어서 케톤식은 암 종양의 감소 효과가 있을 수 있지만, 다른 대사 경로를 차단하지 않는다면 더 큰 리바운드 현상이 일어날 수 있을 것으로 생각된다.

12-5-9 영양결핍 없는 칼로리 제한

칼로리를 제한하는 것은 암을 포함한 만성질환의 위험을 감소시키고 기대수명을 증가시키는 치료전략으로 알려져 왔다(Omodei D, 2011). 암세포와 정상조직 간의 칼로리 제한의 스트레스에 대한 반응이 서로 다르다.

체중조절: 과체중인 경우에는 20% 정도의 칼로리를 제한하여 15% 이상의 체중을 감량하는 것이 바람직하고 저체중이거나 체중유지가 필요한 환자는 금기이다.

■ 단기간의 단식(Short term fasting; STF)

여러 암에서 단기간의 단식은 항암화학요법치료의 독성으로부터 환자를 보호하고 항암효과를 증가시킨다고 알려져 있다. 단기간의 단식은 건강한 세포의 스트레스 저항성을 증강시키고 종양세포는 높은 증식속도와 극한 상황에 대한 반응의 유연성의 소실로 독성물질에 더 예민하게 반응하게 된다.

- **기전:** 단기간의 단식으로 혈중 당과 증식을 촉진하고 고사를 억제하며 암세포의 종양형성을 일으키는 인슐린유사성장인자(IGF)가 감소하게 된다(Lee C, 2012). 건강세포와 종양세포의 반응의 차이는 스트레스 저항성의 차이(DSR) 때문이다. 영양분이 결핍되면 건강세포는 항암화학치료에 저항하기 위한 에너지의 재분배를 하는데 암세포는 종양억제유전자와 유사분열경로의 변이에 의해 종양의 성장을 느리게 할 수 없다. 더욱이 낮은 혈당은 에너지를 일차적으로 당분해로 부터 얻고 있는 상황의 종양세포에 더 많은 스트레스를 준다. 이러한 차이로 단기간단식(STF)으로 항암화학요법은 암세포에서 더 많은 핵산의 손상과 세포고사를 유래하고 반면에 건강세포에서는 해가 없게 된다.

단기간의 단식(STF)은 부작용이 거의 없어서 암 환자에서 항암화학요법의 효과와 항암요법에 대한 견딜 수 있는 능력을 증강시킨다. 그러나 심한 체중감소와 근소실, 악액질 및 영양결핍 환자에서는 금기이다.

- **방법**
  - 16/8 방법(하루 중 16시간 금식하고 8시간에 두 끼의 식사를 한다.)
  - 5:2 방법(5일 금식 후 이틀 식사를 한다.)
  - 일주일에 한두 차례 24시간 금식을 시행하는 방법
  - 하루 걸러서 금식하는 방법
  - The Warrior Diet; 낮 동안 금식하는 방법이다.

12-6 영양요법에 대한 결론

영양소의 섭취는 직접 혹은 간접적으로 면역계와 암의 성장을 조절한다. 식이가 면역기능에 영향을 주고 암의 성장을 바꾸고, 면역요법의 효과와 관련이 있음이 밝혀졌으나 식이가 순환하는 면역세포에 대한 효과와 그 결과로 암의 미세환경에 어떤 영향을 주는지는 더 많은 연구가 필요하다.

암 환자에서는 영양결핍과 근육소실이 흔하고 이는 건강과 생존에 부정적인 효과를 보인다. 금식이 암의 성장의 억제에 도움이 될 수 있다고 하더라도 적절한 영양공급은 암의 정통적인 표준치료에 필수적이고 회복을 도우며 불쾌한 증상들을 최소화할 수 있고 삶의 질을 개선할 수 있다.

그러나 단식은 칼로리 제한(CR)에 비해 더 효과적이고 정상세포를 보호하고 체중감량이나 면역억제의 위험이 적기 때문에 칼로리의 제한보다는 효과적이라 생각한다. 결국 암 환자에서 지속적인 칼로리 제한은 위험하고 필요하다면 간헐적인 금식이나 케톤식이와 같은 칼로리 제한과 유사한 방법을 시도해 볼 수 있다고 생각한다.

체중의 감소 여부와 관계없이 근육의 소실여부를 보는 것이 악액질과 근육소실을 보는 좋은 방법이다. 그리고 건강하고 균형 잡힌 식이와 충분한 단백질과 칼로리가 암에 대한 면역을 유지하고 항암치료의 지속을 위해 가장 필요하다. 그리고 암의 발병과 진행에 영향을 주는 비타민 A, D, E 등과 함께 미세영양소의 보충이 필요하다.

참 고 문 헌

Anestopoulos I, Sfakianos AP, Franco R et al(2016) A novel role of silibinin as a putative epigenetic modulator in human prostate carcinoma. Molecules 22:62

Bao PP, Zhao GM, Shu XO, Peng P, Cai H, Lu W, Zheng Y: Modifiable Lifestyle Factors and Triple-negative Breast Cancer Survival: A Population-based Prospective Study. Epidemiology. 2015 Nov; 26(6):909-16

Bhandari J, Muhammad B, Thapa P, Shrestha BG. Study of phytochemical, anti-microbial, anti-oxidant, and anti-cancer properties of Allium wallichii. BMC Complement Altern Med. 2017;17(1):102

Bonkovsky HL. Hepatotoxicity associated with supplements containing Chinese green tea(Camellia sinensis). Ann Intern Med 2006;144(1):68–71.

Cao S, Wang L, Zhang Z et al(2018) Sulforaphane-induced metabolomic responses with epigenetic changes in estrogen receptor positive breast cancer cells. FEBS Open Bio 8:2022–2034

Carter LG, D'Orazio JA, Pearson KJ: Resveratrol and cancer: focus on in vivo evidence. Endocr Relat Cancer 2014, 21:R209–R225

Chen J, Song Y, Zhang L. Lycopene/tomato consumption and the risk of prostate cancer: a systematic review and meta-analysis of prospective studies. J Nutr Sci Vitaminol(Tokyo) 2013;59(3):213–223.

Chirumbolo S, Bjørklund G, Lysiuk R, Vella A, Lenchyk L, Upyr T: Targeting Cancer With Phytochemicals via Their Fine Tuning of the Cell Survival Signaling Pathways. Int J Mol Sci . 2018 Nov 12;19(11):3568.

Clark R, Lee S-H(2016) Anticancer properties of capsaicin against human cancer. Anticancer Res 36:837–843

Deb G, Thakur VS, Limaye AM, Gupta S: Epigenetic induction of tissue inhibitor of matrix metalloproteinase-3 by green tea polyphenols in breast cancer cells. Mol Carcinog. 2015 Jun; 54(6):485-99

Di Daniele N, Noce A, Vidiri MF, Moriconi E, Marrone G, Annicchiarico-Petruzzelli M, D'Urso G, Tesauro M, Rovella V, De Lorenzo A. Impact of Mediterranean diet on metabolic syndrome, cancer and longevity. Oncotarget. 2017;8:8947–8979.

Dietz BM, Hajirahimkhan A, Dunlap TL et al(2016) Botanicals and their bioactive phytochemicals for women's health. Pharmacol Rev 68:1026–1073

Di Renzo L, Merra G, Botta R, Gualtieri P, Manzo A, Perrone MA, Mazza M, Cascapera S, De Lorenzo A. Post-prandial effects of hazelnut-enriched high fat meal on LDL oxidative status, oxidative and inflammatory gene expression of healthy subjects: a randomized trial. Eur Rev Med Pharmacol Sci. 2017;21(7):1610

Donaldson MS: Nutrition and cancer: a review of the evidence for an anti-cancer diet. Nutr J. 2004 Oct 20; 3():19

Fang MZ, Chen D, Sun Y, Jin Z, Christman JK, Yang CS Reversal of hypermethylation and reactivation of p16INK4a, RARbeta, and MGMT genes by genistein and other isoflavones from soy. Clin Cancer Res 2005, 11:7033–7041

Fu LJ, Ding YB, Wu LX, et al,: The effects of lycopene on the methylation of the GSTP1 promoter and global methylation in prostatic cancer cell lines PC3 and LNCaP. Int J Endocrinol 2014:620165

Gago-Dominguez M, Castelao JE, Sun CL, Van Den Berg D, Koh WP, Lee HP, Yu MC: Marine n-3 fatty acid intake, glutathione S-transferase polymorphisms and breast cancer risk in post-menopausal Chinese women in Singapore. Carcinogenesis. 2004 Nov; 25(11):2143-7

Gatouillat G, Balasse E, Joseph-Pietras D, Morjani H, Madoulet C: Resveratrol induces cell-cycle disruption and apoptosis in chemoresistant B16 melanoma. J Cell Biochem. 2010 Jul 1; 110(4):893-902

Gibellini L, Pinti M, Nasi M et al.: Quercetin and cancer chemoprevention.Evid Based Complement Alternat Med 2011:591356

Golden EB, Lam PY, Kardosh A, et al. Green tea polyphenols block the anticancer effects of bortezomib and other boronic acid-based proteasome inhibitors. Blood 2009;113(23):5927–5937.

Gontero P, Marra G, Soria F, et al. A randomized double-blind placebo controlled phase I-II study on clinical and molecular effects of dietary supplements in men with precancerous prostatic lesions. Chemoprevention or "chemopromotion"? Prostate 2015;75(11):1177–1186

Guo Y, Su Z-Y, Kong A-NT: Current perspectives on epigenetic modifications by dietary chemopreventive and herbal phytochemicals. Curr Pharmacol Rep 2015, 1:245–257

Gupta P, Wright SE, Kim S-H et al.: Phenethyl isothiocyanate: a comprehensive review of anti-cancer mechanisms. Biochim Biophys Acta 2014, 1846:405–424

Hsieh MJ, Lin CW, Yang SF' et al.: Glabridin inhibits migration and invasion by transcriptional inhibition of matrix metalloproteinase 9 through modulation of NF-κB and AP-1 activity in human liver cancer cells. Br J Pharmacol 2014, 171:3037–3050

Jiang F, Li Y, Mu J et al.: Glabridin inhibits cancer stem cell-like properties of human breast cancer cells: an epigenetic regulation of miR-148a/SMAd2 signaling. Mol Carcinog 2016, 55:929–940

Khan MI, Rath S, Adhami VM et al.: Targeting epigenome with dietary nutrients in cancer: current advances and future challenges. Pharmacol Res 2018, 129:375–387

Ko JH, Sethi G, Um JY, Shanmugam MK, Arfuso F, Kumar AP, Bishayee A, Ahn KS.: The Role of Resveratrol in Cancer Therapy. Int J Mol Sci. 2017 Dec 1;18(12):2589.

Kodama N, Komuta K, Nanba H. Can Maitake MD-fraction aid cancer patients? Altern Med Rev 2002;7(3):236–239.

Kumar NB, Pow-Sang J, Egan KM, et al. Randomized, placebo-controlled trial of green tea catechins for prostate cancer prevention. Cancer Prev Res(Phila) 2015;8(10):879–887.

Kundu JK, Surh YJ: Cancer chemopreventive and therapeutic potential of resveratrol: mechanistic perspectives. Cancer Lett. 2008 Oct 8; 269(2):243-61

Kwon KH, Barve A, Yu S et al.: Cancer chemoprevention by phytochemicals: potential molecular targets, biomarkers and animal models. Acta Pharmacol Sin 2007, 28:1409–1421

Laurie SA, Miller VA, Grant SC, et al.: Phase I study of green tea extract in patients with advanced lung cancer. Dr. AVR @ TMH Cancer Chemother Pharmacol 2005;55(1):33–38.

Leone A, Diorio G, Sexton W et al.: Sulforaphane for the chemoprevention of bladder cancer: molecular mechanism targeted approach. Oncotarget 2017,8:35412–35424

Lewinska A, Adamczyk-Grochala J, Deregowska A et al.: Sulforaphane –induced cell cycle arrest and senescence are accompanied by DNA hypomethylation and changes in microRNA profile in breast cancer cells. Theranostics 7:3461–3477, 2017

Li Y, Tollefsbol TO: Impact on DNA methylation in cancer prevention and therapy by bioactive dietary components. Curr Med Chem 2010, 17(20):2141–2151

Lu L, Wang Y, Ou R et al.: DACT2 epigenetic stimulator exerts dual efficacy for colorectal cancer prevention and treatment. Pharmacol Res 2018, 129:318–328

Moore J, Yousef M, Tsiani E:Anticancer effects of rosemary(Rosmarinus officinalis L.) extract and rosemary extract polyphenols. Nutrients 2016, 8(11):731–763

Nishikawa Y, Nakayama R, Obika S et al.: Inhibition of LINE-1 retrotransposition by capsaicin. Int J Mol Sci 2018, 19:3243.

Pop S, Enciu AM, Tarcomnicu I, Gille E, Tanase C: Phytochemicals in cancer prevention: modulating epigenetic alterations of DNA methylation. Phytochemistry Reviews volume 18, p1005–1024, 2019

Pandey M, Shukla S, Gupta S: Promoter demethylation and chromatin remodeling by green tea polyphenols leads to re-expression of GSTP1 in human prostate cancer cells. Int J Cancer 2010, 126:2520–2533

Park JE, Sun Y, Lim SK et al.: Dietary phytochemical PEITC restricts tumor development via modulation of epigenetic writers and erasers. Sci Rep 2017, 7:40569

Qiu W, Lin J, Zhu Y et al.: Kaempferol modulates DNA methylation and downregulates DNMT3B in bladder cancer. Cell Physiol Biochem 2017, 41:1325–1335

Ramasamy K, Agarwal R:Multitargeted therapy of cancer by silymarin. Cancer Lett 2008, 269:352–362

Shaikh AA, Braakhuis AJ, Bishop KS: The Mediterranean Diet and Breast Cancer: A Personalised Approach. Healthcare(Basel) 2019 Sep; 7(3): 104

Sharma S, Kelly TK, Jones PA: Epigenetics in cancer. Carcinogenesis 2010, 31:27–36

Shukla S, Gupta S: Apigenin: a promising molecule for cancer prevention. Pharm Res 2010, 27:962–978

Shukla Y, Singh R: Resveratrol and cellular mechanisms of cancer prevention. Ann N Y Acad Sci. 2011 Jan; 1215():1-8

Soldati L, Di Renzo L, Jirillo E, Ascierto PA, Marincola FM, De Lorenzo A: The influence of diet on anti-cancer immune responsiveness. J Transl Med. 2018; 16: 75.

Theodoratou E, Timofeeva M, Li X, Meng X, Ioannidis JP: Nature, nurture, and cancer risks: Genetic and nutritional contributions to cancer. Annu. Rev. Nutr. 2017, 37:293–320.

Timp W, Feinberg AP: Cancer as a dysregulated epigenome allowing cellular growth advantage at the expense of the host. Nat Rev Cancer, 2013, 13:497–510

Ting H, Deep G, Agarwal R: Molecular mechanisms of silibinin-mediated cancer chemoprevention with major emphasis on prostate cancer. AAPS J 2013, 15:707–716

Ullah MF, Ahmad A, Zubair H, Khan HY, Wang Z, Sarkar FH, Hadi SM: Soy isoflavone genistein induces cell death in breast cancer cells through mobilization of endogenous copper ions and generation of reactive oxygen species. Mol Nutr Food Res. 2011 Apr; 55(4):553-9

Venkatachalam K, Gunasekaran S, Namasivayam N: Biochemical and molecular mechanisms underlying the chemopreventive efficacy of rosmarinic acid in a rat colon cancer. Eur J Pharmacol 2016, 791:37–50

Wang F, Zhao J, Liu D et al.: Capsaicin reactivates hMOF in gastric cancer cells and induces cell growth inhibition. Cancer Biol Ther 2016, 17:1117–1125

Zhang M, Lee AH, Binns CW, et al. Green tea consumption enhances survival of epithelial ovarian cancer. Int J Cancer 2004, 112(3):465–469.

Costello LC, Franklin RB: The clinical relevance of the metabolism of prostate cancer; zinc and tumor suppression: connecting the dots.. Mol Cancer. 2006 May 15; 5():17.

Dhawan DK, Chadha VD: Zinc: a promising agent in dietary chemoprevention of cancer. Indian J Med Res. 2010 Dec; 132():676-82.

Epstein MM, Kasperzyk JL, Andrén O, Giovannucci EL, Wolk A, Håkansson N, Andersson SO, Johansson JE, Fall K, Mucci LA: Dietary zinc and prostate cancer survival in a Swedish cohort. Am J Clin Nutr. 2011 Mar; 93(3):586-93

Leitzmann MF, Stampfer MJ, Wu K, Colditz GA, Willett WC, Giovannucci EL: Zinc supplement use and risk of prostate cancer. J Natl Cancer Inst. 2003 Jul 2; 95(13):1004-7.

Lubinski J, Marciniak W, Muszynska M, Huzarski T, Gronwald J, Cybulski C, Jakubowska A, Debniak T, Falco M, Kladny J, Kotsopoulos J, Sun P, Narod SA: Serum selenium levels predict survival after breast cancer. Breast Cancer Res Treat. 2018 Jan; 167(2):591-598

Skrajnowska D, Bobrowska-Korczak B: Role of Zinc in Immune System and Anti-Cancer Defense Mechanisms. Nutrients. 2019 Oct; 11(10): 2273

To PK, Do MH, Cho JH, Jung C: Growth Modulatory Role of Zinc in Prostate Cancer and Application to Cancer Therapeutics. Int J Mol Sci. 2020 Apr; 21(8): 2991.

Wessels I, Haase H, Engelhardt G, Rink L, Uciechowski P: Zinc deficiency induces production of the proinflammatory cytokines IL-1β and TNFα in promyeloid cells via epigenetic and redox-dependent mechanisms. J Nutr Biochem. 2013 Jan; 24(1):289-97

Wong SH, Shih RS, Schoene NW, Lei KY: Zinc-induced G2/M blockage is p53 and p21 dependent in normal human bronchial epithelial cells. Am J Physiol Cell

Hankinson SE, Willett WC, Manson JE, Colditz GA, Hunter DJ, Spiegelman D, Barbieri RL, Speizer FE: Plasma sex steroid hormone levels and risk of breast cancer in postmenopausal women. J Natl Cancer Inst. 1998 Sep 2; 90(17):1292-9

Jung SY, Papp JC, Sobel EM, Zhang ZF: Genetic Variants in Metabolic Signaling Pathways and Their Interaction with Lifestyle Factors on Breast Cancer Risk: A Random Survival Forest Analysis. Cancer Prev Res(Phila). 2018 Jan; 11(1):44-51

Ambrosone CB, Zirpoli GR, Hutson AD, McCann WE, McCann SE, Barlow WE, Kelly KM, et al: Dietary Supplement Use During Chemotherapy and Survival Outcomes of Patients With Breast

Cancer Enrolled in a Cooperative Group Clinical Trial(SWOG S0221). J Clin Oncol. 2020 Mar 10;38(8):804-814.

Arendt JF, Farkas DK, Pedersen L, Nexo E, Sørensen HT.: Elevated plasma vitamin B12 levels and cancer prognosis: A population-based cohort study. Cancer Epidemiol. 2016 Feb;40:158-65.

Collin SM.: Folate and B12 in prostate cancer. Adv Clin Chem. 2013;60:1-63.

Ebbing M, Bønaa KH, Nygård O, Arnesen E, Ueland PM, Nordrehaug JE, Rasmussen K, Njølstad I, Refsum H, Nilsen DW, Tverdal A, Meyer K, Vollset SE.: Cancer incidence and mortality after treatment with folic acid and vitamin B12. JAMA. 2009 Nov 18;302(19):2119-26.

Genç L, Kutlu HM, Güney G.: Vitamin B12-loaded solid lipid nanoparticles as a drug carrier in cancer therapy. Pharm Dev Technol. 2015, May;20(3): 337-44

Lohmann AE, Liebman MF, Brien W, Parulekar WR, Gelmon KA, Shepherd LE, Ligibel JA, et al: From the CCTG, Alliance, SWOG, ECOG, NSABP Cooperative Groups.: Effects of metformin versus placebo on vitamin B12 metabolism in non-diabetic breast cancer patients in CCTG MA.32. Breast Cancer Res Treat. 2017 Jul;164(2):371-378.

Romain M, Sviri S, Linton DM, Stav I, van Heerden PV.: The role of Vitamin B12 in the critically ill--a review. Anaesth Intensive Care. 2016 Jul;44(4):447-52

Shipton MJ, Thachil J.: Vitamin B12 deficiency - A 21st century perspective . Clin Med(Lond). 2015 Apr;15(2):145-50.

Urbanski G, Hamel JF, Prouveur B, Annweiler C, Ghali A, Cassereau J, Lozac'h P, Lavigne C, Lacombe V.: Strength of the Association of Elevated Vitamin B12 and Solid Cancers: An Adjusted Case-Control Study. J Clin Med. 2020 Feb 9;9(2):474

Giustina A, Adler RA, Binkley N, Bollerslev J, Bouillon R, Dawson-Hughes B, Ebeling PR, Feldman D, Formenti AM, Lazaretti-Castro M, Marcocci C, Rizzoli R, Sempos CT, Bilezikian JP: Consensus statement from 2nd International Conference on Controversies in Vitamin D. Rev Endocr Metab Disord. 2020; 21(1): 89–116

Going CC, Alexandrova L, Lau K, Yeh CY, Feldman D, Pitteri SJ. Vitamin D supplementation decreases serum 27-hydroxycholesterol in a pilot breast cancer trial. Breast Cancer Res Treat. 2018;167(3):797–802.

Höbaus J, Thiem U, Hummel DM, Kallay E: Role of calcium, vitamin D, and the extrarenal vitamin D hydroxylases in carcinogenesis. Anticancer Agents Med Chem. 2013 Jan; 13(1):20-35

Jeon SM, Shin EA.: Exploring vitamin D metabolism and function in cancer. Exp Mol Med. 2018 Apr 16;50(4):1-14

Keum N, Lee DH, Greenwood DC, Manson JE, Giovannucci E: Vitamin D supplementation and total cancer incidence and mortality: a meta-analysis of randomized controlled trials. Ann Oncol. 2019 May 1; 30(5):733-743

Krishnan AV, Swami S, Feldman D: Equivalent anticancer activities of dietary vitamin D and calcitriol in an animal model of breast cancer: importance of mammary CYP27B1 for treatment and prevention. J Steroid Biochem Mol Biol. 2013 Jul; 136():289-95

Liu C, Shaurova T, Shoemaker S, Petkovich M, Hershberger PA, Wu Y: Tumor-Targeted Nanoparticles Deliver a Vitamin D-Based Drug Payload for the Treatment of EGFR Tyrosine Kinase Inhibitor-Resistant Lung Cancer. Mol Pharm. 2018 Aug 6; 15(8):3216-3226

Manson JE, Cook NR, Lee IM, Christen W, Bassuk SS, Mora S, Gibson H, Gordon D, Copeland T, D'Agostino D, Friedenberg G, Ridge C, Bubes V, Giovannucci EL, Willett WC, Buring JE, VITAL Research Group.: Vitamin D Supplements and Prevention of Cancer and Cardiovascular Disease. N Engl J Med. 2019 Jan 3; 380(1):33-44

McCullough ML, Zoltick ES, Weinstein SJ, Fedirko V, Wang M, Cook NR, Eliassen AH, et al: Circulating Vitamin D and Colorectal Cancer Risk: An International Pooling Project of 17 Cohorts. J Natl Cancer Inst. 2019;111(2):158–169

Rejnmark L, Bislev LS, Cashman KD, Eiríksdottir G, Gaksch M, Grübler M, Grimnes G, Gudnason V, Lips P, Pilz S, van Schoor NM, Kiely M, Jorde R: Non-skeletal health effects of vitamin D supplementation: A systematic review on findings from meta-analyses summarizing trial data. PLoS One. 2017; 12(7):e0180512.

Schenk JM, Till CA, Tangen CM, Goodman PJ, Song X, Torkko KC, Kristal AR, Peters U, Neuhouser ML: Serum 25-hydroxyvitamin D concentrations and risk of prostate cancer: results from the Prostate Cancer Prevention Trial. Cancer Epidemiol Biomarkers Prev. 2014 Aug; 23(8):1484-93

Smith H, Anderson F, Raphael H, Maslin P, Crozier S, Cooper C: Effect of annual intramuscular vitamin D on fracture risk in elderly men and women--a population-based, randomized, double-blind, placebo-controlled trial. Rheumatology(Oxford). 2007 Dec; 46(12):1852-7.

Wallace RB, Wactawski-Wende J, O'Sullivan MJ, Larson JC, Cochrane B, Gass M, Masaki K: Urinary tract stone occurrence in the Women's Health Initiative(WHI) randomized clinical trial of calcium and vitamin D supplements. Am J Clin Nutr. 2011 Jul; 94(1):270-7

Yao S, Kwan ML, Ergas IJ, Roh JM, Cheng TD, Hong CC, McCann SE, et al: Association of Serum Level of Vitamin D at Diagnosis With Breast Cancer Survival: A Case-Cohort Analysis in the Pathways Study. JAMA Oncol. 2017 Mar 1;3(3):351-357

Zhang Y, Fang F, Tang J, Jia L, Feng Y, Xu P, Faramand A: Association between vitamin D supplementation and mortality: systematic review and meta-analysis. BMJ. 2019; 366: l4673

Alkhenizan A, Hafez K: The role of vitamin E in the prevention of cancer: a meta-analysis of randomized controlled trials. Ann Saudi Med. 2007 Nov-Dec; 27(6):409-14.

Cardenas E, Ghosh R. Vitamin E: a dark horse at the crossroad of cancer management. Biochem Pharmacol. 2013;86(7):845–52

Ghasemi F, Khoshmirsafa M, Safari E, Asgari M, Alemrajabi M, Nojehdehi S, Khorrami S: Vitamin E and selenium improve mesenchymal stem cell conditioned media immunomodulatory effects. Stem Cell Investig. 2021; 8: 9

Hu X, Li S, Zhou L, Zhao M, Zhu X: Effect of vitamin E supplementation on uterine cervical neoplasm: A meta-analysis of case-control studies. PLoS One. 2017; 12(8): e0183395

Ji X, Wang Z, Geamanu A, Goja A, Sarkar FH, Gupta SV: Delta-tocotrienol suppresses Notch-1 pathway by upregulating miR-

34a in nonsmall cell lung cancer cells. Int J Cancer. 2012 Dec 1; 131(11):2668-77.

Klein EA, Thompson IM Jr, Tangen CM, Crowley JJ, Lucia MS, Goodman PJ, Minasian LM, Ford LG, et al: Vitamin E and the risk of prostate cancer: the Selenium and Vitamin E Cancer Prevention Trial(SELECT). JAMA. 2011 Oct 12; 306(14):1549-56

Leng Y, Zhou H, Meng F, Tian T, Xu J, Yan F: Association of vitamin E on the risk of ovarian cancer: a meta-analysis. Biosci Rep. 2019 Dec 20; 39(12):

Nesaretnam K, Gomez PA, Selvaduray KR, Razak GA. Tocotrienol levels in adipose tissue of benign and malignant breast lumps in patients in Malaysia. Asia Pac J Clin Nutr. 2007;16(3):498

Papageorgiou N, Tousoulis D, Katsargyris A, Charakida M, Androulakis E, Siasos G, Tentolouris C, Stefanadis C: Antioxidant treatment and endothelial dysfunction: is it time for flavonoids? Recent Pat Cardiovasc Drug Discov. 2013 Aug; 8(2):81-92.

Ren Z, Pae M, Dao MC, Smith D, Meydani SN, Wu D: Dietary supplementation with tocotrienols enhances immune function in C57BL/6 mice. J Nutr. 2010 Jul; 140(7):1335-41.

Tang J, Fu Q, Wang Y, Racette K, Wang D, Liu F: Vitamin E reverses multidrug resistance in vitro and in vivo. Cancer Lett. 2013 Aug 9; 336(1):149-57.

Vivarelli F, Canistro D, Cirillo S, Papi A, Spisni E, Vornoli A, Croce CMD, et al: Co-carcinogenic effects of vitamin E in prostate. Sci Rep. 2019; 9: 11636.

Burden S Jones DJ, Sremanakova J, Sowerbutts AM, Lal S, Pilling M, Todd C, Cochrane Gynaecological, Neuro-oncology and Orphan Cancer Group: Dietary interventions for adult cancer survivors. Cochrane Database Syst Rev. 2019 Nov; 2019(11): CD011287

Jochems SHJ, Van Osch FHM, Bryan RT, Wesselius A, van Schooten FJ, Cheng KK, Zeegers MP.: Impact of dietary patterns and the main food groups on mortality and recurrence in cancer survivors: a systematic review of current epidemiological literature. BMJ Open. 2018 Feb 19;8(2):e014530

Molina-Montes E, Salamanca-Fernández E, Garcia-Villanova B, Sánchez MJ.: The Impact of Plant-Based Dietary Patterns on Cancer-Related Outcomes: A Rapid Review and Meta-Analysis. Nutrients. 2020 Jul 6;12(7):2010.

Playdon MC, Bracken MB, Sanft TB, Ligibel JA, Harrigan M, Irwin ML: Weight Gain After Breast Cancer Diagnosis and All-Cause Mortality: Systematic Review and Meta-Analysis. J Natl Cancer Inst. 2015 Dec; 107(12): djv275.

Schwedhelm C, Boeing H, Hoffmann G, Aleksandrova K, Schwingshackl L: Effect of diet on mortality and cancer recurrence among cancer survivors: a systematic review and meta-analysis of cohort studies. Nutr Rev. 2016 Dec; 74(12):737-748.

Magrone T, Jirillo E, Spagnoletta A, Magrone M, Russo MA, Fontana S, Laforgia F, Donvito I, Campanella A, Silvestris F, De Pergola G: Immune Profile of Obese People and In Vitro Effects of Red Grape Polyphenols on Peripheral Blood Mononuclear Cells. Oxid Med Cell Longev. 2017; 2017():9210862.

Peluso I, Villano DV, Roberts SA, Cesqui E, Raguzzini A, Borges G, Crozier A, Catasta G, Toti E, Serafini M: Consumption of mixed fruit-juice drink and vitamin C reduces postprandial stress induced by a high fat meal in healthy overweight subjects. Curr Pharm Des. 2014; 20(6):1020-4.

Soldati L, Di Renzo L, Jirillo E, Ascierto PA, Marincola FM, De Lorenzo A: The influence of diet on anti-cancer immune responsiveness. J Transl Med. 2018; 16: 75.

Caan BJ, Natarajan L, Parker B, Gold EB, Thomson C, Newman V, Rock CL, Pu M, Al-Delaimy W, Pierce JP: Soy food consumption and breast cancer prognosis. Cancer Epidemiol Biomarkers Prev. 2011 May; 20(5):854-8

Chi F, Wu R, Zeng YC, Xing R, Liu Y, Xu ZG: Post-diagnosis soy food intake and breast cancer survival: a meta-analysis of cohort studies. Asian Pac J Cancer Prev. 2013; 14(4):2407-12

Guha N, Kwan ML, Quesenberry CP, Jr, et al. Soy isoflavones and risk of cancer recurrence in a cohort of breast cancer survivors: the Life After Cancer Epidemiology study. Breast Cancer Res Treat. 2009;118:395–405

Kang X, Zhang Q, Wang S, Huang X, Jin S: Effect of soy isoflavones on breast cancer recurrence and death for patients receiving adjuvant endocrine therapy. CMAJ. 2010 Nov 23; 182(17): 1857–1862

Koo J, Cabarcas-Petroski S, Petrie JL, Diette N, White RJ, Schramm L: Induction of proto-oncogene BRF2 in breast cancer cells by the dietary soybean isoflavone daidzein. BMC Cancer. 2015; 15: 905.

Lacey M, Bohday J, Fonseka SM, et al. Dose–response effects of phytoestrogens on the activity and expression of 3β-hydroxysteroid dehydrogenase and aromatase in human granulosa-luteal cells. J Steroid Biochem Mol Biol. 2005;96:279–86.

Lu D, Pan C, Ye C, et al. Meta-analysis of soy consumption and gastrointestinal cancer risk. Sci Rep 2017;7(1):4048.

Shike M, Doane AS, Russo L, Cabal R, Reis-Filho JS, Gerald W, Cody H, Khanin R, Bromberg J, Norton L: The effects of soy supplementation on gene expression in breast cancer: a randomized placebo-controlled study. J Natl Cancer Inst. 2014 Sep; 106(9):.

Shu XO, Zheng Y, Cai H, Gu K, Chen Z, Zheng W, Lu W: Soy food intake and breast cancer survival. JAMA. 2009 Dec 9; 302(22):2437-43.

Zhang FF, Haslam DE, Terry MB, Knight JA, Andrulis IL, Daly M, Buys SS, John EM: Dietary Isoflavone Intake and All-Cause Mortality in Breast Cancer Survivors: the Breast Cancer Family Registry. Cancer. 2017 Jun 1; 123(11): 2070–2079.

Castelló A, Pollán M, Buijsse B, Ruiz A, Casas AM, Baena-Cañada JM, Lope V, et al GEICAM researchers.: Spanish Mediterranean diet and other dietary patterns and breast cancer risk: case-control EpiGEICAM study. Br J Cancer. 2014 Sep 23; 111(7):1454-62

Di Maso M, Dal Maso L, Augustin LSA, Puppo A, Falcini F, Stocco C, Mattioli V, Serraino D, Polesel J.: Adherence to the Mediterranean Diet and Mortality after Breast Cancer. Nutrients. 2020 Nov 27;12(12):3649.

Gregg JR, et al: Adherence to the Mediterranean diet and grade group pregression in localized prostate cancer. A active surveillance cohort. Cancer, 2021 Jan doi:10.1002/cncr. 33182

Mentella MC, Scaldaferri F, Ricci C, Gasbarrini A, Miggiano GAD: Cancer and Mediterranean Diet: A Review. Nutrients. 2019 Sep; 11(9): 2059

Schwingshackl L, Hoffmann G:Adherence to Mediterranean diet and risk of cancer: an updated systematic review and meta-analysis of observational studies. Cancer Med. 2015 Dec; 4(12):1933-47

Shaikh AA, Braakhuis AJ, Bishop KS: The Mediterranean Diet and Breast Cancer: A Personalised Approach. Healthcare(Basel) 2019 Sep; 7(3): 104

Dinu M, Abbate R, Gensini GF, Casini A, Sofi F: Vegetarian, vegan diets and multiple health outcomes: A systematic review with meta-analysis of observational studies. Crit Rev Food Sci Nutr. 2017 Nov 22; 57(17):3640-3649.

Godos J, Bella F, Sciacca S, Galvano F, Grosso G: Vegetarianism and breast, colorectal and prostate cancer risk: an overview and meta-analysis of cohort studies. J Hum Nutr Diet. 2017 Jun; 30(3):349-359

Li D: Chemistry behind Vegetarianism. J Agric Food Chem. 2011 Feb 9; 59(3):777-84

Shaikh AA, Braakhuis AJ, Bishop KS: The Mediterranean Diet and Breast Cancer: A Personalised Approach. Healthcare(Basel) 2019 Sep; 7(3): 104

Ivey KL, Jensen MK, Hodgson JM, Eliassen AH, Cassidy A, Rimm EB: Association of flavonoid-rich foods and flavonoids with risk of all-cause mortality. Br J Nutr. 2017 May; 117(10):1470-1477

Kurotani K, Akter S, Kashino I, Goto A, Mizoue T, Noda M, Sasazuki S, Sawada N, Tsugane S, Japan Public Health Center based Prospective Study Group.: Quality of diet and mortality among Japanese men and women: Japan Public Health Center based prospective study. BMJ. 2016 Mar 22; 352():i1209.

Lima A, Oliveira J, Saúde F, Mota J, Ferreira RB: Proteins in Soy Might Have a Higher Role in Cancer Prevention than Previously Expected: Soybean Protein Fractions Are More Effective MMP-9 Inhibitors Than Non-Protein Fractions, Even in Cooked Seeds. Nutrients. 2017 Feb 27; 9(3):.

Bourgeois TL, Strauss L, Aksoylar HI, Daneshmandi S, Seth P, Patsoukis N, Boussiotis VA: Targeting T Cell Metabolism for Improvement of Cancer Immunotherapy. Front Oncol. 2018; 8: 237. Published online 2018 Aug 3

Daniela D. Weber, Sepideh Aminzadeh-Gohari, Julia Tulipan, Luca Catalano, René G. Feichtinger, Barbara Kofler: Ketogenic diet in the treatment of cancer – Where do we stand? Mol Metab. 2020 Mar; 33: 102–121.

Hagihara K, Kajimoto K, Osaga S, Nagai N, Shimosegawa E, Nakata H, Saito H, Nakano M, Takeuchi M, Kanki H, Kagitani-Shimono K, Kijima T: Promising Effect of a New Ketogenic Diet Regimen in Patients with Advanced Cancer. Nutrients. 2020 May; 12(5): 1473

Iyikesici MS, Slocum AK, Slocum A, Berkarda FB, Kalamian M, Seyfried TN: Efficacy of metabolically supported chemotherapy combined with ketogenic diet, hyperthermia, and hyperbaric oxygen therapy for stage IV triple-negative breast cancer. Cureus. 2017;9:e1445.

Lee C, Raffaghello L, Brandhorst S, Safdie FM, Bianchi G, Martin-Montalvo A, Pistoia V, Wei M, Hwang S, Merlino A, Emionite L, de Cabo R, Longo VD. Fasting cycles retard growth of tumors and sensitize a range of cancer cell types to chemotherapy. Sci Transl Med. 2012;4(124):124ra27

Stocks T, Rapp K, Bjørge T, Manjer J, Ulmer H, Selmer R, Lukanova A, Johansen D, Concin H, Tretli S, Hallmans G, Jonsson H, Stattin P: Blood glucose and risk of incident and fatal cancer in the metabolic syndrome and cancer project(me-can): analysis of six prospective cohorts. PLoS Med. 2009 Dec; 6(12):e1000201

Tan-Shalaby JL, Carrick J, Edinger K, Genovese D, Liman AD, Passero VA: Modified Atkins diet in advanced malignancies - final results of a safety and feasibility trial within the Veterans Affairs Pittsburgh Healthcare System. Nutrition & Metabolism. 2016;13:52.

Weber DD, Aminzadeh-Gohari S, Tulipan J, Catalano L, Feichtinger RG, Kofler B.: Ketogenic diet in the treatment of cancer - Where do we stand? Mol Metab. 2020 Mar;33:102-121.

Yang YF, Mattamel PB, Joseph T, Huang J, Chen Q, Akinwunmi BO, Zhang CJP, Ming WK: Efficacy of Low-Carbohydrate Ketogenic Diet as an Adjuvant Cancer Therapy: A Systematic Review and Meta-Analysis of Randomized Controlled Trials. Nutrients. 2021 May; 13(5): 1388

Lee C, Raffaghello L, Brandhorst S, Safdie FM, Bianchi G, Martin-Montalvo A, Pistoia V, Wei M, Hwang S, Merlino A, Emionite L, de Cabo R, Longo VD. Fasting cycles retard growth of tumors and sensitize a range of cancer cell types to chemotherapy. Sci Transl Med. 2012;4(124):124ra27.

Omodei D, Fontana L: Calorie restriction and prevention of age-associated chronic disease. FEBS Lett. 2011 Jun 6; 585(11):1537-42.

13 암의 치료와 식물화학물질(Phytochemicals)

채소와 과일, 그리고 곡류에는 많은 식물화학물질(phytochemical)이 있는데 이들은 식물이 외부의 물리적, 화학적, 생물학적인 자극 즉 강렬한 태양, 미생물, 곤충과 초식동물 등에 노출될 때의 다양한 스트레스에 적응하고 대항하기 위한 생물학적인 대응체계로서 오랜 진화과정을 거쳐 갖추게 된 것이다. 즉 식물의 이종호르메시스(xenohormesis)에 의한다. 우리는 식물이 스트레스를 받을 때 생산하는 이런 화학물질을 감지해서 몸에 경고하는 일종의 조기경보시스템으로 삼는 쪽으로 인간이 진화했다고 본다. 그래서 식물화학물질은 인체에 스트레스를 주어서 인체에 이로운 반응을 일으킬 수 있다. 오늘날 처방을 받아서 사용하는 의약품의 거의 4분의 1은 40여종의 식물에서 유래되었고, 나머지 16%는 동물이나 미생물에서 얻은 것이다.

식물의 이차적인 대사산물인 식물화학물질은 외부의 자극에 대해서 이에 대항하고 완화하기 위하여 생성된다. 예를 들면 프라보노이드는 항산화작용이 있는데 이는 자외선에 의한 산화 손상에 대한 항산화작용을 할 뿐 아니라 항진균과 항균작용을 한다. 케라페노이드는 인접한 식물의 공격을 경고하는 작용을 한다. 또한 십자화과 식물의 황을 포함하는 이소치오시아네이트(isothiocyanate)는 그 독성 때문에 강력한 화학적 무기가 된다. 음식 속의 식물화학물질은 다양한 생물학적인 활성을 가지는데 인체에 어떤 효용성이나 영향을 미칠지에 대해서는 많은 의문이 있다(그림13-1, Murakami A, 2013). 식물화학물질은 노란색, 빨간색, 주황색, 파란색 등 색깔이 선명한 것이 이종호르메시스의 분자가 많고, 스트레스를 많이 받게 되는 유기농 식품이 더 많은 호르메시스 분자를 갖는다.

식물의 종자 변식을 위한 진화방법은 씨앗의 외피가 있는 경우 동물들이 먹어서 자신의 종자를 멀리 퍼지도록 하여야 자신과 햇빛, 영양, 수분에 대해 경쟁을 하지 않아 후손이 잘 번성할 수 있다. 그래서 식물은 씨앗의 외피가 단단해지면 포식자의 주의를 끌도록 색상을 변화시키고, 익지 않은 과일은 눈에 띄지 않도록 녹색을 유지하고 먹었을 때 포식자의 고통을 초래하는 독성을 갖도록 한다. 그리고 포도당이 아닌 과당을 만들어서 포도당과 같이 인슐린 수치의 상승이 안 되고 포만을 의식하는 랩틴의 수치를 올리지 못한다. 그래서 동물이 많이 먹게 된다(Gundry SR, 2018).

오랜 세월에 걸쳐 식물은 대부분 곤충이나 동물에게 먹히지 않기 위해 다양한 독성물질을 만들도록 진화했

[그림13-1] 스트레스 반응과 식물화학물질(Phytochemicals)의 역할

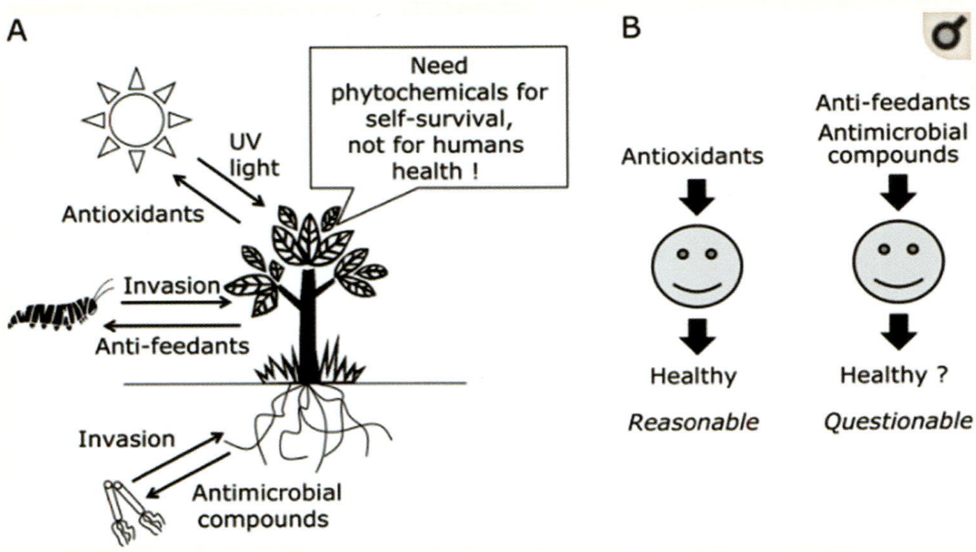

(Murakami A: Modulation of protein quality control systems by food phytochemicals. J Clin Biochem Nutr. 2013 May; 52(3): 215–227.)

다. 반대로 동물과 곤충은 간의 효소로 독을 약화하거나 독이 중앙신경계로 들어가지 못하게 막으려고 혈액뇌장벽(Blood brain barrier)을 만드는 등 독으로부터 몸을 보호하기 위한 대응책을 갖도록 진화했다. 식물에서 나오는 화합물은 식물계와 동물계의 가차 없는 무기경쟁의 산물이다.

1. 초식동물이 먹지 못하게 하는 것이 식물의 가장 기본적인 생존전략이다. 인간이 벌레를 잡아주고 편안한 생육환경을 제공하면 식물은 독의 생산을 줄인다. 요즘 우리가 먹는 독소 성분의 99.9%가 식물의 천연성분이다. 유기농 즉 자연농법으로 키운 식물일수록 천연독성이 강하다. 동물은 상대적으로 도망가는 전략으로 독성이나 발암물질이 적다.
2. 곤충에 의해 공격당하는 있는 식물이 자신을 갉아 먹고 있는 곤충의 천적을 불러들이는 물질을 방출한다. 예쁜 낙엽의 안토시아닌이란 물질은 다른 식물을 못자라게 하는 책략이다.

동물은 필수영양소로서 당, 단백, 지방을 흡수하고 사용하지만 식물화학물질의 생물학적인 활용도는 낮다. 예를 들면 녹차의 폴리페놀인 EGCG는 항산화, 항염증과 암의 화학예방효과가 있지만, EGCG를 주입하면 글루크론화, 황산화와 메틸화 등의 생물학적인 변화가 일어나서 혈중농도는 약물학적인 효과를 나타내기에는 한계가 있다. 또한 커큐민과 프로아토사이니딘은 여러 가지 생물학적인 활성을 가지나 인체에 잘 흡수되지 않는다. 아이소치오사이아닌(ITC)는 암에 대한 화학예방과 화학보호 작용이 있으나, 시스테인치올(cysteine thiol)과 글루타치온(GSH)과 반응하여 그 대사산물로의 생 변화가 일어난다.

플라보노이드가 풍부한 식물의 추출물의 항암효과의 가능성이 대두되었는데 아피게닌(apigenin), 바이카레인(baicalein), 루테오린(luteolin), 노비레틴(nobiletin), 탄게레틴(tangeretin) 등이 위암에 대해서, 헤스페리딘(hesperidin)이 췌장암에 대해서 효과적인 플라보노이드로 알려졌다. 그 기전은 제니스데인(genistein), 다이아드제인(daidzein), 루테오린(luteolin), 퀘르세틴(quercetin)은 핵산의 국소이성질화효소(topoisomerase)를 억제하고

(Russo P, 2012), 퀘르세틴(quercetin), 루테오린(luteolin), 켐페롤(kaempferol)은 세포주기를 차단하고, 세포고사를 일으키고(Kuntz, 1996), 혈관신생을 차단하며(Mojzis J, 2008), 단백질키나제를 조절한다. 피세틴(fisetin)은 PI3K/Akt와 mTOR 경로를 차단한다(Syed DN, 2013). 미리세틴(myricetin)과 퀘세타게틴(quercetagetin)은 PI3K 경로를 차단한다. 이러한 플라보노이드가 많은 식물의 항암특성에 대한 연구가 이루어지고 있다(Dai J, 2010).

식물화학물질에 의한 단백질조절계(PQC: protein quality control system)의 증대로 인한 위험과 효과는 각각의 세포, 조직형과 정상인인지 혹은 암 환자인 지의 여부에 따라서 다르다. 그래서 기능성 식품의 생활성 물질을 이용한 치료는 독성 가능성에 대한 주의 깊은 고찰이 필요하다. 음식의 식물화학물질도 낮은 독성으로 차용된 자가 방어시스템을 활성화시켜서 중대한 독성을 야기할 수 있는 가능성이 있다. 식물화학물질은 약한 적이기에 좋은 친구라 말할 수 있다. 그러나 이는 그것들이 조심스러운 방법으로 적용한 경우에만 해당된다. 만일 이의 추출물이나 엑기스를 사용할 때는 반드시 그 독성에 대해서 유념하여야 한다.

13-1 암에 현재 사용되고 있는 식물화학물질 (Phytochemical)

■ 기능

활성억제, 면역시스템 향상, 핵산 손상 예방, 암세포 성장지연, 염증 억제, 활성산소 감소, 호르몬 조절 등의 기능이 있다.

■ 종류

1) 커큐민(강황)
2) 마로티노이드: 녹황색 과일 및 채소
   베타카로틴은 T세포 증식과 자극으로 토마토의 라이코팬
3) 유기황화합물: 알리신: 마늘
4) 레스베라트롤(resveratrol: 포도, 와인, 베리
5) 퀘르세틴(quercetin): 과일, 양파
6) 이소치오시아네이트(isothiocyanate), 인돌-3-카비놀(Indol-3-carbinol: I3C)-십자화과 식물-브로콜리, 양배추 등
7) 피크라시아 퀴아스(Picrasia quass: 소태나무, 가죽나무)
8) 아르테미시닌(artemisinin)-개똥쑥(Artemisia annua): 널리 분포하는 국화과 쑥속의 잡초로 줄기는 1m 정도가 된다. 꽃은 황색이며, 많은 소두화가 수상으로 핀다. 전체에서 강한 악취가 난다.
9) 트리토리드(Triptolide: 뇌공등, 미역줄나무)
10) 넥시아(NEXIA: 옻나무)
11) 크레스틴(Krestin: 상황버섯 추출물)
12) 후코이단
13) 여성호르몬 억제제
14) 버드나무 껍질의 아스피린
15) 갈레가(프랑스 라일락): 메트포르민

13-1-1 강황(Turmeric, Curcumin)

커큐민은 강황의 뿌리와 근경에서 추출한 자연산 복합물이고 항산화, 항염증, 항종양, 항당뇨의 성질을 갖고 있다.

■ 성분

1,7-bis(4-hydroxy-3-methoxyphenyl)-1,6-haptadi-ene-3,5-dione)(그림13-2)

■ 작용기전

암세포의 고사경로를 활성화시키고 암의 전단계인 염증과 혈관신생 및 전이를 억제한다. 커큐민은 p53, Ras, phosphatidylinositol-3-kinase(PI3K), protein kinase B(AKT), activator protein 1(AP1), STAT3, Wnt-β catenin과 mammarian target of rapamycin(mTOR)의 표적 등이 관여하는 경로에 관계되는 신호전달체계를 표적으로 한

[그림13-2] 커큐민의 구조

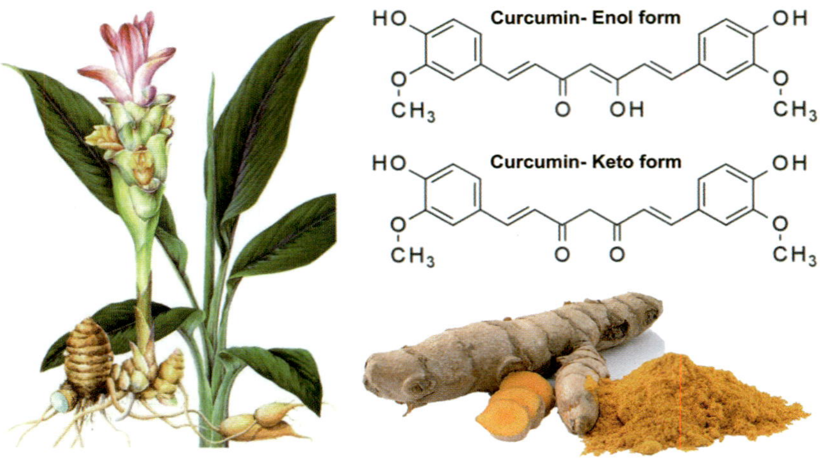

[그림13-3] 암세포에서의 커큐민의 주된 분자 표적

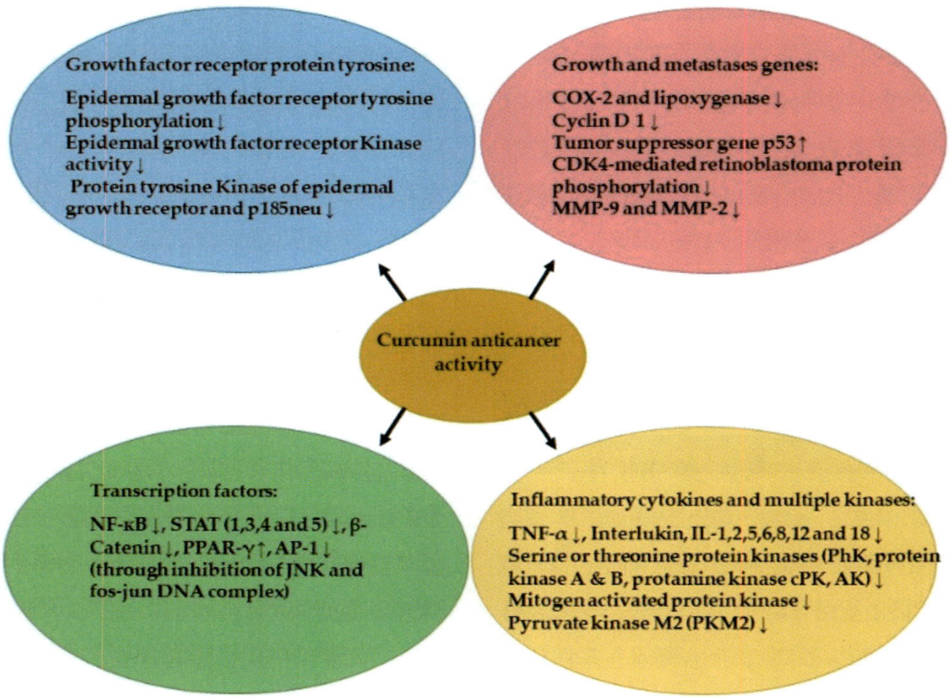

(Tomeh MA, Hadianamrei R, Zhao X.: A Review of Curcumin and Its Derivatives as Anticancer Agents. Int J Mol Sci. 2019 Feb 27;20(5):1033.)

다. 그럼으로써 항염증작용으로 세포의 증식과 침윤을 억제하고, 항산화작용으로 초기 발암과정을 억제하며 암세포에서 세포고사를 유발한다. 커큐민은 혈관신생과 침윤을 기질금속단백분해효소(MMP) 생성과 VEGF생산을 조절하여 침윤과 혈관신생을 억제한다. 또한 커큐민은 mTOR경로를 활성화하여 자가탐식(autophage)으로 암세포를 죽이고, 저산소 상태에서의 호기성 당분해를 억제하여 세포를 죽인다(그림13-3, Tomeh MA, 2019,

Willenbacher E, 2019).

특히 커큐민은 Wnt/β-catenin, Nrf2, AMPK, 미토겐활성단백키나제(mitogen-activated protein kinase)와 같은 서로 다른 분자신호경로에 영향을 주며, TGF-β신호를 하향 조절하여 섬유화, 신경학적 장애, 간질환, 당뇨와 천식을 치료한다. 그리고 종양세포의 증식과 암세포의 침윤을 억제한다(Ashrafizadeh M, 2020). 특히 커큐민은 TGF-β를 억제하여 상피간엽이행(EMT)를 억제함으로써 E-카드헤린(cadherin)을 보존한다. 그래서 암의 전이를 억제하는 효과를 보인다.

■ 커큐민의 면역조절효과

암의 발생에서 염증경로의 장애가 중요한 역할을 하고 염증의 전단계 물질인 사이토카인, 활성산소(ROS), COX-2, NF-kB, protein kinase B(AKT), activator protein 1(AP1), STAT3 등이 활성화되어서 암이 발생하는데, STAT3는 세포의 성장과 생존에 관여하고, 항고사단백인 Bcl-2와 Bcl-xL의 발현을 증가시켜 세포고사를 차단한다. 커큐민은 이러한 염증의 신호경로를 차단하여 암의 발생을 예방한다.

■ 항종양 효과

종양의 신생, 진행, 혈관신생과 전이를 차단, 기질금속단백분해효소9(MMP9) 차단, IL6 차단, 암의 줄기세포화(CSC) 차단, 항염증, 항산화, 간 보호, 항균성, 항암 신경보호, 담즙분비 촉진, 면역조절을 한다.

■ 커큐민의 항암화학요법제의 내성억제 효과

상피간질세포이행(EMT)이 항암화학요법제의 약제내성을 유발하는데 커큐민은 TGFβ 신호를 하향 조절하여, Smad2/3의 핵전위를 억제하고, 그 결과 암세포의 이동과 증식을 억제하고 옥살리플라틴에 대해 민감하게 한다(Yin J, 2019).

■ 임상 효과

커큐민은 유방암에서 NF-kB를 감소시켜 유방암세포의 증식과 침윤을 억제하고, HER2-TK를 억제하여 유방암세포를 억제한다. 커큐민은 Akt, mTOR를 감소시키고 EGFR경로의 세포신호를 방해하여 증식을 억제한다. 커큐민의 침윤에 대한 작용은 MMP-2를 억제하고 조직내 금속단백분해효소 억제제(TIMP-1)를 상승시킨다.

커큐민은 폐암에서 NF-kB를 억제하고, JAK2활성도를 억제한다. 더욱이 커큐민은 microRNA-192-5p를 상승시키고, PI3K/Akt신호경로를 억제한다. 커큐민은 COX-2, EGFR, ERK활성을 억제하여 세포고사를 유발한다. 커큐민은 혈액종양 중 만성골수성백혈병(CML), 림프종, 다발성골수종, 윌름스씨 종양(Wilms' tumor)에서 다양한 방법으로 세포증식을 억제한다.

커큐민은 위암, 대장암, 췌장암, 간암, 전립선암에서 세포의 증식을 억제하고 세포고사를 촉진하고, 커큐민은 암연관섬유아세포(CAFs)로 유발된 침윤과 상피간질이행(EMT)을 차단한다(Giodano A, 2019).

강황은 하루 8gm까지 섭취 가능하고, 임상적으로는 췌장암에서 일부 반응을 보인다.

그런데 커큐민은 물에 잘 녹지 않고 빨리 대사되어서 혈청 내 유리 커큐민의 농도는 낮아서(<2.5ng/mL) 생물학적인 활용이 어려운데, 나노커큐민 형태인 리포커크(Lipocurc)와 메리바(Meriva)가 효용성이 높아서 췌장암과 림프구형 백혈병에 효과가 있었다. 경구용으로는 엑소솜화된(exosomal) 커큐민인 ExoCUR가 유방암, 폐암, 자궁경부암 세포주에서 항증식 효과를 보였다.

임상적으로는 15명의 대장암 환자에서 사용하여, 2명에서 두 달 동안 진행이 없었고, 진행된 25명의 췌장암 환자에서 경구투여로 세 명의 환자에서 효과를 보였다(Dhillon N, 2008). 병합요법으로는 커큐민과 이마티닙(imatinib)을 병용한 만성골수성백혈병(CML)환자에서 더 나은 결과를 보였고, 피부의 편평상피암 환자에서 커큐민과 항EGFR 단일클론 항체를 치료한 환자에서 효과가 높았다(Capabo C, 2018).

■ 임상재제

• **Tumeric 500**: Tumeric phytosome(Curcuma longa 추출물)+phosphatidylcholine compelx 500mg, Klaire Labs, USA
  흡수가 자연상태일 때에 비해서 20배 높다.

■ 사용용량

체중 킬로그람당 커큐미노이드(curcuminoids) 25-50mg을 사용한다. 매일 8그람 정도의 용량이면 부작용은 미미하다.

■ 부작용

강황의 부작용은 대부분 위장관 계통으로 상복부 불편감, 소화불량, 오심과 설사이다. 커큐민은 항암요법제의 부작용을 억제할 수 있는데 골수에서의 핵산의 손상을 감소시켜서 골수억제의 기간과 정도를 줄일 수 있다. 또한 독소루비신(doxorubicin)의 심근독성을 감소시키고, 5FU에 의한 체중감소와 점막손상을 억제한다. 그러나 간독성을 지닌 약제와의 병용 시에는 주의를 요한다. 사이토크롬 P450효소에 작용할 수 있다.

■ 기타 임상작용

항염증, 항신경퇴행작용, 항알츠하이머작용, 항비만작용, 항산화작용, 항암작용, 항후천성면역결핍 작용 등이 있다.

13-1-2 미슬토(Mistletoe extract, 겨우살이 추출물, 렉탄올, 유릭소)

■ 재제

압노바 비스쿰(Abnoba-viscum: Mistletoe extract), 이스카도(Iscardor)

■ 역사

Rudolf Steiner가 처음 소개하여 1920년도부터 유럽에서 항암제로 사용

■ 작용기전

고용량으로 암세포를 사멸하고 저용량으로 인체의 면역력을 높인다. 종양은 저산소 상태에서 염증반응의 증가로 더 많은 돌연변이 세포를 만들고 전이를 유도할 수 있는데, 미슬토는 혈전이 없어지고 정상적인 혈류를 보여 조직안의 산소량을 개선시키고 신체의 방어체계에 도움을 준다.

미슬토의 면역학적인 기능은 백혈구의 증가, 다양한 사이토카인의 분비, 림프구의 증가, 자연살(NK)세포의 수와 기능의 증가, 수지상세포의 성숙을 유발한다.

■ 효능

1) 면역기능의 활성화, 종양면역관련 세포 수를 증가시키고 활성도를 증가시킨다.
2 암세포의 성장을 정지 혹은 지연시키고 전이를 줄인다.
3) 몸을 회복시키고 컨디션을 좋게 함: β 엔도르핀 분비, 기억력 향상
4) 수면을 개선하고 피곤과 우울증을 감소시킨다.
5) 통증의 경감(70%)
6) 암의 사멸과 축소, 재발방지에 도움을 준다.
7) 항암제, 방사선요법과 병행 투여 시 오심과 구토 등의 부작용 완화한다.

■ 세포독성효과

미슬토 렉틴에 의한 암세포 사멸과 비스코 독소에 의한 암세포의 괴사가 일어나서 암세포의 성장을 억제하고 암세포를 파괴한다. 그리고 미슬토는 혈관신생억제 작용을 갖고 있다(Elluru S, 2006).

■ 면역조절작용

미슬토 렉틴에 의해 IL-1, IL-2, IL-6, 인터페론 감마(INF-γ), 종양괴사인자(TNFα) 등의 사이토카인 분비를 촉진시키고(Hajto T, 1990), 올리고당 및 다당류 성분이 자연살해세포(NK)의 활성을 향상시키고(Hamprecht K,

1987). 소포체는 보조T세포의 증식을 유도하여 면역조절 효과를 나타낸다.

■ 베타 엔돌핀(β-endorphin)의 분비

암 환자의 통증을 감소시키고 삶의 질을 향상시킨다.

■ 미슬토의 종류

- **M(Malus-apple tree 사과나무)**: 자궁, 난소, 외음부, 질, 폐경전 유방암

- **Qu(Quercus-oak tree 참나무)**: 소화기계암, 위,간 담낭, 췌장, 대장 항문, 신장, 방광, 전립선, 고환, 폐경 후 유방암, 기관지, 폐, 갑상선, 육종, 피부암

- **A(albietis, abnoba-전나무)**: 전나무-뇌종양, 교세포종

- **F(flaxini, abnoba - 서양물푸레나무)**: 서양물푸레나무-골육종, 연조직육종, 백혈병, 재발방지 및 전이방지

■ 주사방법에 따른 효능

1) 압노바비스쿰: 일주일에 3회로 처음에 1mg으로 시작하여 5mg, 10mg, 20mg, 30mg, 50mg, 100mg으로 점차 용량을 늘려간다. 복부나 엉덩이에 피하주사한다.

   이스카도: Iscador 1주에 2-3회 주입

   step1 (0.01mg×2)+(0.1mg×2)+(1mg×3) 반복

   step2 0.1×2)+(1mg×2)+(10mg×3) 반복

   step3 (1mg×2)+(10mg×2)+(20mg×3) 반복

   step4 20mg 계속 유지

2) 정맥주사는 환자의 면역계를 안정화 시키는데, 정통치료나 피하 미슬토 치료에도 진행하는 암에 사용한다(Schläppi M, 2017).
3) 복막투여는 악성복수의 치료에 투여한다.
4) 병변부위 직접주입은 수술 불가능 환자에서 병변에 직접 주입할 수 있다.
5) 흉강주입은 악성흉수 등에서 시행한다.

■ 임상효과

미슬토는 항암요법의 부작용을 줄이고 항암요법제의 용량을 줄일 수 있다고 보고되고 있는데, 비소세포폐암 4기 환자에서 항암치료만 받은 대조군의 중앙생존기간이 8개월인데 비해 항암치료와 미슬토를 같이 사용한 군에서 17개월로 증가하였고, 생존율도 HR 0.4로 좋았고, 1년 생존율이 60.2%:35.5%, 3년 생존율이 25.7%:14.2%로 더 좋았다(Schad F, 2018). 미슬토의 효과에 대한 장기간의 연구는 시행되지 않았으나 삶의 질과 항암화학요법과 방사선요법과 같은 전통적인 치료의 부작용을 줄일 수 있다고 한다(Semiglazov VF, 2006).

5FU와 류코보린의 치료에 반응이 없는 전이성 대장암에서 미슬토의 사용으로 객관적인 종양의 감소를 보이는 경우는 없었고, 변화가 없는 경우가 84%에서 중앙값이 2.5개월, 중앙생존기간은 5.5개월이었고 증상완화가 40%에서 보고되었다(Bar-Sela G, 2004). 그리고 진행되거나 전이된 췌장암 환자에서도 그 효과를 보고하고 있다.

1994년 11개의 대조군 연구를 포함한 연구결과를 검토한 후 결론을 내릴 수 없었고, 후속 연구에서 미슬토를 보조적인 요법으로 사용한 경우 효용성에 대해서 결정적인 증거는 없었으나 대장암, 위암, 유방암 환자에서 생존기간의 연장 효과가 있었다. 23개의 연구 중 12연구에서 하나 이상의 통계적으로 의미있는 긍정적인 결과를 보이고, 7개의 연구에서는 최소한 하나의 긍정적인 경향을 보였으며, 3개에서는 효과가 없었고, 1개에서는 반대의 결과를 보였다. 그러나 많은 연구가 결정적이지는 않았다(Kenle GS, 2003).

미슬토제제인 이스카도(Iscador)는 발효를 통해서 렉틴을 1/10으로 줄여서 부작용을 감소시키는데, 보조적인 치료로서 암 환자에 약간의 효과가 있다고 알려져 있다.

미슬토는 방광암, 유방암, 자궁경부암, 난소암, 대장

암과 위암 췌장암, 교세포암, 두경부암, 폐암, 흑색종, 골육종에서 사용되었는데, 대부분 정통적인 항암요법에 부가해서 사용되었다. 이들 연구는 생존율, 암의 진행 및 종양의 반응에 대한 연구였고, 대부분의 연구에서 생존에 어떠한 효과도 보여주지 못하였다(Freuding M, 2019, Horneber MA, 2008).

항암화학요법과 같이 주입한 미슬토는 발열 등의 부작용이나 5년 내에 재발이나 전이의 빈도를 증가시키지 않았고 생존에 차이가 없었다. 그리고 유방암 환자에서 항암요법의 부작용을 줄일 수 있었다(Pelzer F, 2018). 고형종양 환자에서 젬시타빈(Gemcitabine)과 같이 사용한 미슬토는 큰 부작용이 없었고 임상적인 반응은 젬시타빈 단독요법과 비슷하였다(Mansky PJ, 2013).

종양학적으로 미슬토 치료의 효과를 보면 전이가 없는 유방암 환자에 대한 대단위 후향적 연구에서 부작용은 거의 없었고, 전통적인 치료에 비해서 더 나은 생존율을 보고하고 있다(Bock PR, 2004). 췌장암 환자의 후향적인 연구에서 생존의 향상을 보고하였다(Matthes H, 2010). 그러나 실험방법적인 취약점과 함께 종양의 반응과 생존의 연장에 상반되는 결과를 보고하고 있기도 한다(Grossarth-Maticek R, 2001).

■ 부작용과 금기

1) 미슬토는 단백과민성이 있거나 결핵과 같은 만성진행성 감염환자에게는 금기이다. 가장 흔한 반응은 발전과 발열인데 다른 합병증은 식욕부진, 불편감, 우울감, 발열, 주사 부위의 국소피부염증과 통증, 간 효소 수치의 증가, 근육통 등이 있다. 그리고 과민성 때문에 폴리펩타이드와 혼합해서 투여해서는 안된다.
2) 국소피부반응으로 5cm 이상의 염증반응이나 섭씨38도 이상의 체온상승 때는 1주일 중단하고 증상이 사라진 후 1단계를 낮추어서 주입을 다시 시작한다.

13-1-3 레스베라트롤(Resveratrol), 레스베라겐(Resveragen: 마디풀속 Polygonum cuspidatum)

레스베라트롤(resveratrol)은 폴리페놀의 일종으로 오디, 땅콩, 포도, 라스베리, 크렌베리 등의 베리류와 소나무와 적포도주 등을 포함한 70여종의 많은 식물에서 발견된다. 항암 및 강력한 항산화 작용을 하며 혈장 콜레스테롤을 낮춰 주는 역할을 한다. 식물이 스트레스를 받을 때 분비되는 피토알렉신(phytoalexin)의 일종으로서 포도는 곰팡이의 공격을 받으면 자신을 보호하기 위한 방어물질로 분비된다.

[그림13-4] 레스베라트롤(Resveratrol)의 항암특성과 기전

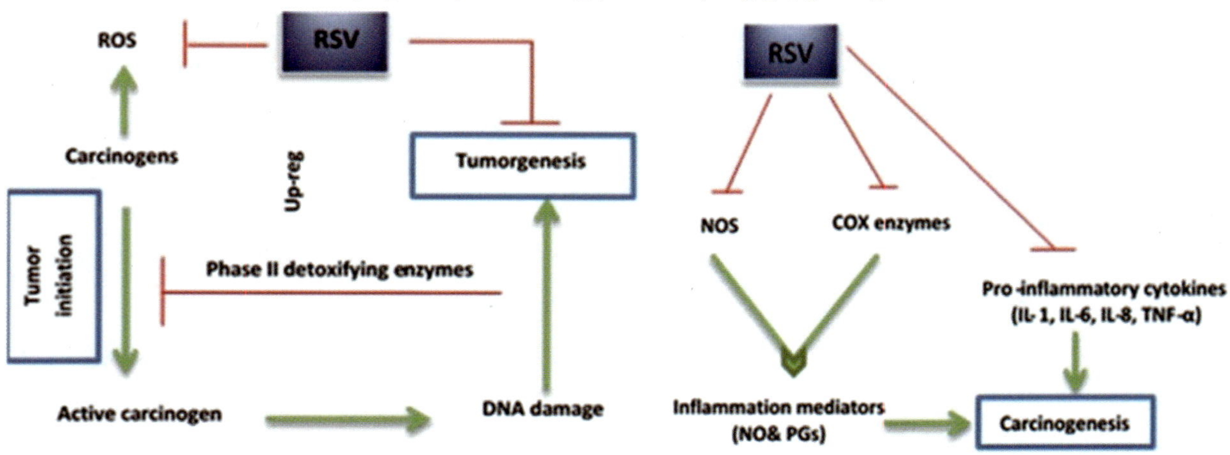

(Koushki M, Amiri-Dashatan N, Ahmadi N, Abbaszadeh HA, Rezaei-Tavirani M: Resveratrol: A miraculous natural compound for diseases treatment. Food Sci Nutr. 2018 Nov; 6(8): 2473–2490.)

■ 면역작용

IL-1β, IL-6, CCL4/MIP-1β, CXCL10/IP-10을 유도하고, ICAM, GM-CSF억제, 염증과 면역반응을 조절한다.

레스베라트롤(Resveratrol)은 세포고사를 통해서 암의 발생을 억제하는 효과가 있고, COX-2효소를 억제하여 종양의 성장과 전이를 일으키는 세포증식과 혈관신생에 필수적인 프로스타그란딘의 발현을 감소시킨다. 레스베라트롤의 다른 항암효과의 기전은 해독효소인 CYPs의 조절, 단백질키나제C(PKC), BCL-2와 세포주기를 억제하는 효과가 있다. 레스베라트롤의 표적이 되는 신호경로는 CD95, NF-kB, Wnt, SIRT-1, PI3K/Akt가 항암효과에 영향을 주는 경로이다(그림13-4, Koushki M, 2018).

레스베라트롤은 TGFβ 신호와 그 하부 경로인 SMAD를 억제하여, TGFβ에 의해 생기는 상피간질이행(EMT)과 MMP-9을 억제한다(Ashrafizadeh M, 2020). 레스베라트롤에 의한 TGFβ의 조절은 상피간질이행을 억제하여 암세포의 증식과 이동을 감소시키고, TGFβ 경로는 암세포의 생존에 중요한 PD-1과 Sox2를 활성화시키는데, 레

[그림13-5] TGFβ 신호경로

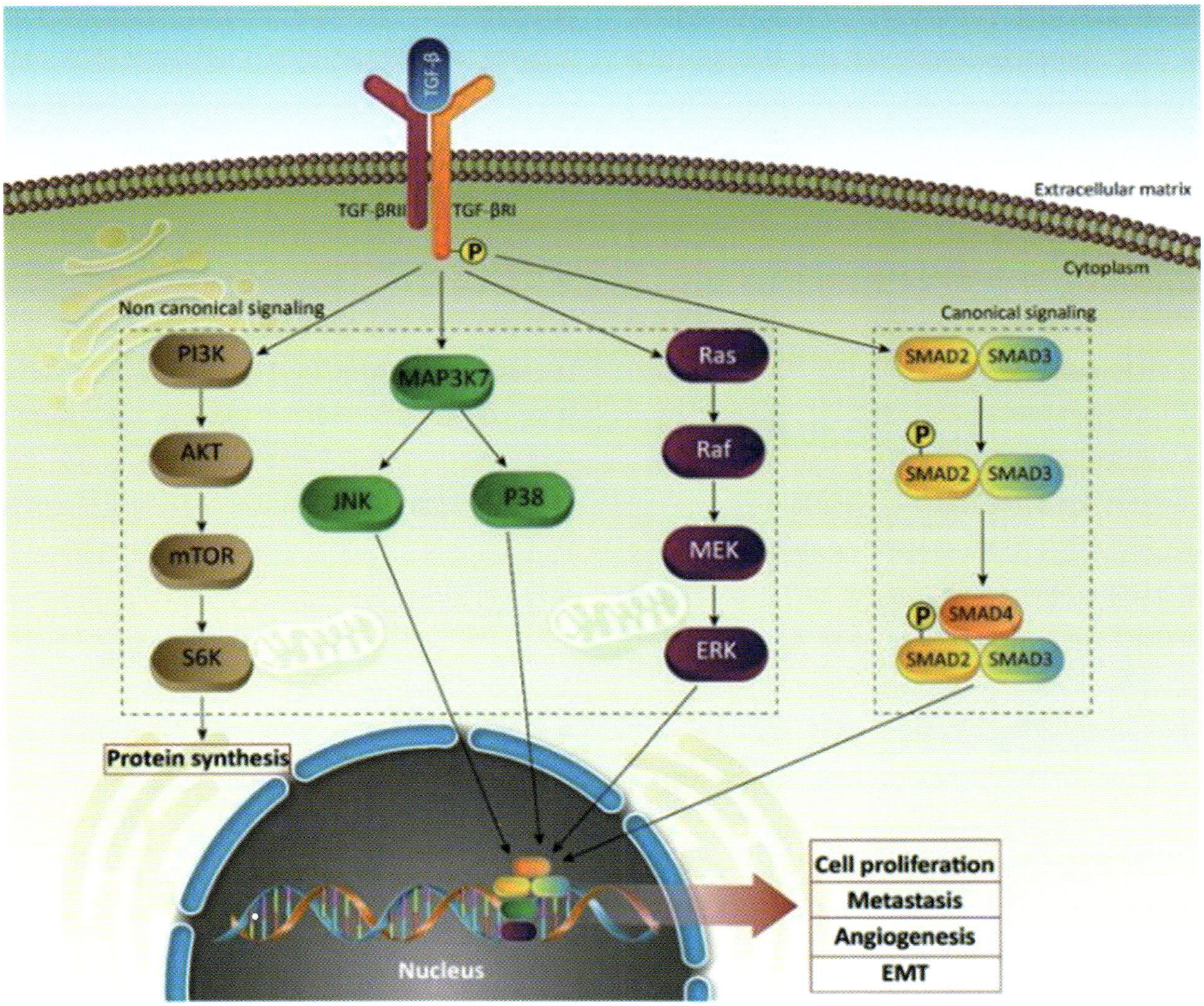

(Ashrafizadeh M, Najafi M, Orouei S, Zabolian A, Saleki H, Azami N, Sharifi N, et al: Resveratrol Modulates Transforming Growth Factor-Beta(TGF-β) Signaling Pathway for Disease Therapy: A New Insight into Its Pharmacological Activities. Biomedicines. 2020 Aug, 8(8): 261)

스베라트롤의 치료로 이들을 억제하여 효과적인 암치료에 활용할 수 있다(그림13-5, Ashrafizadeh M, 2020).

■ 성분

polygonum cuspidatum(호장 혹은 고장)뿌리 추출물로 트랜스레스베라트롤(trans-resveratrol)을 250mg 함유한다.

■ 약리

polygonum cuspidatum 추출물 중 폴리닥틴은 EGFR과 CASP3을 낮추어 항증식 효과를 보여준다(Pan B, 2019). 덩굴식물인 닭의덩굴속(fallopia)은 플라보노이드가 풍부하고 약리 실험에서 이뇨 작용 · 설사 작용 · 항균 작용 · 항바이러스 작용 · 소염 작용 등이 밝혀졌다. 서투인(sirtuin)과 상호작용으로 장수에 역할을 하리라 생각된다.

임상적으로 암 환자에서 사용하기 위해서는 레스베라트롤의 구조를 개량하거나 나노물질을 사용하여 TGFβ 조절의 효과와 암에서의 치료를 강력하게 할 수 있도록 만들고, 또한 임상시험을 통해서 그 효용성을 입증하여야 한다(Ashrafizadeh M, 2020).

■ 안전성

레스베라트롤은 항응고와 항혈전효과가 있다. 그래서 레스베라트롤을 항혈소판제제와 같이 사용 시에는 출혈의 위험이 있다. 레스베라트롤은 비타민 D3수용체를 억제하고, 파클리탁셀과 상호작용할 수 있고(Fukui M, 2010), 사이토크롬 P450효소를 억제한다.

13-1-4 이뮤노쎄라(Immunothera), 프로텍타겐(Protectagen)

고양이발톱속(Uncaria)의 개싸리종 식물은 전 세계에 약 40여종이 있으며, 주로 열대 아시아, 호주, 아프리카, 마다가스카르 및 열대 아메리카에 분포한다. 중국에는 약 11종과 1품종이 발견되며 약 5종이 약으로 사용된다. 고양이발톱은 안데스 산맥의 중부 및 동부의 열대우림에 분포한다.

고양이발톱은 관절염, 위궤양, 소장의 기능 장애, 피부 질환 및 종양 치료에 사용할 수 있는 페루의 유명한 전통 약재이다. 소염작용과 면역조절의 탁월한 효과 때문에 점차적으로 다양한 분야에서 사용된다.

■ 성분

고양이발톱(Uncaria tomentosa)의 수용성 추출물 AC-11 250mg과 Larch Arabinogalactan(Larix occidentalis) 수용성 추출물 750mg의 혼합물

■ 면역작용

면역 기능을 지지하고 건강한 염증반응과 산화스트레스, 핵산의 온전성 등 신체의 자연 방어를 유지하는 기능을 갖는다. IL-8을 조절하여 세포주위의 투과성을 감소시키고 유용한 면역세포들을 자극한다.

■ 임상효과

유방암 II기 환자에서 Fluorouracil, Doxorubicin, Cyclophosphamide로 항암화학요법 시에 하루 고양이발톱(Uncaria tomentosa)의 추출물을 300mg을 병용할 때 사용군에서 백혈구 감소증이 적고 세포 핵산의 손상을 회복할 수 있어서 유방암 환자의 유용한 보조치료로 생각된다(Araújo MCS, 2012). 그러나 아직 정확한 기전이나 약물의 효과에 대해서는 입증되지 못하였다.

13-1-5 소태나무(Picrasia quass)

■ 성분

소태나무(Picrasma quassioides)는 아시아의 전통약물로 한국과 남중국에 자생하고 나무껍질, 뿌리, 줄기와 잎을 풍열, 인후통, 이질, 습진, 오심, 입맛 소실, 당뇨, 혈압 등에 사용하여 왔다. 한국에는 소태나무와 가죽나무(Ailanthus altissima)의 2종이 분포한다. 성분은 알칼로이드로 β-carboline, canthinone과 bis β-carboline이 활성을 보이는 물질이다. 이러한 물질들은 항염증, 항고혈압,

항혈관신생의 효과를 갖고 있다.

■ 항암효과

간암세포에서 세포 내 활성산소를 증가시켜서 세포고사를 일으킨다고 보고되고 있다. 세포 내의 항산화제와 활성산소(ROS) 사이의 균형의 장애는 미토콘드리아의 장애를 초래한다. 활성산소가 높으면 caspase가 활성화되고 사이토크롬을 유리하여 세포사를 유발한다(Gong YX, 2020).

■ 임상효과

현재 실험실에서 세포에 대한 기전의 연구는 되어있으나 임상사용 결과는 없다. 인터넷에는 자궁경부암 환자에서 물에 액기스를 타서 좌욕하였더니 일부에서 자궁경부암이 없어졌다는 내용이 있는데 믿을 수 없는 이야기이다.

13-1-6 트리고넬린(Trigonellin)

콩과 식물인 Tri-gonella foenum-graecum의 종자에서 처음으로 분리한 베타인 물질이다. 그 후 고구마, 커피, 대마, 메귀리 등의 식물 종자나 성게, 해파리 등에서도 분리되고 사람의 뇨에서도 검출된다. 니코틴산 관련 물질의 대사산물로 보고 있다. 콩류의 근단세포의 세포분열을 G2기에서 정지시키는 작용이 나타난다.

트리고넬린은 nuclear factor erythroid-2-related factor 2(Nrf2)를 억제하는데, Nrf2경로가 활성화되면 산화스트레스로 부터의 세포보호를 위해서 항산화 효소인 NAD(P)H: quinone oxidoreductase 1(NQO1)와 heme oxygenase-1(HO-1)의 발현이 증가한다.

13-1-7 베타글루칸

■ 성분

Saccharomyces cerevisiae은 효모양 진균이며 자낭균류에 속한다. 그리고 맥주효모, 빵효모라고 하며 탄수화물 발효능력에 의해서 양조, 제빵 등에 중요하다.

■ 면역작용

염증대사, 혈청 IgE치를 조절하고 비만세포와 호염기

[그림13-6] β-glucan의 종양 미세환경에서의 면역세포 조절기전

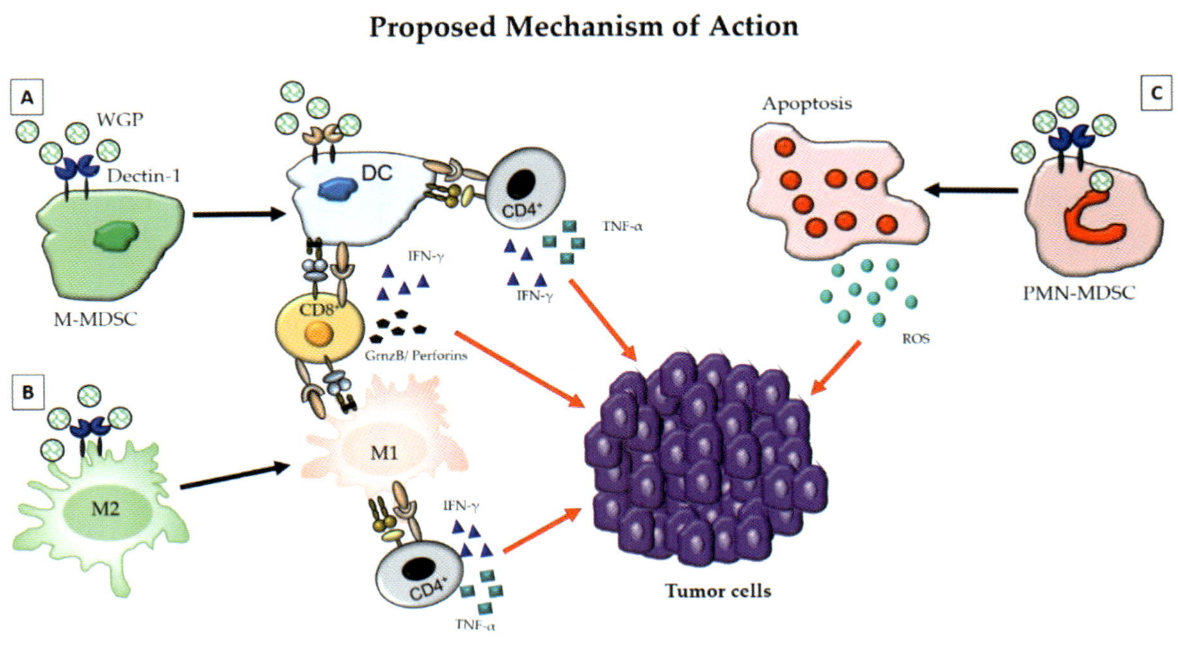

성세포의 안정화를 한다. β-glucan은 원시면역세포가 기억세포로 변하는 면역수련과 관계가 있다. 그래서 향후 종양의 성장을 예방하고 억제하는데 미래 전략으로 대두되고 있다.

β-glucan은 골수유래 세포에 발현되는 Dectin-1수용체에 결합하여 탐식되는데, M-MDSC와 결합하면 이를 수지상세포의 표현형으로 바꾸어서 항원표시세포로서의 역할을 하도록 한다. 이 수지상세포는 CD4+ T세포에서 TNFα와 IFNγ와 같은 친염증적인 싸이토카인을 분비하도록 하고, CD8+ T세포에 작용하여 Granzyme B, perforin과 IFNγ를 분비하여 종양세포를 죽이게 된다. β-glucan은 억제적인 M2대식세포를 염증형인 M1대식세포로 극화하여, Th1세포를 활성화시켜서 종양세포에 손상을 주게 된다. 그리고 β-glucan은 다형핵(PMN)-MDSCs의 Dectin-1수용체에 결합하여 세포가 고사하게 되고, 그러면 ROS가 생산되고 궁극적으로는 암세포를 표적으로 하여 암세포가 죽게 된다. 전체적으로 억제적인 종양의 미세환경을 염증성 미세환경으로 바꾸어서 종양세포를 죽이게 된다(그림13-6, Geller A, 2019).

13-1-8 녹차추출물

■ 성분

녹차 성분은 폴리페놀(polyphenols), 씨아닌(theanine)과 카페인 등의 복합물질이다. 주된 성분은 카테킨(catechin)인데, 이중 epicatechin(EC), epicatechin-3-gallate(ECG), epigallocatechin(EGC)과 epigallocatechin-3-gallate(EGCG)가 주된 성분이고 그중에서도 EGCG가 50-80%를 차지한다(Mukhtar H, 2000).

■ 작용

EGCG는 엽산(folate)경로를 억제하여 항암예방 효과를 낸다.

종양의 성장을 억제, 종양관련 대식세포(TAM)을 억제하는데 침윤과 M2극화를 방지한다. 혈관신생, 세포고사와 전사인자 등과 같은 세포의 신호경로를 조절하여 항암작용을 보고하고 있다.

■ 임상효과

장기 복용은 유방암의 발생과 항암효과를 보인다(Rafieian-Kopaei M, 2017).

13-1-9 Triptolide(뇌공등, 미역줄나무, Tripterygium wilfordii Hook F: TWHF)

Tripterygium은 열매에 3개의 날개가 달렸다는 데서 연유한 것이다. 根(근), 莖(경) 및 花(화)를 雷公藤(뇌공등)이라 하며 약용한다. 뿌리에는 항백혈병 작용이 있는 diterpenoid의 triptolide와 tripdiolide가 함유된 외에 triptonide가 함유되어 있다.

■ 성분

(1S,2S,4S,5S,7R,8R,9S,11S,13S)-8-hydroxy-1-methyl-7-propan-2-yl-3,6,10,16tetraoxaheptacyclo[11.7.0.02,4.02,9.05,7.09,11.014,18] icos-14(18)-en-17-one

■ 작용기전

포유동물의 세포증식은 RNAPII에 의한 전사가 필수적인데, Triptolide는 RNA polymerase II(RNAPII)를 통한 진핵세포의 전사의 강력한 억제제로 항종양 효과를 갖고 있다(Wang Y, 2011).

Triptolide의 표적은 일반적인 전사인자의 TFIIH의 XPB아형인데 면역억제작용, 염증억제작용과 항증식작용을 갖고 있다. 세포 형에 따라 특이적인 유전자 발현 네트워크를 유지하는 데는 super-enhancer(SE)라는 조절핵산이 관여하는데, triptolide(TPL)는 췌장암세포에서 이러한 SE를 억제 조절하여 췌장암세포와 CAFs에 세포독성을 보였다(Noel P, 2020).

성장이 빠른 암세포에서는 glucose tranporter(GLU)의 발현이 높아서 Glutriptolide-2는 암세포에 선택적으로 들어가게 된다. 종양의 미세환경에서의 저산소증은 항암화학요법의 저항성에 관여하여 암치료의 장애가 된다. Triptolide는 항종양효과를 갖고 있고 특히 저산소상태일 때 더 강력한 효과를 갖고 이는 항암작용에 저항성을 보인 암환자의 치료의 보조요법으로 사용이 가능하다(Datan E, 2020).

Triptolide는 종양의 미세환경에 직접 작용하여 TAMs를 선택적으로 제거하였는데 이는 대식세포가 Triptolide에 더 감수성이 높았고, 특히 M2로 극화된 대식세포의 감수성이 높았다. 그리고 Triptolide는 M2표지자인 CD206, arginase 1과 CD204의 발현을 억제하고, TGF-β1과 IL-10 등의 항염증 사이토카인의 분비를 억제한다.

■ 임상효과

Triptolide는 용량에 따라서 독성이 증가하므로 혈관신생억제제 등의 다른 약제와의 복합요법으로 낮은 용량을 사용하는 방법이 좋다(Li H, 2020). 그러나 이 약제의 용량, 부작용과 효능에 대한 체계적인 연구가 없다.

13-1-10 옻나무(Rhus verniciflua stoke)

■ 역사

우리나라는 종양치료에 옻나무를 가장 처음 사용한 나라이다. 무려 2200년 전에 사용한 것으로 알려져 있다. 500년 전에 쓰인 향약집성방(鄕藥集成方 · 세종 때 간행된 의약서), 의학입문(醫學入門 · 명나라 때의 한의학 서적), 동의보감(東醫寶鑑 · 광해 때 허준이 지은 의서) 등에 옻나무는 어혈을 풀고 종양을 치료하는 약재로 등장한다.

■ NEXIA(넥시아)

전통 옻나무 수액 채취법인 화칠법(火漆法)을 이용해 알러지를 유발하는 독성물질을 제거한 뒤 끓이고 냉각시켜 캡슐 형태로 만든 것으로 그 성분은 fustin>13.0%, fisetin>2.0%이상이어야 하고 urushiol은 검출이 되지 않아야 한다고 한다.

■ 작용기전

성분 중 피세틴(fisetin)은 TNF-α, IL-6, IL-8과 monocyte chemoattractant protein-1와 같은 염증 사이토카인 생성을 억제한다(Lee JD, 2009). 옻나무로 부터 추출된 플라보노이드는 항증식 효과와 세포고사 활성이 림프종, 유방암, 골육종과 간암세포에서 보였다. VEGF로 자극된 혈관내피세포의 증식, 이동과 성숙을 억제한다(Choi W, 2012). 옻나무는 암세포의 침윤을 억제한다(Lee J, 2010). 옻나무 당단백은 IL-4와 IL-10과 같은 Th2세포 사이토카인의 활성을 억제하여 면역을 억제한다.

■ 임상효과

임상적으로는 대장암에서 2.7개월의 복용으로 생존중앙값이 10.9개월, 1년 생존율이 44.4%였다. 진행성과 전이성 췌장암 환자에서 생존중앙값은 7.87개월, 1년생존율은 26.2%를 보였고 생존율의 향상을 보였다고 한다. 비소세포폐암 환자에서 1차 및 2차 항암화학요법에 실패한 진행된 비소세포폐암 환자에서 생존중앙값이 8.4개월이고 1년 생존율이 40%로 더 나은 결과를 보였다. 증례 보고에서 간세포암, 위암, 신세포암에서 효과를 보고하였는데, 폐에 전이된 신세포암 환자에서 항암요법 없이 4개월의 옻나무복용으로 완전관해를 보고하고 있다(Lee SK, 2010). 그러나 이러한 모든 결과는 이를 만든 동일한 연구소와 임상치료의 예로서 다른 기관의 결과나 임상연구는 알려지지 않았다.

■ 부작용

탈모, 통증 등의 부작용은 물론 혈액검사를 통해서도 간장이나 신장 등에 끼치는 독성이 없다. 우리시놀(urishinol)을 제거하면 접촉성피부염이 생기지 않는다(Choi W, 2012).

13-1-11 크레스틴 (PSK: protein bound polysaccharide K)

■ 성분

구름버섯, 운지버섯(Trametes versicolor)의 추출물

■ 기전

크레스틴은 TGFβ/SMAD신호경로를 조절하는 BRM으로 종양의 상피간질전이(EMT)를 억제하는 항섬유화제제로서 활용된다(Shinbo T, 2015). 크레스틴은 Treg의 비율을 감소시키고, 디하이드로피리미딘 탈수소효소(dihydropyrimidine dehydrogenase)발현을 억제하여 플루오로피리미딘(fluoropyrimidine)재제의 항암제와 치료의 상승작용이 있다.

크레스틴은 수지상세포에 높게 발현되는 TLR2(toll like receptor 2)를 활성화시키고, 수지상세포를 성숙시킨다. 크레스틴은 수지상세포에서 분비되는 IL-12, TNFα, IL-6와 같은 염증성 사이토카인의 생산을 유도한다. 그래서 크레스틴은 항원특이 T세포의 증식을 자극하고, T세포에서의 IFN-γ, IL-2,과 TNF-α의 생산을 유도한다. 암백신요법의 보조요법으로 활용할 수 있다.

■ 임상효과

크레스틴은 대장암(Sakamoto J, 2006), 위암(Oba K, 2007), 유방암(Yokoe T, 1997), 식도암, 폐암(Hayakawa K, 1997)과 간세포암, 비인후암과 백혈병에서 생존기간의 연장을 보고하고 있다. 진행 위암에서 항암제 S-1과 같이 사용할 때 재발을 억제한다.

■ 안전성

크레스틴은 약하거나 견딜 수 있는 정도의 부작용을 보인다. 간부전이나 간독성, 위장관 장애, 손톱이 검게 되거나 백혈구 감소증, 혈소판감소증 등을 보고한다.

13-1-12 식물 아로마타제 억제물질 (Aromatase inhibitors)

아로마타제는 CYP19효소로서 테스토스테론과 안드로스테네디올이 에스트로겐, 에스트론과 에스트라디올로 전환하는데 필요한 속도제한 효소이다. 이를 억제하면 폐경 이후의 여성에서는 에스트로겐의 생산이 감소한다. 그런데 이러한 아로마타제 억제제의 역할을 하는 자연산물이 있다.

■ 종류

식물에스트로겐인 플라본(flavone)과 이소플라본(isoflavone)은 에스트로겐수용체(ER)와 결합하여 에스트로겐의 역할을 유도한다. 그래서 이들은 인체의 아로마타제를 억제하는데 필요한 특징과 구조를 갖고 있다. 지금까지 300개 이상의 자연산 식물에스트로겐이 아로마타제 억제제로서 연구되었으나 소수의 물질만이 활용되었다. 그것은 붉은 토끼풀의 비오차닌(biochanin), 대두의 제니스타인(genistein), 퀴세틴(quercetin), 감초의 이소리퀴리티제닌(isoliquiritigenin), 포도껍질과 포도씨에서 추출한 레스베라트롤(resveratrol)이다.

■ 붉은 토끼풀의 비오차닌(biochanin) A

비오차닌A는 저농도에서 아로마타제 억제제의 역할을 하고 고농도에서는 에스트로겐과 같은 역할을 한다.

■ 제니스타인(genistein)

대두에서 주로 나오고 잠두, 층층이 부채꽃, 칡뿌리, 바쿠치올(psoralea)에 존재한다.

13-1-13 기타 식물화학물질

■ 인삼(Ginseng)

- **임상연구:** 인삼은 한약제로 흔히 사용되는데 이는 항암효과에 대한 연구는 거의 없다. 삶의 질을 향상시켰다는 보고가 있다.

- **안전성:** 인삼은 두통, 불면과 위장관독성을 보고하고 있다. 주의할 점은 당뇨약, 항응고제, MAO억제제나 촉진제를 사용할 때는 주의가 필요하다.

■ 복분자 기반 치료제

- **물질:** KIOM-ICI-1(한국한의학연구원의 미성숙복분자 추출물질) 식약처에서 면역항암제 후보물질로 임상 2상 시험을 허가하였다.

- **작용:** T세포의 활성을 높여 종양크기를 절반 이하로 줄였다고 보고함

- **병합요법:** 옥살리플라틴과 병행투여 시 치료효과가 커진다고 한다.

■ 녹영금, 여우꼬리 선인장 추출물

- **물질:** 녹영금 추출물은 흑색종 세포에 대해 세포 사멸을 유도하는 BAX와 CASP9 유전자의 발현을 유도했다. 반면 에너지 합성에 필요한 IDH3, SUCLG1, MDH1 유전자의 발현은 억제했다.

  여우꼬리 선인장 추출물에서도 흑색종 세포에서 사멸을 유도하는 BAX, BAK, APAF1, CASP9 유전자의 발현을 촉진했고, 산화 스트레스를 유도했다.

13-2 식물화학물질의 암의 치료에 대한 결론

식물화학물질에는 다양한 물질이 있고 이들이 항암작용이나 면역작용이 있어서 암의 발생, 성장과 전이, 그리고 암의 표준요법에도 영향을 미치지만, 이러한 영향의 대부분은 실험실적인 약리기전에 의하고, 어떤 경우는 경험학적인 사례에 치중되는 경우가 많다. 특히 일부에서 특효약처럼 사용되고 있는 식물, 식물추출물과 성분은 암과 암을 앓고 있는 환자에게 복합적으로 작용할 가능성이 높고 투여된 농도나 양에 따라서도 다르거나 완전히 상반된 결과를 보일 수 있다. 여기에는 현재 암에 대해서 사용되고 있는 식물화학물질들을 열거하고 그 약물들의 작용기전과 약물작용에 대해서 문헌을 고찰하였다.

커큐민은 많은 항염증작용과 항산화작용이 있어서 염증반응으로 인한 암의 증식과 침윤을 억제하는 기능이 있으니 인체의 염증반응 즉 CRP와 ESR, neutrophil 등과 종양 미세환경의 염증친화적인 환경을 측정하여 사용 여부를 결정하는 것이 타당하다. 일반적인 커큐민은 흡수가 되지 않으니 흡수가 잘되는 형태로의 변형된 커큐민을 복용하면 좋겠다. 그리고 항암요법의 보조제로서 커큐민, 면역보조제로서의 미슬토, 보조식품으로서 레스베라트롤 등의 사용이 권장된다.

TGF-beta억제제로서 다른 항암제와 더불어 후코이단이나 크레스틴을 사용하면 더 나은 효과를 기대할 수 있으리라 생각된다.

암은 많은 이질적인 세포들의 집합체이고, 또한 암의 미세환경도 암의 진행에 따라서 변화하기 때문에 이러한 식물화학물질이 그 환자에서 어떤 효과를 보일지를 알기는 매우 힘들다. 그리고 암의 숙주인 환자의 환경도 각 개체마다 다르고 그 환경에 따른 면역체계도 다를 뿐 아니라 식물화학물질의 반응도 상이할 가능성이 높다.

단일 식품이나 식물화학물질로는 암을 예방하거나 암을 치료할 수는 없다. 다른 정통치료를 배제하고 식물화학물질 만을 복용하는 것은 현명한 일이 아니다. 더군다나 식물화학물질은 그 성분이 순수하지 않기 때문에 독성과 부작용에 대한 검증이 필요하다. 옻나무 제제나 미역줄나무 등 일부 만들어서 파는 것들에 대한 검증이 필요하다.

식물화학물질을 사용할 때에는 암환자에 도움을 줄 가능성이 있는 근거를 찾아야 하고, 그에 따른 부작용을 고려하여 식물화학물질에 대한 잘 디자인된 임상적인 연구가 뒷받침되어야 한다. 향후 많은 연구를 통해서 환자에 도움이 되는 물질들을 찾아서, 다양한 약들을 다른 암의 치료 방법들과 복합적으로 활용될 수 있을 것을 기대해 본다.

참고문헌

Dai J, Mumper RJ: Plant phenolics: extraction, analysis and their antioxidant and anticancer properties. Molecules. 2010 Oct 21; 15(10):7313-52

Kuntz S, Wenzel U, Daniel H: Comparative analysis of the effects of flavonoids on proliferation, cytotoxicity, and apoptosis in human colon cancer cell lines. Eur J Nutr. 1999 Jun; 38(3):133-42.

Mojzis J, Varinska L, Mojzisova G, Kostova I, Mirossay L: Antiangiogenic effects of flavonoids and chalcones. Pharmacol Res. 2008 Apr; 57(4):259-65

Murakami A: Modulation of protein quality control systems by food phytochemicals. J Clin Biochem Nutr. 2013 May; 52(3): 215–227.

Russo P, Del Bufalo A, Cesario A: Flavonoids acting on DNA topoisomerases: recent advances and future perspectives in cancer therapy. Curr Med Chem. 2012; 19(31):5287-93

Steven R. Gundry: The Plant Paradox: The hidden dangers in healthy foods that cause disease and weight gain. 2018

Syed DN, Adhami VM, Khan MI, Mukhtar H: Inhibition of Akt/mTOR signaling by the dietary flavonoid fisetin. Anticancer Agents Med Chem. 2013 Sep; 13(7):995-1001.

Timp W, Feinberg AP: Cancer as a dysregulated epigenome allowing cellular growth advantage at the expense of the host. Nat Rev Cancer, 2013, 13:497–510

Ashrafizadeh M, Zarrabi A, Hushmandi K, Zarrin V, Moghadam ER, Hashemi F, Makvandi P, Samarghandian S, Khan H, Hashemi F, Najafi M, Mirzaei H: Toward Regulatory Effects of Curcumin on Transforming Growth Factor-Beta Across Different Diseases: A Review. Front Pharmacol. 2020; 11: 585413

Capalbo C, Belardinilli F, Filetti M, Parisi C, Petroni M, Colicchia V, Tessitore A, Santoni M, Coppa A, Giannini G, et al. Effective treatment of a platinum-resistant cutaneous squamous cell carcinoma case by EGFR pathway inhibition. Mol. Clin. Oncol. 2018, 9, 30–34

Dhillon N, Aggarwal BB, Newman RA, et al. Phase II trial of curcumin in patients with advanced pancreatic cancer. Clin Cancer Res 2008;14(14):4491–4499.

Giordano A, Tommonaro G: Curcumin and Cancer. Nutrients 2019, 11(10):2376

Tomeh MA, Hadianamrei R, Zhao X.: A Review of Curcumin and Its Derivatives as Anticancer Agents. Int J Mol Sci. 2019 Feb 27;20(5):1033.

Willenbacher E, Khan SZ, Mujica SCA, Trapani D, Hussain S, Wolf D, Willenbacher W, Spizzo G, Seeber A: Curcumin: New Insights into an Ancient Ingredient against Cancer. Int J Mol Sci. 2019 Apr 12;20(8).

Yin J, Wang L, Wang Y, Shen H, Wang X, Wu L: Curcumin reverses oxaliplatin resistance in human colorectal cancer via regulation of TGF-β/Smad2/3 signaling pathway. Onco Targets Ther. 2019; 12():3893-3903

Bar-Sela G, Haim N.: Abnoba-viscum(mistletoe extract) in metastatic colorectal carcinoma resistant to 5-fluorouracil and leucovorin-based chemotherapy. Med Oncol. 2004;21(3):251-4.

Bock PR, Friedel WE, Hanisch J, Karasmann M, Schneider B: Efficacy and safety of long-term complementary treatment with standardized European mistletoe extract(Viscum album L.) in addition to the conventional adjuvant oncologic therapy in patients with primary non-metastasized mammary carcinoma. Results of a multi-center, comparative, epidemiological cohort study in Germany and Switzerland]. Arzneimittelforschung. 2004; 54(8):456-66.

Elluru S, Duong Van Huyen JP, Delignat S, Prost F, Bayry J, Kazatchkine MD, Kaveri SV: Molecular mechanisms underlying the immunomodulatory effects of mistletoe(Viscum album L.) extracts Iscador. Arzneimittelforschung. 2006 Jun; 56(6A):461-6.

Freuding M, Keinki C, Micke O, Buentzel J, Huebner J. Mistletoe in oncological treatment: a systematic review : Part 1: survival and safety. J Cancer Res Clin Oncol. 2019 Mar;145(3):695-707

Grossarth-Maticek R, Kiene H, Baumgartner SM, Ziegler R: Use of Iscador, an extract of European mistletoe(Viscum album), in cancer treatment: prospective nonrandomized and randomized matched-pair studies nested within a cohort study. Altern Ther Health Med. 2001 May-Jun; 7(3):57-66, 68-72, 74-6 passim.

Hajto T, Hostanska K, Frei K, Rordorf C, Gabius HJ: Increased secretion of tumor necrosis factors alpha, interleukin 1, and interleukin 6 by human mononuclear cells exposed to beta-galactoside-specific lectin from clinically applied mistletoe extract. Cancer Res. 1990 Jun 1; 50(11):3322-6

Hamprecht K, Handgretinger R, Voetsch W, Anderer FA: Mediation of human NK-activity by components in extracts of Viscum album. Int J Immunopharmacol. 1987; 9(2):199-209

Horneber MA, Bueschel G, Huber R, Linde K, Rostock M.: Mistletoe therapy in oncology. Cochrane Database Syst Rev. 2008 Apr 16;2008(2):CD003297

Kienle GS, Berrino F, Büssing A, Portalupi E, Rosenzweig S, Kiene H.: Mistletoe in cancer - a systematic review on controlled clinical trials. Eur J Med Res. 2003 Mar 27;8(3):109-19.

Mansky PJ, Wallerstedt DB, Sannes TS, Stagl J, Johnson LL, Blackman MR, Grem JL, Swain SM, Monahan BP.: NCCAM/NCI Phase 1 Study of Mistletoe Extract and Gemcitabine in Patients with Advanced Solid Tumors. Evid Based Complement Alternat Med. 2013;2013:964592.

Matthes H, Friedel WE, Bock PR, Zänker KS: Molecular mistletoe therapy: friend or foe in established anti-tumor protocols? A multicenter, controlled, retrospective pharmaco-epidemiological study in pancreas cancer. Curr Mol Med. 2010 Jun; 10(4):430-9

Pelzer F, Tröger W, Nat DR.: Complementary Treatment with Mistletoe Extracts During Chemotherapy: Safety, Neutropenia, Fever, and Quality of Life Assessed in a Randomized Study. J Altern Complement Med. 2018 Sep/Oct;24(9-10):954-961.

Schläppi M, Ewald C, Kuehn JJ, Weinert T, Huber R.: Fever Therapy With Intravenously Applied Mistletoe Extracts for Cancer Patients: A Retrospective Study. Integr Cancer Ther. 2017 Dec;16(4):479-484.

Semiglazov VF, Stepula VV, Dudov A, Schnitker J, Mengs U.: Quality of life is improved in breast cancer patients by Standardised Mistletoe Extract PS76A2 during chemotherapy and follow-up: a randomised, placebo-controlled, double-blind, multicentre clinical trial. Anticancer Res. 2006 Mar-Apr;26(2B):1519-29

Ashrafizadeh M, Najafi M, Orouei S, Zabolian A, Saleki H, Azami N, Sharifi N, et al: Resveratrol Modulates Transforming Growth Factor-Beta(TGF-β) Signaling Pathway for Disease Therapy: A New Insight into Its Pharmacological Activities. Biomedicines. 2020 Aug, 8(8): 261

Fukui M, Yamabe N, Zhu BT. Resveratrol attenuates the anticancer efficacy of paclitaxel in human breast cancer cells in vitro and in vivo. Eur J Cancer 2010;46(10):1882–1891.

Koushki M, Amiri-Dashatan N, Ahmadi N, Abbaszadeh HA, Rezaei-Tavirani M: Resveratrol: A miraculous natural compound for diseases treatment. Food Sci Nutr. 2018 Nov; 6(8): 2473–2490.

Olaru OT, Venables L, Van De Vemter M, Nitulescu GM, Margoma D, Spandodps DA, Tsatsakis AM: Anticancer potential of selected Fallopia Adans species. Oncol Lett. 2015 Sep; 10(3): 1323–1332

Pan B, Shi X, Ding T, Liu L: Unraveling the action mechanism of polygonum cuspidatum by a network pharmacology approach. Am J Transl Res. 2019; 11(11): 6790–6811

Araújo MCS, Farias IL, Gutierres J, Dalmora SL, Flores N, Farias J, de Cruz I, Chiesa J, Morsch VM, Schetinger MRC: Uncaria tomentosa—Adjuvant Treatment for Breast Cancer: Clinical Trial. Evid Based Complement Alternat Med. 2012; 2012: 676984

Gong YX, Liw Y, Jin YH, Jin MH, Han YH, Li J, Shen GH, Xie DP, Ren CH, Yu LY, Lee DS, Kim JS, Jo YJ, Kwon JW, Lee JH, Parl YH, Kwon TH, Cui YD, Sun HN: Picrasma quassioides Extract Elevates the Cervical Cancer Cell Apoptosis Through ROS-Mitochondrial Axis Activated p38 MAPK Signaling Pathway. In Vivo. 2020 Jul-Aug; 34(4): 1823–1833.

트리고넬린 [trigonelline](생명과학대사전, 초판 2008., 개정판 2014., 강영희)

Anne Geller, Rejeena Shrestha, Jun Yan: Yeast-Derived β-Glucan in Cancer: Novel Uses of a Traditional Therapeutic. Int J Mol Sci. 2019 Aug; 20(15): 3618.

Mukhtar H, Ahmad N: Tea polyphenols: prevention of cancer and optimizing health. Am J Clin Nutr. 2000 Jun; 71(6 Suppl):1698S-702S

Rafieian-Kopaei M, Movahedi M: Breast cancer chemopreventive and chemotherapeutic effects of Camellia Sinensis(green tea): an updated review. Electron Physician. 2017 Feb; 9(2): 3838–3844

Xu XH, Li T, Fong CM, Chen X, Chen XJ, Wang YT, Huang MQ, Lu JJ: Saponins from Chinese Medicines as Anticancer Agents. Molecules. 2016 Oct 5; 21(10):.

Datan E, Minn I, Xu P, He QI, Ahn HH, Yu B, Pomper MG, Liu JO: A Glucose-Triptolide Conjugate Selectively Targets Cancer Cells under Hypoxia. iScience. 2020 Sep 25; 23(9): 101536

Li H, Li L, Mei H, Pan G, Wang X, Huang X, Wang T, Jiang Z, Zhang L, Sun L: Antitumor properties of triptolide: phenotype regulation of macrophage differentiation. Cancer Biol Ther. 2020; 21(2): 178–188.

Noel P, Von Hoff DD, Saluja AK, Velagapudi M, Borazanci E, Han H: Triptolide and Its Derivatives as Cancer Therapies. Trends Pharmacol Sci. 2019 May; 40(5):327-341.

Noel P, Hussein S, Ng S, Antal CE, Lin W, Rodela E, Delgado P, Naveed S, Downes M, Lin Y, Evans RM, Von Hoff DD, Han H: Triptolide targets super-enhancer networks in pancreatic cancer cells and cancer-associated fibroblasts. Oncogenesis. 2020 Nov; 9(11): 100

Wang Y, Lu JJ, He L, Yu Q: Triptolide(TPL) inhibits global transcription by inducing proteasome-dependent degradation of RNA polymerase II(Pol II) PLoS One. 2011;6:e23993

Choi W, Jung H, Kim K, Lee S, Yoon S, Park J, Kim K, Cheon S, Eo W, Lee S: Rhus verniciflua Stokes against Advanced Cancer: A Perspective from the Korean Integrative Cancer Center. J Biomed Biotechnol. 2012; 2012: 874276

Lee J, Lim KT: Plant-originated glycoprotein(36 kDa) suppresses interleukin-4 and -10 in bisphenol A-stimulated primary cultured mouse lymphocytes. Drug Chem Toxicol. 2010 Oct; 33(4):421-9

Lee JD, Huh JE, Jeon G, Yang HR, Woo HS, Choi DY, Park DS: Flavonol-rich RVHxR from Rhus verniciflua Stokes and its major compound fisetin inhibits inflammation-related cytokines and angiogenic factor in rheumatoid arthritic fibroblast-like synovial cells and in vivo models. Int Immunopharmacol. 2009 Mar; 9(3):268-76

Lee SK, Jung HS, Eo WK, Lee SY, Kim SH, Shim BS. Rhus verniciflua Stokes extract as a potential option for treatment of metastatic renal cell carcinoma: report of two cases. Annals of Oncology. 2010;21(6):1383–1385

Hayakawa K, Mitsuhashi N, Saito Y, et al. Effect of Krestin as adjuvant treatment following radical radiotherapy in non-small cell lung cancer patients. Cancer Detect Prev 1997;21(1):71–77.

Oba K, Teramukai S, Kobayashi M, et al. Efficacy of adjuvant immunochemotherapy with polysaccharide K for patients with curative resections of gastric cancer. Cancer Immunol Immunother 2007;56(6):905–911.

Sakamoto J, Morita S, Oba K, et al. Efficacy of adjuvant immunochemotherapy with polysaccharide K for patients with curatively resected colorectal cancer: a meta-analysis of centrally randomized controlled clinical trials. Cancer. Immunol Immunother 2006;55(4):404–411.

Yokoe T, Iino Y, Takei H, et al. HLA antigen as predictive index for the outcome of breast cancer patients with adjuvant immunochemotherapy with PSK. Anticancer Res 1997;17(4A):2815–2818.

Hsu HY, Hwang PA: Clinical applications of fucoidan in translational medicine for adjuvant cancer therapy. Clin Transl Med v.8; 2019 PMC6491526

Shabana I Khan, Jianping Zhao, Ikhlas A Khan, Larry A Walker, Asok K Dasmahapatra: Potential utility of natural products as regulators of breast cancer-associated aromatase promoters. Reprod Biol Endocrinol. 2011; 9: 91.

14 염증억제에 의한 항암효과

암은 발암과정과 진행 그리고 전이에서 염증을 유발하는 여러 가지 생물학적인 기전들이 작용한다. 이러한 염증반응을 억제하여 암의 치료에 활용하고자 하는 노력이 있었고, 이러한 약제는 다음과 같다. 아스피린(ASA), 세레브렉스(Celebrex), 세레콕시브(Cerecoxib), 오메가-3, 퀴세틴, 리피토 등이 이에 해당한다.

14-1 COX-2 억제제

COX-2억제제는 용종과 대장암의 발생을 40% 정도 억제하고 대장암의 예방에 유용한데 현재까지 아스피린은 위장관 위험이 낮고 심혈관계 위험이 없는 유일한 약이다(Umezawa S, 2019).

COX-2

COX는 프로스타그란딘(PGE)의 생합성에 있어서 중요한 효소이고, COX-1과 COX-2의 두 가지 아형이 있다. COX-1은 많은 조직에서 발현되고 이는 조직의 항상성을 유지하는 역할을 한다. COX-2는 염증과 창상 회복의 부위에 프로스타그란딘의 생산에 관련된 유도 효소이다. COX-2는 유방, 난소, 대장과 비인후암과 같은 인체 암에서 높게 발현된다. 그리고 COX-2가 발현되면 예후가 좋지 않다. 특히 비후두암에서 COX-2의 발현은 암세포의 증식과 항암제에 대한 내성을 보인다. 그리고 COX-2가 암연관섬유아세포(CAF)에서 높은 발현을 보이고, PGE2의 생산이 증가하면 비후두암 세포에서 전이가 증가한다. COX-2는 p53, β-catenin, Snail1, TNF-α와 같은 암유전자와 세포주기 관련 분자들을 조절하여 종양세포의 증식, 전이와 약제 내성을 보인다. 특히 암연관섬유아세포(CAF)에서의 COX-2의 발현은 COX-2–PGE2–TNF-α축을 통해서 비인후암의 전이를 촉진한다(Zhu Y, 2020).

종양세포에서 생산하는 프로스타그란딘2는 단핵구에서 발견되는 Ep2와 Ep4 등의 PGE2수용체를 통해서 TGFβ를 활성화시켜서 MDSC의 면역억제 작용을 촉진한다. 그리고 종양세포에서의 프로스타그란딘2의 생성은 COX-2에 의해서 부분적으로 조절된다. 그래서 아스피린과 세레콕시브(celecoxib)는 PGE2와 MDSC의 면역억제를 감소시킨다(Mao Y, 2014).

COX 억제제 및 비스테로이드항염증약물(NSAID)

암은 오래전부터 염증과 손상이 있는 부위에서 발생

[그림14-1] 암세포와 면역계, 마취제, NSAID의 관계

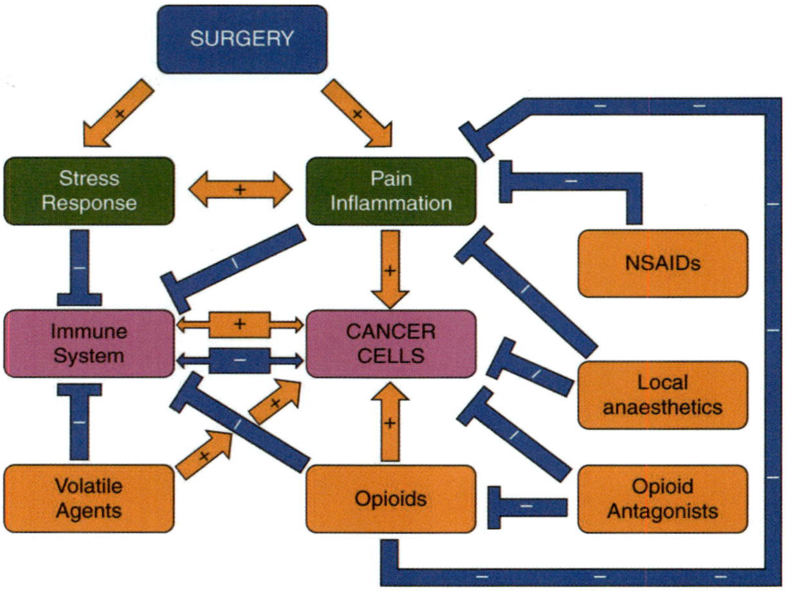

(Tedore T: Regional anaethesia and analgesia: relationship to cancer recurrence and survival. BJA, 115(2);1134-45)

함이 알려져 왔으며 염증세포와 그 전달물질이 암의 발생과 진행에 주요한 역할을 한다. 암은 핵산의 손상으로 시작하는데 암으로의 발전은 염증, 손상, 자극과 다른 노출에 의하고 결국 염증세포가 모이고 전달물질이 분비되며 산화 손상이 오고 결국은 세포고사를 피하고 세포가 증식하게 된다.

비스테로이드항염증약물(NSAID)은 위장관암 특히 대장암의 예방에 도움이 된다고 알려져 있는데 대장암 외에도 자궁내막암과 방광암에서도 그 발생을 감소시킨다(Piazuelo E, 2015). 암에서 PGE2는 암세포에서 EGFR을 활성화시키고 혈관신생을 활발히 함으로써 암세포의 이동과 침윤을 촉진한다. 유방암, 폐암, 전립선암, 위암, 췌장암, 방광암 등에서 프로스타그란딘의 생성에 중요한 역할을 하는 COX2의 농도가 상승되어 있는데 NSAID는 COX2를 억제한다.

NSAID는 수술과 오피오이드(opioid)의 암 촉진 효과를 억제한다. 오피오이드의 투여는 COX2와 PGE2의 생성을 촉진시키고 혈관신생을 자극하고 전이를 증가시키는데, 세레콕시브(celecoxib)나 케토로락(ketorolac)의 투여로 이러한 효과를 역전시킬 수 있고, 암의 재발율이 감소한다(그림14-1, Tedore T, 2015).

항TNF-α는 시험관에서 침윤력을 떨어뜨리는데 임상적인 효과의 가능성이 있다.

5-LOX의 억제는 COX억제제의 항종양효과를 증가시킨다. 5-LOX/COX억제제인 리코페론(Licofelone)은 대장암의 발생을 억제하였고(Mohammed A, 2011), 췌장암의 진행을 차단하였다. 그래서 이 둘을 표적으로하는 아이코사노이드(eicosanoid)는 NSAID보다 암예방 효과가 더 낫다.

14-2 파이로토시스(Pyroptosis)와 염증조절을 통한 암의 치료

파이로토시스(Pyroptosis)는 그리스어의 pyro+ptosis=fever+falling이다. 즉, 염증을 일으키며 세포가 죽는 것을 말한다. 절차의 순서에 따라 일어나는 염증성 세포사를 말하는데, 파이로토시스는 세포고사와 같이 핵의 압축, 염색질핵산의 파쇄와 TUNEL염색의 양성소견

을 보이고, 괴사와 같이 세포막의 구멍을 통해서 양측의 이온의 균형이 파괴되고, 수분이 세포 내로 들어가서 세포가 붓고, 세포막이 터져서 IL-1β, IL-18, ATP 및 HMGB1와 같은 염증친화적인 중간물질들이 유리되고 염증반응이 나타나게 되어서 염증성 고사로 알려져 있다(Bergsbaken T, 2009). 파이로토시스는 종양의 발생을 억제하지만 반면에 이러한 친염증적인 세포사는 종양세포의 성장과 촉진에 적절한 미세환경을 만든다(Xia X, 2019).

파이로토시스를 유발하는 gasdermin(GSDM)은 여러 가지 아형이 있는데 GSDMD와 GSDME가 파이로토시스에 관여한다. GSDMA는 항암유전자로서의 역할을 한다. GSDMB는 암의 침윤과 관계가 있고, GSDMC는 암의 억제유전자의 역할을 한다. GSDMD는 암세포에서 낮은데, GSDMD가 낮으면 STAT3와 PI3K/PKB신호 경로를 통해서 세포주기관련 단백의 발현을 조절하여 S/G2기로의 변환과 세포성장을 촉진한다. DFNA5/GSDME는 세포의 성장을 억제하고 종양억제유전자로 생각되고 파이로토시스를 유발하고 항암화학요법제에 더 감수성이 높게 된다.

최근 여러 가지 암치료법을 통한 파이로토시스의 유발과 암의 증식, 이동과 침윤을 억제하는 방법을 복합하여 치료하는 방법들을 연구하고 있다.

1. 종양세포의 파이로토시스를 조절하는 약물요법 (그림14-2. Xia X, 2019)

▪ 메트포민(metformin)

메트포민은 GSDMD중계 파이로토시스를 유발하여 식도의 편평상피암의 세포사를 유도한다. 또한 miR-497/Proline-, glutamic acid-and leucine-rich protein-1(PELP1)경로를 표적으로 한 파이로토시스를 활성화 시켜서 항암효과를 보인다(Wang L, 2019).

▪ 아연(Zinc)

산화아연나노입자(Zinc oxide nanoparticles: Zn O-NPs)는 암세포에서 파이로토시스를 활성화시킨다(Song J, 2013).

▪ 이버멕틴(Ivermectin)

기생선충과 진드기 구충제인 이버맥틴은 pannexin-1 channel을 활성화하고 P2X4/P2X7 수용체를 과발현시켜서 세가지 음성인 유방암세포의 세포사를 유발한다(Draganov D, 2015). 치오피란(thiopyran) 유도체인 L61H10, 오메가=3 docosahexaenoic acid(DHA) 등도 암세포의 파이로토시스를 유발한다.

▪ 베르베린(Berverin)

베르베린은 간암세포에서 파이로토시스를 유도하여 암세포의 생존과 침윤을 억제한다(Chu Q, 2016).

▪ 안토시아닌(Anthocyanin)

안토시아닌은 자연색소로 플라보노이드 일종이다. 구강의 편평상피암에서 NLRP3, caspase-1과 IL-1β의 발현증가를 통해서 파이로토시스를 활성화시켜서 암세포의 생존율을 감소시키고, 이동과 침윤을 억제한다.

▪ 오메가-3(omega-3) docosahexaenoic acid(DHA)

DHA는 유방암 세포의 특성을 억제하는데 NF-kB전위와 caspase-1 활성화를 통해서 GSDMD를 절단하고 IL-1β의 분비를 촉진하여 세포막에 구멍을 형성하고 파이로토시스를 유발한다.

▪ Dipeptidyl peptidase 8 and 9(DPP8/9)억제제

Val-boroPro는 급성 골수성백혈병에서 염증조절복합체의 감작 단백인 CARD8을 활성화시켜서 파이로토시스를 유발한다.

▪ Retinoic acid inducible gene I(RIG-I)

RIG-I유사제는 미세환경에 백혈구를 동원하여 종양의 성장과 전이를 줄인다. STAT1과 NFkB를 활성화시켜서 caspase-1/GSDMD 조절 파이로토시스를 촉발하고,

[그림14-2] 암에서 파이로토시스(pyroptosis)의 핵심단백을 표적으로 한 치료

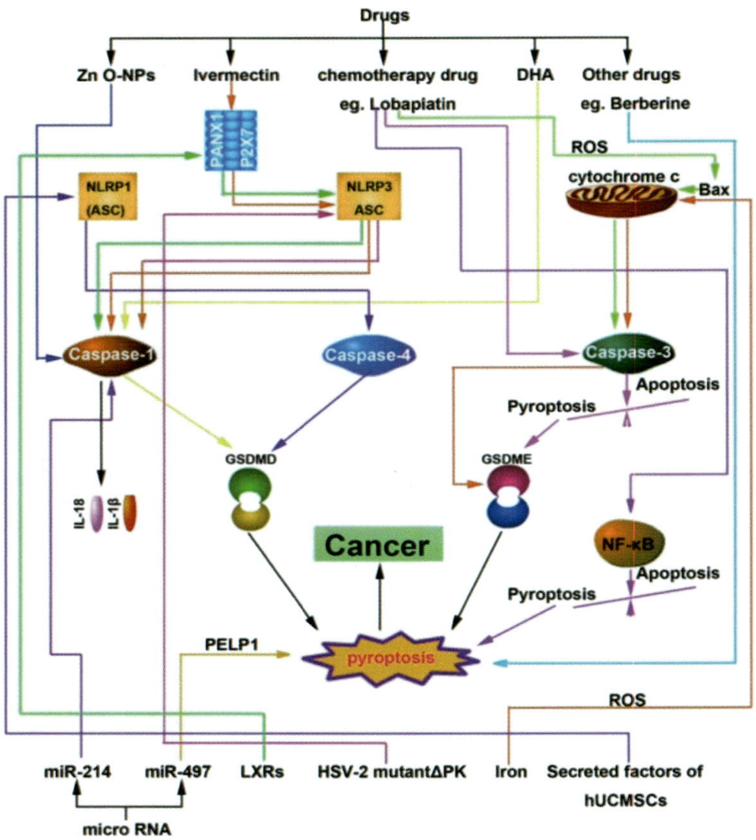

(Xia X, Wang X, Cheng Z, Qin W, Lei L, Jiang J, Hu J.: The role of pyroptosis in cancer: pro-cancer or pro-"host"? Cell Death Dis. 2019 Sep 9;10(9):650

림프구동원 케모카인과 I형IFN 유리를 동반한다(Elion DL, 2018).

항암제는 종양세포의 caspase-3활성화를 통해서 가스터민E(GSDME)를 높게 유지하고 파이로토시스를 초래한다. 백금화합항암제인 로바플라틴(lobaplatin)이나 시스플라틴(cisplatin)도 caspase-3/9 활성화를 통한 세포고사를 유발한다. 가스더민E유발 파이로토시스는 항암치료의 부작용과 관련이 있어서 가스더민E 양성인 경우에 항암제의 부작용이 심하다(Yu X. 2017).

2. miRNA를 통한 종양의 파이로토시스의 조절

miRNA는 22개 정도의 뉴클레오티드를 갖는데 이는 종양억제 유전자와 유사한 기능을 갖고 암유전자의 발현을 줄이고 종양의 성장을 억제한다. 신경세포교종 세포에서 miR-214는 caspase-1의 발현을 억제하고 종양의 증식, 이동과 침윤을 억제한다. miR-497은 식도의 편평상피암에서 암유전자의 발판이 되는 프로린, 글루탐산 및 류신 풍부단백-1(PELP1)을 하향 조절하여 파이로토시스를 유발하고, 항암요법이나 방사선요법의 대체요법으로 활용한다(Wang L, 2019).

3. 수용체와 단백을 통한 종양의 파이로토시스

간X수용체(LXRs)는 염증반응에서 중요한 역할을 하는데, 많은 암조직에서 발현되고 다양한 항암기전에 관여한다. LXRβ의 길항제인 T0901317로 치료하면 다량의 caspase-1이 활성화되고, 세포고사와 관계

된 caspase-3/8/9는 검출이 되지 않는데 이는 다량의 NLRP3 염증조절복합체를 형성하고, P2X7수용체 경로의 활성화를 통해서 ATP/ROS의 유리에 의해서 세포사가 일어난다(그림14-2, Xia X, 2019)

종양세포의 파이로토시스를 조절하는 다른 방법은 인체의 탯줄유래 간질줄기세포에서 분비된 인자를 이용한 방법, 종양세포용해를 보이는 단순포진 헤르페스 바이러스로 Beclin-1과 H11/Hsp B8과 같은 열충격단백을 증가시키는 방법, 철분을 사용하는 방법 등이 있다.

■ 파이로토시스의 면역효과

파이로토시스에 의한 세포의 파열은 친염증적인 사이토카인인 IL-1β, IL-18과 손상연관분자패턴(DAMP)를 유리하게 되어 면역을 유발하리라 생각되지만, 가스더민D가 대식세포의 물질에 대한 I형 IFN의 반응을 억제하고, CD8+T세포 내와 활성화된 T세포 내의 가스더민S 절단의 증가를 보여서 아직 그 역할에 대한 더 많은 연구가 필요하다(그림14-3, Wang YY, 2019).

■ 임상효과

조직이나 세포가 장기간 염증 환경에 노출되면 암의 위험이 높아진다.

- **간암:** 간암조직에서 NLRP3의 발현이 낮은데 이는 병리학적인 정도와 임상적인 병기와 역상관 관계에 있다. 17β-estradiol은 NLRP3 염증조절복합체의 활성화를 통해서 파이로토시스를 촉발하여 항암효과를 보인다(Wei Q, 2019).

- **유방암:** 가스더민B치가 높으면 생존율이 낮고 전이율이 높고, HER-2 양성 유방암에서 가스더민B가 과발현되면 HER2표적치료의 반응이 낮다. DFNA5/GSDME는 ER 음성인 경우 과발현 되어 있고, DFNA5/GSDME이 낮으면 파클리탁셀에 대한 감수성이 낮다.

- **대장암:** 대장암에서 NLRP1 염증복합체가 인접 조직에 비해서 낮고, 가스더민E는 대장암의 검진에 유망한 생물학적인 표지자이다(Ibrahim J, 2019).

[그림14-3] 파이로토시스(Pyroptosis) 경로

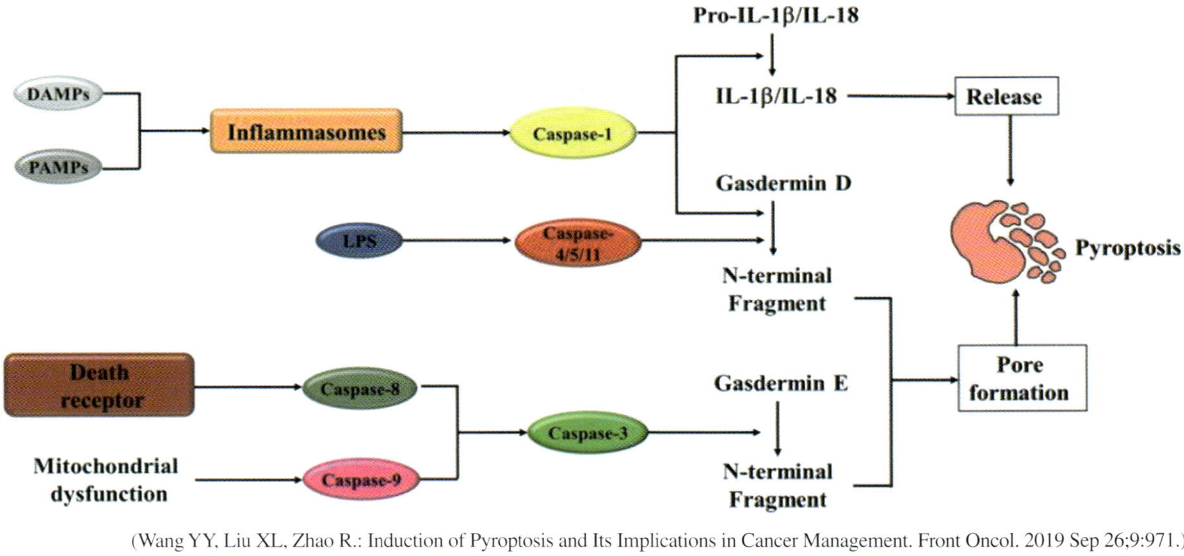

(Wang YY, Liu XL, Zhao R.: Induction of Pyroptosis and Its Implications in Cancer Management. Front Oncol. 2019 Sep 26;9:971.)

- **피부암:** 가스더민C는 정상상피세포에서는 보이지 않고 악성 흑색종에서 나타나고 침윤과 전이와 관계된다. DFNA5/GSDME의 발현은 에토포사이드(etoposide)에 저항이 없는 세포에서 증가되어 있다.

- **위암:** 위암에서 NLRC4 염증조절복합체에 의한 파이로토시스가 증가되어 있다.

- **폐암:** 비소세포암에서 가스더민D가 높게 발현되면 침윤 양상을 보이고 림프절 전이가 많고 암의 크기가 크다. 가스더민은 폐암에서 세포독성 T림프구에 의한 세포사에 기여하고, DFNA5/GSDME가 탈락된 경우 세포고사가 파이로토시스로 바뀌어진다. 폐암에서 DFNA5/GSDME 유전자의 상실은 약물저항성을 촉진하고 과발현은 약물 감수성을 증가시킨다(Lu H, 2018).

- **자궁경부암:** NLRP3 염증조절복합체의 활성화는 반이온통로(half-ion channel), 라이소솜 파열과 활성산소(ROS)에 의하는데 자궁경부암에서는 주로 활성산소에 의한다.

14-3 멜라토닌(Melatonin)

멜라토닌은 송과샘, 장과 미토콘드리아에서 세로토닌으로부터 만들어진 신경호르몬으로 생물학적인 주기를 조절한다. 태생기에는 태아의 뇌 발달에 중요하고, 영아기에는 멜라토닌은 수면의 주기를 조절한다. 성인기에는 멜라토닌은 항산화와 면역조절 분자로서 인체를 보호하는 역할을 한다. 그런데 노년기에는 멜라토닌 치가 급격히 감소하고 심혈관질환, 암과 퇴행성 신경질환과 같은 만성질환이 멜라토닌의 감소와 연계해서 증가한다.

[그림14-4] 멜라토닌의 항암효과

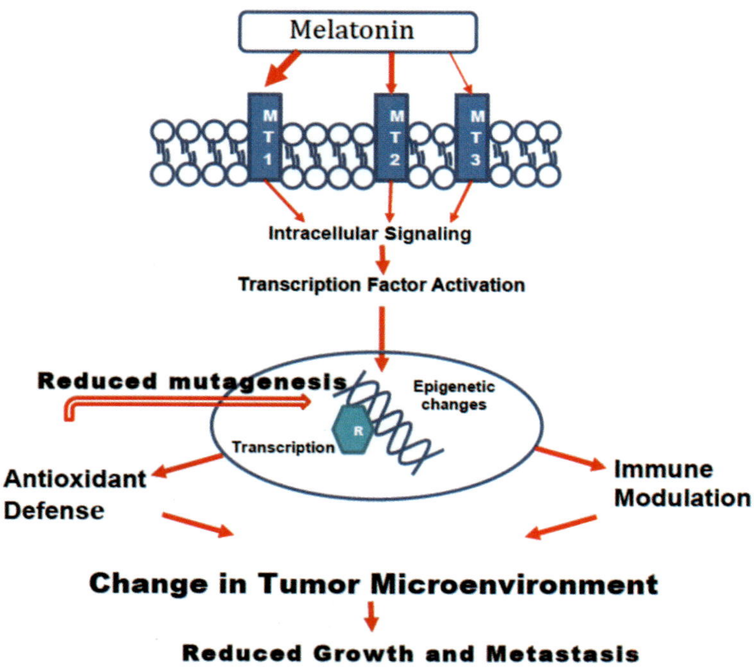

(Bondy SC, Campbell A.: Mechanisms Underlying Tumor Suppressive Properties of Melatonin. Int J Mol Sci. 2018 Jul 27;19(8):2205.)

기전

멜라토닌은 ATF-6억제제인데, 이는 COX-2를 감소시켜서 직접 암세포에 작용하여 암세포의 고사를 촉진하고 혈관신생을 억제함으로써 종양을 억제한다. 간암세포의 세포고사를 유발한다(Bu LI, 2017). 간접적으로는 멜라토닌은 세포 표면의 MT1수용체와 작용하여 세포 내 신호를 활성화하여 전사인자를 활성화한다. 이는 핵산에 작용하여 항산화 방어를 상향 조정하여 암의 발생에 관여하는 유전자의 변이를 감소시키고, 면역반응을 조절하여 암의 미세환경을 변화시켜서 암의 진행과 전이를 억제한다(그림14-4, Bondy SC, 2018).

임상효과

암의 종류나 멜라토닌의 용량과 상관없이 사망의 위험을 감소시켰고(Milles E, 2005), 치료 불가능한 전이된 고형암 환자의 생존기간을 증가시켰으며, 표준항암요법에 멜라토닌을 추가한 경우 반응이 좋았다. 멜라토닌은 항암화학요법, 방사선요법, 보조치료나 고식적인 치료군에서 생존의 개선과 치료의 부작용을 감소하는 효과가 있었다(Seely D, 2012). 그래서 다른 치료와 병행해서 복합적으로 사용할 때 상호 상승작용을 통해서 암의 치료에 도움을 줄 수 있다.

부작용

멜라토닌은 독성이 매우 낮고 가격도 저렴하다. 그러나 졸음이 오는 부작용이 있다.

14-4 시메티딘(프로톤 펌프 억제제)

암에서 염증세포의 침윤과 염증반응은 암의 악성도에 관여한다고 알려져 있다. 소화성궤양의 치료제인 시메티딘의 작용 기전은 혈중의 억제 T세포를 차단하는 수용체를 통해서 전신 면역을 증가시키고, 종양의 성장을 촉진하는 종양 주위의 히스타민의 약물학적인 활성도를 억제하기 때문이다. 그럼으로써 종양특이 세포독성 T세포의 생성을 촉진하고 환자의 생존을 용이하게 한다. 즉 시메티딘은 수지상세포(DC), 자연살세포(NK)의 활성화, 보조T세포, TIL의 증가와 Treg와 MDSC의 감소를 보인다.

Warburg효과에 의해서 암세포는 혐기성 당분해 경로를 통해서 에너지를 얻는다. 그 결과 세포 내에 젖산과 탄산이 축적되고 세포 내 독성 산성화를 방지하기 위해서 암세포는 양자분출기전의 발현을 촉발한다. 종양미세환경(TME)의 산화와 저산소증과 영양결핍은 이 나쁜 환경에서 살아남은 종양세포가 선택되도록 한다. 더욱이 종양미세환경(TME)내의 페하(pH)가 낮아지면 종양의 성장을 억제할 만한 면역세포의 능력과 수가 제한되기 때문에 종양세포의 생존에는 유리하다. 종양미세환경(TME)에서의 산성화를 막기 위해서는 양성자교환과 이동을 억제하는데 관심을 갖는다(Harguindey S, 2017). 그래서 프로톤펌프의 억제제인 시메티딘이 암의 미세환경에서의 암세포의 생존을 억제하고 면역세포의 활성을 증가시킬 수 있다.

특히 시메티딘은 대장암 환자에서 수술 후 1년간 투여한 결과 생존율의 향상을 보였다. 수술 전후 투여한 시메티딘은 위장관암 환자에서 대조군에 비해서 전체 T세포, 도움 T세포, 자연살세포의 비율이 높였다. 그리고 종양침윤 T 림프구의 반응이 대조군에 비해 높아서 위장관암 환자에서 면역조절제로서 사용할 수 있다(Lin CY, 2004).

14-5 밀크씨슬(Milk thistle:엉겅퀴)

밀크씨슬(milk thistle)은 간질환의 치료에 세포의 보호제로 암의 치료 및 예방과 팔로이드버섯(Amanita phalloides) 중독의 치료제로 사용되어왔다. 경구투여제로서 70-80% 실리마린(silymarin)을 함유하고 있는데 커다란 부작용 없이 사용할 수 있다.

약물작용

실리마린은 항염증작용이 있는데 이는 TNF, TNFα, nitrous oxide, IL-6 및 항IL-1수용체와 같은 염증매개체를 조절한다. 실리마린은 림프구의 증식, INFγ, IL-4, IL-10을 증가시켜서 감염성질환의 예방과 치료에 역할이 인정된다. 실리마린은 NF-κB조절유전자산물인 COX-2, LOX, 유도 iNOS, TNF 및 IL-1과 같은 염증전사인자를 억제하여 항염증 효과를 나타낸다.

실리마린은 세포주기 중 G1/S 단계에서 멈추게 하고, p15, p21, p27과 같은 사이크린(cyclin)의존성키나아제를 억제하고, Bcl-2, Bcl-xL과 같은 항고사 유전자산물을 억제하고, AKT, PKC 및 MAPK등의 세포생존 키나아제의 억제를 유도하고, NF-κB와 같은 염증전사인자의 억제를 통해서 전립선, 유방, 난소, 대장, 폐 및 방광암 세포의 증식을 억제한다. 또한 실리마린은 cyclin D1, EGFR, COX-2, TGFβ, IGF-IR 등 종양세포의 증식에 관여하는 유전자산물을 억제하고, MMP-9의 억제로 침윤을 억제하고, VEGF를 통한 혈관신생을 억제하고 유착분자를 통한 전이를 억제한다. 동물실험에서 밀크시슬은 전립선, 유방, 피부, 대장, 혀 및 방광암에서 항종양효과가 있을 가능성이 있다고 한다(Lahiri-Chatterjee M, 1999, Kohno H, 2002). 현재 전립선암에 대한 3상연구가 진행 중이다.

실리마린은 자외선, 7,12-dimethylbenz(a)anthracene(DMBA), phorbol 12-myristate 13-acetate(PMA)와 같은 여러 발암물질과 종양 촉진물질에 대한 예방적인 물질로서 작용한다(Deep G, 2007). 실리마린은 다제내성(MDR)단백을 낮춤으로써 항암제에 대한 종양의 예민도를 높인다. 실리마린은 ER 및 안드로겐수용체와 결합하여 전립선특이항원(PSA)을 떨어뜨린다. 실리마린은 VEGF, IGF-L를 억제한다.

사용하는 용량은 150–175mg 캡슐(80% 실리마린)을 사용하고, 그 부작용은 위장관 장애와 소양증, 습진과 발진, 과민증 등이 보고되고 있다. 지상부가 에스트로겐 효과가 있어서 ER+ 유방암에서는 사용하지 않는 것이 좋다.

14-6 디클로로아세테이트(Dichloroacetate: DCA)

의사들은 수십 년 전부터 이 물질을 미토콘드리아 관련 질환으로 기인된 선천성 대사장애 어린이들의 치료에 사용해 왔다. 미토콘드리아는 세포 내 에너지 발생처로서, 암이 존재할 때 세포기관의 기능장애가 관찰되는 것을 1930년대에 처음 발견됐다.

암의 발생과정에서의 미토콘드리아 가설은 세포에 여러 가지 원인으로 에너지 공급이 감소하면 유전자의 불안정성을 가져오고 암유전자가 변이를 보이거나 미토콘드리아에서의 피루브산탈수소효소(PDH) 기능이 억제된다. 그 후 암의 전단계(precancerous state)에는 암세포의 미토콘드리아의 기능장애가 나타나거나(Warburg effect), 암세포의 미토콘드리아는 기능을 정상적으로 하나 주위의 섬유아세포(CAF)의 미토콘드리아 기능이 장애를 가져온다(reverse Warburg effect). 암의 단계에서는 암세포의 주파수가 변이가 일어나고 암세포가 주위 조직과의 상호관계와 암세포에 공급하는 조절 대사물질을 회피하게 되고, 만일 암세포와 주변의 섬유아세포의 주파수가 반대 방향으로 작동하면 주변 조직으로의 전이가 쉽게 일어난다고 한다.

발암자극을 받은 미토콘드리아는 손상되는데 이것이 암의 직접적인 원인이라고 생각하고 있었지만, 손상된 미토콘드리아를 부활시키는 형태로 DCA가 미토콘드리아 효소를 활성화시킨다. DCA가 피루브산탈수소효소키나아제1(pyruvate dehydrogenase kinase 1:PDHk1)을 억제하여 미토콘드리아의 피루브산의 대사를 정상화하여 DCA가 암세포나 혈관신생억제제 치료를 받은 후의 혈행 감소 상태에서 활성산소(ROS)의 생성을 증가시켜 세포고사를 유발한다.

DCA는 많은 암에 있어서 미토콘드리아 기능을 정상화시켰고, 미토콘드리아 기능을 정상화시킴으로서 종양 번식을 상당히 억제할 수 있으며, 다른 화학요법과는 달리 DCA는 정상조직에는 어떤 영향도 주지 않았다. DCA는 분자가 작아서 혈류뇌장벽(BBB)를 통과하기 때문에 뇌종양 같은 다른 약물이 침투되지 않는 암종에도 경구투여로도 약물이 표적기관에 도달할 수 있다.

용량은 하루 10-15mg을 식후 복용하는데, 일주일에 5일 먹고 2일 쉰다. 그리고 부작용으로는 비타민 B1 결핍을 초래할 수 있다.

14-7 면역치료와 염증반응

면역치료가 독성 반응을 일으킨 경우 대식세포(macrophage)와 호중구(neutrophil)는 암세포를 제거하지 않고 정상 조직을 공격하는 것으로 나타났다. 반대로 수지상세포는 정상 조직을 공격하지 않고, 암세포 제거에만 전력했다.

면역치료를 하면 면역계에 비상이 걸리고, 염증반응을 촉발하는 인터류킨-12 등의 단백질 생성을 자극한다. 이런 염증성 단백질은 암 세포뿐 아니라 정상 세포도 파괴하는 '양날의 칼'이 될 수 있다. 그런데 항암 면역치료를 할 때 염증성 단백질을 생성하는 면역세포가 암과 정상 조직에서 서로 다르다. 면역 치료제로 활성화한 대식세포는 염증성 단백질을 생성했고, 이 단백질이 다시 호중구를 자극해 독성 반응을 일으켰다. 이는 호중구를 조작하면 면역치료의 부작용을 줄일 수 있다는 걸 시사한다.

호중구가 생성하는 TNF-α라는 독성유발인자가 바로 그것이다. TNF-α 억제제는 이미 관절염 환자의 면역 반응 조절에 사용되고 있는데 항암 면역치료의 호중구 부작용을 차단하는 데도 효과적일 거로 과학자들은 기대한다.

참고문헌

Mao Y, Sarhan D, Steven A, Seliger B, Kiessling R, Lundqvist A: Inhibition of tumor-derived prostaglandin-e2 blocks the induction of myeloid-derived suppressor cells and recovers natural killer cell activity. Clin Cancer Res. 2014 Aug 1; 20(15):4096-106.

Mohammed A, Janakiram NB, Li Q, Choi CI, Zhang Y, Steele VE, Rao CV: Chemoprevention of colon and small intestinal tumorigenesis in APC(Min/+) mice by licofelone, a novel dual 5-LOX/COX inhibitor: potential implications for human colon cancer prevention. Cancer Prev Res(Phila). 2011 Dec; 4(12):2015-26

Piazuelo E, Lanas A: NSAID and gastrointestinal cancer. Prostaglandin & Other Lipid Medicator, 120;91-96, 2015

Tedore T: Regional anaethesia and analgesia: relationship to cancer recurrence and survival. BJA, 115(2);1134-45

Umezawa S, Higurashi T, Komiya Y, Arimoto J, Horita N, Kaneko T, Iwasaki M, Nakagama H, Nakajima A.: Chemoprevention of colorectal cancer: Past, present, and future. Cancer Sci. 2019 Oct;110(10):3018-3026.

Zhu Y, Shi C, Zeng L, Liu G, Jiang W, Zhang X, Chen S, et al: High COX-2 expression in cancer-associated fibiroblasts contributes to poor survival and promotes migration and invasiveness in nasopharyngeal carcinoma. Mol Carcinog. 2020 Mar;59(3):265-280

Bergsbaken T, Fink SL, Cookson BT: Pyroptosis: host cell death and inflammation. Nat Rev Microbiol. 2009 Feb; 7(2):99-109

Chu Q, Jiang Y, Zhang W, Xu C, Du W, Tuguzbaeva G, Qin Y, Li A, Zhang L, Sun G, Cai Y, Feng Q, Li G, Li Y, Du Z, Bai Y, Yang B: Pyroptosis is involved in the pathogenesis of human hepatocellular carcinoma. Oncotarget. 2016 Dec 20; 7(51):84658-84665.

Draganov D, Gopalakrishna-Pillai S, Chen YR, Zuckerman N, Moeller S, Wang C, Ann D, Lee PP: Modulation of P2X4/P2X7/Pannexin-1 sensitivity to extracellular ATP via Ivermectin induces a non-apoptotic and inflammatory form of cancer cell death. Sci Rep. 2015 Nov 10; 5():16222.

Elion DL, Jacobson ME, Hicks DJ, Rahman B, Sanchez V, Gonzales-Ericsson PI, et al. . Therapeutically active RIG-i agonist induces immunogenic tumor cell killing in breast cancers. Cancer Res.(2018) 78:6183–95.

Ibrahim J, et al. Methylation analysis of Gasdermin E shows great promise as a biomarker for colorectal cancer. Cancer Med. 2019;8:2133–2145.

Lu H, Zhang S, Wu J, Chen M, Cai MC, Fu Y, Li W, Wang J, Zhao X, Yu Z, Ma P, Zhuang G: Molecular Targeted Therapies Elicit Concurrent Apoptotic and GSDME-Dependent Pyroptotic Tumor Cell Death. Clin Cancer Res. 2018 Dec 1; 24(23):6066-6077

Song J, Du L, Feng Y, Wu W, Yan Z: [Pyroptosis induced by zinc oxide nanoparticles in A549 cells]. Wei Sheng Yan Jiu. 2013 Mar; 42(2):273-6

Wang L, Li K, Lin X, Yao Z, Wang S, Xiong X, Ning Z, Wang J, Xu X, Jiang Y, Liu D, Chen Y, Zhang D, Zhang H: Metformin induces human esophageal carcinoma cell pyroptosis by targeting the miR-497/PELP1 axis. Cancer Lett. 2019 May 28; 450():22-31

Wang YY, Liu XL, Zhao R.: Induction of Pyroptosis and Its Implications in Cancer Management. Front Oncol. 2019 Sep 26;9:971.

Wei Q, Zhu R, Zhu J, Zhao R, Li M: E2-Induced Activation of the NLRP3 Inflammasome Triggers Pyroptosis and Inhibits Autophagy in HCC Cells. Oncol Res. 2019 Jul 12; 27(7):827-834.

Xia X, Wang X, Cheng Z, Qin W, Lei L, Jiang J, Hu J.: The role of pyroptosis in cancer: pro-cancer or pro-"host"? Cell Death Dis. 2019 Sep 9;10(9):650.

Yu X, He S: GSDME as an executioner of chemotherapy-induced cell death. Sci China Life Sci. 2017 Nov; 60(11):1291-1294

Bondy SC, Campbell A.: Mechanisms Underlying Tumor Suppressive Properties of Melatonin. Int J Mol Sci. 2018 Jul 27;19(8):2205.

Bu LJ, Yu HQ, Fan LL, Li XQ, Wang F, Liu JT, Zhong F, Zhang CJ, Wei W, Wang H, Sun GP.: Melatonin, a novel selective ATF-6 inhibitor, induces human hepatoma cell apoptosis through COX-2 downregulation. World J Gastroenterol. 2017 Feb 14;23(6):986-998.

Mills E, Wu P, Seely D, Guyatt G: Melatonin in the treatment of cancer: a systematic review of randomized controlled trials and meta-analysis. J Pineal Res. 2005 Nov; 39(4):360-6

Seely D, Wu P, Fritz H, Kennedy DA, Tsui T, Seely AJ, Mills E: Melatonin as adjuvant cancer care with and without chemotherapy: a systematic review and meta-analysis of randomized trials. Integr Cancer Ther. 2012 Dec; 11(4):293-303

Harguindey S, Reshkin SJ.: "The new pH-centric anticancer paradigm in Oncology and Medicine" Semin Cancer Biol. 2017 Apr;43:1-4.

Lin CY, Bai DJ, Yuan HY, Wang K, Yang GL, Hu MB, Wu ZQ, Li Y.: Perioperative cimetidine administration promotes peripheral blood lymphocytes and tumor infiltrating lymphocytes in patients with gastrointestinal cancer: Results of a randomized controlled clinical trial. World J Gastroenterol. 2004 Jan;10(1):136-42

Deep G, Agarwal R.: Chemopreventive efficacy of silymarin in skin and prostate cancer. Integr Cancer Ther. 2007 Jun; 6(2):130-45.

Kohno H, Tanaka T, Kawabata K, Hirose Y, Sugie S, Tsuda H, et al. Silymarin, a naturally occurring polyphenolic antioxidant flavonoid, inhibits azoxymethane-induced colon carcinogenesis in male F344 rats. Int J Cancer. 2002;101:461–8.

Lahiri-Chatterjee M, Katiyar SK, Mohan RR, Agarwal R. A flavonoid antioxidant, silymarin, affords exceptionally high protection against tumor promotion in the SENCAR mouse skin tumorigenesis model. Cancer Res. 1999;59:622–32.

15 기존 개발된 약물의 항암효과와 암 치료에서의 응용 가능성

기존에 개발되거나 발견된 다양한 약품 중에는 암세포와 인체의 면역에 영향을 주는 약품들이 있다. 특히 미생물을 박멸하고 기생충을 구제하기 위한 약품이나, 천식이나 정신과적인 필요에 의해서 개발되고 사용하였던 약물 중에는 종양의 미세환경 내 암세포의 생존에 영향을 주거나 면역세포의 작용에 영향을 줄 수 있는 약품들이 있다. 그리고 이러한 약물들이 암의 치료에 도움을 줄 수 있는 작용기전이 밝혀지면서 이를 사용함으로써, 인체의 면역계를 활성화시키고 면역억제 기전을 차단하거나 억제함으로써 암치료에 도움을 주거나 암의 면역요법에 보조적으로 활용할 여지가 있다.

그러나 이러한 약제에 대해서는 암의 치료에 실제 사용한 경험이 없거나 대규모 임상시험의 결과로 증명되지 않아서 항암작용을 하는 전통적인 치료방법과의 상호작용과 관계를 규명할 필요성이 있다. 즉 기존의 항암화학요법제, 표적치료제, 면역요법제와 방사선요법 등의 치료와 상호작용을 규명하고 실제 암의 치료에 효과가 있는지, 그 부작용을 증가시키지는 않는지에 대한 규명이 필요하고, 현재 일부 약물에 대한 연구들이 시행되고 있다. 그래서 작용기전이 알려져 있는 약물을 고찰하고, 기존의 표준치료의 부작용을 증대시키지 않는 범위에서 사용 가능한지를 고려하여 복합적이고 통합적인 암치료의 한 방법으로써 활용 가능성을 따져 보고자 한다.

15-1 TGFβ 억제제: 기관지천식 약(Tranilast)

약물

TGFβ1의 억제제인 LY2157299(Galunisertib®, Eli Lilly)로 TGFβ1의 정형적인 경로와 비정형적인 경로를 차단할 수 있고, 천식과 알러지성 질병의 치료제인 리자벤(Rizaben: Tranilast)과 식물화학물질(phytochemica)인 레스베라트롤(Resveratrol), 강황 등이 TGFβ1를 차단하는 물질로 알려져 있다.

특히 트라니라스트(Tranilast)는 리자벤(Rizaben)으로 시판되고 있는 약품으로 기관지천식 예방, 알레르기성 비염과 아토피성 피부염, 알레르기성 결막염의 치료와 켈로이드, 비후성 반흔을 치료하는 데 사용되는 약품이다.

성분

트라니라스트(Tranilast; N-(3′,4′-dimethoxycinnamoyl)-anthranilic acid) 100mg

▌항암기전

종양 내 기계적인 스트레스의 축적은 세포외간질(ECM) 중 콜라겐과 하이아루로난(hyaluronan) 등의 물질 생산에 의한다. 이러한 물질을 없애는 것이 전신에 투여한 약물과 면역세포가 종양으로 이동하는 것을 개선할 수 있다. 그러나 트라니라스트가 항암제에 대한 암세포의 반응 자체를 올리지는 않는다(Papageorgis P, 2017). 트라니라스트는 TGFβ/SMAD2 경로를 억제하여, 세포외 기질의 콜라겐과 하이아루로난(hyaluronan) 등의 단백 형성을 억제하여, 섬유화와 상피간질형질전환(EMT)를 억제하는 효과를 갖는다(Kato M, 2020).

경화성 위암에서는 종양연관 섬유아세포(CAFs)와 암세포에서 분비되는 섬유아세포성장인자(FGF)와 TGFβ를 통해서 섬유화, 상피간질형질전환(EMT), 줄기세포화, 증식, 항고사작용, 침윤과 전이를 활성화시킨다(Miki Y, 2020).

Transient receptor potential vanilloid 2(TRPV2)가 암의 줄기세포의 유지에 중요한 역할을 하는데, 트라니라스트는 이의 억제제로서 암의 줄기세포화에 관여하는 TGFβ 경로를 차단하는 역할을 한다.

상피간질형질전환(EMT)은 EMT전사인자인 Snail, Slug, Twist, ZEB1과 ZEB2의 활성화에 의해서 나타나는데, 상피간질형질전환에는 E-카드헤린(cadherin)분자의 감소가 주로 관여한다. 트라니라스트는 상피간질형질전환과 혈관신생에 관여하는 유전자를 억제하고, 신경섬유종증(neurofibromatosis: NF)유전자에서 유래하는 상피간질형질전환인자들을 억제한다. 또한 종양연관 섬유아세포(CAF)를 표적으로 하는 치료는 세포독성CD8+T세포반응, 자연살세포활성, 항종양체액면역의 촉진을 보였다(Ohshio Y, 2015).

종양연관 섬유아세포(CAFs)는 주요한 간질세포이고 종양친화적인 미세환경을 만드는데 결정적인 역할을 한다. 종양연관 섬유아세포에는 두 종류가 있는데 암의 진행을 촉진하는 것과 억제하는 것인데 대장암의 종양연관 섬유아세포에서 메플린(meflin)과 그램린(gremlin)-1 두 가지의 단백이 연관되는데, 메프린이 과발현되면 예후가 좋고, 그램린-1이 과발현되면 예후가 좋지 않다. 그래서 그램린-1중화 항체나 메플린을 과발현시킴으로써 대장암을 억제할 수 있다. 종양연관 섬유아세포는 면역억제작용을 하는데 트라니라스트를 이용하여 종양연관 섬유아세포의 기능을 억제함으로써 종양의 미세환경에서 면역억제세포인 Treg와 MDSC의 침윤을 효과적으로 감소시킬 수 있고, 종양관류 림프절에서 면역억제세포를 감소시키고 종양연관 항원특이 CD8+T세포의 활성화를 유도한다.

▌임상효과

최근 트라니라스트는 유방암, 전립선암, 뇌로암, 췌장암, 폐암, 위암, 식도암 등의 여러 가지 암에서 항암작용이 있음이 알려져 있다. 2기에서 3기인 식도 편평상피암 환자에서 수술 전 항암요법으로 두 차례의 시스플라틴과 5FU와 함께 트라니라스트 300mg, 600mg을 동시에 사용한 연구를 진행하고 있다. 경화성 위암에서는 섬유화, 유사분열을 억제하고 세포고사를 증가시켜서 종양의 크기를 감소시켰다(Miki Y, 2020).

골육종에서 주로 사용되는 항암제는 메쏘트렉세이트, 독소루비신, 시스플라틴과 이포스파마이드 등인데 이들 중 20-30%는 반응이 없다. 트라니라스트는 자체적으로는 세포고사를 일으키지 않지만, G2M기에 머무르게 하여 다른 항암제와 같이 사용 시에 조기 및 후기 세포고사를 유발하여 이러한 항암제의 효과를 증가시킨다(Nakashima T, 2019).

Teucrium polium은 알바니아, 스페인, 프랑스, 알제리, 모로코, 튀니지 지역에서 전통적인 약물로 사용되는 식물인데, 트라니라스트의 혈관신생억제 효과를 증가시키는 효과를 가진다(Sheikhbahaei F, 2018).

▌부작용

일반적인 용량은 100mg을 하루 세 차례 300mg을 경구로 주는데, 항암효과를 위해서는 2배인 600mg으로 증량할 필요가 있다. 트라니라스트의 인체에 대한 안전성이 잘 연구되어 있다. 그러나 용량을 올릴 때 방광의 염증을 유발하여 출혈성 방광염의 가능성이 있다. 그러나 단독요법으로는 900mg까지 사용한 결과를 보고하고 있기 때문에 용량을 300mg에서 시작하여 합병증을 보아가면서 증량할 필요성이 있다(Shiozake A, 2020).

15-2 발기부전 치료제: 실데나필(sildenafil, tadalafil)

Phosphodiesterase-5(PDE-5)는 NO/cGMP경로를 조절하는 가수분해효소인데, 이의 억제제인 실데라필(sildenafil)과 타다라필(tadalafil)은 MDSC의 arginase-1(ARG-1)과 iNOS 및 IL4Rα의 발현과 기능을 억제하여 MDSC의 면역억제 기전을 차단한다. 실데나필(sildenafil)을 수술 전에 투여하면 ARG1과 활성산소 치를 감소시킨다.

임상적으로 PDE-5억제제는 두경부 편평상피세포암과 전이성 악성흑색종 환자에서 긍정적인 효과를 보였고, MDSC와 Treg를 폐기하였으며 종양 내 T세포의 활성화를 촉진하고 환자의 예후를 향상시켰다(Hassel JC, 2017).

[그림15-1] 암에서 실데나필의 항암기전

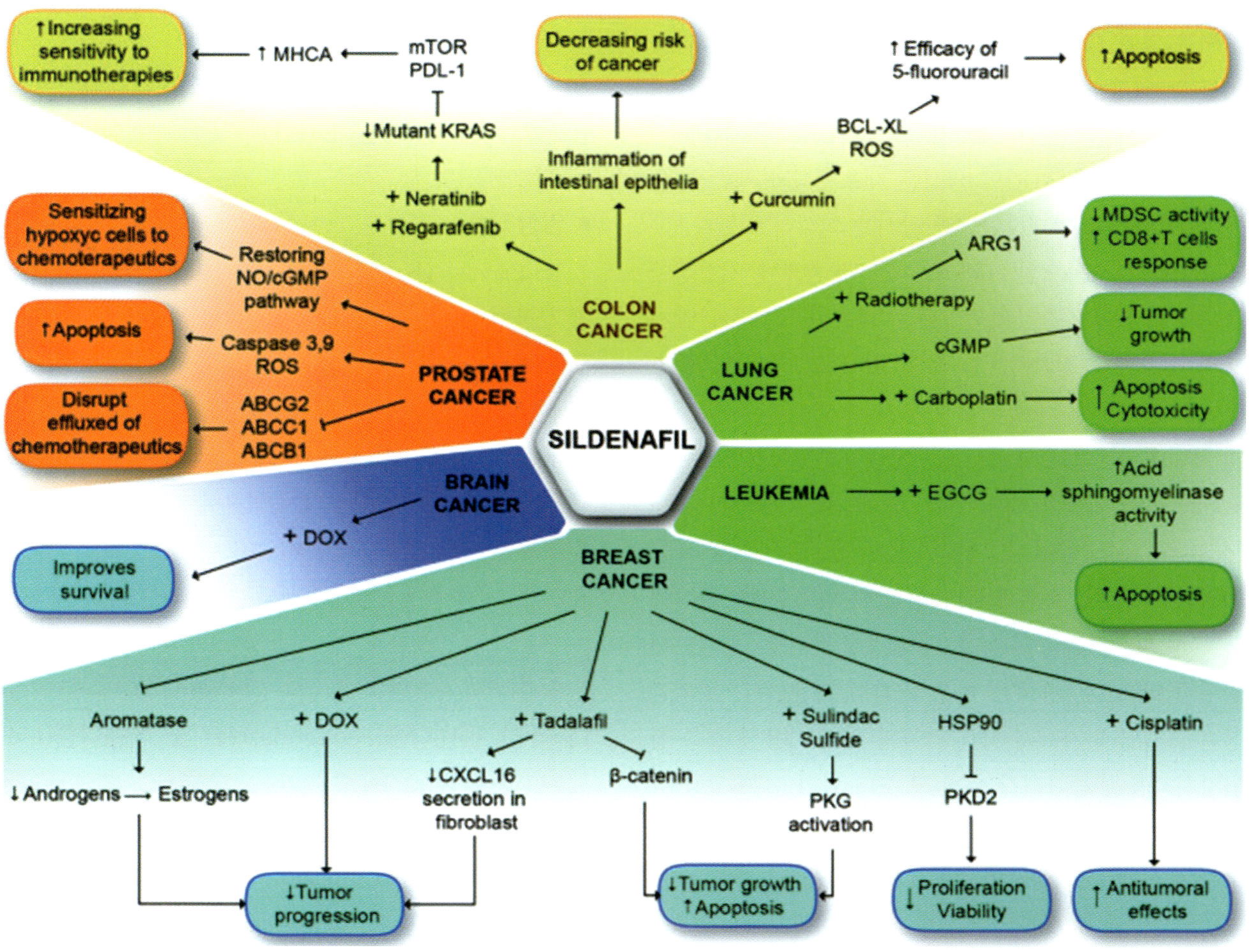

(Lakshmanachetty S, Cruz-Cruz J, Hoffmeyer E, Cole AP, Mitra SS: New Insights into the Multifaceted Role of Myeloid-Derived Suppressor Cells(MDSCs) in High-Grade Gliomas: From Metabolic Reprograming, Immunosuppression, and Therapeutic Resistance to Current Strategies for Targeting MDSCs. Cells. 2021 Apr; 10(4): 893.)

실데나필은 교아세포종에서 항암화학요법의 반응을 증가시켰다(Roberts JL, 2014). 타다라필은 암세포의 탄수화물과 단백대사를 촉진하는데 중요한 효소인 glutamic oxaloacetic transaminase(GOT)를 감소시킨다(그림15-1, Lakshmanachetty S, 2021). 타다라필 치료로 MDSC내의 UL4Rα를 감소시켜서 혈중과 종양에서의 MDSC치를 감소시켰다(Weed DT, 2015).

15-3 CD73억제제

15-3-1 펜톡시필린(pentoxifylline: PTX)

말초혈관질환과 방사선에 의한 골파괴와 뇌혈관 허혈성질환의 치료제인데, CD73-아데노신 신호경로를 표적으로 하여 항염증, 면역조절과 기관지 이완의 효과를 얻을 수 있다. 그리고 방사선 치료 효과를 향상시키는데 CD73억제제의 사용이 효과가 있다(de Leve S, 2019).

CD73에 의한 ADO의 생성은 세포증식과 생존 도움을 주고 면역을 억제하여 면역감시를 회피하게 한다. 그리고 CD73이 높으면 표적치료나 면역치료에 저항성이 높고, 암세포의 줄기세포화를 초래한다. 그래서 암치료의 새로운 표적으로 CD73가 대두되고 있다(Yang H, 2021).

국내에서는 트렌탈400mg, 씨엠지펜톡시필린서방정400mg으로 제품화 되어있다. 효능으로는 뇌순환 장애(허혈 및 뇌졸중후증상, 어지러움, 두통, 건망증 등 뇌동맥경화증 증상), 눈의 혈류 순환장애, 말초동맥순환장애(간헐성 파행, 휴식 시 동통, 당뇨병성 혈관병증, 혈관신경병증)이 있다. 용량은 하루 2-3회 복용한다. 주의할 점은 고혈압 환자에서 다른 약물과 같이 사용할 경우 혈압강하작용을 증가시킬 수 있고, 당뇨약과 함께 혈당 강하작용을 증가시킨 수 있어서 주의를 요한다. 부작용으로는 오심 때문에 환자의 순응도가 낮다.

15-3-2 항생제 티아무린(Tiamulin)

■ 성분

티아무린(tiamulin)은 Clitopilus scyphoides에서 분리된 tricyclic diterpenoid 화합물인 pleuromutilin의 유사체인데, tiamulin hydrogen fumarate(THF)의 형태로 사용된다. 이는 가축용 약물로 이질과 호흡기 질환을 치료하는데 사용되는 항생제이다. 티아무린은 항미생물약제로서 혐기성균, 장내 스피로헤타와 많은 동물과 인간에서의 포도상구균과 연쇄상구균에 대해서 항균작용이 있다.

■ 기전

티아무린(tiamulin: THF)은 CD73을 억제하여 유방암세포의 증식과 성장 그리고 전이를 억제하고 혈관신생을 억제한다. 티아무린는 CD73에 대한 항체와 유사한 효과가 있는데 이의 장점은 경구 투여가 가능하고 가격이 저렴할 뿐 아니라 소분자여서 종양의 미세환경에 잘 침투할 수 있다(Yang X, 2017).

■ 임상적용

국내에서는 한국썸벤(주)에서 가축의 장염 등의 치료에 사용하는 '하이티아'라는 이름으로 출시되어 있어서 음용수에 섞어서 복용시키고 있다. 항암효과에 대해서는 시험관과 동물실험에서 암세포의 사멸과 함께 항암효과가 보고되고 있다. 그러나 임상적으로 사용하기 위해서는 인체에 대한 안전과 부작용에 대한 검증이 필요하다.

15-4 항기생충재제

15-4-1 펜벤다졸(Fenbendazole) 및 메벤다졸(Mebendazole)

■ 성분

벤지미다졸(benzimidazole) 항구충제 중 Methyl N-(6-phenylsulfanyl-1H benzimidazol-2-yl) carbamate(그림 15-2)이다.

[그림15-2] benzimidaxole 항기생충제의 종류

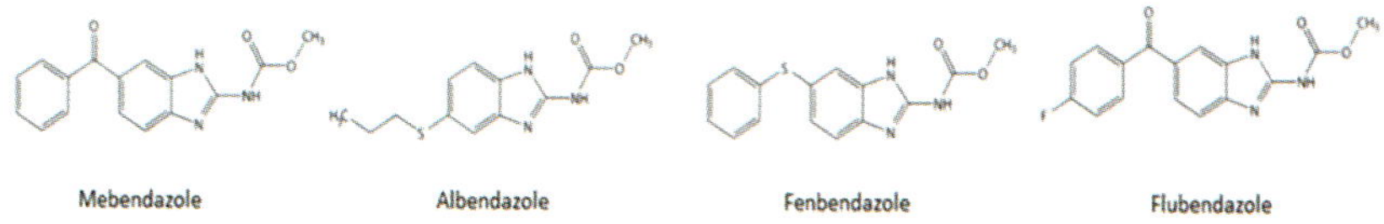

[그림15-3] 비소세포폐암 세포주(NSCLC A549)에서의 미소관네트워크에서의 펜벤다졸의 효과

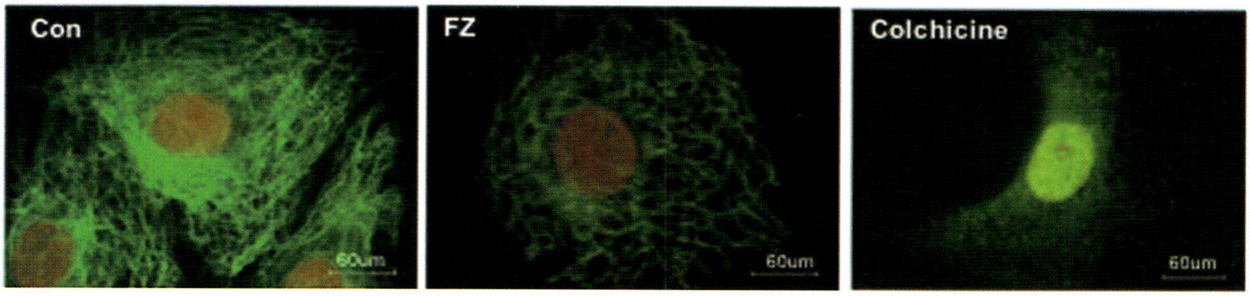

(Dogra N, Kumar A, Mukhopadhyay T: Fenbendazole acts as a moderate microtubule destabilizing agent and causes cancer cell death by modulating multiple cellular pathways. Sci Rep. 2018 Aug 9;8(1):11926)

■ 유래

2008년 인체림프종이식모델 쥐에서 멸균된 사료의 비타민을 보충하기 위해 주었는데 이에 펜벤다졸이 들어 있었고 종양을 키우는데 실패하였는데 표준 사료를 준 군에 비해서 비타민, 펜벤다졸(febendazole)을 같이 준 경우에 종양의 크기가 현저한 억제를 보였다(Gao P, 2008).

■ 작용

1) 벤지미다졸은 포유동물의 튜불린(tubulin)에 친화성이 있어서 중합반응(polymerization)을 억제하여 새로운 미소관(microtubule)의 생성을 억제하여(그림15-3, Dorga N, 2018), 세포분열을 차단함으로써 세포독성을 보인다.

이와 유사한 미소관의 중합을 억제하여 미소관을 불안정화시키는 약물은 빈카알칼로이드(vinca alkaloids)계의 vinblastine, vincristine, vinorelbine, vindesine, vinflunine과 에스트라무스틴(estramustine), 콜키신(colchicine)과 콤브레타스타틴(combretastatin)이 있고, 미소관을 안정화시켜서 분열을 억제하는 약물은 탁센계의 paclitaxel, docetaxel, epothilones과 discodermolide 등의 항암화학요법제가 있다. 이들 모두 세포주기의 유사분열의 중기(G2M)에 멈추도록 하여 세포고사를 유도한다.

탁센계나 빈카알칼로이드(vinca alkaloid)계는 p-glycoprotein의 기질인데 반해서, 펜벤다졸은 다약제내성(MDR)이 나타나는 p-glycoprotein(p-gp, MDR1)의 기질이 아니고 p-gp를 억제하지도 않아서 약제내성이 거의 없다. 또한 펜벤다졸은 콜키신 결합부에 부착하게 되는데 이 부위는 다른 약제와 달리 β-튜불린(tubulin)의 아형이 과발현 되어 약의 효과가 없어지는 효과도 극복할 수 있는 장점을 갖고 있다. 또한 다른 미소관의 탈분극(depolarizing)시키는 약제에 비해서 포유류의 튜불린에 대한 펜벤다졸의 효과가 약하기 때문에 독성을 감소시킬 수 있다.

2) 친고사(pro-apoptotic) 작용: P53이 미토콘드리아로 전위를 일으켜서 세포고사를 일으킨다. 야생형 p53

유전자를 갖는 세포에서 p53 변이형에 비해서 펜벤다졸의 투여량에 비례해서 세포핵 내의 야생형 p53 단백의 축적이 증가되고 세포고사의 효과가 높다. 또한 펜벤다졸 치료를 한 경우 p53단백이 미토콘드리아로 전위되어 미토콘드리아 내의 p53단백이 증가로 미토콘드리아 막의 탈분극화가 일어난다.

3) GLUT이송장치와 암세포에서 주된 당분해효소인 헥소키나제II(HKII)를 억제하여 당의 섭취를 방해함으로써 암세포의 고사를 유발한다.

헥소키나제II는 당의 보유와 대사에 핵심역할을 하고 암세포의 생존과 증식에 중요한 역할을 한다. 펜벤다졸 치료는 HKII의 활성을 억제하여 당의 섭취를 감소시켜 세포고사의 신호를 활성화한다. 암세포에서는 호박산 탈수소효소(succinate dehydrogenase: SDH)가 저하되어 있어서 TCA cycle의 대사산물인 호박산이 축적되게 되고 암세포가 성장하고 종양이 진행하게 되는데, 펜벤다졸 치료는 호박산 탈수소효소

[그림15-4] 메벤다졸의 항암 작용

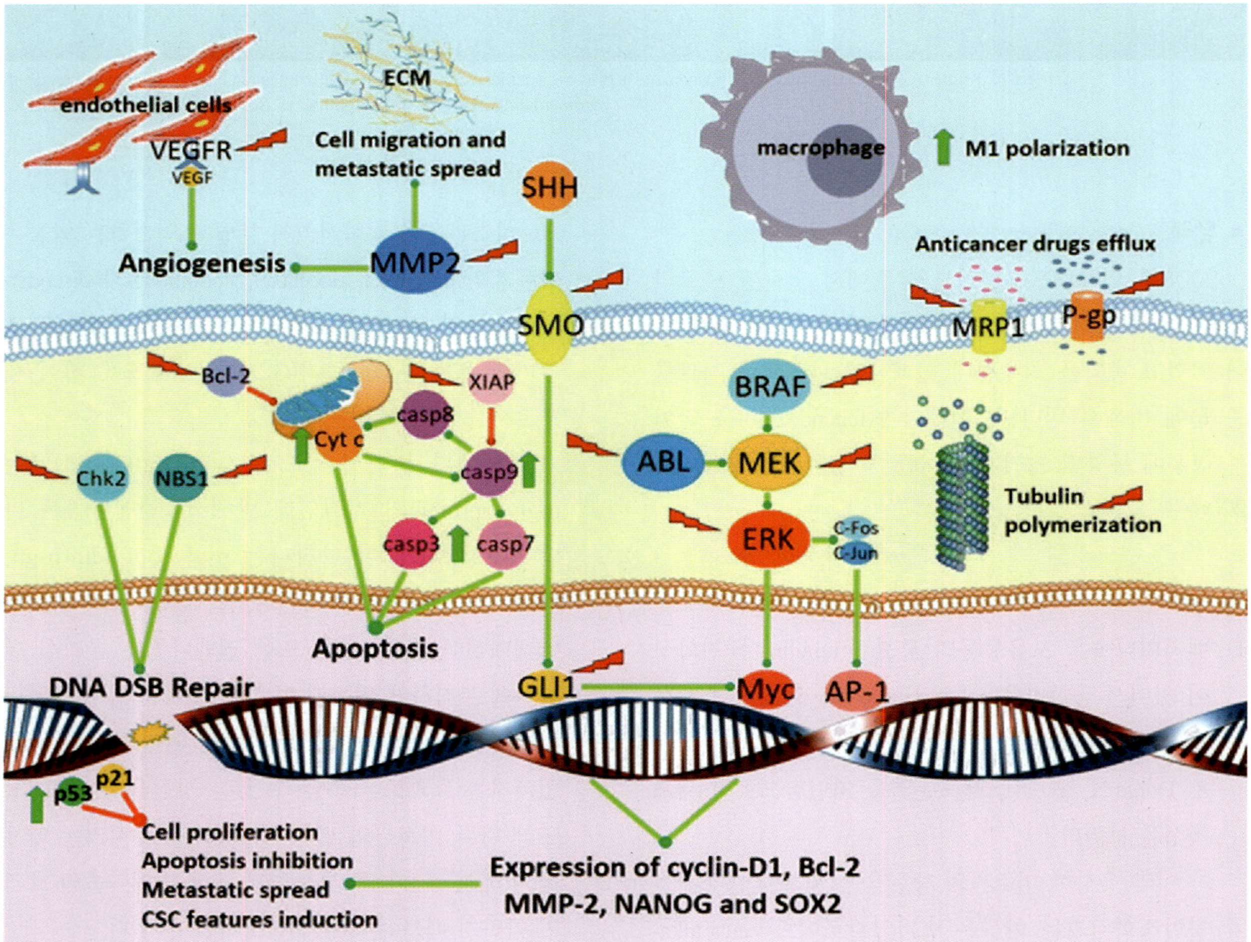

붉은선: 억제나 하향, 녹색화살표: 유도나 과발현, 붉은 밝은 벼락: 억제/하향조정/파괴

(Guerini AE, Triggiani L, Maddalo M, Bonù ML, Frassine F, Baiguini A, Alghisi A, et al.:Mebendazole as a Candidate for Drug Repurposing in Oncology: An Extensive Review of Current Literature. Cancers(Basel). 2019 Aug 31;11(9).

(SDH)의 활성을 증가시켜서 종양을 억제한다.

4) 기타 작용: 항혈관신생 효과, Hedgehog경로의 억제 등의 효과가 있다.

펜벤다졸의 효과는 다른 약제와 같이 상승효과가 있으며 특히 시스플라틴의 약물저항성을 억제할 수 있다. 또한 방사선으로 인한 암세포의 핵산손상을 촉진하기 때문에 방사선 감수성 증강물질로도 활용할 수 있다(Zhang L, 2019).

생체에서 누드마우스에 이식된 폐암 세포주에서 펜벤다졸은 종양의 크기와 무게에서 현저한 감소를 보이고 혈관분포의 감소를 보였다(Dogra N, 2018). 그 외에 메벤다졸(mebendazole)의 효과는 혈관신생의 억제, 암의 진행에 관계되는 신호전달경로의 억제, 항암화학요법이나 방사선요법에 대한 민감성의 증가, 세포고사와 세포독성의 유도, 키나제의 억제, 항종양면역반응의 유발 등이 있다(그림15-4, Guerini AE, 2019).

■ 메벤다졸(mebendazole)의 항종양 면역유도(Guerini AE, 2019)

대식세포는 두 개의 아형으로 분류된다. 전형적인 개념으로 활성화된 즉, 친염증적인 대식세포(M1)는 식세포작용을 하여 항원을 발현하고 Th-1을 활성화시키는 사이토카인을 생산하여 항종양효과를 유발한다. 반면에 다른 방향으로 활성화된 대식세포(M2)는 혈관신생, 기질의 재구조화와 면역관용(immune tolerance)를 유발하여 종양의 진행을 자극한다(Aras S, 2017). 메벤다졸은 단백키나제인 DYRK1B(dual specificity tyrosine phosphorylation-regulated kinase 1B)의 강력한 억제제로서 면역을 조절하는데, 대식세포에 작용하여 TNF, IL8과 IL6와 같은 사이토카인, CD80와 CD86와 같은 표면표지자 및 T세포에 친화력이 있는 케모카인 등과 관련 있는 M1표현형의 THP-1 단핵구 세포와 대식세포의 유전자를 강하게 상향 조절하는 반면에 M2 대식세포와 관련이 있는 것은 상향조절하지 않는다. 메벤다졸은 다른 벤지미다졸(benzimidazole)이나 빈크리스틴(vincristine)과 달리 IL-1β 분비를 유발한다.

메벤다졸은 면역자극을 강화하고, anti-CD3/IL2 활성화, 말초혈액 단구의 항종양효과를 CD14+세포를 통해서 T세포를 활성화하여 증강시킨다(Rubin, 2018).

■ 임상효과

메벤다졸에 대한 임상연구는 없으나 증례보고는 존재한다. 다발성 간전이를 보이는 전이성 부신피질암을 가진 48세의 남자에서 수술과 방사선요법 후 항암화학요법과 혈관신생억제제인 아바스틴 치료 후 메벤다졸 100mg을 하루 두 차례 처방으로 간전이가 퇴행을 보이고, 19개월간 안정된 상태를 유지하다, 치료 24개월째에 진행된 예를 보고하였다.

메벤다졸은 활성산소(ROS)생성이 낮고 일시적이어서 독성이 적고 이전에 동물의 신경교종 모델에서 생존기간의 증가를 보였다(Bai RY, 2011). 대장암 세포주에서는 반응을 보이고 비악성세포주에서는 활성도가 없었다. CAFOX + bevacizumab과 CAFIFLI의 치료에 반응하지 않은 다발성 전이를 보이는 74세의 남자 대장암 환자에서 메벤다졸 100mg을 하루 두 차례 6주간 투여한 결과, 이 약물에 대한 부작용은 없었고 6주 후 전산화단층촬영상 폐와 림프절의 전이병소가 거의 완전한 관해를 보였고, 간 효소 수치의 증가로 용량을 반으로 줄였으나 그 상태를 유지하였다(Nygren P, 2013). 그리고 메벤다졸은 단독 혹은 항암화학요법제와의 병용요법으로 종양의 성장을 억제하거나 완전히 정지시켰고, 전이를 감소시켰으며, 혈관신생을 억제하고 생존을 향상시켰다(Larsen AR, 2015).

현재 악성교종, 소아 수모세포종(meduloblastoma)과 악성교종, 소아교종, 진행성 전이성 위장관암, 장기불문 전이성암, 제4기 대장암에서 메벤다졸 단독 혹은 다른 항암제와의 병용요법으로 6개의 임상연구가 진행되고 있다. 그러나 2018년 스웨덴에서 11명의 암 환자를 대상으로 임상연구를 하였으나 효과를 입증하지 못하여 2020년 초에 종료되었다.

■ 부작용

메벤다졸은 저용량인 경우 복통, 속이 부글거림, 설사 등이 있고, 고용량으로 장기간 복용한 경우에는 드물게는 호중성백혈구감소증과 골수무형성증 등이 올 수 있으나, 이는 약을 끊으면 가역적이고 완전히 회복된다. 또한 고용량인 경우 탈모, 알레르기반응이 올 수 있다. 현재 FDA에서는 펜벤다졸을 사람에 사용하는 것을 금하고 있다. 실험 동물에서의 용량(5mg/kg)은 인체에서 사용량의 100배에 이르고, 급성독성으로는 급성간염이 있다(Heo DS, 2020).

1-10%의 환자에서 중추신경계의 두개내압 상승, 어지럼증, 수막증이 올 수 있고, 탈모, 소화기계: 복통, 구역, 구토 등이 발생한다. 그리고 간 장애나 신 장애를 유발할 수 있고, 백혈구 감소증을 유발할 수 있으나 사용을 중지하면 좋아진다.

■ 약물의 대사

메벤다졸은 90-95%는 담즙이나 대변으로 배출되고, 2-5%는 소변으로 배출된다. 메벤다졸은 혈액뇌장벽(BBB)을 통과하기 때문에 뇌종양에서도 유용하다. 생쥐에서의 25-100mg/kg/day를 인체에 환산하면 2.03-8.13mg/kg/day(142-569mg/day 70kg 성인)이 되고, 이는 현재의 구충제의 허용 용량보다 낮다.

■ 결론

현재 암을 치료하고 있는 의료기관 주변의 약국에는 많은 양의 펜벤다졸과 메벤다졸이 판매되고 있다. 즉, 환자들은 의사의 처방 없이 이러한 약제를 실제로 사용하고 있다.

펜벤다졸은 안전성이 높은 약물이기 때문에 고용량이 아닌 소량으로 주어서 암세포의 고사를 유발하고 이를 면역작용에서 새로운 항원의 공급의 효과를 고려할 수 있겠다. 메벤다졸은 대식세포의 탐식작용에 도움을 주고 다른 면역억제기능은 없기 때문에 유리할 수 있다. 그러나 당뇨환자에서 메벤다졸의 사용은 당 섭취를 억제하므로 주의가 필요하고, 무엇보다도 이 약제의 단독으로 어떠한 임상적인 효과를 보인다는 연구 결과가 없고 단지 증례 보고만 있는 상태이기 때문에, 그 효과를 입증할 만한 임상연구가 필요하고 그 결과가 나올 때까지는 임상에서 사용하는 것은 권장되지 않는다.

15-4-2 이버맥틴(Ivermectin)

■ 성분

이버맥틴은 Streptomyces avermectinius로 부터 정제한 락톤화합물로 되어 있는 항구충제인데 2015년 노벨상을 수상하였다. 유버맥틴(Uvermectin)은 이버맥틴의 dihydro파생물질로 사상충증(onchocerciasis), 림프관 사상충증(filariasis), 회충, 폐선충과 좀에 효과가 있다. 이 물질은 glutamate-gated ion channel(Glu-CI)에 선택적으로 결합하거나 신경전달물질인 GABA(gamma-aminobutyric acid)의 활성도를 증가시켜서 기생충에는 효과가 있으나 포유동물에는 효과가 없다.

■ 항암효과의 기전

이버맥틴은 암세포의 줄기세포화에 관여하는 homeobox protein nanog(nanog), octamer-binding protein 4(oct-4)와 SRY-box 2(sox-2)의 발현을 감소시켜 암세포의 줄기세포화를 억제하고(Dominguez-Gomez G, 2018), 유방암세포에서 PAK1/Akt 축을 차단하여 자가탐식을 유도한다(Dou Q, 2016). EGFR/ERK/Akt/NF-κB 경로를 통한 암의 약물저항성을 역전시키는데, 이는 상피세포성장인자수용체(EGFR)의 세포 밖의 도메인과 결합하여 이를 억제함으로써 ERK/Akt/NF-κB을 억제하고, NF-κB의 전사인자를 억제하여 결국 P-당단백질의 발현을 억제함으로써 약물내성을 억제한다(Jiang L, 2019). 세포고사는 파이로토시스(pyroptosis)를 통해서 이루어지는데, 미토콘드리아의 장애로 인한 내부경로와 사망수용체를 통한 외부경로가 있는데, 이버맥틴은 미토콘드리아를 통한 내부경로로 세포고사를 유발한다. 이버맥틴은 핵산손상을 통한 세포주기를 멈추어 증식을 억제하고, 미토콘드리아 경로를 이용하여 세포고사를 초래하며 세포의 이동을 억제하여 전이를 억제한다(Zhang P, 2019).

■ 각종 암에서의 항암효과

최근 이버맥틴은 정상골수세포에는 영향을 미치지 않고 산화스트레스를 유발하고 미토콘드리아의 기능에 장애를 초래하여 만성골수형백혈병 세포의 고사를 유발하고, 유방암, 난소암, 악성흑색종, 식도암, 결장암과 교모세포종, 신경섬유종증 등에서 항종양 약제로 대두되게 되었다(Chen L, 2020). 또한 자궁경부암의 세포주인 HeLa세포의 G1/S기에 작용하고 핵산을 손상하여 성장억제와 이동을 억제함을 보고하고 있다(Zhang P, 2019).

15-5 항곰팡이 재제(Antifungal agent)

15-5-1 이트라코나졸(Itraconazole, 그림15-5.)

■ 항암기전

헤지호그(hedgehog: Hh)경로는 많은 종에서 배아형성, 구조형성, 형태 및 증식을 하는데 줄기세포에 영향을 미쳐서 중요한 역할을 한다. 정상 성체 조직에서는 PTCH1과 PTCH2에 의해서 SMO(smoothened receptor)가 억제되어 있어서 휴지상태인데, 헤지호그경로가 과발현되면, 헤지호그리간드가 유리되어 바로 PTCH에 결합하여 억제되어 있던 SMO가 풀리게 된다. 활성화된 SMO는 SUFU와 결합되어 있는 GLI(glioma associated oncogene homolog)단백을 분리하여 핵 내로 들어가게 만들고, 이 GLI는 핵산과 결합하여 표적유전자를 활성화시킨다. GLI는 GLI1, GLI2, GLI3의 3개로 되어 있는데 GLI1은 인체 암에서 종양의 진행과 전이에 관여하고, GLI2는 암의 침윤과 전이에 관여하며, GLI3는 전사억제인자로 이것이 상향 조절되면 헤지호그와 관련된 암의 진행을 억제하게 된다(그림15-6, Li K, 2019). 이트라코나졸은 GLI1발현을 억제하여 세포의 성장을 억제한다(Hu Q, 2017).

Hh경로의 표적치료는 세포주기의 정지를 유발한다. 세포주기는 사이클린과 CDK(cyclin dependant kinase)에 의해서 조절된다. Hh경로는 세포주기 조절인자의 과발현으로 G1과 G2 사이의 기간을 단축하여 세포의 증식을 촉진하는데, 이트라코나졸의 치료로 휴지기의 세포를 Wnt신호의 억제를 통해서 Wnt발현이 높은 대장암에서 불가역적으로 성장을 정지하도록 하였다.

이트라코나졸은 유방암, 대장암, 흑색종, 방광암과 위암에서 Hh경로를 통해서 세포고사를 유도한다. 또 이트라코나졸은 암세포 내의 SMO를 억제하여 암세포의 성장, 예후 침윤과 전이에 관계되는 Wnt/β-catenin 신호

[그림15-5] 이트라코나졸의 화학구조

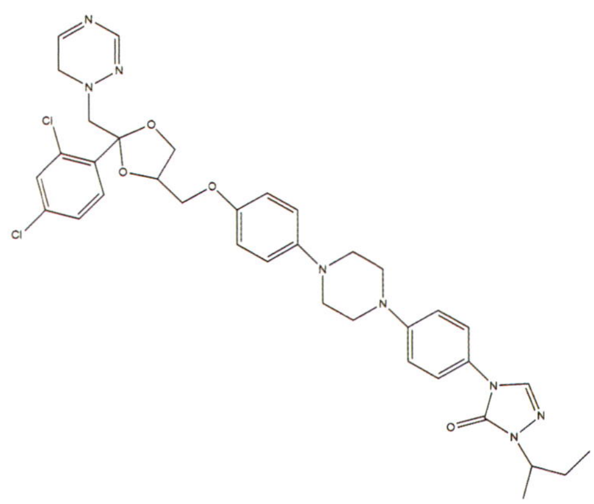

[그림15-6] 이트라코나졸의 작용기전

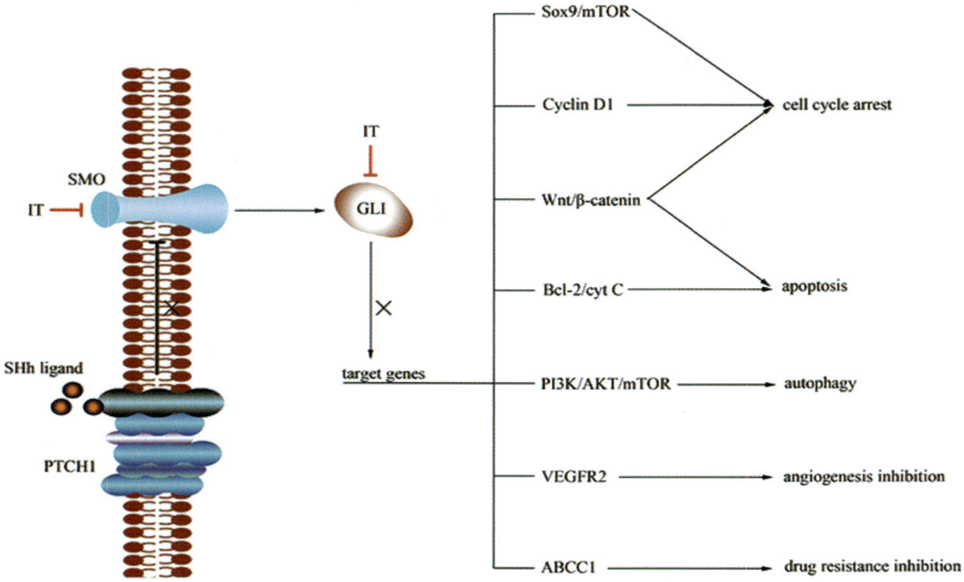

암세포에서 활성화된 SMO와 GLI가 이트라코나졸에 의해서 억제되고 이는 Sox9/mTOR, cyclin D1, Wnt/β-catenin, Bcl-2/cyt C, PI3K/AKT/mTOR, vascular endothelial growth factor receptor 2(VEGFR2), multidrug resistance protein 1(ABCC1)와 같은 표적유전자을 억제하여 세포주기를 멈추고, 혈관신생을 억제하며 세포고사와 자가탐식을 유발하여 암세포의 성장과 증식을 억제한다.

(Li K, Fang D, Xiong Z, Luo R.: Inhibition of the hedgehog pathway for the treatment of cancer using Itraconazole. Onco Targets Ther. 2019 Aug 23;12:6875-6886.)

를 억제하여 성장을 억제하고 세포고사를 유발한다(Choi CH, 2017).

이트라코나졸은 Hh경로의 억제로 자가탐식을 유발한다(Wang X, 2017). 이트라코나졸은 AKT/mTOR(mammarian target of rapamycin)신호를 억제하여 자궁내막암 세포의 증식을 억제한다(Tsubamoto H, 2017). 이트라코나졸은 VEGF경로를 억제하여 혈관신생을 억제한다. 그리고 항암제에 대한 내성을 억제한다. 이트라코나졸은 TGF(tranforming growth factor)-β/SMAD2/3 신호를 억제하여 췌장암 세포의 침윤과 이동을 억제한다(Chen K, 2018).

■ 용량

이트라코나졸은 800nM의 매우 안전하고 부작용이 적은 용량으로도 Hh경로를 억제할 수 있다.

■ 임상효과

이트라코나졸은 항곰팡이제제로 35년간 사용되었는데, 다른 항암제와 병용할 때 약물내성을 방지함이 밝혀졌다. Hh경로는 소세포폐암, 비소세포폐암, 기저세포암, 수모세포종(medulloblastoma), 자궁경부암, 자궁내막암, 악성흑색종, 유방암과 악성흉막중피암에서 부적절하게 활성화되어 있다. 이론적으로 이트라코나졸은 Hh경로를 억제하여 항암작용을 한다.

현재 수많은 항암효과에 대한 임상연구가 진행되고 있다. 유방암으로 이전에 치료를 받았던 전이된 환자에서 docetaxel, carboplatin, gemcitabine과 이트라코나졸을 병용한 경우 반응율이 62%, 진행없는 중앙생존기간이 10.8개월, 전체중앙생존기간이 20.8개월로 양호한 결과를 보였다(Tsubamoto H, 2014).

15-6 면역억제제(Immunosuppressive Agents)

15-6-1 라파마이신(Raphamycin; sirolimus)

라파마이신은 남태평양의 라파누이 섬에서 서식하는 streptomyces hygroscopicus라는 방선균에서 분비되는 항균물질로서 제약학자인 수랜 세겔(Suren Sehgal)이 발견하여 라파마이신이라 명명하였다. 최초에는 항곰팡이 대사물질로서 개발되었는데, 포유류 세포에서 면역체계를 약화시켜서 새로 이식된 장기에 대해 거부반응을 일으키지 않도록 하는 면역억제 효과와 항증식 효과가 발견되었다(그림15-7). 그리고 효모나 초파리에서 라파마이신은 mTOR신호 경로를 억제하여 수명의 연장을 시켰다.

▪ 작용기전

라파마이신은 FKBP-12와 결합체를 형성하여 mTOR(mammalian target of rapamycin) 억제작용을 한다.

mTOR복합체는 1과 2가 있다. mTOR복합체1은 라파마이신의 억제에 빨리 반응하고 mTOR복합체2는 라파마이신에 장기간 노출 되었을 때 반응한다.

mTOR복합체1은 성장인자, 영양소, 에너지 및 산소 상태에 따라 반응하는 신호를 받아들이고 세포의 성장과 증식에 필요한 mRNA생합성, 단백과 지질 그리고 핵산의 합성, 에너지대사와 자가탐식 등의 과정을 조절한다. mTOR복합체1의 장애는 암과 몇몇 유전질환 뿐 아니라 노화와 노화관련 질환에서 중요한 조절경로로 알려져 있다. 현재 라파마이신의 효용은 면역억제, 암, 퇴행성신경질환, 노화, 결절성경화증, 림프관근종증(lymphangiomyomatosis), 대사질환으로 당뇨 등에서 효과가 있다.

mTOR복합체2는 Akt와 SGK1의 활성화를 통한 세포의 생존에 관여하고 PKCα, paxillin과 소형 GTPase, Rho와 Rac의 활성화를 통해서 actin세포골격의 구조를 만드는데 관여한다(그림15-8, Li J, 2014).

많은 인체의 암에서 mTOR복합체1가 활성화 되어 있는데 그 이유는 그 상위의 PI3K, AKT, Ras와 같은 암유전자의 기능획득변이와 PTEN, LKB1, TSC1/2와 같은 종양억제유전자의 기능상실 변이에 의한다. 그래서 mTOR복합체1을 선택적으로 차단할 수 있는 라파마이신과 같은 물질은 암의 대사에 장애를 초래하여 항암효과가 있으리라 생각된다.

라파마이신은 고형암에서는 그 효과가 제한적인데, 그 이유는 첫째, 라파마이신은 세포증식을 멈추는 것이지 세포독성을 갖지는 않는다. 즉, 종양이 퇴행하나 치료를 중단하면 다시 성장한다. 둘째, 라파마이신이 mTORC1 관련된 과정 중에서 단백합성과 자가탐식 등의 작용을 완전히 억제하지는 못한다. 즉 다시 활성화되거나 이스트에서는 완전하지만 포유류 세포에서는 미약

[그림15-7] raphamycin의 화학구조

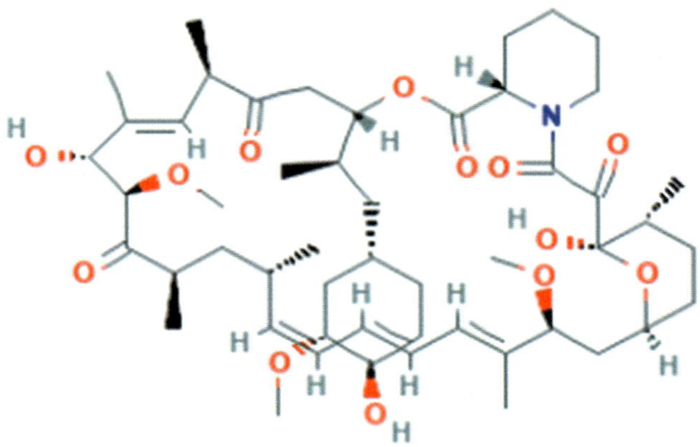

[그림15-8] 라파마이신의 mTORC1과 mTORC2 복합체에 의한 세포조절

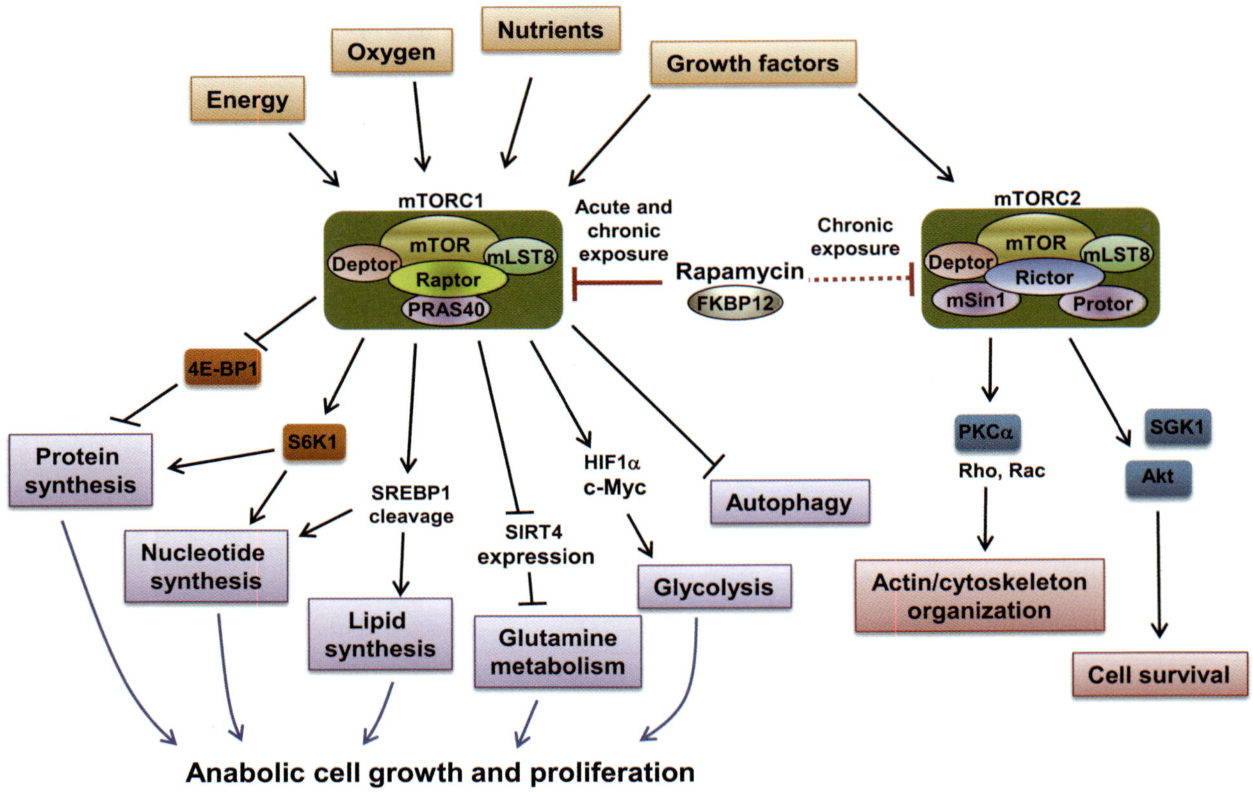

(Li J, Kim SG, Blenis J.: Rapamycin: one drug, many effects. Cell Metab. 2014 Mar 4;19(3):373-9.)

[그림15-9] mTOR경로의 반대피드백과 라파마이신 효과

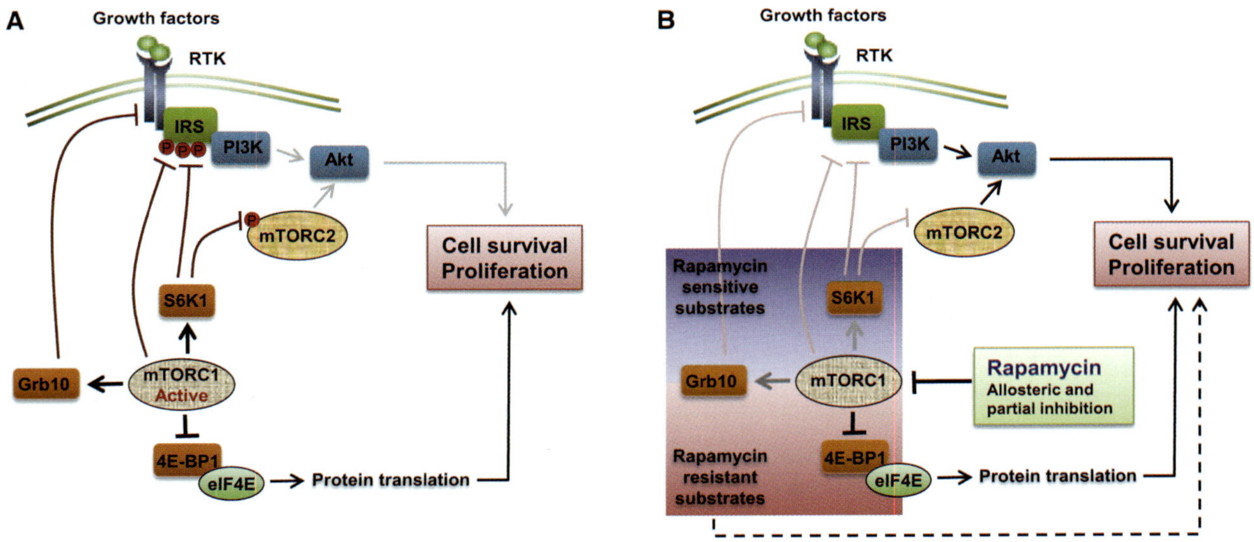

(Li J, Kim SG, Blenis J.: Rapamycin: one drug, many effects. Cell Metab. 2014 Mar 4;19(3):373-9.)

하다. 셋째, 반대피드백 루프가 작동된다. 정상적인 환경에서는 m-TORC1 매개로 한 S6K1의 활성화는 IRS(-insulin receptor substrate)의 파괴를 촉진하여 PI3K신호를 억제하는데, 라파마이신에 의해 mTORC1이 억제되면 반대피드백에 의해서 PI3K신호가 증가한다. 넷째, 최근 연구에서 PI3K/AKT/mTOR 경로의 억제는 많은 수용체 타이로신 키나아제(receptor tyrosine kinase)의 재활성화를 유발한다고 한다. 다섯째, 암세포에서 보상경로가 존재하고 오랜 기간의 라파마이신의 치료에 대한 반응으로 이러한 보상경로가 상향 조정된다. 여섯째, 오랜 기간의 mTOR억제는 EIF4E발현을 상향 조정한다(그림15-9. Li J. 2014).

■ 암에 대한 라파마이신의 임상적인 효과

라파마이신은 잘 녹지 않아서 수용성 파생물인 템시로리무스(temsirolimus)와 에버로리무스(everolimus)는 2007년과 2009년에 진행된 신세포암의 치료제로 FDA의 승인을 받았고, 에버로리무스는 2011년 췌장에서 발생한 진행성 신경내분비종양(NEC)에 승인을 받았고 진행된 위암, 진행된 비소세포폐암과 진행된 간암에서 임상연구가 진행 중이다. 템시로리무스는 진행된 신경내분비종양, 재발성 자궁내막암, 재발하거나 치료에 반응하지 않은 mantle cell 림프종(MCL)에서 효과를 인증받았다. 리다포로리무스(Ridaforolimus)는 진행된 뼈와 육종뿐 아니라 진행된 고형암에서 연구가 진행 중이다.

■ 복합요법

라파마이신 단독으로는 제한점이 많아서 복합요법이 시도되고 있는데 파클리탁셀, 독소루비신, 케이프사타빈 등의 항암화학요법제과의 병용요법이 시도되고 있고, 다양한 표적치료제인 receptor tyrosine kinase(RTK)표적치료, 호르몬기반치료, 혈관신생억제제, IGF-IR억제제와의 병용요법이 시도되고 있다.

■ 부작용

라파마이신의 대사에 관여하는 간 효소를 강력하게 유도하거나 억제하는 약물들은 라파마이신의 혈중 농도에 영향을 미치므로, 라파마이신과 병용해서는 안 된다. 강력한 효소 유도제인 일부 항생제(리팜피신, 리파부틴)와 강력한 효소 억제제인 일부 항진균제(케토코나졸, 보리코나졸, 이트라코나졸), 일부 항생제(에리트로마이신, 클래리트로마이신)와 라파마이신을 병용하는 것은 권장되지 않는다.

15-7 말라리아 치료제(Antimalarial Agent)

15-7-1 아르테수네이트(Artesunate)

1972년 개똥쑥으로 부터 말라리아 치료활성 성분인 아르테미시닌(Artemisinin)을 분리하였으며, 1979년 화학구조를 결정했다. 아르테미시닌은 화학적으로 테르펜 퍼옥사이드로서 구조에 특이한 퍼옥사이드(peroxide, -O-O-) 구조를 포함하고 있다. 현재는 수용성 및 효과가 더 향상된 아르테미시닌 유도체들이 합성되어 임상적으로 응용되고 있다, 그것은 Artemether, Arteether, Dihydroartemisinin, Sodium artesunate 등이다.

아르테수네이트는 항말라리아 약물인데 활성산소(ROS)를 생성하여 세포사를 유발하는데, 이의 작용기전과 이의 치료에 저항성을 갖는 기전은 잘 알려져 있지 않다.

■ 항암기전

아르테수네이트는 세포의 글루타치온 치를 감소시키고, 지질 반응산소족(ROS) 치를 올려서 철촉매괴사(ferroptosis)를 초래한다. 최근 p62-Keap 1(Kelch-like ECH-associated protein 1)-Nrf2(nuclear factor erythroid 2-related factor 2)경로의 활성화가 암세포의 철촉매괴사를 표적으로 한 치료에 대한 반응을 결정한다고 알려져 있다. 그런데 Nrf2의 발현이 증가하면 철촉매괴사에 대한 저항이 생김으로 트리고넬린(trigonelline) 등을 이용하

[그림15-10] 아르테수네이트의 작용과 저항기전

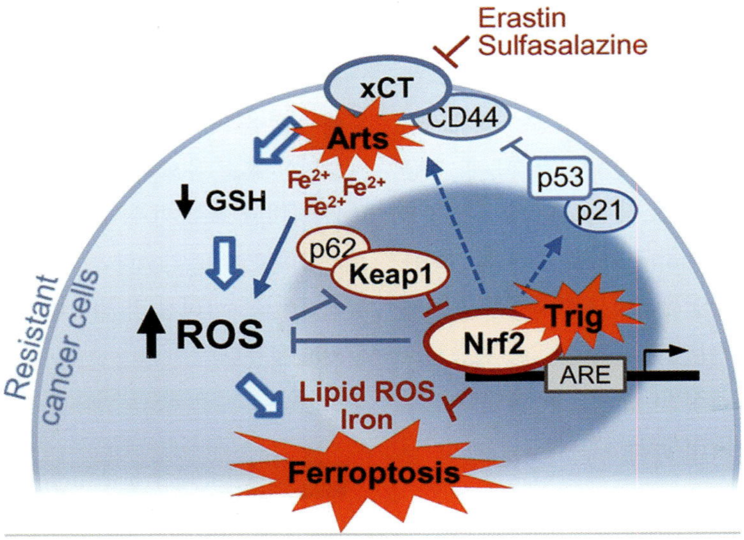

(Roh JL, Kim EH, Jang H, Shin D: Nrf2 inhibition reverses the resistance of cisplatin-resistant head and neck cancer cells to artesunate-induced ferroptosis. Redox Biol. 2017 Apr; 11: 254–262.)

여 Nrf2의 발현을 억제하면 철촉매괴사를 촉진하고 저항성을 갖는 암세포를 죽일 수 있다(그림15-10, Roh JL, 2017).

아르테수네이트의 작용기전은 다음과 같다.

1. 이가철(ferrous)에 의한 엔도퍼옥사이드 브릿지(bridge)의 절단
2. 자유 라디칼 생성하여 세포 내에서 산화스트레스를 유발하여 세포사
3. 다수의 표적에 결합해서 무차별적인 방식으로 작용
4. heme 활성라디칼의 알킬화를 통해 인간 암세포 단백질체에서 광범위한 단백질을 표적으로 한다.

아르테수네이트는 말초의 CD4+T세포 내의 miR-142의 발현을 촉진하여 Sirt1을 억제함으로써 Th1분화를 촉진한다(Chen X, 2019).

■ 임상효과

아르테수네이트의 치료로 대장암에서 무작위 임상시험에서 항종양 효과를 보였고(Krishna S, 2015), 전립선암에서 크기와 PSA의 감소를 보였고, B세포 림프종의 세포주와 생체실험에서 항림프종의 효과를 보여서 적절한 치료제로서의 가능성이 있다(Våtsveen TK, 2018).

미래에 Nrf2-ARE경로를 억제하여 아르테수네이트의 민감도를 증가시키고, 철촉매괴사의 저항성을 역전시키는 것이 항암제에 저항성이 있는 암의 복합치료에 활용될 수 있을 것이다(Wang B, 2015).

15-8 항정신질환 약물

15-8-1 MALT1억제제(Mepazine, Biperiden)

■ 성분

메파진(mepazine)은 페노씨아진(phenothiazine) 유도체로 mucosa-associated lymphoid tissue lymphoma translocation protein 1(MALT1)억제제이고 조현병에 사용되는 정신과적인 약물이다. 최근 부작용이 적은 MALT1 억제제인 비페리덴(biperiden)은 파킨슨질환의 치료제인데 항콜린물질이고, 비페리덴이 무스카린생성수용체에 결합하면 중추신경계에서 아세틸콜린을 억제하고 도파민신호를 항진한다.

[그림15-11] 메파진에 의한 CMB 신호의 상실과 Treg의 IFNγ 생산 증가

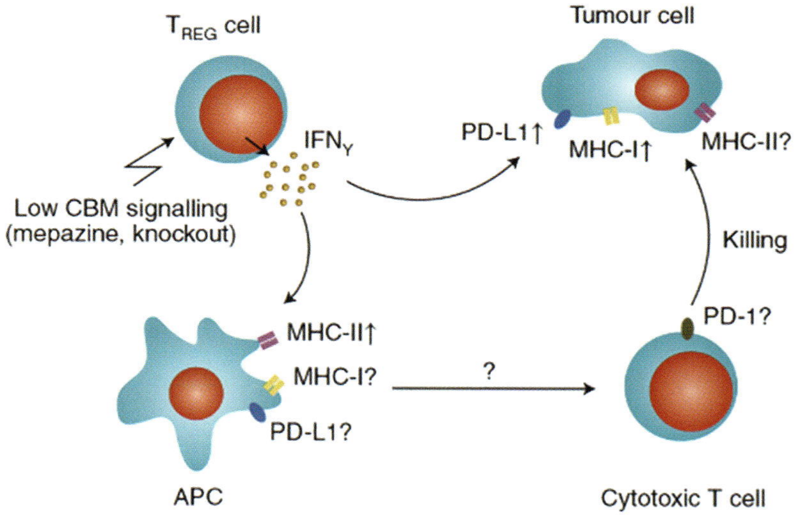

(Maj T, Zou W: Rewiring regulatory T cells for tumour killing. Nat Biomed Eng. 2019 Oct; 3(10): 766–767)

■ 기전

NF-κB는 NF-κB1, NF-κB2, RelA, RelB와 c-rel 등 5개의 전사인자들의 복합체인데, 이러한 NF-κB를 활성화하면 종양의 진행과 염증반응을 일으키고 항암화학요법제의 세포 고사력을 억제한다. MALT1은 NF-κB신호의 핵심 전달인자인데, NF-CARMA1-BCL10- MALT1(CBM) 시그날로좀(signalosome) 복합체를 파괴하여, 종양을 촉진하는데, MALT1을 억제하는 메파진은 면역억제 기능을 가진 종양침윤 Treg를 억제할 수 있다(Di Pilato M, 2019). MALT1억제제로서의 효과가 있는 메파진을 사용하여 Treg를 약물학적으로 억제할 수 있다(그림15-11, Maj T, 2019).

■ 임상효과

췌장암조직에서는 MALT1이 발현되고 정상조직에서는 없다. 메파진은 실험실과 생체 내에서 췌장암세포의 증식을 억제하고 고사를 증가시킨다(Konczalla L, 2020). 그리고 미만성 거대B세포 림프종(DLBCL)의 활성화된 B세포 아형의 치료 표적이 될 수 있음이 알려졌다.

■ 부작용

메파진은 중성구 감소증과 과립구 증대증이 있고, 혈소판감소증의 부작용이 있다. 이는 약물의 축적에 의한 골수억제기능 때문이다. 비페리덴은 운동성에 경미한 부작용이 나타난다.

15-9 결론

기존에 사용하였던 다양한 약물들이 항암작용이 있는데 그 기전은 각기 다르다. 그리고 암세포와 암의 미세환경도 각각의 암에 따라서 그리고 숙주의 면역상태도 각 개인에 따라서 상이하다. 우선 암세포와 암의 미세환경에서의 상태를 파악하고, 숙주의 면역상태와 전신적인 건강상태를 고려하여 활용 여부를 결정하는 것이 타당하다. 그리고 특정 약물의 간 혹은 신장에서의 배설과 약동학적인 특성을 살펴야 한다. 각각의 약물들의 기전을 고려하여 전통적인 치료에 부가적으로 혹은 복합적으로 사용하는 방법이 있겠으나 지금까지 시행된 기초적인 연구나 임상적인 치료 효과에 대해서도 검토가 필

요하다.

기존의 항암효과가 있는 약물들을 사용을 고려할 때는 다음과 같은 여러 가지를 심사숙고 하여야 한다.

1. 전통적인 항암요법의 항암작용을 상승시킬 수 있는 방안으로 사용하는 경우에는 항암화학요법제, 표적치료제, 면역요법제나 방사선요법에서 내성을 억제하는 약물이나, 전통적인 치료의 새로운 항원을 만들어 내는 효과를 이용한 면역보강이나 면역내성 방지에 관여하는 약물을 고려한다.
2. 약물의 부작용이 중첩되지 않는 물질을 복합치료제로 사용한다. 즉 골수장애를 일으키는 화학요법제의 사용 시는 이와 상관없는 약물을 추가하는 것을 고려할 수 있고, 간장애나 신장애도 같은 맥락에서 고려할 수 있다.
3. 세포치료 등의 면역치료 시에는 이의 암 조직에 도달이나 효과를 높일 수 있도록 TGFβ억제제 등을 고려할 수 있다.
4. 골수유래억제세포(MDSC)나 조절T세포(Tregs) 등 면역억제 세포가 종양미세환경이나 말초혈액에서 높으면 이를 억제할 수 있도록 보조적으로 실데나필이나 메파진 등을 고려할 수 있겠다.

그러나 많은 연구자들이 항암치료에 끊임없는 연구와 노력을 하고 있기 때문에 섣부른 결론을 내리기 보다는 적절하고 잘 디자인된 연구 결과를 바탕으로 한 근거중심의 치료가 필요함으로 이러한 결과를 찾아보는 노력이 중요하고 이를 근거로 환자의 치료에 최선을 다해야 한다.

참고문헌

Kato M, Takahashi F, Sato T, Mitsuishi Y, Tajima K, Ihara H, Nurwidya F, et al: Tranilast Inhibits Pulmonary Fibrosis by Suppressing TGFβ/SMAD2 Pathway. Drug Des Devel Ther. 2020; 14: 4593–4603.

Miki Y, Yashiro M, Moyano-Galceran L, Sugimoto A, Ohira M, Lehti K: Crosstalk Between Cancer Associated Fibroblasts and Cancer Cells in Scirrhous Type Gastric Cancer. Front Oncol. 2020 Oct 16;10:568557

Nakashima T, Nagano S, Setoguchi T, Sasaki H, Saitoh Y, Maeda S, Komiya S, Taniguchi N: Tranilast enhances the effect of anticancer agents in osteosarcoma. Oncol Rep. 2019 Jul; 42(1): 176–188

Ohshio Y, Teramoto K, Hanaoka J, Tezuka N, Itoh Y, Asai T, Daigo Y, Ogasawara K: Cancer-associated fibroblast-targeted strategy enhances antitumor immune responses in dendritic cell-based vaccine. Cancer Sci. 2015 Feb; 106(2): 134–142

Papageorgis P, Polydorou C, Mpekris F, Voutouri C, Agathokleous E, Kapnissi-Christodoulou CP, Stylianopoulos T: Tranilast-induced stress alleviation in solid tumors improves the efficacy of chemo- and nanotherapeutics in a size-independent manner. Sci Rep. 2017; 7: 46140

Sheikhbahaei F, Khazaei M, Nematollahi-Mahani SN: Teucrium polium Extract Enhances the Anti-Angiogenesis Effect of Tranilast on Human Umbilical Vein Endothelial Cells. Adv Pharm Bull. 2018 Mar; 8(1): 131–139.

Shiozaki A, Kudou M, Fujiwara H, Konishi H, Shimizu H, Arita T, Kosuga T,

Yamamoto Y, Morimura R, Ikoma H, Kuriu Y, Kubota T, Okamoto K, Otsuji E: Clinical safety and efficacy of neoadjuvant combination chemotherapy of tranilast in advanced esophageal squamous cell carcinoma: Phase I/II study(TNAC). Medicine(Baltimore) 2020 Dec 11; 99(50): e23633.

Hassel JC, Jiang H, Bender C, Winkler J, Sevko A, Shevchenko I, Halama N, Dimitrakopoulou-Strauss A, Haefeli WE, Jäger D, Enk A, Utikal J, Umansky V: Tadalafil has biologic activity in human melanoma. Results of a pilot trial with Tadalafil in patients with metastatic Melanoma(TaMe). Oncoimmunology. 2017; 6(9):e1326440.

Lakshmanachetty S, Cruz-Cruz J, Hoffmeyer E, Cole AP, Mitra SS: New Insights into the Multifaceted Role of Myeloid-Derived Suppressor Cells(MDSCs) in High-Grade Gliomas: From Metabolic Reprograming, Immunosuppression, and Therapeutic Resistance to Current Strategies for Targeting MDSCs. Cells. 2021 Apr; 10(4): 893.

Roberts JL, Booth L, Conley A, Cruickshanks N, Malkin M, Kukreja RC, Grant S, Poklepovic A, Dent P: PDE5 inhibitors enhance the lethality of standard of care chemotherapy in pediatric CNS tumor cells. Cancer Biol Ther. 2014 Jun 1; 15(6):758-67.

Weed DT, Vella JL, Reis IM, De la Fuente AC, Gomez C, Sargi Z, Nazarian R, Califano J, Borrello I, Serafini P: Tadalafil reduces myeloid-derived suppressor cells and regulatory T cells and promotes tumor immunity in patients with head and neck squamous cell carcinoma. Clin Cancer Res. 2015 Jan 1; 21(1):39-48.

de Leve S, Wirsdörfer F, Jendrossek V.: Targeting the Immunomodulatory CD73/Adenosine System to Improve the Therapeutic Gain of Radiotherapy. Front Immunol. 2019 Apr 5;10:698

Yang H, Yao F, Davis PF, Tan ST, Hall SRR: CD73, Tumor Plasticity and Immune Evasion in Solid Cancers. Cancers(Basel) 2021 Jan; 13(2): 177.

Li-li Feng, Yi-qing Cai, Ming-chen Zhu, Li-jie Xing, Xin Wang: The yin and yang functions of extracellular ATP and adenosine in tumor immunity. Cancer Cell Int. 2020; 20:

Nihay Laham-Karam, Gaspar P. Pinto, Antti Poso, Piia Kokkonen: Transcription and Translation Inhibitors in Cancer Treatment. Front Chem. 2020; 8: 276

Yang X, Pei S, Wang H, Jin Y, Yu F, Zhou B, Zhang H, Zhang D, Lin D: Tiamulin inhibits breast cancer growth and pulmonary metastasis by decreasing the activity of CD73. BMC Cancer. 2017; 17: 255.

Aras S, Zaidi MR, TAMeless traitors: Macrophages in cancer progression and metastasis. Br. J. Cancer. 2017;117:1583–1591.

Bai RY, Staedtke V, Aprhys CM, et al. Antiparasitic mebendazole shows survival benefit in 2 preclinical models of glioblastoma multiforme. Neuro-oncology. 2011;13:974–982

Dogra N, Kumar A, Mukhopadhyay T: Fenbendazole acts as a moderate microtubule destabilizing agent and causes cancer cell death by modulating multiple cellular pathways. Sci Rep. 2018 Aug 9;8(1):11926

Gao F, Dang CV, Watson J: Unexpected Antitumorigenic Effect of Fenbendazole when Combined with Supplementary Vitamins. J Am Assoc Lab Anim Sci. 2008 Nov; 47(6): 37–40

Guerini AE, Triggiani L, Maddalo M, Bonù ML, Frassine F, Baiguini A, Alghisi A, Tomasini D, Borghetti P, Pasinetti N, Bresciani R, Magrini SM, Buglione M.: Mebendazole as a Candidate for Drug Repurposing in Oncology: An Extensive Review of Current Literature. Cancers(Basel). 2019 Aug 31;11(9).

Heo DS: Anthelmintics as potential anti-cancer drugs? J Korean Med Sci 2020, Feb 17;35(6):e75

Larsen AR, Bai RY, Chung JH, Borodovsky A, Rudin CM, Riggins GJ, Bunz F: Repurposing the antihelmintic mebendazole as a hedgehog inhibitor. Mol Cancer Ther. 2015 Jan; 14(1):3-13

Nygren P, Fryknäs M, Ågerup B, Larsson R: Repositioning of the anthelmintic drug mebendazole for the treatment for colon cancer. J Cancer Res Clin Oncol. 2013; 139(12): 2133–2140

Rubin J, Mansoori ,Blom K, Berglund M, Lenhammar L, Andersson C, Loskog A, Fryknäs M, Nygren P, Larsson R: Mebendazole stimulates CD14+ myeloid cells to enhance T-cell activation and tumour cell killing. Oncotarget. 2018 Jul 20; 9(56): 30805–30813.

Zhang L, Bochkur Dratver M, Yazal T, Dong K, Nguyen A, Yu G, Dao A, Bochkur Dratver M, Duhachek-Muggy S, Bhat K, Alli C, Pajonk F, Vlashi E.: Mebendazole Potentiates Radiation Therapy in Triple-Negative Breast Cancer. Int J Radiat Oncol Biol Phys. 2019 Jan 1; 103(1):195-207

Chen L, Bi S, Wei Q, Zhao Z, Wang C, Xie S: Ivermectin suppresses tumour growth and metastasis through degradation of PAK1 in oesophageal squamous cell carcinoma. J Cell & Molecular Med, 2020 March 31 epub

Dominguez-Gomez G, Chavez-Blanco A, Medina-Franco JL, Saldivar-Gonzalez F, Flores-Torrontegui Y, Juarez M, Díaz-

Chávez J, Gonzalez-Fierro A, Dueñas-González A. : Ivermectin as an inhibitor of cancer stem-like cells. Mol Med Rep. 2018 Feb;17(2):3397-3403

Dou Q, Chen HN, Wang K, Yuan K, Lei Y, Li K, Lan J, Chen Y, Huang Z, Xie N, Zhang L, Xiang R, Nice EC, Wei Y, Huang C. Ivermectin Induces Cytostatic Autophagy by Blocking the PAK1/Akt Axis in Breast Cancer. Cancer Res. 2016 Aug 1;76(15):4457

Jiang L, Wang P, Sun YJ, Wu YJ.: Ivermectin reverses the drug resistance in cancer cells through EGFR/ERK/Akt/NF-κB pathway. J Exp Clin Cancer Res. 2019 Jun 18;38(1):265

Zhang P, Zhang Y, Liu K, Liu B, Xu W, Gao J, Ding L, Tao L.: Ivermectin induces cell cycle arrest and apoptosis of HeLa cells via mitochondrial pathway. Cell Prolif. 2019 Mar;52(2):e12543

Chen K, Cheng L, Qian W, Jiang Z, Sun L, Zhao Y, Zhou Y, Zhao L, Wang P, Duan W, Ma Q, Yang W. : Itraconazole inhibits invasion and migration of pancreatic cancer cells by suppressing TGF-β/SMAD2/3 signaling. Oncol Rep. 2018 Apr;39(4):1573-1582

Choi CH, Ryu JY, Cho YJ, Jeon HK, Choi JJ, Ylaya K, Lee YY, Kim TJ, Chung JY, Hewitt SM, Kim BG, Bae DS, Lee JW.: The anti-cancer effects of itraconazole in epithelial ovarian cancer. Sci Rep. 2017 Jul 26;7(1):6552

Hu Q, Hou YC, Huang J, Fang JY, Xiong H.: Itraconazole induces apoptosis and cell cycle arrest via inhibiting Hedgehog signaling in gastric cancer cells. J Exp Clin Cancer Res. 2017 Apr 11;36(1):50.

Li K, Fang D, Xiong Z, Luo R.: Inhibition of the hedgehog pathway for the treatment of cancer using Itraconazole. Onco Targets Ther. 2019 Aug 23;12:6875-6886.

Tsubamoto H, Sonoda T, Inoue K.: Impact of itraconazole on the survival of heavily pre-treated patients with triple-negative breast cancer. Anticancer Res. 2014 Jul;34(7):3839-44

Tsubamoto H, Inoue K, Sakata K, Ueda T, Takeyama R, Shibahara H, Sonoda T. : Itraconazole Inhibits AKT/mTOR Signaling and Proliferation in Endometrial Cancer Cells. Anticancer Res. 2017 Feb;37(2):515-519

Wang X, Wei S, Zhao Y, Shi C, Liu P, Zhang C, Lei Y, Zhang B, Bai B, Huang Y, Zhang H : Anti-proliferation of breast cancer cells with itraconazole: Hedgehog pathway inhibition induces apoptosis and autophagic cell death. Cancer Lett. 2017 Jan 28; 385():128-136

Li J, Kim SG, Blenis J.: Rapamycin: one drug, many effects. Cell Metab. 2014 Mar 4;19(3):373-9.

Chen X, Zhang XL, Zhang GH, Gao YF: Artesunate promotes Th1 differentiation from CD4+ T cells to enhance cell apoptosis in ovarian cancer via miR-142. Braz J Med Biol Res. 2019; 52(5): e7992.

Krishna S, Ganapathi S, Ster IC, Saeed MEM, Cowan M, Finlayson C, Kovacsevics H, Jansen H, Kremsner PG, Efferth T, KumarD: A Randomised, Double Blind, Placebo-Controlled Pilot Study of Oral Artesunate Therapy for Colorectal Cancer. EBioMedicine. 2015 Jan; 2(1): 82–90

Roh JL, Kim EH, Jang H, Shin D: Nrf2 inhibition reverses the resistance of cisplatin-resistant head and neck cancer cells to artesunate-induced ferroptosis. Redox Biol. 2017 Apr; 11: 254–262.

Våtsveen TK, Myhre MR, Steen CD, Wälchli S, Lingjærde OC, Bai B, Dillard P, Theodossiou TA, Holien T, Sundan A, Inderberg EM, Smeland EB, Myklebust JH, Oksvold MP: Artesunate shows potent anti-tumor activity in B-cell lymphoma. J Hematol Oncol. 2018; 11: 23.

Wang B, Hou D, Liu Q, Wu T, Guo H, Zhang X, Zou Y, Liu Z, Liu J, Wei J, Gong Y, Shao C: Artesunate sensitizes ovarian cancer cells to cisplatin by downregulating RAD51. Cancer Biol Ther. 2015 Oct; 16(10): 1548–1556

Di Pilato M, Kim EY, Cadilha BL, Pruessmann JN, Nasrallah MN, Seruggia D, Usmani SM, Misale S, Zappulli V, Carrizosa E, Mani V, Ligorio M, Warner RD, Medoff BD, Marangoni F, Villani AC, Mempel TR: Targeting the CBM complex causes Treg cells to prime tumors for immune checkpoint therapy. Nature. 2019 Jun; 570(7759):

Konczalla L, Perez DR, Wenzel N, Wolters-Eisfeld G, Klemp C, Lüddeke J, Wolski A, Landschulze D, et al: Biperiden and mepazine effectively inhibit MALT1 activity and tumor growth in pancreatic cancer. Int J Cancer, 2020, 146(6): 1618-1630

Maj T, Zou W: Rewiring regulatory T cells for tumour killing. Nat Biomed Eng. 2019 Oct; 3(10): 766–767

16 암과의 전쟁

고령화에 따라 전 세계적으로 암 환자는 늘어 날 것이고, 그에 따른 암 환자의 사망도 늘어 날 것이다. 각 장기의 암의 생존율을 비교하여 보면 2010년에서 2014년 사이에 우리나라의 위암(68.9%), 결장암(71.8%), 직장암(71.1%), 간암(27.2%), 췌장암(10.5%)의 생존율과 미국의 위암(33.1%), 결장암(64.9%), 직장암(64.1%), 간암(17.4%), 췌장암(11.5%)이나 일본의 위암(60.3%), 결장암(67.8%), 직장암(64.8%), 간암(30.1%), 췌장암(8.3%)과 비교해 보면, 우리나라가 세계에서 생존율이 가장 좋은 암이 위암(68.9%), 결장암(71.8%), 직장암(71.1%)이다(Allemani C, 2018). 이러한 결과를 보이는 이유는 암 정복 5개년 계획을 세워서 암 조기검진시스템의 도입으로 전 국민 5대 암 무료검진, 의료검진의 인프라를 확립, 암환자의 건강보험 본인 부담율을 2005년의 10%에서 2009년 5%로 낮추고, 건강보험의 보장율을 높여서 선택진료비를 2018년 폐지하는 등 노력의 결과로 암의 조기발견으로 인한 생존율의 향상과 암 치료의 부담이 경감됨으로써 많은 국민이 최상의 암 치료에 대한 접근성이 높아진 결과로 보인다.

인체의 세포는 1초에 30만 개가 새로 생긴다. 이는 세포 하나에 1.5미터의 핵산이 만들어져야 하면, 1초에 450킬로미터 길이의 핵산의 두 가닥이 만들어져야 하는 고도의 정밀한 일을 하고 있다. 그런데 이러한 공정에서 잘못이 생기면 이를 고치든지 아니면 잘못된 세포를 폐기하는 과정을 거치게 된다. 이것이 잘되지 않을 때 암세포가 발생하게 된다.

암은 왜 숙주와 공멸을 택하는가? 라는 질문에 대한 해답이 나의 오랜 숙제이었다. 단세포 생물에는 암이 발생할 수 없다. 다세포 생물만이 세포 중 일부가 망가지는 위기가 봉착할 때 전체가 공멸하는 선택을 하는 것이다. 진화론적으로 암도 생물의 생과사의 생존현상에서 하나의 과정인 것이다.

왜 전쟁이라 하였는가? 암세포가 30회 정도의 분열을 통해서 10억 개의 세포가 되면 우리가 임상적으로 발견할 수 있는 크기인 1gm의 크기가 된다. 수십억의 암세포가 면역의 감시를 피해서 살아남아 자신의 군대를 늘려서 1조가 되면 숙주인 환자가 지는 싸움이다. 암세포들의 집단지능이 암세포를 살아남게 만들어서 자신들을 지킨다는 생각이 더욱 확실해지는 느낌이다. 집단지능(集團知能)은 협업지성(協業知性)과 같은 의미이다. 다수의 암세포들이 서로 협력하거나 경쟁하는 과정을 통하여 얻게 된 집단의 생존능력을 의미하며, 이는 암세포 각 개개의 능력을 넘어서는 힘을 발휘한다는 것이다.

현재까지 암치료의 역사는 수술, 항암화학요법, 방사선요법과 표적치료 등의 표준치료를 통하여 정상세포의 손상을 최소화하면서 암세포를 죽이는 전쟁의 역사이다. 그런데 최근에 면역치료의 방법이 개발되면서 여러 가지 면역요법을 통해서 환자의 면역세포 혹은 외부에서 주입된 면역세포들을 이용하여 암세포를 사멸시키는 방법을 활용하고 있다. 그러나 암세포나 환자의 인체 심지어 인체에 기생하는 미생물들도 서로 많은 영향을 주고받고 있기 때문에 이러한 암과 암의 미세환경, 인체, 그리고 영향을 주는 다양한 환경들에 대한 지식과 이를 복합적으로 활용하는 방법이 필요하다.

종양세포들이 발생하면 인체의 면역에 의해 암세포들이 제거(Elimination)되는 시기를 지나서, 생성하는 암세포와 제거되는 암세포가 균형(Equibrium)을 이루는 시기가 된다. 그런데 암세포 중에 이러한 면역계를 피해서 살아남게 되는 세포들로 선택되어 질 때 암의 미세환경에서의 암세포가 인체의 면역계의 감시를 회피(Evasion)되는 단계가 된다. 즉 암세포가 자라면서 암 덩어리의 미세환경을 바꾸어서 T세포가 조절T세포로 또는 대식세포도 M2표현형으로, 조절자연살해세포(NKreg), 조절B세포(Breg), Th2의 표현형으로 바뀌고, T, NK세포는 세포고사를 일으켜서 암세포의 진행과 전이를 방어하지 못하는 상태가 된다. 면역치료는 암이 환자의 면역계의 감시를 피해가는 기전을 역전시켜서 암세포를 효과적으로 제거하는 방법을 재건하는 방향이다.

암에 대한 면역군의 공격은 암에 특이한 새로운 항원을 인지하는데 있고, 이러한 항원은 수지상세포 등의 항원제시세포들에 의해서 암을 공격하는 세포들에게 제시된다. 우선 NK세포가 일차적으로 공격을 하고, T세포의 공격을 하게 되고, 나중에 기억Tmem세포가 남아서 나중에 동일한 암군이 올 때 T세포에 알려서 팽창하여 암세포를 공격하도록 한다.

암의 면역군의 공격에 대한 방어전략은 암의 미세환경을 산성화, 저산소화하거나 단단하게 하여 압력을 높이고 혈관신생을 통해서 불완전한 혈관을 만든다. 이는 밖에 해자를 만들고 성벽을 높고 단단하게 하는 등의 요새를 만드는 격이다. 그리고 면역군을 무력화시키기 위해 면역군의 포섭하여 Treg, NKreg, Breg, MDSC 등의 면역억제 세포로 만들어서 암에 유리하게 만든다. 그리고 위장전술로 면역관문을 신설, 면역세포를 악화시킬 수 있는 TGF베타 등의 여러 가지 사이토카인의 분비하게 된다.

그리고 암군의 강병전략으로 새로운 변이를 만들어서 기존의 면역세포를 피하고, 튼튼한 정예부대 양성하고 번성하여 죽지 않도록 암줄기세포화(CSCs)와 침윤과 전이가 잘되도록 상피간질전환(EMT) 등의 방법을 강구한다. 그리고 주위의 간질세포를 용병으로 아군화(MSCs)하여 섬유아세포, 혈관내피세포와 혈관주위세포들을 동원하게 된다.

암은 전이라는 위성 전략기지를 건설하게 된다. 이때 기계적인 방법으로 운동을 촉진하고 생존하며, 기저막이라는 철조망을 통과하기 위해서 림프관이나 혈관 내로 들어가는 과정에서 간질의 용해효소들을 만들고 이를 활용해서 침윤을 용이하게 한다. 혈관이나 림프관 내로 침입하면 살아남기 위해서 혈소판과 응집작용으로 달라붙어서 면역군의 공격으로부터 자신을 보호하면서 먼 곳까지 이동하게 된다. 암세포는 이런 방법으로 먼 곳의 림프관이나 혈관의 내피에 달라붙어서 정착하고 자라면서 전이 병소의 발생시키는데, 이에는 유착분자들의 작용과 전이 관련 유전자가 관여한다.

우리가 암군을 이기고 우리 몸을 지키기 위한 전략은 환자의 면역군의 강병전략으로 사이토카인 등을 활용한 면역자극 즉 사기진작을 해야 하고, NK, T세포 등 자체와 강화된 세포의 입양요법 등을 통해서 협력군을 확보하고, 암세포를 인지하고 공격할 수 있는 백신을 통한 경보체계를 유지하는 전략을 활용하고, 암의 항원성의 증가를 통해서 암군을 식별할 수 있는 투시경의 보급, CAR-T세포, CAR-NK세포 등의 로봇면역군 등을 활용한다.

암군의 요새를 무력화하여야 하는데 그 방법은 찬종양을 뜨거운 종양으로 즉, 면역반응을 잘 일으키는 종양으로 바꾸어서 면역요법에 취약하도록 요새를 무력화시키고, 항암화학요법 등의 생화학무기살포, 방사선치료 등의 포탄공격, 표적치료를 통한 미사일요법 등으로 항원성을 증대시킨다. 보급로의 차단을 위해서 혈관신생의 억제제, 섬유아세포억제 작용이 있는 약제를 사용하고, 위장막의 제거하는 면역관문차단제 등을 사용한다. 특히 암군을 무력화시키기 위해서 위장 패스를 회수하는 면역관문의 차단과 염증반응의 차단을 위해서 TGF-beta, LAG, TIMS 등의 면역억제 기전을 차단한다.

암이 발생한 후의 암에 대한 치료는 이제까지 살아남아 있는 암의 방어에 대한 공격의 전략이 필요하다. 순차적인 공격은 암의 도피로를 열어주는 것으로 생각된다. 그러므로 모든 가용한 방법을 총동원하여 합동공격이 필요하다. 즉 암에 대한 전통적인 표준치료 방법 뿐 아니라 치료 기전이 명확하고 근거가 있는 모든 방법을 동원한 복합요법을 통한 합동작전이 필요하다. 그래서 이 책에서는 환자들이 사용하고 있고 또는 특효약이라고 흔히들 말하는 많은 방법들과 약들이 어떤 의미가 있고, 그 기전은 어떤지를 알고자 하는 나의 노력이 스며있다. 그럼으로써 여러분들이 암을 치료하기 위한 복합적인 전략을 짤 때 도움을 주고자 하였다. 그러나 하나의 방법이나 약이 암을 치료하는 만병통치약이 될 수도 없고 그러한 유혹에 빠져서도 안된다. 반드시 그러한 방법의 효능과 부작용에 대한 연구와 결과들에 대한 성찰과 판단이 중요하다. 현재의 암의 치료에 대한 성과는 자신만이 아는 비법으로 만들어서 모든 암에 효과가 있다고 주장하는 암 치료제나 방법이 아니라, 지금까지 암 정복을 위해 노심초사한 수많은 의학자들의 과학적인 노력 덕분임을 알아야 한다.

하지만 암 환자는 암과의 전쟁터가 아니고 새로운 무기를 실험하는 장소는 더욱 아니다. 환자에 대한 사랑 없이는 암과의 전쟁에서 승리하여도 많은 후유증과 고통을 줄 수 있다. 많은 과학자들이 예측하듯이 이러한 복합적인 방법을 통해서 21세기에는 암을 정복하여 치유되든지, 암의 악성도를 순화시켜서 암과 공존하는 방법으로 인간생존을 위협하는 암으로부터의 자유를 얻을 수 있을 것이다. 암정복의 그날이 올 것을 기다리며...

참 고 문 헌

Allemani C, Matsuda T, Di Carlo V, Harewood R, Matz M, Nikšić M, Bonaventure A, et al: CONCORD Working Group.: Global surveillance of trends in cancer survival 2000-14(CONCORD-3): analysis of individual records for 37,513,025 patients diagnosed with one of 18 cancers from 322 population-based registries in 71 countries. Lancet. 2018 Mar 17;391(10125):1023-1075

찾아보기